国家临床执业医师资格  2019

国家临床执业及助理医师资格考试
笔试重难点精析
（下册）

刘钊 ◎ 编著

2018考点全覆盖
考题命中90%
2019按新大纲编写
执业与助理
医师通用

信昭昭 过医考 独家秘笈

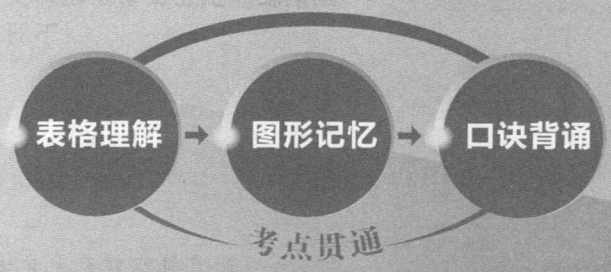

重要提示

1. 正版图书双色印刷。
2. 凭刮刮卡（每书一个，限用3次）登录 www.buaapress.com.cn 在线享用20小时视频。
3. 扫描重难点章节、习题二维码，观看视频讲解。
4. 扫码关注昭昭医考微信公众号（二维码见封底），享受免费题库、视频，并定期发布答疑解析。

北京航空航天大学出版社
BEIHANG UNIVERSITY PRESS

内 容 简 介

昭昭老师是全国医学培训行业的顶级名师,近10年来累计帮助数万名考生顺利取得执业及助理医师资格证书。本书按照最新大纲要求,将近10年来国家医师资格考试重点、难点、常考点及必考点进行了归纳总结。

本书共分为四部分。第一部分,临床医学综合。这一部分是考试的重中之重,占据了医师资格考试的绝大部分分数,常言道"得专业综合者得天下",考生如果想顺利过关,这一部分内容是至关重要的。第二部分,基础医学综合。这部分内容相对考试的难度来说较为简单,占据分数少,对于这些内容只需把握其重要考点即可。第三部分,人文医学。要重点把握各种概念、观点及相关数值,重复考点较多。第四部分,预防医学。这是医师资格考试的一个大科目,需要大家重视。书中昭昭老师总结了考试的常考点和必考点,并对考生复习中遇到的难记点和重点归纳了口诀加图表的记忆方法,针对易混淆点采用表格对比加强考生记忆,相信会对考生大有裨益。

图书在版编目(CIP)数据

国家临床执业及助理医师资格考试笔试重难点精析 / 刘钊编著. -- 北京:北京航空航天大学出版社,2018.12

ISBN 978-7-5124-2858-4

Ⅰ. ①国… Ⅱ. ①刘… Ⅲ. ①临床医学-资格考试-自学参考资料 Ⅳ. ①R4

中国版本图书馆 CIP 数据核字(2018)第 282957 号

版权所有,侵权必究。

国家临床执业及助理医师资格考试笔试重难点精析
(下册)

刘 钊 编著
策划编辑 黄继松
责任编辑 寿亚荷

*

北京航空航天大学出版社出版发行

北京市海淀区学院路 37 号(邮编 100191) http://www.buaapress.com.cn
发行部电话:(010)82317024 传真:(010)82328026
读者信箱:bhpress@263.net 邮购电话:(010)82316936
三河市华骏印务包装有限公司印装 各地书店经销

*

开本:787×1 092 1/16 印张:87.5 字数:3 504 千字
2019 年 1 月第 1 版 2019 年 1 月第 2 次印刷
ISBN 978-7-5124-2858-4 定价:188.00 元(全 2 册)

若本书有倒页、脱页、缺页等印装质量问题,请与本社发行部联系调换。联系电话:(010)82317024

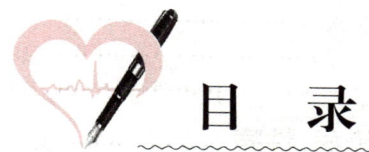

目 录

上 册
第一部分 临床医学综合

第一篇 呼吸系统 …………………… 2
 学习导图 ……………………………… 2
 复习策略 ……………………………… 2
 第1章 慢性阻塞性肺疾病 …………… 3
 第2章 肺动脉高压和肺源性心脏病 … 8
 第3章 支气管哮喘 …………………… 13
 第4章 支气管扩张 …………………… 19
 第5章 肺 炎 ………………………… 22
 第6章 肺脓肿（助理医师不要求） … 31
 第7章 肺结核 ………………………… 34
 第8章 肺 癌 ………………………… 38
 第9章 肺血栓栓塞（助理医师不要求） … 42
 第10章 呼吸衰竭 ……………………… 44
 第11章 急性呼吸窘迫综合征与多器官功能障碍综合征（助理医师不要求） …………………… 48
 第12章 胸腔积液 ……………………… 51
 第13章 胸部损伤 ……………………… 58
 第14章 纵隔肿瘤（助理医师不要求） … 62

第二篇 循环系统 …………………… 64
 学习导图 ……………………………… 64
 复习策略 ……………………………… 64
 第1章 心力衰竭 ……………………… 65
 第2章 心律失常 ……………………… 76
 第3章 心搏骤停 ……………………… 83
 第4章 高血压 ………………………… 87
 第5章 冠状动脉粥样硬化 …………… 95
 第6章 心脏瓣膜疾病 ………………… 110
 第7章 感染性心内膜炎 ……………… 120
 第8章 心肌疾病 ……………………… 124
 第9章 心包疾病 ……………………… 129
 第10章 休 克 ……………………… 132
 第11章 周围血管病 ………………… 139

第三篇 消化系统 …………………… 146
 学习导图 ……………………………… 146
 复习策略 ……………………………… 147
 第1章 食管疾病 ……………………… 147
 第2章 胃、十二指肠疾病 …………… 152
 第3章 肝脏疾病 ……………………… 170
 第4章 胆道疾病 ……………………… 188
 第5章 胰腺疾病 ……………………… 196
 第7章 阑尾炎 ………………………… 216
 第8章 直肠肛管疾病 ………………… 220
 第9章 消化道大出血 ………………… 226
 第10章 腹膜炎 ……………………… 229
 第11章 腹外疝 ……………………… 233
 第12章 腹部损伤 …………………… 237

第四篇 泌尿系统 …………………… 243
 学习导图 ……………………………… 243
 复习策略 ……………………………… 244
 第1章 尿液检查 ……………………… 244
 第2章 肾小球疾病 …………………… 247
 第3章 尿路感染 ……………………… 259
 第4章 男性泌尿生殖系统感染 ……… 262
 第5章 肾结核 ………………………… 265
 第6章 尿路结石 ……………………… 267
 第7章 泌尿、男性生殖系统肿瘤 …… 272
 第8章 泌尿系统梗阻 ………………… 282
 第9章 泌尿系统损伤 ………………… 285
 第10章 泌尿、男性生殖系统先天性畸形及其他疾病 …………………… 289
 第11章 肾功能不全 ………………… 291

第五篇 血液系统 …………………… 298
 学习导图 ……………………………… 298
 复习策略 ……………………………… 298
 第1章 贫 血 ………………………… 298
 第2章 白血病 ………………………… 314
 第3章 骨髓增生异常综合征（助理医师不要求） …………………… 324
 第4章 淋巴瘤（助理医师不要求） … 326
 第5章 多发性骨髓瘤（助理医师不要求） …………………… 331

第6章 出血性疾病	333
第7章 白细胞减少及粒细胞缺乏症	341
第8章 输 血	342

第六篇　内分泌系统　349

学习导图	349
复习策略	349
第1章 内分泌系统概述	349
第2章 下丘脑-垂体疾病	352
第3章 甲状腺疾病	358
第4章 甲状旁腺功能亢进(助理医师不要求)	375
第5章 肾上腺疾病(助理医师不要求)	376
第6章 糖尿病及低血糖	384
第7章 水、电解质和酸碱平衡失调	395

第七篇　风湿性疾病　403

学习导图	403
复习策略	403
第1章 风湿性疾病总论	403
第2章 系统性红斑狼疮	406
第3章 类风湿关节炎	409
第4章 脊柱关节炎	413
第5章 痛 风	415

第八篇　运动系统　418

学习导图	418
复习策略	419
第1章 骨折概论	419
第2章 上肢骨折	428
第3章 下肢骨折	434
第4章 脊柱和骨盆骨折	441
第5章 关节脱位和损伤	447
第6章 手外伤和断指再植	453
第7章 周围神经损伤	457
第8章 运动系统的慢性损伤	459
第9章 骨关节炎	469
第10章 骨与关节感染	471
第11章 骨与关节结核	474
第12章 骨肿瘤	477

第九篇　其 他　481

学习导图	481
复习策略	481
第1章 围术期处理	481
第2章 外科患者的营养代谢	487
第3章 外科感染	491
第4章 创伤和战伤	500
第5章 烧 伤	503
第6章 乳腺疾病	508
第7章 中 毒	515
第8章 中 暑	525

第十篇　传染病、性病　527

学习导图	527
复习策略	527
第1章 概 论	527
第2章 肝 炎	530
第3章 肾综合征出血热	535
第4章 流行性乙型脑炎	538
第5章 钩端螺旋体病(助理医师不要求)	540
第6章 伤寒(助理医师不要求)	542
第7章 细菌性痢疾	545
第8章 霍 乱(助理医师不要求)	548
第9章 流行性脑脊髓膜炎	550
第10章 疟 疾	552
第11章 日本血吸虫病	554
第12章 囊尾蚴病(助理医师不要求)	556
第13章 艾滋病	557
第14章 性病部分(淋病、梅毒、病毒感染、尖锐湿疣)	559

第十一篇　女性生殖系统病症　564

学习导图	564
复习策略	565
第1章 女性生殖系统解剖	566
第2章 女性生殖系统生理	570
第3章 妊娠生理	572
第4章 妊娠诊断	575
第5章 孕期监护和孕期保健	578
第6章 正常分娩	582
第7章 正常产褥	587
第8章 病理妊娠	590
第9章 妊娠合并症	604
第10章 遗传咨询、产前检查、产前诊断	607
第11章 异常分娩	608
第12章 分娩期并发症	616
第13章 异常产褥	621
第14章 女性生殖系统炎症	624
第15章 女性生殖器官肿瘤	629
第16章 妊娠滋养细胞肿瘤	638
第17章 生殖内分泌疾病	642
第18章 子宫内膜异位症和子宫腺肌病	649
第19章 女性生殖器损伤性疾病	652
第20章 不孕症与辅助生殖技术	654

第21章 计划生育 …………………… 656	第3章 脊髓病变 …………………… 755
第22章 妇科保健 …………………… 661	第4章 颅脑损伤 …………………… 758

第十二篇 儿科疾病 …………………… 663

学习导图 …………………………………… 663	第5章 脑血管疾病 ………………… 762
复习策略 …………………………………… 664	第6章 颅内肿瘤(助理医师不要求) …… 772
第1章 儿科绪论 …………………… 664	第7章 颅内压增高 ………………… 774
第2章 生长发育 …………………… 666	第8章 脑疝(助理医师不要求) …… 776
第3章 儿童保健 …………………… 670	第9章 帕金森病(助理医师不要求) …… 778
第4章 营养和营养障碍性疾病 …… 671	第10章 阿尔茨海默病(助理医师不要求) …………………………………… 780
第5章 新生儿及新生儿营养性疾病 …… 681	第11章 偏头痛(助理医师不要求) …… 782
第6章 遗传性疾病 ………………… 693	第12章 单纯疱疹性脑炎(助理医师不要求) ……………………………… 783
第7章 风湿免疫性疾病 …………… 696	第13章 癫痫 ………………………… 784
第8章 感染性疾病 ………………… 698	第14章 神经肌肉接头疾病(助理医师不要求) ……………………………… 787
第9章 结核病 ……………………… 704	第15章 精神疾病 …………………… 790
第10章 消化系统疾病 ……………… 709	第16章 脑器质性疾病所致精神障碍 … 796
第11章 呼吸系统疾病 ……………… 714	第17章 躯体疾病所致精神障碍 …… 798
第12章 循环系统疾病 ……………… 720	第18章 精神活性物质所致精神障碍 … 799
第13章 泌尿系统疾病 ……………… 728	第19章 精神分裂症 ………………… 802
第14章 血液系统疾病 ……………… 733	第20章 心境障碍 …………………… 805
第15章 神经系统疾病 ……………… 737	第21章 神经症及分离转换障碍 …… 807
第16章 内分泌系统疾病 …………… 742	第22章 应激相关障碍(助理医师不要求) ……………………………………… 811

第十三篇 神经、精神系统 …………… 743

学习导图 …………………………………… 743	第23章 心理生理障碍(助理医师不要求) ……………………………………… 813
复习策略 …………………………………… 744	
第1章 神经系统概论 ……………… 744	
第2章 周围神经病 ………………… 752	

下 册
第二部分 基础医学综合

第一篇 解剖学 …………………… 820

学习导图 …………………………………… 820	学习导图 …………………………………… 875
复习策略 …………………………………… 820	复习策略 …………………………………… 876
第1章 运动系统 …………………… 820	第1章 绪论 ………………………… 876
第2章 消化系统 …………………… 831	第2章 细胞的基本功能 …………… 878
第3章 呼吸系统 …………………… 836	第3章 血液 ………………………… 883
第4章 泌尿系统 …………………… 839	第4章 血液循环 …………………… 890
第5章 生殖系统 …………………… 841	第5章 呼吸 ………………………… 905
第6章 腹膜 ………………………… 846	第6章 消化和吸收 ………………… 912
第7章 脉管系统 …………………… 848	第7章 能量代谢和体温 …………… 921
第8章 感觉器 ……………………… 855	第8章 尿的生成和排出 …………… 926
第9章 神经系统 …………………… 859	第9章 神经系统的功能 …………… 933
第10章 内分泌系统 ………………… 873	第10章 内分泌 ……………………… 946
	第11章 生殖 ………………………… 951

第二篇 生理学 …………………… 875

第三篇 生物化学 ………………… 954

学习导图 …………………………………… 954

复习策略 ·· 955
第1章 蛋白质的结构和功能 ········· 955
第2章 核酸的结构和功能 ············ 959
第3章 酶 ································ 964
第4章 维生素 ··························· 969
第5章 糖代谢 ··························· 971
第6章 生物氧化 ························ 977
第7章 脂类代谢 ························ 980
第8章 氨基酸代谢 ····················· 986
第9章 核苷酸代谢 ····················· 992
第10章 遗传信息的传递（助理医师不要求） ····························· 995
第11章 蛋白质生物合成（助理医师不要求） ··························· 1002
第12章 基因表达调控（助理医师不要求） ··························· 1005
第13章 信号转导（助理医师不要求） ··································· 1009
第14章 重组DNA技术 ············· 1012
第15章 癌基因与抑癌基因（助理医师不要求） ······················ 1014
第16章 血液生化（助理医师不要求） ··································· 1015
第17章 肝生化 ························ 1018

第四篇　病理学 ························· 1021
学习导图 ······························· 1021
复习策略 ······························· 1022
第1章 细胞和组织的适应、损伤和修复 ···························· 1022
第2章 局部血液循环障碍 ·········· 1032
第3章 炎症 ···························· 1036
第4章 肿瘤 ···························· 1040
第5章 心血管系统疾病 ············· 1047
第6章 呼吸系统疾病 ················ 1051
第7章 消化系统疾病 ················ 1057
第8章 淋巴造血系统肿瘤（助理医师不要求） ······················ 1062
第9章 泌尿系统疾病 ················ 1067
第10章 内分泌系统疾病 ············ 1072
第11章 乳腺及生殖系统疾病 ······ 1073
第12章 常见传染病及寄生虫病 ··· 1078
第13章 艾滋病、性传播疾病、免疫性疾病 ··························· 1083

第五篇　病理生理学 ··················· 1086
学习导图 ······························· 1086
复习策略 ······························· 1086
第1章 疾病概论 ······················ 1087

第2章 水、电解质代谢紊乱 ······· 1089
第3章 酸碱平衡和酸碱平衡紊乱 ·· 1095
第4章 缺氧 ···························· 1103
第5章 发热 ···························· 1107
第6章 应激 ···························· 1111
第7章 缺血-再灌注损伤 ············ 1116
第8章 休克 ···························· 1119
第9章 凝血与抗凝血平衡紊乱 ···· 1126
第10章 心功能不全 ·················· 1129
第11章 呼吸功能不全 ··············· 1137
第12章 肝功能不全 ·················· 1139
第13章 肾功能不全 ·················· 1141

第六篇　药理学 ························· 1146
学习导图 ······························· 1146
复习策略 ······························· 1148
第1~2章 药物效应动力学及药物代谢动力学 ························ 1148
第3~5章 胆碱受体激动药、抗胆碱酯酶药和胆碱酯酶复活药及M胆碱受体阻滞剂 ··········· 1151
第6~7章 肾上腺素受体激动药及肾上腺素受体阻滞剂 ············· 1154
第8~10章 局部麻醉药、镇静催眠药、抗癫痫药和抗惊厥药 ······ 1157
第11~12章 抗帕金森药和抗精神失常药 ·························· 1159
第13~14章 镇痛药及解热镇痛抗炎药 ·························· 1162
第15~16章 钙拮抗剂及抗心律失常药 ·························· 1164
第17~19章 治疗充血性心力衰竭的药物、抗心绞痛药及抗动脉粥样硬化药 ················· 1166
第20~21章 抗高血压药及利尿剂和脱水剂 ························ 1168
第22~23章 作用于血液及造血器官的药物、组胺受体阻滞剂 ····· 1170
第24~26章 作用于呼吸系统的药物、作用于消化系统的药物及肾上腺皮质激素类药物 ··········· 1172
第27~29章 抗甲状腺药物、胰岛素和口服降糖药物、子宫平滑肌兴奋药 ···················· 1174
第30~33章 β-内酰胺类抗生素、大环内酯类抗生素、氨基糖苷类抗生素及四环素类 ········· 1177
第34~38章 人工合成抗菌药、抗真菌药

　　　　　和抗病毒药物、抗结核药物、
　　　　　抗疟疾药及抗恶性肿瘤药
　　　　　　　　　　　　　　　1179

第七篇　医学免疫学(助理医师不要求)
　　　　　　　　　　　　　　　1182
　　学习导图 …………………………… 1182
　　复习策略 …………………………… 1182
　　第1~2章　绪论及抗原 …………… 1182
　　第3~4章　免疫器官及免疫细胞 … 1185
　　第5~7章　免疫球蛋白、补体系统、
　　　　　　　细胞因子及受体 …………… 1188
　　第8~9章　白细胞分化抗原和黏附因
　　　　　　　子、主要组织相容性复合体
　　　　　　　及其编码分子 ……………… 1193
　　第10~12章　免疫应答、黏膜免疫及
　　　　　　　　免疫耐受 ………………… 1194
　　第13~14章　抗感染免疫及超敏反应
　　　　　　　　……………………………… 1197
　　第15~17章　自身免疫和自身免疫性疾
　　　　　　　　病、免疫缺陷病及肿瘤免疫
　　　　　　　　……………………………… 1199
　　第18~20章　移植免疫、免疫学检测技
　　　　　　　　术及免疫学防治 ………… 1201

第八篇　医学微生物学(助理医师不要求) …………………… 1205
　　学习导图 …………………………… 1205
　　复习策略 …………………………… 1205
　　第1章　微生物的基本概念 ……… 1206
　　第2~3章　细菌的形态与结构及细
　　　　　　　菌的生理 …………………… 1206
　　第4章　消毒与灭菌 ……………… 1209
　　第5~6章　噬菌体及细菌的遗传与变异
　　　　　　　……………………………… 1210
　　第7~8章　细菌的感染和免疫、细菌感染
　　　　　　　的检查方法与防治原则 …… 1211
　　第9~10章　病原性球菌、肠道杆菌 … 1214
　　第11~13章　弧菌属、厌氧性杆菌、分枝
　　　　　　　　杆菌 ……………………… 1217
　　第14~19章　动物源性细菌、其他细菌、
　　　　　　　　放线菌、支原体、立克次体
　　　　　　　　及衣原体 ………………… 1220
　　第20~21章　螺旋体及真菌 ……… 1224
　　第22~24章　病毒的基本性状、病毒的
　　　　　　　　感染和免疫及病毒感染的
　　　　　　　　检查方法和防治原则 …… 1225
　　第25~28章　呼吸道病毒、肠道病毒、
　　　　　　　　肝炎病毒及黄病毒 ……… 1227
　　第29~33章　出血热病毒、疱疹病毒、反
　　　　　　　　转录病毒、其他病毒及朊粒
　　　　　　　　……………………………… 1231

第三部分　人文医学

第一篇　医学心理学 …………… 1236
　　学习导图 …………………………… 1236
　　复习策略 …………………………… 1236
　　第1章　绪　论 …………………… 1237
　　第2章　医学心理学基础 ………… 1239
　　第3章　心理健康 ………………… 1245
　　第4章　心理应激及心身疾病 …… 1246
　　第5章　心理评估 ………………… 1251
　　第6章　心理治疗与心理咨询 …… 1256
　　第7章　医患关系 ………………… 1262
　　第8章　患者心理问题 …………… 1267

第二篇　医学伦理学 …………… 1272
　　学习导图 …………………………… 1272
　　复习策略 …………………………… 1272
　　第1章　伦理学与医学伦理学 …… 1273
　　第2章　医学伦理学的基本原则与规范
　　　　　　……………………………… 1276
　　第3章　医疗人际关系伦理 ……… 1278
　　第4章　临床诊疗伦理 …………… 1280
　　第5章　临终关怀与死亡的伦理 … 1282
　　第6章　公共卫生伦理 …………… 1283
　　第7章　医学科研伦理(助理医师不要求)
　　　　　　……………………………… 1285
　　第8章　医学新技术研究与应用的伦理
　　　　　　(助理医师不要求) ………… 1287
　　第9章　医务人员医学伦理素质的养成
　　　　　　与行为规范 ………………… 1288

第三篇　卫生法规 ……………… 1291
　　学习导图 …………………………… 1291
　　复习策略 …………………………… 1293
　　第1章　卫生法 …………………… 1293
　　第2章　执业医师法 ……………… 1294
　　第3章　医疗机构管理条例及其实施
　　　　　　细则 ………………………… 1298

第4章 医疗事故处理条例 …………… 1299
第5章 母婴保健法及其实施办法 …… 1304
第6章 传染病防治法 ………………… 1306
第7章 艾滋病防治条例 ……………… 1311
第8章 突发公共卫生事件应急条例 … 1312
第9章 药品管理法 …………………… 1314
第10章 麻醉药品和精神药品管理
        条例 ………………………… 1315
第11章 处方管理方法 ………………… 1317
第12章 献血法 ………………………… 1318
第13章 侵权责任法 …………………… 1319
第14章 放射诊疗管理规定 …………… 1320
第15章 抗菌药物临床应用管理
        办法 ………………………… 1322
第16章 医疗机构临床用血管理办法
        …………………………… 1323
第17章 精神卫生法 …………………… 1324
第18章 人体器官移植条例 …………… 1328
第19章 疫苗流通和预防接种管理条例
        …………………………… 1330
第20章 职业病防治法 ………………… 1332
第21章 药品不良反应报告和监测管理办法
        …………………………… 1334

第四部分 预防医学

学习导图 …………………………… 1336
复习策略 …………………………… 1336
第1章 绪 论 ………………………… 1337
第2章 医学统计学方法 ……………… 1338
第3章 流行病学原理和方法 ………… 1345
第4章 临床预防服务 ………………… 1356
第5章 社区公共卫生 ………………… 1366
第6章 卫生服务体系与卫生管理
       （助理医师不要求）………… 1376

第二部分　基础医学综合

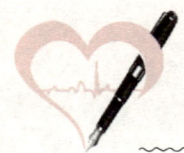

第一篇 解剖学

学习导图

章序	章 名	内 容	所占分数 执业医师	所占分数 助理医师
1	运动系统	骨学与关节学、肌学	1分	1分
2	消化系统	口腔、咽、食管、胃、小肠、大肠、肝、胰腺	2分	1分
3	呼吸系统	鼻、喉、气管与支气管、肺、胸膜与纵隔	1分	0分
4	泌尿系统	肾、输尿管、膀胱、尿道	0分	1分
5	生殖系统	男性内生殖器、男性外生殖器、男性尿道、女性内生殖器、乳房、会阴	0分	1分
6	腹膜	腹膜	0分	0分
7	脉管系统	概述、心、动脉、静脉、淋巴系统	0分	0分
8	感觉器	视器、前庭蜗器	0分	1分
9	神经系统	脊髓、脑、脊神经、脑神经、内脏神经、感觉传导通路、运动传导通路、脑和脊髓的被膜、脑脊液及其循环	2分	1分
10	内分泌系统	总论、垂体、甲状腺	1分	0分

复习策略

解剖学这门课程,是医学的基础科目。学好这门课,对你将来的整个医学体系的建立和学习是十分重要的。考生需要掌握的重点和难点内容是神经系统。本系统执业医师考试分数为5～10分;助理医师考试分数为3～5分。

第1章 运动系统

> **2019考试大纲**
> ①骨学与关节学;②肌学。
> **考纲解析**
> 近20年的医师考试中,本章的考点是<u>骨的构造及关节学</u>,执业医师每年考查分数为0～1分,助理医师每年考查分数为0～1分。

第1节 骨 学

骨由骨细胞、骨胶原纤维及骨基质组成,坚硬而有弹性,有较丰富的血管、淋巴管和神经。

一、骨的形态和分类

分 类	特 点
长骨	①呈长管状,分为一体和两端; ②骨干是指长骨中间较细的部分,内有空腔,称髓腔; ③含有骨髓骨的两端膨大,称为骺,其光滑面称为关节面,覆有关节软骨并参与构成关节; ④骨干与骺相邻的部分称为干骺端

短骨	①呈立方形,常具有多个关节面; ②多成群地分布于某些部位,如腕和足的后部,主要起支持作用
扁骨	①呈扁宽的板状; ②常围成腔,支持、保护重要器官,主要分布于头、胸等处
不规则骨	形状不规则,功能多样

【例1】骨的形态分类不包括

A. 圆骨　　　　　B. 长骨　　　　　C. 扁骨　　　　　D. 短骨　　　　　E. 不规则骨

二、骨的构造

骨由骨质、骨膜和骨髓构成,此外尚含有血管、淋巴管和神经等。

1. 骨 质

（1）骨密质和骨松质

骨密质	构成长骨骨干、骺以及其他类型骨的外层,质地致密,抗压、抗扭曲力强
骨松质	呈海绵状,由许多片状的骨小梁交织排列而成,骨小梁的排列方向与各骨所承受的压力以及肌肉附着所产生的相应的张力方向一致,从而形成压力曲线和张力曲线

（2）板障　颅盖各骨内、外板间的骨松质称为板障。

2. 骨 膜

（1）构成

骨外膜	①被覆于骨内、外面,包裹除关节面以外整个骨外面的称骨外膜; ②可分内、外两层,外层主要由纤维结缔组织构成,有许多胶原纤维束穿入骨质,使骨膜固着于骨面,而内层含有大量成骨细胞和破骨细胞
骨内膜	衬于骨髓腔内面和骨松质腔隙内

（2）功能　骨外膜的内层与骨内膜一起在骨的形成、生长发育过程中起重要作用,尤其是在成年后的创伤修复时其功能活跃,更有产生新骨质和破坏旧骨质的功能。在骨手术中应尽量保留骨膜,以免发生骨的坏死或延迟骨的愈合。骨膜富有血管、淋巴管和神经,保障了骨的营养、再生及感觉。

3. 骨 髓

（1）构成　骨髓存在于骨髓腔和骨松质的间隙内,分为红骨髓和黄骨髓。

红骨髓	有造血功能,含有大量不同发育阶段的红细胞和其他幼稚型的血细胞
黄骨髓	①含大量脂肪组织,失去造血活力; ②在慢性失血过多或患重度贫血症时,黄骨髓可重新转化为具有造血功能的红骨髓

（2）意义　从6岁左右起,长骨髓腔内的红骨髓逐渐被脂肪所代替,成为黄骨髓,红骨髓仅保留于椎骨、肋骨、胸骨、髂骨及长骨骺端的骨松质内。因此,临床上常在髂嵴、髂前上棘等处做骨髓穿刺,检查骨髓像以诊断某些血液系统的疾病。

4. 骨的神经、血管和淋巴管　长骨动脉有干骺端滋养动脉、干骺端动脉、骺动脉和骨膜动脉。

【例2】骨构造的描述,错误的是

A. 骨干主要由骨密质构成　　　　　B. 骨骺主要由骨松质构成
C. 骨髓有红骨髓和黄骨髓　　　　　D. 骨膜有血管和神经
E. 骺软骨即指关节软骨

【例3】骨的构造包括

A. 骨干和骺　　　　　B. 骨板和骨小梁　　　　　C. 骨质、骨膜和骨髓
D. 密质骨和松质骨　　　　　E. 内、外板和板障

三、椎 骨

椎骨由位于前方的椎体和位于后方的椎弓结合而成。椎体和椎弓共同围成一孔,称椎孔。全部椎骨的椎孔连接成椎管,其内容纳脊髓等。

1. 颈 椎

钩椎关节	①椎体较小,横切面呈椭圆形,上面在横径上凹陷,下面在纵径上凹陷。除第1、2颈椎外,其他颈椎体上面的侧缘向上突起形成椎体钩,此钩可与上位椎体下面的侧缘相接形成**钩椎关节**。 ②当后者增生肥大时,可致椎间孔变窄,压迫脊神经而产生症状
颈动脉结节	①第6颈椎横突的前结节较大,称**颈动脉结节**。 ②颈总动脉经颈动脉结节前方通过,当头部受伤出血时,可向此结节压迫颈总动脉,进行止血
第1颈椎	①又称寰椎,由前、后弓和侧块构成,无椎体、棘突和关节突。 ②两侧上关节面的后方有横行的椎动脉沟,有同名动脉通过
第2颈椎	①又名枢椎,由其椎体向上伸出一指状突起,称为齿突,与寰椎的齿突凹相关节。 ②齿突原为寰椎的椎体,在发育过程中脱离寰椎而与枢椎的椎体融合
第7颈椎	①又名**隆椎**,其形态、大小与胸椎相似。 ②特点:棘突特别长,末端不分叉,当低头时极易在皮下触及,故临床上常将其作为**计数椎骨序数的标志**

2. **胸 椎** 在其侧面的后份,椎体与椎弓根交接部的上缘和下缘处,各有一呈半圆形的浅凹,称上、下肋凹,与肋头相关节。多数胸椎在横突末端的前面,有与肋结节相关节的横突肋凹。胸椎的棘突较长,伸向后下方,互相呈叠瓦状排列。

3. **腰 椎** 椎体最粗壮,横切面呈肾形。腰椎的棘突宽而短,近似四方形板状,水平伸向后方,相邻的棘突间距较大,临床上常经此处的棘突间隙做穿刺。

4. **骶 骨** 由5块骶椎融合而成,呈三角形,底向上,尖向下。底的前缘向前突出称为岬。骶骨前面也称盆面,光滑凹陷,其中间部有4条横线,为各骶椎体融合处的痕迹。各横线的两端有4对骶前孔。

5. **尾 骨** 由4块退化的尾椎融合而成。

四、胸 骨

1. **构 成** 自上而下可分为胸骨柄、胸骨体和剑突3部分。

2. **胸骨角** 胸骨柄与胸骨体的连接处,形成微向前凸的角,称为**胸骨角**,可在体表摸到。**第2肋**恰与胸骨角侧方相连接,因此胸骨角可作为计数肋的标志。

五、颅 骨

1. **脑颅骨**

额骨	位于颅的前上份,呈贝壳状,分为额鳞、眶部和鼻部
枕骨	位于颅的后下份,如瓢状,其前下部有**枕骨大孔**
筛骨	位于蝶骨的前方,其两侧是由菲薄骨片围成的含气骨,称筛骨迷路或称筛小房,即筛窦
蝶骨	位于颅底中央,形似展翅的蝴蝶
顶骨	位于颅盖的中部,左右各一,呈四边形,为外凸内凹的典型的扁骨
颞骨	介于顶骨、蝶骨和枕骨之间,形状不规则,参与构成颅底与颅腔的侧壁

2. **面颅骨**

上颌骨	位于面颅的中央,成对,与下颌骨共同构成颜面的大部,并参与构成鼻腔外侧壁、口腔顶及眶下壁的大部分
下颌骨	位于面部的前下份,略呈蹄铁形,分为一体两支
舌骨	位于喉上方,呈蹄铁形,可分为体及成对的大角和小角
腭骨	位于上颌骨的后方,从前后方向观察,略呈"L"形,分为水平部与垂直部

六、颅的整体观

1. **内面观** 可分颅盖内面和颅底内面。颅盖内面沿正中线有一浅沟,称为上矢状窦沟。在沟的两侧有许多颗粒状小凹。

颅前窝	①位置最高,由额骨、筛骨和位于其后方的蝶骨小翼构成; ②颅前窝与颅中窝以蝶骨小翼的后缘为界; ③构成颅前窝的额骨与筛骨的骨板均较薄,故易发生骨折
颅中窝	①较颅前窝低,主要由蝶骨体、蝶骨大翼、颞骨岩部和颞骨鳞部构成; ②窝的前外侧有视神经管,通入眶,管内有视神经和眼动脉通过;垂体窝两侧的浅沟为颈动脉沟

颅后窝	①主要由枕骨和颞骨岩部后面构成； ②乙状窦沟的末端续于颈静脉孔，有颈内静脉和多条神经通过； ③颅后窝的前外侧壁为颞骨岩部的后面，其中央有一较大的孔，称内耳门，为内耳道的开口，有神经及血管穿过

2. 后面观 可见人字缝、两侧顶骨的后部、枕鳞以及两侧颞骨的乳突。

3. 外面观 此面高低不平，神经、血管通过的孔裂甚多。前部由面颅骨组成，中央为骨腭，由上颌骨和腭骨的水平板构成。其后方有由蝶骨及腭骨围成的鼻后孔和分隔鼻后孔的犁骨。鼻后孔后部的颅底，其中央是枕骨大孔。孔的两侧是枕骨侧部和颞骨的乳突。

4. 侧面观 可见属于脑颅的额骨、顶骨、枕骨、颞骨和蝶骨，以及属于面颅的颧骨和上、下颌骨。颞骨乳突前方有一孔，称为外耳门。在外耳门的前上方，有从颞骨向前伸出的突起，与颧骨向后伸出的突起连接共同形成颧弓，此弓在体表可触知。以颧弓平面为界将颅外侧面分为上、下两个窝，分别称为颞窝和颞下窝。

5. 前面观 位于面部中央的大孔，称梨状孔，为骨性鼻腔在面部的开口。孔的外上方为眶，下方为由上颌骨和下颌骨围成的骨性口腔。眶上缘内侧半上方的弓形隆起，称为眉弓，其深面有额窦。眉弓外上方的隆起为额结节。两侧眉弓之间的平坦区称为眉间。眉弓和眉间都是可以触知的体表标志。上颌骨向下突出的弓状突起为牙槽突，突的下缘有容纳上颌各牙的牙槽。

七、颅囟

新生儿颅有许多颅骨尚未发育完全，骨与骨之间的间隙很大，在一些部位这些间隙被结缔组织膜所封闭，称为颅囟。最大的囟位于两侧顶骨前上角、矢状缝与冠状缝相接处，呈菱形，称为前囟，又称额囟。两侧顶骨的后上角、矢状缝与人字缝相接处有呈三角形的后囟，又称枕囟。此外，还有位于顶骨前下角处的蝶囟和后下角处的乳突囟。前囟在出生后1～2岁期间闭合，后囟在出生后不久闭合。蝶囟、乳突囟在出生后很快闭合。

八、上肢骨

1. 上肢带骨

（1）锁骨 属于长骨，全骨略呈"S"形弯曲，横架在胸廓前上方，全长可在体表摸到。内侧2/3呈三棱形，凸向前；外侧1/3上下扁，凸向后。锁骨内侧端粗大称胸骨端，有关节面与胸骨柄的锁切迹相关节。外侧端扁平，称肩峰端，有小关节面与肩胛骨的肩峰相关节。

（2）肩胛骨 是三角形的扁骨，位于胸廓后外侧的上份，介于第2至第7肋骨之间，可分为3个缘、3个角和前、后两面。上缘短而薄，靠外侧有一切迹，称肩胛切迹。切迹外侧有一弯曲的指状突起，称喙突。外侧缘肥厚，邻近腋窝，又称腋缘。内侧缘薄而长，对向脊柱，又称脊柱缘。肩胛骨外侧角最肥厚，有朝向外侧的梨形关节面，称关节盂，与肱骨头相关节。盂的上、下方各有一小的粗涩结节，分别称为盂上结节和盂下结节。肩胛骨的下角对第7肋或第7肋间隙，可作为计数肋的标志。上角为上缘与内侧缘的会合处，对第2肋。肩胛骨的前面有一大的浅窝，朝向肋骨，称肩胛下窝。后面有一横位的骨嵴，称肩胛冈，此冈将肩胛骨后面分为上小、下大的两个窝，分别称冈上窝和冈下窝。

2. 上肢自由骨

（1）肱骨 ①肱骨上端膨大，有朝向上后内方呈半球形的肱骨头，与肩胛骨的关节盂相关节。头的周围稍缩窄，称解剖颈。颈的外侧和前方，各有一隆起，分别称大结节和小结节。二结节之间有结节间沟，沟内有肱二头肌长头腱通过。大结节向下延伸为大结节嵴；小结节向下延伸为小结节嵴。肱骨上端与体交界处稍细，称为外科颈，是骨折的易发部位。②肱骨体的上段呈圆柱形，下段呈三棱柱形。其中部外侧有粗糙的三角肌粗隆。肱骨体的后面中份有由上内向下外斜行的桡神经沟，桡神经和血管经过此处。③肱骨下端亦膨大，前后较扁。外侧份有呈半球形的关节面，称肱骨小头，与桡骨头相关节；内侧份有呈滑车状的关节面，称肱骨滑车，与尺骨的滑车切迹相关节。肱骨下端的前面，在肱骨小头和滑车上方，各有一浅窝，分别称桡窝和冠突窝；下端的后面，在肱骨滑车上方，有一深窝，称鹰嘴窝；小头的外侧和滑车的内侧各有一个突起，分别称外上髁和内上髁。内上髁的后下方有一浅沟，称尺神经沟。

（2）桡骨 位于前臂外侧，分为体和两端。上端比下端细小，其顶端稍膨大，称桡骨头。头的上面有关节凹与肱骨小头相关节；头的周围有环状关节面与尺骨相关节。头以下略细，称桡骨颈。桡骨体呈三棱柱形，中份略弯向外侧，其内侧缘是薄锐的骨间缘。在桡骨颈下方的前内侧处，有一呈卵圆形的隆起，称桡骨粗隆。桡骨下端的外侧份向下突出，称桡骨茎突。下端的内侧面有关节面，称尺切迹，与尺骨头相关节；下面有腕关节面与近侧列的3块腕骨相关节。

(3) 尺骨 ①位于前臂的内侧,分为体和两端。上端较粗大,前面有半月形的凹陷,称滑车切迹,与肱骨滑车相关节。在切迹的前下方和后上方各有一突起,分别称冠突和鹰嘴。冠突外侧面的关节面是桡切迹,与桡骨头相关节;冠突前下面的粗糙隆起称尺骨粗隆。②尺骨体上段较粗,下段较细呈圆柱形,外侧缘锐利,与桡骨体相对,亦称为骨间缘。③尺骨下端有尺骨头,其前、外、后 3 面有环状关节面,与桡骨的尺切迹相关节;下面光滑,借关节盘与腕骨相隔。头的后内侧有向下的突起,称尺骨茎突。在正常情况下,尺骨茎突比桡骨茎突长 1 cm。

(4) 手骨 包括腕骨、掌骨和指骨 3 部分,共 27 块。

①腕骨 属于短骨,共 8 块,排成两列,每列 4 块。近侧列由桡侧向尺侧依次为手舟骨、月骨、三角骨和豌豆骨;远侧列为大多角骨、小多角骨、头状骨和钩骨。8 块腕骨并未排列在一个平面上,因而形成背侧面凸隆,掌侧面凹陷的沟,称腕骨沟。各腕骨的相邻面都有关节面,彼此形成腕骨间关节。近侧列的豌豆骨并不与其他 3 块腕骨并列,而是位于三角骨掌侧面,因而近侧列腕骨中只有手舟骨、月骨和三角骨参与桡腕关节的构成。

②掌骨 共 5 块,由桡侧向尺侧分别称为第 1～5 掌骨。掌骨的近侧端为掌骨底,接腕骨;远侧端为掌骨头,接指骨;头、底之间的部分为掌骨体。第 1 掌骨粗短,其底有鞍状关节面,与大多角骨相关节。

③指骨 共 14 块。拇指有两节指骨,其余各指都是 3 节。由近侧至远侧依次为近节指骨、中节指骨和远节指骨。每节指骨都分为底、体和滑车 3 部分,远节指骨远侧端掌面膨大粗糙,称远节指骨粗隆。

九、下肢骨

1. 下肢带骨

(1) 髂骨 位于髋骨的上部,分为髂骨体和髂骨翼两部分。髂骨体肥厚,构成髋臼的上 2/5。髂骨翼扁阔,是髋臼上方的宽广部分;其上缘肥厚略呈长 S 形,称髂嵴,是测量骨盆径线的重要标志之一。髂嵴前端为髂前上棘,是重要的体表标志和常用的穿刺部位。后端为髂后上棘。在髂前上棘上方 5～7 cm 处,髂嵴外唇有一向外的突起,称髂结节。髂后上棘与髂结节也是重要的体表标志。在髂前、后上棘的下方,各有一骨突,分别称髂前下棘和髂后下棘。

(2) 坐骨 位于髋骨的后下部,分为坐骨体和坐骨支。坐骨体为坐骨的粗壮部分,其上份构成髋臼的后下 2/5。坐骨体向下伸出的突起为坐骨支。坐骨支下端肥厚而粗糙的后份,称坐骨结节,为坐骨最低处,可在体表摸到。坐骨体后缘上的三角形突起,称坐骨棘。坐骨棘与髂后下棘之间的较大凹陷,称坐骨大切迹;坐骨棘与坐骨结节之间较小的凹陷,称坐骨小切迹。

(3) 耻骨 为髋骨的前下部,分为 1 体和 2 支。耻骨体构成髋臼的前下 1/5。耻骨体与髂骨体结合处的上面有粗糙隆起,称髂耻隆起。从体向前内伸出耻骨上支,其末端急转直下,成为耻骨下支。耻骨上支的上缘锐薄,称耻骨梳,它向后经过髂耻隆起与弓状线相连续。耻骨梳前端终于圆形隆起,称耻骨结节,是重要的体表标志。

2. 自由下肢骨

(1) 股骨 位于大腿部,是人体最长和最结实的长骨。其长度约占身高的 1/4,分为体和两端。

股骨上端包括头、颈及大、小转子。球形的股骨头朝向内上前方,与髋臼的月状面相关节。接近关节面中心处,有一小凹,称股骨头凹。头向外下方较细的部分为股骨颈,颈与体相交约成 130°的颈干角。颈与体交界处,有两个隆起,上外侧的方形隆起为大转子,内下侧的为小转子。大转子是重要的体表标志,也是测量骨盆径线的标志之一,其内侧面下部的凹陷称为转子窝。大、小转子之间,在后方有隆起的转子间嵴,在前方有从大转子到小转子下方的转子间线。

(2) 髌骨 是全身最大的籽骨,位于股四头肌腱内,上宽下尖,前面粗糙,后面有光滑的关节面与股骨髌面相关节。髌骨可在体表摸到。

(3) 胫骨 位于小腿的内侧,为呈三棱柱状的粗大长骨,分为体和两端。上端膨大,稍向后倾,形成内侧髁与外侧髁,可在体表摸到。两髁的上面各有一上关节面,与股骨内、外侧髁的关节面相关节。两上关节面之间的骨面粗糙,有向上的隆起,称髁间隆起。外侧髁的后下面有腓关节面,与腓骨头相关节。

(4) 腓骨 细长,居小腿外侧,分为体和两端,无承重功能。上端稍膨大称腓骨头,其内上方有关节面,与胫骨相关节。头的下方缩窄,称腓骨颈。腓骨体内侧缘锐利,称为骨间缘,有小腿骨间膜附着。下端膨大为外踝,其内侧面有外踝关节面,与距骨相关节。

(5) 足骨 包括跗骨、跖骨和趾骨 3 部分,共 26 块。

构　成	数　目	特　点
跗骨	每侧 7 块	跗骨承重并传递弹跳力

构 成	数 目	特 点
跖骨	共5块	跖骨分头、体、底3部分;跖骨底分别与楔骨和骰骨相关节
趾骨	共14块	趾骨的形态和命名与指骨相同

第2节 关节学

一、关节的基本结构

1. 关节面 是构成关节各相关骨的接触面,每一关节至少包括两个关节面,一般为一凸一凹,凸的称关节头,凹者称关节窝。关节面上覆有关节软骨。

2. 关节囊 由致密结缔组织构成的囊,附于关节面周围的骨面并与骨膜融合,像"袖套"把构成关节的各骨连接起来,密闭关节腔。分为两层:

分 层	名 称	特点及作用
外层	纤维层	①由致密结缔组织构成,富有血管、淋巴管和神经; ②下肢关节负重较大,其关节囊的纤维层厚而紧张,上肢关节负重较小,则纤维层薄而松弛
内层	滑膜层	①由平滑光亮、薄而柔润的疏松结缔组织膜构成,衬贴于纤维层的内面; ②滑膜富含血管、淋巴和神经,能产生滑液,并对关节软骨提供营养

3. 关节腔 由关节软骨和关节囊滑膜层共同围成的密闭腔隙,腔内有少量滑液,关节腔内呈负压,对维持关节的稳定性有一定的作用。

【例4】不属于关节基本结构的是
A. 关节盘   B. 关节囊纤维层   C. 关节囊滑膜层
D. 关节面   E. 关节腔

二、关节的辅助结构

关节除具备上述基本结构外,某些关节为适应特殊功能的需要而分化出一些特殊结构以增加关节的灵活性,增强关节的稳固性。

1. 韧 带 是连于相邻两骨之间的致密纤维结缔组织束,可加强关节的稳固性。

2. 关节内软骨 为存在于关节腔内的纤维软骨,有关节盘、关节唇两种。

关节盘	是位于两关节面之间的纤维软骨板,其周缘附着于关节囊内面,将关节腔分为两部
关节唇	是附着于关节窝周缘的纤维软骨环,可加深关节窝,增大关节面,有增加关节稳固性的作用

3. 滑膜襞和滑膜囊 有些关节的滑膜面积大于纤维层,以致滑膜重叠卷摺,并突向关节腔而形成滑膜皱襞,有的其内含有脂肪和血管,则形成滑膜脂垫。在关节运动时,关节腔的形态、容积和压力发生改变,滑膜垫可起调节或充填作用,同时也扩大了滑膜的面积,有利于滑液的分泌和吸收。在有些关节,滑膜从纤维层缺如或薄弱处膨出,充填于肌腱与骨面之间,则形成滑膜囊,可减少肌肉活动时与骨面之间的摩擦。

【例5】关节的辅助结构是
A. 关节囊、囊内韧带、囊外韧带   B. 关节囊、关节软骨、关节盘
C. 囊内韧带、囊外韧带、关节盘、关节唇   D. 关节软骨、关节盘、关节唇
E. 关节囊、关节面、关节盘

三、脊 柱

1. 椎骨间的连结 各椎骨之间借韧带、软骨和滑膜关节相连,可分为椎体间连结和椎弓间连结。

(1)椎体间连结 相邻各椎体之间借椎间盘、前纵韧带和后纵韧带相连接。

椎间盘	①亦称椎间纤维软骨,是连接相邻两个椎体之间的纤维软骨盘; ②中央部是柔软而富于弹性的胶状物质,称髓核,是胚胎时脊索的残余物;周围部是由多层纤维软骨按同心圆排列组成的纤维环,富于坚韧性,牢固连接相邻两个椎体,保护髓核并限制髓核向周围膨出
前纵韧带	①位于椎体前面,宽而坚韧,上至枕骨大孔前缘,下至第1或第2骶椎体;其纤维与椎体及椎间盘牢固连接; ②有防止脊柱过度后伸和椎间盘向前脱出的作用

后纵韧带	①位于椎体后面,细而坚韧,起自枢椎并与覆盖枢椎体的覆膜相续,向下至骶管,与椎体上、下缘和椎间盘紧密连接,而与椎体连结较疏松; ②有限制脊柱过度前屈的作用

【例6】可限制脊柱过度后伸的韧带是

A. 棘间韧带　　　　　　　　　B. 前纵韧带　　　　　　　　　C. 棘上韧带
D. 黄韧带　　　　　　　　　　E. 后纵韧带

（2）椎弓间的连结　包括椎弓板之间和各突起之间的连结。

黄韧带	①为连结相邻两椎弓板间的韧带,由黄色的弹力纤维构成,坚韧而富有弹性,协助围成椎管; ②黄韧带有限制脊柱过度前屈并维持脊柱于直立姿势的作用
棘间韧带	位于相邻各棘突之间,前接黄韧带,后方移行为棘上韧带和项韧带
棘上韧带	①连接胸、腰、骶椎各棘突之间的纵行韧带,其前方与棘间韧带融合; ②与棘间韧带都有限制脊柱过度前屈的作用。
横突间韧带	①连接相邻椎骨横突之间的纤维索　②有限制脊柱过度侧屈的作用
关节突关节	①由相邻椎骨的上、下关节突构成; ②关节面有透明软骨覆盖,关节囊附于关节面周缘,属于平面关节,只能作轻微滑动

（3）寰椎与枕骨及枢椎的关节

寰枕关节	①由寰椎两侧块的上关节凹与相应枕骨髁构成,属椭圆关节并为联合关节; ②其关节面有透明软骨覆盖,关节囊附着于关节面周缘,关节囊松弛,周围有韧带增强
寰枢关节	①寰枢外侧关节,有2个,由寰椎侧块的下关节面与枢椎上关节面构成,关节囊的后部及内侧均有韧带加强; ②寰枢正中关节,由齿突与寰椎前弓后面的关节面与寰椎横韧带中部前面构成,属车轴关节; ③寰枢关节沿齿突垂直轴转动,使头连同寰椎进行旋转运动。因此,寰枕、寰枢关节的联合运动能使头做俯仰、侧屈和旋转运动

2. 脊柱整体观及其运动

（1）脊柱前面观　从前面观察脊柱,可见椎体由上向下依次加宽,到第2骶椎为最宽,这与承受重力不断增大有关,自骶骨耳状面以下,由于重力经髋关节传至下肢骨,椎体已不负重,体积逐渐缩小。前面观察脊柱,正常人的脊柱有轻度的侧屈。

（2）脊柱后面观　从后面观察脊柱,所有椎骨棘突连贯形成纵嵴,其两侧各有一纵行的脊椎沟。颈椎棘突短而分叉,近水平位。胸椎棘突细长,斜向后下方,呈叠瓦状;腰椎棘突呈板状,水平伸向后方。

（3）脊柱侧面观　从侧面观察脊柱,可见颈、胸、腰、骶4个生理性弯曲。其中颈曲和腰曲凸向前,胸曲和骶曲凸向后。脊柱的这些弯曲增大了脊柱的弹性,对维持人体的重心稳定和减轻震荡有重要意义。胸曲和骶曲在胚胎时已形成,也称原发性弯曲;颈曲和腰曲是生后获得的,也称继发性弯曲。

（4）脊柱的运动　脊柱除支持身体,保护脊髓、脊神经和内脏外,还有很大的运动功能。相邻椎间的连结稳固,活动性范围很小,但各椎间盘和关节突关节运动范围的总和很大,可作屈、伸、侧屈、旋转和环转运动。

四、胸廓

胸廓由12块胸椎、12对肋、1块胸骨借骨连结共同构成。胸廓的主要关节有肋椎关节和胸肋关节。

1. 肋椎关节　为肋后端与胸椎之间构成的关节,包括肋头关节和肋横突关节。

2. 胸肋关节　由第2～7肋软骨与胸骨相应的肋切迹构成,关节的前、后有韧带加强,属微动关节。第1肋与胸骨柄之间为软骨结合,第8～10肋软骨的前端不直接与胸骨相连,而依次与上位肋软骨形成软骨连结,构成左、右肋弓,第11、12肋前端游离于腹壁肌层中,不与胸骨相连接。

3. 胸廓的整体观及其运动　成人胸廓近似圆锥形,前后径小于横径,上窄下宽。胸廓有上、下两口和前、后外侧壁。胸廓上口较小,由胸骨柄上缘、第1肋和第1胸椎体构成,是胸腔与颈部的通道,上口的平面与第1肋的方向一致,即向前下倾斜,胸骨柄上缘约平对第2胸椎体下缘。胸廓下口宽而不规则,由第12胸椎、第11、12肋前端,肋弓和剑突共围成,两侧肋弓在中线构成向下开放的胸骨下角。角的尖部夹有剑突,剑突尖约平对第10胸椎下缘。胸前壁最短,由胸骨、肋软骨及肋骨前端构成。后壁较长,由胸椎和肋角内侧的部分肋骨构成。外侧壁最长,由肋骨体构成。相邻两肋之间的间隙称肋间隙。

五、颞下颌关节

颞下颌关节又称下颌关节,由下颌骨的下颌头与颞骨的下颌窝和关节结节构成,关节面覆盖有纤维软骨,关节囊松弛,上方附着于关节结节和下颌窝周缘,下方附着于下颌颈,囊外有由颧弓根部至下颌颈的外侧韧带加强。囊内有纤维软骨构成的关节盘,关节盘前部凹向上,后部凹向下,与关节结节和下颌窝的形状相对应,其周缘与关节囊相融合,将关节腔分为上、下两部。关节囊前部较薄弱,因此下颌关节易向前脱位。

六、肩关节

由肱骨头与肩胛骨关节盂构成,属球窝关节,是全身运动最灵活的关节。关节盂小而浅,关节头大,关节盂周围有纤维软骨构成的盂唇,使之略为加深,仅能容纳关节头的1/4~1/3。因此,肩关节的运动幅度较大。

七、肘关节

由肱骨下端与尺、桡骨上端构成的复关节,包括3个关节。

肱尺关节	由肱骨滑车和尺骨滑车切迹构成,属滑车关节
肱桡关节	由肱骨小头和桡骨关节凹构成,属球窝关节
桡尺近侧关节	由桡骨环状关节面和尺骨桡切迹构成,属车轴关节

八、桡腕关节

1. 构 成 又称腕关节,是典型的椭圆关节。由桡骨下端的腕关节面和尺骨下方的关节盘构成关节窝,由手舟骨、月骨和三角骨的近侧关节面构成关节头。关节囊松弛,关节腔宽阔。关节囊外各面都有韧带加强,其中掌侧韧带较坚韧,因而腕后伸运动受限。

2. 运动方式 腕关节可做屈、伸运动分别为80°和70°,内收、外展运动总和为60°~70°,收大于展;亦能做环转运动。

九、骨 盆

是由左右髋骨和骶、尾骨借骨连结构成的完整骨环。人体直立时,骨盆向前倾斜,两髂前上棘与两耻骨结节位于同一冠状面内,此时,尾骨尖与耻骨联合上缘居同一平面上。骨盆以界线为界,分为上方的大骨盆和下方的小骨盆。界线是由骶岬向两侧经骶骨侧部上缘、弓状线、耻骨梳、耻骨结节至耻骨联合上缘构成的环形线。小骨盆分为骨盆上口、骨盆下口和骨盆腔。骨盆上口即上述界线围成,骨盆下口由尾骨尖、骶结节韧带、坐骨结节、坐骨支、耻骨支和耻骨联合下缘围成,呈菱形。两侧坐骨支与耻骨下支连成耻骨弓,它们之间的夹角称耻骨下角,男性为70°~75°,女性为90°~100°。骨盆上、下口之间的腔称骨盆腔,它是一前壁短、侧壁及后壁长的弯曲的管道,其中轴为骨盆轴,是胎儿娩出的通道。

十、髋关节

由髋臼与股骨头构成,是典型的杵臼关节。髋臼的周缘有纤维软骨构成的髋臼唇,以增加髋臼的深度,髋臼切迹被髋臼横韧带封闭,使髋臼内半月形的关节面扩大为环形关节面,增大了髋臼与股骨头的接触面。股骨头的关节面约为圆球面积的2/3,几乎全部纳入髋臼内,髋臼窝内充填有股骨头韧带和脂肪组织。

十一、膝关节

膝关节是人体最大、最复杂的关节,由股骨下端、胫骨上端和髌骨构成。股骨的内、外侧髁与胫骨的内、外侧髁相对,髌骨与股骨髌面相接。膝关节囊薄而松弛,各部位厚薄不一,囊的前壁不完整,由附于股四头肌腱的髌骨填补。膝关节有囊内、囊外韧带加强,限制关节的活动,增加关节的稳固性。

1. 韧 带

髌韧带	位于囊的前壁,是股四头肌腱向下包绕髌骨,起自髌骨下缘,止于胫骨粗隆,是股四头肌腱的延续部分
腓侧副韧带	位于囊的外侧,呈索状,上方附于股骨外上髁,下方附于腓骨头,与关节囊之间留有间隙
胫侧副韧带	位于囊的内侧,起于股骨内上髁,向下止于胫骨内侧髁的内侧面,与关节囊和半月板紧密结合
腘斜韧带	起自胫骨内侧髁,斜向上外方与关节囊后壁融合,止于股骨外上髁,可防止膝关节过度前伸
膝交叉韧带	①前交叉韧带起自胫骨髁间隆起的前方,斜向后上外方,止于股骨外侧髁的内侧面;前交叉韧带在伸膝时紧张,能防止胫骨前移;; ②后交叉韧带起自胫骨髁间隆起的后方,斜向前上内方,止于股骨内侧髁的外侧面;后交叉韧带在屈膝时紧张,可防止胫骨后移

2. 半月板 在股骨内、外侧髁与胫骨内、外侧髁的关节面之间,垫有两块由纤维软骨构成的半月板。半月板下面平坦、上面凹陷,外缘厚,内缘薄,两端借韧带附于胫骨髁间隆起。内侧半月板较大,呈"C"形,前端窄

后端宽,外缘与关节囊及胫侧副韧带紧密相连。外侧半月板较小,近似"O"形,外缘与关节囊相连,但囊和腓侧副韧带之间隔有腘肌腱。半月板的存在,使关节面适合,增加了关节窝的深度,使膝关节稳固;又可使股骨髁一起对胫骨做旋转运动;缓冲压力,吸收震荡,起弹性垫作用。因半月板随膝关节的运动而发生形态改变和位置移位,在骤然进行强力运动时,易造成半月板损伤或撕裂。

十二、距小腿关节

亦称踝关节。由胫、腓骨下端与距骨滑车构成,关节囊附于各关节面的周围,其前、后壁薄而松弛,两侧有韧带加强,内侧有内侧韧带或称三角韧带,很坚韧,起自内踝尖,向下呈扇形展开,止于距骨内侧、跟骨距突、足舟骨。外侧有外侧韧带由3部分组成。前方的距腓前韧带,张于外踝和距骨颈之间;中间的跟腓韧带,从外踝向下至跟骨的外侧面;后方的距腓后韧带,从外踝内侧至距骨后突。

第3节 肌 学

一、肌的形态和结构

1. 形态 骨骼肌一般都由中间的肌腹和两端的腱两部分构成。肌腹主要由横纹肌纤维束组成,色红,柔软,有收缩能力。肌腱主要由平行的胶原纤维束构成,色白,较坚韧而无收缩能力。

2. 结构 肌的外形多种多样,大致可分为长肌、短肌、扁(阔)肌和轮匝肌4种。长肌的肌腹呈梭形,两端的腱较细小,全肌呈索条状,多分布于四肢。有些长肌的起端有两个以上的头,合成一个肌腹,这些肌称为二头肌、三头肌或四头肌。还有一些长肌,其肌腹被中间腱分为两个或两个以上的肌腹,如二腹肌和腹直肌。羽肌和半羽肌也属于长肌。短肌短小,多分布于躯干深层。扁(阔)肌呈板状,多分布于胸、腹壁,其腱呈膜状,称腱膜。轮匝肌呈环形,分布于口和眼的周围,收缩时能关闭口裂和睑裂。

3. 肌的辅助装置 肌的辅助装置位于肌的周围,有协助肌活动和保护肌等作用,包括筋膜、滑膜囊、腱鞘和籽骨等。

(1)筋膜

浅筋膜	①又称皮下筋膜,由疏松结缔组织构成,位于真皮之下,包被整个身体; ②浅筋膜内大多含有脂肪,但所含脂肪的多少因人而异。浅筋膜内还有浅动脉、皮下静脉、皮神经、淋巴管,有些部位还有乳腺和皮肌等; ③浅筋膜对位于其深部的肌、血管和神经有一定的保护作用
深筋膜	①称固有筋膜,由致密结缔组织构成,包裹肌、血管和神经等,遍布全身; ②深筋膜还插入肌群之间,并附着于骨,构成肌间隔。肌间隔与深筋膜、骨膜共同构成鞘状结构,称骨筋膜鞘,包绕肌群或单个肌以及血管、神经等。深筋膜在某些部位供肌附着;在腕部和踝部又增厚形成支持带,对经其深方的肌腱起支持和约束作用;还能分隔肌群和各个肌,保护肌免受摩擦,并保证各肌或肌群能单独进行活动; ③深筋膜也能改变肌的牵引方向,以调整肌的作用

(2)滑膜囊 滑膜囊为结缔组织形成的封闭的囊,壁薄,略扁,囊内有滑液。多位于肌腱与骨面相接触处,以减少两者之间的摩擦。在关节附近的滑膜囊可与关节腔相通。滑膜囊炎症可影响肢体局部的运动功能。

(3)腱鞘 腱鞘是套在长肌腱表面的鞘管,存在于活动性较大的部位,如腕、踝、手指和足趾等处。腱鞘由纤维层和滑膜层构成。纤维层又称腱纤维鞘,位于外层,是深筋膜增厚形成的半环状的纤维性管。此管与骨共同构成完整的管道,肌腱包被于其中,对肌腱起滑车和约束作用。滑膜层又称腱滑膜鞘,位于纤维层的深方,呈双层圆筒形,其内层包在肌腱的表面,称为脏层;外层贴在腱纤维鞘和骨的内面,称为壁层。脏、壁两层相互移行,形成腔隙,腔内含有少量滑液,因而在肌收缩时肌腱能在腱鞘内滑动。由此可见,腱鞘的作用是使肌腱固定于一定的位置,并在肌活动中减少肌腱与骨面的摩擦。

(4)籽骨 籽骨是由肌腱骨化而成的、位于某些关节周围的小骨,在运动中起减少肌腱与骨面的摩擦、改变肌牵引方向和加大肌力的作用。

二、咀嚼肌

咀嚼肌包括咬肌、颞肌、翼外肌和翼内肌,配布于颞下颌关节的周围,起于颅的不同部位,止于下颌骨,参与咀嚼运动。

咬肌	①咬肌起自颧弓的下缘和内面,肌束向后下,止于下颌支外面的咬肌粗隆; ②作用:上提下颌骨

续表

颞肌	①呈扇形,起自颞窝,肌束如扇形向下会聚,通过颧弓的深方,止于下颌骨的冠突; ②作用:上提下颌骨,后部肌束可拉下颌骨向后	
翼内肌	①翼内肌起自翼突后面,肌束向下外方,止于下颌支内面的翼肌粗隆; ②作用:两侧同时收缩,可上提下颌骨,并可牵拉下颌骨向前;一侧收缩则使下颌骨向对侧运动	
翼内肌	①翼内肌起自翼突后面,肌束向下外方,止于下颌支内面的翼肌粗隆; ②作用:两侧同时收缩,可上提下颌骨,并可牵拉下颌骨向前;一侧收缩则使下颌骨向对侧运动	
翼外肌	①翼外肌位于颞下窝内,起自蝶骨大翼的下面和翼突的外侧面,向后外方止于下颌颈的前面; ②作用:两侧同时收缩,可牵拉下颌骨向前;一侧收缩时则使下颌骨向对侧运动	

三、胸锁乳突肌、斜方肌、背阔肌

肌 肉	解剖特点	作 用
胸锁乳突肌	斜位于颈部两侧,大部被颈阔肌覆盖,于体表可见其轮廓,起自胸骨柄前面和锁骨的胸骨端,斜向后上方,止于颞骨的乳突	一侧收缩使头向同侧倾斜,面转向对侧并向上仰;两侧收缩可使头后仰
斜方肌	起自上项线、枕外隆凸、项韧带、第7颈椎和全部胸椎的棘突	肩胛骨向脊柱靠拢,上部肌束可上提肩胛骨,下部肌束使肩胛骨下降
背阔肌	以腱膜起于下部胸椎的棘突、全部腰椎棘突、骶正中嵴和髂嵴后份等处,肌束走向外上方,以扁腱止于肱骨的小结节嵴	使肩关节内收、旋内和伸。当上肢上举被固定时,可上提躯干

四、膈

1. 解 剖 膈为向上膨隆呈穹窿状的扁薄阔肌,位于胸、腹腔之间,构成胸腔的底和腹腔的顶。膈的周边是肌性部,中央为腱膜,称中心腱。膈以3部分肌束起自胸廓下口的周缘和腰椎前面。胸骨部起自剑突后面,肋部起自下6对肋骨和肋软骨的内面,腰部以左、右2个膈脚起自上2~3个腰椎以及腰大肌和腰方肌表面的内、外侧弓状韧带。3部分肌束均止于中心腱。

2. 通行结构 膈上有3个孔。在第12胸椎前方,由左、右两个膈脚与脊柱共同围成主动脉裂孔,有降主动脉和胸导管通过;在主动脉裂孔的左前上方有一肌性裂孔,称食管裂孔,约在第10胸椎水平,食管和迷走神经的前、后干经此孔通过;在食管裂孔右前方的中心腱上有腔静脉孔,约在第8胸椎水平,有下腔静脉通过。

3. 作 用 膈为主要的呼吸肌。膈肌收缩时拉中心腱下降,以扩大胸腔容积,引起吸气;舒张时,膈的中心腱上升恢复原位,胸腔容积减小,引起呼气。膈与腹肌同时收缩,则能增加腹压,有协助排便、分娩及呕吐等功能。

五、腹前外侧壁

1. 腹直肌 腹直肌位于腹前外侧壁正中线的两侧,被腹直肌鞘包裹,为上宽下窄的带状肌。起自耻骨联合和耻骨嵴,肌束向上止于胸骨剑突和第5~7肋软骨的前面。肌的全长被3~4条横行的腱划分成多个肌腹,腱划与腹直肌鞘前层紧密结合,为肌节愈合的痕迹。在腹直肌的后面腱划不明显,不与腹直肌鞘后层愈合,因而腹直肌的后面是游离的。

2. 腹外斜肌 腹外斜肌为宽阔扁肌,位于最浅层。该肌以8个肌齿起自下位8个肋骨的外面,与前锯肌、背阔肌的肌齿相交错。肌束由外上向前内下方,后下部肌束止于髂嵴,其余肌束向内移行为腱膜,经腹直肌的前面,参与构成腹直肌鞘的前层;至腹正中线处与对侧腹外斜肌腱膜相互交织,参与形成白线。腹外斜肌腱膜的下缘增厚卷曲,连于髂前上棘与耻骨结节之间,称为腹股沟韧带。腹股沟韧带内侧端的一部分纤维走向后外下方,附着于耻骨梳,形成腔隙韧带,又称陷窝韧带。在耻骨结节的外上方,腹外斜肌腱膜形成三角形裂孔,为腹股沟管浅环,也称腹股沟管皮下环。

3. 腹内斜肌 腹内斜肌在腹外斜肌深面。起自胸腰筋膜、髂嵴和腹股沟韧带的外侧半,肌束呈扇形放散走向前上方。后部肌束几乎垂直上升,止于下位3个肋骨。中部肌束向前至腹直肌外侧缘移行为腱膜,在腹直肌外缘处分为前、后2层,分别与腹外斜肌和腹横肌的腱膜构成腹直肌鞘的前、后层;至腹正中线处参与构成白线。腹内斜肌的下部肌束行向前下方,呈弓形跨过精索后延续为腱膜,再向内侧与腹横肌腱膜的下部会合,形成腹股沟镰,或称联合腱,经精索后方止于耻骨梳的内侧份。自腹内斜肌下缘分出一些肌束,与腹横肌最下部的肌束一起包绕精索和睾丸,称为提睾肌,收缩时可上提睾丸。

4. 腹横肌 腹横肌在腹内斜肌的深面,起自下位6个肋软骨的内面、胸腰筋膜、髂嵴和腹股沟韧带的外侧1/3。肌束横行向前,延续为腱膜。腱膜的上部与腹内斜肌腱膜后层愈合,形成腹直肌鞘后层,并经腹直肌后方至正中线;其最下部的肌束和腱膜的下部则分别参与构成提睾肌和腹股沟镰。

六、腹股沟管

1. 特点 位于腹前外侧壁下部的肌、筋膜和腱膜之间的裂隙,男性有精索、女性有子宫圆韧带通过。此管在腹股沟韧带内侧半上方,沿腹股沟韧带的走行方向由外上方斜向内下方,长4~5 cm。此管有内、外两口和前、后、上、下四壁。管的内口称腹股沟管深(腹)环,位于腹股沟韧带中点上方约1.5 cm处。管的外口即腹股沟管浅(皮下)环。

2. 四壁 腹股沟管的四壁如下:

位　置	组成结构
前壁	腹外斜肌腱膜和腹内斜肌
后壁	腹横筋膜和腹股沟镰
上壁	腹内斜肌和腹横肌的下缘
下壁	腹股沟韧带

七、上肢肌肉和几个特殊结构

1. 上肢肌肉 三角肌、臂肌、前臂肌、手肌等。

2. 几个特殊结构

(1) 腋窝　腋窝为位于臂上部内侧和胸外侧壁之间的锥体形腔隙,分为顶、底以及前、后、内侧和外侧4个壁。前壁为胸大、小肌;后壁为肩胛下肌、大圆肌、背阔肌和肩胛骨;内侧壁为上胸部和前锯肌;外侧壁为喙肱肌、肱二头肌短头和肱骨。顶即上口,由锁骨、肩胛骨的上缘和第一肋外缘围成的三角形间隙,由颈部通向上肢的腋动、静脉和臂丛等即经过此口进入腋窝。底由腋筋膜和皮肤构成。此外,窝内还有大量脂肪及淋巴结、淋巴管等。

(2) 三角胸肌间沟　三角胸肌间沟在三角肌和胸大肌的锁骨起端之间,为一下狭窄的裂隙,有头静脉穿过。

(3) 三边孔和四边孔　三边孔(三边间隙)是由上方的肩胛下肌(或小圆肌)、下方的大圆肌和外侧的肱三头肌长头围成,有旋肩胛动脉通过;四边孔(四边间隙)是由上方的肩胛下肌(或小圆肌)、下方的大圆肌和外侧的肱骨上端和内侧的肱三头肌长头围成,有旋肱后动脉及腋神经通过。

(4) 肘窝　肘窝位于肘关节的前面,呈三角形。内侧界为旋前圆肌,外侧界为肱桡肌,上界为肱骨内、外上髁之间的连线。窝内主要有肱二头肌腱、肱动脉及其分支和正中神经。

(5) 腕管　腕管位于腕掌侧,由前臂深筋膜在腕部增厚形成的屈肌支持带(腕横韧带)和腕骨沟围成。管内有指浅、深屈肌腱,拇长屈肌腱和正中神经通过。

八、下肢肌肉和几个特殊结构

1. 下肢肌肉 髋肌、大腿肌、小腿肌和足肌。

2. 几个特殊结构

(1) 梨状肌上孔和梨状肌下孔　梨状肌上孔和梨状肌下孔位于臀大肌的深面,在梨状肌上、下缘和坐骨大孔之间。梨状肌上孔有臀上血管和神经出入盆腔,而梨状肌下孔有坐骨神经、臀下血管和神经、阴部血管和神经出入盆腔。

(2) 股三角　股三角在大腿前面的上部,上界为腹股沟韧带,内侧为长收肌的内侧缘,外侧界为缝匠肌的内侧缘。股三角内有股神经、股血管和淋巴结等。

(3) 收肌管　收肌管位于大腿中部,缝匠肌的深面,在大收肌和股内侧肌之间。前壁有大收肌腱板架于股内侧肌与大收肌之间。管的上口通向股三角尖,下口为收肌腱裂孔,通腘窝。管内有股血管和隐神经通过等。

(4) 腘窝　腘窝在膝关节的后方,呈菱形。腘窝的上外侧界为股二头肌,上内侧界为半腱肌和半膜肌,下外侧界和下内侧界分别为腓肠肌的外侧头和内侧头。腘窝内有腘血管、胫神经、腓总神经、脂肪和淋巴结等。

▶ **参考答案**如下,详细答案参见2019版《国家临床执业及助理医师资格考试精选真题考点精析》。

| 1. A | 2. A | 3. C | 4. A | 5. C | 6. B | 昭昭老师提示:关注官方微信。 |

第2章 消化系统

▶ **2019 考试大纲**
①口腔;②咽;③食管;④胃;⑤小肠;⑥大肠;⑦肝;⑧胰。

▶ **考纲解析**
近20年的医师考试中,本章的考点是胃和大肠,执业医师每年考查分数为0~1分,助理医师每年考查分数为0~1分。

第1节 口 腔

一、牙

牙嵌于上、下颌骨的牙槽内,呈弓形排列,分别称上、下牙弓。牙是人体内最坚硬的器官,有咀嚼和辅助发音等重要作用。

1. 牙的种类和排列 人类先后萌出两组牙。第一组为乳牙,一般在出生后6个月开始萌出,至3岁左右出齐,共20个,上、下颌各10个。第二组为恒牙,6岁左右乳牙开始逐渐脱落,第1磨牙首先长出,大部分恒牙约在14岁左右出齐。唯有第3磨牙萌出最迟,称迟牙或智牙,该牙终生不萌出者约占30%。恒牙全部出齐共32个,上、下颌各16个。

2. 牙的形态 牙的外形上可分为牙冠、牙根和牙颈3部分。牙冠暴露于口腔内,色白而有光泽。牙冠的形态与各牙的功能相适应。

3. 牙的构造 牙由牙质、釉质、牙骨质和牙髓组成,前三者均为高度钙化的坚硬组织。牙质构成牙的主体,呈淡黄色,其硬度次于釉质而强于牙骨质。釉质覆于牙冠部的牙质外面,是人体内最坚硬的组织,呈半透明状。牙骨质覆于牙根及牙颈的牙质外面,其结构与骨组织类似。牙髓位于牙腔内,由结缔组织、神经和血管共同组成。

【例1】下列关于牙说法正确的是
A. 可分牙冠和牙根两部
B. 牙腔内有牙髓
C. 牙完全由牙本质构成
D. 乳牙和恒牙均有前磨牙
E. 牙冠和牙根的表面均覆有釉质

二、舌乳头

舌背的黏膜呈淡红色,表面有许多小突起,统称舌乳头,依其形态及功能的不同,一般分为4种。

丝状乳头	遍布于舌背前2/3,数目最多,体积较小,呈白色
菌状乳头	数目较少,呈红色小点状,散在于丝状乳头之间,以舌尖及舌侧缘较多见
叶状乳头	位于舌侧缘的后部,呈叶片形的黏膜皱襞,该类乳头在人类不发达
轮廓乳头	体积最大,7~11个列于界沟的前方,其中央部隆起,周围有沟环绕

轮廓乳头、菌状乳头、叶状乳头及软腭、会厌等处的黏膜上皮中含味觉感受器,即味蕾,有感受酸、甜、苦、咸等味觉功能。而丝状乳头中无味蕾,故无味觉功能,只有一般感觉。

三、颏舌肌

颏舌肌是一对强有力的肌,在临床上较为重要。该肌起自下颌体后面的颏棘,肌纤维呈扇形向后上方散,止于舌中线两侧。两侧颏舌肌同时收缩,使舌伸向前下方。单侧收缩使舌尖伸向对侧。若一侧颏舌肌瘫痪,当患者伸舌时,舌尖偏向瘫痪侧。

第2节 咽

一、位置和毗邻

咽位于第1~6颈椎前方,为上宽下窄、前后略扁的漏斗形肌性管道,长约12 cm,其内腔称咽腔。咽上方固定于颅底,向下于第6颈椎体下缘平面续于食管。咽有前、后壁及侧壁,其后壁借疏松结缔组织连于椎前筋膜;两侧壁是茎突及起于茎突的诸肌,并与颈部大血管和甲状腺侧叶等相毗邻;前壁不完整,自上向下可分别通入鼻腔、口腔和喉腔。

二、分 部

1. 鼻 咽 鼻咽部的两侧壁距下鼻甲后端约1 cm处,有呈三角形或镰状的咽鼓管咽口,咽腔经此口通咽鼓管与中耳鼓室相通。当吞咽或用力张口（如打呵欠）时，空气通过咽鼓管咽口进入鼓室，以维持鼓膜两侧的气压平衡。咽部感染时，细菌可经咽鼓管波及到鼓室，引起中耳炎。由于小儿咽鼓管较短而宽，且略呈水平位，故儿童患急性中耳炎远较成人多。咽鼓管咽口的前、上、后方有明显的弧形隆起称咽鼓管圆枕，它是寻找咽鼓管咽口的标志。咽鼓管圆枕后方与咽后壁之间的纵行凹陷称咽隐窝，是鼻咽癌的好发部位之一。位于咽鼓管咽口附近黏膜内的淋巴组织称咽鼓管扁桃体。

2. 口咽 口咽是咽腔的中部，介于腭帆游离缘与会厌上缘平面之间，上续鼻咽部，下通喉咽部，向前经咽峡与口腔相通。口咽的前壁主要为舌根后部，自此有一呈矢状位的黏膜皱襞连于会厌，称舌会厌正中襞，该襞两侧的深窝为会厌谷，为异物易滞留处。口咽的侧壁有腭扁桃体。腭扁桃体位于扁桃体窝内，是淋巴组织与上皮紧密联结构成的淋巴上皮器官。腭扁桃体呈扁椭圆形，其内侧面游离，朝向咽腔，表面覆以黏膜上皮向扁桃体实质内陷入，所形成的深浅不一的小凹称扁桃体小窝，为细菌易感染的病灶。腭扁桃体的前、后及外侧面均被结缔组织形成的扁桃体囊包绕。扁桃体窝上份未被腭扁桃体充满的空间称扁桃体上窝，异物常易停留于此。

3. 喉咽 喉咽是咽的最下部，介于会厌上缘平面与第 6 颈椎体下缘平面之间，其向下与食管相续，向前经喉口与喉腔相通。在喉口的两侧与甲状软骨内面之间，各有一深窝称梨状隐窝，为异物常易停留之处。

4. 咽肌 咽肌为骨骼肌，依其功能分咽缩肌和咽提肌两组。咽缩肌包括上、中、下 3 部分，呈自下而上的叠瓦状排列。

【例 2】下列关于咽说法正确的是
A. 是消化道与呼吸道的共同通道
B. 鼻咽有梨状隐窝，常为异物滞留处
C. 口咽经咽鼓管咽口，借咽鼓管通中耳鼓室
D. 喉咽向下移行于喉腔
E. 咽隐窝为喉口两侧的深凹

第 3 节 食 管

一、位置和分部

1. 位 置 食管是消化管中最狭窄的部分，为一前后扁平的肌性器官。食管上端在第 6 颈椎体下缘平面与咽相续，下端约在第 11 胸椎体水平与胃的贲门相连接，全长约 25cm。

2. 分 部 根据食管的行径可分为颈部、胸部和腹部 3 部。颈部介于第 6 颈椎体下缘与胸骨颈静脉切迹平面之间，长约 5 cm，其前方借结缔组织与气管后壁相贴。胸部最长，介于胸骨颈静脉切迹平面到膈的食管裂孔之间，长 18～20 cm。腹部最短，仅 1～2 cm，自食管裂孔至贲门，其前方与肝左叶邻近。

二、食管的狭窄部位

1. 三个狭窄 ①第一狭窄位于食管的起始处，相当于第 6 颈椎体下缘水平，距中切牙约 15 cm；②第二狭窄位于食管与其前方的左主支气管交叉处，相当于第 4、5 胸椎之间水平，距中切牙约 25 cm；③第三狭窄为食管通过膈的食管裂孔处，相当于第 10 胸椎水平，距中切牙约 40 cm。

2. 意 义 各狭窄处常是食管内异物易滞留及食管癌的好发部位。

三、食管壁的结构

食管具有消化管典型的 4 层结构，壁较厚，约 0.4 cm。食管空虚时，前后壁贴近。食管黏膜形成纵行纵襞凸向管腔，故食管横断面常呈略扁的星形裂隙。正常食管黏膜光滑湿润，内镜下，黏膜色泽浅红或浅黄，黏膜下血管隐约可见。食管的黏膜下层中含有血管、神经、淋巴管及大量的黏液腺。食管的肌层由内环外纵两层构成，在上 1/3 段为骨骼肌，下 1/3 段是平滑肌，中 1/3 段则由骨骼肌和平滑肌混合组成。

第 4 节 胃

一、位置和形态

1. 位 置 胃在中等程度充盈时，大部分位于左季肋区，小部分位于腹上区。胃的前壁在右侧与肝左叶贴近；在左侧与膈相邻，被左肋弓掩盖；其中间部分位于剑突下方，直接与腹前壁相贴，为临床上胃的触诊部位。胃的后壁与胰、横结肠、左肾和左肾上腺相邻，胃底与脾和膈邻接。

2. 形 态 胃的形态依胃的充盈程度、体位、体型、年龄等因素而不同。胃在完全空虚时呈管状，而高度充盈时可呈球囊形。

二、结 构

胃分前、后两壁，大、小两弯及出、入两口。胃前壁朝向前上方，后壁朝向后下方。胃大弯大部分凸向左下

方,胃小弯凹向右上方,其最低点的明显转折处,称角切迹。胃的入口为与食管连接处,称贲门,在其左侧,食管末端左缘与胃大弯起始处所形成的锐角,称贲门切迹。胃的出口称幽门,接续十二指肠。

三、分部和胃窦

1. 分 部 胃通常分为贲门部、胃底、胃体和幽门部 4 部分。贲门部指贲门周围的部分,其界域不明显。胃底是贲门切迹平面以上,向左上方膨出的部分,临床上亦称胃穹窿。胃底内含吞咽时进入的空气约 50 mL,X 线摄片上见此泡,放射学中称胃泡。胃体为自胃底向下至角切迹处的中间大部分,在大弯侧无明显界标。幽门部为胃体下界与幽门之间的部分。

2. 胃 窦 幽门部的大弯侧有一不甚明显的浅沟即中间沟,将幽门部分为右侧的幽门管和左侧的幽门窦。幽门管呈长管状,长 2～3 cm,幽门窦较为宽大,通常位于胃的最低部。临床所称的"胃窦"为幽门窦或是包括幽门窦在内的幽门部。胃溃疡和胃癌多发生于胃幽门窦近胃小弯处。

【例 3】下列关于胃说法正确的是

A. 中等度充盈时,大部分位于左季肋区和腹上区　　B. 幽门窦又称幽门部
C. 胃底位于胃的最低部　　D. 幽门管位于幽门窦的右侧部
E. 角切迹位于胃大弯的最低处

第 5 节 小 肠

一、十二指肠

1. 概 述 十二指肠介于胃与空肠之间,长约 25 cm,管径 4～5 cm。十二指肠大部分紧贴腹后壁,是小肠中长度最短、管径最大、位置最深且最为固定的部分。由于它既接受胃液,又接受胰液和胆汁,所以具有十分重要的消化功能。十二指肠整体成"C"形包绕胰头。

2. 分 部 可分上部、降部、水平部和升部 4 部分。

(1) 上部　上部约 5 cm,起自胃的幽门,水平行向右后方,至胆囊颈的后下方及肝的下方附近,急转向下,移行为降部,转折处形成的弯曲称十二指肠上曲。十二指肠上部近幽门的一段长约 2.5 cm 的肠管,其肠壁薄,管径大,黏膜面光滑,无环状襞,临床称此段为十二指肠球,是十二指肠溃疡的好发部位。

(2) 降部　降部长 7～8 cm,自十二指肠上曲,沿第 1～3 腰椎和胰头的右侧垂直下行,在第 3 腰椎水平,弯向左行,移行为水平部,转折处的弯曲称十二指肠下曲。降部的黏膜有许多环状襞,在其中份后内侧壁上有一纵行皱襞称十二指肠纵襞,其下端的圆形隆起称十二指肠大乳头,距中切牙约 75 cm,为胆总管和胰管的共同开口处。在大乳头稍上方 1～2 cm 处,有时可见十二指肠小乳头,为副胰管的开口处。

(3) 水平部　水平部又称下部,长约 10 cm,自十二指肠下曲始,向左横过下腔静脉和第 3 腰椎体的前方,移行于升部。肠系膜上动、静脉紧贴此部前面下行,在某些情况下,可压迫该部引起十二指肠梗阻。

(4) 升部　升部最短,2～3 cm 长,自水平部末端始,斜向左上方,达第 2 腰椎体左侧急转向前下,移行为空肠。转折处的弯曲形成十二指肠空肠曲。十二指肠空肠曲的后上壁借十二指肠悬肌固定于右膈脚上,该肌及包绕其下段表面的腹膜皱襞共同构成十二指肠悬韧带,亦称 Treitz 韧带,是手术时确定空肠起始的重要标志。

二、空肠和回肠的形态结构特点

1. 从外观上看 空肠管径较粗,管壁较薄,血管较少,颜色较浅。肠系膜的厚度从上到下逐渐变厚,脂肪含量越来越多。肠系膜内血管的分布也有区别,空肠的动脉弓级数仅 1～2 级,直血管较长;而回肠的动脉弓级数可达 4～5 级,直血管较短。

2. 从组织结构上观察 空、回肠的黏膜形成许多环状襞,其表面还有密集的绒毛,从而极大地增加了肠黏膜的表面面积,有利于营养物质的吸收。环状襞在空肠上 1/3 密而高,向下逐渐减少变小,至回肠下部几乎消失。在黏膜固有层和黏膜下组织内含有淋巴滤泡,分孤立淋巴滤泡和集合淋巴滤泡两种,前者分散于空、回肠的黏膜内,后者多见于回肠下部,又称 Peyer 斑。Peyer 斑 20～30 个,呈长椭圆形,其长轴与肠管一致,常位于回肠下部对肠系膜缘的肠壁内。肠伤寒病变多发生于集合淋巴滤泡,可并发肠穿孔或肠出血。

3. Meckel 憩室 在距回肠末端 0.3～1 m 范围的回肠壁上,约 2% 成人有长 2～5 cm 的囊状突起,自对系膜缘肠壁向外突出,称 Meckel 憩室,此为胚胎时期卵黄囊管未完全消失所致。Meckel 憩室易发炎或合并溃疡穿孔,因其位置靠近阑尾,故症状与阑尾炎相似。

第6节 大肠

大肠是消化管的下段,围绕在空、回肠周围,全长约 1.5 m,依其位置和特点,可分为盲肠、阑尾、结肠、直肠和肛管。大肠的主要功能是吸收水分、无机盐和维生素,将食物残渣形成粪便排出体外。

一、大肠分部

大肠分为盲肠、阑尾、结肠、肛管。

二、阑 尾

1. 位 置 阑尾通常与盲肠一起位于右髂窝内,其位置变化,因人而异,可随盲肠位置的变动高达肝下,或低达骨盆腔内,或越过中线至左侧。阑尾本身也有多种位置变化,可在回肠末端的前面或后面,盲肠后方或下方及向内下至骨盆腔入口处等。

2. 体表投影 阑尾根部的体表投影,通常以脐与右髂前上棘连线的中、外 1/3 交点,即 Mc Burney 点为标志,有时也以左、右髂前上棘连线的右、中 1/3 交点,即 Lanz 点表示。由于阑尾位置的多变,临床阑尾炎的诊断并不仅以上述两点的压痛为依据,而右下腹的局限性压痛点则更有诊断价值。

3. 回盲瓣 回肠末端突向盲肠的开口称回盲口。此处肠壁内的环行肌增厚,并覆以黏膜,形成上、下两片半月形的皱襞称回盲瓣。此瓣不但作为盲肠与升结肠及回肠分界的标志,还具有阻止小肠内容物过快地流入大肠和防止盲肠内容物逆流回小肠的重要作用。在回盲口下方约 2 cm 处,有阑尾的开口

三、结 肠

结肠为介于盲肠与直肠之间的大肠,整体呈"M"形,包绕于空、回肠周围。按其所处位置和形态,可分为升结肠、横结肠、降结肠和乙状结肠 4 部分。

四、直 肠

1. 位 置 直肠位于小骨盆腔下份的后部,全长 10~14 cm。直肠在第 3 骶椎前方续于乙状结肠,沿骶、尾骨前面下行,穿盆膈移行于肛管。直肠并不直,在矢状面上有两个弯曲:骶曲凸向后,与骶骨的弯曲一致,距肛门 7~9 cm;会阴曲绕过尾骨尖凸向前,距肛门 3~5 cm。

2. 形 态 直肠上端与乙状结肠交接处的管径较细,向下肠腔显著扩大,至直肠下部膨大成直肠壶腹。直肠内面有 3 个直肠横襞,又称 Houston 瓣,由黏膜及环行肌构成。最上方的直肠横襞在接近与乙状结肠交界处的左侧壁上,距肛门约 11 cm。中间的直肠横襞大而明显,位置较恒定,位于直肠右侧壁上,距肛门约 7 cm,常作为直肠镜检时的定位标志。

五、肛 管

1. 位 置 肛管是消化管的末段,长 3~4 cm,上端在盆膈平面接续直肠,下端止于肛门。肛管被肛门括约肌包绕,平时处于收缩状态,有控制排便的作用。

2. 形 态

(1)肛柱和肛瓣 肛管内面有 6~10 条纵行的黏膜皱襞称肛柱,其内有纵行肌和血管。各肛柱下端彼此借半月形黏膜皱襞相连,此襞称肛瓣。每个肛瓣与两侧相邻的肛柱下端之间所形成的隐窝称肛窦,窦口开向上,其底部有肛腺的开口,窦深 0.3~0.5 cm。窦内往往积存粪屑,易于感染而引起肛窦炎。

(2)齿状线 通常将各肛柱上端的连线称肛直肠线,即为直肠与肛管的分界线。将各肛柱下端与各肛瓣边缘所连接成的锯齿状环行线称齿状线或肛皮线。肛柱部的黏膜下层和肛梳部的皮下组织内含丰富的静脉丛,有时可因某种病理因素形成静脉曲张,向腔内突入,称为痔,其发生在齿状线以上者称内痔,发生在齿状线以下者称外痔。齿状线上、下方所覆盖的上皮组织、动脉来源、静脉回流、淋巴引流及神经支配等方面均不尽相同,在临床上有一定的实际意义。

【例 4】不属于肛管的结构是

A. 肛窦　　　　B. 肛柱　　　　C. 肛瓣　　　　D. 齿状线　　　　E. 直肠横襞

第7节 肝

一、外 形

肝呈不规则的楔形,可分为上、下两面,前、后两缘。

1. 肝的上面 肝的上面隆凸,与膈相接触,又称膈面,肝膈面的前部有矢状位的镰状韧带,借此将肝分为

大而厚的肝右叶及小而薄的肝左叶。膈面后部没有腹膜被覆的部分称裸区。

2. 肝的下面 肝的下面朝向下后方,邻接许多腹腔脏器,又称脏面。脏面中部有呈似"H"形的沟,其中位于中间的横沟称肝门,有肝左、右管、肝固有动脉左、右支、肝门静脉左、右支和肝的神经、淋巴管等经此出入,上述结构被结缔组织包绕,构成肝蒂。肝蒂中3种主要结构的位置关系是:肝左、右管在前,肝固有动脉左、右支居中,肝门静脉左、右支在后。肝脏面的左侧纵沟较窄而深,沟的前部称肝圆韧带裂,有肝圆韧带通过,其由胎儿时期的脐静脉闭锁而成;沟的后部称静脉韧带裂,容纳静脉韧带,其由胎儿时期的静脉导管闭锁而成。肝脏面右侧纵沟较宽而浅,沟的前部称胆囊窝,容纳胆囊;沟的后部为腔静脉沟,容纳下腔静脉。在腔静脉沟的上端处,肝左、中、右静脉出肝后立即注入下腔静脉,故此处常有第二肝门之称。

3. 分叶 在肝的脏面,借"H"形的沟将肝分为4个叶:左叶位于左纵沟的左侧;右叶位于右纵沟的右侧;方叶位于肝门之前,肝圆韧带裂与胆囊窝之间;尾状叶位于肝门之后,静脉韧带裂与腔静脉沟之间。脏面的肝左叶一般与膈面的肝左叶一致,脏面的肝右叶、方叶与尾状叶一起,相当于膈面的肝右叶。

二、位置和毗邻

1. 位置 肝大部分位于右季肋区和腹上区,小部分位于左季肋区。肝的前部大部分被肋所掩盖,仅在腹上区的左、右肋弓之间,小部分露于剑突之下而直接接触腹前壁。

2. 毗邻 肝的上方为膈,隔着膈与右侧胸膜腔、右肺等相邻,故肝脓肿有时可与膈粘连,并经膈侵及右肺,甚至其内容物还可经支气管排出。肝左叶下面与胃前壁相邻,后上方邻接食管的腹部。肝右叶下面,前部与结肠右曲相邻,中部近肝门处邻接十二指肠上曲,后部与右肾上腺和右肾相邻。

三、肝管

左、右半肝内的毛细胆管逐渐汇合成肝左、右管,它们出肝门后汇合成肝总管。肝总管长2~4 cm,行于肝十二指肠韧带内,其下端以锐角与胆囊管汇合成胆总管。

四、胆囊

1. 形态 胆囊是贮存和浓缩胆汁的器官,呈长梨形,长8~12 cm,宽3~5 cm,容量40~60 mL。胆囊位于肝下面的胆囊窝内,借结缔组织与肝相连。

2. 位置 胆囊可分底、体、颈、管4部分。胆囊底是胆囊略呈膨大的盲端,突向前下方,多在肝前缘的胆囊切迹处露出。当胆汁充满时,胆囊底可贴近腹前壁。胆囊底的体表投影在右锁骨中线与右肋弓相交处,胆囊炎时此处常有压痛。胆囊体与底无明显分界,其向后下逐渐变细,延续为胆囊颈。胆囊颈细而弯曲,常以直角急转向左下方,移行于胆囊管。胆囊管稍细于胆囊颈,长3~4 cm,直径约0.3 cm,在肝十二指肠韧带内与肝总管汇合成胆总管。衬于胆囊颈和管的部分黏膜常形成螺旋皱襞,称螺旋襞,其有控制胆汁流入和流出的作用,也致较大的胆结石易嵌顿于此。

3. Calot三角 胆囊管、肝总管和肝的脏面所围成的三角形区域称胆囊三角(Calot三角),该三角内常有胆囊动脉经过,是胆囊手术中寻找胆囊动脉的标志。

【例5】下列关于胆囊说法正确的是
A. 为分泌胆汁的器官 B. 位于肝的胆囊窝内 C. 后端圆钝为胆囊底
D. 胆囊管和肝左、右管合成胆总管 E. 胆囊底的体表投影位于锁骨中线与肋弓相交处

五、肝总管

胆总管长4~8 cm,管径0.6~0.8 cm,由肝总管和胆囊管在十二指肠上部上方汇合而成。胆总管在肝十二指肠韧带内下行于肝固有动脉的右侧、肝门静脉的前方,继经十二指肠上部的后方,降至胰头的后方,最后斜穿十二指肠降部后内侧壁,在此处与胰管汇合,形成略膨大的肝胰壶腹,开口于十二指肠大乳头。在肝胰壶腹周围有肝胰壶腹括约肌(或称Oddi括约肌)包绕。

第8节 胰

一、位置和毗邻

胰横居于腹后壁,平对第1~2腰椎体的前方,属腹膜外位器官,仅前面大部分被腹膜遮盖。胰质地柔软而致密,呈灰红色,长17~20 cm,宽3~5 cm,厚1.5~2.5 cm,重82~117 g。胰的前面隔网膜囊与胃后壁相邻,后方有胆总管、下腔静脉、肝门静脉和腹主动脉等重要结构,胰的右侧被十二指肠环抱,左端抵达脾门。由于胰的位置较深,其前方又有胃、横结肠和大网膜等结构,故胰病变早期往往不易被发现。

二、分 部

胰可分头、颈、体、尾 4 部分,各部分之间无明显的界限。

1. 胰头 为胰右侧的膨大部分,位于第 2 腰椎体的右前方,其上、下方及右侧被十二指肠所包绕。在胰头后面的沟内或胰头与十二指肠降部之间有胆总管经过,故当 胰头肿瘤时可压迫胆总管,影响胆汁的排泄而发生 阻塞性黄疸。胰头下部有向左侧突出的钩突,肠系膜上动、静脉即夹在胰头与钩突之间。由于肝门静脉是由肠系膜上静脉与脾静脉在胰头或胰颈的后方合成,故该部占位性病变,可压迫肝门静脉起始部,致血液回流受阻,而出现腹水及脾肿大等症状。

2. 胰颈 为胰头与胰体之间的狭窄部分,其后面紧邻门静脉,长 2~2.5 cm,胃幽门位于其前上方。

3. 胰体 占胰的大部分,位于胰颈与胰尾之间,其横置于第 1 腰椎体的前方,略呈三棱形,胰体的前面隔网膜囊与胃相邻,胃后壁的病变和溃疡穿孔时常可累及胰体或与之粘连。

胰尾较细,行向左上方,其末端抵达脾门。

4. 胰管 位于胰实质内,偏向胰的背侧,其走行与胰的长轴一致,即从胰尾经胰体、胰颈走向胰头,沿途收集许多小叶间导管,故使其管径自左向右逐渐增粗。胰管最后在十二指肠降部的壁内与胆总管汇合成肝胰壶腹,开口于 十二指肠大乳头。在胰头上部常有一小管,行于胰管上方,称副胰管,开口于十二指肠小乳头。

➢ 参考答案如下,详细答案参见 2019 版《国家临床执业及助理医师资格考试精选真题考点精析》。

| 1. B | 2. A | 3. D | 4. E | 5. B | 昭昭老师提示:关注官方微信。 |

第 3 章　呼吸系统

➢ **2019 考试大纲**

①鼻;②喉;③气管与支气管;④肺;⑤胸膜;⑥纵隔。

➢ **考纲解析**

近 20 年的医师考试中,本章的考点是 胃和大肠。执业医师每年考查分数为 0~1 分,助理医师每年考查分数为 0~1 分。

第 1 节　鼻

一、外侧壁

1. 鼻甲 鼻腔外侧壁的形态复杂,自上而下有 3 个鼻甲突向鼻腔,分别称上鼻甲、中鼻甲和下鼻甲。

2. 鼻道 3 个鼻甲的下方各有一裂隙,分别称上鼻道、中鼻道和下鼻道。在上鼻甲后上方有时可有最上鼻甲和相应的最上鼻道。各鼻甲与鼻中隔之间的腔隙称总鼻道。上鼻甲或最上鼻甲后上方与鼻腔顶之间的凹陷部分称蝶筛隐窝。若将中鼻甲切除,在中鼻道中部可见凹向上的弧形裂隙,称 半月裂孔,裂孔的前端有一漏斗形的管道,称筛漏斗,半月裂孔上方的圆形隆起为筛泡。中鼻道为众多鼻旁窦开口之处。在下鼻道的前部有鼻泪管的开口。

二、鼻中隔和易出血区

1. 鼻中隔 鼻中隔由筛骨垂直板、犁骨及鼻中隔软骨构成,被覆黏膜。鼻中隔居中者较少,往往偏向一侧。

2. 易出血区 鼻中隔前下部有一易出血区,此区 血管丰富且表浅,受外伤或干燥空气刺激,血管易破裂出血。约 90% 的鼻衄均发生于此区。

【例1】不参与构成 鼻中隔 的是

A. 鼻中隔软骨　　　　　　　B. 筛骨垂直板　　　　　　　C. 犁骨
D. 鼻骨　　　　　　　　　　E. 黏膜

【例2】鼻出血 的好发部位是

A. 鼻腔顶部　　　　　　　　B. 鼻腔后部　　　　　　　　C. 鼻腔外侧壁
D. 鼻中隔后上部　　　　　　E. 鼻中隔前下部

三、嗅 区

嗅区包括 上鼻甲 内侧面、与上鼻甲相对应的鼻中隔部分及二者上方鼻腔顶部的鼻黏膜,活体呈苍白或淡黄色,面积约 5 cm²,内含嗅细胞,具有嗅觉功能。

第2节 喉

一、喉软骨

1. 构 成 喉软骨构成喉的支架,主要有不成对的甲状软骨、会厌软骨、环状软骨和成对的杓状软骨、小角软骨及楔状软骨。

2. 喉的连结 喉的连结包括喉软骨之间以及喉与舌骨、气管之间的连结。

环甲关节	①环甲关节由甲状软骨下角与环状软骨板侧面的关节面构成,左、右两侧的关节构成一联合关节; ②甲状软骨可在环甲关节的冠状轴上做前倾和复位运动; ③前倾时,拉大甲状软骨前角与杓状软骨之间的距离,使声带紧张;复位时,缩小两者之间的距离,使声带松弛
环杓关节	①环杓关节由杓状软骨底与环状软骨板上缘的关节面构成; ②杓状软骨在此关节上可沿垂直轴作旋转运动,使声带突向内、外侧移动,因而能缩小或开大声门裂
弹性圆锥	①弹性圆锥为弹性纤维组成的膜状结构,由左、右两部合成上窄下宽的圆锥形,附于甲状软骨前角后面与环状软骨上缘和杓状软骨声带突之间。 ②此膜上缘游离增厚,附于甲状软骨前角后面与杓状软骨声带突之间,称声韧带,是构成声带的基础。弹性圆锥前部较厚,张于甲状软骨下缘与环状软骨弓上缘之间,称环甲正中韧带(环甲膜),常为气管内注药的穿刺部位。急性喉阻塞时,可在此切开或穿刺,建立暂时的通气道
方形膜	方形膜为斜方形的弹性纤维膜,连于会厌软骨侧缘、甲状软骨前角后面与杓状软骨前缘之间,其下缘游离增厚,称前庭韧带
甲状舌骨膜	甲状舌骨膜是连于甲状软骨上缘与舌骨之间的结缔组织膜,由弹性纤维组织构成,膜的外侧较薄有喉上血管和喉上神经内支穿过
环状软骨气管韧带	环状软骨气管韧带连于环状软骨下缘与第一气管软骨环之间的结缔组织膜

二、喉 腔

1. 喉 口 喉口朝向后上方,由会厌上缘、杓会厌襞和杓间切迹围成。连接杓状软骨尖与会厌软骨侧缘的黏膜皱襞称杓会厌襞。

2. 喉前庭 喉前庭是喉腔在喉口至前庭裂平面之间的部分,呈上宽下窄的漏斗形。其前壁主要由会厌的喉面构成,前壁中央部相当于会厌软骨柄附着处上方,呈结节状隆起,称会厌结节。

3. 喉中间腔 喉中间腔是喉腔在前庭裂和声门裂平面之间的部分,容积最小,其在喉腔额状断面前庭襞和声襞之间向外突出的椭圆形隐窝称喉室,其前端向外向上延伸形成一憩室,称喉小囊。

4. 声门下腔 声门下腔是喉腔自声门裂平面至环状软骨下缘之间的部分,上窄下宽。此区黏膜下组织疏松,炎症时易发生水肿。婴幼儿喉腔较窄小,喉水肿容易引起喉阻塞,导致呼吸困难。间接喉镜检查时,可见到会厌喉面的会厌结节,两侧可看到粉红色的前庭襞以及在声门裂两旁呈白色的声襞。

第3节 气管与支气管

一、气 管

1. 位 置 气管位于食管前方,上平第6颈椎下缘,起自环状软骨下缘,经颈部正中,下行入胸腔,至胸骨角平面(平对第4胸椎体下缘),分为左、右主支气管。分叉处称气管杈,气管杈内面有一向上突出的半月形纵嵴称气管隆嵴,是支气管镜检查的定位标志。气管由16~20个"C"形的气管软骨环以及连接各环之间的平滑肌和结缔组织构成,气管内面衬有黏膜。气管的后壁缺少软骨,由平滑肌和纤维结缔组织所封闭,称膜壁。根据气管的行程与位置,可分为颈部和胸部。颈部较短且位置表浅,下行于颈前正中线处,在胸骨颈静脉切迹上方可触及。环状软骨可作为计数气管软骨环的标志。临床上抢救急性喉阻塞病人,常在第3~5气管软骨处沿前正中线作气管切开。

2. 毗 邻 前面除有舌骨下肌群外,在第2~4气管软骨环的前方有甲状腺峡部;两侧相邻颈部大血管和甲状腺侧叶;后方紧邻食管。胸部较长,位于上纵隔内,前方有胸腺、左头臂静脉、主动脉弓,后方紧贴食管。

二、支气管

支气管指由气管分出的各级分支,其第一级分支即左、右主支气管。

1. 左主支气管 左主支气管细而长,平均长 4.5～5.2 cm,外径 0.9～1.4 cm,与气管中线的延长线形成 35°～36°的角。

2. 右主支气管 右主支气管粗而短,平均长 1.9～2.6 cm,外径 1.2～1.5 cm,与气管中线的延长线形成 22°～25°的角,行走较陡直。气管隆嵴常偏向左侧。故临床上气管内异物多堕入右主支气管。

第4节 肺

一、位置和形态

1. 位 置 肺位于胸腔内,左、右两肺分居膈的上方和纵隔的两侧。由于膈的右侧受肝的影响,较左侧高,以及心脏位置偏左,故右肺较宽短,左肺较狭长。

2. 形 态 肺形似圆锥形,具有一尖一底,二面三缘。肺尖圆钝向上经胸廓上口突至颈根部,高出锁骨中线内侧 1/3 上方 2～3 cm。故肺尖部的听诊可在此处进行。肺底与膈相贴,又称膈面,凹向上。肋面隆凸,与肋和肋间隙相邻。内侧面朝向纵隔,亦称纵隔面,此面中部偏后有一长椭圆形凹陷,称肺门,是支气管、肺动脉、肺静脉、支气管动脉、支气管静脉、淋巴管和神经等进出肺之处。这些进出肺的结构被结缔组织包绕,称肺根。肺根内主要结构的排列从前向后为上肺静脉、肺动脉、主支气管。从上而下,左肺根为肺动脉、支气管、上肺静脉,右肺根为上叶支气管、肺动脉、下肺静脉。左、右下肺静脉位于肺根的最下方。肺门附近有支气管肺门淋巴结,临床上又称肺门淋巴结。右肺门后方有食管压迹,上方有奇静脉沟。左肺门上方和后方有主动脉弓和胸主动脉的压迹。两肺门前下方均有心压迹,左肺尤为明显。肺的前缘薄锐,左肺前缘下部有向外侧的一凹陷,称左肺心切迹,切迹下方向内下的突出部分称左肺小舌。肺的后缘钝,与脊柱相邻。肺的下缘也较薄锐,伸入肋膈隐窝内。

二、分 叶

1. 左 肺 左肺被自后上斜向前下的斜裂分为上、下两叶。

2. 右 肺 右肺除有斜裂外,尚有一条起自斜裂后部,水平向前达右肺内侧面的水平裂,右肺被斜裂和水平裂分为上、中、下三叶。

第5节 胸 膜

一、胸膜的分部

1. 胸 膜 胸膜是指覆于胸壁内面和肺表面的浆膜,薄而光滑,可分为脏、壁两层。脏胸膜贴于肺的表面,与肺紧密结合不易分离,并伸入肺叶间裂内。壁胸膜贴于胸壁内面、膈的上面和纵隔表面。脏胸膜与壁胸膜在肺根处互相移行,并在肺根下方前后两层重叠形成一三角形皱襞,称肺韧带,有固定肺的作用。

2. 壁胸膜 壁胸膜按其所在的部位可分为 4 部分。

肋胸膜	覆盖于肋骨和肋间隙内面的肋胸膜,此部分与胸内筋膜易剥离
膈胸膜	覆盖于膈上面的为膈胸膜,此部分与膈连接紧密,不易剥离
纵隔胸膜	衬贴于纵隔侧面的为纵隔胸膜,此部分包绕肺根移行为脏胸膜
胸膜顶	①肋胸膜与纵隔胸膜上延至胸廓上口平面以上,形成穹窿状的胸膜顶,覆盖肺尖上方;②胸膜顶突出于胸上口,伸向颈根部,高出锁骨内侧 1/3 段上方 2～3 cm,有胸膜上膜固定

二、胸膜隐窝

1. 概 念 壁胸膜相互移行转折之处的胸膜腔,即使在深吸气时肺下缘也不能充满此空间,胸膜腔的这部分称胸膜隐窝(胸膜窦)。

2. 重要的胸膜隐窝

肋膈隐窝	为肋胸膜与膈胸膜转折处,呈半环形,是胸膜腔的最低点,胸膜腔积液首先聚积于此
肋纵隔隐窝	肋纵隔隐窝是肋胸膜与纵隔胸膜转折处,由于左肺前缘有心切迹存在,故左侧肋纵隔隐窝较大

【例3】胸膜腔位于
A. 胸壁和膈之间   B. 胸膜和肺之间   C. 胸壁和纵隔之间
D. 肋胸膜和纵隔胸膜之间   E. 壁胸膜和脏胸膜之间

【例4】肋膈隐窝位于
A. 肋胸膜和纵隔胸膜之间   B. 肋胸膜和膈胸膜之间   C. 肋胸膜和胸膜顶之间

D. 壁胸膜和脏胸膜之间　　　　　　E. 胸壁和纵隔之间

第6节　纵　隔

1. 概　述　　纵隔是两纵隔胸膜之间所有器官、结构和结缔组织的总称。其前界为胸骨,后界为脊柱胸段,两侧是纵隔胸膜,上达胸廓上口,下至膈。

2. 分　界　　通常将纵隔以胸骨角平面(平对第4胸椎椎体下缘)分为上纵隔和下纵隔。下纵隔又以心包为界,分为前、中、后纵隔。

分　界	细　分	内容物
上纵隔	—	上纵隔内主要的内容为胸腺、左、右头臂静脉及上腔静脉、膈神经、迷走神经、左喉返神经、主动脉弓及其分支、食管、气管、胸导管及淋巴结等
下纵隔	前纵隔	位于胸骨与心包前壁之间,内有胸腺的下部、部分纵隔前淋巴结和疏松结缔组织
下纵隔	中纵隔	位于前、后纵隔之间,内含心包、心和大血管根部、奇静脉弓、膈神经、心包膈血管及淋巴结等
下纵隔	后纵隔	位于心包后壁与脊柱之间,内含主支气管、食管、胸主动脉、胸导管、奇静脉、半奇静脉、副半奇静脉、迷走神经、胸交感干和淋巴结等

【例5】纵隔境界中,错误的是
A. 前界为肋骨　　　　　　　　　B. 后界为脊柱胸段　　　　　　　C. 上达胸廓上口
D. 向下至膈　　　　　　　　　　E. 两侧界为纵隔胸膜

▶ **参考答案**如下,详细答案参见2019版《国家临床执业及助理医师资格考试精选真题考点精析》。

| 1. D | 2. E | 3. E | 4. B | 5. A | 昭昭老师提示:关注官方微信。 |

第4章　泌尿系统

▶ **2019考试大纲**
①肾;②输尿管;③膀胱;④尿道。

▶ **考纲解析**
近20年的医师考试中,本章的考点是肾和尿道,执业医师每年考查分数为0～1分,助理医师每年考查分数为0～1分。

第1节　肾

一、形　态

肾是实质性器官,左、右各一,形似蚕豆,表面光滑,活体时呈红褐色。肾分为前、后两面,上、下两端和内、外侧两缘。肾前面较凸,朝向腹腔;后面平坦,紧贴腹后壁;上端宽而薄,下端窄而厚;外侧缘隆凸,内侧缘中部凹陷称肾门,为肾的血管、神经、淋巴管及肾盂出入之处。这些结构被结缔组织包裹称肾蒂。肾蒂主要结构的排列,由前向后为肾静脉、肾动脉和肾盂;由上向下为肾动脉、肾静脉和肾盂。右肾蒂较左肾蒂短,故临床上右肾手术难度较大。肾门向肾实质内续于一个较大的腔,称肾窦,窦内含肾动脉及其分支、肾静脉及其属支、肾小盏、肾大盏、肾盂、神经、淋巴管及脂肪组织等。

二、构　造

在冠状切面上,肾实质分为皮质和髓质两部分。肾皮质位于浅层,新鲜标本为红褐色,富含血管,肉眼观察可见红色点状颗粒,主要由肾小体与肾小管组成。肾皮质深入肾髓质的部分称肾柱。肾髓质位于深层,色淡,由15～20个肾锥体构成。肾锥体呈圆锥形,底朝皮质,尖向肾窦称肾乳头,突入肾小盏内。有时2～3个肾锥体合成一个肾乳头。肾乳头上有许多乳头孔,肾生成的尿液经乳头孔流入肾小盏内。肾窦内有7～8个呈漏斗状的肾小盏。有时一个肾小盏可包绕2～3个肾乳头。相邻的2～3个肾小盏合成一个肾大盏,再由2～3个肾大盏汇合形成一个肾盂。肾盂出肾门后向下弯行,逐渐变细移行为输尿管。成人肾盂容积3～10 mL,平均7.5 mL。

【例1】肾皮质伸入肾髓质内的部分是
A. 肾门　　　　B. 肾窦　　　　C. 肾柱　　　　D. 肾锥体　　　　E. 肾乳头

【例2】呈扁漏斗状,出肾门后渐变细而*移行为输尿管*的是
A. 肾窦　　　B. 肾盂　　　C. 肾小盏　　　D. 肾大盏　　　E. 肾乳头

三、位置和毗邻

1. 位 置　肾位于脊柱两侧,*腹膜后间隙内*,紧贴腹后壁上部。肾的长轴向外下倾斜。右肾比左肾略低,左肾上端平第12胸椎上缘,下端平第3腰椎上缘;右肾上端平第12胸椎下缘,下端平第3腰椎下缘。

2. 毗 邻　两肾的上端有肾上腺,二者之间被疏松结缔组织分隔,故临床上肾下垂时,肾上腺位置常不变。后面上1/3借膈与肋膈隐窝相邻,肾手术时应注意此位置关系,以免损伤胸膜,造成气胸。后面下2/3与腹横肌、腰方肌和腰大肌相贴。肾前面邻近的器官左右不同:右肾内侧缘邻十二指肠降部,外侧邻肝右叶和结肠右曲;左肾从上向下与胃、胰和空肠相接触,外侧缘与脾和结肠左曲相邻。

【例3】有关肾的叙述,*错误*的是
A. 是腹膜外位器官　　　B. 左肾低于右肾半个椎体　　　C. 成人肾门约平第一腰椎
D. 第12肋斜过左肾中部后方　　　E. 肾静脉注入下腔静脉

四、被　膜

肾的表面被覆3层膜,由内向外为纤维囊、脂肪囊和肾筋膜。

纤维囊	①纤维囊薄而坚韧,由致密结缔组织和弹性纤维构成,被覆在肾实质表面,衬附于肾窦内,易剥离。肾破裂或部分切除时须缝合此膜。 ②在病理情况下,则与肾实质发生粘连,不易剥离
脂肪囊	①脂肪囊为位于纤维囊外面的脂肪层,并延伸至肾窦,充填于肾窦各结构之间。 ②脂肪囊对肾起弹性垫的保护作用;*肾囊封闭就是将麻药注入肾脂肪囊内*
肾筋膜	①肾筋膜位于脂肪囊外面,由腹膜外组织发育而来,肾筋膜分前、后两层,向上包绕肾和肾上腺。 ②肾筋膜两层向上、向外侧互相融合,向下分离,其间有输尿管通过。肾筋膜向内侧,前层延至腹主动脉和下腔静脉的前面并与对侧的肾筋膜前层相延续,后层与腰大肌筋膜相融合。肾筋膜发出许多结缔组织小束,穿过脂肪囊,连于纤维囊,对肾有固定作用

五、肾段动脉与肾段

肾动脉在进入肾门之前通常分为前、后两支。前支较粗,再分出4个二级分支与后支一起进入肾实质,分别分布到一定区域,这些分支称*肾段动脉*。每支肾段动脉分布区的肾实质,称为肾段。每个肾分*5个肾段*,即上段、上前段、下前段、下段和后段。各肾段由其同名动脉供血,各段动脉之间无吻合。肾段间有少血管的段间组织分隔,称*乏血管带*。若某一段动脉阻塞,所供应的肾段即可发生坏死。临床上了解肾段知识,对肾血管造影及肾部分切除术有实用意义。肾内的静脉互相间有丰富的吻合支,无一定的节段性。

第2节　输尿管

输尿管是位于腹膜外的一对细长的肌性管道,起自肾盂,终于膀胱,长25～30 cm,管径平均0.5～1.0 cm,最窄处口径只有0.2～0.3 cm。输尿管壁有较厚的平滑肌,可作节律性蠕动,使尿液不断流入膀胱。根据其行程,全长分3部分。

一、分　段

1. 输尿管腹部　输尿管腹部由肾盂起始后,沿腰大肌前面下行。至其中点附近有睾丸血管或卵巢血管经其前方跨过。在小骨盆入口处,左输尿管越过左髂总动脉末端的前方,右输尿管越过右髂外动脉起始部的前方,进入盆腔移行为盆部。

2. 输尿管盆部　输尿管盆部自小骨盆入口处,沿盆腔侧壁,经髂内血管、腰骶干和骶髂关节的前方下行,跨过闭孔血管、神经,达坐骨棘水平。男性输尿管在输精管后方并与之交叉,转向前内侧斜穿膀胱底的膀胱壁;女性输尿管行经子宫颈两侧达膀胱底并穿入膀胱壁内,在距子宫颈外侧1～2 cm处,有*子宫动脉横过其前上方*。当子宫手术结扎子宫动脉时,应注意此关系,不要误伤了输尿管。

3. 输尿管壁内部　输尿管壁内部为输尿管斜穿膀胱壁内的一段,长约1.5 cm,以输尿管口开口于膀胱内面。在膀胱空虚时,两输尿管口之间相距约2.5 cm。当膀胱充盈时,膀胱内压增高,压迫壁内段,使管腔闭合,以阻止尿液逆流入输尿管。由于输尿管的蠕动,尿液仍可不断地进入膀胱。

二、特　点

输尿管全程有3处狭窄:*肾盂与输尿管移行处*、*输尿管跨过髂血管处*、*输尿管壁内部*。这些狭窄处常是输

尿管结石的滞留部位。

【例4】关于输尿管的叙述错误的是

A. 为细长的肌性管道 B. 沿腰大肌前面下行
C. 在小骨盆入口处跨过髂总动脉分叉处 D. 下端开口于膀胱体
E. 在子宫颈外侧约 2 cm 处有子宫动脉从其前方通过

第3节 膀　胱

膀胱是储存尿液的肌性囊状器官,其形状、大小、位置和壁的厚度均随尿液的充盈程度、年龄、性别不同而异。一般正常成人膀胱平均容量为 300～500 mL,最大容量可达 800 mL。新生儿膀胱容量约为成人的 1/10。女性的膀胱容量略小于男性。

一、形　态

空虚的膀胱呈三棱锥体形,可分为尖、底、体和颈 4 部分。膀胱尖朝向前上方,连接脐正中韧带——胚胎早期脐尿管遗迹。膀胱底朝向后下方。膀胱的尖与底之间为膀胱体。膀胱颈为膀胱的最下部,与尿道相接。膀胱各部之间无明显界限。

【例5】膀胱最下部称

A. 膀胱底　　B. 膀胱尖　　C. 膀胱颈　　D. 膀胱体　　E. 膀胱顶

二、位置和毗邻

1. 位　置　成人的膀胱位于盆腔的前部,耻骨联合的后方。二者之间称膀胱前隙,此隙内男性有耻骨前列腺韧带;女性有耻骨膀胱韧带以及结缔组织和静脉丛。膀胱空虚时,膀胱尖不超过耻骨联合的上缘。膀胱充盈时,膀胱尖上升到耻骨联合以上,腹膜返折线也随之上移,膀胱前下壁直接与腹前壁相贴。此时,可在耻骨联合上方行穿刺术,不会伤及腹膜和污染腹膜腔。新生儿的膀胱位置高于成人。老年人膀胱位置较低。

2. 毗　邻　膀胱的后方男性有精囊、输精管壶腹和直肠;女性有子宫和阴道。膀胱的下方,男性邻接前列腺;女性邻接尿生殖膈。

三、膀胱壁的构造

1. 分　层　膀胱壁由外向内有浆膜、肌织膜、黏膜下组织和黏膜 4 层。浆膜只覆盖膀胱上面和膀胱底的上部。肌织膜较厚由平滑肌构成。黏膜下组织位于除膀胱三角区域以外的黏膜与肌织膜之间,较疏松。膀胱壁的黏膜层,当膀胱空虚时,由于肌层的收缩形成许多皱襞,称膀胱襞。当膀胱充盈时,黏膜皱襞减少或消失。

2. 膀胱三角　在膀胱底的内面,位于两侧输尿管口与尿道内口之间的三角形区域,称膀胱三角。此区黏膜与肌层紧密相连,缺少黏膜下层组织。无论膀胱处于空虚或充盈时,黏膜都保持平滑状态。该区是膀胱结核和肿瘤的好发部位。

3. 输尿管间襞　两侧输尿管口之间的黏膜形成一横行的皱襞,称输尿管间襞,膀胱镜下所见为一苍白带,是膀胱镜检查时寻找输尿管口的标志。

第4节 尿　道

一、女性尿道

女性尿道较男性尿道短、宽且较直,长约 5 cm,只有排尿功能。起于尿道内口,行向前下方,穿过尿生殖膈,开口于阴道前庭的尿道外口。通过尿生殖膈时,尿道和阴道周围有尿道阴道括约肌环绕,此肌为骨骼肌,可控制排尿。由于女性尿道短而直,故尿路易受感染。

二、男性尿道

男性尿道除有排尿功能外,还有排精作用。

➢ **参考答案**如下,详细答案参见 2019 版《国家临床执业及助理医师资格考试精选真题考点精析》。

| 1. C | 2. B | 3. B | 4. D | 5. C | 昭昭老师提示:关注官方微信。 |

第5章　生殖系统

➢ **2019 考试大纲**

①男性内生殖器;②男性外生殖器;③男性尿道;④女性内生殖器;⑤乳房;⑥会阴。

考纲解析

近20年的医师考试中,本章的考点是 男性尿道 和 乳房,执业医师每年考查分数为0~1分,助理医师每年考查分数为0~1分。

第1节 男性内生殖器

一、生殖腺

1. 睾丸的形态 睾丸可分为前、后两缘,上、下两端及内、外侧两面。其表面大部为游离状,其后缘与附睾相接并有输出管、血管、神经及淋巴管出入。

2. 睾丸的结构 睾丸为实质性的器官,其表面包被有3层被膜,由浅至深依次为 鞘膜→白膜→血管膜。包被于睾丸最外面的鞘膜是睾丸鞘膜的脏层,光滑,其下方为富有胶原纤维形成的致密结缔组织膜,称为 白膜。鞘膜紧密贴敷于睾丸除后缘处的大部分白膜表面。白膜厚而坚韧,呈苍白色,在睾丸后缘处增厚并伸入到实质内形成睾丸纵隔。由此纵隔又扇形地发出许多睾丸小隔连接白膜将睾丸实质分成许多锥形的小单位,称为 睾丸小叶。由于白膜与睾丸小隔相连,故睾丸白膜不易与睾丸实质剥离。血管膜位于白膜的深面,由睾丸动脉的细小分支及与其伴行的细小静脉所形成,对睾丸实质有直接的营养作用亦有调节内部温度的重要意义。每一睾丸有100~200个睾丸小叶,每一小叶内含有1~4条盘曲的细管,称为精曲小管。各小叶内的精曲小管汇成精直小管进入睾丸纵隔内并交织形成睾丸网。睾丸网由十多条睾丸输出小管由后缘上部穿出,进入附睾头。

二、附睾

1. 形态 附睾是输精管道的起始部,呈新月形,位于睾丸的后上方。上端膨大为附睾头,中部为附睾体,下端为附睾尾。

2. 结构 附睾的表面也被覆有三层被膜,由浅至深依次为鞘膜、白膜及血管膜。包被睾丸最外表面的睾丸鞘膜脏层,于睾丸后缘两侧移行于附睾的表面,是为附睾鞘膜。此膜包被附睾表面的大部分,并于附睾尾及精索下端的后面移行返折为睾丸鞘膜壁层。附睾的白膜及血管膜均较睾丸的此两层膜为薄。膨大的附睾头位于睾丸的后上方,与睾丸后缘紧密相连,是由睾丸输出小管迂曲盘绕而成。

三、输精管

1. 概述 输精管是附睾管的直接延续,长约50 cm,直径约3 mm,管壁较厚,管腔狭窄,活体触摸呈圆索状。

2. 分部 根据所在部位,由始至末可分为睾丸部、精索部、腹股沟管部和盆部4部分。

睾丸部	由附睾尾延续而来,沿睾丸后缘上升至平睾丸上端的部分,此部短而迂曲
精索部	①从睾丸上端至腹股沟管浅环间的一段,行于精索内,位于精索其他结构的后内侧,在阴囊根部的皮下,又称皮下部,易触及; ②此部为输精管结扎术的良好部位
腹股沟管部	为通过腹股沟管的部分
盆部	从腹股沟管深环处起始沿骨盆侧壁先行向内下方,后弯向膀胱的后下方,两侧输精管逐渐靠近,跨过输尿管的前方之后其管径增粗,形成输精管壶腹

四、精索

1. 概念 从腹股沟管深环至睾丸上端间的1条柔软的圆索状的结构称为 精索。

2. 结构 精索内主要有输精管、睾丸的血管、输精管的血管、神经、淋巴管及鞘韧带等。上述结构的周围包有3层被膜,由深至浅依次是:由腹横筋膜延续而成的精索内筋膜、由部分腹横肌和腹内斜肌的纤维形成的提睾肌以及由腹外斜肌腱膜延续而成的精索外筋膜。此三层被膜向下延续至阴囊,参与阴囊壁的构成。

五、精囊

精囊是1对长椭圆形囊样的腺体,表面凸凹不平,包有由疏松结缔组织形成的外膜,位于膀胱底的后方,输精管壶腹的外侧。两侧精囊的排泄管在前列腺的后上方逐渐靠近,并分别与行于其内侧的输精管末端汇合。精囊所产生的精囊液为淡黄色黏稠的液体,有营养及稀释精子的作用,由其排泄管导入射精管,参与精液的组成。

六、前列腺

1. 位置 前列腺为不成对的实质性器官,是男性生殖器官中 最大的附属腺体,位于盆腔膀胱与尿生殖膈之间。前列腺的前、后面借脂肪及疏松结缔组织分别与耻骨联合后面和直肠前壁相连;在其周围的疏松结缔组织内,围绕有丰富的前列腺静脉丛。前列腺的上方与膀胱颈、精囊和输精管壶腹相邻;其下方与尿生殖膈相接,尿道由上方纵贯其内,两侧射精管由上方斜行向前下方进入其实质内。在临床上作直肠指诊时,隔着直肠前壁向前可触及圆形实质感的前列腺。

2. 形态结构 前列腺呈前后略扁的板栗形。上端宽大称为前列腺底,下尖细称为前列腺尖,底与尖之间的部分称为体。其前面微凸,后面平坦并在中线上有纵行的浅沟,称为前列腺沟。前列腺的实质由腺组织和肌性纤维组织构成,表面包有筋膜,称为前列腺囊。其实质一般可分为5叶:前叶、中叶、后叶及两个侧叶。尿道前列腺部由底向下穿经于前、中叶之间,在尖部穿出。射精管从后上方斜行于中、后叶与侧叶之间。

【例1】不成对的男性生殖器是
A. 前列腺　　　B. 精囊　　　C. 尿道球腺　　　D. 睾丸　　　E. 附睾

【例2】男性生殖腺是
A. 前列腺　　　B. 睾丸　　　C. 精囊　　　D. 尿道球腺　　　E. 附睾

【例3】对精囊的描述,正确的是
A. 是贮存精子的囊袋　　　B. 开口于尿道海绵体部　　　C. 位于膀胱底后方
D. 位于输精管末端内侧　　　E. 是圆形的囊状器官

第2节　男性外生殖器

一、阴茎的结构

阴茎由前向后可分为头、颈、体及根4部分,背、腹侧两面。阴茎头是前端呈蕈状膨大的部分,其表面紧密覆盖着菲薄的皮肤,前端有矢状位的尿道外口。阴茎颈是阴茎头后方较缩窄的部分,其表面覆有较薄的皮肤,内含丰富的皮脂腺,是对刺激最为敏感的部位。阴茎根附着于骨盆的前壁,位置较为固定。阴茎根与颈之间为圆柱状的阴茎体。

二、阴囊的层次

阴囊的壁由外向内依次为6层,分别是皮肤、肉膜、由精索延续而来的精索外筋膜、提睾肌、精索内筋膜及睾丸鞘膜壁层。

阴囊的皮肤	①与腹前壁及会阴的皮肤相延续; ②在中线上两侧皮肤相愈合形成一条细的线嵴,称阴囊缝,此缝向前连于阴茎腹侧面的阴茎缝,向后延续于会阴中线的会阴缝
肉膜	肉膜由腹前壁浅筋膜延续而至,内含平滑肌,可随体内、外温度变化的刺激而舒缩,引起表面皮肤皱褶的变化,以调节内部的温度,保护精子的生存

第3节　男性尿道

一、分　部

1. 前列腺部 尿道前列腺部为尿道的起始段,是由尿道内口起,贯穿于前列腺实质内的部分,长约3 cm,其管腔较为宽阔。此部的后壁上有一纵行隆起,称尿道嵴,嵴的两侧有许多前列腺排泄管的开口。此嵴的中部隆起,称精阜。精阜的中央凹陷,称为前列腺小囊,两侧的射精管开口于此。在尿道内口的周围有环形排列的平滑肌,称尿道内括约肌,对尿液的排出有节制作用。

2. 膜　部 尿道膜部为尿道穿过尿生殖膈的部分,也是三部中尿道最短的部分,一般长约1.5 cm。在其周围环绕有横纹肌,称尿道膜部括约肌,对尿液的排出有意识性的控制作用,又称为尿道外括约肌。膜部相对薄弱固定,骨盆骨折易损伤此部。临床上常把尿道的前列腺部和膜部合称为后尿道。

3. 海绵体部 尿道海绵体部为尿道穿经尿道海绵体的部分,是尿道中最长的一段,长12～17 cm,此部在尿道球内的管径最为宽阔,称尿道球部,两侧尿道球腺的排泄管开口于此;在阴茎头内的管径亦较扩大,称尿道舟状窝,通向尿道外口。

二、尿道弯曲

尿道前列腺部、尿道膜部及尿道球部的位置较固定,连贯形成凸向后下方的弯曲,称耻骨下弯。在阴茎松软时,阴茎自然下垂,位于阴茎根、体内的尿道形成凸向前上方的弯曲,称耻骨前弯。耻骨下弯是恒定的,耻骨前弯在上提阴茎或当阴茎勃起时此弯曲可以变直。临床上在做膀胱镜检查等操作时,应注意到这种方位关系。

三、尿道狭窄及膨大

男性尿道全长分三个部分，其管径也粗细不等，有3个狭窄和3个扩大。

1. 3个狭窄　分别位于尿道内口、尿道膜部及尿道外口，上述狭窄是尿路结石下行于尿道时易于嵌顿的部位。

2. 3个扩大　分别位于尿道前列腺部、尿道球部及尿道舟状窝。

【例4】关于男性尿道的描述，错误的是

A. 起于膀胱底　　　　　　　B. 终于阴茎头的尿道外口　　　C. 有三个狭窄和两个弯曲
D. 分前列腺部、膜部和海绵体部　　E. 全长16～22 cm

【例5】男性尿道最狭窄处为

A. 尿道内口　　　　　　　　B. 尿道前列腺部　　　　　　　C. 尿道膜部
D. 尿道海绵体部　　　　　　E. 尿道外口

第4节　女性内生殖器

一、卵　巢

1. 卵巢的位置　卵巢是实质性器官，左、右各一。位于子宫两侧，盆腔侧壁髂内、外动脉分叉处的卵巢窝内。卵巢呈扁卵圆形，灰红色，分内、外侧面、前、后缘和上、下端。外侧面与盆腔侧壁卵巢窝内的腹膜相贴；内侧面朝向盆腔，与小肠为邻。上端钝圆与输卵管末端接触，称为输卵管端；下端较细，朝向子宫，称为子宫端。前缘借卵巢系膜连于子宫阔韧带，称卵巢系膜缘，其中央有血管、神经等出入的卵巢门；后缘游离，称独立缘。

2. 卵巢的固定装置

（1）韧带　卵巢主要借卵巢悬韧带、卵巢固有韧带和卵巢系膜维持和固定其在盆腔的位置。

（2）卵巢悬韧带　卵巢悬韧带是腹膜形成的皱襞，起自小骨盆侧缘，向下至卵巢的输卵管端，韧带内含有卵巢血管、淋巴管、神经丛、结缔组织及平滑肌纤维。该韧带是临床手术寻找卵巢动、静脉的标志，临床又称骨盆漏斗韧带。

（3）卵巢固有韧带　卵巢固有韧带又称卵巢子宫索，由结缔组织和平滑肌纤维构成，表面覆以构成子宫阔韧带的腹膜，形成腹膜皱襞，自卵巢子宫端连至子宫与输卵管结合处的后下方。另外，卵巢还借由子宫阔韧带后层形成的卵巢系膜将卵巢固定于子宫阔韧带。

二、输卵管

输卵管全长由内侧向外侧分为4部分。

1. 输卵管子宫部　为输卵管穿过子宫壁的一段，此部长约1 cm，直径约1 mm，以输卵管子宫口开口于子宫腔。

2. 输卵管峡　此部短直，壁厚，腔窄，水平向外延伸为壶腹部。输卵管结扎术常在此处进行。

3. 输卵管壶腹　是输卵管4部中最长的一段，约占输卵管全长的2/3，粗而弯曲，长5～8 cm。此部是卵子受精的部位，与精子结合以后的受精卵，经输卵管子宫口入子宫腔，植入子宫内膜中着床发育成胎儿。若受精卵未能迁移入子宫腔，而在输卵管或腹膜腔发育，为宫外孕。

4. 输卵管漏斗　为输卵管的末端，膨大呈漏斗状，向后下弯曲覆盖在卵巢的后缘和内侧面。漏斗的中央有输卵管腹腔口，开口于腹膜腔，女性腹膜腔经输卵管腹腔口、输卵管、子宫腔和阴道与外界间接相通。漏斗的周缘有许多细长的指状突起，称为输卵管伞，其中最长的一个突起，称为卵巢伞，与卵巢表面相连，可能是引导卵子进入输卵管腹腔口的通路。

三、子　宫

1. 子宫的位置和毗邻　子宫位于盆腔的中央，前为膀胱，后为直肠，下端接阴道，两侧有输卵管和卵巢。子宫底位于小骨盆上口平面以下，子宫颈下端在坐骨棘平面的稍上方。成年子宫的正常位置为前倾、前屈位。前倾是指整个子宫向前倾斜，子宫长轴与阴道长轴间形成向前开放的夹角，约为90°；前屈是指子宫体与子宫颈之间形成一个向前开放的钝角，约为170°。人体直立时，子宫体伏于膀胱的后上方。子宫的位置与膀胱和直肠的充盈度有关。妊娠期子宫的形态和位置变化很大，妊娠子宫的子宫底最高可抵剑突下。

2. 形　态　成人未孕子宫呈前、后略扁的倒置的梨形，长7～8 cm，最大横径4～5 cm，厚2～3 cm，重40～50 g。子宫分前、后两面，左、右两缘。前面与膀胱毗邻；后面与直肠相对。左、右两缘皆钝圆，朝向盆腔的侧壁。

3. 子宫的分部 子宫依外形分为底、体、颈三部分。

(1) **子宫底** 子宫底为输卵管子宫口以上向上隆突的部分,钝圆而游离,与回肠袢和乙状结肠相接触。

(2) **子宫颈** 子宫颈是子宫下端较窄而成圆柱状的部分,成人长 2.5~3.0 cm,其下 1/3 段伸入阴道内的部分,称子宫颈阴道部;上 2/3 段位于阴道以上,称子宫颈阴道上部。子宫颈阴道部是子宫颈癌的好发部位。

(3) **子宫体** 子宫体为子宫底与子宫颈之间的部分。

(4) **子宫角** 子宫与输卵管相接处称子宫角。

(5) **子宫峡** 子宫体与子宫颈阴道上部间稍狭细的部分称子宫峡。非妊娠子宫此部不明显,长约 1 cm;妊娠子宫,子宫峡随子宫底的上升逐渐伸展变长,形成子宫下段,至妊娠末期可延至 7~11 cm。产科常在此处进行剖宫产术。

4. 子宫的固定装置 子宫借周围的韧带、下方的阴道、尿生殖膈和盆底肌等结构维持其正常位置。子宫的韧带有:

名　称	解　剖	作　用
子宫阔韧带	位于子宫两侧,由双层腹膜构成	限制子宫向两侧移动
子宫圆韧带	起自子宫体前面子宫角的前下方,出腹股沟管浅环后分散为一些纤维束止于阴阜和大阴唇的皮下	维持子宫前倾位
子宫主韧带	位于子宫系膜基底部的两层间,由子宫颈两侧缘和盆腔侧壁之间的结缔组织纤维束和平滑肌纤维组成	防止子宫向下脱垂
子宫骶韧带	起自子宫颈后面,止于骶骨前面的筋膜	维持子宫前屈

四、阴　道

1. 阴道穹 阴道上端环绕子宫颈阴道部,二者之间的环形腔隙称阴道穹。

2. 阴道穹分类 依位置可分为前穹、后穹及两侧穹。阴道后穹最为深阔,与其后上方的直肠子宫陷凹仅隔以阴道后壁和一层腹膜,临床常经阴道后穹穿刺引流直肠子宫陷凹内的积液或积血,进行诊断和治疗。阴道下端较窄,以阴道口开口于阴道前庭。

【例6】关于子宫,错误的说法是
A. 位于小骨盆的中央　　　　　　　　　B. 在膀胱与直肠之间
C. 呈前倾前屈位　　　　　　　　　　　D. 前屈是子宫体与子宫颈之间形成的钝角
E. 子宫分为底、体、颈和管四部分

【例7】女性生殖器的有关描述中,错误的是
A. 输卵管峡为输卵管结扎的常用部位　　B. 阴道穹后部最深
C. 子宫底为子宫下端的部分　　　　　　D. 子宫主韧带有防止子宫下垂的作用
E. 子宫阔韧带可限制子宫向两侧移动

第5节　乳　房

一、形　态

成年未产妇乳房呈半球形,紧张而有弹性。乳房表面中央有乳头,其形状和位置因发育程度和年龄而异,但男性乳头通常位于锁骨中线和第 4 肋间隙或第 5 肋相交处,常作为定位标志。乳头表面有 15~20 个输乳管的开口,称输乳孔。乳头周围色素较深的皮肤环形区,称乳晕。乳晕区有许多小圆形突起,其深面有乳晕腺,可分泌脂状物,可润滑、保护乳头和乳晕。乳头和乳晕的皮肤薄弱,易受损伤而感染。

二、乳房悬韧带

1. 解　剖 乳房由皮肤、纤维组织、乳腺和脂肪组织构成。

2. Cooper 韧带 乳腺被脂肪组织和致密结缔组织分隔成 15~20 个乳腺小叶,以乳头为中心呈放射状排列。每小叶有一条排泄管,称输乳管,在近乳头处扩大成为输乳管窦,其末端变细开口于乳头的输乳孔。乳房手术时应尽量采取放射状切口,以减少对乳腺叶和输乳管的损伤。在乳腺的皮肤和胸肌筋膜之间,连有许多结缔组织纤维束,称乳房悬韧带或 Cooper 韧带,对乳腺起支持和固定作用。当乳腺有癌细胞浸润时,由于淋巴回流受阻和结缔组织纤维束缩短、紧张,牵拉皮肤向内形成许多小凹陷,临床上称为"橘皮样变",是乳腺癌的一种体征。

第6节 会 阴

一、概　念

1. 广义会阴　是指封闭小骨盆下口的所有软组织。其境界与小骨盆下口一致,呈菱形,前为耻骨联合下缘,后为尾骨尖,两侧为耻骨下支、坐骨支、坐骨结节和骶结节韧带。通常以两侧坐骨结节之间的连线为界,将此区分为前、后2个三角:前方的称尿生殖三角或尿生殖区,男性有尿道通过,女性有尿道和阴道通过;后方的称肛门三角或肛区,有肛管通过。

2. 狭义会阴　临床上,常将肛门与外生殖器之间的狭小区域的软组织称为会阴,即狭义会阴。在男性是指阴囊根与肛门之间的软组织;在女性是指阴道前庭后端与肛门之间的软组织,又称为产科会阴。

二、坐骨肛门窝

肛门外括约肌为环绕肛门管的骨骼肌,分为皮下部、浅部和深部,可随意括约肛门,控制排便。在肛提肌与臀大肌及坐骨结节之间有一深的凹陷,称<u>坐骨肛门窝</u>,又称<u>坐骨直肠窝</u>,此窝呈楔形,尖向上,底向下。窝内有血管、神经及大量脂肪,是肛门周围脓肿常发生的部位。

覆盖于肛提肌和尾骨肌上、下面的深筋膜,分别称为盆膈上筋膜和盆膈下筋膜。盆膈上、下筋膜与其间的肛提肌和尾骨肌共同构成盆膈,封闭小骨盆下口的大部分,中央有肛管通过。

三、尿生殖膈

1. 尿生殖膈　在尿生殖三角区的深筋膜中,覆盖于会阴深横肌和尿道括约肌上、下面的筋膜,分别称尿生殖膈上筋膜和尿生殖膈下筋膜。尿生殖膈上、下筋膜与其间的会阴深横肌和尿道括约肌共同构成尿生殖膈,封闭尿生殖三角和盆膈裂孔,中央有尿道通过,在女性还有阴道通过。

2. 盆　膈　覆盖于肛提肌和尾骨肌上、下面的深筋膜,分别称为盆膈上筋膜和盆膈下筋膜。盆膈上、下筋膜与其间的肛提肌和尾骨肌共同构成盆膈,封闭小骨盆下口的大部分,中央有肛管通过。

四、会阴浅隙、会阴深隙和会阴中心腱

1. 会阴<u>浅</u>隙　即会阴浅袋,位于浅会阴筋膜与尿生殖膈下筋膜之间,该间隙内有会阴肌浅层、阴部神经、阴部内动脉的末支及其伴行的静脉。

2. 会阴<u>深</u>隙　即会阴深袋。为尿生殖膈上、下筋膜之间的筋膜间隙。两层筋膜均附着于耻、坐骨的下支;在尿生殖三角肌后缘,彼此愈着为会阴中隔;在该肌前缘结合为骨盆横韧带,形成一梯形封闭的间隙。

3. 会阴<u>中心腱</u>　为一纤维性中隔,长约1.25 cm。位于会阴缝深部,两侧会阴肌间。有肛门外括约肌、球海绵体肌及成对的会阴浅横肌、会阴深横肌和肛提肌等起止于此;直肠壶腹和肛管的纵肌层亦参与其组成。此腱有加固盆底的作用。

➢ 参考答案如下,详细答案参见2019版《国家临床执业及助理医师资格考试精选真题考点精析》。

| 1. A | 2. E | 3. C | 4. A | 5. E | 6. E | 7. C | 昭昭老师提示:关注官方微信。 |

第6章　腹　膜

➢ **2019考试大纲**
①腹膜和腹膜腔;②腹膜与腹盆腔脏器的关系;③腹膜形成的结构、网膜孔、网膜囊;④膈下间隙及交通。

➢ **考纲解析**
近20年的医师考试中,本章的考点是<u>腹膜与腹盆腔脏器的关系</u>和<u>膈下间隙</u>,执业医师每年考查分数为0~1分,助理医师每年考查分数为0~1分。

一、腹膜和腹膜腔

1. 腹膜和腹膜腔　腹膜为衬覆于腹、盆壁内面和被覆于腹、盆腔各器官表面的一层薄而光滑的半透明浆膜。前者称为壁腹膜或腹<u>壁层</u>,后者称为脏腹膜或腹<u>脏层</u>。脏、壁两层腹膜在某些部位相互延续、移行,共同围成不规则的潜在性腔隙,称为<u>腹膜腔</u>。在男性它是完全封闭的;在女性则可借输卵管腹腔口经输卵管、子宫、阴道与外界相通。

2. 腹　腔　常指<u>膈以下、小骨盆上口以上</u>,由腹壁围成的腔;广义的腹腔包括小骨盆腔在内。腹膜腔则指脏、壁两层腹膜之间的潜在性腔隙,腔内仅含少量浆液,起润滑和减少脏器间摩擦的作用。临床应用时,往往对两者的区分并不严格。但腹膜外位器官的手术如膀胱和肾的手术等,可在腹膜腔外施行,不需进入腹膜腔,

故应明确两腔的概念。

【例1】关于腹膜腔,错误的说法是
A. 男性是封闭的	B. 女性可借输卵管、子宫、阴道等与外界相通
C. 腔内含有少量浆液	D. 腔内含有胃、肠等器官	E. 腔内不含有任何器官

【例2】有关腹膜和腹膜腔,正确的描述是
A. 腹膜腔为完全封闭的浆膜腔	B. 腹膜有保护、支持脏器及分泌、吸收功能
C. 仰卧时最低处为直肠子宫陷凹	D. 下腹部腹膜的吸收力较上部强
E. 腹膜内含有平滑肌纤维

二、腹膜与腹、盆腔脏器的关系

依据脏器被腹膜覆盖的情况,可将腹盆腔脏器分为3种类型即腹膜内位、间位和外位器官。

分类	解剖特点	脏器
腹膜内位器官	脏器表面几乎均被腹膜包裹,并往往形成系膜,故这类器官活动度较大	胃、十二指肠上部、空肠、回肠、盲肠、阑尾、横结肠、乙状结肠、输卵管、卵巢和脾
腹膜间位器官	脏器表面大部分或三面被腹膜包裹	肝、胆囊、升结肠、降结肠、直肠上段、子宫和充盈的膀胱
腹膜外位器官	脏器仅一面被腹膜覆盖	肾、肾上腺、输尿管、空虚的膀胱、十二指肠降部、下部和升部、直肠中下段及胰

【例3】属于腹膜内位器官的是
A. 子宫	B. 肾上腺	C. 卵巢	D. 肝	E. 膀胱

【例4】腹膜间位器官有
A. 肾	B. 胰	C. 膀胱	D. 直肠中段	E. 十二指肠下部

【例5】腹膜外位器官有
A. 胆囊	B. 直肠	C. 输尿管	D. 十二指肠上部	E. 胃

【例6】小网膜包括
A. 肝胃韧带和肝圆韧带	B. 肝胃韧带和胃结肠韧带
C. 肝胃韧带和肝十二指肠韧带	D. 肝十二指肠韧带和胃脾韧带
E. 肝胃韧带和胃脾韧带

三、腹膜形成的结构

壁腹膜与脏腹膜之间,或脏腹膜之间相互返折移行,形成各种腹膜结构,如网膜、系膜、韧带和皱襞等。这些结构不仅对脏器起连接和固定作用,也是神经、血管走行的部位。

1. 小网膜 由肝门移行至胃小弯和十二指肠上部的双层腹膜结构。其左侧部由肝门连于胃小弯,称肝胃韧带,内有胃左、右血管,胃上淋巴结及至胃的神经等。小网膜右侧部由肝门连于十二指肠上部,称肝十二指肠韧带,构成小网膜的游离右缘,内有三个重要结构,即胆总管(右前方)、肝固有动脉(左前方)和门静脉(前二者后方),并伴有淋巴管、淋巴结和神经丛等。游离右缘后方有一网膜孔,又称 Winslow 孔,经此孔可进入网膜囊。

2. 大网膜 是连于胃大弯和横结肠之间的腹膜结构,形似围裙覆盖于横结肠和空、回肠的前面。大网膜由四层腹膜构成。构成小网膜的两层脏腹膜,分别包被胃和十二指肠上部的前、后两面,向下至胃大弯处互相融合,形成大网膜的前两层,并下垂至脐平面下方,然后向后返折向上,形成大网膜的后两层,继而包绕横结肠,并与横结肠系膜相延续。

3. 网膜囊 位于小网膜、胃后壁与腹后壁腹膜之间的一个扁窄而不规则的潜在性腔隙,属于腹膜腔的一部分,又称小腹膜腔或腹膜小囊。网膜囊的前壁为小网膜、胃后壁的腹膜和胃结肠韧带;后壁为大网膜后二层、横结肠及其系膜,以及覆盖在胰、左肾、左肾上腺等处的腹膜;上壁为肝尾状叶和膈下方的腹膜;下壁为大网膜前、后两层的愈着处。网膜囊的左侧为脾、胃脾韧带和脾肾韧带;右侧借网膜孔通腹膜腔的肝肾隐窝。

4. 网膜孔 是网膜囊与腹膜腔之间的唯一通道,可容1~2指通过,其高度约在第12胸椎至第2腰椎体前方。孔的上界为肝尾状叶,下界为十二指肠上部,前界为肝十二指肠韧带,后界为覆盖于下腔静脉表面的腹膜。

四、腹膜腔间隙

结肠上区为膈与横结肠及其系膜之间的区域,又称膈下间隙,内含肝、胆囊、脾、胃、十二指肠上部等器官。此区又以肝为界分为肝上间隙和肝下间隙。

1. 肝上间隙 位于膈与肝上面之间,借镰状韧带分为左肝上间隙和右肝上间隙。左肝上间隙以冠状韧带

为界分为左肝上前间隙和左肝上后间隙;右肝上间隙也以冠状韧带为界分为右肝上前间隙、右肝上后间隙和冠状韧带前、后层间的肝裸区(腹膜外间隙)。

2. 肝下间隙 位于肝下面与横结肠及其系膜之间,借肝圆韧带分为左肝下间隙和右肝下间隙,后者又称肝肾隐窝。左肝下间隙借小网膜和胃分为前方的左肝下前间隙和后方的左肝下后间隙,后者即网膜囊。

➢ **参考答案**如下,详细答案参见 2019 版《国家临床执业及助理医师资格考试精选真题考点精析》。

| 1.D | 2.B | 3.C | 4.C | 5.D | 6.C | 昭昭老师提示:关注官方微信,获得第一手考试资料。 |

第7章 脉管系统

➢ **2019 考试大纲**
①概述;②心;③动脉;④静脉;⑤淋巴系统。

➢ **考纲解析**
近 20 年的医师考试中,本章的考点是心和动脉,执业医师每年考查分数为 0~1 分,助理医师每年考查分数为 0~1 分。

第1节 概 述

一、体循环

体循环又称大循环,起自左心室,左心室收缩将含氧气和营养物质的动脉血射入主动脉,经过各级动脉分支,最后进入毛细血管;血液与组织和细胞在毛细血管进行气体交换和物质交换之后,成为含二氧化碳和代谢产物的静脉血;静脉血由毛细血管进入小静脉,经过各级静脉回流,最后汇入上腔静脉和下腔静脉,终于右心房。血液由右心房流入右心室之后,开始肺循环。

二、肺循环

肺循环又称小循环,起自右心室,右心室收缩将静脉血射入肺动脉,经肺动脉的各级分支,到达肺泡壁的毛细血管,血液和肺泡进行气体交换之后,成为含氧饱和的动脉血;动脉血由毛细血管进入小静脉,经过肺的各级静脉回流,最后汇入左、右肺静脉,终于左心房。血液由左心房进入左心室后,又开始体循环。

【例1】下列关于血液循环说法正确的是
A. 大循环始于右心室　　　　　B. 小循环始于左心室　　　　　C. 大循环内流动的是动脉血
D. 小循环内流动的是动脉血　　E. 小循环主要功能是将静脉血转为动脉血

三、侧支循环

人体血管之间的吻合非常广泛,除经微动脉—毛细血管—微静脉吻合外,动脉与动脉之间、静脉与静脉之间、甚至动脉与静脉之间可借吻合支或交通支形成血管吻合。

1. 动脉间吻合 人体内许多部位或器官的两动脉之间以吻合支相连,在脑底动脉间的吻合支称为交通支;在经常活动或易受压的部位,如胃肠道和手足,两动脉末端或其分支直接吻合成动脉弓。这些吻合在形态上与器官的功能相适应,并有缩短循环时间和调节血流量的作用。此外,相邻的动脉在关节周围分支互相吻合成动脉网或关节网。有的动脉主干在行程中发出与其平行的侧副管。侧副管发自动脉主干的不同高度并彼此吻合,形成侧支吻合。这种吻合在临床上有重要意义,当某一动脉主干阻塞时,血液可沿侧副吻合的路径,流向远侧的受阻区,以免发生坏死。这种通过侧副管吻合而重新建立的循环称侧支循环或侧副循环。

2. 静脉间吻合 静脉间吻合在数量上和吻合形式上远比动脉吻合多,并且结构复杂。一般在体壁的浅静脉之间吻合成静脉网,在某些位置较深器官的深静脉吻合成静脉丛;以保证在脏器扩大或腔ουρ受压时血流通畅。

3. 动静脉吻合 在身体的某些部位,如指尖、趾端、唇、鼻、外耳皮肤、生殖器勃起组织等处,小动脉和小静脉之间借吻合支直接相通,形成动静脉吻合。这种吻合因不经过毛细血管,可提高静脉压,加速血液的回流和调节局部温度。体内某些器官,小动脉的分支与相邻的动脉分支之间无吻合,这种动脉称为终动脉。终动脉如果阻塞可导致其供应的组织缺血,甚至坏死。视网膜中央动脉被认为是典型的终动脉。

第2节 心

一、心的位置、外形和毗邻

1. 心的位置 心是一个肌性器官,周围裹以心包,位于胸腔中纵隔,大约 2/3 在身体正中矢状面的左侧,

1/3在右侧。心的前方对着胸骨体和第2～6肋软骨，大部分被肺和胸膜遮盖，只有一小部分与胸骨体下部左半及左侧第4、5肋软骨接触，因此，从胸前壁进行心内注射时，为了避免伤及肺或胸膜，应在靠近**胸骨左缘的第4肋间隙处进针**。

2. 心的外形　心的外形近似前后略扁的圆锥体。它的大小与个体的性别、年龄、身高和体重有关，大致与本人的手拳相当。我国成年男性心的重量为255～345 g；女性的略轻，一般超过350 g者多属异常。心可分为一底、一尖、两面和三缘。

3. 心的毗邻　心的后方平对着第5～8胸椎，有食管和胸主动脉等相邻，临床常利用食管造影观察左心房的变化，如果左心房扩大，食管就会向后移位。心的上方连有出入心的大血管。心的下方是膈，膈上升可使心位置上移。心的两侧隔胸膜腔与肺相邻。

二、心　腔

1. 心腔结构　心在发育过程中沿心纵轴轻度向左旋转，这种旋转改变了心腔的位置；左半心位于右半心的左后方。右心房、右心室位于房、室间隔的右前方，右心室是最前方的心腔；左心房是最靠后的心腔，与食管、胸主动脉毗邻，左心室是最靠左的心腔。临床用计算机断层扫描（CT）或磁共振成像（MRI）检查心脏时，均为从扫描层下面成像，应注意正确理解心腔的位置和临床应用。

2. 心的构造

（1）**心纤维支架**　心的纤维支架由致密结缔组织构成，位于房室口和动脉口周围以及房室口与主动脉口之间，作为心肌纤维及瓣膜的附着部分，又称心纤维骨骼。它主要包括：肺动脉口纤维环，主动脉口纤维环，左、右房室口纤维环和左、右纤维三角。左纤维三角是位于左房室口纤维环与主动脉口纤维环之间的三角区。右纤维三角是位于左、右房室口纤维环与主动脉口纤维环之间的三角区，又称中心纤维体，有心传导系统的房室束通过。中心纤维体的病变或钙化可影响或压迫房室束而产生房室传导阻滞。

（2）**心壁**　心壁的构造有3层，从内向外为心内膜、心肌层和心外膜。

（3）**房间隔和室间隔**

房间隔	①位于左、右心房之间，由双层心内膜及其间的结缔组织和心房肌纤维组成； ②房间隔右侧面中下部有卵圆窝，此处最薄，窝中央仅厚1 mm左右，为胚胎时期卵圆孔闭合后的遗迹
室间隔	①位于左、右心室之间，分为肌部和膜部； ②肌部占室间隔的大部分，主要由心肌纤维及两侧的心内膜构成，厚1～2 cm

三、心传导系统

1. 概　述　心传导系统由特殊的心肌细胞组成，具有产生和传导兴奋的功能，它是心自动节律性的基础。

2. 结　构

窦房结	①窦房结位于右心房界沟上端的心外膜深面，呈扁椭圆形（长15 mm，宽5 mm，厚1.5 mm），其中央有窦房结动脉通过，在动脉的周围有许多能产生兴奋的P细胞（起搏细胞）； ②正常心的兴奋由窦房结产生
结间束	前结间束：从窦房结的前缘发出，经上腔静脉口前方，分为两束：一束称Bachmann束，进入左心房；另一束由房间隔前部下行至房室结
	中结间束：从窦房结的后缘发出，由上腔静脉口后方至房间隔后部，再往前下绕经卵圆窝前缘至房室结
	后结间束：从窦房结的后缘发出，沿界嵴下行，再经下腔静脉瓣至冠状窦口上方，终于房室结
房室结	①房室结位于房间隔下部，冠状窦口上方的心内膜下，略呈扁椭圆形（长约6 mm，宽3 mm，厚1.5 mm）； ②房室结内主要细胞成分为**过渡细胞和起搏细胞**，纤维交织成迷路状，**兴奋通过时速度减慢**
房室束	右束支：为一圆束，从室间隔上缘沿室间隔的右心室面向前下走行，大部分纤维由室间隔经隔缘肉柱至右心室的前乳头肌根部，分支连于心内膜下浦肯野纤维网
	左束支：为一扁束，在室间隔的左心室面呈瀑布状向前后散开，因此，大致将散开分支分成3组：左前上支、左后下支和室间隔支。3组分支分别下行到达前乳头肌、后乳头肌和室间隔。再分支连于心内膜下浦肯野纤维网
浦肯野纤维网	①左、右束支的分支在心内膜下交织成心内膜下网，即浦肯野纤维网，该网并深入心室肌形成心肌内纤维网； ②由窦房结发出的节律性冲动，最终通过浦肯野纤维网，由心内膜传向心外膜，分别兴奋心房肌和心室肌，从而引起心的节律性搏动

【例2】窦房结位于
  A. 上腔静脉口附近心外膜下　　B. 上腔静脉口附近心内膜下　　C. 下腔静脉口附近心外膜下
  D. 下腔静脉口附近心内膜下　　E. 冠状窦口附近内心膜下

四、心的动脉

1. 右冠状动脉　起自主动脉右窦（前窦），由右心耳与肺动脉干之间进入冠状沟，绕至心的后面房室交点处分为2个终支，即后室间支和左室后支。右冠状动脉主要分支如下：

后室间支	沿后室间沟走行，分支分布于后室间沟两侧的心壁和室间隔的后1/3部
左室后支	在房室交点处，分支分布于左心室后壁
窦房结支	约60%起自右冠状动脉，沿右心房内侧至上腔静脉口，分布于窦房结
房室结支	约90%起自右冠状动脉，在房室交点处，分布于房室结；因此当急性心肌梗死伴有房室传导阻滞时，首先考虑右冠状动脉闭塞
右室前支	较粗大，分布于右心室前壁
右室后支	细小，分布于右心室后壁
右圆锥支	分布于动脉圆锥的上部，并与左圆锥支吻合。此支如单独起自主动脉窦即为副冠状动脉

2. 左冠状动脉　起自主动脉左窦（左后窦），由左心耳与肺动脉干之间入冠状沟，然后分为前室间支和旋支。

（1）**前室间支**　可看做是主干的延续。它沿前室间沟下行至心尖切迹，多数绕至后面在后室间沟上行一小段。前室间支除了发出心室支至左、右心室的前壁之外，还发出若干室间隔支供应室间隔的前2/3。此外，前室间支在肺动脉口处还发出左圆锥支，并与右圆锥支吻合，称 Vieussens 环。

（2）**旋支**　沿冠状沟绕至左心室后面。沿途发出分支至左心室外侧壁和左心房，旋支的主要分支如下：

左室后支	主要分布于左心室后壁
左缘支	行于心左缘，较恒定粗大，分支供应左心室外侧壁
窦房结支	约40%起于旋支的起始部，经左心耳内侧沿左心房前壁至上腔静脉口，分布于窦房结

【例3】冠状窦口位于
  A. 下腔静脉口与右心耳之间　　　B. 下腔静脉口与右房室口之间
  C. 上腔静脉口与右房室口之间　　D. 上腔静脉口与下腔静脉口之间
  E. 上腔静脉口与界嵴之间

五、心　包

心包是一个纤维浆膜囊，包裹心及大血管根部，可分为纤维心包和浆膜心包。

1. 纤维心包　纤维心包由结缔组织构成，包裹于浆膜心包壁层的外面，它向上移行于大血管的外膜，下方紧附于膈的中心腱，前方及两侧附着于纵隔胸膜、胸骨体下部左半和第4、5肋软骨，后方与食管和胸主动脉的结缔组织相连接。

2. 浆膜心包　浆膜心包由浆膜构成，分为脏层和壁层。脏层形成心外膜；壁层附于纤维心包的内面。脏层和壁层在进出心的大血管根部互相移行。脏层和壁层之间的腔隙称心包腔，内含少量浆液，起润滑作用。在心包腔内，脏、壁层转折处的间隙称心包窦。位于升主动脉、肺动脉干后方与上腔静脉、左心房前方之间的间隙称心包横窦。在左心房后方与心包后壁之间的间隙称心包斜窦，其两侧界是左肺静脉、右肺静脉和下腔静脉。心包横窦和斜窦在心外科中有实用意义。此外，心包前下部即心包胸肋部与膈部转折处的间隙称心包前下窦，在直立时位置较低，因此心包积液时常经左剑肋角行心包穿刺。

第3节　动　脉

主动脉是体循环的动脉主干，起自左心室，可分为升主动脉、主动脉弓和降主动脉3部分。降主动脉又分为胸主动脉和腹主动脉，向下至第4腰椎下缘处分为左、右髂总动脉2个终支。

一、升主动脉

升主动脉在胸骨左缘后方，平对第3肋间隙处起自左心室，它的起始处较膨大，称主动脉窦，左、右冠状动脉由此发出。主动脉向前右上方斜行，达右侧第2胸肋关节处，续于主动脉弓。

二、主动脉弓

主动脉弓位于胸骨柄后方，在右侧第2肋关节处起始，从前右向后左呈弓形弯曲至第4胸椎下缘左侧，移行为降主动脉。主动脉弓壁内有压力感受器,具有调节血压的作用。主动脉弓下方有主动脉小球,为化学感受器。由主动脉弓的下方发出若干细小的气管动脉和支气管动脉,营养气管和支气管。主动脉弓的凸侧,从右向左发出三大分支,即头臂干、左颈总动脉和左锁骨下动脉。头臂干短而粗,自主动脉弓向右上方斜行,至右胸锁关节的后方,分为右颈总动脉和右锁骨下动脉。

1. 颈总动脉 ①颈总动脉是头颈部的主要动脉干,右侧起自头臂干,左侧直接起自主动脉弓。两侧颈总动脉均经过胸锁关节的后方,在胸锁乳突肌的深面向上,至平对甲状软骨上缘处,分为颈内动脉和颈外动脉。颈总动脉位于颈部的气管和胸锁乳突肌之间,位置较表浅,活体上能摸到颈总动脉的搏动,如头颈部出血,可以从平对环状软骨处向后内将其压在第6颈椎横突上而达到止血的目的。②颈动脉窦为颈内动脉起始处的膨大部分,动脉壁内有压力感受器。当血压升高时,窦壁扩张,刺激此处感受器,可反射性地引起心跳减慢,末梢血管舒张,血压下降。③颈动脉小球是一扁椭圆形小体,位于颈内、外动脉分叉处的后方,它与主动脉小球一样,均为化学感受器,能感受血液中二氧化碳分压的变化,当血液中二氧化碳分压升高时,可反射性地引起呼吸加深、加快。

(1) 颈内动脉 自颈总动脉分出后,开始位于颈外动脉的后外侧,以后转向后内侧上行至颅底,经颈动脉管入颅腔。颈内动脉在颈部无分支,主要分支分布于脑和视器(详见中枢神经和视器)。

(2) 颈外动脉 自颈总动脉分出后,先在颈内动脉的内侧,后经其前方,向上外行,经二腹肌后腹和茎突舌骨肌深面,穿入腮腺实质,在下颌颈处,分为颞浅动脉和上颌动脉2个终支。颈外动脉的分支如下。

2. 锁骨下动脉 是一对较粗大的动脉干,右锁骨下动脉起自头臂干,左锁骨下动脉直接起自主动脉弓。锁骨下动脉自胸锁关节后方向外,斜越胸膜顶的前面,弓形向外穿过斜角肌间隙,行于锁骨后下方,至第1肋外侧缘,进入腋窝改称为腋动脉。活体上在锁骨中点上方的锁骨上窝,能摸到锁骨下动脉的搏动,在此处向下将锁骨下动脉压在第1肋骨上面,可进行止血。锁骨下动脉分支如下。

(1) 椎动脉 是锁骨下动脉最粗大的1个分支,在前斜角肌内侧起自锁骨下动脉上缘,向上行穿上6个颈椎横突孔,经枕骨大孔入颅腔,左、右椎动脉汇合成一条基底动脉,主要营养脑。椎动脉在颅外发出肌支,分布于颈深肌。

(2) 胸廓内动脉 在与椎动脉起始处相对的位置起自锁骨下动脉下缘,沿胸骨外侧下降,至第6肋软骨深面分为肌膈动脉和腹壁上动脉两终支。胸廓内动脉的分支分布于肋间肌、膈、腹直肌、乳房、心包、胸膜和腹膜等处。胸廓内动脉的分支如下:甲状腺的血液供应丰富,主要有成对的甲状腺上动脉和甲状腺下动脉,少数(10%)还有甲状腺最下动脉。甲状腺上动脉发自颈外动脉起始部,伴喉上神经的喉外支下行,结扎甲状腺上动脉时,应注意勿损伤喉上神经喉外支。甲状腺下动脉发自锁骨下动脉的甲状颈干,在进入甲状腺侧叶的部位与喉返神经关系密切,结扎甲状腺下动脉时,勿损伤喉返神经。甲状腺最下动脉较小,此动脉多发自头臂干,其他亦可发自主动脉弓等处。

3. 上肢的动脉

(1) 腋动脉 是锁骨下动脉的直接连续,由第一肋外侧缘起至大圆肌下缘,行于腋窝内。

(2) 肱动脉 是腋动脉的直接延续,自大圆肌下缘沿肱二头肌内侧沟向下至肘窝,于平桡骨颈高度分为桡动脉和尺动脉。肱动脉全长位置浅表,当前臂和手部出血时,可以在肱二头肌内侧沟,向肱骨压迫肱动脉进行止血。在肘窝肱二头肌腱内侧可摸到肱动脉搏动,是临床上测量血压时听诊的部位。

(3) 桡动脉 自肱动脉分出后,与桡骨平行下降,经肱桡肌腱和桡侧腕屈肌腱之间至桡骨下端,在拇长展肌和拇伸肌腱深面,绕至手背,再穿第1掌骨间隙至手掌深面,末端与尺动脉掌深支吻合,构成掌深弓。桡动脉在前臂下端前面位置浅表,是临床触摸脉搏的常用部位。桡动脉的分支如下。

(4) 尺动脉 自肱动脉分出后,斜向内下行,在指浅屈肌和尺侧腕屈肌之间下降,在豌豆骨的外侧,经屈肌支持带的浅面入手掌,分出掌深支后,终支与桡动脉的掌浅支构成掌浅弓。在腕前两侧为桡、尺动脉的压迫止血点。

【例4】下列关于掌浅弓说法正确的是
A. 位于掌腱膜的浅面　　　　　　　　　B. 位于掌腱膜的深面
C. 由桡动脉末端与尺动脉掌浅支构成　　D. 发出掌心动脉
E. 位于掌深弓的近侧约2 cm处

三、胸主动脉

胸主动脉位于后纵隔内,起自第4胸椎下缘的左侧,下降到第12胸椎前方,穿膈的主动脉裂孔入腹腔,移行为腹主动脉。胸主动脉的分支,有壁支和脏支两种。

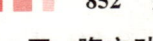

四、腹主动脉

腹主动脉自膈的主动脉裂孔起,沿腰椎前左侧下降,至第4腰椎下缘,分为左、右髂总动脉2个终支。

五、髂总动脉

髂总动脉为腹主动脉的两终支,左、右各一,平对第4腰椎高度分出后,向下外行至骶髂关节处,分为髂内动脉和髂外动脉。

1. 髂内动脉 为一短干,分出后向下进入小骨盆,分为壁支和脏支,分布于盆内、外肌和盆腔脏器。

2. 髂外动脉 在骶髂关节的前方,由髂总动脉分出,沿腰大肌内侧缘下降,至腹股沟韧带的深面移行于股动脉。其分支有腹壁下动脉和旋髂深动脉。腹壁下动脉在髂外动脉入股部之前发出,贴腹壁前内面,斜向内上方,入腹直肌鞘内,营养腹直肌,并与腹壁上动脉吻合。

第4节 静 脉

一、上下腔静脉组成

1. 上腔静脉 上腔静脉为一条粗大的静脉干,长约7.5 cm,由左、右头臂静脉在右侧第1胸肋软骨结合处的后方汇合而成,沿升主动脉右侧垂直下行,至右侧第3胸肋关节处穿纤维心包注入右心房。在注入右心房前,奇静脉自后方弓形向前跨过右肺根注入上腔静脉。上腔静脉收集头颈部、上肢、胸壁和部分胸腔脏器的静脉血。

2. 下腔静脉 下腔静脉系由下腔静脉及其属支组成;下腔静脉是人体最粗大的静脉干,由左、右髂总静脉在第5腰椎体的右侧汇合而成。沿脊柱前方、腹主动脉右侧上行,经肝的腔静脉沟,穿膈的腔静脉孔入胸腔后,立即穿纤维心包注入右心房。下腔静脉收集下肢、盆部和腹部的静脉血。

二、头面部静脉

1. 面静脉 在眼内眦处起自内眦静脉,斜向外下行于面动脉的后方,在下颌角下方与下颌后静脉前支汇合而成面总静脉,越过颈外动脉的前面至舌骨大角高度注入颈内静脉。面静脉收集面部软组织的静脉血。面静脉通过内眦静脉,眼上、下静脉与颅内海绵窦相交通。在平口角高度,咬肌前方,借面深静脉经翼静脉丛及导静脉与海绵窦相交通。在口角平面以上的面静脉缺少静脉瓣。因此,上唇、鼻部发生急性炎症时,若处理不当(如挤压等)炎症可沿上述途径向颅内蔓延,造成颅内感染。故临床上将两侧口角至鼻根间的三角区,称为"危险三角"。

2. 下颌后静脉 由颞浅静脉和上颌静脉在下颌颈的深面汇合而成。下行至腮腺下端分为前、后两支,前支向前下方与面静脉汇合;后支与耳后静脉及枕静脉汇合成颈外静脉。颞浅静脉和上颌静脉均收集同名动脉分布区的静脉血。上颌静脉起自翼静脉丛。

3. 翼静脉丛 位于颞下窝内,居于的翼内、翼外肌之间,其主要输出静脉为上颌静脉。此外,翼静脉丛还通过卵圆孔及破裂孔的导静脉与颅内的海绵窦相交通,向外借面深静脉与面静脉相交通。

三、奇静脉

在右膈脚处起自右腰升静脉,经膈进入胸腔,在食管后方沿脊柱右前方上行,至第4胸椎高度,向前勾绕右肺根上方,形成奇静脉弓,于第2肋软骨平面注入上腔静脉。奇静脉主要收集右肋间后静脉、食管静脉、右支气管静脉及半奇静脉的血液。

半奇静脉	①起自左腰升静脉,穿左膈脚处入胸腔,沿脊柱左侧上行,至第9胸椎高度,向右横过脊柱前面,注入奇静脉;②半奇静脉主要收集左侧下部肋间后静脉、食管静脉和副半奇静脉的血液
副半奇静脉	沿脊柱左侧下行,注入半奇静脉或向右横过脊柱直接注入奇静脉。副半奇静脉收集左侧中、上部肋间后静脉及左支气管静脉的血液。奇静脉在行程中,还收集来自后纵隔器官的静脉血液。因此,奇静脉是沟通上、下腔静脉系的重要通道之一

【例5】奇静脉是

A. 注入头臂静脉　　　　　B. 注入上腔静脉　　　　　C. 起自左腰升静脉
D. 收集乳房静脉的血液　　E. 收集胸廓内静脉的血液

四、上肢浅静脉

手指的静脉较丰富,在各手指背面形成两条相互吻合的指背静脉,上行至指根附近分别合成3条掌背静脉。它们在手背中部互相连成不恒定的手背静脉网。

1. 头静脉 起自手背静脉网的桡侧,沿前臂桡侧上行,至肘窝处,借肘正中静脉与贵要静脉相连。本干再沿肱二头肌外侧沟上行,至三角胸大肌间沟,穿深筋膜注入腋静脉或锁骨下静脉。头静脉收集手和前臂桡掌面和背面的浅静脉。当肱静脉高位受阻时,头静脉是上肢血液回流的主要途径。在临床上头静脉是心导管插入的选择部位之一。

2. 贵要静脉 起自手背静脉网的尺侧,沿前臂尺侧上行,至肘窝处接受肘正中静脉,继续沿肱二头肌内侧沟上行,至臂部中点稍下方,穿深筋膜注入肱静脉或上行注入腋静脉。贵要静脉收集手和前臂尺侧的浅静脉。由于贵要静脉较粗,其入口处与肱静脉的方向一致,位置表浅恒定,临床上常经贵要静脉进行插管。

五、下肢浅静脉

1. 足背静脉弓 由趾背静脉合成,横位于跖骨远侧端皮下。弓的两端沿足的两缘上行,外侧续小隐静脉,内侧续大隐静脉。

2. 大隐静脉 为全身最长的皮下静脉。起自足背静脉弓的内侧端,经内踝前方,沿小腿内侧伴随隐神经上行,过膝关节内侧,绕股骨内侧髁后方,再沿大腿内侧上行,并逐渐转至前面,在耻骨结节下外方约 3 cm 处,穿隐静脉裂孔注入股静脉。在隐静脉裂孔附近有五条属支:股内侧浅静脉、股外侧浅静脉、旋髂浅静脉、腹壁浅静脉和阴部外静脉。当下肢静脉曲张,需做大隐静脉高位结扎切除术时,应将其属支全部结扎,以防复发。大隐静脉在内踝前方位置表浅而恒定,是静脉输液或切开的常用部位。

3. 小隐静脉 起自足背静脉弓的外侧端,经外踝后方,沿小腿后面中线上行至腘窝,穿深筋膜注入腘静脉。大、小隐静脉之间有交通支相互连接,并借穿静脉与深静脉相通。穿静脉内也有瓣膜,开向深静脉。小腿部的穿静脉和瓣膜数目比大腿多。当瓣膜功能不全时,小腿部易发生静脉曲张。

六、肝门静脉

1. 肝门静脉构成

脾静脉	在脾门处由数条静脉汇合而成
肠系膜上静脉	伴随同名动脉右侧上行,走行于小肠系膜内,收集十二指肠至结肠左曲之间肠管及部分胃和胰腺的静脉血
肠系膜下静脉	与同名动脉伴行,收集降结肠、乙状结肠和直肠上部的静脉血,在胰头后方注入脾静脉或肠系膜上静脉,少数注入肠系膜上静脉和脾静脉的汇合处
胃左静脉	与同名动脉伴行,注入肝门静脉
胃右静脉	胃右静脉注入肝门静脉前常接受幽门前静脉,此静脉在活体上比较明显,手术时可作为胃与十二指肠分界的标志
胆囊静脉	收集胆囊的血液,注入肝门静脉或其右支
附脐静脉	起自脐周静脉网,沿肝圆韧带至肝,注入肝门静脉左支

2. 肝门静脉系与上、下腔静脉系间的吻合

(1) 食管静脉丛 肝门静脉系的胃左静脉与上腔静脉系的奇静脉的食管静脉在食管下段相吻合,形成食管静脉丛。

(2) 直肠静脉丛 肝门静脉系的肠系膜下静脉的直肠上静脉与下腔静脉系的直肠下静脉及肛静脉在直肠下段相吻合,形成直肠静脉丛。

(3) 脐周静脉网 肝门静脉系的附脐静脉与上腔静脉系的腹壁上静脉、胸腹壁静脉及下腔静脉系的腹壁下静脉、腹壁浅静脉在脐周围相吻合,形成脐周静脉网。

第5节 淋巴系统

一、淋巴系统的组成

1. 淋巴管道

(1) 毛细淋巴管 毛细淋巴管以膨大的盲端起始,互相吻合成毛细淋巴管网,然后汇合成淋巴管。毛细淋巴管由很薄的内皮细胞构成,内皮细胞之间的间隙较大,无基膜。内皮细胞外面有纤维细丝牵拉,使毛细淋巴管处于扩张状态。因此,组织中的蛋白质、细胞碎片、异物、细菌和肿瘤细胞等容易通过内皮细胞间隙进入毛细淋巴管。

(2) 淋巴管 淋巴管由毛细淋巴管吻合而成,管壁结构与静脉相似。与静脉比较,淋巴管内有较多的瓣膜。淋巴管瓣膜具有引流淋巴和防止淋巴液逆流的功能。

(3) 淋巴干 淋巴管注入淋巴结,由淋巴结发出的淋巴管在膈下和颈根部汇合成较粗大的淋巴管和淋巴干。全身的淋巴干包括成对的腰干、支气管纵隔干、锁骨下干、颈干和一条肠干,共9条。

(4) 淋巴导管 淋巴干最终汇合成两条淋巴导管,即胸导管和右淋巴导管,分别注入左、右静脉角。此外,少数淋巴管注入盆腔静脉、肾静脉、肾上腺静脉和下腔静脉。

①**胸导管** 胸导管是全身<u>最大的淋巴管</u>,平第12胸椎下缘高度起自乳糜池,经膈的主动脉裂孔进入胸腔,沿脊柱右前方和胸主动脉与奇静脉之间上行,至第5胸椎高度经食管与脊柱之间向左侧斜行,然后沿脊柱左前方上行,经胸廓上口至颈部,在左颈总动脉和左颈内静脉的后方转向前内下方,注入左静脉角。

②**右淋巴导管**为一短干,长仅1~1.5 cm,由右颈干、右锁骨下干和右支气管纵隔干汇合而成,注入右静脉角。右淋巴导管引流右头颈部、右上肢和右胸部的淋巴,即全身1/4的淋巴。

2. 淋巴组织 淋巴组织分为弥散淋巴组织和淋巴小结两类。除淋巴器官内的淋巴组织外,消化、呼吸、泌尿和生殖管道以及皮肤等处含有丰富的淋巴组织,起着防御屏障的作用。

(1) 弥散淋巴组织 弥散淋巴组织主要位于消化道和呼吸道的黏膜固有层。

(2) 淋巴小结 淋巴小结包括小肠黏膜固有层内的孤立淋巴小结和集合淋巴小结以及阑尾壁内的淋巴小结等。

3. 淋巴器官

(1) 淋巴结 淋巴结为大、小不一的圆形或椭圆形灰红色小体,一侧隆凸,另一侧凹陷,凹陷侧中央处为淋巴结门。与淋巴结凸侧相连的淋巴管称输入淋巴管,数目较多。淋巴结门有神经和血管出入,出淋巴结门的淋巴管称输出淋巴管。一个淋巴结的输出淋巴管可成为另一个淋巴结的输入淋巴管。

(2) 脾 脾是人体最大的淋巴器官,具有储血、造血、清除衰老红细胞和进行免疫应答的功能。

(3) 胸腺 胸腺是中枢淋巴器官,培育、选择和向周围淋巴器官(淋巴结、脾和扁桃体)和淋巴组织(淋巴小结)输送T淋巴细胞。胸腺还有内分泌功能。

【例6】**胸导管**常注入

A. 左静脉角　　　　　　　B. 右静脉角　　　　　　　C. 右锁骨下静脉
D. 右头臂静脉　　　　　　E. 左锁骨下静脉

二、主要器官的淋巴引流

1. 胃的淋巴引流 胃的淋巴引流方向有4个:①胃底右侧部、贲门部和胃体小弯侧的淋巴注入<u>胃上淋巴结</u>;②幽门部小弯侧的淋巴注入<u>幽门上淋巴结</u>;③胃底左侧部、胃体大弯侧左侧部的淋巴注入胃网膜左淋巴结、胰淋巴结和脾淋巴结;④胃体大弯侧右侧部和幽门部大弯侧的淋巴注入胃网膜右淋巴结和幽门下淋巴结。各淋巴引流范围的淋巴管之间存在丰富的交通。

2. 肺的淋巴引流 肺浅淋巴管位于胸膜脏层深面,肺深淋巴管位于肺小叶间结缔组织内,肺血管和支气管的周围。浅、深淋巴管之间存在交通,注入肺淋巴结和支气管肺淋巴结。通过淋巴管,肺的淋巴依次由肺淋巴结、支气管肺淋巴结、气管支气管淋巴结和气管旁淋巴结引流。肺下叶下部的淋巴注入肺韧带处的淋巴结,其输出淋巴管注入胸导管或腰淋巴结。左肺上叶下部和下叶的部分淋巴注入右气管支气管淋巴结上群和右气管旁淋巴结。

3. 子宫的淋巴引流 子宫的淋巴引流方向较广。子宫底和子宫体上部的淋巴管:沿卵巢血管上行,注入腰淋巴结;沿子宫圆韧带穿腹股沟管,注入腹股沟浅淋巴结。子宫体下部和子宫颈的淋巴管:沿子宫血管行向两侧,注入髂内、外淋巴结;经子宫主韧带注入闭孔淋巴结;沿骶子宫韧带向后注入骶外侧淋巴结和骶正中淋巴结。

4. 乳房的淋巴引流 乳房的淋巴主要注入腋淋巴结,引流方向有3个:①乳房外侧部和中央部的淋巴管注入<u>胸肌淋巴结</u>;②上部的淋巴管注入<u>尖淋巴结和锁骨上淋巴结</u>;③内侧部的淋巴管注入<u>胸骨旁淋巴结</u>。乳房内侧部的浅淋巴管与对侧乳房淋巴管交通,内下部的淋巴管通过腹壁和膈下的淋巴管与肝的淋巴管交通。

三、脾

1. 位置 脾位于左季肋部,胃底与膈之间,第9~11肋的深面,长轴与第10肋一致。正常时在左肋弓下触不到脾。脾的位置可随呼吸和因体位不同而变化,站立比平卧时低2.5 cm。脾由胃脾韧带、脾肾韧带、膈脾韧带和脾结肠韧带支持固定。脾呈暗红色,质软而脆。

2. 形态和毗邻 脾可分为膈、脏两面,前、后两端和上、下两缘。膈面光滑隆凸,对向膈。脏面凹陷,中央处有脾门,是血管、神经和淋巴管出入之处。在脏面,脾与胃底、左肾、左肾上腺、胰尾和结肠左曲相毗邻。前端较宽,朝向前外方,达腋中线。后端钝圆,朝向后内方,距离正中线4~5 cm。上缘较锐,朝向前上方,前部有

2～3个脾切迹。脾肿大时,脾切迹是触诊脾的标志。下缘较钝,朝向后下方。

➤ **参考答案**如下,详细答案参见 2019 版《国家临床执业及助理医师资格考试精选真题考点精析》。

| 1. E | 2. A | 3. B | 4. B | 5. B | 6. A | 昭昭老师提示:关注官方微信,获得第一手考试资料。 |

第 8 章　感觉器

➤ **2019 考试大纲**
①视器;②前庭蜗器。

➤ **考纲解析**
近 20 年的医师考试中,本章的考点是前庭蜗器,执业医师每年考查分数为 0～1 分,助理医师每年考查分数为 0～1 分。

第 1 节　视　器

一、眼球壁

眼球壁分三层,由外向内依次为眼球纤维膜、眼球血管膜和视网膜。

1. 眼球纤维膜　由强韧的纤维结缔组织组成,具有保护作用。可分为角膜和巩膜两部分。

角膜	①占眼球纤维膜的前 1/6,无色透明,前凸后凹,有屈光作用; ②角膜无血管,但有丰富的感觉神经末梢,故角膜的感觉十分敏锐
巩膜	①角膜之后的整个外膜部分均属巩膜,不透明,呈乳白色; ②在巩膜与角膜交界处,深部有一环形的巩膜静脉窦;巩膜前后与视神经鞘相延续; ③巩膜在视神经穿出处最厚,愈向前愈薄,但在眼外肌附着处又复增厚

【**例 1**】下列关于眼球纤维膜说法正确的是
A. 是眼球壁的最内层　　　B. 富有血管和色素细胞　　　C. 全层均透明
D. 前 1/6 部分为角膜　　　E. 后 5/6 为睫状体

【**例 2**】对角膜的描述,错误的是
A. 富有血管　　　B. 富有感觉神经末梢　　　C. 无色透明
D. 占纤维膜的前 1/6　　　E. 微向前凸

【**例 3**】下列关于角膜说法正确的是
A. 色白半透明　　　B. 无屈光能力　　　C. 表面盖有一层球结膜
D. 富有感觉神经末梢　　　E. 富有淋巴管

2. 眼球血管膜　含丰富的血管、神经和色素,呈棕黑色,故又称色素膜。此膜自前向后可分为虹膜、睫状体和脉络膜三部分。

(1) 虹膜　为眼球血管膜的最前部,呈圆盘状,中央之圆形小孔称为瞳孔,可随光距变化和光线强弱而缩小或扩大,类似于照相机的光圈。虹膜内有两种不同方向排列的平滑肌:环绕瞳孔呈环形排列的称瞳孔括约肌,受副交感神经支配;瞳孔周围呈放射状排列的称瞳孔开大肌,受交感神经支配,它们分别缩小和开大瞳孔。在弱光下或看远方时,瞳孔开大,在强光下或看近距离物体时瞳孔缩小。在活体,透过角膜可见虹膜和瞳孔。虹膜的颜色有人种差异,黄种人之虹膜多为棕黑色。在同一人种,颜色的深浅也有个体差异,通常是由所含色素的多寡而定。

【**例 4**】下列关于虹膜说法正确的是
A. 为血管膜的最前部,位于角膜的后方　　　B. 虹膜内有两种排列方向不同的骨骼肌
C. 中央有一圆形的瞳孔　　　D. 瞳孔括约肌受副交感神经支配
E. 呈圆盘形

(2) 睫状体　呈环形,位于巩膜与角膜移行处的内面,在眼球的矢状面上呈三角形,是眼球血管膜的最肥厚部分。其后部较平坦,称睫状环;前部有许多向内突出的皱襞,称睫状突。由睫状突发出睫状小带,或称晶状体悬韧带,连于晶状体的周缘。睫状体内有平滑肌称睫状肌,受副交感神经支配,该肌的收缩与舒张可使睫状小带松弛与紧张,从而调节晶状体的曲度。

(3) 脉络膜 约占眼球血管膜的后 2/3。为柔软的薄膜，后方有视神经穿过，外与巩膜疏松结合，其间有淋巴间隙；内面紧贴视网膜的色素层。其功能是输送营养物质，并吸收眼内分散的光线以免扰乱视觉。

3. 视网膜 位于眼球血管膜的内面，根据部位可将视网膜分为虹膜部、睫状体部和脉络膜部。视网膜虹膜部和睫状体部分别贴附于虹膜和睫状体的内表面，无感光作用，合称为视网膜盲部。

(1) 视网膜脉络膜部 视网膜脉络膜部贴附在脉络膜的内面，为视器的感光部分，又称为视网膜视部。视部以锯状缘与盲部为界。视部的后部最厚，愈向前愈薄。视部的后部亦称眼底，可用眼底镜观察，于视神经的起始处有乳白色圆形隆起，称视神经盘(或称视神经乳头)。盘的中央凹陷，视网膜中央动、静脉即由此穿行。此处无感光细胞，故称生理性盲点。在视神经盘颞侧的稍下方约 3.5 mm 处有一淡黄色区域称黄斑，其中央有一凹陷称中央凹，此处无血管，是视网膜感光最敏锐的部位。

(2) 视网膜视部 ①视网膜视部的组织结构可分两层。外层为色素上皮层，由大量的单层色素上皮细胞组成。内层为神经层，含有多种神经细胞。两层之间有一潜在间隙，容易分离，在固定标本上揭取视网膜时，常见色素上皮层保留在脉络膜上。某些病理情况导致的视网膜剥离症即此两层之间的分离。②视网膜视部内层主要由三层神经元构成。由外向内依次为感光细胞(视杆细胞和视锥细胞)、双极细胞和神经节细胞。节细胞的轴突向视神经盘处汇聚，穿过脉络膜和巩膜后构成视神经。视神经向后经视神经管入颅腔连于脑。光线进入眼球投射到视网膜上，视杆细胞和视锥细胞接受光的刺激，把刺激转变为神经冲动，经双极细胞传到节细胞，再经视神经传入脑，而产生视觉。

二、屈光装置

1. 晶状体

(1) 结构 紧靠虹膜后方，为睫状体所环绕，并以睫状小带与睫状体相连；为一双凸透镜，后面较前面隆突，无色透明，具有弹性，不含血管和神经。晶状体外表包覆具有高度弹性的透明薄膜，叫晶状体囊。晶状体的周围部较软，称晶状体皮质；其中央部较硬称晶状体核。晶状体若因疾病或创伤而变混浊，则称为白内障。

(2) 功能 晶状体是眼球屈光系统的主要装置，类似变焦镜头。视近物时，睫状肌收缩，睫状环缩小，使睫状小带松弛，晶状体则由于本身的弹性回缩而变凸，特别是前面的曲度加大，屈光力加强，使物象能聚焦于视网膜上。视远物时，则与此相反。随着年龄的增长，晶状体逐渐失去弹性，睫状肌也逐渐萎缩，调节功能减退，从而出现老视。

2. 玻璃体

(1) 结构 玻璃体是无色透明的胶状物质，表面覆有玻璃体囊。它充满于晶状体和视网膜之间，除有屈光作用外，尚有支撑视网膜的作用。若玻璃体发生混浊，可影响视力。若支撑作用减弱，可导致视网膜剥离。

(2) 功能 眼的屈光和调节是由眼的屈光系统——角膜、房水、晶状体和玻璃体共同完成的。其中以角膜和晶状体的屈光作用较强。外界物体发射或反射出来的光线，经过眼的屈光系统后，在视网膜上形成清晰的物像，这种视力称为正视。若眼轴较长或屈光系统的屈光度过大，则物像落在视网膜前，称近视；反之，若眼轴较短，或屈光系统的屈光度过小，物像落在视网膜后，则称为远视。由于角膜表面曲度的改变而造成的屈光障碍，临床上称为散光。

三、房水循环

1. 眼 房 是位于角膜和晶状体、睫状体之间的间隙，被虹膜分隔为较大的眼前房和较小的眼后房，二者借瞳孔相通。在前房内，虹膜和角膜交界处的环形间隙称为虹膜角膜角，又称前房角，此角是房水循环的必经之路。

2. 房 水 是澄清的液体，充满眼房内。房水由睫状体产生后自眼后房经瞳孔入眼前房，然后由虹膜角膜角入巩膜静脉窦，再经睫前静脉汇入眼静脉。房水除有屈光作用外，还具有滋养角膜和晶状体以及维持眼内压的作用。房水经常循环更新，在循环障碍时，则充滞于眼房中，引起眼内压增高，可致视力受损，临床上称之为青光眼。

四、眼外肌

眼外肌包括六条运动眼球的肌和一条提上睑的肌，都是骨骼肌，统称为视器的运动装置。

名 称	起 点	止 点	作 用	神经支配
上睑提肌	视神经管前上方的眶壁	上睑皮肤、上睑板	上提上睑	动眼神经
上斜肌	蝶骨体	眼球后外侧赤道后方的巩膜	瞳孔转向下外	滑车神经
下斜肌	眶下壁内侧份	眼球下赤道后方的巩膜	瞳孔转向上外	动眼神经

续表

名　称	起　点	止　点	作　用	神经支配
上直肌	总腱环	眼球赤道以前的巩膜	瞳孔转向上内	展神经
下直肌			瞳孔转向下内	
内直肌			瞳孔转向内侧	
外直肌			瞳孔转向外侧	

五、泪　器

泪器由泪腺和泪道组成。

1. 泪　腺　泪腺位于眶上壁外侧部的泪腺窝内,有10~20条排泄小管开口于结膜上穹的外侧部。泪腺分泌的泪液借瞬眼活动涂于眼球的表面,多余的泪液流向内眦处的泪湖,经泪点入泪小管。

2. 泪　道　泪道包括泪点、泪小管、泪囊和鼻泪管。

泪点	上、下睑的内侧端各有一乳头状突起,其中央之小孔,称为泪点
泪小管	为连接泪点与泪囊的小管,在眼睑的皮下,分为上、下泪小管。它们在与睑缘垂直的方向分别向上、向下走行,继而几乎成直角转向内侧汇聚,共同开口于泪囊上部
泪囊	位于眼眶内侧壁的泪囊窝内,为一膜性囊。上部为盲端,下部移行于鼻泪管。泪囊前面有睑内侧韧带和眼轮匝肌的肌纤维;眼轮匝肌有少量肌束跨过泪囊的深面。该肌收缩闭眼时,可同时牵拉扩大泪囊,囊内产生负压,促使泪液流入。泪液可湿润眼球表面,防止角膜干燥,冲洗微尘。此外泪液中含溶菌酶,有杀菌作用
鼻泪管	为膜性管道。鼻泪管上部包埋于骨性鼻泪管中,与骨膜紧密结合;下部在鼻腔外侧壁黏膜深面,末端开口于下鼻道的外侧壁

六、结　膜

1. 概　述　结膜是一层薄而透明的黏膜,覆盖在眼睑的后面和眼球的前面,富有血管。

2. 分　布　按其所在部位可分为三部分:①睑结膜,衬覆于上、下睑的内面,与睑板紧密相连,透明而光滑,其深面的血管与睑板腺清晰可见。②球结膜,覆盖于眼球的前面,于角膜缘处移行为角膜上皮,除在角膜缘处与巩膜紧密相连外,其他部分连接疏松易于移动。③结膜穹窿,位于睑结膜与球结膜的移行处,形成结膜上穹和结膜下穹,多皱襞,便于眼球移动。结膜围成的囊状腔隙称结膜囊,通过睑裂与外界相通。

第2节　前庭蜗器

一、鼓　室

鼓室是颞骨岩部内含气的不规则腔隙,乃中耳的核心,是声波传导的主要途径。鼓室外借鼓膜与外耳道相隔,其内侧与内耳相毗邻,向前经咽鼓管通鼻咽,向后经乳突窦通连乳突小房。鼓室内结构包括听小骨、韧带、肌、血管和神经等。

1. 鼓室的壁　鼓室为一不规则腔隙,由六个壁围成。

(1) 上壁　上壁称鼓室盖壁,为一分隔鼓室与颅中窝的薄骨板,鼓室炎症可经此侵入颅内。

(2) 下壁　下壁为颈静脉壁,是分隔鼓室和颈静脉窝的薄层骨板。

(3) 前壁　前壁为颈动脉壁,即颈动脉管的后壁。此壁的上方有咽鼓管的鼓室口。

(4) 后壁　后壁为乳突壁,上部有乳突窦的开口。开口稍下方有一锥形突起,称锥隆起,内藏镫骨肌。

(5) 外侧壁　外侧壁大部分由鼓膜构成,故又名鼓膜壁,鼓膜上方是颞骨鳞部骨质围成的鼓室上隐窝。

(6) 内侧壁　内侧壁由内耳的外侧壁构成,也叫迷路壁。此壁的中部隆凸,叫岬。岬的后上方有一卵圆形的孔,称前庭窗(或称卵圆窗),为镫骨底封闭。岬的后下方有一圆形的孔,称蜗窗(或称圆窗),在活体有膜封闭,称第二鼓膜。在前庭窗的后上方有一弓形隆起,称面神经管凸。管内有面神经通过。面神经管凸的骨壁甚薄,甚或缺如。在中耳炎症或施行中耳内手术时易侵及面神经。

2. 鼓室内的结构

(1) 听小骨　听小骨位于鼓室内,有三块,即锤骨、砧骨和镫骨。三块骨依次连接,形成听小骨链,连于鼓膜和前庭窗之间。

锤骨	①呈鼓锤状,有一头、一柄和两个突起。柄细长,末端附着于鼓膜脐区,鼓膜张肌附着于柄的上端; ②头与砧骨体形成关节,位于鼓室上隐窝,并以韧带与上壁相连

砧骨	①形如砧,分体和长、短两脚; ②体与锤骨头形成砧锤关节,长脚与镫骨头形成砧镫关节
镫骨	①形似马蹬,分头、两脚和底共四部分; ②头与砧骨长脚相连。镫骨底四周借韧带连于前庭窗周缘,镫骨底封闭前庭窗

(2) 听小骨链　锤骨借柄连于鼓膜,砧骨连于锤骨与镫骨之间,镫骨底封闭前庭窗,三块听小骨以关节和韧带连接成听小骨链,形成一曲轴杠杆系统。当声波振动鼓膜时,带动听小骨链,将声波转换成机械传感效应并加以放大,使镫骨底在前庭窗上来回摆动,从而将声波的振动传入内耳。

3. 运动听小骨的肌

(1) 鼓膜张肌　位于咽鼓管上方的鼓膜张肌半管内,止于锤骨柄的上端,具有紧张鼓膜的作用,由三叉神经支配。

(2) 镫骨肌　位于锥隆起内,止于镫骨,作用是牵拉镫骨底向外方,调节声波对内耳的压力。该肌由面神经支配。

二、咽鼓管

1. 概　述　咽鼓管连通咽腔和鼓室,使鼓室和外界的大气压相等,以便鼓膜振动。咽鼓管分骨部和软骨部。骨部即颞骨岩部的咽鼓管半管,以其鼓室口开口于鼓室的前壁。软骨部紧连骨部,其内侧端开口于鼻咽部的侧壁,平对下鼻甲的后方,即咽鼓管咽口。

2. 幼儿咽鼓管特点　幼儿的咽鼓管较成人短而平,管径也较大,故咽部感染易沿咽鼓管侵入鼓室而致中耳炎症。咽鼓管咽口平时封闭,当吞咽或尽力张口时,其咽口张开,空气可进入鼓室。

【例5】小儿咽鼓管的特点是
A. 较细长　　　　B. 较细短　　　　C. 较粗长　　　　D. 较粗短　　　　E. 粗短且水平位

三、内　耳

内耳又称迷路,是前庭蜗器的主要部分,由骨迷路和膜迷路组成,位于颞骨岩部的骨质内,在鼓室的内侧壁和内耳道底之间。骨迷路由致密骨质围成,是颞骨岩部骨质中的曲折隧道。膜迷路套在骨迷路内,二者之间的间隙充满外淋巴。膜迷路是套在骨迷路内封闭的膜性管道系统,管内充满内淋巴。内、外淋巴互不相通。位、听觉感受器即位于膜迷路内。

1. 骨迷路　骨迷路可分三部分:耳蜗、前庭和骨半规管,从前向后沿颞骨岩部的长轴排列。

(1) 前庭　前庭是位居骨迷路中部的腔隙,内藏膜迷路的椭圆囊和球囊。前庭的后部有五个小孔与三个骨半规管相通;前部有一大孔,通连耳蜗。前庭的外侧壁即鼓室的内侧壁,有前庭窗和蜗窗。其内侧壁是内耳道的底,有前庭蜗神经穿行。

(2) 骨半规管　骨半规管为三个"C"形的互成直角排列的小管,分别称为前、后和外骨半规管。外骨半规管凸向外方,呈水平位,故又称水平半规管。前骨半规管凸向上方,与颞骨岩部的长轴垂直;后半规管凸向后外,与颞骨岩部的长轴平行。每个骨半规管都有两脚,一个为单骨脚,一个为壶腹骨脚。壶腹骨脚上有膨大的骨壶腹,前、后骨半规管的单骨脚合成一个总骨脚,因此三个骨半规管只有五个孔开口于前庭的后上壁。

(3) 耳蜗　耳蜗位于前庭的前方,形似蜗牛壳。蜗底朝向后内侧的内耳道底,蜗顶朝向前外侧。耳蜗分为蜗轴和蜗螺旋管两部分。蜗轴为耳蜗的中央骨质,由骨松质构成,内有蜗神经通过。由蜗顶至蜗底,蜗轴为一横置的圆锥体,向蜗螺旋管内发出骨螺旋板。蜗螺旋管(骨蜗管)起于前庭,环绕蜗轴旋转约两圈半,以盲端终于蜗顶。其底圈凸向鼓室内侧壁,构成岬的后部。自蜗轴发出的骨螺旋板突入蜗螺旋管,此板未达蜗螺旋管的对侧壁,其缺空处由膜迷路的蜗管填补封闭。故耳蜗内共有三条管道,即上方的前庭阶,起自前庭,于前庭窗处为中耳的镫骨所封闭。中间是膜性的蜗管,其尖端为盲端终于蜗顶处。下方是鼓阶,终于蜗窗上的第二鼓膜。前庭阶和鼓阶在蜗顶处借蜗孔彼此相通。

2. 膜迷路　膜迷路是套在骨迷路内封闭的膜性管道和囊,借纤维束固定于骨迷路。膜迷路由椭圆囊、球囊、膜半规管和蜗管组成。

(1) 椭圆囊和球囊　椭圆囊和球囊位于骨迷路的前庭部。椭圆囊位于前庭的后上方,球囊位于椭圆囊前下方。椭圆囊后壁有五个开口,连通三个膜半规管。椭圆囊前壁发出椭圆球囊管,与球囊相连,并由此管发出内淋巴管,穿经前庭内侧壁,至颞骨岩部后面,在硬脑膜下扩大为内淋巴囊。内淋巴可经此囊渗透到周围血管丛。球囊较小,其下端借连合管连于蜗管。在椭圆囊内的底和壁上有椭圆囊斑,在球囊内的前壁上有球囊斑,椭圆囊斑与球囊斑均属位置觉感受器,处在相互成直角的两个平面上。能感受头部静止的位置和直线变速运动的刺激,其神经冲动分别沿前庭神经的椭圆囊支和球囊支传入。

(2) **膜半规管**　膜半规管位于骨半规管内。在三个骨壶腹内的膜半规管亦有相应膨大的膜壶腹,在膜壶腹内壁上有隆起的壶腹嵴,也是位置觉感受器,能感受旋转运动的刺激。三个壶腹嵴相互垂直,可将人体在三维空间中的运动变化转变成神经冲动,经前庭神经壶腹支传入中枢。

(3) **蜗管**　蜗管套在蜗螺旋管内,起端以连合管连于球囊,随蜗螺旋管绕蜗轴旋转两圈半,以盲端止于蜗顶。蜗管的横切面呈三角形,有上、外和下三个壁。其上壁为前庭膜(又称蜗管前壁),将前庭阶和蜗管隔开;外壁较厚,富有血管,与蜗螺旋管的骨膜相结合,下壁由骨螺旋板和螺旋膜(又称蜗管鼓壁)组成,并与鼓阶相隔。螺旋膜亦称基底膜,其上有螺旋器又称 Corti 器,是**听觉感受器**。声音的传导是声波传入内耳有两条途径,即空气传导和骨传导。在正常情况下以空气传导为主。

①空气传导　耳廓收集声波,经外耳道传至鼓膜,引起鼓膜的振动,继而引起听小骨链的运动。通过听小骨链这一曲轴杠杆系统,将声波转换成机械传感效应并加以放大,经镫骨底作用于前庭窗,引起前庭阶外淋巴的波动。前庭阶外淋巴的波动经前庭膜传到蜗管内的内淋巴,内淋巴的波动作用于螺旋膜(基底膜),刺激螺旋器产生兴奋,自此发出神经冲动经蜗神经传入脑,产生听觉。由于前庭阶外淋巴的波动,鼓阶外淋巴也产生波动,传至封闭蜗窗的第二鼓膜亦随之振动。假如第二鼓膜固定不动而镫骨运动时,内、外淋巴只能有压力的改变而不产生波动,此时螺旋器将不产生正常的听觉冲动。当鼓膜穿孔、听小骨链损时,声波经外耳道引起鼓室内的空气振动,直接作用于蜗窗上的第二鼓膜,引起鼓阶的外淋巴波动,刺激螺旋膜上的螺旋器,产生神经兴奋。由于失去了鼓膜与听小骨链的扩音作用,只能引起较弱的听觉。

②骨传导　声波经颅骨传入内耳的途径称骨传导。主要是指声波引起的振动由颅骨经骨迷路传入,使耳蜗内的淋巴液产生波动,刺激螺旋膜上的螺旋器产生神经冲动。临床工作中,可将击响的音叉的柄底直接压置于颅面(如将音叉柄底放在耳后乳突部)以检查骨传导的情况。骨传导的效能与正常空气传导相比,是微不足道的。但是,当空气传导被严重破坏时,骨传导对保存部分听力有一定意义。外耳和中耳疾患引起的耳聋称为传导性耳聋。因骨传导尚可部分代偿其功能,故不会导致完全性耳聋。因蜗神经损伤所导致的听力障碍,为神经性耳聋,即使空气传导和骨传导的途径正常,也不能引起听觉,故称完全性耳聋。

【例 6】不属于**膜迷路**的是
A. 椭圆囊　　　B. 膜半规管　　　C. 蜗管　　　D. 前庭　　　E. 球囊

【例 7】下列关于**膜迷路**说法正确的是
A. 位于骨迷路内　　　　　　　　　B. 内含外淋巴
C. 由膜半规管、椭圆囊、球囊三部分构成　　D. 内含神经纤维
E. 椭圆囊和球囊是位觉感受器

➤ **参考答案**如下,详细答案参见 2019 版《国家临床执业及助理医师资格考试精选真题考点精析》。

| 1. D | 2. A | 3. D | 4. B | 5. E | 6. D | 7. A | 昭昭老师提示:关注官方微信。 |

第 9 章　神经系统

➤ **2019 考试大纲**
①脊髓;②脑;③脊神经;④脑神经;⑤内脏神经;⑥感觉传导通路;⑦运动传导通路;⑧脑和脊髓的被膜;⑨脑和脊髓的血管;⑩脑脊液及其循环。

➤ **考纲解析**
近 20 年的医师考试中,本章的考点是**前庭蜗器**,执业医师每年考查分数为 0~1 分,助理医师每年考查分数为 0~1 分。

第 1 节　脊　髓

一、脊髓位置和外形

1. 位　置　脊髓位于椎管内,上端在平枕骨大孔处与延髓相连,下端在成人平第一腰椎的下缘(新生儿平第 3 腰椎),全长 42~45 cm(男性约 45 cm,女性约 42 cm)。

2. 外　形　脊髓呈前后稍扁的圆柱形,最宽处直径仅为 1~1.2 cm。脊髓与 31 对脊神经相连,通常将与

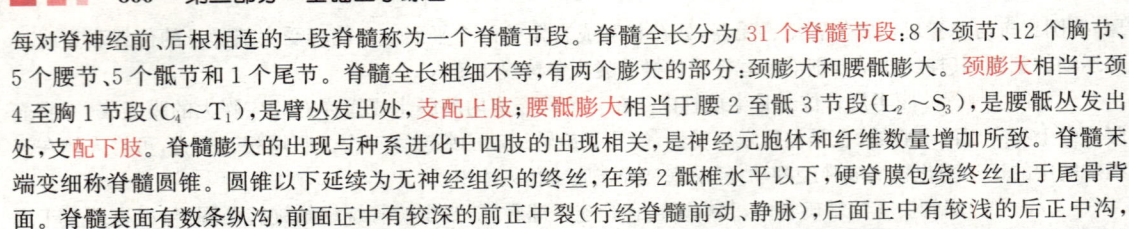

每对脊神经前、后根相连的一段脊髓称为一个脊髓节段。脊髓全长分为 31 个脊髓节段：8 个颈节、12 个胸节、5 个腰节、5 个骶节和 1 个尾节。脊髓全长粗细不等，有两个膨大的部分：颈膨大和腰骶膨大。颈膨大相当于颈 4 至胸 1 节段（C_4～T_1），是臂丛发出处，支配上肢；腰骶膨大相当于腰 2 至骶 3 节段（L_2～S_3），是腰骶丛发出处，支配下肢。脊髓膨大的出现与种系进化中四肢的出现相关，是神经元胞体和纤维数量增加所致。脊髓末端变细称脊髓圆锥。圆锥以下延续为无神经组织的终丝，在第 2 骶椎水平以下，硬脊膜包绕终丝止于尾骨背面。脊髓表面有数条纵沟，前面正中有较深的前正中裂（行经脊髓前动、静脉），后面正中有较浅的后正中沟，二纵沟将脊髓分为左、右对称的两半。外侧面有前外侧沟和后外侧沟，分别有脊神经的前、后根附着。在颈髓和中胸髓以上的后正中沟和后外侧沟之间还有一较浅的后中间沟，分界薄束和楔束。

【例 1】关于脊髓外形，下列正确的是
A. 脊髓和椎管等长　　　　　　　　　B. 成人脊髓下端平对第 1 腰椎下缘
C. 颈、胸和腰神经根形成马尾　　　　D. 脊髓下端变细为终丝
E. 脊髓腹面有前正中沟，背面有后正中裂

二、脊髓的内部结构

脊髓由灰质和白质组成。在新鲜脊髓的横切面上，可见中央有一细小的中央管，围绕中央管周围的是"H"形的颜色较暗的灰质和外围颜色浅淡的白质。在脊髓的不同节段灰、白质的量是不同的，在颈膨大、腰骶膨大处灰质量多，颈部白质量多。

1. 灰　质　①脊髓灰质由神经元胞体和突起，神经胶质和血管等组成。脊髓灰质内有各种不同大小、形态和功能的神经元，其中大多数神经元的胞体集聚成群或成层，称为神经核或板层。②灰质的前面扩大部分称为前角，后面较细部分称为后角，前、后角之间的移行部分称为中间带。从第 1 胸节到第 3 腰节的中间带向外突出形成侧角。由于前角、后角和侧角在脊髓内呈柱状，在纵切面上，灰质纵贯成柱，分别称为前柱，后柱和侧柱。中央管前、后的灰质分别称灰质前连合和灰质后连合。后角基部外侧一些灰质向外侧突入白质内，与白质相互交织形成网状结构。

2. 白　质　脊髓白质主要由纤维束组成。白质借脊髓的纵沟分为 3 个索。前正中裂与前外侧沟之间为前索，前、后外侧沟之间为外侧索，后正中沟与后外侧沟之间为后索。在灰质前连合的前方有纤维横越称白质前连合。每个索都行经有不同的纤维束，它们是由起始、走行和功能相同的神经纤维聚集而成。

（1）上行传导束

薄束和楔束	①位于脊髓后索，由同侧后根内侧部脊神经节细胞中枢突上升所形成；其中薄束成自第 5 胸节以下的脊神经节细胞的中枢突，楔束成自第 4 胸节以上的脊神经节细胞的中枢突； ②该神经节细胞的周围突分布于肌、腱和关节的本体感受器和精细触觉感受器，由薄束和楔束传导躯干、四肢的本体感觉（肌、腱和关节的位置觉、运动觉和振动觉）和精细触觉（皮肤的两点间距离辨别觉和物体的纹理觉），并上行至延髓分别止于薄束核和楔束核
脊髓小脑后束和脊髓小脑前束	①脊髓小脑后束主要起自脊髓 C_8～L_3 的背核，主要在同侧上行并经小脑下脚止于旧小脑皮质； ②脊髓小脑前束主要起自脊髓 L_2～S_3 的脊髓边缘细胞，主要交叉至对侧上行经小脑上脚止于旧小脑皮质
楔小脑束	起自延髓的楔束副核（与背核同源），在同侧上行并经小脑下脚止于旧小脑皮质
脊髓丘脑侧束和脊髓丘脑前束	主要起自后角边缘核（Ⅰ层）和后角固有核（Ⅳ层），少部分也起自Ⅴ～Ⅷ层，发出纤维经白质前连合斜越上升 1～2 个脊髓节段，交叉到对侧的外侧索和前索上行（脊髓丘脑前束含有小部分不交叉纤维）

（2）下行传导束

皮质脊髓束	起始于大脑皮质的躯体运动区和躯体感觉区，在锥体下端，约 90% 的下行纤维交叉至对侧形成锥体交叉，交叉后的纤维行于对侧脊髓外侧索的后部形成皮质脊髓侧束并直达骶髓，约 10% 的不交叉纤维行于前索的最内侧形成皮质脊髓前束并仅在中胸部以上；皮质脊髓侧束在下行过程中逐节止于Ⅳ～Ⅸ层，支配四肢肌
红核脊髓束	①起始于中脑红核，发出纤维交叉后，行于脊髓外侧索（在皮质脊髓束前面），止于灰质板层Ⅴ～Ⅶ层的中间神经元； ②主要调控屈肌的肌张力，与皮质脊髓束一起对肢体远端肌肉的运动调控起重要作用

前庭脊髓束	①起始于前庭神经外侧核,发出纤维在同侧前索下行,止于灰质板层Ⅶ和Ⅷ层的中间神经元; ②主要调控伸肌的肌张力,在身体平衡的调控方面起重要作用
顶盖脊髓束	①起始于中脑的上丘,发出纤维交叉并下行,在脊髓行于前索(仅达颈髓),止于上颈髓灰质板层Ⅶ和Ⅷ层的中间神经元; ②主要调控颈肌的活动以完成视听反射,如突然的光或声音刺激而引起的转颈
网状脊髓束	①起始于延髓和脑桥的网状结构,发出纤维组成延髓网状脊髓束,主要行于同侧外侧索(外侧索前部的深方)和脑桥网状脊髓束(主要行于同侧前索),止于脊髓板层Ⅶ和Ⅷ层的中间神经元; ②作用:主要调控肌张力
内侧纵束	①主要来自前庭神经核群,发出纤维行于前正中裂底的两侧(仅达颈髓),止于脊髓板层Ⅶ和Ⅷ层的中间神经元; ②作用:完成头、颈姿势的反射性调节

三、脊髓损伤后表现

1. 脊髓全横断 往往由外伤引起。颈膨大以上横贯性损伤引起四肢瘫,又称高位性截瘫;胸髓损伤引起双下肢瘫;瘫痪为上运动神经元性,临床表现为痉挛性瘫痪。急性脊髓全横断早期,因损害在短时间内发生,瞬间脊髓失去与脑的联系,导致脊髓休克,临床表现为松弛性瘫痪。此时病人各种反射包括病理反射不能引出,感觉丧失,并常伴大、小便失禁。慢性脊髓全横断,则不出现脊髓休克,临床表现为痉挛性瘫痪,受损平面以下浅、深感觉障碍以及深反射亢进和病理反射出现。

2. 脊髓半横断 可引起损伤面以下 Brown-Sequard 综合征,即损伤节段以下同侧肢体的瘫痪、本体觉和精细触觉的丧失及对侧肢体痛、温觉丧失。

3. 脊髓前角 病变常见于脊髓灰质炎即小儿麻痹。主要伤及前角运动细胞(属下运动神经元损伤),出现所支配的骨骼肌呈松弛性瘫痪,表现为肌张力低下、腱反射消失、浅反射消失、肌萎缩、无病理反射,感觉无异常。

4. 中央灰质周围病变 常见于脊髓空洞症。主要损伤白质前连合,阻断了脊髓丘脑束在此的交叉纤维,引起相应部位的痛、温觉消失,而本体感觉和精细触觉无障碍,这种现象称感觉分离。

第2节 脑

一、脑 干

1. 脑干的外形

脑干位于大脑下方,是脊髓和间脑之间,是中枢神经系统的较小部分,呈不规则的柱状形。脑干自下而上由延髓、脑桥、中脑三部分组成。延髓部分下连脊髓。

2. 脑干的内部结构

(1) 脑神经核

①躯体运动核柱 此柱位于最内侧,邻近正中线,由4个核团组成,自上而下依次为:动眼神经核、滑车神经核、展神经核及舌下神经核。

核 团	位 置	组 成	功 能
动眼神经核	中脑上丘平面,大脑水管的腹侧	动眼神经	大部分眼球外肌(除外直肌和上斜肌以外)和上睑提肌
滑车神经核	中脑下部,相当于下丘平面,大脑水管的腹侧	滑车神经	上斜肌
展神经核	脑桥中下部,面神经丘深方	展神经	外直肌
舌下神经核	位于延髓,舌下神经三角的深方	舌下神经	全部舌内肌与舌外肌

【例2】躯体运动性脑神经核**不包括**

　　A. 展神经核　　　　　　　　B. 舌下神经核　　　　　　　　C. 滑车神经核
　　D. 迷走神经核　　　　　　　E. 动眼神经核

②一般内脏运动柱 此柱位于躯体运动柱的外侧,界沟内侧。此柱由4个核团组成,自上而下依次为:动

眼神经副核、上泌涎核、下泌涎核和迷走神经背核。此4核与脊髓骶副交感核共同构成内脏运动的副交感低级中枢。

核团	位置	组成	功能
动眼神经副核	上丘平面动眼神经核的背内侧	动眼神经	瞳孔括约肌和睫状肌
上泌涎核	脑桥网状结构内	发出的副交感神经节前纤维加入面神经	泪腺、舌下腺和下颌下腺的分泌
下泌涎核	延髓橄榄上部的网状结构中	发出的副交感节前纤维进入舌咽神经	腮腺的分泌
迷走神经背核	延髓内侧丘系交叉至橄榄中部平面	发出的副交感节加入迷走神经	颈部和胸、腹腔大部分脏器的活动

③特殊内脏运动柱　此柱位于躯体运动柱腹外侧，由4个核团组成，自上而下依次为：三叉神经运动核、面神经核、疑核和副神经核。

核团	位置	组成	功能
三叉神经运动核	脑桥中部网状结构背外侧	三叉神经运动根	支配咀嚼肌、二腹肌前腹、下颌舌骨肌、腭帆张肌和鼓膜张肌
面神经核	脑桥下部，上橄榄核的背外侧	面神经	支配面肌、颈阔肌、二腹肌后腹、茎突舌骨肌和镫骨肌
疑核	延髓上部三叉神经脊束核和下橄榄核之间的网状结构中	舌咽神经、迷走神经	支配茎突咽肌、腭、咽、喉和食管上部的骨骼肌
副神经核	锥体交叉至4或5颈髓节段的前角背外侧	副神经	支配胸锁乳突肌和斜方肌上部

【例3】与脑桥相连的脑神经是
A. 动眼神经　　　　　　B. 滑车神经　　　　　　C. 面神经
D. 迷走神经　　　　　　E. 舌下神经

④内脏感觉柱　此柱由单一的孤束核构成，位于界沟外侧，内侧毗邻一般内脏运动柱。该核上端达脑桥下部，下端达内侧丘系交叉平面。在内侧丘系交叉平面，两侧孤束核下端在中央管背侧会合。此核包括上部的味觉核和下部的一般内脏感觉核。孤束核的细胞分布于孤束周围，其头端接受初级味觉纤维，尾侧部接受初级一般内脏感觉纤维。孤束为舌咽和迷走神经的下神经节中枢突入脑后，形成的浑圆的下行束。

⑤一般躯体感觉柱　此柱位于内脏感觉柱的腹外侧，由3个与三叉神经有关的核团构成。自上而下依次为：三叉神经中脑核、三叉神经脑桥核和三叉神经脊束核。

核团	位置	组成	功能
三叉神经中脑核	室周灰质和导水管周围灰质的外缘	三叉神经	完成咀嚼反射
三叉神经脑桥核	脑桥中部	三叉神经	—
三叉神经脊束核	延髓背外侧部浅表	三叉神经	—

⑥特殊躯体感觉柱　位于内脏感觉柱外侧，延髓上部至脑桥下部平面，第四脑室底前庭区的深面。包括两个核群：蜗神经核和前庭神经核。

核团	位置	组成	功能
蜗神经核	小脑下脚的背外侧和腹外侧	蜗神经	听觉
前庭神经核	橄榄中部延至脑桥下部	前庭神经	—

(2) 非脑神经核

①薄束核　薄束核与楔束核分别位于延髓下部，薄束结节和楔束结节的深面，接受来自薄束和楔束的纤维终止。该二核发出的纤维由背向腹内外呈弓形绕中央灰质形成内弓状纤维，在中央管腹侧的中线上左右交叉，即内侧丘系交叉。交叉后的纤维在中线两侧折向上行，形成内侧丘系。将躯干和四肢意识性本体觉和精细触觉冲动传递至丘脑腹后外侧核。

②楔束副核　楔束副核位于内侧丘系交叉至橄榄中部平面，延髓背外侧部，楔束核的背外方，埋于楔束内或在小脑下脚的内侧。此核接受来自同侧颈髓和上部胸髓节段后根粗纤维的终止，发出纤维组成楔小脑束，

参与组成小脑下脚,止于同侧小脑皮质。其功能与脊髓胸核相当,将同侧躯干上部和上肢肌梭的本体觉及皮肤触压觉冲动向小脑传递。

③红核 红核位于中脑上丘并延至间脑尾侧,黑质的背内侧。为一对直径约为 5 mm 的卵圆形核团,新鲜标本观察呈浅粉红色。红核包括小细胞部(新红核)和大细胞部(旧红核)。后者在种系发生上较古老。人的红核大部分为小细胞部。红核的传入联系主要包括:①来自小脑的投射,由小脑齿状核发出,经小脑上脚在脑桥上部交叉后,少部分止于红核,大部分穿越或环绕红核,至背侧丘脑中继后到达大脑额叶的运动皮质;②来自大脑皮质的投射,主要由初级躯体运动区和初级躯体感觉区发出。红核的传出联系主要包括:①至脊髓的下行投射,由红核大细胞发出,在上丘被盖腹侧的中线上交叉称为被盖腹侧交叉,越边后至对侧下行,构成红核脊髓束,主要终止于颈髓节段中间带和前角的外侧部。当皮质脊髓侧束受损后,红核脊髓束可能部分保留皮质脊髓侧束行使的运动功能。②至下橄榄核的下行投射,纤维自红核小细胞部发出,经被盖中央束至同侧下橄榄核。红核参与对躯体运动的控制,其小细胞部是大脑与小脑之间多突触联系的重要环节。

④黑质 黑质位于中脑脚底和被盖之间,向上延伸至间脑尾侧。可分为网状部和致密部。黑质网状部,靠近脚底,其形态和功能与端脑的苍白球内段相似;黑质致密部,靠近被盖,主要由多巴胺能神经元组成,其胞浆含黑色素颗粒。致密部多巴胺能神经元的轴突投射至端脑的新纹状体。Parkinson 病是由于某种原因造成这些神经元变性,使新纹状体多巴胺水平下降所致。患者表现为肌肉强直,运动受限并出现震颤。黑质致密部还参与中脑对边缘系统的多巴胺能投射。黑质也发纤维到间脑。

(3) 长上、下行纤维束

1) 长上行纤维束

①内侧丘系 传递来自对侧躯干和四肢的意识性本体觉和精细触觉冲动。由薄束核和楔束核发出,经内侧丘系交叉后的上行纤维构成。在延髓,位于中线和下橄榄核之间,锥体的背侧;至脑桥后,略转向腹外侧,位于被盖腹侧边缘,与基底部相邻;到中脑,则移向被盖腹外侧边缘,红核的外侧;最后终止于丘脑的腹后外侧核。该系下肢代表区的纤维,由薄束核发出,在延髓行于该系腹侧部,在脑桥和中脑则行于该系内侧部;而该系上肢代表区的纤维,由楔束核发出,在延髓行于该系背侧部,在脑桥以上则行于该系外侧部。

②脊髓丘脑束 为来自脊髓的传导对侧躯干及上、下肢的痛、温、粗触觉的纤维束,此束进入脑干后,在延髓,位于外侧区,下橄榄核的背外侧;在脑桥和中脑部,位于内侧丘系的背外侧;脊髓丘脑束的大部分纤维终止于背侧丘脑的腹后外侧核。

③脊髓小脑前束和脊髓小脑后束 此二束从脊髓上行,位于延髓外侧周边部。脊髓小脑后束在延髓上部经小脑下脚进入小脑;脊髓小脑前束继续上行至脑桥上部,经小脑上脚进入小脑。

④外侧丘系 起于双侧上橄榄核及对侧蜗背侧核和蜗腹侧核的听觉纤维,在脑桥中、上部,上橄榄核的外侧,转折向上形成外侧丘系。在脑桥,该系行于被盖的腹外侧边缘部;在中脑尾侧端止于下丘,转而投射到间脑的内侧膝状体,传导听觉信息。上橄榄核和蜗腹侧核的听觉纤维在脑桥中、下部被盖腹侧部横行,并在中线上交叉,构成斜方体,其外侧部有上行的内侧丘系穿过。部分斜方体纤维转折向上,参与外侧丘系的构成。

⑤三叉丘系 三叉神经脊束核及大部分三叉神经脑桥核发出的三叉丘脑纤维,交叉越边至对侧上行,构成三叉丘系。该系与内侧丘系伴行,止于丘脑的腹后内侧核。

⑥内侧纵束 大部分纤维由前庭神经核发出,部分越边到对侧,沿中线两侧行于第四脑室底的浅层。其上行途中发纤维至诸眼外肌运动核;其下行纤维至颈髓节段中间带和前角的内侧部。

2) 长下行纤维束

①锥体束 起自大脑半球额、顶叶,躯体运动区和感觉区及附近的顶叶后部皮质,经端脑内囊下行至脑干。此束在中脑位于大脑脚底中 1/3,穿经脑桥基底部时,被脑桥横纤维分隔成若干小束,在脑桥下端重新汇合,占据延髓锥体。锥体束由至脊髓的皮质脊髓束和至脑干脑神经运动核的皮质核束,或称皮质延髓束构成。锥体束主要参与随意运动的控制,也与上行感觉信息的整合有关。

②红核脊髓束和顶盖脊髓束 此二束分别起自对侧红核和上丘。前者在中脑和脑桥,位于被盖腹侧及腹外侧边缘,在延髓位于外侧区。后者始终居中线两侧,位于内侧纵束的腹侧。

③前庭脊髓束和网状脊髓束 由前庭外侧核发出的前庭脊髓外侧束在延髓下部位于锥体束的背外侧,主要由前庭内侧核发出的前庭脊髓内侧束构成内侧纵束降部。脑桥和延髓网状脊髓束在脑干不易定位,分别在脊髓前索和侧索下行。

【例 4】下列关于皮质脊髓侧束的说法正确的是

A. 传导痛、温觉冲动　　　　　B. 传导本体感觉冲动　　　　　C. 传导内脏运动冲动

D. 传导躯体运动冲动　　　　　　E. 传导对侧躯体的深感觉

二、小　脑

1. 小脑的外形

小脑两侧的隆起为小脑半球,中间的狭窄部为小脑蚓。小脑蚓下面由前向后依次为小结(紧靠下髓帆)、蚓垂和蚓锥体。在蚓垂两旁靠近延髓的小脑半球突出部分,称小脑扁桃体。小结向两侧借极薄的绒球脚与绒球相连。绒球位于小脑中脚的后外方,形若绒球。小脑表面有许多基本呈横向走行的浅沟,将小脑分成众多横行的小脑叶片。在小脑上面,以"V"形(尖端向后)的原裂为界分为小脑的前叶和后叶。在小脑半球的外侧缘和后缘,水平裂分界了小脑的上面和下面。在小脑下面的前部,后外侧裂分界了后叶和绒球小结叶。前叶和后叶构成了小脑的主体,又合称小脑体。

2. 小脑的内部结构

(1) 小脑皮质的分层　小脑皮质由浅入深均分 3 层,分别是分子层、梨状细胞层(又称 Purkinje 细胞层)和颗粒层。小脑皮质的神经元共有 5 种,分别为位于分子层的星状细胞和篮状细胞、梨状细胞层的梨状细胞、颗粒细胞层的颗粒细胞和 Golgi 细胞。

(2) 小脑核　小脑核共 4 对,从外向内依次为齿状核、栓状核、球状核和顶核。齿状核最大,形如皱缩的口袋状,袋口朝内,其外形与下橄榄核相似。球状核和栓状核合称为中间核,位于齿状核袋口的内侧。顶核位于第四脑室顶上方,蚓部的白质内。小脑核是小脑的传出神经元,小脑体皮质的梨状细胞定位投射到小脑核,通过该核的中继再发出传出纤维离开小脑。小脑核与小脑体的纵向分区有特定的对应关系,即蚓部皮质投射到顶核、半球中间部皮质投射到中间核、半球外侧部皮质投射到齿状核。小脑核为兴奋性神经元。

(3) 小脑髓质(白质)　小脑的白质由 3 类纤维构成:①小脑皮质梨状细胞发出的轴突终止于小脑中央核和中央核投射至小脑皮质的纤维。②相邻小脑叶片间或小脑各叶之间的联络纤维。③联系小脑和小脑以外其他脑区的传入、传出纤维。主要组成 3 对小脑脚:小脑上、中、下脚。

三、间　脑

1. 分　布

间脑位于中脑和端脑之间,与端脑共同起源于前脑泡。间脑的背面和两侧面由高度发展的大脑半球所掩盖,仅部分腹侧面露于脑底。间脑的内腔为一正中矢状面的窄隙,称第三脑室。间脑可分为背侧丘脑、后丘脑、上丘脑、底丘脑和下丘脑 5 个部分。

2. 背侧丘脑

(1) 背侧丘脑的位置和外形　背侧丘脑又称丘脑,是间脑的最大结构,位于间脑的背侧部。丘脑的外侧紧邻内囊的后肢,内侧为第三脑室侧壁,腹侧以下丘脑沟(连于室间孔和中脑水管的浅沟)与下丘脑分界,背外侧与尾状核体、尾相接壤,其间行有终纹,背内侧构成侧脑室前角的底,其内侧缘行有丘脑髓纹。丘脑为一对卵圆形的灰质块,前端的突出部分为丘脑前结节,后端膨大称丘脑枕。两侧丘脑之间借丘脑间粘合又称中间块相连接。

(2) 背侧丘脑的内部结构　在丘脑的水平切面上,"Y"字形的白质内髓板(含连接两侧丘脑核团的纤维)将丘脑分为三大核群,即在内髓板前方分叉区的前核群、内髓板内侧的内侧核群和内髓板外侧的外侧核群。外侧核群又可分为背侧组和腹侧组,背侧组含枕核,腹侧组由前向后分为腹前核、腹外侧核和腹后核,腹后核又分为腹后内侧核和腹后外侧核。在丘脑的腹外侧有外髓板包绕(含进出丘脑的纤维)。另外,在内髓板内有板内核群,在第三脑室侧壁的薄层灰质和中间块内有中线核群,在外髓板与内囊间有薄层的丘脑网状核。丘脑是皮质下的重要结构,丘脑的大部分核团均与大脑皮质有往返的纤维联系,为丘脑皮质投射和皮质丘脑投射。

3. 后丘脑

(1) 后丘脑的位置和外形　后丘脑位于丘脑枕的后下方,由两个圆丘形结构组成,位于内侧的称内侧膝状体,经下丘臂连于下丘;位于外侧的称外侧膝状体,经上丘臂连于上丘。

(2) 后丘脑的内部结构　内含特异性核团,内侧膝状体接受来自下丘臂的听觉传入纤维投射到颞叶的听觉中枢。外侧膝状体接受视束的视觉传入纤维,投射到枕叶的视觉中枢。

4. 下丘脑

(1) 下丘脑的分区　下丘脑从前向后分为 4 区,分别为视前区(位于视交叉前缘)、视上区(位于视交叉上方)、结节区(位于灰结节内及其上方)和乳头区(位于乳头体内及其上方)。由内向外分为 3 带,室周带(位于第三脑室室管膜下的薄层灰质)、内侧带和外侧带(以穿窿柱和乳头丘脑束分界)。

(2) 下丘脑的主要核团　丘脑主要核团有：位于视上区的视交叉上核、室旁核、视上核和前核，位于结节区的漏斗核（哺乳动物又称弓状核）、背内侧核和腹内侧核，位于乳头体区的乳头体核和后核。下丘脑的神经元数量不多，但具有一些特殊神经元，这些神经元既具有一般神经元的特点（有树突和轴突，神经元之间的突触联系依靠神经递质），又具有内分泌细胞的特点（能合成和分泌激素）。

四、端　脑

1. 端脑各叶的主要沟回

（1）脑半球外侧面

大脑半球外侧面由外侧沟、中央沟和两条假想的连线分为额叶、顶叶、枕叶、颞叶和岛叶。外侧沟起于半球下面，行向后上方。中央沟起于半球中点稍后方，斜向前下方，下端与外侧沟隔一脑回，上端延伸至半球内侧面。两条假想的连线为：顶枕沟（顶枕沟与上缘的交界处）和枕前切迹（枕极前下缘约 4 cm 处）的连线及此线中点与外侧沟末端的连线。中央沟分界了额叶和顶叶，外侧沟分界了颞叶和额叶及部分顶叶，假想连线分界了枕叶和顶叶及颞叶。岛叶位于外侧沟的底。

额叶由中央前沟（位于中央沟前方并与之伴行）、额上沟和额下沟（与半球上缘平行）分为中央前回（中央沟和中央前沟之间）、额上回（额上沟上方）、额中回（额上、下沟之间）和额下回（额下沟和外侧沟之间），额叶的前端称额极。顶叶由中央后沟（位于中央沟后方并与之伴行）和顶内沟（与半球上缘平行）分为中央后回（中央沟和中央后沟之间）、顶上小叶（顶内沟上方）和顶下小叶（顶内沟下方），顶下小叶又分为缘上回（包绕外侧沟末端）和角回（包绕颞上沟末端）。大脑半球侧面观形似拳击手套，指向下方的拇指相当于颞叶。颞叶由颞上沟和颞下沟（与外侧沟平行）分为颞上回（颞上沟上方）、颞横回（颞上回转入外侧沟的横行小回）、颞中回（颞上、下沟之间）和颞下回（颞下沟下方），颞叶的前端称颞极。枕叶相对较小，位于半球后部，形似三角形，枕叶后端称枕极。岛叶呈三角形岛状，被岛盖（为额叶、顶叶和颞叶覆盖岛叶部分）所掩盖。

（2）脑半球内侧面和底面　①额、顶、枕和颞叶均延伸到大脑半球的内侧面。位于中部的为前后方向略呈弓形的胼胝体。在胼胝体的后方有顶枕沟（自前下而后上至枕前上切迹）和距状沟（向后至枕极）。在胼胝体的背面有胼胝体沟，绕过胼胝体的后方向前移行为海马沟。在距状沟的前方有与海马沟平行的侧副沟。在胼胝体沟的上方，有与之平行的扣带沟，此沟在额叶后部发出短升支称中央旁沟，末端转向背方称边缘支。中央前、后回移行至内侧面的部分（中央旁沟和边缘支之间）为中央旁小叶。顶枕沟与距状沟之间为楔叶，距状沟和侧副沟后部之间为舌回。胼胝体沟和扣带沟之间为扣带回，海马沟和侧副沟之间为海马旁回，海马旁回前端弯曲称钩（又称海马旁回钩）。在海马沟处，部分皮质卷入侧脑室下角呈弓形隆起称海马，海马的内侧有锯齿状的齿状回，海马与海马旁回之间过渡区称下托。海马、齿状回和下托合称海马结构。在半球内侧面，将位于胼胝体周围和侧脑室下角底壁的一圈弧形结构称为边缘叶，包括隔区、扣带回、海马旁回、海马和齿状回，其中隔区由终板旁回（位于终板前方）和胼胝体下回（位于胼胝体嘴下方）组成。②额叶底面又称额叶眶部，额叶内有纵行的嗅束，其前端膨大为嗅球（与嗅神经相连），嗅束向后扩大为嗅三角，由此分出内侧嗅纹和外侧嗅纹，外侧嗅纹将嗅觉传至海马旁回前部和钩等嗅觉高级中枢。嗅三角与视束之间为前穿质，内有许多血管穿入脑实质。

2. 基底核

基底核位于两侧大脑半球的白质内，因靠近脑底而得名，由尾状核、豆状核、屏状核和杏仁体组成。

（1）尾状核　尾状核位于丘脑背外侧，呈"C"形，全长伴随侧脑室，分头、体、尾 3 部分。头部突向侧脑室前角，体部绕丘脑背外侧缘弓形向后，两者间以终纹为界，变细的尾部行经侧脑室的顶，并在下角的末端连接杏仁体。

（2）豆状核　豆状核位于岛叶深部，在水平切面和额状切面上均呈尖向内侧的楔形。并被外侧白质板分为外部的壳和内部的苍白球，苍白球又被内侧白质板分为内侧部和外侧部。

（3）屏状核　屏状核位于岛叶和豆状核之间，该核与尾状核之间为外囊（行经岛叶皮质与中脑被盖的联系纤维），与岛叶皮质之间为最外囊（行经弓形束），屏状核的功能作用尚不清楚。

（4）杏仁体　杏仁体位于海马回钩深面，侧脑室下角的前端，与尾状核尾相连，属边缘系统。

3. 内囊

（1）解剖　内囊位于尾状核、豆状核和丘脑之间，是由投射纤维构成的白质板在水平切面上，内囊呈尖端向内的"V"字形，可分为（内囊）前肢、（内囊）膝和（内囊）后肢。内囊前肢位于豆状核和尾状核头之间，内囊后肢位于豆状核和丘脑之间，又分为豆丘部、豆状核后部和豆状核下部，内囊膝位于前后肢汇合处。内囊前肢主要走行额桥束和丘脑前辐射（丘脑背内侧核投射到额叶前部的纤维束），内囊膝走行皮质核束，内囊后肢的豆丘部主要走行皮质脊髓束、皮质红核束、丘脑中央辐射(丘脑腹后核投射到中央后回的纤维束)和顶枕颞桥束，经豆状核后部的为视辐射，经豆状核下部的是听辐射。

（2）损伤后表现　内囊损伤可出现"三偏"症，即偏身感觉障碍(丘脑中央辐射损伤)、偏瘫(皮质脊髓束、皮质核束损伤)和偏盲(视辐射损伤)。

4. 大脑皮质的功能定位

（1）初级躯体运动区(4、6区)　此区位于中央前回和中央旁小叶前部。该区接受中央后回、丘脑腹前核、腹外侧核和腹后核的纤维，发出纤维组成锥体束，调控躯体随意运动。该区特点为：①第Ⅴ层有巨大的锥体细胞(Betz细胞)；②定位关系为倒置人体，头部正位，中央前回最上部和中央旁小叶前部与会阴及下肢运动相关，中部与躯干及上肢运动相关，下部与面、舌、咽、喉运动相关；③身体各部投影区大小取决于功能的重要性和复杂性，而与形体大小无关，如手(尤其拇指)和口的形体比下肢小，但因功能的复杂性而投影区较下肢大；④左右交叉，一侧运动区支配对侧肢体运动，但一些与联合运动有关的肌受双侧运动区支配，如眼球外肌、咽喉肌、咀嚼肌和躯干肌。该区损伤可致对侧偏瘫。

（2）初级躯体感觉区(3、1、2区)　此区位于中央后回和中央旁小叶后部。该区接受丘脑腹后核的纤维，精确感受对侧半身痛、温、触、压觉以及位置觉和运动觉。也发出纤维组成锥体束。该区特点与躯体运动区相似。①倒置人体，头部正位；②左右交叉；③身体各部投影区大小取决于感觉敏感程度，如手指和唇感受器最密，感觉区投射范围也最大。

（3）视觉区(17区)　此区位于枕叶距状沟两侧的皮质(楔叶下部和舌回上部)。该区接受来自外侧膝状体的纤维，距状沟上方的视皮质接受下部视野的冲动，距状沟下方接受上部视野的冲动。一侧视觉区接受同侧视网膜颞侧半和对侧视网膜鼻侧半的视觉冲动。一侧视觉区的损伤可引起双眼对侧半视野同向性偏盲，但不影响黄斑区视觉(黄斑回避)，对光反射不消失。

（4）听觉区(41、42区)　此区位于颞叶的颞横回。该区接受来自内侧膝状体的纤维。一侧听觉区接受来自两耳的听觉冲动。一侧听觉区的损伤会出现声音方向感障碍，听力减弱甚微(不致引起全聋)。

（5）嗅觉区(34区)　此区位于海马旁回钩的内侧部及邻近皮质。

（6）味觉区(43区)　此区位于顶叶岛盖及岛周皮质。接受来自丘脑腹后内侧核的味觉冲动。

（7）平衡觉区(2区)　此区位于中央后回的下部头面投影区，接受来自丘脑腹后外侧核的平衡觉冲动。

（8）运动性语言中枢(44、45区)　运动性语言中枢又称说话中枢，位于额下回后部，靠近中央前回口部区又称Broca区。其主要功能是对语言的表述。该区损伤，患者虽能发音但不能说出完整且有意义的句子，称运动性失语。

（9）听觉性语言中枢(22区)　听觉性语言中枢又称听话中枢，位于颞上回后部，靠近听觉区。其主要功能是对语言的理解。该区损伤，患者虽能听到声音，但不能理解别人和自己讲话的意思，即所答非所问，称感觉性失语。

（10）视觉性语言中枢(39区)　视觉性语言中枢又称阅读中枢，位于角回，靠近视觉区。其主要功能是对字义的理解。该区损伤，患者视觉无障碍，但读不懂字义和句义，称失读症。

（11）书写中枢(8区)　书写中枢位于额中回后部，靠近中央前回手区。其主要功能是书写与绘画。该区损伤，患者手的运动虽很正常，但书写、绘图出现障碍，称失写症。

Wernicke区是以德国神经学家Karl Wernicke的名字命名的，仅指颞上回后部(22区)，现扩展为顶、枕、颞交界区的颞上回、颞中回后部、缘上回和角回。该区的损伤将产生感觉性失语或称Wernicke失语。各语言中枢并不是孤立存在的，而是有着密切的联系。当回答问话时，首先听觉区接受听觉冲动并将信息传递到Wernicke区，信息被理解，然后将理解的信息通过弓状束传递到Broca区，在此通过与躯体运动区的联系，控制唇、舌、喉的运动形成语言。当要阅读时，首先视觉区接受文字或图像信息并传递到角回，再传递到Wernicke区，使信息被理解，然后再通过弓状束传递到Broca区。

【例5】躯体运动区主要位于
  A. 中央后回和中央旁小叶的后部　　　　B. 中央后回和中央旁小叶的前部
  C. 中央前回和中央旁小叶的后部　　　　D. 中央前回和中央旁小叶的前部
  E. 中央前回和中央旁小叶的后部

第3节 脊神经

一、构成与纤维成分和分支

1. 构 成 脊神经与脊髓相连,共31对。每对脊神经由前根和后根在椎间孔处合成。前根属运动性,由运动纤维组成。后根属感觉性,由感觉纤维组成,后根在椎间孔处有膨大的脊神经节。31对脊神经包括8对颈神经,12对胸神经,5对腰神经,5对骶神经和1对尾神经。第1颈神经在枕骨与寰椎间穿出椎管,第8颈神经在第7颈椎和第1胸椎间的椎间孔穿出,以下的胸神经和腰神经均分别在同序数椎骨下方的椎间孔穿出。第1~4骶神经穿出相应的骶前、后孔,第5骶神经和尾神经由骶管裂孔穿出。

2. 纤维成分和分支

(1) 纤维成分 每一典型的脊神经都是混合的,感觉纤维传导来自躯体和内脏的感觉冲动,运动纤维分别控制骨骼肌和平滑肌、心肌的收缩和腺体的分泌。在混合性的脊神经中含有4种纤维成分:

躯体感觉纤维	分布于皮肤、骨骼肌和关节
内脏感觉纤维	分布于内脏、心血管和腺体
躯体运动纤维	支配骨骼肌的运动
内脏运动纤维	支配平滑肌、心肌的运动,控制腺体的分泌

(2) 分支 脊神经出椎间孔后,立即分为前支、后支、脊膜支和交通支。前、后支均为混合性。

后支	细小,穿横突间后行,主要分布于项、背、腰、臀部的皮肤和项、背及腰骶部深层肌,有较明显的节段性分布
前支	①粗大,支配颈、胸、腹以及四肢的肌肉并分布相应区域的皮肤; ②前支除T_2~T_{11}外,其余各支分别组成丛,即颈丛、臂丛、腰丛和骶丛
脊膜支	细小,经椎间孔返回椎管,分布于脊髓的被膜和脊柱的韧带
交通支	①为连于脊神经前支与交感干之间的细支; ②其中T_1~12和L_1~3脊神经的前支发出白交通支连于交感干;而来自交感干连于每条脊神经的为灰交通支

二、神经丛

分型	组成	位置	分布
颈丛	第1~4颈神经的前支	位于胸锁乳突肌上部深面,中斜角肌和肩胛提肌起始处的前方	①皮支分布于耳后和枕部皮肤,向前分布于颈部皮肤,向外下方分布至颈下部和肩部皮肤; ②肌支主要支配颈部深层肌、舌骨下肌群、肩胛提肌和膈
臂丛	第5~8颈神经前支和第1胸神经前支的大部分	自斜角肌间隙穿出时,位于锁骨下动脉的后上方,继而经锁骨后方进入腋窝	①锁骨上部的分支 是较短的神经,发自臂丛的根和干,分布于颈深肌、背部浅肌(斜方肌除外)、部分胸上肢肌和上肢带肌等; ②锁骨下部的分支的短神经支配腋窝前、后壁的肌; ③锁骨下部的长神经主要支配自由上肢的肌和皮
腰丛	第12胸神经前支的一部分、第1~3腰神经前支及第4腰神经前支的一部分	位于腰大肌深面,腰椎横突前方	腰丛除发出肌支支配髂腰肌和腰方肌外,还发出下列分支分布于腹股沟区及大腿的前部和内侧部
骶丛	第4腰神经前支的余部和第5腰神经前支合成的腰骶干、全部骶神经和尾神经的前支组成	位于盆腔内,骶骨和梨状肌的前面,髂内血管和输尿管的后方	骶丛发出一些短的肌支支配梨状肌、闭孔内肌、股方肌及肛提肌、尾骨肌等

三、胸神经前支的节段性分布

胸神经的前支,在胸、腹壁皮肤的分布有明显的节段性,按神经顺序由上向下依次排列。大致说来,T_2相当胸骨角平面,T_4相当乳头平面,T_6相当剑突平面,T_8相当肋弓下缘平面,T_{10}相当脐平面,T_{12}分布于脐至耻骨联合连线的中点处。临床上实施椎管内麻醉时,多以此测定麻醉平面的位置,也可以各体表标志检查感觉障碍的阶段。

第4节 脑神经

脑神经	核的名称和性质	出入脑部位	出入颅部位	分布范围	损害后主要表现
Ⅰ嗅神经		嗅球	筛孔	鼻腔嗅黏膜	嗅觉障碍
Ⅱ视神经		外侧膝状体	视神经管	眼球视网膜	视觉障碍
Ⅲ动眼神经	动眼神经核(运) 动眼神经副核(副)	脚间窝	眶上裂	上、下、内直肌,下斜肌,上睑提肌,瞳孔括约肌,睫状肌	眼外下斜视,上睑下垂,对光反射消失
Ⅳ滑车神经	滑车神经核(运)	下丘下方	眶上裂	上斜肌	眼不能转向外下方,轻微内斜视
Ⅴ三叉神经	三叉神经中脑核(感) 三叉神经脑桥核(感) 三叉神经脊束核(感) 三叉神经运动核(运)	脑桥基底部与小脑中脚交界处	①眼神经:眶上裂; ②上颌神经:圆孔; ③下颌神经:卵圆孔	额、顶及颜面部皮肤,眼球及眶内结构,口、鼻腔黏膜,舌前2/3黏膜,牙与牙龈,咀嚼肌	头面部皮肤、鼻腔黏膜感觉障碍,角膜反射消失,咀嚼肌瘫痪,张口时下颌偏向患侧
Ⅵ展神经	展神经核(运)	延髓脑桥沟锥体上方	眶上裂	外直肌	眼内斜视
Ⅶ面神经	面神经核(运) 上泌涎核(副) 孤束核(感)	延髓脑桥沟展神经根外侧	内耳门→内耳道→面神经管→茎乳孔	面肌,颈阔肌,泪腺,下颌下腺,舌下腺,鼻腔及腭腺体,舌前2/3味蕾	面肌瘫痪,额纹消失,眼睑不能闭合,口角歪向健侧,分泌障碍,角膜干燥,舌前2/3味觉障碍
Ⅷ前庭蜗神经	前庭神经核(感) 蜗神经核(感)	延髓脑桥沟面神经根外侧	内耳门	壶腹嵴、球囊斑及椭圆囊斑、螺旋器	眩晕,眼球震颤,听力障碍
Ⅸ舌咽神经	疑核(运) 下泌涎核(副) 孤束核(感) 三叉神经脊束核(感)	延髓橄榄后沟上部	颈静脉孔	咽肌,腮腺,咽壁,鼓室黏膜,颈动脉窦,颈动脉小球,舌后1/3黏膜及味蕾,耳后皮肤	咽反射消失,分泌障碍,咽、舌后1/3味觉障碍,一般感觉障碍
Ⅹ迷走神经	疑核(运) 迷走神经背核(副) 孤束核(感) 三叉神经脊束核(感)	延髓橄榄后沟中部	颈静脉孔	咽喉肌,胸腹腔脏器的平滑肌、腺体、心肌,胸腹腔脏器及咽、喉的黏膜,硬脑膜,耳郭及外耳道皮肤	发音困难,声音嘶哑,吞咽困难,内脏运动障碍,腺体分泌障碍,心率加快,内脏感觉障碍,耳郭及外耳道皮肤感觉障碍
Ⅺ副神经	疑核(运) 副神经脊髓核(运)	延髓橄榄后沟下部	颈静脉孔	随迷走神经至咽喉肌、胸锁乳突肌、斜方肌	面不能转向健侧,不能提患侧肩胛骨
Ⅻ舌下神经	舌下神经核	锥体外侧	舌下神经管	舌内肌和舌外肌	舌肌瘫痪,伸舌时舌尖偏患侧

第5节 内脏神经

一、内脏运动神经

内脏运动神经为内脏神经系的重要组成部分,它受大脑皮质和皮质下各级中枢的控制,支配平滑肌、心肌的运动及控制腺体分泌。内脏运动神经与躯体运动神经在功能上互相依存、互相协调、互相制约,以维持机体内环境的相对平衡。然而内脏运动神经和躯体运动神经无论在形态结构上还是在功能上,都有较大差别。现就两者在形态学上的差异做一比较。

二、交感神经和副交感神经的异同

	交感神经	副交感神经
低级中枢	脊髓胸段和腰髓1~3节段的灰质侧角内	动眼神经副核、上、下泌涎核,迷走神经背核、骶副神经核
内脏神经节	①椎旁节(交感干神经节); ②椎前节(腹腔神经节)	器官旁节(睫状神经节、翼腭神经节、下颌下神经节、耳神经节等)
节前纤维	短	长
节后纤维	长	短
分布	广泛	较局限
功能	相互拮抗、协调、统一	—
内脏神经丛	心丛、腹腔丛、下腹下丛(盆丛)	—

三、牵涉性痛

1. 概　念　某些内脏器官病变时,常在体表的一定区域产生感觉过敏或疼痛感,这种现象称为牵涉性痛。疼痛区域内皮肤常有感觉过敏、血管运动障碍、汗腺分泌和立毛肌运动障碍或反射性肌肉痉挛。临床上称这一体表过敏区域为海德带,根据海德带可协助内脏疾病的诊断。

2. 常见疾病放射痛　牵涉性痛有时发生在患病器官邻近的皮肤区,有时则发生在距患病器官较远的皮肤区。例如胃溃疡时出现腹上部皮肤疼痛;肝胆疾患时,常在右肩部感到疼痛;心绞痛时则常在胸前区及左上臂内侧皮肤感到疼痛。

第6节　感觉传导通路

一、本体感觉传导通路

1. 躯干和四肢意识性本体感觉传导通路　第一级神经元的胞体位于脊神经节内,其周围突经脊神经分布于躯干及四肢的肌、腱和关节等处的本体感受器和皮肤的精细触觉感受器,中枢突经脊神经后根内侧部(粗纤维)进入脊髓后索,分为长的升支和短的降支。其中来自第5胸节以下的升支在后索的内侧部形成薄束,来自第4胸节以上的升支在后索的外侧部形成楔束。两束上行至延髓分别止于薄束核和楔束核。第二级神经元的胞体位于薄束核和楔束核内,由二核发出的弓状纤维向前绕过中央灰质的腹侧,在中线处左右交叉形成内侧丘系交叉,交叉后纤维行于延髓中线两侧锥体后方折向上行,称内侧丘系。内侧丘系在脑桥居被盖前缘,在中脑被盖居红核的后外侧,向上止于丘脑的腹后外侧核。第三级神经元的胞体位于丘脑腹后外侧核,其发出的纤维组成丘脑中央辐射,经内囊后肢投射至中央后回的中、上部和旁中央小叶后部,其中部分纤维投射至中央前回。内侧丘系交叉以上损伤,症状表现在损伤对侧,内侧丘系交叉以下损伤,症状表现在损伤同侧。

2. 躯干和四肢非意识性本体感觉传导通路　第一级神经元的胞体位于脊神经节内,其周围突经脊神经分布于肌、腱和关节等处的本体感受器,中枢突经脊神经后根内侧部进入脊髓。第二级神经元的胞体位于脊髓 $C_8 \sim L_3$ 的背核、$L_2 \sim S_3$ 的脊髓边缘细胞和延髓的楔束副核。由背核发出的纤维在同侧外侧索形成脊髓小脑后束,经小脑下脚进入旧小脑皮质,由脊髓边缘细胞发出纤维大部分经白质前连合交叉到对侧外侧索形成脊髓小脑前束,经小脑上脚进入旧小脑皮质。这两束传导下肢的非意识性本体感觉。由延髓楔束副核发出的纤维经小脑下脚进入旧小脑皮质,传导上肢的非意识性本体感觉。

二、痛、温觉和粗触觉传导通路

1. 躯干和四肢的浅感觉传导通路　第一级神经元的胞体位于脊神经节内,其周围突经脊神经分布于躯干、四肢皮肤内的感受器,中枢突经脊神经后根外侧部(细纤维,传导痛、温觉)和内侧部(传导粗触觉和压觉)进入脊髓。第二级神经元的胞体主要位于脊髓灰质后角(Ⅰ、Ⅳ和Ⅴ层),发出纤维经白质前连合斜越上升1~2个脊髓节段,交叉到对侧的外侧索和前索上行形成脊髓丘脑侧束(传导痛、温觉)和脊髓丘脑前束(也含有少部分不交叉纤维,传导粗触觉和压觉)。两束在脊髓合称脊髓丘脑束。进入脑干后合并上行又称脊髓丘系。该束行经延髓下橄榄核的背外侧,脑桥和中脑内侧丘系的外侧,向上止于丘脑腹后外侧核。第三级神经元的胞体位于丘脑腹后外侧核,发出的纤维组成丘脑中央辐射,经内囊后肢投射至中央后回中、上部和旁中央小叶后部。脊髓丘脑束或脊髓丘系以上损伤,症状表现在损伤的对侧。

2. 头面部的浅感觉传导通路 第一级神经元的胞体位于三叉神经节内,其周围突经三叉神经分支分布于头面部皮肤及口、鼻腔黏膜的感受器,中枢突经三叉神经根入脑桥。其中传导痛、温觉的纤维下降形成三叉神经脊束,止于三叉神经脊束核;传导触觉和压觉的纤维上升止于三叉神经脑桥核。第二级神经元的胞体位于三叉神经脊束核和三叉神经脑桥核,其发出的纤维交叉至对侧形成三叉丘系,止于丘脑的腹后内侧核。第三级神经元的胞体位于丘脑的腹后内侧核,其发出的纤维组成丘脑中央辐射,经内囊后肢投射至中央后回下部。三叉丘系以上损伤,症状表现在损伤对侧,三叉丘系以下损伤,症状表现在损伤同侧。

三、视觉传导通路

1. 视觉传导通路

(1) 解剖 视觉传导通路由三级神经元组成。第一级神经元是位于视网膜内的双极细胞,其周围突至视觉感受器(视锥细胞和视杆细胞),其中枢突至节细胞。第二级神经元是位于视网膜内的节细胞,其轴突在视神经盘处集合成视神经,经视神经管入颅腔后,两侧视神经交互形成视交叉并延为视束。在视交叉中,来自两眼视网膜鼻侧半的纤维交叉,而颞侧半的不交叉。因此,左侧视束含有来自两眼视网膜左侧半的纤维,右侧视束含有来自两眼视网膜右侧半的纤维。视束向后绕过大脑脚,主要终止于后丘脑的外侧膝状体。第三级神经元的胞体位于后丘脑的外侧膝状体内,由外侧膝状体核发出的纤维形成视辐射,经内囊后肢投射到距状沟两岸(视觉区)。视束中有少数纤维经上丘臂终止于上丘和顶盖前区,上丘发出纤维组成顶盖脊髓束完成视觉反射。顶盖前区是瞳孔对光反射通路的一部分。

(2) 损伤后表现 视觉传导通路不同部位损伤可致不同的视野缺损:①一侧视神经损伤可致患侧视野全盲;②视交叉中央部(交叉纤维)损伤(垂体瘤压迫)可致双眼视野颞侧偏盲;③视交叉外侧部(不交叉纤维)损伤(颈内动脉瘤压迫)可致患侧视野鼻侧半偏盲;④一侧视束、视辐射或视觉区的损伤可致双眼对侧视野同向性偏盲,如右侧损伤可致右眼视野鼻侧半和左眼视野颞侧半偏盲。

2. 瞳孔对光反射通路

(1) 解剖 瞳孔对光反射是指光照一侧瞳孔引起两眼瞳孔缩小。其中受照侧的瞳孔缩小称直接对光反射,受照对侧的瞳孔缩小称间接对光反射。该反射通路为:视网膜产生的视觉冲动经视神经、视交叉及视束传导,视束中的少数纤维经上丘臂至顶盖前区,并与顶盖前区的细胞形成突触,顶盖前区(对光反射中枢)发出纤维联系两侧动眼神经副核,该核发出的副交感节前纤维经动眼神经达睫状神经节,换元后发出节后纤维分布至瞳孔括约肌,使瞳孔缩小。

(2) 损伤后表现 一侧视神经损伤,由于传入信息中断,光照患侧瞳孔,两眼瞳孔对光反射消失,但光照健侧瞳孔,两眼瞳孔对光反射均存在。临床表现患侧直接瞳孔对光反射消失,间接对光反射存在的现象。一侧动眼神经损伤,由于传出信息中断,无论光照哪一侧瞳孔,患侧对光反射都消失,但健侧对光反射均存在(直接和间接对光反射)。

第7节 运动传导通路

一、锥体系

1. 皮质脊髓束 皮质脊髓束是由起始于大脑皮质初级躯体运动区、运动前区、补充运动区和初级躯体感觉区的锥体细胞轴突集合而成,是哺乳动物最大的下行传导束。该束下行经内囊后肢的前部、中脑的大脑脚底中 3/5 的外侧部、脑桥的基底部(在此被横行的脑桥小脑束分隔为众多小束)和延髓的锥体。在锥体下端,约 90% 的纤维交叉至对侧形成锥体交叉,交叉后的纤维行于对侧脊髓外侧索的后部形成皮质脊髓侧束。约 10% 的不交叉纤维行于前索的最内侧形成皮质脊髓前束。皮质脊髓侧束在下行过程中逐节止于前角细胞,支配四肢肌。皮质脊髓前束在下行过程中,大部分纤维经白质前联合逐节交叉至对侧,止于前角细胞,少部分不交叉纤维止于同侧前角细胞,这些纤维主要支配躯干肌。

2. 皮质核束

(1) 解剖 皮质核束是由起始于大脑皮质初级躯体运动区和初级躯体感觉区头面部投影区的锥体细胞轴突集合而成。该束下行经内囊膝、中脑大脑脚底中 3/5 的内侧部,此后与皮质脊髓束伴行至脑桥和延髓。该束在脑干的下行过程中陆续发出纤维至脑神经运动核,其中大部分纤维终止于双侧脑神经运动核,包括动眼神经核、滑车神经核、展神经核、三叉神经运动核、面神经核上部(支配额肌和眼轮匝肌)、疑核和副神经核,分别支配眼外肌、咀嚼肌、面上部表情肌、咽喉肌、胸锁乳突肌和斜方肌。小部分纤维完全交叉到对侧,终止于面神经核下部(主要支配口周围肌)和舌下神经核,分别支配面下部表情肌和舌肌。

(2) 功能　面神经核下部和舌下神经核只受对侧皮质核束的单侧支配,而其他脑神经运动核均受双侧皮质核束的支配。故当一侧皮质核束受损时(核上瘫),只出现对侧口周围肌和对侧舌肌的瘫痪,表现为口角偏向患侧(健侧鼻唇沟消失),伸舌时舌头偏向健侧。而当一侧面神经(包括面神经核)受损时(核下瘫),会出现患侧所有面肌的瘫痪,表现为额纹消失,不能闭眼,口角偏向健侧。一侧舌下神经(包括舌下神经核)受损时,会出现患侧舌肌的瘫痪,表现为患侧舌肌萎缩,伸舌时舌头偏向患侧。

3. 上运动神经元和下运动神经元损伤
锥体系对随意运动的调控是通过上运动神经元和下运动神经元的完整性实现的,若其完整性受到损伤(锥体束的损伤或下运动神经元的损伤)就会导致瘫痪。上运动神经元损伤表现为:①痉挛性瘫痪(旧称硬瘫);②肌张力增高,腱反射亢进;③浅反射(腹壁反射和提睾反射)减弱或消失;④出现病理反射(如 Babinski 征);⑤短期无肌萎缩。这些症状均为上运动神经元对下运动神经元抑制作用丧失所致。下运动神经元损伤表现为:①迟缓性瘫痪(旧称软瘫);②肌张力降低,腱反射消失;③浅反射消失;④无病理反射;⑤短期出现肌萎缩。这些症状均为失去神经直接支配所致。事实上,初级躯体感觉区、运动前区和补充运动区的损伤并不引起瘫痪,但这些区发出大量纤维参与组成锥体束。因此可认为起始于初级躯体运动区并直接终止于脑神经运动核和前角细胞的锥体束,是随意运动调控的主体,而起始于初级躯体感觉区并终止于感觉核(如脊髓后角 Ⅳ~Ⅵ层感觉神经元、脑干的薄、楔束核等)的锥体束调控了上行感觉系统。

二、锥体外系

锥体外系是指锥体系以外影响和控制躯体运动的传导通路。主要结构包括大脑皮质、纹状体、小脑、丘脑、底丘脑核、红核、黑质、脑桥核、前庭神经核和脑干网状结构等。在种系发生上,锥体外系较为古老,从鱼类开始出现,在鸟类则是控制全身运动的主要系统。而到了哺乳类(特别是人类),由于大脑皮质和锥体系的高度发展,锥体外系逐渐退居从属地位。人类锥体外系的主要功能是调节肌张力、协调肌肉运动、维持体态姿势、完成习惯性和节律性的动作等,如走路时的双臂自然摆动和某些防御性反应等。损伤后不出现瘫痪,而出现肌张力、肌协调和姿势障碍。

第 8 节　脑和脊髓的被膜

脑和脊髓的表面都有 3 层被膜包裹,从外向内依次为硬膜、蛛网膜和软膜。这些被膜对脑和脊髓具有保护和支持作用,并通过被膜的血管使脑和脊髓得到营养。

一、脊髓的被膜

1. 硬脊膜　硬脊膜是由致密结缔组织构成的厚而坚韧的纤维膜,呈管状包裹脊髓与脊神经根丝。上端附着于枕骨大孔边缘,并与硬脑膜续连,下部从第 2 骶椎平面变细,包裹终丝,附于尾骨,两侧在椎间孔处与脊神经外膜相续。硬脊膜与椎管内面的骨膜之间为狭窄的硬膜外隙,内含疏松结缔组织、脂肪、淋巴管和椎内静脉丛。由于硬脊膜在枕骨大孔边缘与骨膜紧密附着,故此隙仅存在于椎管,不与颅腔内相通。隙内为负压,并有脊神经根经过。临床上进行硬膜外麻醉,即将药物注入此间隙,阻滞脊神经根内的神经传导。硬脊膜与其深面的脊髓蛛网膜之间为潜在的硬膜下隙。

2. 脊髓蛛网膜　脊髓蛛网膜为半透明、无血管的薄膜,与脑蛛网膜相延续,衬于硬脊膜的内面,也包裹脊神经根和脊神经节,并与脊神经外膜融合。脊髓蛛网膜与硬脊膜之间有潜在的硬膜下隙,与软脊膜之间有较宽阔的蛛网膜下隙,两层间有许多纤细的结缔组织小梁相连,隙内充满脑脊液。该隙向上与脑蛛网膜下隙相通,其下部,自脊髓下端至第 2 骶椎平面扩大为终池,内有马尾和终丝。因此临床上可在第 3 与 4 或第 4 与 5 腰椎之间进行穿刺,抽取脑脊液或注入药物而不会伤及脊髓。

3. 软脊膜　软脊膜为薄而富有血管的透明结缔组织膜,紧贴于脊髓表面,并延伸入脊髓的沟裂中,在脊髓下端延续为终丝,向下附着于尾骨。软脊膜在脊髓两侧脊神经前、后根之间形成锯齿状的齿状韧带,其尖端附于硬脊膜,从枕骨大孔至第 1 腰脊神经根间共约 21 对。齿状韧带、终丝和脊神经根将脊髓固定于椎管内并浸泡在脑脊液中,加之硬膜外隙内的脂肪组织和椎内静脉丛的弹性垫作用,使脊髓不易受到外界震荡的损伤。齿状韧带也可作为椎管内手术的标志。

二、脑的被膜

1. 硬脑膜 硬脑膜为厚而坚韧的双层膜,有丰富的神经和血管行经其间。外层为颅骨内面的骨膜,其与颅盖骨结合疏松,当颅盖骨发生骨折或此处硬脑膜血管损伤时,在硬脑膜与骨之间易形成硬膜外血肿。但其与颅底骨结合紧密,如果发生颅底骨折,易将硬脑膜与蛛网膜同时撕裂而发生脑脊液外漏;若发生颅前窝骨折,脑脊液可流入鼻腔,形成鼻漏。硬脑膜在脑神经出颅处移行于神经外膜。内层在枕骨大孔周围与硬脊膜相续,并在某些部位形成一些板状隔,分隔颅腔,伸入各脑部之间,对脑起着保护作用。由硬脑膜形成的这些特殊结构有:

(1) 硬脑膜窦 由硬脑膜两层在一些部位彼此分开,并衬以内皮细胞构成。脑的静脉血先注入窦内,最终引流至颈内静脉。窦壁无平滑肌,不能收缩,若受到损伤则出血难止,容易形成颅内血肿。

(2) 海绵窦 位于蝶鞍两侧,前至眶上裂,后达颞骨岩部尖,是硬脑膜两层之间不规则的腔隙,因其内有许多纤维束分隔,形似海绵而得名。海绵窦内有颈内动脉和展神经通过,在窦的外侧壁内,自上而下有动眼神经、滑车神经、三叉神经的眼神经(V_1)和上颌神经(V_2)通过。海绵窦与周围的静脉有广泛的交通。它收纳眼静脉和大脑中浅静脉的血液,并由岩上窦和岩下窦引流至横窦、乙状窦和颈内静脉。左、右两侧的海绵窦借横支相连。海绵窦向前借眼静脉与面部的浅静脉交通,向下经卵圆孔借导血管与翼静脉丛相通,因而面部的感染可蔓延至海绵窦。海绵窦向后与斜坡上的基底静脉丛相通,而基底静脉丛向下通过椎内静脉丛又与腔静脉系交通,因而腹、盆部的感染可经此途径蔓延至海绵窦内,造成颅内感染。海绵窦与位于其下方的蝶窦之间,仅隔以薄层骨板,蝶窦炎可导致海绵窦炎或血栓形成。若通过海绵窦内和窦壁的神经受到损伤,则会出现相应的症状。

2. 脑蛛网膜 脑蛛网膜与脊髓蛛网膜相连,衬于硬脑膜内面,也有硬膜下隙和蛛网膜下隙,并与脊髓蛛网膜下隙相通。脑蛛网膜除随大脑镰和小脑幕分别伸入大脑纵裂和大脑横裂外,均跨过脑的其他沟裂而不伸入其中,致使脑蛛网膜下隙在某些部位扩大成为蛛网膜下池。其中最大的是在小脑与延髓背面之间的小脑延髓池,第四脑室内的脑脊液借正中孔和外侧孔流入此池,临床上可在此进行蛛网膜下隙穿刺。

3. 软脑膜 软脑膜薄而富有血管,紧贴脑的表面并深入脑的沟裂之中,对脑起着重要的营养作用。脑室壁一定部位的室管膜上皮与软脑膜及其血管共同构成脉络组织。有些部位的脉络组织中的血管反复分支形成丛,血管丛连同其表面的软脑膜和室管膜上皮一起突入脑室内,形成脉络丛,产生脑脊液。

第9节 脑和脊髓的血管

一、脑动脉

1. 颈内动脉 起自颈总动脉,从颈部向上行至颅底,经颈动脉管进入颅腔,在破裂孔上方弯行向上至后床突处转行向前穿入海绵窦,紧贴窦内侧壁水平向前,在前床突内侧弯行向上,穿出硬脑膜并转向后行,依次发出眼动脉、后交通动脉和脉络膜前动脉,最后在大脑外侧沟起始处的内侧,分为大脑前动脉和大脑中动脉两终支。根据颈内动脉的行程,可将其分为颈部、岩部、海绵窦部和脑部。临床上把海绵窦部和脑部合称为"虹吸部",呈"U"或"V"形弯曲,在脑血管造影诊断时有重要意义,也是动脉硬化的好发部位。颈内动脉的主要分支:

眼动脉	在颈内动脉行至前床突内侧,进入蛛网膜下隙时发出,沿视神经外侧经视神经管入眶,分支分布到眶内结构
后交通动脉	自颈内动脉发出后,经动眼神经上方,视束下方向后行,与基底动脉的大脑后动脉吻合,是颈内动脉系和椎-基底动脉系的吻合支
脉络丛前动脉	①从后交通动脉发起处附近发自颈内动脉,沿视束下面行向后,经大脑脚与海马旁回钩之间潜入侧脑室下角的脉络丛内; ②沿途分支供应内囊后肢后下部、外侧膝状体、大脑脚底的中 1/3 及苍白球等。此支细小而变异多,行程又较长,易被血栓阻塞
大脑前动脉	①是颈内动脉较小的终支,发出后经视交叉上方行向前内,进入大脑纵裂,沿胼胝体上面行向后,在顶枕沟附近与大脑后动脉吻合; ②大脑前动脉在进入大脑纵裂处,与对侧同名动脉借短而横行的前交通动脉相连。
大脑中动脉	①是颈内动脉的直接延续,供血范围最广,沿大脑外侧沟走行; ②皮质支分布到岛叶和大脑半球上外侧面顶枕沟以前的大部分,包括躯体运动区、躯体感觉区和语言中枢; ③最大的一支为豆状核纹状体动脉,沿豆状核外侧上行至内囊。该动脉在动脉硬化和高血压时容易破裂而导致脑溢血(即脑卒中)的严重后果,故又名为"出血动脉"

2. 椎动脉　起自锁骨下动脉,向上穿经第6至第1颈椎横突孔,在寰椎侧块后方向内侧弯曲,经枕骨大孔入颅腔,在脑桥与延髓交界处腹侧,左、右椎动脉汇合为一条基底动脉。基底动脉沿脑桥腹侧面的基底沟上行,至脑桥上缘分为左、右大脑后动脉两大终支。

(1) 椎动脉的主要分支　脊髓前、后动脉及小脑下后动脉。
(2) 基底动脉的主要分支

小脑下前动脉	发自基底动脉起始段,供应小脑下面的前部
迷路动脉	细长,伴随面神经和前庭蜗神经进入内耳,供应内耳迷路
脑桥动脉	为一些细小分支,行向外侧,供应脑桥基底部
小脑上动脉	发自基底动脉末段,行向外侧,绕过大脑脚转向后,供应小脑上面
大脑后动脉	皮质支分布于颞叶内侧面和底面以及枕叶,终支绕至大脑半球外侧面;中央支由其起始部发出,经脚间窝穿入脑实质,供应背侧丘脑、内、外侧膝状体,下丘脑和底丘脑等

3. 大脑动脉环　大脑动脉环又称 Willis 环,由不成对的前交通动脉、成对的大脑前动脉起始段、成对的颈内动脉末段、成对的后交通动脉和成对的大脑后动脉起始段共同构成。它位于大脑底部,蝶鞍的上方,环绕视交叉、灰结节、脑垂体及其漏斗、乳头体周围。大脑动脉环使两侧颈内动脉系和椎-基底动脉系相互吻合。

二、脊髓的动脉

1. 脊髓前动脉　由椎动脉末段发出,左、右脊髓前动脉沿延髓前面下降并向中线靠拢,在枕骨大孔上方合并为一支进入椎管,沿脊髓前正中裂下降至脊髓颈膨大,在后者下方有节段性动脉与脊髓前动脉吻合形成脊髓前正中动脉。分支分布于脊髓前角、侧角、灰质连合、后角基部、前索和侧索。

2. 脊髓后动脉　由椎动脉发出向后走行,经枕骨大孔出颅后在脊神经根内侧,沿脊髓后外侧沟下行,直至脊髓末端,分支分布于脊髓后角基部以后的部分和后索。

3. 根髓动脉　为来自颈升动脉、肋间后动脉、腰动脉和骶外侧动脉等发出的节段性动脉。根髓动脉经椎间孔进入椎管,沿脊神经前、后根至脊髓,并与脊髓前、后动脉吻合。

第10节　脑脊液及其循环

一、脑脊液的产生

中枢神经系统内无淋巴管,而代之以脑脊液(CSF)。脑脊液是充满脑室系统、脊髓中央管和蛛网膜下隙内的无色透明液体,比重 1.003~1.008。它含有无机离子、葡萄糖和少量蛋白质以及很少的细胞,主要为单核细胞和淋巴细胞。正常成人总量平均 150 mL。脑脊液的功能主要是在脑和脊髓周围形成水垫,起着缓冲和保护作用。同时又相当于外周组织的淋巴,对脑和脊髓起着营养、运输代谢产物及维持正常颅内压的作用。

二、脑脊液的循环

脑脊液主要由各脑室脉络丛产生。由侧脑室脉络丛产生的脑脊液经室间孔流入第三脑室,与第三脑室脉络丛产生的脑脊液一起,经中脑水管流至第四脑室,再与第四脑室脉络丛产生的脑脊液汇合后,经第四脑室正中孔和外侧孔流入蛛网膜下隙。最后脑脊液流至大脑半球背侧蛛网膜下隙,通过蛛网膜粒渗透入上矢状窦回流入血液中。经由动脉来的脑脊液再回到静脉,形成脑脊液循环。该循环中脑脊液的产生和吸收保持动态平衡。脑脊液循环途中若发生阻塞,可导致脑积水和颅内压增高,使脑组织受压、移位,甚至形成脑疝。此外,实验动物的研究发现,血液与脑脊液之间在室管膜及软脑膜毛细血管也有少量的双向物质转运,脑脊液也可能吸收入蛛网膜下隙附近周围神经的淋巴管。

➢ **参考答案**如下,详细答案参见 2019 版《国家临床执业及助理医师资格考试精选真题考点精析》。

| 1. B | 2. D | 3. C | 4. D | 5. D | 昭昭老师提示:关注官方微信。 |

第10章　内分泌系统

➢ **2019 考试大纲**
①总论;②垂体;③甲状腺。

➢ **考纲解析**
近20年的医师考试中,本章的考点是甲状腺,执业医师每年考查分数为 0~1 分,助理医师每年考查分数为 0~1 分。

人体的内分泌腺有垂体、甲状腺、甲状旁腺、肾上腺、松果体、胸腺等。内分泌组织有胰腺内的胰岛、睾丸内的间质细胞、卵巢内的卵泡和黄体等。

第1节 垂 体

垂体又称脑垂体,不成对,是促进生长和物质代谢的重要内分泌腺。它可分泌多种激素,并且影响其他许多内分泌腺(甲状腺、肾上腺、性腺等)的活动。

【例1】属于内分泌腺的器官是
A. 前庭大腺　　　B. 垂体　　　C. 前列腺　　　D. 胰腺　　　E. 睾丸

一、位置和形态

垂体位于颅中窝蝶骨体上的垂体窝内。其前下方为蝶窦,两侧为海绵窦,上面被硬脑膜形成环行的鞍隔所覆盖,鞍隔中央有漏斗孔穿过,借漏斗(垂体柄)部与下丘脑相连。垂体呈横椭圆形,淡红色,前后径约 1.0 cm,横径 1.0~1.5 cm,高约 0.6 cm。成年人垂体的重量为 0.4~0.8 g,女性略大于男性,妇女在妊娠时可高达 1 g,经产妇可达 1.5 g。新生儿垂体的重量约 0.1 g。

二、分 部

垂体分为腺垂体和神经垂体两部分。腺垂体又分为远侧部、结节部和中间部;神经垂体分神经、漏斗部和正中隆起。远侧部和结节部称垂体前叶,约占垂体体积的 75%;中间部和神经部称垂体后叶。

【例2】下列关于神经垂体说法正确的是
A. 由远侧部、结节部和中间部组成　　　B. 分泌生长激素　　　C. 分泌促性腺激素
D. 包括垂体前叶和后叶　　　　　　　　E. 包括正中隆起、神经部和漏斗

第2节 甲状腺

一、位置和形态

1. 位 置　甲状腺位于颈前部,舌骨下肌群深面。它略呈"H"形。由左、右两个侧叶和甲状腺峡构成。侧叶位于喉下部与气管上部的两侧,一般分为前、后缘,上、下端以及前外侧面与内侧面。上端可达甲状软骨中部,下端至第 6 气管软骨。甲状腺峡多位于第 2~4 气管软骨环前方,有时自峡部向上伸出一个锥状叶,长短不一,长者可达舌骨水平。少数人甲状腺峡可缺如。

2. 形 态　甲状腺柔软,呈棕红色,富含血管,其大小依年龄、性别和功能状态而不同,青春期和妊娠期略有增大。

【例3】下列关于甲状腺说法正确的是
A. 由峡和两个锥状叶组成　　　　　　　B. 质地较硬
C. 甲状腺被膜的内层称甲状腺真被膜　　D. 甲状腺假被膜由颈浅筋膜构成
E. 峡位于第 5~6 气管软骨之间

二、毗 邻

甲状腺的前面,由浅入深依次有皮肤、浅筋膜、颈深筋膜浅层(封套筋膜)、舌骨下肌群及气管前筋膜遮盖。左、右两侧叶的后内侧紧邻喉与气管、咽与食管及喉返神经;2 个侧叶的后外面与颈动脉鞘及颈交感干相邻。颈动脉鞘内包裹有颈总动脉、颈内静脉和迷走神经,鞘后方有颈部交感干。当甲状腺肿大时,如向后内侧压迫喉与气管,可出现呼吸与吞咽困难以及声音嘶哑;如向后外方压迫颈交感干时,可出现 Horner 综合征,即瞳孔缩小、上睑下垂、眼裂变窄及眼球内陷等。

▶ 参考答案如下,详细答案参见 2019 版《国家临床执业及助理医师资格考试精选真题考点精析》。

| 1. B | 2. E | 3. C | 昭昭老师提示:关注官方微信。 |

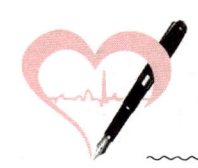

第二篇　生理学

学习导图

章序	章名	内容	所占分数 执业医师	所占分数 助理医师
1	绪论	机体的内环境 机体生理功能的调节	0分	0分
2	细胞的基本功能	细胞膜的物质转运功能 细胞的兴奋性和生物电现象 骨骼肌的收缩功能	2分	2分
3	血液	血液的组成与特性 血细胞及其功能 生理性止血、血液凝固、抗凝和纤溶 血型	1分	1分
4	血液循环	心脏泵血功能 心肌的生物电现象和生理特性 血管生理 心血管活动的调节 器官循环	5分	2分
5	呼吸	肺通气 肺换气和组织换气 气体在血液中运输 呼吸运动的调节	2分	1分
6	消化和吸收	消化道平滑肌的特性 胃肠功能的调节 胃内消化 小肠内消化 大肠的功能 吸收	2分	1分
7	能量代谢和体温	能量代谢 体温	1分	0分
8	尿的生成和排出	肾小球的滤过功能 肾小管与集合管的转运功能 尿生成的调节 血浆清除率 尿的排放	1分	0分
9	神经系统的功能	突触传递 外周神经的递质和受体 神经反射 神经系统的感觉功能 脑电活动以及睡眠和觉醒 神经系统对姿势和躯体运动的调节 神经系统对内脏活动的调节 脑的高级功能	2分	1分

续表

章序	章名	内容	所占分数 执业医师	所占分数 助理医师
10	内分泌	下丘脑的内分泌功能 垂体的内分泌功能 甲状腺激素 与钙、磷代谢调节有关的激素 肾上腺糖皮质激素 胰岛素	1分	1分
11	生殖	男性生殖 女性生殖	0分	0分

复习策略

生理学这门课程,是医学的基础科目,与内科连接十分紧密。学好这门课,对将来的内科学学习是大有裨益的。基础科目,较为抽象、晦涩、难懂,考生要通过图形及视频详细掌握各个知识点。重点和难点内容是神经系统的生理学。本课程执业医师考试的分数为10～15分;助理医师考试的分数为5～10分。

第1章 绪 论

> **2019 考试大纲**
> ①机体的内环境:体液、内环境及其稳态;②机体生理功能的调节:神经调节和体液调节、反馈。

> **考纲解析**
> 近20年的医师考试中,本章的考点是**机体的内环境和稳态**,执业医师每年考查分数为1～2分,助理医师每年考查分数为0～1分。

一、机体的内环境和稳态

1. 体液及其组成 人体内的液体称为体液。正常**成年人的体液量约占体重的60%**,其中约2/3分布于细胞内,称为细胞内液;其余约1/3分布于细胞外,称为细胞外液(其中约3/4为组织液、约1/4为血浆)。

(昭昭老师提示:液体占了体重的一大半(60%),红楼梦里有句名言说"女人是水做的",这句话是真的)

体液	细胞内液(40%)	—	—
	细胞外液(20%)	血浆	5%
		组织间液	15%

2. 内环境 人体的绝大多数细胞并不与外界环境相接触,而是浸浴于机体内部的细胞外液中,因此细胞外液是细胞直接接触和赖以生存的环境。生理学中将围绕在多细胞动物体内细胞周围的体液,即**细胞外液,称为机体的内环境**,以区别于整个机体所处的外环境。

3. 内环境的稳态

内环境的稳态	内环境的稳态也称自稳态,是指内环境的理化性质,如温度、pH、渗透压和各种液体成分等的**相对恒定状态**
内环境理化性质	内环境理化性质的相对恒定并非固定不变,而是可在一定范围内变动但又保持相对稳定的状态,是一种**动态平衡**

4. 稳态的维持和生理意义

稳态	稳态的维持需要全身各系统和器官的共同参与和相互协调,是机体自我调节的结果
内环境的稳态	内环境的稳态是细胞维持正常生理功能的必要条件,也是机体维持正常生命活动的必要条件

【例1】机体的**内环境**是指
A. 体液 B. 细胞内液 C. 细胞外液 D. 血浆 E. 组织间液

二、机体生理功能的调节

1. 生理功能的调节方式 人体生理功能的调节方式主要有三种:神经调节、体液调节和自身调节。

2. 神经调节、体液调节和自身调节的比较

	神经调节	体液调节
概念	通过反射而影响生理功能的一种调节方式	指体内某些特殊的化学物质通过体液途径而影响生理功能的一种调节方式
功能基础	基本过程是反射	激素等化学物质传输调节信息
特点	①反应速度快； ②作用部位精确； ③持续时间短暂	①反应速度慢； ②作用部位不够精确； ③持续时间长
意义	人体生理功能调节的最主要方式；快速反应系统	维持生长、发育等基础活动长期调节系统
举例	①心血管反射、呼吸反射； ②受伤害性刺激时的回撤； ③闭眼动作； ④唾液分泌的调节	①胰岛素对血糖浓度的调节； ②抗利尿激素对尿量的调节
速记	看看这些例子就知道神经调节的特点	看看这些例子就知道神经调节的特点

【例2】破坏反射弧中的任何一个环节，下列哪一种调节将不能进行？
A. 神经调节　　　　　B. 体液调节　　　　　C. 自身调节
D. 旁分泌调节　　　　E. 自分泌调节

三、体内的反馈控制系统

1. 反馈控制系统　在这类控制系统中，控制部分发出指令控制受控部分的活动，而控制部分自身的活动又受来自受控部分返回信息的影响。由受控部分发出的信息反过来影响控制部分的活动，称为反馈。反馈有正反馈和负反馈两种形式。反馈控制系统是一个闭环系统，因而具有自动控制的能力。

2. 正反馈　受控部分发出的反馈信息促进与加强控制部分的活动，最终使受控部分的活动朝着与它原先活动相同的方向改变，称为正反馈。正反馈的意义在于产生"滚雪球"效应，或促进某一生理活动过程很快达到高潮并发挥最大效应。

3. 负反馈　受控部分发出的反馈信息调整控制部分的活动，最终使受控部分的活动朝着与它原先活动相反的方向改变，称为负反馈。在正常人体内，大多数情况下为负反馈调节，在维持机体生理功能的稳态中具有重要意义。负反馈控制都有一定调定点，调定点是指自动控制系统所设定的一个工作点，使受控部分的活动只能在这个设定的工作点附近的一个狭小范围内变动。实际上，调定点可被视为各生理指标正常范围的均数。

4. 正反馈和负反馈　（昭昭老师提示：重点记住这些例）

	正反馈	负反馈
比例	少数情况下的控制系统	大多数情况下的控制机制
生理特点	加速生理过程	维持稳态
生理结果	纠正、减弱控制信息的作用	加强控制信息的作用
常考举例	①排尿反射； ②排便反射； ③分娩过程； ④血液凝固过程； ⑤胰蛋白酶原激活的过程； ⑥排卵前雌二醇引发黄体生成素峰； ⑦动作电位快速去极化Na^+通道的开放	①减压反射； ②肺牵张反射； ③内分泌系统调节（T_3、T_4对TSH的负反馈调节）； ④绝经妇女卵巢雌、孕激素分泌减少引起的促性激素分泌增加； ⑤HCl对胃酸分泌的调节等
速记	"四排"+"凝血"+"动作电位"	其余的基本都是负反馈

【例3】属于负反馈调节的过程见于
A. 排尿反射　　B. 减压反射　　C. 分娩反射　　D. 血液凝固　　E. 排便反射

➢ **参考答案**如下，详细答案参见2019版《国家临床执业及助理医师资格考试精选真题考点精析》。

| 1. C | 2. A | 3. B | 昭昭老师提示：关注官方微信，获得第一手考试资料。 |

第2章 细胞的基本功能

> **2019 考试大纲**
> ①细胞膜的物质转运功能;②细胞的兴奋性和生物电现象;③骨骼肌的收缩功能。

> **考纲解析**
> 近20年的医师考试中,本章的考点是细胞膜的**物质转运功能**和细胞的**兴奋性和生物电现象**,执业医师每年考查分数为2~3分,助理医师每年考查分数为1~2分。

第1节 细胞膜的物质转运功能

一、单纯扩散

概念	脂溶性小分子物质由膜的高浓度区一侧向膜的低浓度区一侧顺浓度差跨膜的转运过程称为单纯扩散
转运物质	除 O_2、CO_2、NO、CO、N_2 等气体外,还有乙醇、类固醇类激素、尿素、甘油和水等
特点	①顺浓度差,不耗能,无需膜蛋白帮助; ②最终使转运物质在膜两侧的浓度差消失
扩散速率	物质经单纯扩散转运的速率主要取决于:该物质在细胞膜两侧的浓度差;细胞膜对该物质的通透性,浓度差越大、通透性越高,则单位时间内物质扩散的量就越大;物质所在溶液的温度越高、膜有效面积越大,转运速率也越快

二、易化扩散

1. 概念 指某些非脂溶性或脂溶性较小的物质,在特殊蛋白的"帮助"下,由膜的高浓度一侧向低浓度一侧扩散的过程,包括载体转运和通道转运。(昭昭老师提示:这个好比是饭店里面的厨房,厨房出菜的"窗口"我们可以理解为通道,主要出菜(菜就是离子),而另外一个"门口"是"厨师"进出用的,这里的厨师可以理解为大分子物质(糖和蛋白质,各走各的路,互不干扰))

	通道转运	**载体转运**
概念	以通道为中介的易化扩散	以载体蛋白为中介的易化扩散
转运速度	快	慢
特性	转运物质的能力受膜两侧电位差或化学物质的影响,故有电压门控通道和化学门控通道之分	溶质的结合具有化学结构特异性
特点	①相对特异性,特异性无载体蛋白质高; ②通道的导通有开放和关闭两种不同状态; ③无饱和现象	①载体蛋白质有结构特异性; ②竞争性抑制; ③有饱和现象
举例	主要通过通道蛋白质(简称通道)进行的,如 Na^+、K^+、Ca^{2+} 等都经通道转运	血液中葡萄糖和氨基酸进入到组织细胞

三、主动转运

1. 概念 主动转运是指细胞通过本身的耗能过程,在细胞膜上特殊蛋白质(泵)的协助下,将某些物质分子或离子经细胞膜逆浓度梯度或电位梯度转运的过程。

2. 钠泵的本质 钠泵就是镶嵌于细胞膜上的 Na^+-K^+ 依赖式 ATP 酶。Na^+-K^+ 依赖式 ATP 酶的生理意义:由钠泵形成的细胞内高 K^+ 和细胞外的高 Na^+,这是许多代谢反应进行的必需条件;维持细胞正常的渗透压与形态;它能建立起一种势能贮备。这种势能贮备是可兴奋组织具有兴奋性的基础,这也是营养物质(如葡萄糖、氨基酸)逆浓度差跨膜转运的能量来源。

3. 主动转运的类型

(1) **原发性**主动转运 指直接利用 ATP 的能量逆浓度差和电位差对离子进行的主动转运过程。原发性主动转运是人体最重要的物质转运形式,除钠泵外,还有 Ca^{2+} 泵(或称 $Ca^{2+}-Mg^{2+}$ 依赖式 ATP 酶)、H^+ 泵(质子泵)和碘泵等。

(2) **继发性**主动转运 指物质逆浓度梯度转运所需的能量不是直接来自 ATP,而是来自膜外的高势能。如"小肠吸收葡萄糖和氨基酸、肾小管重吸收葡萄糖和氨基酸为继发性主动转运"。

主动转运	被动转运（单纯/易化）
需由细胞提供能量	不需外部能量
逆电-化学势差	顺电-化学势差
使膜两侧浓度差更大	使膜两侧浓度差更小

【例1】肠上皮细胞由肠腔吸收葡萄糖的过程属于
A. 单纯扩散　　B. 易化扩散　　C. 主动转运　　D. 出胞　　E. 入胞

四、出胞和入胞

大分子物质或物质团块进出细胞的过程，属于耗能的主动转运过程，需要更多蛋白质的参与，同时还伴有细胞膜面积的改变。

1. 出　胞　是胞质内的大分子物质以分泌囊泡的形式排出细胞的过程，如神经末梢神经递质的释放。

2. 入　胞　是大分子物质或物质团块（如细菌、病毒、异物、脂类物质等）进入细胞的过程。

	出　胞	入　胞
概念	细胞质内的大分子物质，以分泌囊泡的形式排出细胞的过程	大分子物质或物质团块被细胞膜包裹后以囊泡的形式进入细胞的过程
举例	①内分泌腺细胞将合成的激素分泌到血液、组织液；②外分泌腺细胞排放酶原颗粒、黏液到腺管的管腔；③神经纤维末梢突触囊泡内神经递质的释放	部分多肽类激素、抗体、运铁蛋白、LDL、病毒、大分子营养物质等

【例2】神经末梢释放神经递质的方式是
A. 单纯扩散　　　　　　　　B. 经通道易化扩散　　　　　　C. 经载体易化扩散
D. 主动转运　　　　　　　　E. 出胞

➤ **昭昭老师总结：物质跨膜转运的特点对比**

转运方式	概　念	特　点	举　例
单纯扩散	高浓度一侧→低浓度一侧	物理现象，无需耗能	O_2、CO_2、N_2、类固醇激素、乙醇、尿素、甘油、水
易化扩散	在膜蛋白的帮助（或介导）下，非脂溶性的小分子物质或带电离子顺浓度梯度和（或）电位梯度进行的跨膜转运	经通道易化扩散，离子通道具有两个重要的基本特征：离子选择性和门控特性（电压门控、化学门控和机械门控）	K^+、Na^+、Ca^{2+}
		经载体易化扩散，特点：①结构特异性；②饱和现象；③竞争性抑制	葡萄糖、氨基酸
主动转运	逆浓度梯度、逆电位梯度	原发性主动转运，直接利用代谢产生的能量	钠-钾泵（$Na^+ - K^+ - ATP$酶），钙泵（$Ca^{2+} - ATP$酶）
		继发性主动转运，间接利用ATP能量的主动转运	葡萄糖在小肠黏膜上皮的吸收和在近端肾小管上皮的重吸收
出胞	大分子物质以分泌囊泡的形式排出细胞	大分子物质向胞外转运的方式	小肠黏膜杯状细胞分泌黏液，神经末梢释放神经递质
入胞	胞外大分子物质进入细胞的过程，也成内化	分为吞噬和吞饮	细菌、死亡细胞或碎片

第2节　细胞的兴奋性和生物电现象

一、静息电位及其产生机制

1. 静息电位　安静情况下，细胞膜两侧存在的外正内负且相对平稳的电位差，称为静息电位（Resting Potential，RP）。

2. 产生机制　静息电位仅存在于细胞膜内外表面之间，外正内负。形成这种状态的基本原因是带电离子的跨膜转运，离子转运速率主要取决于该离子在膜两侧的浓度差和通透性。

（1）细胞膜两侧离子的浓度差与平衡电位　离子跨膜扩散的直接动力——细胞膜两侧离子的浓度差，主要是钠泵的活动所形成和维持的。

（2）安静时细胞膜对离子的相对通透性　安静状态下，细胞膜对 K^+ 的通透性最高。静息电位的测值略小于 K^+ 平衡电位。

（3）钠泵的生电作用　钠泵通过主动转运可维持细胞膜两侧 Na^+ 和 K^+ 的浓度差，为 Na^+ 和 K^+ 的跨膜扩散形成静息电位奠定基础。同时，钠泵活动本身具有生电作用，可直接影响静息电位。每分解一份子 ATP，钠泵可泵出 3 个 Na^+，同时泵入 2 个 K^+，相当于把一个净正电荷移出膜外，结果使膜内电位负值增大。因此，钠泵活动一定程度上也参与了静息电位的形成。

3. 安静时细胞膜对离子的相对通透性

（1）细胞膜对 K^+ 和 Na^+ 的通透性　安静时细胞膜对 K^+ 的通透性最高，对 Na^+ 的通透性较小（对 K^+ 透性约为 Na^+ 通透性的 50~100 倍）。故静息电位接近于 K^+ 的平衡电位，但其负值总比 E_K 略小，这是因为安静时细胞膜对 Na^+ 也有一定的通透性，少量进入细胞的 Na^+ 可部分抵消 K^+ 外流所形成的膜内负电位。

（2）细胞膜对 Cl^- 的通透性　除 K^+ 和 Na^+ 外，细胞膜两溶液中的离子还有 Cl^-、Ca^{2+} 和有机负离子等，但它们对静息电位的形成均无明显影响。今尚未发现主动转运 Cl^- 的泵蛋白，故 Cl^- 的跨膜移动几乎完全是被动的，Cl^- 在两侧的分布主要取决于跨膜电位，即跨膜电位是 Cl^- 跨膜扩散的原因，而非其跨膜移动的结果。静息电位总是更接近或等于 Cl^- 的平衡电位。

（3）细胞膜对 Ca^{2+} 的通透性　细胞膜两侧的 Ca^{2+} 浓度差虽然很大，但 Ca^{2+} 浓度远低于 K^+ 和 Na^+ 浓度，特别是安静时膜对 Ca^{2+} 通透性很低，故 Ca^{2+} 在静息电位形成中几乎没有作用。

（4）细胞膜对有机负离子的通透性　细胞膜两侧的有机负离子主要是带负电荷的蛋白质和核苷酸等，膜对它们几乎不通透。

4. 影响静息电位水平的因素

细胞外液 K^+ 浓度	①安静情况下，细胞膜对 K^+ 的通透性相对较大，改变细胞外 K^+ 浓度即可影响 K^+ 平衡电位和静息电位； ②当细胞外液 K^+ 浓度升高时，K^+ 平衡电位减小，静息电位也相应减小
膜对 K^+ 和 Na^+ 的相对通透性	①膜对 K^+ 的通透性增大，静息电位将增大（更趋向于 E_K）； ②膜对 Na^+ 的通透性增大，则静息电位减小（更趋向于 E_{Na}）
钠泵活动水平	①钠泵活动增强时，其生电效应增强，膜发生一定程度的超极化； ②钠泵活动受抑制时，则可使静息电位减小

【例3】关于钠泵生理作用的描述，不正确的是

A. 钠泵活动使膜内钠、钾离子均匀分布　　B. 将钠离子移出膜外，将钾离子移入膜内
C. 建立势能储备，为某些营养物质吸收创建条件　　D. 细胞外高钠离子可维持细胞内外正常渗透压
E. 细胞内高钾离子保证许多细胞代谢反应进行

【例4】静息电位接近于

A. 钠平衡电位　　B. 钾平衡电位　　C. 钠平衡电位与钾平衡电位之和
D. 钠平衡电位与钾平衡电位之差　　E. 锋电位与超射之差

二、动作电位及其产生机制

1. 概　念　动作电位（Action Potential，AP）是指细胞在静息电位基础上接受有效刺激后产生的一个迅速的可向远处传播的膜电位波动。锋电位是动作电位的主要部分，是动作电位的标志。

2. 产生机制　膜电位的波动是离子跨膜移动的结果。离子跨膜转运需要两个必不可少的因素：离子的电-化学驱动力；细胞膜对离子的通透性。动作电位的产生正是在静息电位基础上两者发生改变的结果。

3. 离子通道的功能状态

静息态	通道受刺激前尚未开放的状态
激活态	通道受去极化刺激后开放的状态，此时全细胞 Na^+ 电流迅速增大
失活态	通道在激活状态之后对去极化刺激不再反应的状态

4. 膜两侧电荷分布状态

状　态	概　念	举　例	昭昭老师速记
极化	细胞膜两侧保持的内负外正的状态	-70 mV	=

续表

状态	概念	举例	昭昭老师速记
去极化	静息电位向负值减小的方向变化	−70 mV→−10 mV	"去"了后逐渐变"大"
反极化	膜内电位由零变为正值的过程	0 mV→+30 mV	"正""反"两方
复极化	极化、反极化后恢复到极化的过程	+30 mV→−70 mV	"复"就是"恢复"
超极化	静息电位向负值增大的方向变化	−70 mV→−120 mV	"超"级"富(负)"有

三、动作电位触发

1. 阈强度 能使细胞产生动作电位的最小刺激强度，称为阈强度或阈值。相当于阈强度的刺激称为阈刺激，大于或小于阈强度的刺激分别称为阈上刺激和阈下刺激。

2. 阈电位 只有当某些刺激引起膜内正电荷增加，即负电位减小（去极化）并减小到一个临界值时，细胞膜中的钠通道才大量开放而触发动作电位，这个能触发动作电位的膜电位临界值称为阈电位。

3. 有效刺激 指能使细胞产生动作电位的阈刺激或阈上刺激。

4. 兴奋 细胞对刺激发生反应的过程称为兴奋。兴奋被看作是动作电位的同义语或动作电位的产生过程，并不是所有的细胞接受刺激后都能产生动作电位。

5. 兴奋性 可兴奋细胞（包括神经细胞、肌细胞和部分腺细胞）受刺激后产生动作电位的能力。

6. 动作电位的产生机制

成分	特点	机制
动作电位的升支	去极相	Na^+的通透性增大，Na^+内移，膜发生去极化
动作电位的降支	复极相	K^+的通透性增大，K^+外移，膜发生复极化
锋电位	主要成分	动作电位的上升支和降支两者共同形成尖峰状电位变化，是动作电位的标志，是动作电位最主要的成分
负后电位	后去极化	①负极时迅速外流的K^+蓄积在膜外侧附近，暂时阻碍了外K^+的外流；②负后电位是后电位的前半部分，膜电位的负值（绝对值）仍小于静息电位
正后电位	后超极化	①生理性钠泵的作用结果；②后电位的后半部分，膜电位的负值（绝对值）大于静息电位

四、动作电位的传播

1. 动作电位在同一细胞上的传播 细胞膜某一部位产生的动作电位可沿细胞膜不衰减地传遍整个细胞，这一过程称为传导。动作电位传导的原理可用局部电流学说来解释。

（1）无髓神经纤维和肌细胞动作电位的传导 兴奋在同一细胞上的传导，实际上是已兴奋的膜处，通过局部电流刺激未兴奋的膜，使之出现可沿细胞膜传导到整个细胞的动作电位。由于动作电位的传导其实是沿细胞膜不断产生新的动作电位，因此它的幅度和形状在长距离传导中保持不变（不衰减传导），这是动作电位的特征。

（2）有髓神经纤维动作电位的传导 有髓纤维为跳跃式传导，其传导速度比无髓纤维快得多。有髓纤维的髓鞘电阻大，基本不导电，又不允许离子通过，但郎飞结处，髓鞘断裂，具有传导性，允许离子移动，因此有髓纤维动作电位的传导是沿郎飞结的跳跃式传导。神经纤维髓鞘化不仅能提高动作电位的传导速度，还能减少能量消耗。因为动作电位只发生在郎飞结，因而传导过程中跨膜流入和流出的离子将大大减少，它们经主动转运返回时所消耗的能量也显著减少。

	无髓神经纤维和肌细胞动作电位的传导	有髓神经纤维动作电位的传导
传导形式	以局部电流形式传导	以局部电流形式传导
传导方式	在细胞膜上顺序发生	在郎飞结间跳跃式传导（只有郎飞结处能发生动作电位）
传导速度	慢	快
能量消耗	多	少

2. 动作电位在细胞间的传播 一般而言，细胞之间的电阻很大，无法形成有效的局部电流，因此动作电位不能由一个细胞直接传播到另一个细胞。但某些组织，如脑内某些核团、心肌及某些平滑肌，细胞间存在缝隙连接。在缝隙连接处，相耦联的两个细胞的质膜靠得很近，而这些缝隙连接属于非门控通道，常处于开放状态，允许小分子的水溶性物质和离子通过。在缝隙连接的细胞群中，其中一个细胞产生动作电位后，局部电流可通过缝隙连接直接传播到另一个细胞。缝隙连接的生理意义在于使某些同类细胞发生同步化活动。

五、细胞兴奋后兴奋性的变化

分 期	兴奋性	原 因	阈 值	对应关系
绝对不应期	0	Na⁺通道完全失活后,不能立即再次被激活	无穷大	相当于动作电位的锋电位
相对不应期	恢复	部分 Na⁺通道开始恢复	刺激强度>阈强度	相当于动作电位的负后电位前期
超常期	轻度高于正常	Na⁺通道大部分恢复,而膜电位靠近阈电位	刺激强度<阈强度	相当于动作电位的负后电位后期
低常期	轻度低于正常	钠泵活动加强,使膜电位值加大,膜电位与阈电位的距离加大	刺激强度>阈强度	相当于动作电位的正后电位

六、兴奋在同一细胞上传导的机制和特点

1. 动作电位的特点

"全或无"现象	要使细胞产生动作电位,所给的刺激必须达到一定强度。若刺激未达到一定强度,动作电位就不会产生(无);当刺激达到一定的强度时,所产生的动作电位,其幅度便达到该细胞动作电位的最大值,不会随刺激强度的继续增强而增大(全),这就是动作电位的"全或无"现象
不衰减传播	动作电位产生后沿细胞膜迅速向四周传播,幅度和波形在传播过程中始终保持不变
脉冲式发放	连续刺激所产生的多个动作电位总有一定间隔而不会融合起来,呈现一个个分离的脉冲式发放

2. 局部电位的特点

等级性电位	其幅度与刺激强度相关,而不具有"全或无"特点
衰减性传导	电紧张电位的幅度随传播距离的增加逐渐减小
电位可融合	由于电紧张电位无不应期,故多个电紧张电位可融合在一起,当去极化电紧张电位幅度达到一定程度时,可形成局部电位

【例5】动作电位的传导特点是
A. 相对于突触传递易疲劳　　B. 易受内环境因素影响　　C. 衰减性
D. 非"全或无"式　　E. 双向性

第3节　骨骼肌的收缩功能

一、骨骼肌神经-肌接头处的兴奋传递

1. 骨骼肌神经-肌接头的结构特征

接头前膜	运动神经轴突末梢膜的一部分,含突触囊泡、乙酰胆碱(Ach)
接头间隙	前膜与后膜之间的间隔
接头后膜	①与接头前膜相对的骨骼肌细胞膜,也称终板膜;②有 N₂型 Ach 受体阳离子通道和乙酰胆碱酯酶

2. 骨骼肌神经-肌接头的兴奋传递过程　运动神经末梢动作电位→接头前膜去极化→电压门控钙通道开放→Ca²⁺进入运动神经末梢→突触囊泡出胞、Ach 释放→Ach 激活 N₂型 Ach 受体阳离子通道→终板膜对 Na⁺、K⁺等通透性增高(Na⁺内流为主)→终板膜去极化(终板电位)→激活电压门控钠通道→骨骼肌细胞动作电位。

3. 微终极电位(MEPP)　在安静状态下,接头前膜因囊泡的随机运动也会发生单个囊泡的自发释放,并引起终极膜电位的微小变化,即微终极电位(MEPP)。

二、横纹肌的兴奋-收缩偶联

将横纹肌细胞产生的动作电位的电兴奋过程与肌丝滑行的机械收缩联系起来的中介机制或过程,称为兴奋-收缩偶联。兴奋-收缩偶联的偶联因子是 Ca²⁺,而其结构基础,在骨骼肌是三联管结构,在心肌则为二联管结构。

1. 横纹肌细胞的电兴奋过程　骨骼肌细胞的动作电位是在约-90 mV 的静息电位基础上产生的,其电位变化与神经细胞动作电位十分相似,也呈尖峰样,持续时间稍长,其形成机制亦与神经细胞动作电位相同。

2. 兴奋-收缩偶联的基本步骤　T 管膜的动作电位传导;纵行肌质网(JSR)内 Ca²⁺的释放;Ca²⁺触发肌肉

收缩，JSR 回收 Ca^{2+}。

第1步	T管膜的动作电位传导	肌膜上的动作电位沿 T管膜传至肌细胞内部→激活 T管膜和肌膜中的 L 型钙通道
第2步	肌质网内 Ca^{2+} 的释放	使胞质内的 Ca^{2+} 浓度迅速升高达到静息时的百倍以上
第3步	Ca^{2+} 触发肌肉收缩	胞质内的 Ca^{2+} 浓度迅速升高→与肌钙蛋白结合→触发肌肉收缩
第4步	肌质网回收 Ca^{2+}	胞质内的 Ca^{2+} 浓度升高→激活纵行肌质网膜中钙泵→回收胞质中 Ca^{2+}→肌肉舒张

【例6】骨骼肌兴奋-收缩偶联的偶联因子是
A. Na^+ B. IP_3 C. DG D. Mg^{2+} E. Ca^{2+}

【例7】在骨骼肌兴奋-收缩偶联中起关键作用的离子是
A. Na^+ B. K^+ C. Ca^{2+} D. Mg^{2+} E. Cl^-

➤ **参考答案**如下，详细答案参见 2019 版《国家临床执业及助理医师资格考试精选真题考点精析》。

1. C	2. E	3. A	4. B	5. E	6. E	7. C	昭昭老师提示：关注官方微信。

第3章 血 液

➤ **2019 考试大纲**
①血液的组成与特性；②血细胞及其功能；③血液凝固、抗凝和纤溶；④血型。

➤ **考纲解析**
近20年的医师考试中，本章的考点是血细胞及其功能，执业医师每年考查分数为2～3分，助理医师每年考查分数为1～2分。

第1节 血液的组成与特性

一、内环境与稳态

1. **内环境** 内环境围绕在多细胞动物体内细胞周围的体液，即细胞外液，称为机体的内环境。

2. **稳态** 也称自稳态，是指内环境的理化性质，如温度、pH、渗透压和各种液体成分等的相对恒定状态。内环境理化性质的相对恒定并非固定不变，而是可在一定范围内变动但又保持相对稳定的状态，即是一种动态平衡。

【例1】机体内环境的稳态是指
A. 细胞外液的物理、化学因素保持着动态平衡   B. 细胞内液理化性质保持不变
C. 细胞外液理化性质保持不变   D. 细胞内液的化学成分相对恒定
E. 细胞外液的化学成分相对恒定

二、血量、血液的组成、血细胞比容

1. **血量** 指全身血液的总量。成年人血量占体重的7%～8%（70～80 mL/kg）。体重60 kg的人，血量为4.2～4.8 L。

2. **血液的组成**

血浆	水（91%～93%）；O_2、CO_2、电解质、小分子物质；血浆蛋白即白蛋白+球蛋白+纤维蛋白原
血细胞	红细胞（男 $5.0×10^{12}$/L，女 $4.2×10^{12}$/L）；白细胞（4.0～10）$×10^9$/L；血小板（100～300）$×10^9$/L

3. **血细胞比容** 血细胞在血中所占的容积百分比，称为血细胞比容。正常人血细胞比容值是成年男性为40%～50%，成年女性为37%～48%，新生儿约为55%。红细胞在血所占的容积百分比，称为红细胞比容。

三、血液的理化特性

	正常值	生理意义
血液的比重	①全血比重 1.050～1.060； ②血浆比重 1.025～1.030； ③红细胞比重 1.090～1.092	①血液中红细胞越多，全血比重越大； ②血浆蛋白越多，血浆比重越大； ③红细胞内血红蛋白含量越高，红细胞比重越大
血液的黏度	①全血黏度 4.0～5.0； ②血浆黏度 1.6～2.4	①全血黏度主要取决于血细胞比容的高低、血流切率； ②血浆黏度主要取决于血浆蛋白的含量

	正常值	生理意义
血浆 pH	7.35～7.45	血浆 pH 主要决定于 NaHCO₃/H₂CO₃ 的比值
血浆渗透压 mOsm/(kg·H₂O)	①血浆渗透压 300； ②晶体渗透压 298.7； ③胶体渗透压 1.3	①血浆渗透压＝晶体渗透压＋胶体渗透压； ②血浆渗透压主要取决于晶体渗透压

(1) 渗透压的高低与溶质颗粒数目的多少呈正相关，而与溶质的种类及颗粒的大小无关。

(2) 血浆的渗透压主要来自溶解于其中的晶体物质，特别是电解质；由晶体物质所形成的渗透压称为晶体渗透压，它的 80% 来自 Na⁺ 和 Cl⁻。

(3) 由蛋白质所形成的渗透压称为胶体渗透压。血浆胶体渗透压主要来自白蛋白。

(4) 血浆胶体渗透压对血管内外的水平衡有重要作用。细胞外液的晶体渗透压的相对稳定，对保持细胞内外的水平衡极为重要。

	晶体渗透压	胶体渗透压
形成	无机盐、葡萄糖等晶体物质(主要为 NaCl)	血浆蛋白等胶体物质(主要为清蛋白(白蛋白))
压力	大：300 mOsm/(kg·H₂O) 即 5 790 mmHg	小：1.3 mOsm/(kg·H₂O) 即 25 mmHg
意义	维持细胞内外水平衡，保持 RBC 正常形态和功能	调节血管内外水平衡，维持血浆容量

【例2】血浆胶体渗透压主要来自
A. 纤维蛋白原　　B. α₁-球蛋白　　C. α₂-球蛋白　　D. 清(白)蛋白　　E. γ-球蛋白

第2节　血细胞及其功能

一、红细胞生理

1. 红细胞的数量　红细胞是血液中数量最多的血细胞。男(4.0～5.5)×10¹²/L，女(3.5～5.0)×10¹²/L。

2. 生理特性和功能

(1) 红细胞的生理特性　红细胞具有可塑变形性、悬浮稳定性和渗透脆性等生理特征，这些均与红细胞的双凹圆碟形有关。

	概念	生理意义/影响因素
可塑变形性	正常红细胞在外力作用下具有变形的能力	变形能力取决于红细胞的几何形状、红细胞内的黏度和红细胞膜的弹性，其中红细胞正常的双凹圆碟形的几何形状最为重要
悬浮稳定性	①将盛放抗凝血的血沉管垂直静置，红细胞能较稳定地悬浮于血浆中的特性； ②红细胞在第1小时末下沉的距离表示红细胞沉降的速度，称为红细胞沉降率，简称血沉(ESR)	①男性为 0～15 mm/h，女性为 0～20 mm/h；红细胞沉降率愈大，表示红细胞的悬浮稳定性愈小； ②影响血沉的因素只在血浆成分： 血沉↑——纤维蛋白原、球蛋白和胆固醇↑ 血沉↓——白蛋白、卵磷脂↑ 昭昭老师速记：白卵——低，千秋醇——高
渗透脆性	红细胞在低渗盐溶液中发生膨胀破裂的特性，简称脆性	测定红细胞的渗透脆性有助于某些疾病的诊断，如遗传性球细胞增多症

(2) 红细胞的功能　红细胞的主要功能是运输 O₂ 和 CO₂。

3. 造血原料及其辅助因子

重要原料	蛋白质和铁	铁的摄入不足或吸收障碍致机体缺铁时→血红蛋白合成减少→缺铁性贫血(小细胞低色素性贫血)
辅酶物质	叶酸和维生素 B₁₂	①叶酸摄入不足或吸收障碍→红细胞停留在较大的幼稚的阶段→巨幼细胞性贫血； ②胃大部切除术或胃壁细胞损伤或抗内因子抗体或回肠被切除→内因子缺乏→维生素 B₁₂ 吸收障碍→巨幼细胞性贫血

调节因子	①促红细胞生成素； ②雄激素、甲状腺激素和生长激素； ③雌激素	①促红细胞生成素（EPO）是促进 RBC 成熟主要因子； ②雄激素、甲状腺激素和生长激素可促进红细胞生成； ③雌激素可抑制红细胞的生成 昭昭老师提示：缺氧导致 EPO 增加；肾病导致 EPO 减少

4. 红细胞的破坏 正常红细胞的平均寿命为 120 天。

血管外破坏	90%的衰老红细胞被脾破坏
血管内破坏	10%的衰老红细胞在血管中受机械冲击而破坏

【例3】红细胞生成的基本原料是

A. 铁、维生素 B_{12}　　　B. 叶酸、维生素 B_{12}　　　C. 蛋白质、叶酸

D. 蛋白质、维生素 B_{12}　　　E. 铁、蛋白质

例4~5 共用选项

A. 增快　　　B. 减慢　　　C. 在正常范围　　　D. 先不变后增快　　　E. 先不变后减慢

【例4】将血沉快的人的红细胞放入血沉正常人的血浆中，红细胞的沉降率

【例5】将血沉正常的人的红细胞放入血沉快的人的血浆中，红细胞的沉降率

二、白细胞生理

1. 白细胞总数和分类计数

白细胞(4.0~10.0)×10^9/L	中性粒细胞	占 50%~70%
	嗜酸性粒细胞	占 0.5%~5%
	嗜碱性粒细胞	占 0%~1%
	单核细胞	占 3%~8%
	淋巴细胞	占 20%~80%

2. 白细胞的生理特性及功能 各类白细胞均参与机体的防御功能。白细胞所具有的变性、游走、趋化、吞噬和分泌等特性是执行防御功能的生理基础。除淋巴细胞外，所有白细胞都能伸出伪足做变性运动，凭借这种运动，白细胞得以穿过毛细血管壁，这一过程称为白细胞渗出。白细胞朝向某些化学物质运动的特性，称为趋化性。能吸引白细胞发生定向运动的化学物质，称为趋化因子。

白细胞	部位	主要生理功能
中性粒细胞	血液+骨髓	①体内游走速度最快的细胞。 ②早期炎症细胞，吞噬消化异物；吞噬和清除衰老红细胞和抗原-抗体复合物
嗜酸性粒细胞	组织	①限制嗜碱性粒细胞和肥大细胞在 I 型超敏反应中作用； ②参与对蠕虫的免疫反应
嗜碱性粒细胞	血液	①释放的肝素可抗凝血； ②释放的组胺和过敏性慢反应物质可引起 I 型超敏反应； ③参与机体的抗寄生虫感染
单核细胞	血液	①晚期炎症细胞； ②激活的单核-巨噬细胞可合成释放多种细胞因子，参与其他细胞活动的调控； ③对肿瘤和病毒感染细胞具有强大的杀伤作用； ④加工处理提呈抗原，参与特异性免疫应答反应
淋巴细胞	血液+组织液+淋巴	①在免疫应答中起核心作用； ②B 细胞主要参与体液免疫，T 细胞主要参与细胞免疫，NK 细胞是天然免疫的主要执行者

三、血小板生理

1. 血小板的数量 血小板(100~300)×10^9/L。

2. 血小板的生理特性及其功能

(1) 血小板的生理特性。

	概念	备注
黏附	血小板与非血小板表面的黏着	需要血小板膜上的糖蛋白(GP)Ⅰb/Ⅸ/Ⅴ复合物、内皮下组织成分(主要是胶原纤维)和血浆 vWF 的参与，vWF 是血小板黏附与胶原纤维的桥梁
释放	血小板受刺激后将储存在致密体、α-颗粒或溶酶体内的物质排出的现象	从致密体中释放的物质主要有 ADP、ATP、5-HT、Ca^{2+}；从 α-颗粒中释放的物质主要有 β-血小板球蛋白、血小板因子 4(PF4)、vWF、纤维蛋白原、凝血因子 Ⅴ(FⅤ)、凝血酶敏感蛋白、PDGF 等
聚集	血小板与血小板之间的相互黏着称为聚集	这一过程需要纤维蛋白原、Ca^{2+} 及血小板膜上 GPⅡb/Ⅲa 的参与
收缩	血小板的收缩能力 与血小板的收缩蛋白有关	血小板活化后，胞质内 Ca^{2+} 的增高可引起血小板的收缩反应
吸附	血小板表面可吸附血浆中多种凝血因子(凝血因子Ⅰ、Ⅴ、Ⅺ、ⅩⅢ)	如果内皮破损，随着血小板黏附和聚集与破损的局部，有助于血液凝固和生理性止血

(2) 血小板的功能　血小板在血液凝固、生理性止血等过程中起重要作用。

第3节　血液凝固、抗凝和纤溶

一、生理性止血

正常情况下，小血管受损后引起的出血在几分钟内就会自行停止，这种现象称为生理性止血。生理性止血过程主要包括血管收缩、血小板血栓形成和血液凝固三个过程。这三个过程相继发生、相互重叠并相互促进，使生理性止血能及时而快速地进行。

1. 血管收缩　生理性止血首先表现为受损血管局部和附近的小血管收缩，使局部血流减少。引起血管收缩的原因有以下三个方面：损伤性刺激反射性使血管收缩；血管壁的损伤引起局部血管肌源性收缩；黏附于损伤处的血小板释放 5-HT、TXA2 等缩血管物质，引起血管收缩。

2. 血小板血栓形成　血管损伤后，少量血小板迅速黏附于内皮下胶原上，这是形成止血栓的第一步。通过血小板的黏附，可"识别"损伤部位，使止血栓能正确定位。血小板活化释放内源性 ADP 和 TXA2，进而促使血小板发生不可逆聚集，黏着在已黏附固定于内皮下胶原的血小板上，形成血小板止血栓(松软的止血栓)，从而将伤口堵塞，达到初步止血作用。

3. 血液凝固　血管受损也可启动凝血系统，在局部迅速发生血液凝固，使血浆中可溶性的纤维蛋白原转变成不溶性的纤维蛋白，并交织成网，以加固止血栓(牢固的止血栓)，称二期止血。最后，局部纤维组织增生，并长入血凝块，达到永久性止血。

二、凝血系统

1. 血液凝固的概念及本质　血液凝固是指血液由流动的液体状态变成不能流动的凝胶状态的过程。其实质就是血浆中的可溶性纤维蛋白原变成不溶性的纤维蛋白的过程。纤维蛋白交织成网，把血细胞和血液的其他成分网罗在内，从而形成血凝块。

2. 凝血因子

(1) 凝血因子的组成。

因子	同义名	合成部位	主要激活物	主要抑制物	主要功能
Ⅰ	纤维蛋白原	肝细胞	—	—	形成纤维蛋白，参与血小板聚集
Ⅱ	凝血酶原	肝细胞(需维生素 K)	凝血酶原复合物	抗凝血酶	凝血酶促进纤维蛋白原转变为纤维蛋白；激活 FⅤ、FⅧ、FⅨ、FⅩⅢ 和血小板，正反馈促进凝血；与内皮细胞上的凝血酶调节蛋白结合而激活蛋白质 C 和凝血酶激活的纤溶抑制物
Ⅲ	组织因子(TF)	内皮细胞和其他细胞	—	—	作为 FⅦa 的辅助因子，是生理性凝血反应过程的启动物辅因子

续表

因子	同义名	合成部位	主要激活物	主要抑制物	主要功能
Ⅳ	Ca²⁺	—			
Ⅴ	前加速素,易变因子	内皮细胞和血小板	凝血酶和FⅩa,以凝血酶为主	活化的蛋白质C	作为辅因子加速FⅩa对凝血酶原的激活
Ⅶ	前转变素,稳定因子	肝细胞	FⅩa,FⅨa,FⅦa	TFPI,抗凝血酶	与TF形成Ⅶa-组织因子复合物,激活FⅩ和FⅨ
Ⅷ	抗血友病因子	肝细胞	凝血酶,FⅩa	不稳定,自发失活;活化的蛋白质C	作为辅因子,加速对FⅨa对FⅩ的激活
Ⅸ	血浆凝血活酶	肝细胞	FⅪa,Ⅶa-组织因子复合物	抗凝血酶	FⅨa与Ⅷa形成FⅩ酶复合物激活FⅩ为FⅩa
Ⅹ	Stuart-Prower因子	肝细胞	Ⅶa-TF复合物,FⅨa-Ⅷa复合物	抗凝血酶,TFPI	与FⅤa结合形成凝血酶复合物激活凝血酶原,FⅩa还可激活FⅦ、FⅧ和FⅤ
Ⅺ	血浆凝血活酶前质	肝细胞	FⅫa,凝血酶	α₁抗胰蛋白酶,抗凝血酶	激活FⅨ为FⅨa
Ⅻ	接触因子或Hageman因子	肝细胞	胶原、带负电的异物表面	抗凝血酶	激活FⅨ为FⅨa,激活纤溶酶原,激活前激肽释放酶
ⅩⅢ	纤维蛋白稳定因子	肝细胞和血小板	凝血酶	—	使纤维蛋白单体相互交联聚合形成纤维蛋白网
—	高分子量激肽原	肝细胞	—	—	辅因子,促进FⅫa对FⅪ和对PK的激活,促进PK对FⅫ的激活
—	前激肽释放酶	肝细胞	FⅫa	抗凝血酶	激活FⅫ为FⅫa

(2) 凝血因子的特点。

特点	概念	昭昭老师速记
维生素K依赖性凝血因子	Ⅱ、Ⅶ、Ⅸ、Ⅹ	"儿子(2)""妻子(7)""小舅子(9)"都是"十"分麻烦的
最不稳定的凝血因子	Ⅴ、Ⅷ	"58"同城公司出现"不稳定"
内皮细胞合成的因子	Ⅲ、Ⅴ	"35"牌香烟是"内"销售的
不在肝脏合成的凝血因子	Ⅲ、Ⅳ、Ⅴ	周"345""肝""儿子""不"在
不存在于血浆的凝血因子	Ⅲ	小"3"是"外"面的女人
不是蛋白质的凝血因子	Ⅳ	Ⅳ是钙离子,不是蛋白质
被消耗的凝血因子	Ⅱ、Ⅴ、Ⅷ、ⅩⅢ	"2,5,8,13""被消耗"了

3. 血液凝固的过程

凝血过程分为三阶段 凝血酶原酶复合物的形成、凝血酶原的激活和纤维蛋白的生成。

(1) 凝血酶原酶复合物的形成 包括内源性、外源性凝血途径,两途径的主要区别在于启动方式和参与的凝血因子不同,但两条途径中的某些因子可以相互激活,故两者间相互密切联系,并不各自完全独立。

	内源性凝血途径	外源性凝血途径
分布	所有凝血因子均来自血液	凝血因子来自血液及血液外的组织因子
启动因子	血管内膜下胶原纤维或异物激活因子(FⅫ)	受伤组织释放出组织因子(FⅢ)
共同途径	FⅩ	FⅩ
不同因子	FⅫ、Ⅷ、Ⅸ、Ⅺ	FⅢ、Ⅶ(速记:不管外面三七二十一)
FⅩ的激活	FⅩ被FⅨa-Ⅷa-Ca²⁺复合物激活为FⅩa	FⅩ被FⅢ-Ⅶa复合物激活为FⅩa
凝血速度	较慢	较快

(2) 凝血酶原的激活 凝血酶原→凝血酶。

(3) 纤维蛋白的生成 纤维蛋白原→纤维蛋白。

【例6】下列凝血因子中,不属于维生素K依赖性的是

A. Ⅶ　　　　B. Ⅹ　　　　C. Ⅷ　　　　D. Ⅸ　　　　E. Ⅱ

四、主要抗凝物质的作用

1. 血管内皮的抗凝作用　正常血管内皮可防止凝血因子、血小板与内皮下成分接触,避免凝血系统的激活和血小板活化。血管内皮细胞能合成并在膜上表达硫酸乙酰肝素蛋白多糖,血液中的抗凝血酶(曾称为抗凝血酶Ⅲ)与之结合后,可灭活凝血酶、FXa等多种活化的凝血因子。内皮细胞也能合成并在膜上表达凝血酶调节蛋白,通过蛋白质C系统灭活FⅤa、FⅧa。内皮细胞还能合成、分泌TFPI和抗凝血酶等抗凝物质。血管内皮细胞合成的PGI_2、NO可抑制血小板聚集。内皮细胞膜上还有胞膜ADP酶,可分解释放出来的ADP而抑制血小板的激活。此外,内皮细胞还可合成组织型纤溶酶原激活物(t-PA)可激活纤维蛋白溶解酶原转变为纤维蛋白溶解酶,通过降解已形成的纤维蛋白以保血管通畅。

2. 纤维蛋白的吸附、血流的稀释和单核-巨噬细胞的吞噬作用　在凝血过程中所形成的凝血酶,85%~90%可被纤维蛋白吸附,有助于加速局部凝血反应的进行。进入血液循环的活化凝血因子可被血液稀释,并被血浆中的抗凝物质灭活和被单核-巨噬细胞吞噬。

3. 生理性抗凝物质　丝氨酸蛋白酶抑制物,主要有抗凝血酶、肝素辅因子Ⅱ、C1抑制物、α_1-抗胰蛋白酶、α_2-抗纤溶酶和α_2-巨球蛋白等。

抗凝物质	产生部位	作用机制
抗凝血酶(曾称为抗凝血酶Ⅲ)	肝和血管内皮细胞	①最重要的丝氨酸蛋白酶抑制物,可灭活凝血酶和凝血因子FⅨa~FⅫa; ②最主要的抗凝物质,负责灭活60%~70%的凝血酶; ③缺乏肝素,直接抗凝作用慢而弱,与肝素结合后,抗凝作用增强2 000倍
蛋白质C系统	蛋白质C由肝合成,需要维生素K的参与	①蛋白质C系统包括蛋白质C、凝血酶调节蛋白、蛋白质S和蛋白质C的抑制物; ②蛋白质C可水解灭活FⅧa、FⅤa,抑制FⅩ及凝血酶原的激活活化的蛋白质C可促进纤维蛋白溶解; ③蛋白质S是蛋白质C的辅助因子,可使激活的蛋白质C的作用大大增强
组织因子途径抑制物(TFPI)	血管内皮细胞	TFPI是外源性凝血途径的特异性抑制剂,是体内主要的生理性抗凝物质
肝素	肥大细胞和嗜碱性粒细胞	①具有较强的抗凝作用,但缺乏抗凝血酶时,其抗凝作用很弱,主要通过增强抗凝血酶的活性而间接发挥作用,可使抗凝血酶与凝血酶亲和力增强100倍; ②刺激血管内皮细胞释放大量TFPI而抑制凝血过程

五、纤维蛋白溶解系统及其功能

纤维蛋白被分解液化的过程称为纤维蛋白溶解,简称纤溶。止血栓的溶解主要依赖于纤维蛋白溶解系统(纤溶系统)。

1. 纤溶系统　纤溶系统包括纤维蛋白溶解酶原(纤溶酶原,又称血浆素原)、纤溶酶(又称血浆素)、纤溶酶原激活物、纤溶抑制物。

纤溶系统	成分	生理作用
纤溶酶原和纤溶酶	纤溶酶原(无活性)被纤溶酶原激活物激活为纤溶酶才具活性	①主要降解纤维蛋白和纤维蛋白原为纤维蛋白降解产物; ②纤溶酶还对FⅡ、FⅤ、FⅧ、FⅩ、FⅫ有降解作用
纤溶酶原激活物	组织型纤溶酶原激活物(t-PA) 尿激酶型纤溶酶原激活物(u-PA) FⅫ、激肽释放酶	激活纤溶酶原
纤溶抑制物	纤溶酶原激活物抑制物-1(PAI-1)	通过与t-PA和u-PA结合使之灭活而发挥纤溶抑制作用
	α_2-抗纤溶酶(α_2-AP)	通过与纤溶酶结合成复合物而迅速抑制纤溶酶的活性

2. 纤溶过程分两阶段　纤溶酶原的激活及纤维蛋白的降解。

(1) 纤溶酶原激活物包括组织型纤溶酶原激活物(t-PA)、尿激酶型纤溶酶原激活物、FⅫα和激肽释放酶。

(2) 纤溶抑制物包括纤溶酶原激活物抑制物-1(PAI-1)、α_2-抗纤溶酶(α_2-AP)。PAI-1主要通过与t-PA、尿激酶结合而使之灭活发挥作用。α_2-抗纤溶酶主要通过与纤溶酶结合成复合物而抑制后者的活性。

(3) 纤维蛋白和纤维蛋白原的降解纤溶酶属于丝氨酸蛋白酶,它最敏感的底物是纤维蛋白和纤维蛋白原。

在纤溶酶的作用下,纤维蛋白和纤维蛋白原分解为许多可溶性小肽,称为纤维蛋白降解产物。这些产物通常不再发生凝固,其中部分小肽还有抗凝作用。

第4节 血型和输血原则

一、血型与红细胞凝集反应

1. 血型 血型通常指红细胞膜上特异性抗原的类型。

2. 红细胞凝集 红细胞凝集若将血型不相容的两个人的血液滴加在玻片上并使之混合,则红细胞可凝集成簇,这一现象称为红细胞凝集。其本质是抗原-抗体反应。

3. 凝集原和凝集素

凝集原	镶嵌在红细胞膜上的一些特异蛋白质或糖脂,在凝集反应中起抗原作用
凝集素	①能与红细胞膜上的凝集原起反应的特异性抗体; ②凝集素为γ-球蛋白,存在于血浆中

二、BO血型系统与Rh血型系统

1. ABO血型系统 迄今已发现30个不同的红细胞血型系统,其中与临床关系最为密切的是ABO血型系统和Rh血型系统。

(1) ABO血型的分型分4种,即A、B、AB、O型。

血 型		红细胞上的抗原(凝集原)	血清中的抗体(凝集素)
A型	A1	A+A1	抗B
	A2	A	抗B+抗A1
B型		B	抗A
AB型	A1B	A+A1+B	无抗A、无抗A1、无抗B
	A2B	A+B	抗A1
O型		无A,无B	抗A+抗B

(2) ABO血型的遗传 AB基因是显性基因,O基因是隐性基因。4种血型表现型对应6组基因型:A型血(AA、AO)、B型血(BB、BO)、AB型血(AB)、O型血(OO)。血型遗传符合孟德尔遗传规律。

2. Rh血型系统 红细胞表面有Rh凝集原(抗原)者称为Rh阳性,占99%;无Rh凝集原者称Rh阴性,占1%。Rh血型系统是红细胞血型最复杂的一个系统。已发现40多种Rh抗原(也称Rh因子),与临床关系密切的有D、E、C、c、e五种。Rh抗原只存在于红细胞上。

	Rh血型系统	ABO血型系统
凝集原	Rh抗原(D、E、C、c、e)	A、A1、B
凝集素	血清中不存在天然凝集素(抗体),需要通过体液免疫产生	出生几个月后,血清中一直存在天然凝集素,不需通过体液免疫产生
抗原部位	Rh只存在于红细胞上	A、B、H抗原可存在红细胞、淋巴细胞、血小板、上皮细胞、内皮细胞的膜上
遗传特性	控制Rh血型抗原的等位基因位于1号染色体	控制ABO血型抗原的等位基因位于9号染色体
抗体类型	为不完全抗体IgG,可以通过胎盘	①天然抗体多属IgM,相对分子质量大,不能通过胎盘; ②免疫性抗体IgG,相对分子质量小,可以通过胎盘
溶血反应	①只发生在再次输血,或多次输入Rh阳性血液,即产生抗Rh抗体后; ②Rh阴性母亲怀有Rh阳性的胎儿,第二胎时可使Rh阳性的胎儿产生溶血	①ABO血型不合的输血; ②母子ABO血型不合,母亲为O型,胎儿为A型或B型,可引起症状很轻的新生儿溶血
反应程度	溶血反应症状较重,可有黄疸、贫血、肝脾大	溶血反应症状较轻,除黄疸外,无其他明显异常

【例8】红细胞血型所涉及的特异物质类型是
A. 红细胞膜上凝集素　　　　B. 红细胞膜上凝集原　　　　C. 红细胞膜上受体
D. 血浆中凝集素　　　　　　E. 血浆中凝集原

【例9】血清中只含有抗B凝集素的血型是

A. A型　　　B. B型　　　C. AB型　　　D. O型　　　E. A₂B型

三、输血原则

1. 交叉配血

（1）交叉配血主侧和次侧　供血者的红细胞和受血者的血清进行配合实验，称为交叉配血主侧。再将受血者的红细胞与供血者的血清做配合实验，称为交叉配血次侧。

交叉配血主侧	供血者的红细胞 & 受血者的血清
交叉配血次侧	受血者的红细胞 & 供血者的血清

（2）意　义

表　现	处　理
交叉配血的两侧都没有发生凝集反应即为配血相合	可以进行输血
主侧发生凝集反应,则为配血不合	不可输血
主侧不发生凝集反应,而次侧发生凝集反应称为配血基本相合,这种情况见于将O型血输给其他血型的受血者或AB型受血者接受其他血型的血液	缓慢输血严密观察

2. 万能血型　以往曾把O型血的人称为万能供血者，AB型血的人称为万能受血者，这种说法不可取。即使在紧急情况下，不同血型之间的输血也应少量而缓慢。

3. 同型输血、成分输血、自体输血

同型输血	为防止血型不符引起的溶血反应,临床上首选的输血原则是同型输血
成分输血	①把人血中的各种不同成分,如红细胞、粒细胞、血小板和血浆,分别制备成高纯度或高浓度的制品,再输注给患者；②严重贫血→浓缩红细胞悬液,大面积烧伤→血浆或血浆替代品,出血性疾病→浓缩的血小板悬液或含凝血因子的新鲜血浆
自体输血	是采用患者自身血液成分,以满足本人手术或紧急情况下需要的一种输血疗法；是值得推广的安全输血方式

【例10】献血者为A型血，经交叉配血试验，主侧不凝集而次侧凝集，受血者的血型应为

A. B型　　　B. AB型　　　C. A型　　　D. O型　　　E. A型或B型

【例11】可导致输血反应的天然抗体类型是

A. IgM　　　B. IgG　　　C. IgD　　　D. IgE　　　E. IgA

▶ 参考答案如下，详细答案参见2019版《国家临床执业及助理医师资格考试精选真题考点精析》。

1. A	2. D	3. E	4. C	5. A	6. C	昭昭老师提示：关注官方微信。
7. A	8. A	9. A	10. B	11. A		

第4章　血液循环

▶ **2019考试大纲**

①心脏的泵血功能；②心肌的生物电现象和生理特性；③血管生理；④心血管活动的调节；⑤器官循环。

▶ **考纲解析**

近20年的医师考试中，本章的考点是心肌的生物电现象和生理特性，执业医师每年考查分数为2~3分，助理医师每年考查分数为1~2分。

第1节　心脏的泵血功能

一、心动周期

1. 心动周期　心脏的一次收缩和舒张构成一个机械活动周期，称为心动周期。在一个心动周期中，心房和心室的机械活动都可分为收缩期和舒张期。心室的机械活动都可分为收缩期和舒张期。

2. 心动周期的长度与心率成反变关系　如果正常成年人的心率为75次/分，则每个心动周期持续0.8秒。在心房的活动周期中，先是左、右心房收缩，持续约0.1秒，继而心房舒张，持续约0.7秒。在心室的活动周期中，也是左、右心室先收缩，持续约0.3秒，随后心室舒张，持续约0.5秒。当心房收缩时，心室仍处于舒张状态；心房收缩结束后不久，心室开始收缩。心室舒张期的前0.4秒期间，心房也处于舒张状态，这一时期称为全心舒张期。在一个心动周期中，心房和心室的活动按一定的次序和时程先后进行，左、右两个心房的活动是同

步进行的,左、右两个心室的活动也是同步进行的,心房和心室的收缩期都短于各自的舒张期。心率加快时,心动周期缩短,收缩期和舒张期都相应缩短,但舒张期缩短的程度更大,这对心脏的持久活动是不利的。

二、心脏泵血的过程

1. 心脏的泵血过程和机制　左右心室的泵血过程相似,而且几乎同时进行。现以左心室为例,说明一个心动周期过程中心脏瓣膜、血流方向、心腔内压力和心室容积的变化:等容收缩期→快速射血期→减慢射血期→等容舒张期→快速充盈期→减慢充盈期→心房收缩期。

心动周期		压力变化	房室瓣	半月瓣	血流方向	左室容积
心室收缩期	等容收缩期	左房内压＜左室内压＜主动脉压	关闭	关闭	无血液进出左室	不变
	快速射血期	左房内压＜左室内压＞主动脉压	关闭	开放	左室→主动脉	迅速减小
	减慢射血期	左房内压＜左室内压＜主动脉压	关闭	开放	左室→主动脉	继续减小
心室舒张期	等容舒张期	左房内压＜左室内压＜主动脉压	关闭	关闭	无血液进出左室	不变
	快速充盈期	左房内压＞左室内压＜主动脉压	开放	关闭	左房→左室	迅速增大
	减慢充盈期	左房内压＞左室内压＜主动脉压	开放	关闭	左房→左室	继续增大
	心房收缩期	左房内压＞左室内压＜主动脉压	开放	关闭	左房→左室	继续增大

2. 心动周期中压力和左心室容积变化

情景	分期	速记
左心室压力最高	快速射血期末	快速射血期心室肌强烈收缩→室内压在等容收缩期的基础上继续上升→末期达到峰值
左心室容积最小	减慢射血期末或等容舒张期	减慢射血期末左心室刚刚射完血,左心房还没有给左心室补给血液→左心室容积最小
左心室容积最大	心房收缩期末或等容收缩期	心房收缩期时在快速充盈期+减慢充盈期的基础上继续为心室补给血液→末期左心室容积最大
左心室内压升高最快	等容收缩期	心室肌强烈收缩,室内压急剧升高→室内压升高加速度达峰值
主动脉压力最低	等容收缩期末	主动脉压力降至最低→主动脉压力＜左心室内压
主动脉压力最高	快速射血期末	左心室快速射血→末期主动脉血流量最大→末期主动脉压力最高
主动脉血流量最大	快速射血期	左心室血射得最快→主动脉血流量最大
主动脉升高最快	快速射血期	左心室血射得最快→主动脉血流量最大→主动脉压升高最快

【例1】在心动周期中,心室内压力上升最快的阶段是
　　A. 快速射血期　　　B. 等容收缩期　　　C. 缓慢射血期　　　D. 等容舒张期　　　E. 快速充盈期

【例2】主动脉瓣关闭发生于
　　A. 快速射血期开始时　　　　B. 快速充盈期开始时　　　　C. 等容舒张期开始时
　　D. 等容收缩期开始时　　　　E. 减慢充盈期开始时

三、心音的产生

	第一心音	第二心音	第三心音	第四心音
出现时间	心室收缩期初	心室舒张初	心室快速充盈期末	心室舒张期的晚期
意义	标志心室收缩的开始	标志心室舒张期的开始	—	—
产生原理	房室瓣突然关闭引起心室内血液和室壁的振动	主动脉瓣和肺动脉瓣的关闭,血液冲击大动脉根部	室壁和乳头肌突然伸展及充盈血流突然减速,即心室产生的杂音	与心房收缩有关(心房音)
昭昭速记	一房一室	二主肺	三生三"世(室)"	在"房间""死"了

第2节　心脏泵血功能的评定

指标	定义	计算公式
每搏输出量	一侧心室一次心脏搏动所射出血液量	搏出量=舒张末期容积-收缩末期容积
每分输出量	一侧心室每分钟射出的血液量	心输出量=搏出量×心率

指标	定义	计算公式
心指数	以单位体表面积计算的心输出量	心指数=心输出量/体表面积
射血分数	搏出量占心室舒张末期容积的百分比	射血分数=搏出量/心室舒张末期容积
每搏功	指心室一次收缩射血所做的外功	每搏功=搏出量×射血压+血流动能
每分功	指心室每分钟收缩射血所做的功	每分功=每搏功×心率

【例3】心输出量是指
A. 每搏输出量
B. 左、右心室输出的总血液量
C. 每分钟左心室所泵出的血量
D. 心房进入心室的血量
E. 每分钟两心房进入心室的血量

第3节 心脏泵血功能的储备

健康成年人在安静状态下,心输出量为5~6 L;剧烈运动时,心输出量可达25~30 L,为安静时的5~6倍。这说明正常心脏的泵血功能有相当大的储备量。心输出量可随机体代谢需要而增加的能力,称为心泵功能储备或心力储备,心泵功能储备可用心脏每分钟能射出的最大血量,即心脏的最大输出量来表示。

心泵功能储备的大小主要取决于搏出量和心率能够提高的程度,因而心泵功能储备包括搏出量储备和心率储备两部分。

一、搏出量储备

搏出量是心室舒张末期容积和收缩末期容积之差,所以,搏出量储备可分为收缩期储备和舒张期储备两部分。前者是通过增强心肌收缩能力和提高射血分数来实现的,而后者则是通过增加舒张末期容积而获得的。安静时,左心室舒张末期容积约125 mL,左心室收缩末期容积约为55 mL,搏出量为70 mL。由于正常心室腔不能过分扩大,一般只能达到140 mL左右,故舒张期储备仅15 mL左右;而当心肌作最大程度收缩时,心室收缩末期容积可减小到不足20 mL,因而收缩储备可达35~40 mL。相比之下,收缩期储备要比舒张期储备大得多。

二、心率储备

正常健康成年人安静时的心率为60~100次/分。假如搏出量保持不变,使心率在一定范围内加快,当心率达160~180次/分时,心输出量可增加至静息时的2~2.5倍,称为心率储备。如果心率过快(大于180次/分),由于舒张期过短,心室充盈不足,可导致搏出量和心输出减少。

在心力衰竭患者,心肌收缩力减弱,搏出量减少,射血后心室内的剩余血量增多,心室舒张末期容积增大,表明收缩期储备和舒张期储备均下降。在这种情况下,常出现心率代偿性加快,保证心输出量不致过低,也就是说,患者在安静状态下已动用心率储备。心力衰竭患者往往在心率增快到120~140次/分时心输出量就开始下降,表明此时心率储备已不足以代偿搏出储备的降低,所以心力衰竭患者的心率储备也显著低于正常人。

在进行强烈的体力活动时,体内交感-肾上腺髓质系统的活动增强,机体主要通过动用心储备和收缩期储备而使心输出量增加。在训练有素的运动员,心肌纤维增粗,心肌收缩能力强,因此收缩期储备增加;同时,由于心肌收缩能力增强,可使心室收缩和舒张的速度都显加快,因此心率储备也增加。此时,能使心输出量随心率加快而增加的心率水平将提高到200~220次/分,心输出量最大可增加至正常时的7倍。

第4节 影响心输出量的因素

因为心输出量=搏出量×心率,所以凡能影响搏出量和心率的因素均可影响心输出量,而搏出量的多少则决定于前负荷、后负荷和心肌收缩能力等。

一、前负荷和后负荷

1. 概述

	前负荷	后负荷
概念	心肌在收缩前期所承受的负荷	心肌在收缩后所承受的负荷
代表指数	心室舒张末期容积或压力	大动脉血压
调节环节	心室舒张末期充盈量,即静脉回心血量和射血后心室内剩余血量	动脉血压(主动脉压、肺动脉压)
调节机制	异长自身调节	异长自身调节和等长调节
调节途径	Starling 机制	Starling 机制、神经调节和体液调节

	异长调节	等长调节
概念	通过改变心肌细胞初长度调节心脏泵血功能	通过改变心肌收缩能力调节心脏泵血功能
特点	心肌细胞初长度有改变	心肌细胞初长度无改变
途径	Starling 自身调节	神经调节、体液调节
适应情况	对搏出量的微小变化进行精细的调节 适应短期、细微变化的调节	对持续、剧烈循环变化的调节
临床示例	体位的突然改变、动脉压突然升高等的调节	缺氧、酸中毒、心衰使心搏量减少的调节

【例 4】引起左室后负荷增高的主要因素是
A．肺循环高压　　　　　　　　B．体循环高压　　　　　　　　C．回心血量增加
D．主动脉瓣关闭不全　　　　　　E．血红细胞比容增大

2. 前负荷影响因素和调节机制

（1）心室舒张末期充盈的血量　在整体情况下，心室的前负荷主要取决于心室舒张末期充盈的血量。因此，凡能影响心室舒张期充盈量的因素，都可通过异长自身调节使搏出量发生改变。舒张末期充盈量是静脉回心血量和射血后心室内剩余血量二者之和。

①静脉回心血量：在多数情况下，静脉回心血量的多少是决定心室前负荷大小的主要因素。静脉回心血量又受到心室充盈时间、静脉回流速度、心室舒张功能、心室顺应性和心包腔内压力等因素的影响。

因素	机制	临床特点
心室充盈时间	心率增快时，心室舒张期缩短，心室充盈时间缩短，心室充盈不完全，静脉回心血量减少	在心室完全充盈后，若继续延长心室充盈时间，则不能进一步增加静脉回心血量
静脉回流速度	在心室充盈时间不变的情况下，静脉回流速度越快，静脉回心血量越多	外周静脉压增高、心房或心室内压降低时，静脉回流速度加快
心室舒张功能	在相同外周静脉压条件下，舒张期 Ca^{2+} 回降越快，心室舒张越快，心室的抽吸作用越强，静脉回心血量越多	若降低肌质网对 Ca^{2+} 的回收率，则心室舒张不良，全心舒张期静脉回心血量减少
心室顺应性	心室顺应性越高，在相同心室充盈压条件下能容纳更多的血量	当心肌纤维化、心肌肥厚时，心室顺应性降低，心室充盈量降低
心包腔压力	正常情况下，心包的存在有助于防止心室过度充盈	当心包积液时，心包腔内压力增高，心室充盈受限，静脉回心血量减少

②射血后心室内的剩余血量：假如静脉回心血量不变，当动脉血压突然升高使搏出量暂时减少时，射血后心室内剩余血量增加，也可使心室充盈量增加。但实际上，射血后心室内剩余血量增加时，舒张末期心室内压也增高，静脉回心血量将会减少，因而心室充盈量并不一定增加。

（2）前负荷的调节机制　前负荷增加→心室肌初长度增加→心肌细胞粗、细肌丝有效重叠程度增加，活化时形成的横桥连接数目增多→心肌收缩力增强→心输出量增加。

（3）调节的适应证　只是对搏出量进行精细的调节，只适于：短期、细微变化的调节。如体位的突然改变（突然从卧位变成站立位，回心血量减少，导致前负荷减小），以及动脉压突然升高，左右心室搏出量不平衡等的微调。不适于持续、剧烈循环变化的调节，如体力劳动时搏出量持续大幅度升高等的调节。

3. 后负荷调节机制

（1）后负荷增高→等容收缩期室内压的峰值增高→等容收缩期延长→射血期缩短→射血期心室肌缩短的程度和速度都减小→搏出量减少。

（2）后负荷增高→搏出量减少→射血后心室内的剩余血量增多→心室收缩末期容积增多→心室舒张末期容积增大→通过异长自身调节加强心肌的收缩力→搏出量回升。

（3）后负荷增高→搏出量减少→等长调节→心肌收缩力增强→搏出量回升。

二、心率调节

正常健康成年人安静时的心率为 60～100 次/分。假如搏出量保持不变，使心率在一定范围内加快，当心率达 160～180 次/分时，心输出量可增加至安静时的 2～2.5 倍，称为心率储备。如果心率过快（>180 次/分），心室舒张期明显缩短，心舒期充盈的血液量明显减少，可导致搏出量和心输出量减少。如果心率过慢，当

低于40次/分,将使心室舒张期过长,此时心室充盈早已接近最大限度,心舒期的延长已不能进一步增加充盈量和搏出量,因此心输出量也减少。

第5节 心脏的电生理学

一、心肌细胞的分类

1. 根据组织学和电生理学特点 将心肌细胞分为工作细胞和自律细胞。

分类	组成	特点
工作细胞	心房肌和心室肌	有稳定的静息电位,主要执行收缩功能
自律细胞	窦房结细胞和浦肯野细胞	组成心内特殊传导系统,大多没有稳定的静息电位,并可自动产生节律性兴奋

2. 根据心肌细胞动作电位去极化的快慢及其产生机制 将心肌细胞分为快反应细胞和慢反应细胞。

分类	组成	动作电位特点
快反应细胞	心房肌、心室肌和浦肯野细胞	去极化速度和幅度大,兴奋传导速度快,复极过程缓慢且可分成几个时相,因而动作电位时程很长
慢反应细胞	窦房结和房室结细胞	去极化速度和幅度小,兴奋传导速度慢,复极过程慢而没有明确的时相区分

二、心室肌细胞的跨膜电位及其形成机制

1. 静息电位 心室肌细胞的静息电位稳定,为-80~-90 mV,主要由K^+外流引起的K^+平衡电位而产生。

K^+平衡电位	①心室肌细胞中存在内向整流钾通道(I_{K1}通道),在静息电位水平,它处于开放状态,而此时钠通道和钙通道则基本处于关闭状态; ②静息电位主要由内向整流钾电流(I_{K1}通道)引起的K^+平衡电位而产生
Na^+平衡电位	静息状态下,心室肌细胞膜对Na^+也有一定的通透性,此为钠背景电流和钠泵活动引起的泵电流所致,由于Na^+内流可部分抵消K^+外流形成的电位差,故静息电位略低于K^+平衡电位

2. 心室肌细胞和窦房结P细胞动作电位的形成机制

	心室肌细胞	窦房结P细胞
0期(去极化过程)	快钠通道开放,Na^+内流	慢钙通道开放,Ca^{2+}内流
1期(复极化过程)	主要是一过性K^+外流	无
2期(平台期)	缓慢Ca^{2+}内流; 逐渐加强的K^+外流	无
3期(复极化过程)	逐渐加强的K^+外流	K^+外流
4期(静息期/自动去极化期)	①钠泵(排出Na^+摄入K^+); ②Na^+-Ca^{2+}交换体排出Ca^{2+}钙泵排出Ca^{2+}(少量)	①K^+外流逐渐减少; ②Na^+内流逐渐增加; ③Ca^{2+}内流逐渐增加

三、心室肌细胞、窦房结P细胞和浦肯野细胞的跨膜电位鉴别

	心室肌细胞	窦房结P细胞	浦肯野细胞
组织学分类	工作细胞	自律细胞	自律细胞
去极化的快慢分类	快反应细胞	慢反应细胞	快反应细胞
静息电位特点	有稳定的静息电位	没有稳定的静息电位	没有稳定的静息电位
静息电位大小	-80~-90 mV	-70 mV	-90 mV
阈电位	-70 mV	-40 mV(最低)	-70 mV
动作电位时相	0、1、2、3、4期	0、3、4期	0、1、2、3、4期
平台期	有	无	有
0期去极化	速度快(200~400 V/s)	时速慢(10 V/s)	速度快(200~800 V/s)
超射	有明显的超射	无明显超射	有超射
去极化的幅度	幅度大(120 mV)	幅度小(70~85 mV)	幅度大(120 mV)
4期膜电位稳定	膜电位稳定	膜电位不稳定	膜电位不稳定
4期自动去极化速度	无自动去极化	自动去极化,速度快(0.1 V/s)	自动去极化,速度慢(0.02 V/s)

四、窦房结 P 细胞动作电位的特点

1. 4 期自动去极化　最大特点就是<u>有明显的 4 期自动去极化</u>,且<u>自动去极速度快</u>(0.1 V/s)。4 期自动去极是自律细胞产生自动节律的基础。优势起搏细胞的舒张去极速度最快,在每次心搏活动中,它最先去极达到阈电位水平,产生一个新的动作电位。正因为窦房结 P 细胞的 4 期自动去极速度快,才使之成为心脏正常的起搏点。

2. 无 1、2 期　其动作电位由 0 期(去极化)、3 期(复极化)和 4 期(自动去极)组成,无 1、2 期。

3. 最大复极电位　最大复极电位(−70 mV)及阈电位(−40 mV)的绝对值均低于心室肌细胞。最大复极电位、阈电位的绝对值小于浦肯野细胞。0 期去极化幅度较小(70 mV),时程较长(约 7 ms)。

4. 无明显超射

	浦肯野细胞 4 期自动去极化	窦房结 P 细胞 4 期自动去极化
离子基础	一种外向电流＋一种内向电流	一种外向电流＋两种内向电流
电流特点	外向电流逐渐减弱、内向电流逐渐增强	外向电流逐渐减弱、内向电流逐渐增强
外向电流	K^+ 外流(I_k)减少所起的作用小	K^+ 外流(I_k)减少起主要作用
内向电流	$I_f(Na^+$ 负载)起主要作用	$I_f(Na^+$ 负载)起次要作用;Ca^{2+} 内流(I_{Ca-T}),是去极后期的一个组成成分

【例 5】心室肌细胞动作电位<u>平台期</u>,主要由哪些离子跨膜运动形成?
A. Na^+ 内流,Cl^- 外流　　　　　B. Na^+ 内流,K^+ 外流　　　　　C. Na^+ 内流,Cl^- 内流
D. Ca^{2+} 内流,K^+ 外流　　　　　E. K^+ 内流,Ca^{2+} 外流

例 6～7 共用选项
A. Cl^- 内流　　B. Ca^{2+} 内流　　C. Na^+ 内流　　D. K^+ 内流　　E. K^+ 外流

【例 6】<u>窦房结</u>细胞动作电位 0 期去极化是由于
【例 7】<u>浦肯野</u>细胞动作电位 0 期去极化是由于
【例 8】窦房结能成为心脏正常<u>起搏点</u>的原因是
A. 静息电位仅为 −70 mV　　　　B. 阈电位为 −40 mV　　　　C. 0 期去极速率快
D. 动作电位没有明显的平台期　　E. 4 期去极速率快

第 6 节　心肌的生理特性

一、兴奋性

1. 兴奋性的周期性变化　心室肌细胞在一次兴奋过程中,其兴奋性会出现周期性变化,依次出现绝对不应期、局部反应期、相对不应期和超常期。绝对不应期和局部反应期合称为<u>有效不应期</u>。

(1) 各期的变化特点。

分　期	概　念	特　点
绝对不应期	心室肌细胞发生一次兴奋后,从 0 期去极化开始到复极化 3 期膜电位达到 −55 mV 这段时间内,无论给予心肌多强的刺激,都不会引起去极化,即心肌细胞兴奋性为零,这段时间称为绝对不应期(ARP)	由于在绝对不应期和局部反应期内,无论给予心肌细胞多么强的刺激都不能产生新的动作电位,故将这两期合称为有效不应期(ERP)。心肌细胞有效不应期相当长,达 200～300 ms,这是使心肌不会产生强直收缩的原因
局部反应期	随后,膜电位从 −55 mV 继续复极至 −60 mV 这段时间,若给予阈上刺激,虽可引起局部反应,但仍不会产生新的动作电位,这一时段称为局部反应期	
相对不应期	从有效不应期之后到复极基本完成(−60～80 mV)的时间内,若给予阈上刺激,可引起可扩布性兴奋,此期称为相对不应期	在相对不应期和超常期,膜电位水平低于静息电位水平,而此时钠通道开放的速度和数量均低于静息电位水平,因此新生动作电位的 0 期去极化速度和幅度低于正常,故兴奋传导速度较慢,动作电位时程和不应期均较短
超常期	随着复极的继续,在膜电位由 −80 mV 恢复到 −90 mV 的时间内,膜电位值虽低于静息电位,但钠通道已大部分恢复到静息状态,且此期膜电位水平比其他各期都更接近于阈电位水平,若在此期内给予一个阈下刺激,即可引起一次新的动作电位,故称为超常期	

(2) 各期的变化特点对比。

	绝对不应期	局部反应期	相对不应期	超常期
电位区间	0～3期	3期	3期	3期
膜电位	从－90～－55 mV	从－55～60 mV	从－60～－80 mV	－80～－90 mV
Na$^+$通道	完全失活	开始复活,但没恢复到可被激活的静息状态	部分复活到静息状态,但未达到静息电位时水平	已大部分复活到静息状态
动作电位	无论给予多强的刺激,心肌都不能产生去极化反应	给予阈上刺激可引起局部反应（局部电位）,不能产生新的动作电位	给予阈上刺激可产生新的动作电位;给予阈刺激,不能产生新动作电位	给予阈下刺激,可产生新的动作电位
兴奋性	零	零	低于正常	高于正常

2. 影响兴奋性的因素

心肌细胞兴奋的产生包括细胞膜去极化达到阈电位水平以及引起0期去极化的离子通道的激活这两个环节。任何能影响这两个环节的因素均可改变心肌细胞的兴奋性。

(1) 静息电位或最大复极电位水平。

兴奋性	特　点
降低	静息电位或最大复极电位↑→与阈电位差距↑→所需刺激阈值↑→兴奋性降低
增加	静息电位或最大复极电位↓→与阈电位差距↓→所需刺激阈值↓→兴奋性增加

(2) 阈电位水平。

兴奋性	特　点
降低	阈电位↑→静息电位或最大复极电位与阈电位差距↑→所需刺激阈值↑→兴奋性降低
增加	阈电位↓→静息电位或最大复极电位与阈电位差距↓→所需刺激阈值↓→兴奋性增加

(3) 引起0期去极化的离子通道性状。

兴奋性	特　点
增加	处于静息状态的Na$^+$（或L型Ca^{2+}）通道数量↑→兴奋的阈值↓
降低	处于失活状态的Na$^+$（或L型Ca^{2+}）通道数量↑→兴奋的阈值↑

3. 兴奋性的周期性变化与收缩活动的关系　正常情况下,当窦房结产生的每一次兴奋传到心房肌和心室肌时,心房肌和心室肌前一次兴奋的不应期均已结束,因此能不断产生新的兴奋,于是,整个心脏就能按照窦房结的节律进行活动。如果在心室肌的有效不应期后,下一次窦性兴奋冲动达到前,心室受到一次外来刺激,则可提前产生一次兴奋和收缩,分别称为期前兴奋和期前收缩。期前兴奋也有自身的有效不应期,当紧接在期前兴奋后的一次窦房结兴奋传到心室时,如果正好落在期前兴奋的有效不应期内,则此次正常下传的窦房结兴奋不能引起心室的兴奋和收缩,即形成一次兴奋和收缩的脱失。这样,在一次期前收缩之后往往出现一段较长的心室舒张期,称为代偿间歇,然后恢复窦性心律。

二、自律性

自律性是指心肌在无外来刺激条件下能自动产生节律性兴奋的能力或特性。自律性的高低是指心肌细胞自动兴奋频率的高低。

1. 心脏起搏点　心内特殊传导系统中各部分心肌细胞都具有自律性,但正常情况下并非各种自律细胞都各自产生主动性兴奋。在心脏自律组织中,以窦房结P细胞的自律性最高,约为100次/分,但在内情况下,由于受到心迷走紧张性的影响,其自律性表现为70次/分左右。房室交界约为50次/分,房室束约为40次/分,末梢浦肯野细胞约为25次/分。因此窦房结P细胞的自律性最高,而成为心脏正常搏点。由窦房结起搏而形成的心脏节律称为窦性节律。在正常情况下,心脏其他部位的自律组织仅起兴奋传导作用,而不表现出它们自身的自律性,故称为潜在起搏点。

2. 窦房结　是心脏正常的起搏点,它对潜在起搏点的控制,是通过抢先占领和超速驱动压抑来实现的。

抢先占领	由于窦房结的自律性高于其他潜在起搏点,因此潜在起搏点在其自身4期自动去极化达到阈电位之前,由自窦房结传来的兴奋已将其激动而产生动作电位,从而控制心脏的节律活动。这一现象称为抢先占领或夺获。由于抢先占领的作用,使潜在起搏点自身的节律性不能显现出来

超速驱动压抑	当自律细胞在受到高于其固有频率的刺激时,便按外加刺激的频率发生兴奋,称为超速驱动。在外来的超速驱动刺激停止后,自律细胞不能立即呈现其固有的自律性活动,需经一段静止期后才逐渐恢复其自律性,这种现象称为超速驱动压抑。窦房结对于潜在起搏点自律性的直接抑制作用就是一种超速驱动压抑

3. 各部位的自律性不同 其自律性为:窦房结＞房室交界区(结区除外)＞房室束＞浦肯野细胞＞心房肌＞心室肌。正常生理状态下,心房肌和心室肌无自律性。

4. 衡量心肌自律性的标准 为心肌细胞自动兴奋的频率。

5. 影响自律性的因素 包括以下三项,其中以 4 期自动去极化速度最为重要。

4 期自动去极化速度	①在最大复极电位和阈电位水平不变的情况下,4 期自动去极化速度越快,达到阈电位水平所需时间越短,自律性越高; ②凡能使 4 期自动去极化中外向电流失活加速,或内向电流激活加速的因素都能使 4 期自动去极化加速
复极电位水平	在 4 期自动去极化速度不变的情况下,当最大复极电位减小时,它与阈电位水平之间的差距缩短,因而去极化到阈电位水平所需的时间缩短,故自律性增高
阈电位水平	在 4 期自动去极化速度不变的情况下,阈电位水平上移将加大它与最大复极电位之间的差距,即自动去极化达到阈电位所需的时间延长,因而自律性降低

三、传导性

兴奋的传导方式	通过局部电流的形式经心肌细胞闰盘在细胞之间迅速传播,引起所有细胞几乎同步兴奋和收缩
兴奋在心脏内的传导途径	窦房结→心房肌→房室交界(房室结)→房室束→左右束支→浦肯野纤维→心室肌
兴奋在心脏内的传导速度	①传导速度最慢的是房室交界(0.02 m/s);传导速度最快的是浦肯野纤维(4 m/s)。 ②房室界处传导最缓慢,称房室延搁,具有重要的生理意义,可避免房室的收缩重叠
影响传导性的因素	①结构因素:心肌细胞的直径越大→传导速度越快; ②动作电位 0 期去极化速度和幅度:最重要,速度越快、幅度越大,则传导速度越快; ③膜电位水平:膜电位降低→影响钠通道状态→0 期去极化速度降低→传导速度降低; ④邻旁未兴奋区心肌膜的兴奋性:邻旁未兴奋区心肌膜兴奋性增高→传导速度加快

【例9】房室延搁一般发生于

A. 兴奋由窦房结传至心房肌时   B. 兴奋在心房肌内传导时
C. 兴奋在房室交界内传导时   D. 兴奋在房室束传到左右束支时
E. 兴奋由浦肯野纤维传到心室肌时

四、收缩性

1. 心肌收缩的特点 心肌和骨骼肌同属横纹肌,两者的收缩均由动作电位触发,均通过兴奋-收缩偶联使肌丝滑行而引起。但心肌收缩也有其自身的特点。

(1) 同步收缩 心肌细胞间有低电阻的闰盘存在,兴奋可通过缝隙连接在细胞之间迅速传播,引起所有细胞几乎同步兴奋和收缩,因此心肌可看作一个功能合胞体。心肌的同步收缩也称为"全或无"式收缩。

(2) 不发生强直收缩 由于心肌兴奋性周期的有效不应期特别长,相当于整个收缩期和舒张早期。在有效不应期内,心肌细胞不再接受任何刺激而产生兴奋和收缩。因此,正常情况下心脏不会发生强直收缩。

(3) 细胞外 Ca^{2+} 依赖性强 由于心肌细胞的肌质网不如骨骼肌发达,储存 Ca^{2+} 量较少,其兴奋-收缩偶联过程高度依赖于细胞外的 Ca^{2+} 内流。

	心肌细胞收缩的特点	骨骼肌细胞收缩的特点
Ca^{2+}	①肌质网不发达,贮 Ca^{2+} 量少; ②细胞外内流的 Ca^{2+} 触发肌质网释放 Ca^{2+} 心肌收缩	①肌质网发达,贮 Ca^{2+} 量多; ②触发肌肉收缩的 Ca^{2+} 来自肌质网
兴奋传导	兴奋可经缝隙连接在细胞间迅速传播	一个细胞的兴奋不能同时扩布到其他细胞
收缩方式	为全或无式收缩(同步),不发生强直收缩	为等级性收缩

2. 影响心肌收缩的因素 凡能影响搏出量的因素(前负荷、后负荷、心肌收缩能力、细胞外 Ca^{2+} 浓度等),

都能影响心肌的收缩。此外,运动、肾上腺素、洋地黄等也可增加心肌的收缩。

五、正常心电图的波形及生理意义

波 形	概 念	意 义	正常值
P 波	在一个心动周期中,首先出现的一个小而圆钝的波,称为 P 波	反映左、右两心房去极化的过程	0.08~0.11 s,波幅不超过 0.25 mV
QRS 波群	继 P 波之后,出现的一个短时程、较高幅度及波形尖锐的波群,称为 QRS 波群	反映左、右两心室的去极化过程	0.06~0.10 s
T 波	QRS 波群后的一个持续时间较长、波幅较低的向上的波,称为 T 波	反映心室复极化的过程	0.05~0.25 s,波幅为 0.1~0.8 mV
U 波	T 波后 0.02~0.04 s 可能出现一个低而宽的波,称为 U 波	可能与浦肯野纤维的复极化有关	方向与 T 波一致,宽 0.1~0.3 s,波幅一般小于 0.05 mV
PR 间期(或 PQ 间期)	P 波起点到 QRS 起点之间的时程	代表窦房结产生的兴奋经由心房、房室交界和房室束到达心室并引起心室肌开始兴奋所需要的时间。当发生房室传导阻滞时,PR 间期延长	0.12~0.20 s
QT 间期	QRS 波起点到 T 波终点的时程	代表整个心室激动的总的时程,即从心室开始去极化到完全复极化所经历的时间	QT 间期的长短与心率成反比关系,心率愈快,QT 间期愈短
ST 段	从 QRS 波群终点到 T 波起点之间的线段	代表心室各部分细胞均处于去极化状态(相当于动作电位的平台期),各部分之间的电位差很小	ST 段的异常压低或抬高表示心肌缺血或损伤

【例 10】下列哪一项变化可以在心电图中看到?
A. 窦房结去极化　　　　　　B. 心房肌去极化　　　　　　C. 房间束去极化
D. 房室结去极化　　　　　　E. 希氏束去极化

第 7 节　动脉血压

一、动脉血压的形成
动脉血压通常指主动脉血压。动脉血压的形成条件主要包括以下四个方面。

血液充盈	①心血管系统有足够的血液充盈,这是动脉血液形成的前提条件; ②循环系统中血液的充盈程度可用循环平均充盈压来表示; ③循环平均充盈压的高低取决于血量和循环系统容积之间的相对关系
心脏射血	①心脏射血是动脉血液形成的必要条件; ②心室收缩时所释放的能量一部分作为血液流动的动能,推动血液向前流动; ③心室收缩另一部分则转化为大动脉扩张所储存的势能。在心室舒张时,大动脉发生弹性收缩,将储存的势能再转换为动能,继续推动血液向前流动
外周阻力	①外周阻力主要是指小动脉和微动脉对血流的阻力; ②外周阻力使得心室每次收缩射出的血液只有大约 1/3 在心室收缩期流到外周,其余的暂时储存在主动脉和大动脉中,因而使得动脉血压升高而维持在正常水平
弹性储器	①主动脉和大动脉的弹性储器作用对减小动脉血压在心动周期中的波动幅度具有重要意义; ②弹性储器使得射血期动脉血压不会升得高;可将心室的间断射血转变为动脉内持续流动的血液;可维持舒张期血液,使之不会过度降低

二、动脉血压的正常值
动脉血压可用收缩压、舒张压、脉压和平均动脉压等数值来表示。

指标	定义	正常值
收缩压	指心室收缩期中期达到最高值时的动脉血压	100～120 mmHg
舒张压	指心室舒张末期达最低值时的动脉血压	60～80 mmHg
脉搏压（脉压）	指收缩压和舒张压的差值，即脉压＝收缩压－舒张压	30～40 mmHg
平均动脉压	指一个心动周期中每一瞬间动脉血压的平均值（平均动脉压＝舒张压＋1/3脉压）	100 mmHg

【例11】关于动脉血压的叙述，下列哪项是错误的？
A. 动脉血压一般是指主动脉压
B. 心室收缩时，主动脉压在收缩中期达最高值
C. 心室舒张时，主动脉压在心舒末期达最低值
D. 大动脉管壁的顺应性越小，则动脉血压越高
E. 脉压差等于收缩压减去舒张压

例12～14 共用选项
A. 收缩压   B. 舒张压   C. 脉压   D. 平均动脉压   E. 中心静脉压
【例12】收缩压与舒张压之差称为
【例13】在一个心动周期中，动脉血压的最低值称为
【例14】舒张压加1/3脉压称为

三、影响动脉血压的因素

影响因素	变化	收缩压	舒张压	脉压	特点
每搏输出量（每搏量）	增大	↑↑	↑	↑	①每搏的改变主要影响收缩压；②收缩压高低主要反映每搏量的多少
	减小	↓↓	↓	↓	
心率	加快	↑	↑↑	↓	心率的改变主要影响舒张压（收缩压变化不明显）
	减慢	↓	↓↓	↑	
外周阻力	增大	↑	↑↑	↓	①外周阻力主要影响舒张压；②舒张压高低主要反映外周阻力大小
	减小	↓	↓↓	↑	
大动脉管壁的弹性	下降	↑	↓	↑↑	老年人动脉硬化→大动脉弹性储器作用↓→脉压↑
循环血量与血管系统容量的比例	减小	↓↓	↓	↓	大失血后→循环血量↓→体循环系统平均充盈压↓→动脉血压↓

第8节 中心静脉压

一、中心静脉压的概念和意义

通常将右心房和胸腔内大静脉血压称为中心静脉压（CVP）。中心静脉压的正常波动范围是4～12 cmH$_2$O，其高低取决于心脏射血能力和静脉回心血量之间的相互关系。CVP可反映心脏功能状态和静脉回心血量，在临床上常作为判断心血管功能的重要指标。

CVP	常见情况
CVP升高	心脏射血能力减弱、右心房和腔静脉淤血、静脉回心血量增多或回流速度过快（如输液、输血过多或过快）、血量增加、全身静脉收缩或因微动脉舒张等
CVP降低	心脏射血能力增强、有效血容量不足

二、影响静脉回心血量的因素

影响因素	机制
体循环平均充盈压	①血量增加或者容量血管收缩→体循环平均充盈压↑→静脉回心血量↑；②大失血→血量减少→体循环平均充盈压↓→静脉回心血量↓
心肌收缩力	①心肌收缩力增强→心室内剩余血量↓→心舒期室内压↓→对心房和静脉内血液的抽吸力量↑→静脉回心血量↑；②反之，心肌收缩力减弱→静脉回心血量↓
骨骼肌的挤压作用	下肢肌肉进行节律性舒缩活动→骨骼肌收缩可对肌肉内和肌肉间的静脉产生挤压作用→静脉回流加快→静脉回心血量↑

续表

影响因素	机　　制
体位改变	①由平卧位转为直立位时—静脉回心血量↓； ②直立位转为平卧位时—静脉回心血量↑
呼吸运动	①吸气→胸腔容积↑→胸膜腔负压↑→胸腔内大静脉和右心房扩张↑→静脉回心血量↑； ②呼气→胸膜腔负压↑→回心血量↓
环境温度	高温环境→皮肤血管舒张→皮肤血管容纳的血量增多→回心血量减少

第9节　微循环

一、概　念

微动脉和微静脉之间的血液循环称为微循环。作为机体与外界环境进行物质和气体交换的场所，微循环对维持组织细胞的新陈代谢和内环境稳态起着重要作用。

二、微循环的组成

典型的微循环由微动脉、后微动脉、毛细血管前括约肌、真毛细血管、通血毛细血管（直捷通路）、动-静脉吻合支和微静脉等部分组成。机体各器官、组织的结构和功能不同，微循环的组成也不相同。如人手指甲皱皮肤的微循环组成较简单，微动脉与微静脉之间仅由呈袢状的毛细血管相连，而骨骼肌和肠系膜的微循环结构则相当复杂。

部　位	作　用	特　点
微动脉	微动脉有完整的平滑肌，其收缩和舒张可显著改变其管腔内径，故起着控制微循环血流量"总闸门"的作用	①体循环中对血流阻力**最大**的血管； ②体循环中血压降落**最显著**的血管； ③在调节动脉血压中起主要作用； ④在调节器官血流量中起主要作用
后微动脉和毛细胞血管前括约肌	主要受局部代谢产物（如腺苷等）的调节	神经纤维分布少，不受神经调节
真毛细血管和较细的微静脉	①属于交换血管，具有**物质交换功能**； ②在真毛细血管起始端，通常有1~2个平滑肌细胞，形成环状的毛细血管前括约肌	①没有平滑肌，通透性较大； ②毛细胞血管前括约肌其收缩状态决定进入真毛细血管的血流量，在微循环中起**分闸门**的作用
较大的微静脉	通过其舒缩活动可影响毛细血管血压，从而影响体液交换和静脉回心量	有平滑肌，属于毛细血管后阻力血管，起着微循环"**后闸门**"的作用

三、微循环的血流通道

微循环中微动脉和微静脉之间可通过迂回通路、直捷通路和动-静短路发生沟通。

	迂回通路	**直捷**通路	**动-静**短路
功能	营养通路	通血毛细血管	非营养通路
血流途径	微动脉→后微动脉→毛细血管前括约肌→真毛细血管→微静脉	微动脉→后微动脉→通血毛细血管→微静脉	微动脉→动-静脉吻合支→微静脉
开闭状态	约20%的毛细血管轮流开放	经常处于开放状态	经常处于关闭状态，环境温度升高时开放
血流速度	缓慢	较快	快
常见部位	肠系膜	骨骼肌	皮肤（手指、足趾等处）
物质交换	进行物质交换的主要场所	进行少量物质交换	不进行物质交换
主要功能	物质交换	使血液快速通过微循环进入静脉	体温调节

第10节　组织液

组织液是由血浆经毛细血管壁滤过到组织间隙而形成的，是细胞赖以生存的内环境。组织液绝大部分呈胶冻状,不能自由流动,因而不会因重力作用而流到身体的低垂部分。

一、组织液的生成和回流

1. 组织液的生成　正常情况下,组织液由毛细血管的动脉端不断产生,同时一部分组织液又经毛细血管静脉端返回毛细血管内,另一部分组织液则经淋巴管回流入血液循环。因此,正常组织液的量处于动态平衡状态;这种动态平衡取决于四种因素的共同作用,即毛细血管血压、组织液静水压、血浆胶体渗透压、组织液胶体渗透压。其中,毛细血管血压、组织液胶体渗透压是促使液体由毛细血管内向外滤过的力量,而组织液静水压、血浆胶体渗透压则是促使液体由毛细血管外向内重吸收的力量。滤过的力量与重吸收的力量之差,称为有效滤过压。有效滤过压＝(毛细血管血压＋组织液胶体渗透压)－(组织液静水压＋血浆胶体渗透压)。

2. 组织液的回流　流经毛细血管的血浆,有0.5%～2%在毛细血管动脉端滤出到组织间隙形成组织液,约90%的滤出液在静脉端被重吸收,其余约10%(包括滤过的白蛋白分子)进入毛细淋巴管,形成淋巴液。

二、影响组织液的生成因素

在正常情况下,组织液的生成与回流保持动态平衡,因此组织液总量维持相对恒定。如果这种动态平衡遭到破坏,使组织液生成过多或重吸收减少,就有过多的液体潴留在组织间隙而形成水肿。导致组织液生成增多的因素总结如下表。

因　素	机　制	临床实例
毛细血管血压增高	毛细血管血压增高→有效滤过压增高	右心衰、左心衰
血浆胶体渗透压降低	血浆胶体渗透压降低→有效滤过压增高	血浆蛋白减少
毛细血管壁通透性增高	血浆蛋白渗入组织液→血浆胶体渗透压降低、组织胶体渗透压升高→有效滤过压增高	感染、烧伤、过敏反应
淋巴回流受阻	淋巴系统回流障碍→淋巴液在组织间隙中积聚	丝虫病患者的淋巴管被堵塞
组织液胶体渗透压增高	病理性毛细血管通透性增高,部分血浆蛋白质滤过进入组织液	—

【例15】静脉注射后能促使组织液水分移至毛细血管内的是
A. 1.5%的氯化钠溶液　　　　B. 丙种球蛋白　　　　C. 5%葡萄糖溶液
D. 20%葡萄糖溶液　　　　　E. 白蛋白

第11节　心血管活动的神经调节

心血管活动的调节包括神经调节、体液调节和自身调节,多重调节不仅能保持正常心率、心输出量、动脉血压和各组织器官血流量的相对稳定,而且能在机体内外环境变化时做出相应的调整,使心血管活动能适应代谢活动改变的需要。

一、心脏的神经支配

心血管活动受自主神经系统的紧张性活动控制,副交感神经系统主要调节心脏活动,而交感神经系统对心脏和血管的活动都有重要的调节作用。神经系统对心血管活动的调节是通过各种心血管反射实现的。

1. 心脏的神经支配　心脏受心交感神经和心迷走神经的双重支配。

	心交感神经	心迷走神经(副交感神经)
节前神经元胞体	第1～5胸段脊髓的中间外侧柱	延髓的迷走神经背核和疑核
节后神经元胞体	星状神经节和颈交感神经节内	心内神经节内
节前神经元递质及作用部位	乙酰胆碱(Ach)→作用于节后神经元膜中的N1胆碱能受体(N1受体)	乙酰胆碱(Ach)→作用于节后神经元膜中的N1型胆碱能受体(N1受体)
节后神经元递质及作用部位	去甲肾上腺素(NA)→作用于心肌细胞膜中的β肾上腺素能受体(β受体,主要是β$_1$)	乙酰胆碱(Ach)→作用于心肌细胞膜中的M型胆碱能受体(M受体)
支配部位	窦房结、房室结、房室束、心房肌和心室肌(即支配心脏的各个部分)	窦房结、心房肌、房室束、房室结(少量支配心室肌,支配密度远低于心房肌)
生理效应	增强心脏的活动(正性变力、变时和变传导)	抑制心脏的活动(负性变力、变时和变传导)
兴奋作用	阈电位下移、静息电位或最大复极电位减小→兴奋性↑	静息电位或最大复极电位增大(超极化),与阈电位之间的差距↓→兴奋性↑

	心交感神经	心迷走神经（副交感神经）
变力作用	正性变力（钙通道开放概率增加→2期Ca^{2+}内流↑→肌质网释放Ca^{2+}→胞质Ca^{2+}↑→收缩力↑）	负性变力（①钙通道被抑制→Ca^{2+}内流↓；②复极化K^+外流↑→复极化速度↑→2期时程↓→Ca^{2+}内流↓→收缩力↓）
变时作用	正性变时（窦房结P细胞4期Ca^{2+}内流、I_f电流↑→4期自动去极速↑→自律性↑）	复性变时（窦房结P细胞4期Ca^{2+}内流↓和I_f电流↓→4期自动去极化→自律性↓）
变传导作用	正性变传导（慢反应细胞0期Ca^{2+}内流↑→0期去极速度↑、幅度↑→传导性↑）	复性变传导（慢反应细胞0期Ca^{2+}内流↓→0期去极化速度↓、幅度↓→传导性↓）

2. 血管的神经支配 支配血管平滑肌的神经称为血管运动神经，可分为缩血管神经和舒血管神经两大类。

	缩血管神经	舒血管神经	
神经纤维	交感缩血管神经纤维	交感舒血管神经纤维	副交感舒血管神经纤维
基本中枢	延髓	—	
节后神经递质	去甲肾上腺素（NA）	乙酰胆碱（Ach）	乙酰胆碱（Ach）
受体阻断剂	酚妥拉明	阿托品	阿托品
血管平滑肌受体	α受体为主（$β_2$受体少数）	M型胆碱能受体（M受体）	M型胆碱能受体（M受体）
效应器	体内几乎所有的血管	骨骼肌血管	脑膜、唾液腺等的血管平滑肌
生理效应	缩血管（α受体缩血管效应＞$β_2$受体舒血管效应）	舒血管（使骨骼肌血管舒张，血流量增多）	舒血管（使所支配器官的局部血流量增加）
紧张性活动	平时有（持续性）	平时没有	平时没有
生理意义	调节血压；调节器官血流阻力和血流量；促进静脉回流	参与情绪激动和防御反应时的骨骼肌血流量增多	调节所支配器官的局部血流，对总外周阻力的影响很小

3. 心血管反射 主要包括压力感受性反射、化学感受性反射和心肺感受器引起的心血管反射。

	压力感受性反射	化学感受性反射	心肺感受器反射
别称	减压反射	升压反射	—
感受器	颈动脉窦压力感受器 主动脉弓压力感受器	颈动脉体化学感受器 主动脉体化学感受器	心肺感受器（又称低压力感受器，心房壁为容量感受器）
感受器位置	颈动脉窦和主动脉弓血管外膜下	颈总动脉分叉处和主动脉弓	心房、心室和肺循环大血管壁
适宜刺激	不直接感受血压变化，而是感受血管壁受到的机械牵张刺激	血液中PaO_2↓、$PaCO_2$↑、H^+浓度↑	机械牵张刺激或某些化学物质（如前列腺素等）的刺激
传入通路	①动脉血压↑→颈动脉窦压力感受器→窦神经→舌咽神经→延髓；②动脉血压↑→主动脉弓压力感受器→迷走神经→延髓	①适宜刺激→颈动脉体化学感受器→窦神经→舌咽神经→延髓；②适宜刺激→主动脉体化学感受器→迷走神经→延髓	动脉血压↑、血容量↑→心肺感受器→迷走神经→中枢（下丘脑等）
传出神经紧张性变	心迷走神经紧张↑、心交感紧↓、交感缩血管紧张↓		心迷走神经紧张↑、心交感神经和交感缩血管紧张↓
反射增强后的生理效应	①动脉血压↓（心率↓、心输出量↓、外周血管阻力↓）；②对呼吸运动的影响作用不大	①使呼吸加深加快（主要效应）；②动脉血压↑（呼吸改变后影响心血管活动的间接效应）	①肾血流量↑→排水、Na^+↑；②动脉血压↓（心率↓、心输出量↓、外周血管阻力↓）
生理意义	①使动脉血压保持相对稳定；②对动脉血压的快速短期调节，在长期调节中作用不大	①主要是调节呼吸，维持血液PaO_2、$PaCO_2$、H^+相对稳定；②平时对血管调节作用不大	在调节循环血量和细胞外液量及其成分中具有重要生理意义

二、心血管活动的体液调节

1. 肾素-血管紧张素系统（RAS） 人体重要的体液调节系统，对心血管系统的正常发育、心血管功能稳态、电解质和体液平衡的维持，以及血压的调节均具有重要作用。

（1）肾素、血管紧张素的转换过程 肝脏合成的血管紧张素原，在肾近球细胞合成的肾素的作用下生成血管紧张素Ⅰ，后者在血管紧张素转换酶（ACE）作用下生成血管紧张素Ⅱ。血管紧张素Ⅱ在氨基肽酶的作用下依次酶解为血管紧张素Ⅲ、血管紧张素Ⅳ。

（2）肾素-血管紧张素系统的激活 循环血量减少导致肾血流灌注减少，血浆 Na^+ 浓度降低、交感神经兴奋→入球小动脉感受器兴奋、致密斑兴奋→近球细胞合成和分泌肾素增多，使血管紧张素原转化为血管紧张素Ⅰ→血管紧张素Ⅱ→血管紧张素Ⅲ→肾上腺皮质分泌醛固酮增多→血容量增加、保 Na^+、排 K^+。

（3）血管紧张素受体（AT受体）的分型 分 AT1、AT2、AT3、AT4 等 4 个亚型。

受体分型	分布	受体分型	分布
AT1	分布于脑、心、肺、肝、肾、血管和胎盘等	AT2	分布于肾上腺髓质、子宫、卵巢、脑
AT3	分布不清	AT4	分布于心血管、脑、肾、肺等处

（4）血管紧张素的作用。

血管紧张素Ⅱ的生物学效应	①收缩全身微动脉，使外周血管阻力增加、血压升高； ②收缩静脉，使回心血量增多； ③使交感神经末梢释放递质增加； ④使交感缩血管中枢紧张加强； ⑤促进神经垂体释放血管升压素和缩宫素； ⑥增强促肾上腺皮质激素释放激素（CRH）的作用； ⑦刺激醛固酮的分泌，引起或增强渴觉，导致饮水行为
其他血管紧张素的生物学效应	①血管紧张素Ⅰ不具备生理作用； ②血管紧张素Ⅱ的缩血管作用最强； ③血管紧张素Ⅲ的缩血管效应仅为血管紧张素Ⅱ的10%~20%，而刺激肾上腺皮质合成和释放醛固酮的作用却较强； ④血管紧张素Ⅳ的作用与血管紧张素Ⅱ不同或相反

（5）局部 RAS 的作用。

心脏内局部 RAS 的作用	正性变力作用、致心肌肥大、调节冠状动脉阻力、抑制心肌细胞增长
血管内局部 RAS 的作用	舒缩血管、影响血管的结构和凝血系统作用

> **昭昭老师总结：血管紧张素**

激素	产生机制	生理作用
肾素	肾脏球旁细胞分泌的一种酸性蛋白酶	经肾静脉入血，从而启动 RAS
血管紧张素Ⅰ	肾素水解血管紧张素原（肝脏合成）产生的 10 肽	不具有生理活性（对多数组织而言）
血管紧张素Ⅱ（AngⅡ）	由血管紧张素转换酶水解血管紧张素Ⅰ产生的 8 肽，是血管紧张素中最重要的类型	①缩血管作用； ②促进交感神经末梢释放递质； ③对中枢神经系统的作用； ④促进醛固酮的合成和释放
血管紧张素Ⅲ（AngⅢ）	氨基肽酶等酶解血管紧张素Ⅱ产生的 7 肽	与血管紧张素Ⅱ类似，但缩血管效应仅为 AngⅡ的 10%~20%，而促进醛固酮的合成和释放的作用较强
血管紧张素Ⅳ（AngⅣ）	氨基肽酶等酶解血管紧张素Ⅲ产生的 6 肽	①调节脑和肾皮质的血流量； ②抑制左心室的收缩功能，加速其舒张等
醛固酮	血管紧张素刺激肾上腺皮质球状带细胞合成和释放	保 Na^+，保水，排 K^+

2. 肾上腺素和去甲肾上腺素 肾上腺素和去甲肾上腺素都属于儿茶酚胺类物质。循环血液中的肾上腺素和去甲肾上腺素主要来自肾上腺素。肾上腺髓质分泌的髓质激素中，肾上腺素约占 80%，去甲肾上腺素约

占20%。

	肾上腺素(E或A)	去甲肾上腺素(NE或NA)
分泌部位	肾上腺髓质	肾上腺髓质和肾上腺能神经纤维末梢
与受体结合的特点	与α和β受体(β_1和β_2)结合的能力都很强	主要与血管平滑肌α受体结合,也能与心肌β_1受体结合
对心脏作用	与β_1受体结合→产生正性变时和变力作用	与心肌β_1受体结合→产生正性变时和变力作用
对血管作用	①骨骼肌和肝血管(β_2受体占优势)→小剂量主要兴奋β_2受体→血管舒张;大剂量α受体也兴奋→血管收缩; ②皮肤、肾、胃肠道(α受体占优势)→血管收缩	①与α受体结合(β_2结合弱)静脉注射NE后,全身血管广泛收缩,外周阻力增高,动脉血压升高; ②血压升高又使得压力感受性反射活动增强>对心脏的直接效应,导致心率减慢

【例17】去甲肾上腺素对心血管的作用主要是
A. 舒张血管　　　B. 升高血压　　　C. 加快心率　　　D. 强心　　　E. 增大脉压

3. 血管升压素(VP)

(1) 分泌部分　血管升压素又称抗利尿激素,是由下丘脑视上核和室旁核神经元合成的一种九肽激素。

(2) 作用机制　VP在维持细胞外液量的恒定和动脉血压的稳定中都起着重要的作用。VP与肾远曲小管和集合管上皮的V2受体结合后可促进水的重吸收,起到抗利尿的作用;VP作用于血管平滑肌的V2受体则引起血管收缩,血压升高。在生理情况下,血浆中VP浓度升高时首先出现抗利尿效应,仅当其浓度明显增加时才引起血压升高。VP一般不经常调节血压,仅在细胞外液明显减少时释放增多起升压作用。

(3) 调节因素　当血浆渗透压升高,或禁水、脱水及失血等导致细胞外液量减少时,VP释放增加,调节机体细胞外液量,并通过对细胞外液量的调节,实现对动脉血压的调节作用。

4. 血管内皮生成的血管活性物质

(1) 血管内皮生成的舒血管物质。

物　质	作　用
一氧化氮(NO,内皮舒张因子)	①舒张血管;抑制血小板黏附,防止血栓形成。 ②抑制平滑肌细胞的增殖,维持血管的正常结构和功能
前列环素(PGI2)	舒张血管和抑制血小板聚集
内皮超极化因子(EDHF)	舒张血管

(2) 血管内皮生成的缩血管物质　内皮素(ET)生理作用:具有强烈而持久的缩血管效应(是已知最强的缩血管物质之一);促进细胞增殖和肥大;参与心血管细胞毒凋亡、分化和表型转化。

第12节　冠脉循环

一、冠脉循环的特点

1. 灌注压高,血流量大　冠状动脉直接开口于主动脉根部,其开口处的血压等于主动脉压,加上冠状动脉的血流途径短,因此血流阻力小,压降小,冠脉小血管的血压和血液灌注压均维持在较高水平。冠脉血流量占心输出量的4%～5%,而心脏的重量仅占体重的0.5%,可见冠脉血流量极大。

2. 摄氧率高,耗氧量大　心肌富含肌红蛋白,其摄氧能力很强。动脉血流经心脏后,65%～70%的氧被心肌摄取。

3. 血流量受心肌收缩的影响显著　心动周期对冠状动脉血流量的影响见下表。动脉舒张压的高低及心舒期的长短是影响冠脉血流量的重要因素。当体循环外周阻力增加时,动脉舒张压升高,冠脉血流量增加。当心率加快时,心舒期缩短,冠脉血流量减少。

(1) 心肌收缩对冠脉血流量的影响　由于冠脉分支大部分深埋于心肌组织中,故心肌收缩对冠脉血流量有很大影响,尤其是对左心室冠脉血流量的影响。

心动周期	冠脉血流量	产生机制
等容收缩期	急剧减少,甚至出现逆流	心肌收缩强烈压迫冠状动脉,冠脉血流量减少
射血期	快速射血期增加; 减慢射血期降低	随着射血期主动脉压升高,冠状动脉血压升高

续表

心动周期	冠脉血流量	产生机制
等容舒张期	急剧增加	心肌对冠脉的压迫减弱或解除,冠脉血流的阻力减小,冠脉血流量增加
舒张期	早期达高峰,后逐渐降低	

(2) 其他常考因素对冠脉血流量的影响。

影响因素	冠脉血流量	产生机制
外周阻力增大	增加	外周阻力增大→动脉舒张压升高→冠脉血流量增加
外周阻力减小	减少	外周阻力减小→动脉舒张压降低→冠脉血流量减少
心率减慢	增加	心率减慢→心室舒张期明显延长→冠脉血流量增加
心率加快	减少	心率加快→心室舒张期明显缩短→冠脉血流量减少
心室收缩期延长	减少	心肌收缩时压迫冠状动脉→冠脉血流量减少
主动脉瓣关闭不全	减少	主闭→舒张压降低(主动脉血流减少)→冠脉血流量减少

二、冠脉血流量的调节

冠脉血流量主要受心肌代谢水平的影响,也受神经和体液因素的调节。

(1) 心肌代谢水平的影响　心肌代谢增强→代谢产物(腺苷、H^+、CO_2、乳酸、缓激肽、PGE)增多→冠脉舒张。其中,作用最强的是:腺苷。

(2) 神经调节。

交感神经	①交感神经→激活冠脉平滑肌 α 受体→冠脉收缩(直接作用); ②交感神经→激活心肌 β 受体→心脏活动增强→心肌代谢增强→代谢产物增多→冠脉舒张(间接作用)
迷走神经	①迷走神经→激活冠脉平滑肌 M 受体→冠脉舒张(直接作用); ②迷走神经→激活心肌 M 受体→心脏活动减弱→心肌代谢减弱→代谢产物减少→冠脉收缩(间接作用)

(3) 体液调节。

冠脉舒张	①肾上腺素、去甲肾上腺素、甲状腺素→心肌代谢增强冠脉舒张; ②一氧化氮、降钙素相关基因肽具有较强舒张冠脉的作用
冠脉收缩	血管紧张素Ⅱ和Ⅲ、大剂量的血管升压素→冠脉收缩

【例 18】能使冠状动脉血流量增多的因素是

A. 主动脉舒张压降低　　　　B. 体循环外周阻力减小　　　　C. 心室舒张期延长
D. 心室收缩期延长　　　　　E. 心率增加

▶ 参考答案如下,详细答案参见 2019 版《国家临床执业及助理医师资格考试精选真题考点精析》。

1. B	2. C	3. C	4. B	5. D	6. B	
7. C	8. E	9. C	10. B	11. D	12. C	昭昭老师提示:关注官方微信。
13. B	14. D	15. E	16. D	17. B	18. C	

第 5 章　呼　吸

▶ **2019 考试大纲**

①肺通气;②肺换气和组织换气;③气体在血液中的运输;④呼吸运动的调节。

▶ **考纲解析**

近 20 年的医师考试中,本章的考点是气体在血液中的运输,执业医师每年考查分数为 1~2 分,助理医师每年考查分数为 1~2 分。

第 1 节　肺通气

呼吸是机体与外界环境之间的气体交换过程。呼吸的全过程包括:外呼吸,肺通气＋肺换气;气体在血液中的运输,内呼吸——组织换气。

【肺通气的原理】

一、肺通气的动力

1. 肺通气的动力来源

分类	来源	昭昭老师速记
呼吸的原动力	呼吸运动(呼吸肌规律的收缩)	"原""动"力
呼吸的间接动力	胸膜腔内压变化	内奸(间)
呼吸的直接动力	肺内压与大气压差的变化	"直"接"插"入

【例1】肺通气的原动力是
A. 胸膜腔内压的变化　　　　B. 肺主动舒缩　　　　C. 外界环境与肺内压力差
D. 呼吸肌的舒缩　　　　　　E. 肺泡表面活性物质的作用

2. 呼吸运动

(1) 呼吸运动的过程。

平静呼吸	①吸气运动的主要肌肉：膈肌和肋间外肌(亦包括辅助的吸气的肌肉：斜角肌和胸锁乳突肌)收缩导致肺内压下降，是一个主动过程； ②呼气运动的主要肌肉是：肋间内肌和腹肌，呼气并不是由呼吸肌的收缩引起的，而是膈肌和肋间外肌舒张所引起的，是一个被动过程
用力呼吸	①吸气和呼吸都是主动的过程； ②吸气的参与肌肉：膈肌、肋间外肌、斜角肌、胸锁乳突肌； ③呼气的参与肌肉：肋间内肌、腹肌

(2) 呼吸运动的类型：
①胸式呼吸和腹式呼吸。

胸式呼吸	主要参与肌肉是肋间外肌参与收缩和舒张
腹式呼吸	主要参与肌肉是膈肌参与收缩和舒张

②平静呼吸和用力呼吸。

	出现情况	特 点	表 现
平静呼吸	正常人安静状态下	吸气时主动的、呼气时被动的	—
用力呼吸	缺氧、CO_2增多及肺通气阻力较大的情况下	吸气、呼气都是主动的	呼吸显著加深，鼻翼扇动，产生胸部困压感

3. 肺内压　指肺泡内的压力。

吸气	吸气→肺容积上升及肺内压下降→空气进入肺内→一直持续到吸气末，肺内压升高，并最终与大气压相等→气流停止
呼气	呼气→肺容积下降及肺内压上升→空气流出肺内→一直持续到呼气末，肺内压降低，并最终与大气压相等→气流停止

4. 胸膜腔内压

(1) 胸膜腔解剖　胸膜腔是肺和胸廓之间的一个密闭的、潜在性的腔隙，由脏层和壁层胸膜组成，其间有少量浆液，不含气体。

(2) 胸膜腔内压　胸膜腔内的压力称为胸膜腔内压。胸膜腔内压随呼吸运动而发生周期性波动。
①胸膜腔内压=肺内压-肺回缩压。在吸气末或呼气末，由于肺内压等于大气压，若以大气压为0，则胸膜腔内压=-肺回缩压。可见，胸膜腔内压的大小主要是由肺回缩压所决定的。
②在呼吸过程中，肺始终处于扩张状态而总是倾向于回缩。因此，在平静呼吸时，胸膜腔内压始终低于大气压，若大气压为0，则胸膜腔内压为负压，称为胸膜腔负压或胸内负压。
③吸气时→肺扩张程度增大→肺回缩压增大→胸膜腔内负压更大；呼气时→肺扩张程度减小→肺回缩压降低→胸膜腔内负压减小；故吸气末胸膜腔内负压绝对值最大。

5. 生理意义

维持肺的扩张状态	维持肺的扩张状态，使肺通气成为可能
有利于静脉血和淋巴的回流	作用于壁薄而可扩张性大的腔静脉和胸导管，有利于静脉血和淋巴的回流
降低气道阻力	维持肺的扩张状态，使肺能随胸廓的张缩而张缩，降低气道阻力

二、肺通气的阻力

1. 分　类　肺通气过程中所遇的阻力称为肺通气阻力，可分为弹性阻力和非弹性阻力。

	弹性阻力	非弹性阻力
比重	约占肺通气总阻力的 70%	约占肺通气总阻力的 30%
成分	肺弹性阻力和胸廓弹性阻力	气道阻力、惯性阻力、组织的黏滞阻力
主要成分	肺弹性阻力是弹性阻力的主要成分,其中: ①肺组织本身的弹性回缩力(占 1/3); ②肺泡内液-气表面张力产生的回缩力(占 2/3)	①气道阻力是非弹性阻力的主要成分; ②气道阻力受气流速度、气流形式和气道口径等因素的影响,其中以气道口径最为重要
次要成分	胸廓的弹性阻力来源于胸廓的弹性成分	惯性阻力、组织的黏滞阻力平静呼吸时都较小
类型	静态阻力(气流停止状态存在)	动态阻力(在气流流动时存在)

2. 影响气道阻力的主要因素

跨壁压	①呼吸道内外的压力差。 ②呼吸道内的压力高,则跨壁压大,气道管径被动扩大,气道阻力变小;反之,则气道阻力增大
肺实质对气道壁的牵引	小气道的弹力纤维和胶原纤维与肺泡壁的纤维彼此交叉,像帐篷的拉线一样对气道壁发挥牵引作用,进而保持那些没有软骨支持的细支气管的通畅
自主神经系统的调节	①副交感神经使气道平滑肌收缩,口径变小,气道阻力增加; ②交感神经使得支气管舒张,口径变大,气道阻力下降
化学因素的影响	①儿茶酚胺可使气道平滑肌舒张; ②前列腺素(PG)中,$PGF_{2\alpha}$ 可使气道平滑肌收缩;PGE_2 却使之舒张; ③肥大细胞释放的组胺和白三烯、吸入气 CO_2 含量增加、内皮素等可使支气管平滑肌收缩,气道口径变小,气道阻力上升

3. 弹性阻力和顺应性

(1) 弹性阻力和顺应性。

弹性阻力	指物体对抗外力作用所引起的变形的力
顺应性	指弹性体在外力作用下发生变形的难易程度

(2) 弹性阻力的大小可用顺应性的高低来度量 弹性阻力与顺应性成反变关系,即顺应性越大,弹性阻力就越小,在外力的作用下容易变形;顺应性越小,则弹性阻力越大,在外力作用下不易变形。肺和胸廓均为弹性组织,也均具有弹性阻力,其弹性阻力均可用顺应性来表示。

4. 肺泡表面活性物质

(1) 来源、成分、分布和作用。

来源	由肺泡Ⅱ型细胞分泌
成分	①二棕榈先卵磷脂(DPPC,占 60%);②表面活性物质结合蛋白(占 10%)
分布	肺泡内侧面
特点	①DPPC 分子的一端是非极性的脂肪酸,不溶于水;另一端为极性端,易溶于水。 ②DPPC 分子能垂直排列于肺泡内液-气界面,极性端插入液体层,非极性端朝向肺泡腔,以单分子层的形式分布于肺泡内液-气界面上(肺泡内侧面),其密度可随肺泡半径的变小而增大,也可随肺泡半径的增大而减小
作用	增加了肺的顺应性

(2) 功能和临床疾病。

功能	①降低吸气阻力,减少吸气做功。 ②降低肺泡表面张力,有助于肺泡的稳定性(吸气时,肺泡变大,DPPC 密度减小,使肺泡表面张力增大,可防止肺泡过度膨胀;呼气时肺泡变小,DPPC 密度增大,使肺泡表面张力减小,可防止肺泡塌陷)。 ③防止肺水肿
疾病	①早产儿因缺乏肺表面活性物质而引起肺泡极度缩小,产生肺不张,且在肺泡内表面形成透明膜,阻碍气体交换,出现新生儿呼吸窘迫综合征; ②成年人患肺炎、肺血栓等疾病时,可因肺表面活性物质减少而发生肺不张; ③在肺充血、肺组织纤维化或肺表面活性物质减少时,肺的顺应性降低弹性阻力增加,患者表现为吸气困难; ④在肺气肿时,肺弹性成分大量破坏,肺回缩力减小,肺的顺应性增大弹性阻力减小,患者表现为呼气困难

【肺通气的指标】

一、肺容积

指标	英文	概念	正常值
潮气量	TV	每次呼吸时,吸入或呼出的气体量	500 mL
补吸气量	IRV	指平静吸气末,再尽力吸气所能吸入的气体量,补吸气量反应吸气的储备量	1 500～2 000 mL
补呼气量	ERV	指平静呼气末,再尽力呼气所能呼出的气体量,补呼气量反应呼气的储备量	900～1 200 mL
余气量	RV	最大呼气末尚存留于肺内不能呼出的气体量 (昭昭老师速记:"大"智若"愚(余)")	1 000～1 500 mL
肺活量	VC	指尽力吸气后,从肺内所能呼出的最大气体量,可反应一次通气的最大能力,为肺功能测定的常用指标	男 3 500 mL 女 2 500 mL
用力肺活量	FVC	一次最大吸气后,尽力尽快呼气所呼出的最大气体量	略小于肺活量

二、肺容量

指标	英文	概念	计算公式及意义
深吸气量	IC	从平静呼气末做最大吸气时所能吸入的气体量	①IC=潮气量+补吸气量; ②胸廓、胸膜、肺组织等病变时,此指标降低
功能余气量	FRC	指平静呼气末尚存留于肺内的气体量	①FRC=余气量+补呼气量;正常值 2 500 mL; ③意义:缓冲呼吸过程中肺泡气 PO_2 和 PCO_2 的变化幅度
肺活量	VC	指尽力吸气后,从肺内所能呼出的最大气体量	①VC=潮气量+补吸气量+补呼气量; ②正常值:男 3 500 mL,女 2 500 mL
用力肺活量	FVC	即时间肺活量,是指一次最大吸气后,尽力尽快呼气所能呼出的最大气体量	评价肺通气功能较好的指标,能比肺活量更好地反映肺通气功能
用力呼气量	FEV	指一次最大吸气后尽力尽快呼气,在一定时间内所呼出的气体量	①FEV 能比肺活量更好地反映肺通气功能; ②意义:哮喘等疾病时,FEV_1 的降低较 FVC 更明显,因而 FEV_1/FVC 减少;肺纤维化等限制性肺疾病患者,FEV_1 和 FVC 均减少,但 FEV_1/FVC 可能会正常
肺总量	TLC	指肺所能容纳的最大气体量	①TLC=肺活量(潮气量+补吸气量+补呼气量)+余气量; ②正常值:男 5 000 mL,女 3 500 mL; ③意义:限制性通气功能不足时会降低

昭昭老师补充:通常以1、2、3秒末的FEV所占的FVC的百分数来表示,正常人,FEV_1/FVC、FEV_2/FVC、FEV_3/FVC 分别为 83%,86%,99%。

【例2】正常呼气末,肺内气体量相当于
A. 余气量　　　　　　　B. 呼气储备量　　　　　　C. 功能余气量
D. 吸气储备量　　　　　E. 总肺容量

三、肺通气量与肺泡通气量

1. 几个指标

指标	定义	正常值
肺通气量	①每分钟吸入或呼出的气体总量; ②肺通气量=潮气量×呼吸频率	肺通气量=500 mL×(12～18)/分=6～9 L/分
解剖无效腔	每次吸入的气体,一部分将留在鼻或口与终末细支气管之间的呼吸道内,不参与肺泡与血液之间的气体交换	150 mL
肺泡无效腔	进入肺泡内的气体,因血流在肺内分布不均而不能都与血液进行气体交换,未能发生交换的这部分肺泡容量	—

指标	定义	正常值
生理无效腔	生理无效腔＝解剖无效腔＋肺泡无效腔	—
肺泡通气量	①真正有效的气体交换量； ②肺泡通气量＝(潮气量－无效腔气量)×呼吸频率	每次呼吸仅使肺泡内气体更新1/7

昭昭老师提示：①评价肺通气功能常用的指标：肺活量、时间肺活量、通气量、肺泡通气量等。②评价肺通气功能较好的指标：时间肺活量。③从气体交换的意义来说，评价肺通气功能最好的指标：肺泡通气量。

2. 潮气量和呼吸频率的变化对呼吸的影响

类型	举例	指标变化	对机体影响
浅快呼吸	潮气量减半，呼吸频率加倍	肺通气量不变，肺泡通气量减少	浅快呼吸对肺换气不利
深慢呼吸	潮气量加倍，呼吸频率减半	肺通气量不变，肺泡通气量增加	深慢呼吸增加肺泡通气量，但增加呼吸功

【例3】评价肺通气功能较好的指标是
  A. 潮气量   B. 肺活量   C. 时间肺活量
  D. 通气/血液比值   E. 肺扩散容量

【例4】肺泡通气量是指
  A. 每分吸入或呼出的气体量   B. 用力吸入的气体量   C. 每分钟进或出肺的气体量
  D. 每分钟进或出肺泡的气体量   E. 无效腔中的气体量

第2节　肺换气和组织换气

一、肺换气过程

1. 肺换气的概念　肺换气是指肺泡与肺毛细血管之间的气体交换。

2. 肺换气的原理

（1）气体扩散　混合气体中各种气体都按其各自的分压差由分压高处向分压低处扩散，直到取得动态平衡。肺换气和组织换气都是以气体扩散方式进行的。可见，气体交换的关键因素是交换部位两侧的气体分压差，它是气体交换的动力。

（2）气体扩散速率的影响因素。

气体的分压差	①两个区域之间某气体分压的差值。它不仅是影响气体扩散的因素之一，而且是气体扩散的动力和决定气体扩散方向的关键因素。 ②分压差越大，扩散速率越大
气体的分子量和溶解度	①气体分子的相对扩散速率与气体分子量的平方根成反比。 ②质量小的气体扩散速率较快。如果扩散发生于气相和液相之间，扩散速率还与气体在溶液中的溶解度成正比(溶解度是指单位分压下溶解于单位容积溶液中的气体量)
扩散面积和扩散距离	气体扩散速率与扩散面积成正比，与扩散距离成反比
温度	气体扩散速率与温度成正比，人体体温相对恒定故温度因素可忽略不计

（3）呼吸气体和人体不同部位气体的分压　①人体吸入的气体是空气。空气成分中具有生理意义的是 O_2 和 CO_2。空气中各气体的容积百分比一般不因地域不同而异，但分压可因总大气压的变动而改变。高原大气压较低，各气体的分压也较低。呼出气是无效腔内的吸入气和部分肺泡气的混合气体。液体中的气体分压也称为气体的张力。不同组织中的 PaO_2 和 $PaCO_2$ 不同，在同一组织，它们还受组织活动水平的影响。(i) PaO_2 在动脉血、混合静脉血和组织中分别为 97～100 mmHg、40 mmHg、30 mmHg；(ii) $PaCO_2$ 在动脉血、混合静脉血和组织中分别为 40 mmHg、46 mmHg、50 mmHg。②肺换气的过程：在肺泡中，O_2→肺泡→呼吸膜→血液；在组织中，CO_2→毛细血管血液→肺泡。CO_2 是由组织细胞通过代谢反应而产生，即组织细胞是 CO_2 产生的源头，因此组织细胞处 CO_2 分压最高。CO_2 随血液流经组织细胞周围毛细血管到达右心房，再到达肺部进行气体交换，再从肺中呼出，随着运行距离增加，CO_2 分压会逐渐降低。因此呼出气中 CO_2 分压最低。O_2 来源于外界空气，因此，吸入气中 O_2 分压最高，组织细胞处 O_2 分压最低。

气体浓度梯度变化	PCO$_2$ 分压：组织细胞＞静脉血＞肺泡气＞呼出气
	PO$_2$ 分压：肺泡气＞动脉血＞毛细血管＞静脉血＞组织液＞组织细胞

二、肺换气影响因素

1. 呼吸膜的厚度 肺换气的结构基础是呼吸膜（肺泡-毛细血管膜）。呼吸膜由 6 层组成：含肺泡表面活性物质的液体层、肺泡上皮细胞层、上皮基底膜、基质层（肺泡上皮和毛细血管膜之间的间隙）、毛细血管的基膜、毛细血管内皮细胞层。气体扩散速率与呼吸膜厚度呈反比，呼吸膜越厚，单位时间内交换的气体量越少。

2. 呼吸膜面积 气体扩散速率与扩散面积呈正比。运动时，扩散面积增加；肺不张、肺实变、肺气肿及肺毛细血管堵塞等将导致扩散面积缩小。

3. 通气/血流（VA/Q） 比值是影响肺换气的重要因素。

VA/Q	原因	生理意义
VA/Q=0.84	每分肺泡通气量/每分肺血流量＝4.2 L/5 L＝0.84	①健康成人肺总的 VA/Q=0.84；②只有在适宜的 VA/Q 时才能实现适宜的肺换气
VA/Q＞0.84	VA↑（肺通气过度）Q↓（肺血流量减少）	①部分肺泡其他未能与血液进行充分其他交换；②相当于肺泡无效腔增大；③常见疾病：肺血栓栓塞
VA/Q＜0.84	VA↓（肺通气不足）Q↑（肺血流相对过剩）	①部分血液流经通气不良的肺泡，混合静脉血中的气体不能得到充分氧合就直接流回了心脏；②相当于发生了功能性动-静脉短路；③常见疾病：支气管哮喘

【例5】肺换气气体通过的部位是
A. 支气管　　B. 细支气管　　C. 肺泡壁　　D. 肺泡小管　　E. 呼吸膜

【例6】下列关于通气/血流比值的描述，正确的是
A. 为肺通气量和心输出量的比值　　B. 比值增大或减小都降低肺换气效率
C. 人体直立时肺尖部比值较小　　D. 比值增大犹如发生了动-静脉短路
E. 比值减小意味着肺泡无效腔增大

第3节　气体在血液中的运输

一、O$_2$ 和 CO$_2$ 在血液中的运输形式

形式		具体形式	比例
O$_2$ 的运输形式	物理溶解	—	占总运输量的 1.5%
	化学结合	氧合血红蛋白，HbO$_2$	占总运输量的 98.5%
CO$_2$ 的运输形式	物理溶解	—	占总运输量的占 5%
	化学结合	碳酸氢盐（HCO$_3^-$，需要酶的催化）	占总运输量的 88%
		氨基甲酰血红蛋白（HHbNHCOOH，不需要酶的催化）	占总运输量的 7%

【例7】CO$_2$ 在血液中运输的主要方式是
A. 物理溶解　　B. 与水结合成酸　　C. 形成氧和血红蛋白
D. 形成碳酸氢盐　　E. 与血浆白蛋白结合

二、血氧饱和度、氧解离曲线及影响因素

1. 血氧饱和度　1分子 Hb 可以结合 4 分子 O$_2$。

(1) 血红蛋白的氧含量和氧容量。

血红蛋白的氧含量	血红蛋白实际结合的氧量
血红蛋白的氧容量	血红蛋白能结合的最大氧量

(2) 血红蛋白的氧饱和度　指血红蛋白的氧含量和氧容量的百分比。正常人动脉血 Hb 的氧饱和度为 97%。发绀 HbO$_2$ 呈鲜红色，Hb 呈紫蓝色。当血液中含量达 5 g/100 mL（血液）以上时，皮肤、黏膜呈暗红色，

这种现象称为发绀。出现发绀常表示机体缺氧,但也有例外。例如,红细胞增多(如高原性红细胞增多症)时,Hb 含量可达 5 g/100 mL(血液)以上而出现发绀,但机体并不一定缺氧。相反,严重贫血或 CO 中毒时,机体有缺氧但并不出现发绀。

2. 氧解离曲线 Hb 的变构效应→Hb 与 O_2 的结合或解离曲线呈 S 形。Hb 的 4 个亚单位无论结合 O_2 或释放 O_2 时,彼此之间有协同效应。即 1 个亚单位与 O_2 结合后,由于变构效应,其他亚单位更易与 O_2 结合;反之,当 Hb O_2 的 1 个亚单位释放 O_2 后,其他单位更易释放 O_2。因此,Hb 氧解离曲线呈 S 形。

3. O_2 解离曲线和 CO_2 解离曲线的比较

	O_2 解离曲线	CO_2 解离曲线
概念	血液 PO_2 与 Hb 氧饱和度关系的曲线	血液中 CO_2 含量与 PCO_2 关系的曲线
横坐标	PO_2(mmHg)	PCO_2(mmHg)
纵坐标	Hb 氧饱和度(%)	血液中 CO_2 含量(Vol%)
曲线特点	①曲线呈 S 形,与 Hb 的变构效应有关; ②有饱和点	①接近线性关系,不是 S 形; ②无饱和点
影响因素	①氧解离曲线右移(可增加氧的利用): $PCO_2\uparrow$、2,3-DPG↑、T↑、pH↓; ②氧解离曲线左移(可减少氧的利用): $PCO_2\downarrow$、2,3-DPG↓、T↓、pH↑; ③CO 与 Hb 的亲和力为 O_2 的 250 倍; (既妨碍 Hb 与 O_2 的结合,有妨碍 Hb 与 O_2 的解离,此为 CO 中毒的机制)	O_2 与 Hb 的结合可促使 CO_2 释放,而去氧 Hb 容易与 CO_2 结合(何尔登效应)

注:当 pH 降低或 PCO_2 升高时,Hb 对 O_2 的亲和力降低,氧解离曲线右移;当 pH 升高或 PCO_2 降低时,Hb 对 O_2 的亲和力增加,氧解离曲线左移。这种酸度对 Hb 氧亲和力的影响称为波尔效应。

【例 8】下列哪一种情况下,氧解离曲线发生右移?
    A. 肺通气阻力减小   B. 代谢性碱中毒   C. 2,3-二磷酸甘油酸增多
    D. 血温降低   E. 血 CO_2 分压下降

第 4 节 呼吸运动的调节

一、化学感受器的特点

化学感受器的适宜刺激为动脉血、组织液或脑脊液中的 O_2、CO_2 或 H^+,根据所在部位不同分为外周化学感受器和中枢化学感受器。

	外周化学感受器	中枢化学感受器
部位	颈动脉体(主要调节呼吸) 主动脉体(主要调节循环)	延髓腹外侧浅表部位的头端、尾端(中间区不具有化学感受器)
感受器	颈动脉体 I 型细胞	生理刺激是脑脊液和局部细胞外液中的 H^+
特点	①适宜刺激物为 $H^+\uparrow$、$PaCO_2\uparrow$、$PaO_2\downarrow$; ②感受的是 PaO_2,并不是 O_2 的含量; ③对 PaO_2 突然增高的调节反应快	①适宜刺激物为 H^+、CO_2; ②对缺 O_2 不敏感但对 H^+ 的敏感性高; ③对 PaO_2 突然增高的调节反应慢
功能	机体低 O_2 时维持对呼吸的驱动	调节脑脊液的 H^+ 浓度,使中枢神经系统有一定稳定的 pH 环境

昭昭老师提示:
①$PaCO_2$ 对感受器的刺激——中枢感受器+外周感受器(其中:中枢感受器>外周感受器)。
②PaO_2 对感受器的刺激——外周感受器(其中:中枢感受器不敏感)。
③H^+ 对感受器的刺激——中枢感受器+外周感受器(其中:中枢感受器>外周感受器)。
④H^+ 对感受器的刺激的敏感性特殊:虽然中枢化学感受器对 H^+ 的敏感性较外周化学感受器高,约为后者的 25 倍。但 H^+ 通过血-脑屏障的速度慢,限制了它对中枢化学感受器的作用。因此,对于脑脊液,中枢感受器对 H^+ 的敏感性>外周感受器;在动脉血中,中枢感受器对 H^+ 的敏感性<外周感受器。

二、不同物质对呼吸的影响

CO_2	CO_2 是调节呼吸运动的最重要的生理性化学因素，CO_2 对呼吸运动起经常性调节的作用，血液 PCO_2 在一定范围内升高可加强呼吸运动，但**超过一定限度则起抑制和麻醉作用** ① CO_2 浓度 > 3% → 肺通气量 > 正常的 1 倍 ② CO_2 浓度 > 4% → 潮气量增加、频率加快，即呼吸加深加快； ③ CO_2 浓度 > 7% → 增大肺通气量，保持 PCO_2 不致上升过高； ④ CO_2 浓度 > 15% → 意识丧失，CO_2 麻醉
H^+	① H^+ 通过外周和中枢感受器对呼吸进行调节，但中枢感受器的敏感性约为外周感受器的 25 倍； ② 因 H^+ 通过血-脑屏障的速度较慢，因此，**脑脊液中的 H^+ 才是中枢感受器的最有效刺激**
缺 O_2	缺 O_2 只能通过外周感受器对呼吸进行调节，**缺 O_2 对中枢的直接作用是抑制**。 ① 只有当 $PaO_2 < 80$ mmHg 时，肺通气量才出现觉察到的增加，因此动脉血 PaO_2 对正常呼吸运动的调节作用不大； ② 只有在严重肺气肿、肺心病等情况下的低氧刺激才有重要意义； ③ 临床上低氧时，如吸入纯氧，可导致呼吸暂停

【例 9】**缺氧**对呼吸的影响通过
A. 中枢化学感受器　　　　B. 外周化学感受器　　　　C. 体液
D. 神经　　　　　　　　　E. 氢离子

【例 10】血中 PCO_2 升高引起呼吸加深加快主要是因为
A. 直接刺激中枢的呼吸神经元　　　B. 刺激中枢化学感受器
C. 刺激颈动脉体和主动脉体感受器　　D. 刺激颈动脉窦和主动脉弓感受器
E. 刺激心肺感受器

▶ **参考答案**如下，详细答案参见 2019 版《国家临床执业及助理医师资格考试精选真题考点精析》。

1. D	2. C	3. C	4. D	5. E	昭昭老师提示：关注官方微信。
6. B	7. D	8. C	9. B	10. B	

第 6 章　消化和吸收

▶ **2019 考试大纲**
①消化道平滑肌的特性；②胃肠功能的调节；③胃内消化；④小肠内消化；⑤大肠的功能；⑥吸收。

▶ **考纲解析**
近 20 年的医师考试中，本章的考点是消化道平滑肌的特性和小肠内消化，执业医师每年考查分数为 1~2 分，助理医师每年考查分数为 0~1 分。

第 1 节　消化生理概述

一、消化道平滑肌的电生理特性

消化道平滑肌的电位变化主要有静息电位、慢波电位和动作电位三种形式。

1. 静息电位　消化道平滑肌的静息电位较小（-50~60 mV），且不稳定，存在一定波动，主要因 K^+ 平衡电位而产生，但 Na^+、Cl^-、Ca^{2+} 和生电性钠泵等也都参与静息电位的形成，这可能是其绝对值略小于骨骼肌和神经细胞静息电位的原因。

2. 慢波电位　消化道平滑肌细胞在静息电位的基础上，可自发地产生周期性地去极化和复极化，由于其频率较慢，因而称为慢波。因慢波频率对消化道平滑肌的收缩节律起决定性作用，故又称基本电节律。
（1）频率　消化道不同部位平滑肌的慢波频率不同，胃约 3 次/分，十二指肠约 12 次/分，回肠末端 8~9 次/分。
（2）幅度　慢波的幅度为 10~15 mV，持续时间由数秒至十几秒。
（3）来源细胞　慢波起源于消化道纵行肌和环行肌之间的 Cajal 间质细胞。Cajal 间质细胞具有成纤维细胞和平滑肌细胞的特性，并与纵、环两层平滑肌形成缝隙连接。Cajal 间质细胞被认为是胃肠运动的起搏细胞,其产生的电活动可以电紧张的形式传给纵行肌和环行肌细胞。

(4) **神经调节** 去除平滑肌的支配神经后,慢波依然出现,表明慢波的产生不依赖于外来神经的支配,但慢波的幅度和频率可接受自主神经的调节。交感神经活动增强时,慢波的幅度减小;副交感神经活动增强时,其幅度则增加。(昭昭老师提示:Cajal 间质细胞相当于心脏传导系统的窦房结内细胞)

(5) **机制** 过去认为,慢波本身并不直接引起平滑肌收缩,但能使平滑肌细胞的静息电位减小,一旦去极化达到阈电位,使肌细胞膜中的电压门控钙通道大量开放,产生动作电位和肌细胞收缩。现已证实,平滑肌细胞存在机械阈和电阈两个临界膜电位值。当慢波去极化达到或超过机械阈时,细胞内 Ca^{2+} 浓度增加,足以激活肌细胞收缩,而不一定通过动作电位而引发;当去极化达到或超过电阈时,则可引发动作电位使更多的 Ca^{2+} 进入胞内,使收缩进一步增强,慢波上出现的动作电位数目越多,肌细胞收缩就越强。每个慢波上所出现的动作电位数目可作为收缩力大小的指标。

(6) **慢波与生电性钠泵的关系** 慢波的产生可能与细胞膜中生电性钠泵的波动性活动有关。当钠泵活动暂时受抑时,膜发生去极化;当钠泵活动恢复时,膜电位回到原来静息水平。用哇巴因抑制钠泵活动后,胃肠平滑肌的慢波随之消失。

3. 动作电位 当慢波自动去极化达阈电位水平(约 −40 mV)时,可产生动作电位。动作电位时程较短,为 10～20 ms,故又称为快波。消化道平滑肌细胞动作电位与骨骼肌细胞动作电位的区别如下表。

	消化道平滑肌细胞动作电位	骨骼肌细胞动作电位
去极化	主要是 Ca^{2+} 内流	主要是 Na^+ 内流
复极化	K^+ 外流	K^+ 外流
锋电位	持续时间长、上升慢、幅度低、大小不等	持续时间短、上升快、幅度高、大小相等
特点	①只有慢波而无动作电位时,平滑肌仅发生轻度收缩; ②当发生动作电位时,收缩幅度明显增大,并随动作电位的频率增高而增大	—

二、消化道平滑肌的一般生理特性

消化道平滑肌具有肌组织的共同特性,如兴奋性、传导性和收缩性,但这些特性的表现均有其自身的特点。

兴奋性较低,收缩缓慢	消化道平滑肌的兴奋性较骨骼肌低,收缩的潜伏期、收缩期和舒张所占的时间均比骨骼肌长,而且变异较大
具有自律性	消化道平滑肌在离体后,置于适宜的人工环境内仍能自动进行节律性收缩和张,但其节律较慢,远不如心肌规则
具有紧张性	①消化道平滑肌经常保持一种微弱的持续收缩状态,即具有一定的紧张性。消化道各部分(如胃、肠)之所以能保持一定的形状和位置,与平滑肌具有紧张性这一特性密切相关。 ②平滑肌张性还能使消化道内经常保持一定的基础压力,有助于消化液向食物中渗透。平滑肌的各种收缩活动都是在紧张性的基础上进行的
富有伸展性	①作为中空容纳性器官来说,消化道平滑肌能适应接纳食物的需要进行很大的伸展,以增加其容积; ②良好的伸展性具有重要生理意义,能使消化道有可能容纳几倍于原初容积的食物,而消化道内压力却不明显升高
对不同刺激的敏感性不同	①消化道平滑肌对电刺激不敏感,而对机械牵拉、温度和化学性等刺激特别敏感; ②消化道平滑肌的这一特性与它所处的生理环境密切相关,消化道内食物对平滑肌的机械扩张、温度和化学性刺激可促进消化腺分泌及消化道运动,有助于食物的消化

三、消化道的神经支配和胃肠激素

1. 消化道的神经支配及其作用 支配消化道的神经包括外来神经系统和内在神经系统(肠神经系统)。在整体情况下,外来神经对内在神经丛具有调节作用,但去除外来神经后,内在神经丛仍可在局部发挥调节作用,可独立地调节胃肠运动、分泌、血流量以及水、电解质的转运。

(1) 外来神经系统。

	交感神经	副交感神经(迷走神经和盆神经)
节后神经纤维递质	去甲肾上腺素	乙酰胆碱(大多数),少数为血管活性肽(VIP)、P 物质、脑啡肽和生长抑素等

续表

	交感神经	副交感神经(迷走神经和盆神经)
生理作用	①抑制消化道的运动和消化腺的分泌； ②使消化道括约肌收缩	①促进消化道的运动和消化腺的分泌； ②使消化道括约肌舒张； ③胃的容受性舒张、机械刺激引起的小肠充血等

(2) 内在神经系统(肠神经系统)。

	肌间神经丛	黏膜下神经丛
分布	消化道环行肌和纵行肌之间	黏膜下层
生理作用	主要支配平滑肌的活动	主要调节腺细胞和上皮细胞的功能

2. 消化系统的内分泌功能 由于消化道黏膜中内分泌细胞合成和释放的多种激素主要在消化道内发挥作用，因此把这些激素合称为胃肠激素。

3. 激素的来源和分布

激素	来源	分 布	昭昭老师速记
促胃液素(胃泌素)	G 细胞	胃窦、十二指肠	"喂(胃)""鸽(G)"子
抑胃肽	K 细胞	小肠上部	"一(抑)"个老"K"
缩胆囊素	I 细胞	小肠上部	有"胆"去"爱(I)"
促胰液素	S 细胞	小肠上部	小"姨"是小"S"
胃动素	Mo 细胞	小肠	动="mo"ve

4. 激素的作用及引发释放的刺激物

昭昭老师提示：胰液主要包括两大部分①HCO_3^-和水；②胰酶。促胰液素→HCO_3^-和水分泌，缩胆囊素→胰酶多。

激 素	生理功能	刺激物引发释放
促胃液素 (胃泌素)	①促进胃酸和胃蛋白酶分泌； ②使胃窦和幽门括约肌收缩，延缓胃排空； ③促进胃肠运动和胃肠上皮生长 (昭昭老师提示：促胃液素对分泌是促进的，胃排空是抑制的)	①蛋白质消化产物； ②迷走神经递质； ③扩张胃
抑胃肽	①刺激胰岛素分泌； ②抑制胃酸和胃蛋白酶分泌； ③抑制胃排空(昭昭老师提示：抑胃肽，对胃当然是抑制)	①葡萄糖；②脂肪酸； ③氨基酸；④盐酸
缩胆囊素	①刺激胰酶分泌和胆囊收缩； ②增强小肠和大肠运动； ③抑制胃排空，增强幽门括约肌收缩，松弛壶腹括约肌； ④促进胰腺外分泌部的生长 (昭昭老师提示：胃下方的激素对胃的活动都是抑制的，对下方的小肠和大肠是促进的)	①蛋白质消化产物>②脂肪酸>③盐酸>④脂肪
促胰液素	①促进胰液及胆汁的HCO_3^-和水分泌； ②抑制胃酸分泌和胃肠运动； ③收缩幽门括约肌，抑制胃排空； ④促进胰腺外分泌部分的生长 (昭昭老师提示：胃下方的激素对胃的活动都是抑制的)	①盐酸(最强)>②蛋白质消化产物>③脂肪酸
胃动素	在消化间期刺激胃和小肠运动	①迷走神经；②盐酸；③脂肪

【例1】胃酸进入十二指肠后实现反馈抑制胃液分泌涉及的激素
A. 胃动素　　B. 胰泌素　　C. 胆汁　　D. 促胰液素　　E. 抑胃肽

第2节　胃内消化

一、胃液的分泌及其调节

1. 胃液的性质、成分和作用　纯净的胃液是一种无色的酸性液体，pH 0.9~1.5，成年人每日分泌 1.5~

2.5L，胃液中除含大量水外，主要成分包括盐酸、胃蛋白酶原、黏液和内因子。

成　分	细胞	生理作用
盐酸	壁细胞	①激活胃蛋白酶原，并为胃蛋白酶提供适宜的酸性环境； ②使食物中的蛋白质变性，有利于蛋白质的水解； ③杀灭随食物进入胃内的细菌，对维持胃及小肠内的无菌状态具有重要意义； ④盐酸随食糜进入小肠后，可促进促胰液素和缩胆囊素的分泌，进而引起胰液、胆汁和小肠液的分泌； ⑤盐酸造成的酸性环境有利于小肠对铁和钙的吸收
内因子	壁细胞	①内因子与维生素 B_{12} 结合，促进维生素 B_{12} 在回肠的重吸收； （昭昭老师速记："12"个月"回"一次家） ②胃大部切除术→内因子缺乏→维生素 B_{12} 吸收障碍→巨幼细胞性贫血 （昭昭老师速记："内"人＝"壁"人巨贫）
胃蛋白酶原	主细胞	①胃蛋白酶原被盐酸激活成有活性的胃蛋白酶，后者可水解食物中的蛋白质； ②已被激活的胃蛋白酶对胃蛋白酶原也有激活作用（正反馈）
黏液和碳酸氢盐	①上皮细胞； ②泌酸腺； ③黏液细胞	黏液-碳酸氢盐屏障能有效地保护胃黏膜免受胃内盐酸和胃蛋白酶的损伤

【例2】当胃酸分泌过少时，不受影响的是
A. 胃蛋白酶对蛋白质的消化　　B. 对细菌抑制杀灭作用　　C. 胰液和胆汁的分泌
D. 钙和铁的吸收　　　　　　　E. 维生素 B_{12} 的吸收

2. 消化期的胃液　分泌进食可刺激胃液大量分泌，称为消化期的胃液分泌。根据消化道感受食物刺激部位的不同，将消化期的胃液分泌分为头期、胃期和肠期三个时相，实际上这三个时期几乎是同时开始，互相重叠的，它们都受神经和体液因素的双重调节，但头期主要接受神经调节，而肠期则以体液调节为主。

（1）胃液分泌特点。

	头期胃液分泌	胃期胃液分泌	肠期胃液分泌
启动因素	由进食动作引起	食物进入胃后	食物进入小肠上段后
所占比例	占分泌总量的30%	占分泌总量的60%	占分泌总量的10%
胃液特点	①分泌量多； ②酸度和胃蛋白酶原含量均很高，消化能力很强 （昭昭老师速记：为了消化食物"都很高"）	①分泌量多； ②酸度很高，胃蛋白酶原较头期低，消化能力较头期弱 （昭昭老师速记：酸高是为了杀菌）	①分泌量少； ②酸度和胃蛋白酶原含量均较低，消化能力弱 （昭昭老师速记：基本上胃就不起什么作用了，所以都少）
调节因素	神经调节＋体液调节	神经调节＋体液调节	神经调节＋体液调节

（2）胃液分泌的机制。

分　期	机　制	昭昭老师速记
头期胃液分泌	①条件反射＋非条件反射； ②反射共同传出途径：迷走神经→Ach→胃腺细胞或迷走神经→蛙皮素→G细胞→促胃液素	"蛙""头"
胃期胃液分泌	①食物扩张胃→迷走-迷走长反射； ②食物扩张胃→壁内神经丛短反射→促胃液素； ③扩张刺激幽门→壁内神经丛→G细胞→促胃液素； ④蛋白质消化产物→G细胞→促胃液素	=
肠期胃液分泌	食物进入小肠上段→机械扩张或消化产物的化学性刺激→G细胞→释放促胃液素和肠泌酸素→刺激胃酸分泌	=

3. 调节胃液分泌的神经和体液因素

（1）促进胃肠液分泌的主要因素。

主要因素	生理机制
迷走神经	①迷走神经→Ach→壁细胞→分泌胃酸↑； ②迷走神经→Ach→肠嗜铬样细胞→释放组胺→壁细胞→分泌胃酸↑； ③迷走神经→蛙皮素→幽门部G细胞→促胃液素→壁细胞→分泌胃酸↑； ④迷走神经→Ach→胃和小肠黏膜中的δ细胞→抑制δ细胞释放生长抑素→消除或减弱生长抑素对G细胞释放促胃液素的抑制作用→增强促胃液素释放→壁细胞→分泌胃酸↑
组胺	①具有极强的促胃酸分泌作用；(昭昭老师速记："组"因来"算(酸)"你) ②组胺由胃黏膜内的肠嗜铬样细胞分泌，以旁分泌的方式作用于邻旁壁细胞的H_2型受体，引起壁细胞分泌胃酸
促胃液素	①促胃液素→壁细胞→分泌胃酸↑； ②促胃液素→肠嗜铬样细胞→释放组胺→壁细胞→分泌胃酸↑
其他因素	Ca^{2+}、低血糖、咖啡因和酒精等

(2) 抑制胃液分泌的主要因素。

盐酸(HCl)	①HCl负反馈抑制胃酸分泌：HCl→抑制G细胞→促胃液素↓→胃酸↓； ②HCl→刺激δ细胞→生长抑素↑→HCl→刺激小肠黏膜→释放促胰液素和球抑胃素→均可抑制胃酸分泌→胃酸↓
脂肪	脂肪及其消化产物进入小肠后→小肠黏膜分泌肠抑胃素(包括促胰液素、缩胆囊素、抑胃肽、神经降压素和胰高血糖素等)→抑制胃液分泌和胃运动作用
高张溶液	食糜进入十二指肠可形成高张溶液→刺激小肠内的渗透压感受器→肠-胃反射→胃酸(胃液)↓

4. 影响胃液分泌的其他因素

影响因素	生理作用
缩胆囊素	可因结合不同的受体而对胃酸分泌产生完全不同的效应，对胃酸的分泌主要表现为抑制效应
血管活性肠肽(VIP)	VIP对盐酸的分泌起双重作用，既可刺激也可抑制胃酸分泌：(昭昭老师速记："肽肽"的"双重"身份) ①VIP→可抑制食物、组胺和促胃液素等刺激胃酸分泌的作用； ②刺激δ细胞→生长抑素↑→分泌胃酸↓； ③刺激壁细胞→分泌胃酸↑
铃蟾素	①又称蛙皮素或促胃液素释放肽； ②铃蟾素→G细胞→促胃液素→壁细胞→分泌胃酸↑(昭昭老师速记：看见"酸"东西就"馋(蟾)"了)
Valosin	对基础胃酸分泌有刺激作用，这一作用不依赖于促胃液素的分泌
生长抑素	作用于壁细胞、ECL细胞(抑制组胺释放)和G细胞(抑制促胃液素释放)→分泌胃酸↓ (昭昭老师速记：带"抑"的，作用肯定是抑制)
表皮生长因子(EGF)	表皮生长因子具有抑制胃酸分泌的作用，有利于胃黏膜的修复(昭昭老师速记："抑制"盐酸，生长表皮)
抑胃肽	抑制组胺和胰岛素性低血糖引起的胃酸分泌，其作用是由生长抑素介导的 (昭昭老师速记：带"抑"的，作用肯定是抑制)

二、胃的运动及其调节

1. 胃的运动形式包括容受性舒张、蠕动、紧张性收缩。

	容受性舒张	蠕动	紧张性收缩
概念	指进食时食物刺激口腔、咽、食管等处的感受器，可反射性引起胃底和胃体的舒张	胃壁平滑肌经常处于一定程度的缓慢持续收缩状态	指由胃平滑肌顺序舒缩引起的一种向前推进的波形运动
功能	使胃容量大大增加，以接纳大量食物入胃，而胃内压却无显著升高；防止食糜过早排入小肠，有利于食物在胃内充分消化	①胃保持一定的形状和位置，防止胃下垂； ②使胃内保持一定压力，以利于胃液渗入食团中，促进化学性消化； ③它是其他运动形式的基础	使食糜和胃液充分混合，利于胃液发挥化学性消化作用，有利于块状食物进一步被磨碎和粉碎，并将食糜由胃排入十二指肠

2. 胃的容受性舒张

概念	指进食时食物刺激口腔、咽、食管等处的感受器，可反射性引起胃头区的舒张
生理意义	使胃容量大大增加以接纳大量食物入胃，同时保持胃内压基本不变
反射通路	①胃的容受性舒张是通过迷走-迷走反射实现的； ②反射通路：进食时食物刺激口腔、咽、食管等处的感受器→迷走神经→中枢→迷走神经抑制性纤维→末梢释放某种神经肽或一氧化氮（NO）→胃头区（胃底和胃体）的舒张（昭昭老师速记："肽肽""一"吃饱了"舒"张和"迷"糊）

3. 胃排空及其调节

食物由胃排入十二指肠的过程称为胃排空。食物入胃后5分钟就开始胃排空，排空速度与食物的物理性状及化学组成有关。液体食物较固体食物排空快，小颗粒食物比大块食物快，等渗液体较非等渗液体快。三大营养物质中糖类食物排空最快，蛋白质次之，脂肪最慢。混合食物需要4～6小时完全排空。胃排空的影响因素总结如下表。

	胃内因素促进胃排空	十二指肠内因素抑制胃排空
刺激因素	食物对胃的扩张刺激和食物中某些化学成分	食糜中的酸、脂肪、高渗性溶液和肠壁的机械扩张
神经调节	迷走-迷走反射、壁内神经丛局部反射	肠-胃反射
体液调节	促胃液素	促胰液素、抑胃肽
生理效能	加强胃运动，促进胃排空	抑制胃运动，延缓胃排空
昭昭老师速记	迷走神经促进胃肠道蠕动；交感神经抑制胃肠道运动	胃以下位置的部位分泌的激素对上面的作用都是抑制作用

4. 消化间期胃的运动

胃在空腹状态下，除存在紧张性收缩外，也出现以间歇性强力收缩伴有较长时间的静息期为特点的周期性运动，称为消化间期移行性复合运动（MMC）。MMC始于胃体上部，并向肠道方向传播。MMC的每一周期为90～120分钟。

第3节 小肠内消化

一、胰液的分泌及其调节

1. 胰液的性质和成分

特性	胰液是无色无味的碱性液体，pH为7.8～8.4，渗透压与血浆大致相等		
组成	无机物	无机成分中HCO_3^-的含量很高，占第二位的阴离子是Cl^-	
	有机物	有机物主要是蛋白质	
量	人每日分泌的胰液量为1～2L		
来源	①胰液的组成：胰酶、水分和HCO_3^-； ②腺泡细胞主要分泌胰液中的胰酶；小导管管壁细胞主要分泌水分和HCO_3^-； （昭昭老师速记：小"姨"爱"泡"温泉说"酶"；对方是水电站，"管""水"的）		
作用	①消化蛋白质及脂肪； ②HCO_3^-中和进入十二指肠的胃酸，使肠黏膜免受强酸的侵蚀；HCO_3^-造成的弱碱环境可为小肠内多种消化酶提供最适宜的pH环境（pH 7～8）		

2. 胰酶

（1）成分 胰酶主要包括胰淀粉酶、胰脂肪酶、胰蛋白酶、糜蛋白酶、羧基肽酶等。

	胰脂肪酶	胰蛋白酶	糜蛋白酶
作用	消化脂肪	消化蛋白质	消化蛋白质
特点	①分解脂肪时需要辅脂酶的存在条件下才能发挥作用； ②胆盐可将附着于胆盐微胶粒表面的蛋白质清除下去，而辅脂酶对胆盐微胶粒具有较高的亲和力，这一特性使胰脂肪酶、辅脂酶和胆盐形成复合物，有助于胰脂肪酶锚定于脂滴表面发挥其分解脂肪的作用，防止胆盐将胰脂肪酶从脂肪表面清除出去	①以无活性的酶原形式存在； ②胰蛋白酶原在肠激酶作用下变为有活性的胰蛋白酶，已被激活的胰蛋白酶对胰蛋白酶原有激活作用	胰蛋白酶作用下将无活性的糜蛋白酶原转变为有活性的糜蛋白酶

（2）胰酶的消化能力 胰液由于含有水解糖、脂肪和蛋白质三类营养物质的消化酶，因而是最重要的消化

液。当胰液分泌缺乏时，即使其他消化液的分泌都正常，食物中的脂肪和蛋白质仍不能完全消化和吸收，常可引起脂肪泻，但糖的消化和吸收一般不受影响。

3. 胰液分泌的调节　进食时胰液分泌受神经和体液的双重调节，但以体液调节为主。其中，促进胰液分泌的最主要的激素是：胆囊收缩素(CCK)。神经和体液因素调节胰液分泌的特点对比如下表。

	神经调节	体液调节		
	迷走神经兴奋	促胰液素	缩胆囊素	促胃液素
别称	—	胰泌素	促胰酶素	胃泌素
分泌总量	少	多	少	少
胰液特点	量少酶多	量多酶少	量少酶多	量少酶多
作用部位	胰腺腺泡细胞	胰腺小导管细胞	胰腺腺泡细胞	胰腺腺泡细胞
水	很少	大量	很少	很少
碳酸氢盐	很少	大量	很少	很少
胰酶	丰富	很低	丰富	丰富
昭昭老师速记	—	小"胰"子"水"多	有"胆"挖煤的"煤(酶)"多	—

【例3】激活糜蛋白酶原的是
A. 肠致活酶(现已改称肠激酶)　　　B. 胰蛋白酶　　　C. 盐酸
D. 组胺　　　　　　　　　　　　　E. 辅脂酶

二、胆汁的分泌和调节

1. 胆汁的性质和成分　在非消化期，肝脏分泌的胆汁主要储存于胆囊内。进食后储存于胆囊内的胆汁排入十二指肠。直接从肝细胞分泌的胆汁称为肝胆汁，储存在胆囊内并由胆囊排出的胆汁称为胆囊胆汁。

分泌量	成人每日分泌胆汁 0.8~1.0 L
pH	①肝胆汁——弱碱性(pH 7.4)——可中和一部分胃酸； ②胆囊胆汁——弱酸性(pH 6.8)——不能中和胃酸
成分	无机物(水、Na^+、K^+、Ca^{2+}、HCO_3^-)+有机物(胆盐、卵磷脂、胆固醇、胆色素)，但是绝对不含消化酶，故没有消化功能
胆盐	胆盐是胆汁中最重要的成分，其主要作用是促进脂肪的消化和吸收 (昭昭老师速记：胆盐只有乳化脂肪的功能，因为胆盐中没有相关的消化酶，故没有消化功能，注意这里用词是"促进"消化)
微胶粒	①胆盐与卵磷脂都是双嗜性分子，因而在水溶液中易形成疏水性表面朝向内部，而亲水性一面朝向与水接触，围成圆筒状的微胶粒；胆固醇不溶于水而可溶入微胶粒中。 ②微胶粒中的卵磷脂是胆固醇的有效溶剂，可防止胆固醇析出而形成胆固醇结晶结石

2. 胆汁的生理作用　(昭昭老师速记：乳化、运载、中和、分泌)

生理作用	机制
乳化脂肪，促进脂肪的消化分解	胆汁的胆盐、卵磷脂和胆固醇等均可作为乳化剂，降低脂肪的表面张力，使脂肪乳化成微滴分散在水溶性肠液中，因而可增加脂肪酶的作用面积，促进脂肪的分解消化
促进脂肪和脂溶性维生素的吸收	胆盐作为运载工具运载不溶于水的脂肪分解产物和脂溶性维生素即脂分解产物和脂溶性维生素均可掺入由胆盐聚合成的微胶粒中，形成水溶性的 混合微胶粒，后者则很容易穿过小肠绒毛表面的静水层而到达肠黏膜表面，从而促进脂肪分解产物和脂溶性维生素的吸收
中和胃酸	肝胆汁呈弱碱性(pH7.4)，排入十二指肠后，可中和一部分胃酸
促进胆汁自身分泌	胆盐通过肝-肠循环被重吸收，重新回到肝脏可刺激肝细胞合成和分泌胆汁

3. 胆汁分泌和排出的调节　食物是引起胆汁分泌和排出的自然刺激物，其中以高蛋白质食物刺激作用最强，高脂肪和混合食次之，而糖类食物作用最弱。胆汁的分泌和排出受神经和体液因素的调节，以体液调节为主。

(1) 神经调节　进食动作或食物对胃、小肠黏膜的刺激→迷走神经(传出神经)→末梢释放 Ach→作用于肝细胞和胆囊→肝胆汁分泌少量增加和胆囊收缩轻度增强。

(2) 体液调节　参与调节胆汁分泌和排出的体液因素包括促胃液素、促胰液素、缩胆囊素和胆盐等。

促胃液素	①促胃液素→血液循环→肝细胞→胆汁分泌； ②促胃液素→盐酸分泌→十二指肠黏膜→促胰液素→胆汁分泌
促胰液素	①促胰液素→胰液分泌→主要促进胆管上皮分泌大量的水和HCO_3^-； ②促胰液素→刺激肝胆汁分泌
缩胆囊素	①缩胆囊素→胆囊强烈收缩和Oddi括约肌舒张→促进胆汁排出； ②缩胆囊素→促胆汁分泌作用
胆盐	可通过肠肝循环回吸收的胆盐是促进胆汁分泌的最主要刺激物(利胆作用)

【例4】胆汁可促进
A．钙、铁的吸收　　　　　B．蛋白质的消化　　　　　C．糖的吸收
D．维生素A的吸收　　　　E．维生素B_{12}的吸收

三、小肠的运动

1. 小肠的运动形式　小肠的运动形式包括紧张性收缩、分节运动、蠕动(包括蠕动冲)和移行性复合运动。

	紧张性收缩	分节运动	蠕动	蠕动冲
部位	整个小肠平滑肌	被食糜充盈的小肠段	任何部位的小肠	梗阻或发生感染的小肠
特点	小肠其他运动形式的基础，即使空腹时也存在，进食后显著增强	小肠分节段进行交替性收缩和舒张	蠕动慢；传播近；食糜移动慢	剧烈快速蠕动，数分钟内食糜从小肠始段一直推送到末端或直达大肠
功能	使小肠保持一定的形状、位置、紧张度和腔内压，有利于吸收的进行	混合食糜和消化液，有利于消化和吸收并不明显地推进食糜	缓慢推进肠内容物	快速推进肠内容物

2. 小肠的分节运动

概念	小肠的分节运动是一种以环行肌为主的节律性收缩和舒张交替进行的运动 (昭昭老师速记："还(环)是要"分"开")
运动表现	①食糜所在肠道的环行肌以一定的间隔交替收缩，把食糜分割成许多节段； ②原收缩处舒张，原舒张处收缩，使原来节段的食糜分成两半，邻近的两半合在一起，形成新的节段
运动频率	①空腹时分节运动几乎不存在，食糜进入小肠后逐步加强； ②分节运动频率：小肠上部＞小肠远端
生理意义	①使食糜与消化液充分混合，有利于化学性消化； ②增加食糜与小肠黏膜的接触，并不断挤压肠壁以促进血液和淋巴回流，有助于营养物质的吸收； ③分节运动本身对食糜的推进作用很小，但分节运动存在由上而下的频率梯度，这种梯度对食糜有一定推进作用

3. 肠在消化间期的运动　小肠在非消化期也存在与胃相同的周期性移行性复合运动(MMC)，它是胃MMC向下游传播而形成的，其意义与胃MMC相似。

4. 小肠运动的调节　小肠运动主要受肌间神经丛的调节。

神经调节	副交感神经兴奋时肠壁紧张性增高，肠蠕动加强。交感神经的作用与此相反
体液调节	①促胃液素、P物质、脑啡肽、5-羟色胺等可促进小肠的运动； ②促胰液素、生长抑素、肾上腺素等可抑制小肠运动

【例5】当小肠被食糜充盈时，小肠反复进行**分节运动**，其主要作用是
A．充分混合食糜与消化液　　　B．将食糜不断向前推进　　　C．刺激胃肠激素的释放
D．促进消化液继续分泌　　　　E．促进水分和营养物质的吸收

第4节　大肠的功能

一、大肠内的细菌作用

大肠内有大量细菌，主要是大肠杆菌、葡萄球菌等。大肠内细菌能利用肠内较为简单的物质来合成维生素B复合物和维生素K，这些维生素可被人体吸收利用。

	概 念	产 物
发酵作用	细菌对糖和脂肪的分解称为发酵	乳酸、乙酸、CO_2、甲烷、脂肪酸、甘油、胆碱等
腐败作用	细菌对蛋白质的分解称为腐败	胨、氨基酸、氨、硫化氢、组胺、吲哚等
合成作用	大肠内的细菌可以合成维生素B复合物和维生素K,这些维生素可被人体吸收利用	维生素B、维生素K

二、排便反射

正常人直肠内通常没有粪便。当肠蠕动将粪便推入直肠时,可扩张刺激直肠壁内的感受器,冲动沿盆神经和腹下神经传至腰、骶段脊髓的初级排便中枢,同时上传到大脑皮层引起便意。若条件许可,即发生排便反射。这时冲动由盆神经传出,使降结肠、乙状结肠、直肠收缩,肛门内括约肌舒张。同时,阴神经的传出冲动减少,使肛门外括约肌舒张,于是粪便被排出体外。在排便过程中,支配腹肌、膈肌的神经也兴奋,因而腹肌和膈肌收缩,腹内压增加,有助于粪便的排出。

➤ 昭昭老师总结:胃、小肠和大肠的运动形式

部 位	运动形式	昭昭老师速记
大肠	袋状往返运动、多节推进运动、多袋推进运动、蠕动	"多""大""袋"子
胃	容受性舒张、紧张性收缩、移行性复合运动、蠕动	"胃""受"的了吗
小肠	分节运动、紧张性收缩、移行性复合运动、蠕动	"小""分"离

第5节 物质的吸收

一、小肠的吸收途径

营养物质通过质膜的机制包括被动转运、主动转运及胞饮。营养物质和水可通过以下途径进入血液或淋巴。

跨细胞途径	即通过绒毛柱状上皮细胞的腔面膜进入细胞,再通过细胞基底侧膜进入血液或淋巴
细胞旁途径	即通过相邻上皮细胞之间的紧密连接进入细胞间隙,然后转入血液或淋巴

二、物质的吸收

1. 铁的吸收

	特 点	昭昭老师速记
吸收部位	小肠上部(十二指肠及空肠上段)	"空"着肚子"上""铁"架干活
吸收过程	铁的吸收是主动过程,包括上皮细胞对肠腔中铁的摄取和向血浆中的转运,吸收过程均需要消耗能量	用"铁"锅"煮(主)"饭
影响吸收的因素	①铁的吸收与人体对铁的需要量有关;Fe^{2+}易被吸收,Fe^{3+}不易被吸收; ②胃液中的盐酸可促进铁的吸收; ③维生素C可促进铁的吸收	酸和维生素有助于铁吸收

2. 钙的吸收

(1) 吸收部位 吸收部位是小肠各段。小肠黏膜对Ca^{2+}的吸收通过跨上皮细胞途径(主要在十二指肠)和细胞旁途径两种形式进行。

(2) 影响钙吸收的主要因素。

影响因素	特 点
维生素D	①$1,25-(OH)_2-D_3$能促进Ca^{2+}的吸收; ②儿童和乳母因对Ca^{2+}需要量增大而吸收增多
钙盐在水溶液状态	钙盐在水溶液状态且不被肠腔中任何物质沉淀的情况下,才能被吸收
酸度	肠内容物的酸度对Ca^{2+}的吸收有重要影响,pH为3时,Ca^{2+}呈离子化状态,吸收最好
脂肪食物	脂肪食物对Ca^{2+}的吸收有促进作用,脂肪分解释放的脂肪酸,可与Ca^{2+}结合成钙皂,后者可和胆汁酸结合,形成水溶性复合物而被吸收
磷酸盐	肠内容物中磷酸盐,可与Ca^{2+}结合形成不溶解的磷酸钙,使Ca^{2+}不能被吸收
草酸和植酸	食物中的草酸和植酸均可与Ca^{2+}形成不溶解的化合物,从而妨碍Ca^{2+}的吸收
氨基酸	某些氨基酸(如色氨酸、赖氨酸和亮氨酸)可促进Ca^{2+}的吸收
钙磷的比例	食物中钙与磷的比例适当,有利于Ca^{2+}的吸收

3. 糖、蛋白质和脂类的吸收

(1) 部位和形式。

物　质	吸收部位	吸收形式
糖	小肠	单糖(戊糖、己糖如葡萄糖、半乳糖、果糖、甘露糖等)
脂肪	小肠	脂类消化产物(脂肪酸、一酰甘油、胆固醇等)
蛋白质	小肠	氨基酸、寡肽(如二肽、三肽),少量食物蛋白可完整的进入血液

(2) 吸收机制和速率。

物　质	吸收机制	吸收速率
糖	①葡萄糖或半乳糖:为继发性主动转运,与Na^+的吸收相耦联,为耗能的主动过程,进入细胞后以经载体易化扩散的方式离开细胞进入组织间液,随后入血; ②果糖:为经载体易化扩散,为不耗能的被动过程 (昭昭老师速记:"果"然"不耗能")	①己糖＞戊糖; ②葡萄糖或半乳糖＞果糖＞甘露糖
脂肪	①氨基酸:为继发性主动转运,与Na^+的吸收相耦联,耗能主动过程,进入细胞后以经载体易化扩散的方式离开细胞进入组织间液,随后入血; ②寡肽:为H^+-肽同向转运体转运,与H^+的吸收相耦联,为耗能的主动过程	中性氨基酸＞酸性或碱性氨基酸
蛋白质	①胆盐运载不溶于水的脂类消化产物穿过静水层到达肠黏膜表面,后者从混合微胶粒中释出进入肠上皮细胞; ②长链脂肪酸(＞12C):形成乳糜微粒——进入淋巴管; ③中、短链脂肪酸(＜12C):直接进入血液而不入淋巴管	—

4. 维生素的吸收

	水溶性维生素	脂溶性维生素
举例	维生素B_1、B_2、B_6、B_{12}、PP (昭昭老师速记:血压(BP)有水分)	维生素A、D、E、K (昭昭老师速记:血压(BP)有水分)
吸收部位	①大部分在小肠上段; ②维生素B_{12}在回肠被吸收 (昭昭老师速记:"12"个月"回"一次家)	大部分在小肠上段 (昭昭老师速记:大部分物质都在小肠上段吸收)
吸收机制	依赖于Na^+同向转运体	吸收过程与脂类消化产物相同

【例6】营养物质的吸收主要发生于
　　A. 食管　　　B. 胃　　　C. 小肠　　　D. 结肠　　　E. 直肠

【例7】吸收胆盐、维生素B_{12}的主要部位是
　　A. 十二指肠　　B. 空肠　　C. 结肠升段　　D. 结肠降段　　E. 回肠

【例8】吸收铁的主要部位是
　　A. 胃底部　　B. 胃窦部　　C. 小肠上部　　D. 回肠　　E. 结肠

▶ 参考答案如下,详细答案参见2019版《国家临床执业及助理医师资格考试精选真题考点精析》。

| 1. D | 2. E | 3. B | 4. D | 5. A | 昭昭老师提示: |
| 6. C | 7. E | 8. C | — | — | 关注官方微信,获得第一手考试资料。 |

第7章　能量代谢和体温

▶ **2019考试大纲**

①能量代谢:影响能量代谢的因素、基础代谢率;②体温:体温的概念及其正常变动、体热平衡、体温调节。

▶ **考纲解析**

近20年的医师考试中,本章的考点是体热平衡及体温调节,执业医师每年考查分数为0～1分,助理医师每年考查分数为0～1分。

第1节　能量代谢

一、机体能量的来源与利用

1. 机体可利用的能量形式

(1) 机体的组织细胞在进行各种功能活动时所需要的能量由三磷酸腺苷(ATP)直接提供。

(2) 人体在生命活动过程中所消耗的ATP由糖、脂肪和蛋白质氧化分解释放的能量将ADP氧化磷酸化重新生成ATP而得到补充。ATP既是体内直接的功能物质，又是体内能量储存的重要形式。ATP的合成和分解是体内能量转化和利用的关键环节。

(3) 除ATP外，体内还有高能磷酸化合物磷酸肌酸(CP)，其主要存于肌肉和脑组织中。磷酸肌酸是体内ATP的储存库。当物质氧化分解释放的能量过剩时，ATP将高能磷酸键转给肌酸，在肌酸激酶催化下合成CP。反之，当组织消耗ATP增多，超过营养物质氧化生成ATP的速度时，CP的高能磷酸键又可快速转给ADP，生成ATP，以补充ATP的消耗。

2. 能量的利用

(1) 各种能源物质在体内氧化过程中释放的能量，其中50%以上直接转为热能，其余部分则以化学能的形式储存于ATP等高能化合物的高能磷酸键中，供机体完成各种生理功能活动时使用，如肌肉的收缩和舒张，合成组织细胞成分及生物活性物质，物质的跨膜主动转运，产生生物电活动，腺体的分泌和递质的释放等。

(2) 除骨骼肌收缩对外界物体做一定量的机械功外，其他用于进行各种功能活动所做的功最终都转变为热能。热能是最低形式的能，不能再转化为其他形式的能，主要用于维持体温，而不能转化为其他形式的能，因此不能用来做功。

二、能量平衡

1. 人体的能量平衡　是指摄入的能量与消耗的能量之间的平衡。若在一段时间内体重保持不变，可认为此时人体的能量达到"收支"平衡，即这段时间内人体摄入的能量与消耗的能量基本相等。人体每日消耗的能量主要包括基础代谢的能量消耗、食物特殊动力作用、身体运动的能量消耗和其他的生理活动（包括生长发育）所需能量。

能量的负平衡	若摄入食物的能量少于消耗的能量，机体即动用储存的能源物质，因而体重减轻，称为能量的负平衡
能量的正平衡	若机体摄入的能量多于消耗的能量，多余的能量则变为脂肪等组织，因而体重增加，可导致肥胖，称为能量的正平衡

2. 能量代谢的测定原理　机体的能量代谢遵循能量守恒定律，即在整个能量转化过程中，机体摄入的蕴藏于食物中的化学能与最终转化为热能和所做的外功，按能量来折算是完全相等的。因此，要想测定整个机体的能量代谢率，可通过测定机体在一定时间内所消耗食物产生的能量，也可测定机体一定时间内产生的热量与所做的外功量。由于机体在一定时间内所消耗的食物量很难测定，因此，通常测定机体一定时间内所消耗的能量，再计算出机体的能量代谢率。若机体不做外功，则只需测定单位时间内机体的产热量即可得到机体的能量代谢率。

3. 能量代谢的测定

食物的热价	①1 g某种食物氧化时所释放的能量，称为这种食物的热价。 ②食物的生物热价和物理热价分别是指食物在体内氧化和体外燃烧时释放的能量。糖和脂肪的生物热价与物理热价相同，蛋白质则不同
食物的氧热价	某种食物氧化时消耗1升O_2所产生的热量，称为这种食物的氧热价
呼吸商(RQ)	指一定时间内机体呼出的CO_2量与吸入的O_2量的比值

三、影响能量代谢的因素

影响因素	作用特点
肌肉活动	最主要的影响因素，机体任何轻微的运动即可提高代谢率
精神活动	①不同精神活动状态下（如睡眠、精神活跃、平静思考时）脑组织的能量代谢率变化不大； ②当人处于精神紧张状态时（如烦恼、恐惧或情绪激动时）能量代谢率可显著增高
食物特殊动力作用	①进食能刺激机体额外消耗能量的作用，称为食物特殊动力作用； ②食物特殊动力作用由强至弱的顺序：蛋白质(30%，最强)＞混合食物(10%)＞糖(6%)＞脂肪＞(4%)

续表

影响因素	作用特点
环境温度	①人处于安静状态下,环境温度为20~30 ℃,裸体或只穿薄衣能量代谢率较为稳定(主要是因为肌肉比较松弛); ②环境温度为<20 ℃能量代谢率开始增加; ③环境温度为<10 ℃能量代谢率显著增加; ④环境温度为>30 ℃能量代谢率逐渐增加

【例1】影响能量代谢最主要的因素是
A. 寒冷　　　　B. 高温　　　　C. 肌肉活动　　　　D. 精神活动　　　　E. 进食

四、基础代谢率

1. 基础代谢率(BMR)　指在基础状态下单位时间内的能量代谢。所谓基础状态,是指人体处在清晨、清醒、安静,不受肌肉活动、精神紧张、食物及环境温度等因素影响时的状态。基础代谢率比一般安静时的代谢率低,是人体在清醒时的最低能量代谢水平。在熟睡时机体的各种生理功能活动减弱至更低水平,此时的能量代谢率也进一步降低,但在做梦时可增高。

2. 测定基础代谢率的条件　受试者应在清醒状态;静卧,清醒醒后不久测定;无肌紧张,至少2小时以上无剧烈运动;无精神紧张,室温保持在20~25 ℃;餐后12~14小时。

3. 影响基础代谢率的因素

(1) 基础代谢率与体表面积成正比而与体重不成比例关系　体表面积相同的人基础代谢率接近。

(2) 性别、年龄及月经周期对基础代谢率的影响　当其他情况相同时,男性的基础代谢率平均值较同龄组女性高,儿童的基础代谢率比成人高,年龄越大,代谢率越低。

(3) 临床疾病对基础代谢率的影响。

	BMR 升高	BMR 降低
疾病	①甲状腺功能亢进症; ②糖尿病、红细胞增多症; ③白血病、伴有呼吸困难的心脏病	①甲状腺功能减退症; ②肾上腺皮质功能低下、垂体皮质功能低下; ③肾病综合征、病理性饥饿
速记	亢进、多的、高的都是BMR升高的	"减退""低下"的都是导致BMR降低

【例2】使基础代谢率增高的主要激素是
A. 糖皮质激素　　B. 肾上腺素　　C. 雌激素　　D. 甲状腺激素　　E. 甲状旁腺激素

第2节　体温及其调节

一、体温的生理性波动

1. 体温　体温是指机体核心部分的平均温度。直肠温度正常值为36.9~37.9 ℃;口腔温度正常值为36.7~37.7 ℃;腋窝温度正常值为36.0~37.4 ℃;食管温度比直肠温度低0.3 ℃。

2. 体温搏动　在正常情况下,体温可因一些内在因素而发生波动,但波动幅度一般不超过1 ℃。

	体温波动	机制
体温的昼夜节律	①清晨2~6时体温最低; ②午后1~6时体温最高	主要受下丘脑视交叉上核的控制
性别	成年女性体温平均高于男性0.3 ℃	—
月经周期	育龄期女性基础体温随月经周期而变动:卵泡期较低,排卵日最低,排卵后升高0.3~0.6 ℃	排卵后黄体期体温升高是由于黄体分泌的孕激素作用于下丘脑所致
年龄的影响	①儿童、青少年的体温较高; ②老年人因基础代谢率低而体温偏低	不同年龄基础代谢率的差异
新生儿	体温易受环境因素影响而发生变动	体温调节机构尚未发育完善
肌肉活动	体温升高	肌肉活动能使代谢增强,产热量增加

【例3】正常人一昼夜中,体温最低的时间是
A. 清晨2~6时　　B. 早晨7~9时　　C. 午后1~6时　　D. 傍晚6~7时　　E. 睡前9~10时

二、机体的产热

1. 主要产热器官 机体的主要产热器官是肝脏和骨骼肌。

状态	产热器官	特点
安静时	肝脏	肝脏是一个化工厂,可产热
体育运动或劳动时	骨骼肌	新生儿的棕色脂肪组织在寒冷环境下可发挥重要的产热作用

2. 产热的形式 体内可通过多种形式产热,如基础代谢产热、骨骼肌运动产热、食物特殊动力作用产热以及战栗和非战栗产热等。在寒冷环境中,机体主要依靠战栗产热和非战栗产热来增加产热量,使体温保持相对稳定。

	战栗产热	非战栗产热
概念	指骨骼肌发生不随意的节律性收缩	提高组织代谢率来增加产热的形式
作用	寒冷环境中机体的主要产热方式	新生儿维持体热平衡有重要意义
机制	①屈肌和伸肌同时收缩,许多肌纤维同步化放电; ②肌肉收缩不做外功,能量全部转化为热量,产热量很高	①以棕色脂肪组织的代谢产热为主; ②解偶联蛋白作用于线粒体氧化呼吸链

3. 产热活动的调节

(1) 体液调节。

	甲状腺激素	肾上腺素、去甲肾上腺素和生长激素
特点	调节产热活动最重要的体液因素	—
速度	起效作用缓慢,但持续时间较长	起效较快但维持时间较短

(2) 神经调节。

	下丘脑战栗中枢、交感神经	下丘脑体温调节中枢
特点	寒冷可使下丘脑战栗中枢、交感神经兴奋→战栗和促使肾上腺髓质释放肾上腺素和去甲肾上腺素增多→产热增加	寒冷刺激→下丘脑体温调节中枢→下丘脑-腺垂体-甲状腺轴促进甲状腺产生和分泌甲状腺激素→产热增加

三、机体的散热

1. 散热的部位 人体主要的散热部位是皮肤。

2. 散热的方式

	辐射散热	传导散热	对流散热	蒸发散热
条件	环境温度<皮肤温度	环境温度<皮肤温度	环境温度<皮肤温度	环境温度≥皮肤温度 环境温度<皮肤温度
机制	机体通过热射线的形式将体热传给外界较冷物质	机体的热量直接传给之接触的温度较低的物体	机体通过气体流动而实现热量交换	机体水分从体表汽化时吸热量而散发体热
特点	安静状态下的主要散热方式	脂肪的导热性能较差,因此肥胖者传导散热量少	受风速的影响较大风速越大,散热量就越多	高温环境时唯一有效的散热方式
实例	空调降温	冰帽、冰袋降温	电风扇降温	酒精擦浴降温

3. 蒸发散热 可分为不感蒸发和发汗两种形式。

	不感蒸发	发汗
定义	指体内的水从皮肤和黏膜表面不断渗出而被汽化的过程	指汗腺主动分泌汗液的活动
发生条件	环境温度<皮肤温度	环境温度>皮肤温度
散热原理	通过水被汽化从体表吸收热量	通过汗液蒸发可有效带走大量体热

4. 汗腺 人体皮肤上分布有两种汗腺,即大汗腺和小汗腺。

	大汗腺	小汗腺
部位	局限于腋窝和阴部等处	全身皮肤
分布密度	—	①手掌、足跖>额部和手背>四肢和躯干; ②躯干和四肢小汗腺分布最少,但汗腺的分泌能力以躯干为最强

	大汗腺	小汗腺
功能	与体温调节反应无关,可能和性功能有关	体温调节反应重要的效应器,在炎热环境下以及运动和劳动时维持体热平衡起到关键的作用

5. 发汗的种类 体内有温热性发汗、精神性发汗和味觉性发汗三种情况能引起汗腺分泌汗液。在进食辛辣食物时,口腔内的痛觉神经末梢受到刺激,可反射性地引起头部和颈部发汗,称为味觉性发汗。温热性与精神性发汗的比较如下表。

	温热性发汗	精神性发汗
定义	由温热性刺激引起的发汗	由精神紧张或情绪激动引起的发汗
发汗中枢	下丘脑的体温调节中枢	大脑皮质运动区
神经支配	交感胆碱能纤维	交感肾上腺素能纤维
发汗部位	全身(小汗腺分布区域)	主要在掌心、足底和前额等处
体温调节	参与体温调节,维持体温相对稳定	与体温调节的关系不大(而是机体应激反应的表现)

6. 汗 液

成分	①汗液的成分包括水(约99%)和固体成分(约1%); ②在固体成分中,大部分是NaCl,也有乳酸及少量KCl和尿素等
分泌特点	①当汗腺分泌时分泌管腔内的压力可高达250 mmHg以上,表明汗液不是简单的血浆渗出物,而是汗腺细胞主动分泌产生的; ②刚从汗腺分泌出来的汗液与血浆是等渗的,但在流经汗腺管腔时,在醛固酮的作用下,汗液中的Na^+和Cl^-被重吸收,最后排出的汗液是低渗的(0.25%NaCl); 因此,机体大量出汗时可导致血浆晶体渗透压升高,造成高渗性脱水 (昭昭老师速记:汗液是低渗的,机体是高渗的)

7. 皮肤血流量在散热反应中的作用及调节 机体通过辐射、传导和对流的散热方式散失热量的多少主要取决于皮肤和环境之间的温度差,皮肤温度的高低与皮肤血流量有关。机体通过交感神经控制皮肤血管的口径,调节皮肤的血流量,使散热量符合当时条件下体热平衡的需要。

环 境	特 点
在炎热环境中	交感神经紧张性降低,皮肤小动脉舒张,动-静脉吻合支开放,皮肤血流量显著增加→有较多的体热可从机体深部被带到表层,使皮肤温度升高,以加强散热
在寒冷环境中	交感神经紧张性增强→皮肤血管收缩→血流量减少→减少散热
当环境温度在20~30℃时	机体的产热量没有大幅度变化,此时机体无需发汗,也无需战栗,仅通过调节皮肤血管量,即可控制机体的散热量,以维持体热平衡

四、体温调节

1. 温度感受器 感受器根据存在的部位,可将温度感受器分为外周温度感受器和中枢温度感受器;根据感受温度的性质,温度感受器又可分为冷感受器和热感受器。

	外周温度感受器		中枢温度感受器	
分类	热感受器	冷感受器	热敏神经元	冷敏神经元
结构	游离神经末梢	游离神经末梢	温度敏感神经元	温度敏感神经元
适宜刺激	局部温度升高	局部温度降低	局部温度升高使放电频率↑	局部温度降低使放电频率↑
分布	存在于皮肤、黏膜和内脏	存在于皮肤、黏膜和内脏	主要在视前区-下丘脑前部(PO/AH)	主要在脑干网状结构和下丘脑弓状核

2. 体温调节中枢 体温调节中枢主要位于下丘脑,下丘脑PO/AH是机体最重要的体温调节中枢。

3. 体温调定点学说 体温调定点学说认为,体温的调节类似于恒温器的调节。PO/AH可通过某种机制决定体温调定点水平,如37℃。体温调节中枢就按这个设定温度进行体温调节,即当体温与调定点的水平一致时,机体的产热与散热取得平衡;当体温高于调定点的水平时,中枢的调节活动使产热活动降低,散热活动加强;反之,当体温稍低于调定点水平时,产热活动加强,散热活动降低,直到体温回到调定点水平。

发热	①如果某种原因使调定点向高温侧移动,则出现发热。 ②例如由细菌感染所致的发热,就是由于在致热原作用下引起机体内一系列的反应,使体温调定点被重新设置,如上移到39 ℃,这称为重调定。由于在发热初期体温低于此时的调定点水平,机体首先表现为皮肤血管收缩,减少散热。随即出现寒战等产热反应,直到体温升高到39 ℃,此时,产热和散热过程在新的调定点水平达到平衡,即发热属于调节性体温升高,是体温调节活动的结果
中暑	由于环境温度过高而引起机体中暑时,也可出现体温升高,但是这种情况并非因为体温调节中枢调定点的上移,而是由于体温调节中枢本身的功能障碍所致,为非调节性体温升高

【例4】炎热环境中(30 ℃以上),机体维持体热平衡是通过
  A. 增加有效辐射面积   B. 增加皮肤与环境之间的温度差   C. 交感神经紧张性增加
  D. 发汗及增加皮肤血流量   E. 发汗及减少皮肤血流量

【例5】体温调节中枢位于
  A. 脊髓   B. 延髓   C. 丘脑下部   D. 小脑   E. 大脑皮质

【例6】热敏神经元分布最多的部位是
  A. 大脑皮质   B. 视前区-下丘脑前部   C. 下丘脑视交叉上核
  D. 下丘脑弓状核   E. 脑干网状结构

➤ 参考答案如下,详细答案参见2019版《国家临床执业及助理医师资格考试精选真题考点精析》。

1. C	2. D	3. A	4. D	5. C	6. B	昭昭老师提示:关注官方微信

第8章　尿的生成和排出

➤ **2019 考试大纲**
　　①肾小球的滤过功能;②肾小管与集合管的转运功能;③尿生成的调节;④血浆清除率;⑤尿的排放。

➤ **考纲解析**
　　近20年的医师考试中,本章的考点是肾小管与集合管的转运功能,执业医师每年考查分数为1~2分,助理医师每年考查分数为0~1分。

第1节　肾脏功能解剖和肾血流量

一、肾小球有效滤过压

肾小球有效滤过压＝促进超滤的动力－对抗超滤的阻力,肾小球只有存在正的有效滤过压,才能不断发挥滤过作用而生成原尿。肾小球有效滤过压＝(肾小球毛细血管静水压＋囊内液胶体渗透压)－(血浆胶体渗透压＋肾小囊内压)。

二、影响肾小球滤过的因素

1. 血浆在肾小球毛细血管处的超滤过受许多因素的影响　影响因素如有效滤过压、滤过平衡的血管长度和滤过系数等。

影响因素	临床疾病	机制
肾小球毛细血管血压	①循环血流减少; ②剧烈运动; ③强烈的伤害性刺激	交感神经兴奋→入球小动脉强烈收缩→可使肾血流量、肾小球毛细血管血压下降→有效滤过压↓、GFR↓
囊内压	肾盂或输尿管结石	小管液或终尿不能排出→囊内压↑→有效滤过压↓、GFR↓
血浆胶体渗透压	①快速静注大量生理盐水; ②低蛋白血症	快速静注大量生理盐水、低蛋白血症→血浆胶体渗透压↓→有效滤过压↑、GFR↑
肾血浆流量	肾血浆流量下降时,肾小球滤过率降低	肾血浆流量对肾小球滤过率的影响是通过改变滤过平衡点而非有效滤过压实现的
滤过系数	K_f＝滤过膜的有效通透性系数(k)×滤过膜面积(S)	①指在单位有效滤过压的驱动下,单位时间内通过滤过膜的滤过量; ②滤过膜的有效通透系数和滤过面积的乘积

2. 肾血浆流量对肾小球滤过率的影响及机制　肾血浆流量对肾小球滤过率的影响是通过改变滤过平衡

点而非有效滤过压实现的。

情景	机 制
肾血浆流量增大	①肾血浆流量增大→肾小球毛细血管中血浆胶体渗透压上升的速度减缓,滤过平衡点向出球小动脉端移动,甚至不出现滤过平衡点,即有效滤过面积增大→肾小球滤过率增加; ②肾血浆流量减少→滤过平衡点则靠近入球小动脉端,即有效滤过面积减小→肾小球滤过率减少
肾血浆流量减少	肾交感神经强烈兴奋→入球小动脉阻力明显增加→肾血流量和肾血浆流量明显减少→肾小球滤过率也显著降低

【例1】正常成年人的肾小球滤过率约为

A. 100 mL/min   B. 125 mL/min   C. 250 mL/min   D. 1L/min   E. 180 mL/min

【例2】正常情况下不能通过肾小球滤过膜的物质是

A. 钠离子   B. 氨基酸   C. 甘露醇   D. 葡萄糖   E. 血浆白蛋白

第2节 肾小管和集合管的物质转运功能

超滤液进入肾小管后便改称为小管液,小管液在流经肾小管和集合管全程并经一系列处理后形成终尿。与终尿相比,小管液的质和量都发生了很大变化。正常人两肾生成的超滤液可达 180 L/d,而终尿量仅约 1.5 L/d,表明其中约 99% 的水被肾小管和集合管重吸收。超滤液中的其他物质被选择性重吸收或被肾小管上皮细胞主动分泌,如小管液中的葡萄糖和氨基酸全部被重吸收,Na^+、Ca^{2+} 和尿素等可不同程度地被重吸收,而肌酐、H^+ 和 K^+ 则可被分泌到小管液中而排出体外。

一、肾小管和集合管中各种物质的重吸收

1. Na^+、Cl^- 的重吸收 几乎可在所有肾小管中进行,其中以近端小管重吸收为主。约 2/3 经跨细胞途径被重吸收,主要发生在近端小管的前半段;约 1/3 经细胞旁途径被重吸收,主要发生在近端小管后半段。

(1)近端小管前半段 由于上皮细胞基底侧膜中钠泵作用,造成细胞内低 Na^+,小管液中的 Na^+ 和细胞内的 H^+ 由管腔膜上的 Na^+-H^+ 交换进行逆向转运,H^+ 分泌进入小管液,小管液中的 Na^+ 则顺浓度梯度进入上皮细胞内。小管液中的 Na^+ 还可由顶端膜中的 Na^+-葡萄糖同向转运体和 Na^+-氨基酸同向转运体与葡萄糖-氨基酸共同转运,在 Na^+ 顺电-化学梯度通过顶端膜入细胞的同时,也将葡萄糖、氨基酸转运入细胞内。进入细胞的 Na^+ 再由基底侧膜中的钠泵泵出细胞,进入细胞间隙。进入细胞内的葡萄糖、氨基酸则经载体易化扩散通过基底侧膜离开上皮细胞,进入血液循环。由于 Na^+-H^+ 交换使细胞内的 H^+ 进入小管液,HCO_3^- 便被重吸收,而 Cl^- 不被重吸收,导致小管液中 Cl^- 浓度高于管周组织间液中 Cl^- 浓度。

(2)近端小管后半段

①跨上皮细胞途径:上皮细胞顶端膜中存在 Na^+-H^+ 交换体和 $Cl^--HCO_3^-$ 交换体,其转运结果使 Na^+ 和 Cl^- 进入细胞内,H^+ 和 HCO_3^- 进入小管液。HCO_3^- 可以 CO_2 的形式重新进入细胞。进入细胞内的 Cl^- 由基底侧膜中的 K^+-Cl^- 同向转运体转运至细胞间液,再吸收入血。

②细胞旁途径:由于近端小管 HCO_3^- 和水的重吸收多于 Cl^- 的重吸收,使近端小管后半段小管液中 Cl^- 浓度比管周细胞间液中的浓度高约 20%~40%,Cl^- 顺浓度梯度经细胞旁路(紧密连接)进入细胞间隙被重吸收。由此造成的电位梯度,驱使小管液内 Na^+ 顺电位梯度也通过细胞旁途径而被动重吸收。

(3)髓袢

①袢降支细段:钠泵活性很低,对 Na^+ 不易通透,对水通透性较高,在组织液高渗的作用下,水被重吸收。

②髓袢升支细段:对水不通透,对 Na^+ 和 Cl^- 易通透,NaCl 便不断扩散入组织间液。

③髓袢升支粗段:是 NaCl 在髓袢重吸收的主要部位,而且是主动重吸收。顶端膜中的 $Na^+-K^+-2Cl^-$ 同向转运体可将小管液中 1 个 Na^+、1 个 K^+ 和 2 个 Cl^- 同向转运入上皮细胞内。进入细胞内的 Na^+ 通过基底侧膜中的钠泵泵至组织间液,Cl^- 由浓度梯度经管周膜中的 Cl^- 通道进入组织间液,K^+ 顺浓度梯度经顶端膜返回小管液中,并使小管液呈正电位。K^+ 返回小管内造成小管液正电位,这一电位差又使小管液中的 Na^+、K^+ 和 Ca^{2+} 等正离子经细胞 K^+ 旁途径而被动重吸收。

(4)远曲小管和集合管 此处对 Na^+、Cl^- 和水的重吸收可根据机体水、盐平衡状况进行调节。Na^+ 的重吸收主要受醛固酮调节,水的重吸收主要受血管升压素的调节。

①远曲小管始段:上皮细胞对水不通透,但能主动重吸收 NaCl。Na^+ 在远曲小管和集合管的重吸收是逆电-化学梯度进行的,属于主动转运。在远曲小管始段的顶端膜,小管液中的 Na^+ 和 Cl^- 经 Na^+-Cl^- 同向转

运体进入细胞。细胞内的 Na^+ 由钠泵泵出细胞,被重吸收回血;细胞内的 Cl^- 经 Cl^- 通道扩散到细胞外。

②远曲小管后段和集合管:有主细胞和闰细胞两类细胞。主细胞基底侧膜中的钠泵活动可造成细胞内低 Na^+,并成为小管液中 Na^+ 经顶端膜 Na^+ 通道进入细胞的动力源泉。而 Na^+ 的重吸收又造成小管液呈负电位,可驱使小管液中的 Cl^- 经细胞旁途径而被动重吸收,也成为 K^+ 从细胞内分泌入小管液的动力。闰细胞的功能与 H^+ 分泌有关。

2. 水的重吸收

近端小管	①水在近端小管的重吸收:是伴随 NaCl 吸收的被动吸收,与体内是否缺水无关; ②近端小管中物质的重吸收为等渗重吸收,小管液为等渗液
远曲小管及集合管	水在远曲小管及集合管的重吸收:随体内出入量而变化,受血管升压素的调节
髓袢升支细段和粗段	髓袢升支细段和粗段是不易通透水分的

3. HCO_3^- 的重吸收和 H^+ 的分泌

(1) 近端小管 ①HCO_3^- 是以 CO_2 形式重吸收的。正常情况下,肾小球滤过的 HCO_3^- 几乎全部被肾小管和集合管重吸收,高达80%的 HCO_3^- 是由近端小管重吸收的。血液中的 HCO_3^- 是以 $NaHCO_3$ 的形式存在的,当滤过进入肾小囊后,离解为 Na^+ 和 HCO_3^-。近端小管上皮细胞通过 Na^+-H^+ 交换使 H^+ 进入小管液,进入小管中的 H^+ 与 HCO_3^- 结合生成 H_2CO_3,很快生成 CO_2 和水,这一反应由碳酸酐酶催化。CO_2 具有高度脂溶性,很快以单纯扩散方式进入上皮细胞内。在细胞内,CO_2 和水又在碳酸酐酶催化下形成 H_2CO_3。H_2CO_3 再次离解为 H^+ 和 HCO_3^-。H^+ 则通过顶端膜上的 Na^+-H^+ 逆向转运进入小管液,再次与 HCO_3^- 结合形成 H_2CO_3。②HCO_3^- 的重吸收优先于 Cl^- 的重吸收。③若 HCO_3^- 滤过量超过 H^+ 的分泌量,多余的部分随尿排出。

(2) 髓袢 对 HCO_3^- 的重吸收主要发生在升支粗段,其机制同近端小管。

(3) 远曲小管和集合管 其闰细胞可经两种机制主动分泌 H^+,即经质子泵和 H^+-K^+-ATP 酶将细胞内的 H^+ 泵入小管液中。肾小管和集合管 H^+ 的分泌量与小管液的酸碱度有关。

> **肾小管和集合管中的 Na^+、Cl^- 和水的重吸收机制总结**

分段		Na^+	Cl^-	水
近端小管	前半段	①Na^+-H^+ 交换; ②Na^+-葡萄糖或氨基酸同向转运	不被重吸收	跨细胞和细胞旁途径渗透入细胞间液
	后半段	①Na^+-H^+ 交换; ②细胞旁途径	①$Cl^--HCO_3^-$ 交换; ②细胞旁途径	
髓袢	降支细段	不通透	不通透	通透性高
	升支细段	易通透	易通透	不通透
	升支粗段	$Na^+-K^+-2Cl^-$ 同向转运(呋塞米)	$Na^+-K^+-2Cl^-$ 同向转运	不通透
远端小管和管集合	始段	Na^+-Cl^- 同向转运(噻嗪类)	Na^+-Cl^- 同向转运	不通透
	后段和集合管	钠通道(阿米洛利)	细胞旁途径	经水通道

4. NH_3 的分泌与 H^+、HCO_3^- 的转运 近端小管、髓袢升支粗段和远端小管上皮细胞内的谷氨酰胺在几种不同酶的作用下生成 NH_3 和 NH_4^+,同时生成 HCO_3^-。NH_3 和 NH_4^+ 分泌入小管腔,HCO_3^- 则进入血液循环。

(1) 肾小管和集合管上皮细胞代谢1分子谷氨酰胺生成2个 NH_4^+ 和 2 个 HCO_3^- 谷氨酰胺在谷氨酰胺酶的作用下脱氨,生成谷氨酸根和 NH_4^+;谷氨酸根又在谷氨酸脱氢酶作下生成 α-酮戊二酸和第2个 NH_4^+。在上皮细胞内,NH_4^+ 离解为 NH_3 和 H^+;NH_3 扩散至细胞外。在 α-酮戊二酸代谢过程中又生成2个 HCO_3^-。

(2) 近端小管上皮细胞中的 NH_3 通过扩散和逆向交换分泌 在细胞内,NH_4^+ 和 NH_3+H^+ 两种形式处于一定的平衡状态。NH_4^+ 可通过上皮细胞顶端膜的 Na^+-H^+ 转运体进入小管液。NH_3 是脂溶性分子,可通过单纯扩散进入小管腔,也可通过基底侧膜进入细胞间隙。HCO_3^- 与 Na^+ 一同跨过基底侧膜进入组织间液。因此,1分子谷氨酰胺被代谢了,生成2个 NH_4^+ 进入小管液,机体获得2个新生成的 HCO_3^-。这一反应过程主要发生在近端小管。

(3) 在集合管,细胞内生成的 NH_3 通过扩散方式进入小管液,与分泌的 H^+ 结合形成 NH_4^+,并随尿排出体外 这一反应过程中,尿中每排出1个 NH_4^+ 就有1个 HCO_3^- 被重吸收回血液。可见,肾小管和集合管分泌

NH_3 既可促进 H^+ 的排泄,又可促进 HCO_3^- 的重吸收。

肾脏通过重吸收 HCO_3^- 和分泌 H^+、NH_3 和 NH_4^+,对机体酸碱平衡的维持起重要的调节作用。

> 肾小管和集合管中各种物质的分泌的总结

	分泌部位	分泌机制
H^+	近端小管、髓袢	通过肾小管上皮细胞顶端膜上的 H^+-Na^+ 交换分泌 H^+
	远端小管和集合管	通过闰细胞(上皮细胞)上两种质子泵(包括氢泵(H^+-ATP 酶)、H^+-K^+ 交换体(H^+-K^+-ATP 酶)主动分泌 H^+
K^+	远曲小管、集合管	主细胞分泌 K^+(K^+通过钾通道顺浓度梯度进入小管液)
NH_3/NH_4^+	近端小管、髓袢升支粗段、远端小管	上皮细胞内的谷氨酰胺→NH_4^+ + NH_3 + HCO_3^-,NH_4^+ 通过上皮细胞顶端膜 H^+-Na^+ 交换体(由 NH_4^+ 代替 H^+)进入小管液,NH_3 以单纯扩散进入小管腔后与小管液中的 H^+ 结合形成 NH_4^+ 并随尿排出体外,生成的 HCO_3^- 被重吸收回血液
	集合管	对 NH_3 高度通透,NH_3 以单纯扩散进入小管腔后与小管液中的 H^+ 结合形成 NH_4^+ 并随尿排出体外,而对 NH_4^+ 的通透性较低

5. K^+ 的重吸收和分泌 K^+ 的重吸收可在所有肾小管内进行,但以近端小管为主。终尿中的 K^+ 主要是远端小管和集合管分泌的。因此,决定尿 K^+ 排出量的最重要因素是远端小管和集合管 K^+ 的分泌量。

近端小管和髓袢	①小管液中的 K^+ 有 65%~70%在近端小管重吸收,25%~30%在髓袢重吸收; ②这些部位对 K^+ 的重吸收比例是比较固定的
远端小管和集合管	①既可重吸收 K^+ 又可分泌 K^+,并受多种因素调节,其重吸收和分泌的速率是可变的; ②远端小管和集合管上皮细胞内的 K^+ 浓度较高,管腔顶端膜对 K^+ 有通透性,K^+ 可顺电化学梯度经通道进入小管液(K^+ 的分泌)。远端小管后半段和集合管约 90%的上皮细胞是主细胞,而主细胞可分泌 K^+,闰细胞则重吸收 K^+; ③肾对 K^+ 的排出量主要取决于远端小管和集合管主细胞 K^+ 的分泌量。细胞外液 K^+ 浓度升高、醛固酮分泌增加和小管液流速增高,均可刺激主细胞分泌 K^+

6. Ca^{2+} 的重吸收和分泌
(1) 各部位对 Ca^{2+} 的重吸收。

部 位	重吸收比例/%	方 式
近端小管	70	约 80%由溶剂拖曳方式经细胞旁途径被重吸收,约 20%经跨细胞途径被重吸收
髓袢	20	髓袢降支细段和升支细段对 Ca^{2+} 不通透,仅髓袢升支粗段能经主动、被动两种机制重吸收 Ca^{2+}
远端小管和集合管	9	经跨细胞途径主动重吸收 Ca^{2+}

(2) 影响因素 肾对 Ca^{2+} 的排泄受多种因素的影响,最主要的因素之一是甲状旁腺激素。

7. 葡萄糖和氨基酸的重吸收和排泄
(1) 葡萄糖的重吸收 肾小囊超滤液中的葡萄糖浓度与血浆相等,但正常情况下,尿中几乎不含葡萄糖,表明葡萄糖全部被重吸收。小管液中的葡萄糖是通过近端小管上皮细胞顶端膜中的 Na^+-葡萄糖同向转运体,以继发性主动转运的方式转入细胞的。进入细胞内的葡萄糖则由基底侧膜中的葡萄糖转运体 2 以易化扩散的方式转运入细胞间液。

(2) 肾糖阈 近端小管对葡萄糖的重吸收是有一定限度的。当血糖浓度达 180 mg/100 mL 血液时,有一部分肾小管对葡萄糖的吸收已达极限,尿中开始出现葡萄糖,此时的血浆葡萄糖浓度称为肾糖阈。

(3) 氨基酸的重吸收 由肾小球滤过的氨基酸主要在近端小管被重吸收,其吸收方式为继发性主动吸收,需 Na^+ 的存在,有多种类型的氨基酸转运体。

> 肾脏对各种物质的重吸收和分泌总结

	近端小管	髓袢	远曲小管和集合管
Na^+、Cl^-	65%~70%(主要吸收部位,定比重吸收)	20%	12%(Na^+ 主要受醛固酮的调节)
水	65%~70%(主要吸收部位,定比重吸收)	15%	不等量(主要受 ADH 的调节)

	近端小管	髓袢	远曲小管和集合管
K^+	65%～70%	25%～30%	不等量(受醛固酮的调节)
HCO_3^-	80%（主要吸收部位，与H^+分泌同时进行，以CO_2形式进行，故优先于Cl^-的重吸收）	与H^+分泌同时进行 以CO_2形式进行	与H^+分泌同时进行 以CO_2形式进行
葡萄糖、氨基酸	100%（即全部在此段被重吸收）与Na^+重吸收相耦联，为继发性主动转运	—	—

【例3】各段肾小管比较，重吸收量居首位的是

A. 近端小管　　　　　　　B. 髓袢降支细段　　　　　　C. 髓袢升支细段

D. 远曲小管　　　　　　　E. 集合管

【例4】肾小管对HCO_3^-重吸收的叙述错误的是

A. 主要在近球小管重吸收　　B. 与H^+的分泌有关　　C. 以CO_2的形式重吸收

D. 需碳酸酐酶的参与　　　　E. 滞后于Cl^-的重吸收

【例5】关于肾对葡萄糖重吸收的描述，错误的是

A. 重吸收部位仅限近端小管　　B. 经过通道的易化扩散进行　　C. 需要转运蛋白

D. 葡萄糖的重吸收与Na^+的转运密切相关　　E. 肾糖阈正常值为10 mmol/L

第3节　尿液的浓缩和稀释

小管液在流经各段肾小管和集合管时，其渗透浓度可发生很大变化。在近端小管和髓袢中，渗透压的变化是固定的，但在流经远曲小管后段和集合管时，渗透压可随体内水的多少而出现大幅度的变动。

一、肾髓质渗透浓度梯度的形成

1. 肾髓质的梯度形成　近端小管为等渗性重吸收，故近端小管末端，小管液渗透压仍与血浆相等。

	对应	NaCl	水	尿素	小管液物质转运	小管液渗透压
髓袢降支细段	内髓	不通透	通透	不通透	水出	逐渐升高
髓袢升支细段	内髓	通透	不通透	通透	NaCl出，尿素入	逐渐降低
髓袢升支粗段	外髓	通透	不通透	不通透	NaCl出	逐渐降低
远曲小管始段	—	通透	不通透	不通透	NaCl出	逐渐降低
远曲小管后段	外髓	通透	通透	不通透	ADH存在时水出	可受到调节而出现大幅度变动
外髓部集合管	外髓	通透	通透	不通透	ADH存在时水出	
内髓部集合管	内髓	通透	通透	通透	ADH存在时水出尿素出	

2. 肾髓质的梯度形成

外髓质部组织间液高渗	由髓袢升支粗段对NaCl的主动重吸收而形成的，该段对水不通透也是形成外髓质高渗的重要条件
内髓质部组织间液高渗	由NaCl和尿素共同形成

3. 尿素再循环　尿素由内髓质组织液扩散进入髓袢升支细段，而随后由内髓部集合管再扩散进入内髓质组织液，这一尿素的循环过程称为尿素再循环。

二、尿液的稀释和浓缩机制

	尿液的稀释	尿液的浓缩
发生部位	远曲小管和集合管	远曲小管和集合管
发生条件	血浆晶体渗透压降低，血管升压素释放减少	血浆晶体渗透压升高，血管升压素释放增加
水重吸收	①远曲小管和集合管对水的通透性低；②水不被重吸收＜NaCl被重吸收的比率	①远曲小管和集合管对水的通透性高；②水被大量重吸收＞NaCl被重吸收的比率
NaCl重吸收	被主动重吸收	被主动重吸收

三、影响尿液浓缩和稀释的因素

尿液的浓缩和稀释取决于肾小管和集合管对小管液中水和溶质重吸收的比率，而水的重吸收较易改变，

因而是其主要方面。水的重吸收主要取决于两个基本条件：一是肾小管内外的渗透浓度梯度；二是远端小管后半段和集合管对水的通透性。因此，尿液的浓缩和稀释一方面取决于肾髓质高渗的形成和大小，另一方面取决于远端小管末端和集合管对水的通透性，后者主要受血液中血管升压素浓度的影响。

1. 影响肾髓质高渗形成的因素

Na^+和Cl^-	Na^+和Cl^-是形成肾髓质高渗的重要因素。凡能影响髓袢升支粗段主动重吸收和Cl^-的因素都能影响髓质高渗的形成。如袢利尿剂呋塞米可抑制髓袢升支粗段的$Na^+-K^+-2Cl^-$同向转运，减少Na^+和Cl^-的主动重吸收，降低外髓质高渗，阻碍尿的浓缩
尿素	①尿素是影响肾髓质高渗的另一重要因素； ②尿素通过尿素再循环进入肾髓质，尿素进入髓质的数量取决于尿素的浓度和集合管对尿素的通透性
髓袢结构的完整性	也是逆流倍增的重要基础。肾髓质受损可影响尿液的浓缩

2. 影响远端小管末端和集合管对水通透性的因素 主要是血液中血管升压素的浓度。

3. 小血管血流量和速度对髓质高渗维持的影响 小血管的逆流交换作用对维持髓质高渗极为重要。

第4节 尿生成的调节

一、尿生成的体液调节

1. 抗利尿激素(ADH)、醛固酮和肾素

	抗利尿激素	醛固酮	肾素
合成部位	下丘脑视上核和室旁核	肾上腺皮质球状带	肾的颗粒细胞(球旁细胞)
作用部位	远曲小管和集合管	远曲小管和集合管	作用于血管紧张素原
作用机制	形成水通道，增加远曲小管和集合管对水的通透性	增加远曲小管和集合管对Na^+、水的重吸收和K^+的分泌	将血管紧张素原转化为血管紧张素I
生理作用	水的重吸收↑→尿量↓(抗利尿)	保钠排钾	启动肾素-血管紧张素系统
促进其分泌的因素	①血浆晶体渗透压↑； ②循环血量↓； ③动脉血压↓； ④恶心、疼痛、窒息、应激、低血糖、血管紧张素Ⅱ、烟碱、吗啡等	①肾素-血管紧张素系统激活； ②血Na^+↓、血K^+↑； ③应激反应时，ACTH可促进醛固酮分泌	①肾灌注压↓； ②GFR↓或小管液中Na^+↓； ③肾交感神经兴奋； ④儿茶酚胺(NE 和 E)、PGE_2、PGI_2、低盐饮食

2. 心房钠尿肽(ANP) 心房钠尿肽是由心房肌细胞合成并释放的肽类激素。

刺激释放的因素	心房壁受牵拉(如血量过多、头低足高位、中心静脉压升高和身体浸入水中等)、乙酰胆碱、去甲肾上腺素、降钙素基因相关肽、血管升压素和高血钾
生理作用	血管平滑肌舒张和促进肾脏排Na^+、排水
对肾脏的作用	①使肾小球滤过率增大； ②对抗肾素-血管紧张素系统和血管升压素的作用，抑制集合管对水的重吸收； ③抑制肾素、醛固酮和血管升压素的合成和分泌

二、神经调节

肾脏无副交感神经支配，所谓神经调节是指肾交感神经的作用。交感神经兴奋可通过下列方式影响肾脏：①兴奋肾血管平滑肌的α受体→肾血管收缩→肾血流量减少→肾小球滤过率下降。②兴奋交感→肾素-血管紧张素-醛固酮系统→保Na^+、排K^+。③直接刺激近端小管(主要)和髓袢(次要)对Na^+、Cl^-、水的重吸收。

三、尿生成的自身调节

1. 小管液中溶质的浓度

(1) 渗透性利尿 肾小管和集合管重吸收水的动力是小管液和上皮细胞之间的渗透浓度梯度。当小管液中某些溶质因未被重吸收而留在小管液中时，可使小管液溶质浓度升高，由于渗透作用，可使部分水保留在小管内，导致小管液中的Na^+被稀释而浓度降低，因此小管液和上皮细胞内Na^+的浓度梯度减小，从而使Na^+的重吸收减少而小管液中有较多的Na^+，进而又通过渗透作用保留相应的水，结果使水的重吸收减少，尿量和NaCl排出量增多。这种现象称为渗透性利尿。

(2) 糖尿病患者多尿的机制　糖尿病患者(或静脉注射高渗葡萄糖)由于血糖浓度升高超过肾糖阈,因此近端小管不能完全重吸收葡萄糖,使小管液中葡萄糖含量增多,小管液溶质浓度升高,即可引起渗透性利尿而导致尿量增多。

(3) 一些消肿药物的制剂　临床上为达到利尿和消除水肿的目的,常给病人应用可被肾小球滤过而不被肾小管重吸收的物质,如甘露醇、山梨醇等,提高小管液中溶质浓度,通过渗透性利尿使更多水分从体内排出。

2. 球-管平衡

(1) 球-管平衡　表现为近端小管的定比重吸收,即近端小管对溶质(特别是 Na^+)和水的重吸收随肾小球滤过率的变化而改变,重吸收率保持相对稳定,如近端小管中 Na^+ 和水的重吸收率总是占肾小球滤过率的 65%~70%。定比重吸收产生的机制主要与肾小管周围毛细血管内的胶体渗透压的变化有关。

(2) 球-管平衡的生理意义　意义在于尿中排出的 Na^+ 和水不会随肾小球滤过率的增减而出现大幅度的变化,从而保持尿量和尿钠的相对稳定。

四、尿生成调节的生理意义

1. 在保持机体水平衡中的作用
人体细胞外液稳态的维持和液体容量的调节需要肾脏的参与,肾脏的调控机制包括自身调节、神经调节和体液调节。在诸多调节机制中,血管升压素在调节、排水中所起的作用最为重要,此外心房钠尿肽、醛固酮也可参与机体水平衡的调节。

2. 在保持机体电解质平衡中的作用

激素及器官	作　用
醛固酮	在尿生成的调节中,醛固酮是肾调节 Na^+ 和 K^+ 排出量最重要的体液因素
心房钠尿肽	心房钠尿肽可抑制肾重吸收 NaCl,使尿中 NaCl 排出增多
肾脏	①肾小球滤过率的改变可通过球-管平衡使尿钠和尿量保持稳定; ②肾脏对 Ca^{2+} 的排泄受甲状旁腺激素(最重要)、降钙素、维生素 D_3 的调控

3. 在保持机体酸碱平衡中的作用
维持体内酸碱平衡的重要器官是肺和肾。肺主要通过排出 CO_2 来缓冲体内的酸性产物。体内缓冲酸碱最重要、作用最持久的是肾,它可将体内除 CO_2 外的所有酸性物质即固定酸排出体外,从而保持细胞外液中的 pH 在正常范围内。

【例6】人体处在交感兴奋状态时,尿量减少的主要原因是
A. 肾小球毛细血管血压下降　　B. 血浆胶体渗透压升高　　C. 肾素分泌减少
D. 醛固酮分泌减少　　　　　　E. 抗利尿激素分泌减少

【例7】下列因素中,刺激抗利尿激素分泌最强的是
A. 循环血量减少　　　　　　　B. 血浆晶体渗透压增高　　C. 血浆胶体渗透压增高
D. 饮大量清水　　　　　　　　E. 血容量减少

第5节　清除率

两肾在单位时间(一般为每分钟)内能将一定毫升血浆中所含的某种物质完全清除,这个能完全清除某物质的血浆毫升数就称为该物质的清除率。清除率能反映肾对不同物质的排泄能力,是一个较好的肾功能测定方法。但实际上,肾不可能将某一部分血浆中的某种物质完全清除出去,所以清除率只是一个推算的数值,它更能反映每分钟所清除的某种物质的量来自多少毫升血浆,或相当于多少毫升血浆中所含的某物质的量。

一、测定肾小球滤过率和肾血浆流量

	菊粉清除率	内生肌酐清除率	对氨基马尿酸清除率
物质特性	能经肾小球自由滤过,在肾小囊超滤液中的浓度与血浆浓度相同;在肾小管和集合管中既不被重吸收又不被分泌	内生肌酐由体内组织代谢产生;肾小管和集合管能少量分泌和重吸收肌酐;测定前应禁食肉类食物,避免剧烈运动	经肾小球滤过和肾小管、集合管转运后,从血浆中全部被清除流经肾脏后,肾静脉中浓度接近于零
生理意义	等于肾小球滤过率	接近肾小球滤过率	等于有效肾血浆流量
临床意义	测定肾小球滤过率	推测肾小球滤过率	测定肾血浆流量

【例8】测肾小球滤过率的物质是
A. 肌酐　　　B. PAH　　　C. 碘锐特　　　D. 肌酸　　　E. 菊粉

二、推测肾小管的功能

通过对各种物质清除率的测定,可推测哪些物质能被肾小管净重吸收,哪些物质能被肾小球净分泌,从而推测肾小管对不同物质的转运功能。

1. 若某一物质的清除率小于肾小球滤过率 该物质一定在肾小管被重吸收,但不能排除该物质被肾小管分泌的可能性,因为当重吸收量大于分泌量时,其清除率仍可小于肾小球滤过率。

2. 若某一物质的清除率大于肾小球滤过率 表明肾小管必定能分泌该物质,但不能排除该物质也被肾小管重吸收的可能性,因为当其分泌量大于重吸收量时,其清除率仍可大于肾小球滤过率。

三、自由水清除率

自由水清除率是用清除率的方法定量测定肾排水情况的一项指标,即对肾产生无溶质水(又称自由水)能力进行定量分析的一项指标。

无溶质水是指尿液在被浓缩的过程中肾小管每分钟从小管液中重吸收的纯水量;或指尿液在被稀释过程中,体内被肾排出到尿液中去的纯水量。

第6节 排尿反射

排尿反射是一种脊髓反射,即该反射可在脊髓水平就能完成,但在正常情况下,排尿反射受脑的高级中枢控制,可有意识地抑制或加强其反射过程。引起排尿反射的主要因素是膀胱内压的升高。

一、排尿反射的过程

膀胱内尿量充盈(≥400～500 mL)→膀胱内压升高至≥15 cmH$_2$O→刺激膀胱壁的牵张感受器→盆神经传入→骶髓排尿反射初级中枢→脑干和大脑皮层排尿反射高级中枢(产生排尿欲)→盆神经传出→膀胱逼尿肌收缩、尿道内括约肌松弛→排尿。进入后尿道的尿液刺激尿道壁感受器,冲动沿传入神经再次传到骶髓排尿反射初级中枢,进一步加强其活动,从而驱动尿液排出,这是一个正反馈过程。

二、排尿异常

若排尿反射弧的任何一个部位受损,或骶髓排尿中枢与高位中枢失去联系,都将导致排尿异常。

受损部位	排尿异常	表现
传入神经	无张力膀胱	膀胱充盈的传入信号不能传到骶髓→膀胱充盈时不能反射性引起张力增加→膀胱充盈膨胀,膀胱壁张力下降
传出神经或骶髓	尿潴留	排尿反射不能发生→膀胱变得松弛扩张→大量尿液滞留在膀胱内
高位脊髓	溢流性尿失禁	①可发生在脊休克期间;②骶髓排尿中枢处于休克状态→排尿反射消失→膀胱过度充盈→溢流性滴流
	尿失禁	①主要发生在脊休克恢复后;②骶髓排尿反射的反射弧完好,但是骶髓排尿中枢的活动不能得到高位中枢的控制

【例9】高位截瘫患者排尿障碍表现为

A. 尿失禁   B. 尿潴留   C. 无尿   D. 尿崩症   E. 少尿

▶ 参考答案如下,详细答案参见 2019 版《国家临床执业及助理医师资格考试精选真题考点精析》。

1. B	2. E	3. A	4. E	5. B	昭昭老师提示:
6. A	7. B	8. E	9. A	—	关注官方微信,获得第一手考试资料。

第9章 神经系统的功能

▶ **2019 考试大纲**

①突触传递;②神经递质和受体;③神经反射;④神经系统的感觉分析功能;⑤脑电活动;⑥神经系统对姿势和躯体运动的调节;⑦神经系统对内脏活动的调节;⑧脑的高级功能。

▶ **考纲解析**

近20年的医师考试中,本章的考点是脑电活动及脑的高级功能,执业医师每年考查分数为2～3分,助理医师每年考查分数为 1~2 分。

第 1 节　突触传递

神经元与神经元之间、神经元与效应细胞之间的信息传递都是通过突触进行的。在突触处的信息传递过程称为突触传递。根据信息传递传媒的不同，可将突触传递分为电突触传递和化学性突触传递两大类。化学性突触传递是神经系统信息传递的主要形式，可再分为定向和非定向突触两种不同类型。

化学性突触传递

化学性突触占大多数，化学性突触传递是神经系统信息传递的主要形式。化学性突触由突触前膜、突触间隙和突触后膜三部分组成。化学性突触分为定向和非定向突触两类。

1. 定向突触传递　定向突触是指前、后两部分之间有紧密解剖关系的突触，即突触前末梢释放的递质仅作用于范围极为局限的突触后膜结构，如神经元之间的经典突触和神经-骨骼肌接头。

（1）经典突触由突触前膜、突触间隙和突触后膜三部分组成。

结　构	特　点
突触前膜	①较一般神经元膜稍厚，约 7.5 nm； ②突触前末梢的轴浆内含有大量突触囊泡，内含高浓的神经递质
突触间隙	突触间隙宽 20~40 nm
突触后膜	较一般神经元膜稍厚，约 7.5 nm

（2）经典突触的传递过程　突触前神经元的兴奋传到神经末梢→突触前膜去极化→突触前膜钙通道开放→Ca^{2+} 进入突触前末梢轴浆内→触发突触囊泡内递质以出胞的形式释放入突触间隙→递质扩散到突触后膜→作用于后膜中的特异性受体或递质门控通道→后膜对某些离子通透性改变→后膜发生去极化或超极化→产生突触后电位。

（3）影响化学性突触传递的因素

①影响神经递质释放的因素：从以上经典突触的电-化学-电传递过程可以看出，影响突触前膜递质释放量的主要因素是进入突触前膜的 Ca^{2+} 量，递质的释放量与进入轴浆内的 Ca^{2+} 量呈正相关。凡能影响末梢处 Ca^{2+} 内流的因素都能改变递质的释放量。如细胞外 Ca^{2+} 浓度升高和（或）Mg^{2+} 浓度降低能使递质释放增多；反之，则递质释放减少。到达突触前末梢动作电位的频率或幅度增加，也可使进入末梢的 Ca^{2+} 量增加。

②影响已释放递质消除的因素：已释放的神经递质通常被突触前末梢重摄取或被酶解代谢而消除，因此，凡能影响递质重摄取和酶解代谢的因素都能影响突触传递。

③影响受体的因素：在递质释放量发生改变时，受体与递质结合的亲和力以及受体的数量均可发生改变，即受体发生上调或下调，从而影响突触传递。另外，由于突触间隙与细胞外液相通，因此凡能进细胞外液的药物、毒素以及其他化学物质均能到达突触后膜而影响突触传递。例如，筒箭毒碱、α-银环蛇毒可特异地阻断骨骼肌终板膜中的 N_2 型 ACh 受体阳离子通道，使神经-肌接头的传递受阻，肌肉松弛。

2. 非定向突触传递　非定向突触是指突触前、后两部分之间无紧密解剖关系的突触，此类传递也称为非突触性化学传递，其典型例子是自主神经节后纤维与效应细胞之间的接头。其基础结构为：曲张体，无突触前膜和突触后膜。单方向传递，传递速度慢，常见部位：支配平滑肌和心肌的交感节后、黑质中的多巴胺能纤维、中枢内 5-羟色胺能纤维等。

3. 兴奋性和抑制性突触后电位　根据突触后膜发生去极化或超极化，可将突触后电位分为兴奋性突触后电位（EPSP）和抑制性突触后电位（IPSP）两种。

	兴奋性突触后电位	抑制性突触后电位
定义	突触后膜在兴奋性递质作用下产生的局部去极化电位变化	突触后膜在抑制性递质作用下产生的局部超极化电位变化
形成机制	兴奋性递质作用于突触后膜的相应受体，后膜对 Na^+ 和 K^+ 通透性增大，使膜出现去极化	抑制性递质作用于突触后的相应受体，后膜对 Cl^- 的通透性增大，使后膜出现局部超极化
离子基础	Na^+ 内流>K^+ 外流，发生净内向电流	Cl^- 内流，K^+ 外流发生外向电流
性质	局部电位（可以综合）	局部电位（可以综合）
作用	使突触后神经元兴奋	使突触后神经元抑制

	兴奋性突触后电位	抑制性突触后电位
举例	脊髓前角运动神经元接受肌梭的传入纤维投射而形成的突触联系	来自伸肌肌梭的传入冲动在兴奋脊髓伸肌运动神经元的同时,通过抑制性中间神经元抑制脊髓屈肌运动神经元

【例1】兴奋性突出后电位是由于突出后膜提高了对下列哪些离子的通透性引起的

A. Cl^-,Na^+,尤其是Cl^-　　B. Na^+,K^+,尤其是Na^+　　C. K^+,Na^+,尤其是K^+

D. Ca^{2+},Na^+,尤其是Ca^{2+}　　E. Ca^{2+},Na^+,尤其是Na^+

【例2】兴奋性突触后电位属于

A. 锋电位　　　B. 动作电位　　　C. 终板电位　　　D. 局部电位　　　E. 局部电流

4. 动作电位在突触后神经元的产生

(1)突触后电位可总和　由于一个突触后神经元常与多个突触前神经末梢构成突触,而产生的突触后电位既有EPSP,也有IPSP,因此,突触后神经元胞体就好比是个整合器,突触后膜上电位改变的总趋势取决于同时或几乎同时产生的EPSP和IPSP的代数和。当总趋势为超极化时,突触后神经元表现为抑制;而当突触后膜去极化并达到阈电位水平时,即可爆发动作电位。

(2)首发部位　动作电位并不首先发生在胞体,而是发生在运动神经元和中间神经元的轴突始段。这是因为电压门控钠通道在轴突始段的质膜中密度较大,而在胞体和树突膜中则很少分布。

(3)意义　在轴突始段爆发的动作电位,可沿轴突扩散至末梢而完成兴奋传导;也可逆向传到胞体,其意义可能在于消除细胞此次兴奋前不同程度的去极化或超极化,使其状态得到一次刷新。

第2节　神经递质和受体

一、胆碱能纤维和肾上腺素能纤维

以乙酰胆碱和去甲肾上腺素为递质的神经纤维分别称为胆碱能纤维和肾上腺素能纤维。在外周,胆碱能纤维和肾上腺素能纤维的分布如下表。

分类	部分	举例
胆碱能纤维	支配骨骼肌的运动神经纤维	骨骼肌纤维
	所有自主神经节前纤维	自主神经节前纤维
	大多数副交感神经节后纤维	除少数释放肽类或嘌呤类递质的纤维外
	少数交感神经节后纤维	如支配多数小汗腺的纤维和支配骨骼肌血管的舒血管纤维
肾上腺素能纤维	多数交感神经节后纤维	除支配汗腺和骨骼肌血管的交感胆碱能纤维外 (昭昭老师速记:骨骼肌出汗没"胆")

二、胆碱能受体

胆碱能受体能与乙酰胆碱(Ach)特异性结合的受体称为胆碱能受体,分为M受体和N受体。

	M受体	N受体
别称	毒蕈碱受体	烟碱受体
亚型	5种亚型(M_1~M_5受体)	2种亚型(N_1、N_2受体)
外周分布	①多数副交感节后纤维支配的效应细胞; ②交感节后纤维支配的汗腺和骨骼肌血管的平滑肌细胞膜上 (昭昭老师速记:把政权交给"后""汗"的"骨血"肉)	①N_1受体分布于自主神经节后神经元上; ②N_2受体分布于神经-骨骼肌的终板膜上 (昭昭老师速记:N_2是2个地方,是神经-骨骼肌)
生理作用	M样作用即毒蕈碱样作用,即能被毒蕈碱模拟	N样作用即烟碱样作用,即能被烟碱模拟

续表

	M受体	N受体
生理效应	①心脏活动抑制； ②支气管、胃肠平滑肌收缩（支气管痉挛、胃肠活动增强）； ③膀胱逼尿肌收缩、虹膜环形肌收缩（瞳孔缩小）； ④消化腺、汗腺分泌增加； ⑤骨骼肌血管舒张 （昭昭老师速记：心肌＋平滑肌＋眼睛＋腺体）	①激活 N_1 受体→自主神经节后神经元兴奋； （昭昭老师速记："1"个人"主"持"后"事） ②激活 N_2 受体→骨骼肌收缩 （昭昭老师速记："2"口子有"骨"气）
阻断剂	阿托品 （昭昭速记："MM""脱"了）	①不能被阿托品阻断； ②N_1 受体阻断剂：六烃季铵、美加明； ③N_2 受体阻断剂：筒箭毒碱、戈拉碘铵、十烃季铵 （昭昭老师速记："六一"节、"1＋"手机、一年"12"个月、一"箭""双"雕）

【例3】下列药物或毒物中，可阻断 N 型胆碱能受体的物质是
A. 筒箭毒　　　B. 心得安　　　C. 酚妥拉明　　　D. 阿托品　　　E. 烟碱

三、肾上腺素能受体

肾上腺素能受体能与去甲肾上腺素和肾上腺素结合的受体称为肾上腺素能受体，分为 α 受体和 β 受体。

	α受体	β受体
全称	α型肾上腺素能受体	β型肾上腺素能受体
亚型	2 种亚型（$α_1$、$α_2$）	3 种亚型（$β_1$、$β_2$、$β_3$）
外周分布	①皮肤、肾、胃肠的血管平滑肌以 α 受体为主； ②$α_2$ 受体主要分布于突触前膜，属于突触前受体	①心脏以 β 受体为主； ②骨骼肌、肝脏的血管平滑肌以 β 受体为主
生理效应	①$α_1$ 受体与 NE 结合主要产生平滑肌兴奋效应，如血管、子宫、虹膜辐射状肌收缩（瞳孔扩大）； ②少数平滑肌效应为抑制性的，如小肠舒张（为 $α_2$ 受体）	①NE 与心肌 $β_1$ 受体结合产生兴奋效应； （昭昭老师速记："1""心"想对你好） ②NE 与 $β_2$ 受体结合产生平滑肌抑制效应；（如血管、子宫、小肠、支气管舒张） ③$β_3$ 受体主要分布于脂肪组织，与脂肪分解有关 （昭昭老师速记：小"3""脂肪"少）
阻断剂	①哌唑嗪阻断 $α_1$ 受体； ②育亨宾阻断 $α_2$ 受体； ③酚妥拉明阻断 $α_1$＋$α_2$ 受体 （昭昭老师速记："一""派"胡言；"哼"哈"2"将；有这"两"位就"妥"了）	①阿替洛尔、美托洛尔阻断 $β_1$ 受体； ②心得乐（丁氧安）阻断 $β_2$ 受体； ③心得安（普萘洛尔）阻断 $β_1$＋$β_2$ 受体 （昭昭老师速记："美""一"下；"2"个人真快"乐"；"两"个人一起过日子）

【例4】去甲肾上腺素激活 $α_2$ 受体后引起舒张效应的部位是
A. 冠状血管　　B. 皮肤黏膜血管　　C. 脑血管　　D. 小肠平滑肌　　E. 竖毛肌

第3节　神经系统感觉功能

一、感觉概述

1. 感受器　感受器是指生物体内一些专门感受体内、外环境变化的结构或装置。最简单的感受器是游离神经末梢，如痛觉和温度觉感受器。

2. 感受器的一般生理特性

生理特性	表　现	举　例
感受器的适宜刺激	一种感受器通常只对某种特定形式的刺激最敏感，这种形式的刺激称为该感受器的适宜刺激	如一定频率的机械振动是耳蜗毛细胞的适宜刺激

续表

生理特性	表　现	举　例
感受器的换能作用	感受器将作用于它们的各种形式的刺激能量转换为传入神经的动作电位	刺激→感受器或发生器电位→达阈电位→爆发动作电位
感受器的编码功能	感受器把刺激所包含的环境变化的信息转移到动作电位的序列之中,起到了信息的转移作用	感觉系统将刺激信号转变为可识别的感觉信号
感受器的适应现象	若以一个强度恒定的刺激持续作用于某一感器,相应的感觉神经纤维上的动作电位频率将随刺激持续的延长和降低	刺激持续的延长而降低根据感受器发生适应的快慢,可将感受器分为快适应感受器和慢适应感受器两类

二、感觉通路中的信息编码和处理

1. 特异神经能量定律 不同类型感觉的引起,除与不同的刺激类型及其相应的感受器有关外,还取决于传入冲动所经过的专用通路以及它最终到达的大脑皮层的特定部位;所以,当刺激发生在一个特定感觉的神经通路时,不管该通路的活动是如何引起的,或者是由该通路的哪一部分所产生的,所引起的感觉总是该通路的感受器在生理情况下兴奋所引起的感觉。这一原理称为特异神经能量定律。

2. 感觉通路中的感受野 是指由所有能影响某中枢感觉神经元活动的感受器所组成的空间范围。中枢感觉神经元的感受野要比感受器的感受野大,高位神经元的感受野要比低位神经元的感受野大,这是因为聚合式联系在传入通路中极为多见。不同的感觉神经元,其感受野的大小也不相等。相邻的感受野之间并非截然分开,而是呈指状交错地重叠在一起。

3. 感觉通路对刺激强度的编码 在同一感觉系统或感觉类型的范围内,感觉系统对刺激强度的编码除发生在感受器水平外,也发生在传入通路和中枢水平。当刺激较弱时,阈值较低的感受器首先兴奋。当刺激强度增加时,阈值较高的感受器也参与反应,感受野将扩大,即不再局限于那些直接接受刺激的感受野,而是其周边区的感受野也被募集。

4. 感觉通路中的侧向抑制及其意义 在感觉通路中,由于存在辐射式联系,一个局部刺激常可激活多个神经元,处于中心区的投射纤维直接兴奋下一个神经元,而处理周边区的投射纤维则通过抑制性中间神经元而抑制其后续神经元。这样,与来自刺激中心区感觉神经元的信息相比,来自刺激周边区的信息则是抑制的。可见,侧向抑制能加大刺激中心区和周边区之间的差距,增强感觉系统的分辨能力。它也是空间(两点)辨别的基础。

三、感觉传导通路

	特异投射系统	非特异投射系统
定义	指丘脑特异感觉接替核及其投射至大脑皮层的神经通路	指丘脑非特异投射核及其投射至大脑皮层的神经通路
丘脑核团	特异感觉接替核、联络核	非特异投射核
投射区域	投向大脑皮层的特定区域	投向大脑皮层的广泛区域
投射关系	与大脑皮层具有点对点的投射关系	弥散性投射到大脑皮层
生理功能	①引起特定感觉; ②与大锥体细胞构成突触联系,从而激发大脑皮层发出传出冲动	①不能引起特定感觉; ②通过脑干网状结构,维持和改变大脑皮层兴奋状态; ③不单独激发大脑皮层发出传出冲动

2. 内脏感觉传入通路 内脏感觉的传入神经为自主神经,包括交感神经和副交感神经,其胞体主要位于第7胸段至第2腰段和第2~4骶段脊髓后根神经节,以及第Ⅶ、Ⅸ、Ⅹ对脑神经节内。内脏感觉的传入冲动进入中枢后,沿躯体感觉的同一通路,即脊髓丘脑束和感觉投射系统上行,最终到达大脑皮层。

【例5】特异性感觉投射系统的主要功能是
A. 参与睡眠形成机制　　　　　　　　B. 参与学习与记忆机制
C. 维持和改变大脑皮质的兴奋状态　　D. 协调各种感觉在皮层和皮层下结构间的联系
E. 引起特定感觉并激活大脑皮质的传出活动

四、痛　觉

1. 躯体痛 躯体痛包括体表痛和深部痛。

分类	部位	特点
体表痛	指发生在体表某处的疼痛	当伤害性刺激作用于皮肤时,可先后出现快痛和慢痛
深部痛	指发生在躯体深部	躯体深部如骨、关节、骨膜、肌腱、韧带和肌肉等处的痛感;深部痛一般表现为慢痛

2. 内脏痛 内脏痛常由机械性牵拉、痉挛、缺血和炎症等刺激所致,具有许多不同于躯体痛的特点。

定位	内脏痛最主要的特点是定位不准确
慢痛	发生缓慢,持续时间较长,即主要表现为慢痛
适宜刺激	①对扩张性刺激和牵拉性刺激十分敏感,而对切割、烧灼(常易引起皮肤痛的刺激)刺激不敏感; ②特别能引起不愉快的情绪活动

【例6】内脏痛的主要特点是
A. 刺痛　　　　　　　　　B. 慢痛　　　　　　　　　C. 定位不精确
D. 必有牵涉痛　　　　　　E. 对牵拉不敏感

第4节　反射活动的基本规律

一、反射的分类
反射是神经活动的基本方式,分为非条件反射和条件反射。

	非条件反射	条件反射
概念	指生来就有、数量有限、比较固定和形式低级的反射活动	指通过后天学习和训练而形成的反射;在非条件反射的基础上不断建立起来的,其数量无限,可以建立,也能消退
举例	防御反射、食物反射、性反射等	闻到食物香味引起唾液分泌
特点	人和动物在长期的种系发展中形成的	反射活动的高级形式,是人和动物在个体生活过程中按照所处的生活环境
参与部位	建立无需大脑皮层的参与,通过皮层下各级中枢就能形成	条件反射的主要中枢部位在大脑皮层
意义	使人和动物能够初步适应环境,对于个体生存和种系生存具有重要意义	使人和高等动物对各种环境具有更加完善的适应性

【例7】条件反射的特点是
A. 先天遗传而获得　　　　B. 一种初级的神经活动　　C. 种族共有的反射
D. 后天训练而建立　　　　E. 反射弧固定不变

【例8】下列有关条件反射的说法,正确的是
A. 先天遗传而获得　　　　B. 后天训练而建立　　　　C. 种族共有的反射
D. 是一种初级的神经活动　E. 反射弧固定不变

二、反射的中枢整合
反射的基本过程是刺激信息经"感受器→传入神经→中枢→传出神经→效应器"五个反射弧环节顺序传递的过程。中枢是反射弧中最复杂的部位。不同反射的中枢范围可相差很大。

单突触反射	①指在传入神经元和传出神经元之间,即在中枢只经过一次突触传递的反射; ②腱反射是体内唯一的单突触反射
多突触反射	①指在中枢经过多次突触传递的反射; ②人体大部分反射均属于多突触反射
中枢整合	在整体情况下,无论是简单反射还是复杂反射,传入冲动进入脊髓或脑干后,除在同一水平与传出部分发生联系并发出传出冲动外,还有上行冲动传到更高级的中枢部位进一步整合,再由高级中枢发出下行冲动来调整反射的传出活动。因此,进行反射时,既有初级水平的整合活动,也有较高级水平的整合活动,在通过多级水平的整合后,反射活动将更具有复杂性和适应性

第5节　神经系统对躯体运动的调控

一、脊髓对躯体运动的调控

1. 运动反射的最后公路

(1) 脊髓运动神经元　脊髓灰质前角中存在 α、β 和 γ 三类运动神经元。α 运动神经元接受从脑干到大脑皮层各级高位运动中枢的下传信息，也接受来自躯干、四肢皮肤、肌肉和关节等处的外周传入的信息，许多运动信息在此会聚并发生整合，最终由它发出一定形式和频率的冲动到达所支配的骨骼肌，因此，α 运动神经元是躯体运动反射的最后公路。会聚到 α 运动神经元的各种运动信息具有引发随意运动、调节姿势和协调不同肌群活动等方面的作用，通过 α 运动神经元对这些信息的整合，使躯体运动能得以平稳和精确地进行，因而具有重要意义。γ 运动神经元发出的纤维支配骨骼肌的梭内肌纤维。β 运动神经元发出的纤维对梭内肌和梭外肌纤维都有支配，但其功能尚不清楚。

	α 运动神经元	γ 运动神经元
接受冲动	高位运动中枢的传出冲动；外周传入的冲动	主要接受高位中枢传出的冲动
发出纤维	α 纤维（粗）	γ 纤维
神经递质	乙酰胆碱（Ach）	乙酰胆碱（Ach）
支配	梭外肌（速记："外""α"）	梭内肌（速记："内""γ"）
放电	阵发性放电	较高频率持续放电
功能	直接发放肌肉收缩	调节肌梭对牵拉刺激的敏感性，从而协调肌肉运动

(2) 运动单位　由一个 α 运动神经元及其所支配的全部肌纤维所组成的功能单位称为运动单位。运动单位的大小可有很大的差别，如一个眼外肌的运动神经元只支配 6～12 根肌纤维，而一个三角肌的运动神经元可支配多达 2 000 根肌纤维。前者有利于支配肌肉进行精细运动，而后者则有利于产生巨大的肌张力。

2. 脊休克

(1) 概念　指当人和动物的脊髓在与高位中枢离断后，反射活动能力暂时丧失而进入无反应状态的现象。

分　型	表现和特点
脊髓休克	横断面以下的脊髓所支配的躯体与内脏反射均减退以致消失，如骨骼肌紧张降低，甚至消失，外周血管扩张，血压下降，发汗反射消失，粪、尿潴留
脊髓休克后脊髓反射恢复	①在发生脊髓休克后，一些以脊髓为基本中枢的反射可逐渐在不同程度上恢复。②其恢复的速度与动物进化程度有关，因为不同动物的脊髓反射对高位中枢的依赖程度不同（蛙在脊髓离断后数分钟内反射即可恢复；而人类因外伤等原因引起脊休克时，则需数周至数月反射才能恢复）。

(2) 反射恢复快与慢　各种反射的恢复有先后，比较简单和较原始的反射（如屈肌反射和腱反射）恢复较早，相对较复杂的反射（如对侧伸肌反射、搔爬反射）恢复则较慢。血压也回升到一定水平，排便、排尿反射也在一定程度上有所恢复。

(3) 后期恢复情况　脊休克恢复后，通常是伸肌反射减弱而屈肌反射增强，表面高位中枢平时具有易化伸肌反射和抑制屈肌反射的作用。此外，离断面水平以下的知觉和随意运动能力将永久丧失。

	脊休克发生时	脊休克恢复后
血压	血压下降（外周血管扩张）	回升到一定水平
排尿	尿潴留	尿失禁
发汗	发汗反射消失	发汗反射增强

3. 牵张反射

指有完整神经支配的骨骼肌在受外力牵拉伸长时引起的被牵拉的同一肌肉发生收缩的反射。牵张反射的基本中枢在脊髓。

(1) 牵张反射的感受器　牵张反射的感受器是肌梭。肌梭的传入神经纤维有 Ⅰα 和 Ⅱ 类纤维两类。两类纤维都终止于脊髓前角的 α 运动神经元。α 运动神经元发出 α 传出纤维支配梭外肌纤维。γ 运动神经元发出 γ 传出纤维支配梭内肌纤维。（昭昭老师速记："外""α""内""γ"）

肌梭的外层为一结缔组织囊，囊内所含的肌纤维称为梭内肌纤维，囊外的一般肌纤维称为梭外肌纤维。

肌梭与梭外肌纤维呈并联关系。梭内肌纤维的收缩成分位于纤维两端,而感受装置位于中间部,两者呈串联关系。

当肌肉受外力牵拉而使肌梭感受装置被拉长时,引起Ⅰa类和Ⅱ类纤维传入冲动增加,冲动的频率与肌梭被牵拉的程度成正比。肌梭的传入冲动增加可导致支配同一肌肉的α运动神经元兴奋,使梭外肌收缩,从而形成一次牵张反射。与肌肉受牵拉而伸长的情况相反,当α运动神经元受刺激而使梭外肌纤维缩短时,由于肌梭与梭外肌纤维呈并联关系,因而肌梭也缩短,肌梭感受装置受到的牵拉刺激减少,Ⅰa类和Ⅱ类传入纤维放电减少或消失。可见,肌梭是一种长度感受器。

当γ传出纤维受刺激使肌梭收缩成分收缩时,其收缩强度虽不足以引起整块肌肉缩短,但可牵拉肌梭感受装置,引起Ⅰa类传入纤维放电增加。γ运动神经元的兴奋性较高,常以较高频率持续放电,其作用是调节肌梭对牵拉刺激的敏感性。

(2)牵张反射的类型 牵张反射包括腱反射和肌紧张两种类型。

	腱反射	肌紧张
定义	快速牵拉肌腱时发生的牵张反射	缓慢持续牵拉肌腱时发生的牵张反射
感受器	肌梭	肌梭
反射中枢	脊髓	脊髓
效应器	收缩较快的快肌纤维	收缩较慢的慢肌纤维
反射类型	单突触反射	多突触反射
收缩表现	①受牵拉的肌肉快速收缩; ②表现为明显的收缩动作,不能持久进行,易发生疲劳	①受牵拉的肌肉发生紧张性收缩,阻止被拉长; ②不表现为明显的动作,能持久进行,不易发生疲劳
举例	膝反射、跟腱反射、肘反射	各种姿势反射(坐、直立、运动等)
生理意义	了解神经系统的功能状态	维持姿势最基本的反射,是随意运动的基础
昭昭速记	"快""反射"	"慢""紧张"

快速或缓慢牵拉肌腱→牵拉肌梭→经Ⅰa和Ⅱ类纤维传入冲动增加→中枢(基本中枢为髓)→支配同一肌肉的α、γ运动神经元兴奋→α、γ传出纤维冲动增加。

α传出纤维冲动增加	α传出纤维冲动增加→梭外肌纤维收缩→对抗牵拉刺激,阻止被拉长
β传出纤维冲动增加	β传出纤维冲动增加→梭内肌纤维收缩→牵拉肌梭→经Ⅰa和Ⅱ类纤维传入→α运动神经元兴奋→使梭外肌处于持续缩短状态,保证牵张反射的强度(即调节肌梭对牵拉刺激的敏感性)

(3)肌梭与腱器官。

	肌梭	腱器官
分布	位于梭内肌纤维之间,与梭外肌纤维并联	位于肌腱胶原纤维之间,与梭外肌纤维串联
性质	长度感受器	张力感受器
适宜刺激	肌纤维长度增加	肌张力增加
传入纤维	Ⅰa和Ⅱ类纤维	Ⅰb类纤维
兴奋效应	传入冲动兴奋同一肌肉的α运动神经元	传入冲动抑制同一肌肉的α运动神经元
生理作用	兴奋牵张反射 (被牵拉的肌肉收缩)	抑制牵张反射 (即反牵张反射,抑制被牵拉的肌肉收缩)
生理意义	参与牵张反射,维持姿势	参与牵张反射,防止牵张反射过程而拉伤肌肉

当肌肉受外力牵拉而被拉长时,首先兴奋肌梭感受器引发牵张反射,使被牵拉的肌肉收缩以对抗牵拉。当牵拉力量加大时,腱器官可因受牵拉张力的增加而兴奋,其反射效应是抑制牵张反射。这种由腱器官兴奋引起的牵张反射抑制,称为反牵张反射。

【例9】人体姿势维持的基础是
A. 骨骼肌收缩 B. 骨骼肌舒张 C. 腱反射
D. 肌紧张 E. 屈肌反射

二、脑干对肌紧张和姿势的调控

在运动调控系统中,脑干位于高级中枢和脊髓之间的中间层次,因而在功能上起"上下沟通"的作用。另外,脑干内存在抑制和加强肌紧张的区域,在肌紧张调节中起重要作用,而肌紧张是维持姿势的基础。脑干通过对肌紧张的调节可完成复杂的姿势反射,如状态反射、翻正反射等。

1. 脑干对肌紧张的调控

(1) 脑干网状结构抑制区和易化区　电刺激脑干网状结构的不同区域,可观察到网状结构中存在抑制或加强肌紧张和肌肉运动的区域,分别称为抑制区和易化区。抑制区较小,位于延髓网状结构的腹内侧部分。易化区较大,分布于广大的脑干中央区域,包括延髓网状结构的背外侧部分、脑桥的被盖、中脑的中央灰质及被盖,以及脑干以外的下丘脑、丘脑中线核群等部位。与抑制区相比,易化区的活动较强,在肌紧张的平衡调节中略占优势。

(2) 去大脑僵直。

概念	在麻醉动物于中脑上、下丘之间切断脑干,当麻药作用过去后动物即表现为四肢伸直、坚硬如柱、头尾昂起、脊柱挺硬,呈角弓反张状态,称为去大脑僵直
机制	由于在中脑水平切断脑干后,中断了大脑皮层、纹状体等部位与脑干网状结构之间的功能联系,造成抑制区和易化区之间的活动失衡,使抑制区的活动大为减弱,而易化区的活动明显占优势的结果

2. 脑干对姿势的调控

状态反射	头部在空间的位置发生改变以及头部与躯干的相对位置发生改变,都可反射性地改变躯体肌肉的紧张性。状态反射是在低位脑干整合下完成的,包括迷路紧张反射和颈紧张反射
翻正反射	正常动物可保持站立姿势,若将其推倒或将其四足朝天从空中抛下,动物能迅速翻正过来,这种反射称为翻正反射

三、大脑皮层对运动的调节

大脑皮层是运动调控的最高级也是最复杂的中枢部位。它接受感觉信息的传入,并根据机体对环境变化的反应和意愿,策划和发动随意运动。

1. 大脑皮层运动区

主要运动区	①包括中央前回(4区)和运动前区(6区),是控制躯体运动的最重要区域; ②它们接受本体感觉冲动,感受躯体的姿势和躯体各部分在空间的位置及运动状态,并根据机体的需要和意愿调整和控制全身运动
其他运动区	运动辅助区位于两半球内侧面,扣带回沟以上,4区之前的区域
运动柱	①在大脑皮层运动区可见到类似感觉区的纵向柱状排列,从而组成运动皮层的基本功能单位,即运动柱; ②一个运动柱可控制同一关节几块肌肉的活动,而一块肌肉可以接受几个运动柱的控制

2. 运动传出通路

(1) 皮层脊髓束　由皮层发出,经内囊、脑干下行,到达脊髓前角运动神经元的传导束,称为皮层脊髓束,可分为皮层脊髓侧束和皮层脊髓前束。

(2) 皮层脑干束　指由皮层发出,经内囊到达脑干内各脑神经运动神经元的传导束。

(3) 运动传出通路损伤时的表现　运动传出通路损伤后,临床上常出现软瘫和硬瘫两种表现。

3. 巴宾斯基征(Babinski征)

巴宾斯基征阴性	①用一钝物划足跖外侧,成年人正常表现为足趾跖屈,称为巴宾斯基征阴性; ②正常人的巴宾斯基征阴性是一种屈肌反射,由于脊髓平时受高位中枢的控制,这一原始反射被抑制而不表现出来
巴宾斯基征阳性	①用一钝物划足跖外侧,出现拇趾背伸和其他四趾外展呈扇形散开的体征为巴宾斯基征阳性; ②意义:是一种异常的跖伸肌反射,常提示皮层脊髓束受损; ③婴儿因皮层脊髓束发育尚不完全,成年人在深睡或麻醉状态下,都可出现巴宾斯基征阳性

四、基底神经节对运动的调控

基底神经节是指大脑皮层下的一些神经核群,由纹状体(尾核、壳核、苍白球)、中脑黑质、丘脑底核等组成。其中,纹状体对躯体运动调控起主要作用。尾核和壳核称新纹状体,苍白球称旧纹状体,苍白球是纤维联系的中心。在人类,基底神经节是皮层下与皮层构成神经回路的重要脑区之一,参与运动的策划和运动程序的编制。基底神经节的功能失调将引起运动障碍性疾病。

1. 基底神经节的纤维联系

(1) 基底神经节与大脑皮层之间的神经回路　基底神经节的新纹状体接受来自大脑皮层的纤维投射,其传出纤维从苍白球发出,经丘脑前腹核和外侧腹核接替后又回到大脑皮层。在此神经回路中,从新纹状体到苍白球内侧部的投射有两条通路,即直接通路和间接通路。

通路	概念	递质
直接通路	指新纹状体发出的纤维直接投射到苍白球内侧部	γ-氨基丁酸(GABA)
间接通路	指新纹状体发出的纤维先到达苍白球外侧部,经丘脑底核接替后再到达苍白球内侧部	GABA 和谷氨酸(GLU)

(2) 黑质-纹状体投射系统　黑质和纹状体之间有许多往返的纤维联系,从黑质-纹状体的纤维是多巴胺能系统,从纹状体-黑质的纤维是 GABA 能系统。此外,在纹状体内部还有乙酰胆碱(ACh)能系统。多巴胺能系统的作用是抑制乙酰胆碱递质系统的功能。

2. 与基底神经元相关的疾病

	帕金森病	舞蹈病
别称	震颤麻痹	亨廷顿病
特点	肌紧张过强而运动过少性疾病	肌紧张不全而运动过多性疾病
表现	全身肌紧张增高+肌肉强直,随意运动减少+动作缓慢+表情呆板+静止性震颤	不自主的上肢和头部的舞蹈样动作+肌张力降低等症状
部位	①黑质病变→多巴胺神经元受损;②丘脑外侧腹核功能异常	新纹状体病变→γ-氨基丁酸能抑制性中间神经元受损→间接通路抑制和直接通路增强
神经递质	①黑质-纹状体多巴胺系统受损→多巴胺不足;②纹状体乙酰胆碱系统亢进→乙酰胆碱功能亢进	抑制性中间神经元释放 γ-氨基丁酸不足
治疗	①多巴胺前体(左旋多巴);②M受体拮抗剂(东莨菪碱或苯海索)	利血平
昭昭老师速记	好"怕""黑"	"新""舞蹈"

【例10】帕金森病的主要发病原因是
A. 丘脑底核受损　　　　　　　　B. 纹状体受损
C. 大脑皮质运动区受损　　　　　D. 大脑皮质、纹状体回路受损
E. 黑质-纹状体多巴胺通路受损

五、小脑的三个主要功能部分

1. 小脑　分为前庭小脑、脊髓小脑和皮层小脑三个主要功能部分。

	前庭小脑	脊髓小脑	皮层小脑
部位	绒球小结叶	蚓部和半球中间部	半球外侧部
功能	参与身体姿势平衡功能的调节和眼球的运动	调节正在进行过程中的运动,协调大脑皮层对随意运动进行适时的控制	参与随意运动的设计和运动程序的编制
损伤后表现	①身体平衡失调;站立不稳、步基宽、步态蹒跚、容易跌倒;②位置性眼震颤	①随意运动的协调受影响;运动变得笨拙而不准确,小脑性共济失调、意向性震颤;②肌张力减退和四肢乏力	无明显临床表现
昭昭老师速记	"小""厅"有"眼睛"盯着呢,注意"姿势""平衡"	"中间"的"脊髓""协调"好	—

2. 小脑与基底神经节对运动调节的比较　小脑与基底神经节都参与随意运动的设计和程序编制、运动的协调、肌紧张的调节,以及本体感觉传入冲动信息的处理等活动。但二者的作用并不完全相同。

	基底神经节	小脑
运动	①运动的准备和发动阶段起作用;②运动的设计	①运动进行过程中发挥作用;②除了参与运动的设计外还参与运动的执行

续表

	基底神经节	小 脑
回路	主要与大脑皮层构成回路	除与大脑皮层形成回路外,还有脑干及脊髓有大量纤维联系
昭昭老师速记	"基地"组织"准备和发动"一次行动,一切按照"设计"实施	"小""行动"需要"设计和执行"

第6节 神经系统对内脏活动的调节

一、自主神经系统

自主神经系统是指调节内脏功能活动的神经系统,也称内脏神经系统。自主神经系统包括传入神经和传出神经两部分,但通常仅指支配内脏器官的传出神经,而不包括传入神经。自主神经包括交感神经和副交感神经两部分,它们分布至内脏、心血管和腺体,并调节这些器官的功能。自主神经接受中枢神经系统的控制。

二、自主神经的结构

1. 自主神经节的组成

	节前神经元	节后神经元
胞体部位	神经元的胞体位于中枢内	神经元的胞体位于外周神经节
概念	节前神经元发出的纤维称节前神经纤维	节后神经元发出的纤维称节后神经纤维
纤维类型	节前神经纤维属于B类纤维	节后神经纤维属于C类纤维
传导速度	节前纤维传导速度快	节后纤维传导速度慢
纤维特点	交感节前纤维短、节后纤维长	副交感节前纤维长、节后纤维短

2. 交感神经和副交感神经的区别

	交感神经	副交感神经
起源	源自脊髓胸腰段灰质侧角	脑干脑神经核、骶段脊髓灰质相当于侧角处
分布	①起源集中,分布广泛; ②几乎分布所有内脏器官; ③节前与节后的突触联系系辐散程度高	①起源分散,分布局限; ②有些器官无副交感神经支配; ③节前与节后神经元的突触联系辐散程度低
反应	兴奋时产生的效应较广泛	兴奋时产生的效应较局限
特点	①节前纤维+多个节内神经元有突触联系; ②节后纤维支配器官壁内神经节+效应器; ③交感神经节离效应器较远,因此节前纤维短,节后纤维长	①节前纤维和少数节内神经元有突触联系; ②节后神经纤维大多直接支配效应器; ③副交感神经节离效应器近(或在效应器内),因此节前纤维长,节后纤维短
功能	①大多数情况下与副交感神经拮抗; ②少数情况下是一致的,如唾液腺分泌	①大多数情况下与交感神经拮抗; ②少数情况下是一致的,如唾液腺的分泌

三、自主神经系统胆碱能和肾上腺素能受体的分布及其生理功能

器官组织和代表	受体分布及受体激动后效应	
虹膜环形肌	M受体(收缩→缩瞳)	—
虹膜辐射状肌	α_1受体(收缩→扩瞳)	
睫状体肌	M受体(收缩→视近物)	β_2受体(舒张→视远物)
心脏	M受体 (负性作用→心率减慢、心脏传导减慢、心肌收缩力减弱)	β_1受体 (正性作用→心率加快、心脏传导加快、心肌收缩力增强)
皮肤黏膜血管	M受体(舒张)	α_1受体(收缩→血压升高)
骨骼肌血管	M受体(舒张) β_2受体(舒张为主)	α_1受体(收缩→血压升高)
冠状血管	M受体(舒张) β_2受体(舒张为主)	α_1受体(收缩→血压升高)
腹腔内脏血管	β_2受体(舒张)	α_1受体(收缩为主→血压升高)

续表

器官组织和代表	受体分布及受体激动后效应	
支气管平滑肌	M受体（收缩）	β₂受体（舒张）
支气管腺体	M受体（促进分泌）	α₁受体（抑制分泌） β₂受体（促进分泌）
胃肠平滑肌	M受体（收缩）	β2受体（舒张）
胃肠括约肌	M受体（舒张）	α₁受体（收缩）
膀胱逼尿肌	M受体（收缩）	β₂受体（舒张）
膀胱括约肌	M受体（舒张）	α₁受体（收缩）
子宫平滑肌	M受体（效应可变）	α₁受体（收缩，有孕） β₂受体（舒张，无孕）
汗腺	M受体（促进温热性发汗）	α₁受体（促进精神性发汗）
唾液腺	M受体（分泌大量、稀薄唾液）	α₁受体（分泌少量、黏稠唾液）
糖酵解	β₂受体→加强	—
脂肪分解	β₃受体→加强	—

四、交感和副交感神经系统的功能

昭昭老师速记：交感神经，是让去战斗的神经，所以基本上都是促进，只有让有孕的子宫收缩。①打仗需要心律快，血管收缩，肌肉收缩，增加力量。②打仗需要支气管平滑肌舒张，增加氧气。③打仗需要括约肌收缩，上战场，不能大小便。④打仗需要瞳孔扩大、竖毛肌收缩，血糖升高。

	交感神经兴奋	副交感神经兴奋
循环	①心率增快、心缩力增强； ②不重要的脏器（内脏、皮肤、唾液腺）血管收缩； ③肌肉血管收缩（肾上腺素能）或舒张（Ach能）	①心率减慢、心缩力减弱； ②部分血管舒张（软脑膜、外生殖器）
呼吸	支气管平滑肌舒张	支气管平滑肌收缩，黏液分泌增加
消化	①分泌黏稠唾液； ②胃肠蠕动和胆囊活动减弱； ③括约肌收缩	①分泌稀薄唾液； ②胃肠蠕动和胆囊活动增强； ③括约肌舒张
泌尿	①逼尿肌舒张、括约肌收缩； ②有孕子宫收缩，无孕子宫舒张	逼尿肌收缩、括约肌舒张
眼	瞳孔扩大	瞳孔缩小，泪腺分泌增加
皮肤	竖毛肌收缩，汗腺分泌	—
代谢	血糖升高	血糖降低

五、自主神经系统的功能特征

功能	表现	举例
紧张性作用	在安静状态下，自主神经持续发放一定频率的冲动，使所支配的器官处于一定程度的活动状态，称为自主神经的紧张性作用	切断心迷走神经后心率加快，说明心迷走神经通过紧张性传出冲动，对心脏具有持久的抑制作用
双重神经支配	许多组织器官都受交感神经和副交感神经的双重支配，两者的作用往往相互拮抗，但也可以是协同的	交感和副交感神经都具有促进唾液腺分泌的作用
受效应器所处功能状态的影响	自主神经的活动与效应器本身的功能状态有关	交感神经兴奋时有孕子宫收缩，无孕子宫舒张
对整体生理功能调节的意义	①交感神经的活动一般比较广泛，其意义主要在于机体适应环境的急剧变化； ②副交感神经的活动比较局限，其意义主要在于保护机体、休整恢复、促进消化、蓄积能量、加强排泄和生殖功能等	副交感神经兴奋时心脏活动的抑制、瞳孔缩小避免强光的进入，消化道功能增强以促进营养物质吸收和能量补充等，以发挥保护机体的保护作用

六、中枢对内脏活动的调节

1. 脊髓对内脏活动的调节 脊髓是内脏活动的初级中枢,基本的血管张力反射、发汗反射、排尿反射、排便反射、阴茎勃起反射等活动均可在脊髓水平完成,但这些反射平时受高位中枢的控制。

2. 低位脑干对内脏活动的调节 延髓、脑桥和中脑合称脑干。脑干中有许多重要的神经中枢,如基本生命中枢(循环、呼吸)的反射调节在延髓水平已初步完成,因此延髓有"生命中枢"之称。中脑是瞳孔对光反射的中枢部位。

3. 下丘脑对内脏活动的调节 下丘脑是较高级的内脏活动调节中枢,刺激下丘脑能产生自主神经反应,但这些自主神经反应多半与一些较为复杂的生理过程组合在一起。

体温调节	体温调节中枢位于下丘脑,视前区-下丘脑前部存在温度敏感神经元
水平衡调节	①下丘脑对肾排水的调节是通过控制视上核、室旁核合成和释放血管升压素实现的; ②下丘脑前部存在渗透压感受器,可根据血液中渗透压的变化调节血管升压素的合成和分泌
对腺垂体和神经垂体激素分泌的调节	①下丘脑内的神经分泌小细胞能合成调节腺垂体激素分泌的肽类物质,称为下丘脑调节肽; ②下丘脑视上核和室旁核的神经内分泌大细胞能合成血管加压素和缩宫素
生物节律控制	①机体内的许多活动能按一定的时间顺序发生周期性变化,称为生物节律; ②日周期是最重要的生物节律,如血细胞数、体温、血压、多种内分泌激素的分泌等都有日周期节律; ③控制日周期的关键部位是视交叉上核
其他	下丘脑能调节摄食行为、饮水行为和性行为等本能行为,还可参与睡眠、情绪及情绪生理反应

第7节 脑电活动以及睡眠和觉醒

一、脑电活动

在无明显刺激情况下,大脑皮层自发产生的节律性电位变化。用脑电图仪在头皮表面记录到的自发脑电活动,称为脑电图。脑电图的基本波形有 α、β、θ 和 δ 波四种。

	δ波	θ波	α波	β波
常见部位	颞叶、枕叶	颞叶、顶叶	枕叶	额叶、顶叶
出现条件	婴幼儿正常脑电;成人熟睡时	少年正常脑电波;成人困倦时	成人安静、闭目、清闲时	成人活动时
常见人群	婴幼儿、成人	儿童、成人	成人	成人
生理意义	抑制状态	抑制状态	抑制状态	兴奋状态
昭昭老师速记	熟睡,睡觉时候打呼噜 δ	困倦时眼睛眯起来的感觉 θ	安,拼音 an,与 α 很像	成人弯腰工作活动的状态 β

【例11】幼儿时期常见的脑电波是
A. α波　　　B. β波　　　C. γ波　　　D. θ波　　　E. δ波

【例12】成人活动时主要表现为
A. α波　　　B. β波　　　C. θ波　　　D. δ波　　　E. γ波

二、睡眠的两种状态及生理意义

1. 概　念 睡眠与觉醒是人体所处的两种不同状态,两者昼夜交替而形成睡眠-觉醒周期。人们只有在觉醒状态下才能进行各种体力和脑力活动,睡眠则能使人的精力和体力得到恢复,还能增强免疫、促进生长和发育、增进学习和记忆能力、有助于情绪的稳定。睡眠分为慢波睡眠和快波睡眠。

2. 睡眠的两种状态及生理意义

	慢波睡眠	快波睡眠
睡眠时相	非快眼动睡眠	快眼动睡眠,异相睡眠
脑电图	同步化高幅慢波→α波、θ波、β波	去同步化低幅快波→不规则β波
唤醒阈	低	高
肌张力	减退	明显减退
做梦	少	多

续表

	慢波睡眠	快波睡眠
生长激素	分泌明显增多	分泌减少
脑耗氧量	不变	增加
生理意义	促进生长发育和体力恢复	促进学习记忆和精力恢复
昭昭速记	除了β波外其余的都是慢波睡眠	"快""背(β)""我去"学习",这时有"精力"

三、觉　醒

觉醒的产生与脑干网状结构的活动有关,故称为网状结构上行激动系统。已知网状结构中大多数神经元上行和下行纤维的递质是谷氨酸。许多麻醉药(如巴比妥类)都是通过阻断谷氨酸能系统而发挥作用的。

第8节　脑的高级功能

一、优势半球和一侧优势

语言是人类相互交流思想和传递信息的工具。语言中枢所在的大脑半球为优势半球。在人类,两侧大脑半球的功能是不对等的。习惯于使用右手的成年人,语言活动中枢主要在左侧大脑皮层。这种一侧优势的现象仅见于人类,与人类习惯使用右手有关。左侧大脑皮层在语言功能活动上占优势,右侧半球在非语词性认知功能上占优势,如对空间辨识、深度知觉、触-压觉认识、图像视觉认识、音乐欣赏等。

二、大脑皮层的语言中枢

与语言有关的脑区位于大脑侧裂附近。大脑皮层不同的语言功能区损伤后,可引起相应的语言功能障碍。

受损部位	语言障碍	临床表现	昭昭老师速记
颞上回后部	感觉失语症	能讲话及书写也能看懂文字,能听到别人的发音,但听不懂说话的含义,因此不能回答别人的问题	主任,这把"锯"子"感觉"怎么样
Broca区	运动失语症	能看到文字,也能听懂别人的说话,但自己不会讲话,发音器官正常	"运动""吧(ba)"
角回	失读症	看不懂文字,但视觉并无损害,其他语言功能活动均健全	"读"书一"角"
额中回后部接近中央前回的手部代表区	失写症	虽能听懂别人的说话,能看懂文字,自己也会讲话,但不会书写,而手部的其他运动功能并无缺陷	"写"字写的都"额(饿)"了
左侧颞叶后部或Wernicke区	流畅失语症	说话正常,有时说话过度,但言不达意,言语中充满杂乱语和自创词,对别人的说话和文字的理解能力有明显缺陷	"留(流)"下"我们(we)"

▶ 参考答案如下,详细答案参见 2019 版《国家临床执业及助理医师资格考试精选真题考点精析》。

1. B	2. D	3. A	4. D	5. E	6. C	昭昭老师提示:关注官方微信,获得第一手考试资料。
7. D	8. B	9. D	10. E	11. D	12. B	

第10章　内分泌

▶ **2019考试大纲**

①下丘脑的内分泌功能;②垂体的内分泌功能;③甲状腺激素;④与钙、磷代谢调节有关的激素;⑤肾上腺糖皮质激素;⑥胰岛素。

▶ **考纲解析**

近20年的医师考试中,本章的考点是脑电活动及脑的高级功能,执业医师每年考查分数为0~1分,助理医师每年考查分数为0~1分。

第1节　下丘脑-垂体内分泌

一、内分泌组织

下丘脑	血管加压素(ADH)和催产素;促×××释放激素 (昭昭老师提示:本章节最爱出考题的一个地方就是血管加压素,请记住它是下丘脑释放的,而非垂体释放,血管加压素是贮存在神经垂体,昭昭速记:ADH释放在下丘脑,贮存在神经垂体)

续表

垂体	神经垂体（储存）	血管加压素（ADH）和催产素 （昭昭老师速记：只是储存，从来不分泌）
	腺垂体（分泌）	①促×××激素（促甲状腺激素（TSH）、促肾上腺皮质激素（ACTH）、促卵泡激素（FSH）、黄体生成素（LH））；（昭昭老师速记："T"="甲"，"肾"="A"，"F 卵"，"黄 L"）； ②泌乳素（PRL）、生长激素（LH） （昭昭老师速记："泌"乳给光"P"股小孩，长个了）
靶腺	甲状腺	①滤泡细胞分泌甲状腺激素；②滤泡旁细胞分泌降钙素 （昭昭老师速记："泡"指"甲"，"旁"边的店在"降"价）
	肾上腺	①皮质：球状带——醛固酮，束状带——糖皮质激素，网状带——性激素； ②髓质：儿茶酚胺（肾上腺素和去甲肾上腺素） （昭昭老师提示，如此繁多的知识点，考生可能背了忘，忘了背，所以我们必须想个好办法记住，记忆方法："求全（球醛）""树皮（束皮）""网性（网状丝网性感）""随儿"子）
	性腺	睾酮（男性），雌激素和孕激素（女性）

【例1】下列激素中，属于下丘脑调节肽的是
A. 促甲状腺激素　　　　　B. 促肾上腺皮质激素　　　　　C. 促性腺激素
D. 生长抑素　　　　　　　E. 促黑素细胞激素

二、胰腺和甲状旁腺

腺体	分泌激素	调控因素
胰腺	胰岛α细胞分泌胰高血糖素，胰岛β细胞分泌胰岛素	血糖浓度
甲状旁腺	升钙素（昭昭老师对比记忆；甲状腺分泌甲状腺激素和降钙素）	血钙浓度

三、激素英文字母的简写

英文	含义	昭昭老师速记
ADH	抗利尿激素（下丘脑分泌）	有"利""D"
PRL	泌乳素（腺垂体分泌）	"泌乳"汁给光"P"屁股小孩
TSH	促甲状腺素（腺垂体分泌）	"T"="甲"
ACTH	促肾上腺素（腺垂体分泌）	我的"肾""啊 A"
LH	黄体生成素（腺垂体分泌）	"黄""L"
FSH	卵泡刺激素（腺垂体分泌）	"F""卵"

四、生长激素

1. 生长激素的生理作用　GH 可通过直接激活靶细胞生长激素受体和诱导肝细胞等外周靶细胞产生胰岛素样生长因子（IGF）间接刺激靶细胞产生生理效应。

作用部位	作用
骨骼、肌肉及内脏器官	促进生长，对机体各器官组织产生广泛影响
调节物质代谢	参与机体的应激反应与免疫调节
中枢神经系统	调节情绪与行为，影响中枢神经系统的活动

2. 促进生长　机体的生长发育受多种激素的调节，而 GH 是起关键性作用的激素。
（1）对骨骼生长发育的作用　GH 的作用在青春期达到高峰，在长骨骺闭合前，GH 直接刺激骨生长板前软骨细胞分化为软骨细胞，同时加宽骺板，骨基质沉积，并使与骨增强相关的细胞对 IGF-1 的反应性增加，促进骨的纵向生长。IGF-1 主要促进软骨生长，使软骨细胞增殖成为骨细胞，促进骨生长发育。

幼年期	GH 分泌不足的患儿最终患侏儒症，分泌过多最终患巨人症
成年后	GH 分泌过多则患肢端肥大症

（2）对三大营养物质的调节作用　调节代谢 GH 具有升高血糖、促进脂肪分解和促进蛋白质合成的作用。

	糖	脂肪	蛋白质
作用	升高血糖	促进脂肪分解	促进蛋白质合成

续表

	糖	脂 肪	蛋白质
机制	①抑制外周组织摄取和利用葡萄糖，减少葡萄糖消耗；②GH分泌过多时，可造成垂体性糖尿病	①激活激素敏感的脂肪酶，促进脂肪分解，增强脂肪酸氧化；②使机体的能量来源由糖代谢向脂肪代谢转移	①促进蛋白质代谢，总效应是合成大于分解，促进氨基酸进入肌肉细胞利用，使尿氮减少，呈氮的正平衡；②加强DNA、RNA的合成

3. 生长激素的调节

下丘脑激素对生长激素分泌的调节	GH受生长激素释放激素与生长抑素/生长激素抑制激素的双重调节
负反馈调节	①生长激素对下丘脑和腺垂体本身有负反馈调节作用；②胰岛素样生长因子(IGF)-1也对GH的分泌有负反馈调节作用
激素的作用	①甲状腺激素、雌激素、睾酮均可促进生长激素的释放；②在青春期，血中雌激素或睾酮浓度增高，可使GH分泌明显增加而引起青春期突长
低血糖	①低血糖因素(低血糖、饥饿等)等使能量供应缺乏或耗能增加时，可引起GH分泌增多，急性低血糖是刺激GH分泌感应最显著的因素；②血糖降低时，下丘脑腹内侧核等神经元兴奋性增强，引起腺垂体GH分泌增多
代谢因素	①高蛋白饮食、注射某些氨基酸，可刺激GH分泌；②游离脂肪酸增多时，则减少GH分泌
睡眠	夜间GH分泌量占全天分泌量的70%
应激反应	应激状态下GH分泌增多

第2节 甲状腺激素

甲状腺激素包括有生物活性的甲状腺素(四碘甲腺原氨酸，T_4)、三碘甲腺原氨酸(T_3)及极少量无生物活性的逆-三碘甲腺原氨酸(rT_3)。分别约占分泌总量的93%和7%，但T_3的生物活性是T_4的5倍。(昭昭老师提示：甲状腺激素主要是T_4；甲状腺激素中生物活性最高的是T_3)

一、甲状腺激素的生理作用

	作 用	激素增多	激素减少
促进生长发育	①维持胚胎生长发育尤其是脑和骨的发育；胎儿和新生儿脑发育的关键激素，是影响神经系统发育最重要的激素。②TH与GH协同调控幼年期的生长发育：促进GH分泌；TH缺乏影响GH正常发挥作用。③TH能提高组织细胞对IGF-1的反应性	①骨质疏松；②体重下降	①导致幼儿发育障碍；②痴呆
增强能量代谢	①TH能使全身绝大多数组织的基础氧耗量增加，产热量增加；②TH能使线粒体内解耦联蛋白基因表达增强，发挥产热效应	基础代谢率升高	基础代谢率降低
糖代谢	①能促进肠吸收糖和肝糖异生，从而使血糖升高；②T4和T3可同时加强外周组织对糖的利用，从而使血糖降低	甲亢血糖、餐后血糖升高	血糖降低
脂类代谢	①TH能促进脂肪的合成与分解，因而可加速脂肪代谢速率；②TH可促进脂肪酸氧化；③TH能促进胆固醇合成，更能加速其转化和从血中清除	血胆固醇降低	血胆固醇升高

	作 用	激素增多	激素减少
蛋白质代谢	①在生理情况下,TH 能促进蛋白质的合成,表现为正氮平衡; ②甲状腺激素分泌过多时促进蛋白质分解,表现为负氮平衡	蛋白分解升高	①蛋白合成减少; ②黏液腺水肿
心血管	增加心率,加强心肌收缩力	①心悸; ②搏出量增加	①心率降低; ②搏出量降低

【例2】对脑和长骨的发育最为重要的激素是

A. 生长激素　　　　　　　　B. 性激素　　　　　　　　C. 甲状腺激素

D. 甲状旁腺激素　　　　　　E. 维生素 D_3

二、甲状腺功能的调节

甲状腺激素的合成和分泌主要受下丘脑-腺垂体-甲状腺轴调节,包括下丘脑-腺垂体对甲状腺的调节和甲状腺激素对下丘脑和腺垂体的反馈调节。此外,还存在神经、免疫以及甲状腺自身调节等。

	主要表现	影响因素
下丘脑对腺垂体的调节	①下丘脑主要通过合成和分泌 TRH 调节腺垂体 TSH 细胞的经常性活动; ②TRH 能够刺激 TSH 的合成和分泌; ③GHIH 能够抑制 TSH 的合成和分泌	①寒冷刺激或应激时,TRH 分泌增加,经下丘脑-腺垂体-甲状腺轴增加 TH 的分泌; ②切断下丘脑与垂体的联系后,TRH 对 TSH 的效应消失,TSH 的分泌减少
TSH 对甲状腺的作用	①TSH 是直接调节甲状腺形态和功能的关键激素; ②TSH 维持甲状腺的生长并促进其合成与分泌 TH	缺碘时,TH 合成减少,对腺垂体的负反馈调节减弱,TSH 分泌增多,从而导致甲状腺组织的代偿性增生和肥大
甲状腺激素的反馈调节	①血中游离的 TH 可负反馈调节下丘脑合成和分泌 TRH 以及腺垂体合成和分泌 TSH; ②血中 TH 浓度降低时,使 TRH 和 TSH 的合成和释放增加	切除一侧甲状腺后,TH 分泌减少,负反馈调节作用减弱,TRH 和 TSH 分泌增多

第3节　调节钙和磷代谢的激素

	甲状旁腺激素	1,25-二羟维生素 D_3	降钙素
简写	PTH	$1,25-(OH)_2-D_3$	CT
合成部位	甲状旁腺主细胞	肝和肾	甲状腺滤泡旁细胞
靶器官	骨、肾	骨、肾、小肠	骨、肾
作用于骨	①促进骨钙入血使血钙升高; ②促进骨钙沉积使血钙降低	①促进破骨细胞活动血钙升高; ②促进骨钙沉积使血钙降低	①抑制破骨细胞活动使血钙降低; ②促进骨组织中钙、磷沉积
作用于肾	①促进钙重吸收; ②抑制磷重吸收	①促进钙重吸收; ②促进磷重吸收	①抑制钙重吸收; ②抑制磷重吸收
作用于肠	可间接促进小肠吸收钙	促进小肠对钙和磷的吸收	—
生理效应	升血钙、降血磷	升血钙、升血磷	降血钙、降血磷
分泌调节	①血钙浓度; ②血钙升高和血磷升高均使 PTH 升高; ③儿茶酚胺、组胺使 PTH 升高; ④α 受体激动、PGE 使 PTH 降低; ⑤钙三醇可显著抑制 PTH	①血钙降低和血磷降低使钙三醇升高; ②维生素 D 降低使钙三醇升高; ③PTH 可刺激肾内 1α-羟化酶促进维生素 D 活化使钙三醇升高; 肝内完成 $1,25-(OH)_2-D_3$; ④雌激素也影响其生成	①血钙浓度; ②血钙升高、血镁升高使 CT 升高; ③进食可刺激 CT 分泌; ④促胃液素、促胰液素、缩胆囊素、胰高血糖素可使 CT 升高

【例3】 人体降钙素来源于
A. 甲状腺滤泡旁细胞　　　　B. 甲状腺滤泡上皮细胞　　　C. 甲状旁腺主细胞
D. 成骨细胞　　　　　　　　E. 破骨细胞

第4节　胰岛素

一、胰岛素的生理作用

胰岛素是促进物质合成代谢，维持血糖水平稳态的关键激素，对于机体能源物质的储存即生长发育有重要意义。

1. 三大营养物质的作用

（1）糖代谢　胰岛素具有降低血糖作用，它是通过增加血糖去路及减少血糖来源而实现的。

增加血糖的去路	减少血糖的来源
①促进肌肉摄取、储存和利用葡萄糖； ②促进肝细胞摄取葡萄糖，促进肝糖原合成，促进蛋白质合成； ③促进葡萄糖转变为脂肪酸，促进脂肪合成与储存	①阻止糖原分解，抑制肝糖异生； ②抑制脂肪的分解和利用； ③抑制蛋白质分解

（2）脂肪代谢。

机　制	结　果
促进葡萄糖进入脂肪细胞，小部分用于合成脂肪酸，大部分形成α-磷酸甘油，后者与脂肪酸形成三酰甘油，储存于脂肪细胞	合成脂肪
当肝糖原储存饱和时，多余的葡萄糖转化为脂肪酸	合成脂肪
抑制对激素敏感的脂肪酶活性，减少脂肪细胞中三酰甘油的分解，从而抑制脂肪酸进入循环血液	减少脂肪分解
增加机体大多数组织对葡萄糖的利用，而减少对脂肪的利用	减少脂肪利用

（3）蛋白质代谢　胰岛素可促进蛋白质的合成和储存，抑制蛋白质的分解。胰岛素可在蛋白质合成的各个环节发挥作用，是蛋白质合成与储存不可缺少的激素。

2. 对电解质代谢作用　胰岛素可促进 K^+、Mg^{2+} 及磷酸盐进入细胞，参与细胞物质代谢活动。

3. 对生长的作用　在促进机体生长方面，胰岛素也生长激素具有协同作用。

二、胰岛素分泌的调节

调节因素	对胰岛素分泌的影响	特　点
血糖水平	血糖水平是调节胰岛素分泌最重要的因素	胰岛素分泌的调节以代谢物反馈调节为主
氨基酸	许多氨基酸能促进胰岛素分泌	以精氨酸和赖氨酸的作用最强
脂类	血液中游离脂肪酸明显增多时可促进胰岛素分泌	—
胃肠激素	促胃液素、促胰液素、缩胆囊素可促进胰岛素分泌	通过升高血糖而间接引起胰岛素分泌
抑胃肽	①可促进胰岛素分泌； ②口服葡萄糖引起胰岛素分泌明显增加，且超过由静注等量葡萄糖引起的胰岛素分泌量	①属于生理性调节作用； ②口服葡萄糖后，小肠分泌的抑胃肽入血后可刺激胰岛素分泌
胰岛激素	①胰岛α细胞分泌的胰高血糖素刺激β细胞分泌胰岛素；胰岛δ细胞分泌的生长抑素抑制β细胞分泌胰岛素； ②胰岛素可通过自分泌方式对β细胞进行负反馈调节	胰高血糖素和生长抑素是以旁分泌方式调节胰岛β细胞分泌胰岛素
其他激素	生长激素、皮质醇和甲状腺激素均可促进胰岛素分泌	通过升高血糖而间接引起胰岛素分泌
神经调节	迷走神经兴奋时促进胰岛素分泌	交感神经兴奋时抑制胰岛素分泌

【例4】 刺激胰岛素分泌的最主要的因素是
A. 迷走神经兴奋　　　　　　B. 促胃液素释放　　　　　　C. 胰高血糖素释放
D. 血糖浓度增高　　　　　　E. 血糖浓度降低

第5节 糖皮质激素

一、糖皮质激素(GC)的生理作用

	生理作用	昭昭老师提示
糖代谢	血糖↑	糖皮质激素升血糖
脂肪代谢	①促进四肢脂肪分解,有利于肝糖异生; ②分泌过多时脂肪重新分布 (增加四肢脂肪分解,脂肪沉积于面颈、躯干、腹部)	形成满月脸、水牛背、向心性肥胖(四肢消瘦)等体征
蛋白质代谢	①抑制肝外组织细胞内的蛋白质合成,加速其分解; ②促进肝细胞内蛋白质的合成,使肝内蛋白质和血浆蛋白增加	①GC对肝外和肝内组织细胞的蛋白质代谢影响不同; ②蛋白质减少,所以会导致出现"紫纹"
应激反应	应激时ACTH和GC分泌明显增加,提高机体对有害刺激的耐受	ACTH和GC参与应激反应
血细胞	可使红细胞、血小板和中性粒细胞的数量增加,使淋巴细胞和嗜酸性粒细胞数量减少	长期应用GC可导致机体免疫功能下降,容易发生感染
循环系统	①对儿茶酚胺类激素有允许作用(GC本身对心血管平滑肌无直接增强收缩的作用,但可保持心血管平滑肌对儿茶酚胺的敏感性); ②抑制前列腺素的合成,降低毛细血管通透性,减少血浆滤过,有利于维持循环血量	①醛固酮也可增强血管平滑肌对儿茶酚胺的敏感性; ②若GC不足——血容量减少
胃肠道	促进胃酸和胃蛋白酶原分泌,增高胃腺细胞对迷走神经的反应性	大量GC易诱发消化性溃疡
水盐代谢	①保Na$^+$排水排K$^+$; ②减少小肠黏膜吸收钙,抑制肾吸收钙和磷,增加钙排泄量	醛固酮为保Na$^+$保水排K$^+$

二、糖皮质激素分泌的调节

糖皮质激素的分泌可表现为基础分泌和应激分泌两种情况,两者均受下丘脑-腺垂体-肾上腺皮质轴的调节。

▶ 参考答案如下,详细答案参见2019版《国家临床执业及助理医师资格考试精选真题考点精析》。

| 1.D | 2.C | 3.A | 4.D | 昭昭老师提示:关注官方微信。 |

第11章 生 殖

▶ **2019考试大纲**

①男性生殖:雄激素的生理作用及其分泌调节。②女性生殖:雌激素、孕激素的生理作用;卵巢和子宫周期性变化的激素调节。

▶ **考纲解析**

近20年的医师考试中,本章的考点是雌激素、孕激素的生理作用,执业医师每年考查分数为1~2分,助理医师每年考查分数为0~1分。

第1节 男性生殖

一、睾酮的生理功能

1. 生精作用 睾酮进入曲细精管,促进生精细胞的分化和精子的生成。

2. 维持第二性征 能诱导分化产生男性的内、外生殖器,维持男性性行为和正常的性欲,能刺激附属性器官的生长发育和促进男性第二性征的出现并维持其正常状态。

3. 对代谢的影响 睾酮能促进蛋白质的合成并抑制其分解;调节机体水和电解质的代谢,可使体内水钠潴留;刺激肾合成促红细胞生成素(EPO),刺激红细胞的生成。

二、睾丸功能的调节

1. 下丘脑-腺垂体对睾丸活动的调节

(1) GnRH、FSH 和 LH 的产生和作用部分　　下丘脑合成和分泌的促性腺激素释放激素(GnRH)直接作用于腺垂体,促进腺垂体分泌卵泡刺激素(FSH)和黄体生成素(LH)。FSH 主要作用于曲细精管,影响精子的生成,而 LH 主要作用于睾丸间质细胞,调节睾酮的分泌,这两种促性腺激素协同作用,共同调节睾丸的生精作用及内分泌活动。(昭昭老师提示:FSH 负责精子生成;LH 负责雄激素的分泌)

(2) FSH 和 LH 对生精过程的调节作用。

FSH 和 LH 的调节作用	①FSH 起着始动生精的作用,而睾酮则有维持生精的效应,FSH 和 LH 对生精过程的调节分别是通过支持细胞和睾丸间质细胞而实现的; ②FSH 能促进支持细胞分泌雄激素结合蛋白(ABP),ABP 与睾酮结合转运至曲细精管内,进而提高睾丸微环境中雄激素的局部浓度,利于生精过程; ③LH 通过刺激睾丸间质细胞分泌睾酮,间接地调节生精过程
对睾酮分泌的调节	①睾丸间质细胞合成和分泌睾酮主要受 LH 的调节; ②FSH 也可促进睾酮的分泌,但 FSH 的这种作用并非直接作用于间质细胞促睾酮合成,而是通过诱导 LH 受体间接实现的

2. 睾丸激素对下丘脑-腺垂体的反馈调节

睾酮	睾酮可作用于下丘脑和垂体,通过负反馈机制抑制 GnRH 和 LH 的分泌,而对 FSH 的分泌无影响
FSH	FSH 可促进支持细胞分泌抑制素,而抑制素又可对腺垂体 FSH 的合成和分泌发挥选择性抑制作用

3. 睾丸内的局部调节　　睾丸的支持细胞与间质细胞和生精细胞之间存在的局部调节机制。

肽类物质	①睾丸间质细胞可产生多种肽类物质,如胰岛素样生长因子(IGF)、转化生长因子(TGF)、表皮生长因子(EGF)等生长因子;睾丸间质中的巨噬细胞能分泌肿瘤坏死因子、白细胞介素等细胞因子。 ②这些生长因子或细胞因子可通过旁分泌或自分泌的方式,参与睾丸功能的局部调节
转运蛋白	睾丸支持细胞能合成一些转运蛋白,如雄激素结合蛋白(ABP)、转铁蛋白(TF)、细胞内视黄醇结合蛋白(CRBP)等,这些转运蛋白所转运的雄激素、铁、维生素 A 等物质在精子发生和成熟中发挥着重要作用

【例1】睾丸内合成睾酮的细胞是
A. 生精细胞　　B. 支持细胞　　C. 间质细胞　　D. 成纤维细胞　　E. 肌样细胞

【例2】睾酮没有的作用是
A. 刺激生殖器官的生长发育　　B. 维持生精作用　　C. 溶骨作用
D. 维持正常性欲　　E. 促进红细胞生成

第2节　女性生殖

一、卵巢的内分泌功能

卵巢主要功能是排卵,其次就是分泌功能,可分泌雌激素、孕激素和少量雄激素,还可分泌多种肽类激素。

1. 雌孕激素作用

(昭昭老师提示:仔细看,雌孕激素的作用基本上是相反的,两者只有在一个器官上的功能是相同的,这就是乳腺,雌激素让腺管增生,打通管道,而孕激素,刺激腺体增生,分泌乳汁。看上去纷繁复杂的表格,其实您如果把握一个实质就可以了,就是雌激素是为怀孕做准备的激素,而孕激素是保胎的激素,这样就可以了!)

	雌激素	孕激素
阴道	增生	脱落
宫颈黏液	增加,稀薄	减少,变稠
子宫内膜	增厚,增殖期改变	增厚,分泌期改变
子宫肌	增生,增加对催产素的敏感性	降低对催产素的敏感性
下丘脑	正反馈	负反馈
水钠潴留	增加	减少
乳腺	腺管增多	腺泡增多
体温	无变化	体温升高 0.3~0.5 ℃
其他	①促进蛋白质合成,促进生长发育; ②促进骨骼生长;③降低胆固醇浓度	—

(昭昭老师速记:排卵形成黄体,黄体分泌孕激素,孕激素让体温升高,这就是著名的双相体温;但是,如果不排卵,没有黄体就没有孕激素,体温就不升高,就是单相体温)

2. 雄激素和抑制素

雄激素	①雄激素女性体内有少量雄激素; ②主要由卵泡内膜细胞和肾上腺皮质网状带细胞产生,适量的雄激素配合雌激素可刺激女性阴毛和腋毛的生长
抑制素	抑制素可通过诱导FSH受体的表达,促进卵泡内膜细胞分泌雄激素,抑制颗粒细胞分泌孕激素等多种方式,调控卵泡的生长发育

【例3】雌激素的生理作用错误的是
A. 促进子宫发育　　　　　B. 促进水和钠的排泄　　　　　C. 促进输卵管发育
D. 促进骨钙沉积　　　　　E. 促进阴道上皮细胞增生

【例4】能够引起排卵后基础体温升高的激素是
A. 黄体生成素　　B. 促卵泡激素　　C. 雌激素　　　　D. 孕激素　　　　E. 催乳素

二、卵巢功能的调节

青春期开始后,在下丘脑-腺垂体-性腺轴的调控下,原始卵泡开始发育,卵巢的形态和功能发生周期性变化称为卵巢周期。

1. 卵泡期 卵巢周期分为卵泡期(排卵前期)→排卵期→黄体期(排卵后期)三个阶段,其中卵泡期又可分为卵泡期早期和卵泡期晚期。卵巢周期发展顺序依次为:卵泡期早期→卵泡期晚期→排卵→黄体期。在卵泡期晚期,当卵泡分泌的雌激素达到一定水平时,其与颗粒细胞分泌的抑制素一起,对腺垂体起负反馈调节作用,使 GnRH 与 FSH 分泌减少,由于抑制素可选择性抑制 FSH,而不抑制 LH,因此血中 FSH 有所下降,致使多数卵泡停止发育。唯有原来发育较大的优势卵泡,由于其分泌的雌激素量较多,可使卵泡摄取更多的 FSH,继续发育形成成熟卵泡,形成优势卵泡。

2. 排卵 由于不抑制 LH,所以使得 LH 逐渐上升,此处,雌激素对 LH 的分泌起到正反馈作用。雌激素在排卵前1天达第1次高峰,可正反馈作用于下丘脑,使 GnRH 分泌增加,Gn-RH 刺激腺垂体分泌释放 LH,形成血中 LH 高峰。LH 峰是引发排卵的关键因素。在 LH 峰出现之前,卵母细胞已基本发育成熟,但由于卵母细胞周围的颗粒细胞分泌卵母细胞成熟抑制因子(OMI),使卵母细胞的成熟分裂停止在初级卵母细胞阶段。当 LH 峰出现时,高浓度 LH 消除了 OMI 的抑制作用,促使卵母细胞分裂成熟、排卵。

3. 黄体期 排卵后,卵巢周期进入黄体期,卵泡颗粒细胞和内膜细胞分别转化为颗粒黄街体细胞和膜黄体细胞。黄体细胞在 LH 的作用下分泌孕激素和雌激素,血中孕激素和雌激素水平逐渐升高,一般在排卵后7~8天形成雌激素的第二个高峰及孕激素分泌峰。与在卵泡期形成雌激素第一个高峰相比,雌激素第二个高峰升高的程度略低。由于高浓度的雌激素与孕酮对下丘脑和腺垂体的分泌的负反馈抑制作用,抑制下丘脑 GnRH 和腺垂体 LH 和 FSH 的分泌,使黄体期 LH 和 FSH 一直处于低水平。如果未能受精,在排卵后9~10天,黄体开始退化,雌激素、孕激素分泌量逐渐减少,对腺垂体的负反馈作用减弱,FSH 和 LH 分泌又开始增加,于是进入下一个卵巢周期。

	卵泡期早期	卵泡期晚期及排卵	黄体期
月经周期	第1~5天	第6~14天	第15~28天
GnRH	逐渐增高	形成 GnRH 峰	先降低后升高
FSH	逐渐增高	形成 FSH 峰	较低水平
LH	逐渐增高	形成 LH 峰	排卵后水平骤降
雌激素	骤然下降	分泌量持续升高,排卵前1天达第1次高峰	先下降再逐渐升高,排卵后达第2次高峰后降低
孕激素	骤然下降	变化较小,一直处于低水平	逐渐升高达高峰,然后降低

> **昭昭老师总结:卵巢分泌各种激素作用**

雌激素	有2个高峰,对垂体是正反馈
孕激素	有1个高峰(昭昭老师速记:"2"个"雌"的,其中"1"个是孕妇)
黄体生成素	排卵前一天骤升;排卵后一天骤降;黄体生成素是导致排卵直接因素 (昭昭老师提示:排卵后,破裂的卵泡就形成黄体,所以排卵需要的是黄体生成素)

> **参考答案**如下,详细答案参见2019版《国家临床执业及助理医师资格考试精选真题考点精析》。

1. C	2. C	3. B	4. D	昭昭老师提示:关注官方微信。

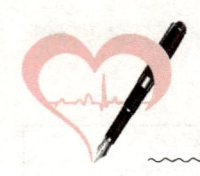

第三篇 生物化学

学习导图

章 序	章 名	内 容	所占分数 执业医师	所占分数 助理医师
1	蛋白质的结构和功能	氨基酸和多肽	1分	1分
		蛋白质的结构		
		蛋白质结构与功能的关系		
		蛋白质的理化性质		
2	核酸的结构和功能	核酸的化学组成	1分	1分
		DNA的结构与功能		
		DNA理化性质及其应用		
		RNA结构和功能		
3	酶	酶的催化作用	1分	1分
		酶辅助因子		
		酶促反应动力学		
		抑制剂和激活剂		
		酶活性的调节		
		核酶		
4	维生素	脂溶性维生素	0分	0分
		水溶性维生素		
5	糖代谢	糖的分解代谢	1分	0分
		糖原的合成与分解		
		糖异生		
		磷酸戊糖途径		
		血糖及其调节		
6	生物氧化	ATP与其他高能化合物	1分	0分
		氧化磷酸化		
7	脂类代谢	脂类的生理功能	2分	1分
		脂肪的消化与吸收		
		脂肪的合成代谢		
		脂酸的合成代谢		
		脂肪的分解代谢		
		甘油酸酯代谢		
		胆固醇代谢		
		血浆脂蛋白代谢		
8	氨基酸代谢	蛋白质的生理功能及营养作用	2分	1分
		蛋白质在肠道的消化、吸收及腐败作用		
		氨基酸的一般代谢		
		氨的代谢		
		个别氨基酸的代谢		

续表

章序	章名	内容	所占分数 执业医师	所占分数 助理医师
9	核苷酸代谢	核苷酸代谢	0分	0分
		核苷酸代谢的调节		
10	遗传信息的传递	遗传信息的传递概述	1分	0分
		DNA的生物合成		
		RNA的生物合成		
11	蛋白质生物合成	蛋白质生物合成概述	1分	0分
		蛋白质生物合成体系与医学关系		
12	基因表达调控	基因表达调控概述	1分	0分
		基因表达调控原理		
13	信号转导	信号分子	1分	0分
		受体和信号转导分子		
		膜受体介导的信号转导机制		
		胞内受体介导的信号转导机制		
14	重组DNA技术	重组DNA技术概述	0分	0分
		基因工程与医学		
15	癌基因与抑癌基因	癌基因和抑癌基因	0分	0分
		生长因子		
16	血液生化	血液的化学成分	1分	0分
		血浆蛋白质		
		红细胞的代谢		
17	肝生化	肝的生物化学作用	1分	0分
		胆汁酸代谢		
		胆色素代谢		

复习策略

生物化学这门课程是医学的基础科目,可以说是基础医学中最难的一门课程,真的是"想说爱你不容易"。抽象、复杂、知识点众多,如果你在高中时代的化学基础不牢,那么生物化学这门课学起来难度也比较大。考生需要记忆三大物质代谢中众多的反应及酶,还需要把握遗传信息中的各个特点。但是,尽管难,只要你沉静下来,慢慢看,去理解一个个反应、一个个知识点,整体把握,着重学习考试涉及的知识就能拿下这门课。本课程在执业医师考试的分数为10~15分;助理医师考试的分数为5~10分。

第1章 蛋白质的结构和功能

➤ **2019考试大纲**
①氨基酸与多肽;②蛋白质的结构;③蛋白质结构与功能的关系;④蛋白质的理化性质。

➤ **考纲解析**
近20年的医师考试中,本章的考点是蛋白质的结构,执业医师每年考查分数为1~2分,助理医师每年考查分数为0~1分。

一、组成蛋白质的20种氨基酸的化学结构和分类

被生物体直接用于蛋白质合成的氨基酸有20种,均属于L-α-氨基酸(除甘氨酸外)(昭昭老师速记:不"甘"心平庸的氨基酸)。体内也存在若干不参与蛋白质合成但具有重要生理作用的L-α-氨基酸,如参与合成尿素的鸟氨酸、瓜氨酸、精氨酸和精氨酸代琥珀酸。

1. 非极性脂肪族氨基酸 （昭昭老师提示：非极性就是反应弱，性格"内向"）

	中文名	英文简写	昭昭老师速记
非极性脂肪族氨基酸（速记：一两饼干腹泻）	异亮氨酸	Ile	异＝I
	亮氨酸	Leu	亮＝L
	丙氨酸	Ala	La(拉)面+大"饼"(丙)
	甘氨酸	Gly	G＝甘
	脯氨酸	Pro	专(Pro)业捕(脯)手
	缬氨酸	Val	LV变成VL太"邪"(缬)性

2. 极性中性氨基酸 （昭昭老师提示：极性就是反应强，性格"外向"）

	中文名	英文简写	昭昭老师速记
极性中性氨基酸（速记：孤单集中半天撕书）	谷氨酰胺	Gln	G＝谷
	甲硫氨酸(蛋氨酸)	Met	遇见(Met)"假"鸡"蛋"
	半胱氨酸	Cys	"半光"着身子打"Cs"
	天冬酰胺	Asn	"冬天""晚"上晚"安"
	丝氨酸	Ser	"丝"袜颜"色"(se)很显眼
	苏氨酸	Thr	"苏"轼的室T别好

3. 芳香族氨基酸

	中文名	英文简写	昭昭老师速记
芳香族氨基酸（速记：芳香老本色）	酪氨酸	Tyr	"T"别"老"(酪)是一个"人"(r)
	苯丙氨酸	Phe	"PP"是根"本"
	色氨酸	Trp	"T"别"色"的一个"P"erson

4. 酸性氨基酸

	中文名	英文简写	昭昭老师速记
酸性氨基酸（速记：冬天的谷子发酸）	谷氨酸	Glu	谷＝Gu
	天冬氨酸	Asp	"阿司匹林(Asp)""冬天"吃

5. 碱性氨基酸

	中文名	英文简写	昭昭老师速记
碱性氨基酸（巧记：捡来精猪）	赖氨酸	Lys	赖＝Ly
	精氨酸	Arg	"阿哥(Arg)"是个人"精"
	组氨酸	His	"组"织唱歌"嗨死(His)"了

6. 其他常考点

特点	具体氨基酸	昭昭老师速记
含2个氨基的氨基酸(碱性氨基酸)	赖氨酸	"赖"得很"安"心
含2个羧基的氨基酸(酸性氨基酸)	天冬氨酸、谷氨酸	"冬天"的"谷"子发"酸"
含硫氨基酸	甲硫氨酸（蛋氨酸）、半胱氨酸、胱氨酸	"半光"着很"流"氓
亚氨基酸	脯氨酸、羟脯氨酸、焦谷氨酸	"铺"在地上的"谷"子晒"焦"了被碾"压"了
容易使肽链的走向形成折角的氨基酸	脯氨酸	曲"折"的"葡"萄前行
天然蛋白质中不存在的氨基酸	同型半胱氨酸（注意和半胱氨酸区分）	"天然""同""伴"
不出现于蛋白质中的氨基酸	瓜氨酸、鸟氨酸	"瓜""不出现"
在280 nm波长有最大吸收峰的氨基酸	色氨酸、酪氨酸	"28"岁的"老(酪)""色"鬼
无遗传密码的氨基酸	羟脯氨酸、羟赖氨酸、鸟氨酸、同型半胱氨酸	"同型"的"羟""鸟""无""遗传"
生酮氨基酸	赖氨酸、亮氨酸	来两桶
生糖兼生酮氨基酸	异亮氨酸、苯丙氨酸、酪氨酸、色氨酸、苏氨酸	一本落色书
支链氨基酸	缬氨酸、异亮氨酸、亮氨酸	有人"支"持，"鞋""异"常的"亮"

续表

特　　点	具体氨基酸	昭昭老师速记
提供一碳单位的氨基酸	丝氨酸、色氨酸、组氨酸、甘氨酸	施舍组甘
生糖氨基酸	除生酮氨基酸以外的氨基酸	—

【例1】属于酸性氨基酸的是
A. 半胱氨酸　　B. 苯丙氨酸　　C. 苏氨酸　　D. 组氨酸　　E. 谷氨酸

【例2】天然蛋白质中不存在的氨基酸是
A. 苯丙氨酸　　B. 鸟氨酸　　C. 苏氨酸　　D. 谷氨酸　　E. 组氨酸

二、蛋白质的分子结构

蛋白质分子是由许多氨基酸通过肽键相连形成的生物大分子。人体内具有生理功能的蛋白质大都是有序结构，每种蛋白质都有其一定的氨基酸种类、组成百分比、氨基酸排列顺序、肽链空间的特定排布位置。因此由氨基酸排序及肽链的空间排布等所构成的蛋白质分子结构是蛋白质有独特生理功能的结构基础。

1. 一级结构

（1）一级结构　指从N-端至C-端的氨基酸排列顺序。

（2）化学键　维持一级结构的化学键主要肽键（本质是酰胺键），其次是二硫键。

（3）特点　一级结构是蛋白质空间构象和特异生物学功能的基础。

2. 二级结构

（1）二级结构　指某一段肽链的局部空间结构，也就是该段肽链主链骨架原子的相对空间位置，并不涉及氨基酸残基侧链的构象。

（2）化学键　维持二级结构的化学键主要是氢键。

（3）形式　二级结构包括α-螺旋、β-折叠、β-转角和无规卷曲。

（4）α-螺旋和β-折叠。

	α-螺旋	β-折叠
特点	①螺旋的走向为顺时针方向，即右手螺旋；②氨基酸侧链伸向螺旋外侧；③每3.6个氨基酸残基螺旋上升一圈（即旋转360°），螺距为0.54 nm；④氢键方向与螺旋长轴基本平行	①呈折纸状，使多肽链形成片层结构；②以Cα为旋转点，依次折叠成锯齿状结构，氨基酸残基侧链交替位于锯齿状结构的上下方；③锯齿状结构一般比较短；④分子内相距较远的两个肽段可通过折叠而形成相同走向，也可通过回折而形成相反走向

（5）β-转角　常发生于肽链进行180°回折时的转角上。β-转角通常由4个氨基酸残基组成，其第一个残基的羰基氧和第四个残基的氨基氢可形成氢键。β-转角的结构较特殊，第二个残基常为脯氨酸，其他常见残基有甘氨酸、天冬氨酸、天冬酰胺和色氨酸。

（6）无规卷曲　无规卷曲是没有确定规律性的肽链结构。

（7）特殊结构　模体是蛋白质分子中具有特定空间构象和特定功能的结构成分。其中一类就是有特殊功能的超二级结构。模体可以有以下几种形式：α-螺旋-β-转角-α-螺旋模体；链-β-转角-链模体；链-β-转角-α-螺旋-β-转角-链模体（昭昭老师速记：由二级结构组合而来的还是二级结构）。亮氨酸拉链是蛋白质中一种常见的三维模体结构。锌指结构也是一个常见的模体例子，它由1个α-螺旋和2个反向平行的β-折叠三个肽段组成，膜受体中就具有锌指结构。

> 昭昭老师总结：蛋白质一、二级结构的对比

	一级结构	二级结构
概念	N-端至C-端的氨基酸排列顺序	某一段肽链的局部空间结构，也就是该段肽链主链骨架原子的相对空间位置，并不涉及氨基酸残基侧链的构象
化学键	肽键、二硫键	氢键
特点	一级结构是蛋白质空间构象和特异生物学功能的基础	①形式：α-螺旋、β-折叠、β-转角和无规卷曲；②特殊结构：模序、锌指结构、亮氨酸拉链（昭昭老师速记："二"个人互相"摸"，互相"欣（锌）"赏后"亮"出了底牌）

【例3】 维持蛋白质分子中 α-螺旋和β-折叠中的化学键是

A. 肽键　　　B. 离子键　　　C. 二硫键　　　D. 氢键　　　E. 疏水键

3. 三级结构

（1）三级结构　指整条肽链中全部氨基酸残基的相对空间位置，也就是整肽链所有原子在三维空间的排布位置。

（2）化学键　维持三级结构的化学键主要是疏水键、盐键、氢键和范德华力。

（3）形式　相对分子质量较大的蛋白质常可折叠成多个结构较为紧密且稳定的区域，并各行其功能，称为结构域，结构域是三级结构层次上的独立功能区。

（4）特点　蛋白质的多肽链须折叠成正确的空间构象，需要在一类称为分子伴侣的蛋白质辅助下，合成中的蛋白质才能折叠成正确的空间构象。（昭昭老师速记：桃园"三""结（结构域）"义，"三""分"天下）

4. 四级结构

（1）四级结构　体内许多功能性蛋白质含有2条或2条以上多肽链。每一条多肽链都有其完整的三级结构，称为亚基。亚基与亚基之间呈特定的三维空间排布，并以非共价键相连接。蛋白分子中各个亚基的空间排布及亚基接触部位的布局和相互作用，称为蛋白质的四级结构。（昭昭老师速记："亚"洲"四"小龙）

（2）化学键　维持四级结构的化学键主要是氢键和离子键。

> **昭昭老师总结：蛋白质三、四级结构的对比**

	三级结构	四级结构
概念	指整条肽链中全部氨基酸残基的相对空间位置	各个亚基的空间排布及亚基接触部位的布局和相互作用
化学键	疏水键、盐键、氢键、范德华力	氢键、离子键
特点	①结构域； ②需要在一类称为分子伴侣的蛋白质辅助下进行折叠	对于2个以上的亚基构成的蛋白质，单一亚基一般没有生物学功能，完整的四级结构是其发挥生物学功能的保证

【例4】 下列不属于维系蛋白质三级结构的化学键的是

A. 盐键　　　B. 氢键　　　C. 范德华力　　　D. 肽键　　　E. 疏水键

三、蛋白质结构与功能的关系

一级结构是高级结构与功能的基础	蛋白质的功能依赖特定的空间结构
①一级结构是空间构象的基础； ②一级结构相似的蛋白质具有相似的高级结构与功能； ③氨基酸序列提供重要的生物进化信息； ④重要蛋白质的氨基酸序列改变可引起疾病：镰刀型贫血，即血红蛋白β亚基的第6位谷氨酸(Glu)因点突变转变成了缬氨酸(Val)。 （昭昭老师速记："谷"子长"斜"了）	①血红蛋白亚基与肌红蛋白结构相似；血红蛋白(Hb)是由4个亚基组成的四级结构蛋白质，一分子Hb可结合4分子O_2；成人期血红蛋白为$α_2β_2$，胎儿期血红蛋白为$α_2γ_2$，胚胎期血红蛋白为$α_2ε_2$。 ②血红蛋白的功能主要是运输氧，而肌红蛋白的主要功能是利用氧。 ③血红蛋白亚基构象变化可影响亚基与氧结合。 ④蛋白质构象改变可引起疾病，如疯牛病，即 α 螺旋 → β 折叠（昭昭老师速记："阿""背"放牛）

【例5】 下列关于蛋白质的结构和功能的叙述，错误的是

A. 变性的核糖核酸，若其一级结构不受破坏，仍可恢复高级结构

B. 蛋白质中氨基酸的序列可提供重要的生物进化信息

C. 蛋白质折叠错误可引起某些疾病

D. 肌红蛋白与血红蛋白亚基的一级结构相似，功能也相同

E. 人血红蛋白β亚基第6个氨基酸的突变，可产生溶血性贫血

四、蛋白质的理化性质

蛋白质是由氨基酸组成的，故其理化性质必然与氨基酸相同或相似。例如，两性解离及等电点、紫外吸收性质、呈色反应等；但蛋白质又是生物大分子，具有氨基酸没有的理化性质。

1. 蛋白质具有两性电离性质　当蛋白质溶液处于某一pH时，蛋白质解离成正、负离子的趋势相等，即成为兼性离子，净电荷为0，此时溶液的pH称为蛋白质的等电点(pI)。当pH>pI时，蛋白质带负电荷；当pH<pI时，蛋白质带正电荷。体内蛋白质等电点大多接近于pH5.0，在体液pH7.4的环境下，解离成阴离子。（昭昭老师速记：pI小负大正）

【例6】当溶液的pH与某种氨基酸的pI一致时,该氨基酸在此溶液中的存在形式是
A. 兼性离子　　B. 非兼性离子　　C. 带单价正电荷　　D. 疏水分子　　E. 带单价负电荷

2. 蛋白质具有胶体性质　蛋白质胶体稳定的两个因素:胶体颗粒表面电荷和水化膜,若去除这两个因素,蛋白质极易从溶液中析出。(昭昭老师提示:盐析法正是利用这两个特性进行蛋白质分离)

3. 蛋白质空间结构破坏引起变性

概念	在某些物理和化学因素作用下,蛋白质特定的空间构象被破坏,有序的空间构象变成无序的空间结构,从而导致其理化性质的改变和生物学活性的丧失,称为蛋白质变性
变性因素	加热(最常见)、乙醇、强酸、强碱、重金属离子及生物碱试剂
破坏部位	二硫键和非共价键的破坏,不涉及一级结构中氨基酸序列的改变
蛋白质变性后的表现	溶解度降低、黏度增加、结晶能力消失、生物学活性丧失、容易被蛋白酶水解 等(昭昭老师速记:这里速记为"生"鸡蛋变为"熟"鸡蛋(鸡蛋即蛋白质),熟鸡蛋的溶解度降低,结晶能力消失,生物学活性消失,容易被酶水解)
特点	变性的蛋白质易于沉淀,沉淀的蛋白质不一定变性,凝固的蛋白质一定变性

4. 蛋白质在 280 nm 处有特征性吸收峰　含有共轭双键的色氨酸(对吸收峰贡献最大)和酪氨酸在280 nm处有特征性吸收峰。利用此原理可进行蛋白质定量测定。

【例7】下列对蛋白质变性的描述中,正确的是
A. 变性蛋白质的溶液黏度下降　　　　B. 变性的蛋白质不易被消化
C. 蛋白质沉淀不一定就是变性　　　　D. 蛋白质变性后容易形成结晶
E. 蛋白质变性不涉及二硫键破坏

➢ 参考答案如下,详细答案参见 2019 版《国家临床执业及助理医师资格考试精选真题考点精析》。

1. E	2. B	3. D	4. D	5. D	6. A	7. C	昭昭老师提示:关注官方微信,获得第一手考试资料。

第2章　核酸的结构和功能

➢ **2019 考试大纲**
①核酸的化学组成;②DNA 的结构与功能;③DNA 理化性质及其应用;④RNA 结构与功能。

➢ **考纲解析**
近 20 年的医师考试中,本章的考点是 DNA 的结构与功能和 RNA 结构与功能,执业医师每年考查分数为 0~1 分,助理医师每年考查分数为 0~1 分。

一、核酸的化学组成以及一级结构

1. 核酸的化学组成

(1)组成　核酸在核酸酶作用下水解成核苷酸,而核苷酸完全水解后可释放出等摩尔的碱基、戊糖和磷酸。核苷酸是核酸的基本组成单位。

核→核糖	核苷	核苷酸→核酸(DNA 或 RNA)
苷→碱基		(昭昭老师提示:因为组成 DNA 和 RNA 的磷酸和核糖都是相同的,唯独不同是碱基,所以在书写 DNA 或者 RNA 的时候通常我们都用碱基表示)
酸→磷酸	磷酸	

(2)构成要素。

RNA 的碱基、核苷以及核苷酸			DAN 的碱基、核苷以及核苷酸		
碱基	核苷	核苷酸	碱基	核苷	核苷酸
A	腺苷	腺苷—磷酸(AMP)	A	脱氧腺苷	脱氧腺苷—磷酸(dAMP)
G	鸟苷	鸟苷—磷酸(GMP)	G	脱氧鸟苷	脱氧鸟苷—磷酸(dGMP)
C	胞苷	胞苷—磷酸(CMP)	C	脱氧胞苷	脱氧胞苷—磷酸(dCMP)
U	尿苷	尿苷—磷酸(UMP)	T	脱氧胸苷	脱氧胸苷—磷酸(dUMP)

2. 分　类　核酸可以分为脱氧核糖核酸(DNA)和核糖核酸(RNA)两类。

DNA(Deoxyribonucleic acid)		RNA(Ribonucleic acid)	
名称	脱氧核糖核酸		核糖核酸

续表

	DNA(Deoxyribonucleic acid)	RNA(Ribonucleic acid)
分布	细胞核、线粒体	细胞质、细胞核、线粒体
功能	生物遗传信息的载体并为基因复制和转录提供模板	参与遗传信息的复制和表达
碱基	A、T、G、C	A、U、C、G
戊糖	β-D-2-脱氧核糖	β-D-核糖
核苷酸	dAMP、dTMP、dGMP、dCMP	AMP、UMP、GMP、CMP
速记	"D""T"时代=数据时代(digital time)	"U""R"=U(you) are(T)ok?

【例1】组成核酸分子的碱基主要有

A. 2种　　　B. 3种　　　C. 4种　　　D. 5种　　　E. 6种

2. 核酸的一级结构

(1) 化学键　核苷酸之间以3',5'-磷酸二酯键连接形成多核苷酸链,即核酸的一级结构。

(2) 方向性　构成 RNA 的核苷酸或 DNA 的脱氧核苷酸5'→3'的排列顺序。

(昭昭老师提示:这点很重要,将来书写的方向都要按照5'→3'端进行书写)

(3) 一级结构　由于核苷酸之间的差异在于碱基的不同,因此核酸的一级结构就是它的碱基序列。

二、DNA 的空间结构与功能

1. DNA 的二级结构和高级结构　构成 DNA 的所有原子在三维空间的相对位置关系是 DNA 的空间结构,可分为二级结构和高级结构。

	DNA 的一级结构	DNA 的二级结构	DNA 的高级结构
概念	核苷酸的排列顺序	DNA 的双螺旋结构	DNA 的超螺旋结构
维持键	3',5'-磷酸二酯键	碱基之间的堆积力	—

【例2】DNA 二级结构的形式是

A. α-螺旋　　B. 双螺旋　　C. β-片层　　D. 三叶草状　　E. 无规卷曲

2. DNA 双螺旋结构的基础——Chargaff 规则

(1) 不同生物个体的 DNA 其碱基组成不同。(昭昭老师速记:不同物种,当然 DNA 也就是基因不同,否则就无法区分物种了)

(2) 同一个体不同器官或不同组织的 DNA 具有相同的碱基组成。

(3) 对于一特定组织的 DNA,其碱基组分不随年龄、营养状态和环境而变化。

(4) 对于一个特定的生物体而言,腺嘌呤(A)与胸腺嘧啶(T)的摩尔数相等,而鸟嘌呤(G)与胞嘧啶(C)的摩尔数相等(A=T,C≡G)。

3. DNA 的二级结构 DNA 双螺旋结构模型要点　Watson 和 Crick 提出的双螺旋结构称为 B-DNA 或 B 型 DNA,其模型要点如下:

DNA 由两条多聚脱氧核苷酸链组成	①它们围绕着同一个螺旋轴形成右手螺旋的结构; ②两条链呈现出反向平行的特征,即两条链中一条链是5'→3'方向,另一条链是3'→5'方向; ③DNA 双螺旋结构的直径为 2.37 nm,螺距为 3.54 nm
核糖、磷酸、碱基的位置	①脱氧核糖和磷酸基团构成的亲水性骨架位于双螺旋结构的外侧,而疏水的碱基位于内侧; ②从外观上,DNA 双螺旋结构的表面存在一个大沟和一个小沟
DNA 双链之间形成了互补碱基对	①一条链上的腺嘌呤(A)与另一条链上的胸腺嘧啶(T)形成了两个氢键,一条链上的鸟嘌呤(G)与另一条链上的胞嘧啶(C)形成了三个氢键,这种碱基配对关系称为互补碱基对; ②碱基对平面与双螺旋结构的螺旋轴垂直; ③每一个螺旋有 10.5 个碱基对,每两个碱基对之间的相对旋转角度为36°,每两个相邻的碱基对平面之间的垂直距离为 0.34 nm
碱基对的疏水作用力和氢键共同维持着 DNA 双螺旋结构的稳定	①相邻的两个碱基对平面在旋进过程中会彼此重叠,由此产生了疏水性的碱基堆积力; ②这种碱基堆积力和互补链之间碱基的氢键共同维系着 DNA 双螺旋结构的稳定,并且前者的作用更为重要

4. 蛋白质的二级结构α-螺旋和DNA的二级结构双螺旋

	α-螺旋	DNA双螺旋
定义	一条多肽链主链围绕中心轴螺旋式上升	两条链呈现出反向平行的特征,即两条链中一条链是5'→3'方向,另一条链是3'→5'方向
方向	右手螺旋、顺时针	右手螺旋(注意Z-DNA是左手螺旋)
螺距	0.54 nm,每周3.6个氨基酸残基	3.54 nm,每周10.5对碱基,碱基对的距离是0.34 nm
直径	—	2.37 nm
外侧	脱氧核糖和磷酸	氨基酸侧链
内侧	碱基	肽链

5. DNA双螺旋结构的多样性

(1) 右手螺旋结构(B-DNA)　人们将Watson和Crick提出的双螺旋结构,称为B-DNA或B型DNA,属于右手螺旋结构。

(2) A-DNA　当环境的相对湿度降低后,DNA仍保持着右手螺旋结构,但其双螺旋结构的沟槽、螺距、旋转角度等都发生了变化,其参数不同于B-DNA,人们将其称为A-DNA或A型DNA,属于右手螺旋结构。

(3) Z-DNA　1979年,美国科学家Rich等发现了左手螺旋结构,称为Z-DNA(Z型DNA)。

(昭昭老师提示:DNA和氨基酸不同,人体的氨基酸基本上都是L-α-氨基酸(除了甘氨酸)即左旋氨基酸,但是DNA既有左旋又有右旋)

6. DNA的高级结构是超螺旋结构

(1) DNA的高级结构　DNA的双链可以盘旋形成超螺旋结构,当盘旋方向与DNA双螺旋方向相同时,其超螺旋结构为正超螺旋,反之为负超螺旋。

(2) 原核生物DNA的超螺旋结构　绝大多数原核生物的DNA是环状双螺旋分子。在细胞内进一步盘绕后,形成类核结构。类核结构中80%是DNA,其余为蛋白质。在细菌DNA中,超螺旋结构可以相互独立存在,形成超螺旋区。在大肠杆菌DNA,平均每200 bp就有一个负超螺旋形成。

(3) 真核生物DNA的超螺旋结构　真核生物DNA以核小体为单位形成高度有序的致密结构。真核细胞的DNA以非常有序的形式存在于细胞核内。核小体是染色质的基本组成单位,由DNA和H1、H2A、H2B、H3、H4等5种组蛋白共同构成。两分子的H2A、H2B、H3和H4形成一个八聚体的组蛋白核心,长度约150 bp的DNA双链在核心组蛋白八聚体上盘绕1.75圈形成核小体的核心颗粒。核小体的核心颗粒之间再由DNA和组蛋白H1共同构成的连接区连接起来形成串珠状的染色质细丝。这是DNA在核内形成致密结构的第一层次折叠,使DNA的体积压缩了6~7倍,然后再完成第二、三、四次层次折叠。

(4) 生理意义　DNA超螺旋结构整体或局部的拓扑学变化及其调控对于DNA复制和RNA转录过程具有关键作用。

三、RNA的结构与功能

1. mRNA

(1) 来源　mRNA来自hnRNA,hnRNA是真核细胞在细胞核内新生成的mRNA的初级产物,其分子量较大,hnRNA中包含了内含子和外显子,其中内含子为非编码基因,剪去内含子将剩下的外显子拼接在一起就构成了mRNA。

(2) 特点　在生物体内,mRNA种类最多、大小不等、寿命最短。(昭昭老师速记:M=妹,妹妹种类多,差异大,而且还"红颜薄命"(命短))

(3) 真核生物mRNA的5'-端有特殊帽结构　部分真核生物mRNA的5'-端有反式的7-甲基鸟嘌呤-三磷酸核苷(m^7Gppp),被称为5'-帽结构。mRNA的帽结构可与帽结合蛋白(CBP)结合形成复合体。这种复合体有助于维持mRNA的稳定性,协同mRNA从细胞核向细胞质的转运,以及在蛋白质生物合成中促进核糖体和翻译起始因子的结合。(昭昭老师速记:"妹妹(m)"带"帽子")

(4) 真核生物mRNA的3'-端有多聚腺苷酸尾　在真核生物mRNA的3'-端有一段由80~250个腺苷酸连接而成的多聚腺苷酸结构,称为多聚腺苷酸尾或多聚A尾(polyA)。mRNA的多聚A尾在细胞内与Poly(A)结合蛋白(PABP)结合存在。3'-多聚A尾和5'-帽结构共同负责mRNA从细胞核内向细胞质的转运、维持mRNA的稳定性以及翻译起始的调控。去除3'-多聚A尾和5'-帽结构可导致细胞内的mRNA迅速降解。原核生物没有这些特殊结构。(昭昭老师速记:"妹妹(m)"很妩媚跟狐狸精似的,带"尾巴")

(5) mRNA的碱基序列决定蛋白质的氨基酸序列　mRNA为蛋白质的生物合成提供模板。成熟mRNA

由编码区和非编码区组成。从成熟 mRNA 的 5'-端第一个 AUG 至终止密码之间的核苷酸序列称为开放读框(ORF),决定多肽链的氨基酸序列。在 mRNA 的开放读框的两侧,还有非编码序列或称非翻译序列(UTR),5'-端和 3'-端的非翻译序列分别称为 5'- UTR 和 3'- UTR。(昭昭老师速记:"妹妹(m)"很"开放")

2. tRNA

(昭昭老师速记:分子量最小、稀有碱基、三叶草结构(二级结构为三叶草形,三级结构为倒 L 形)、CCA 尾都是 tRNA 结构特点→"特(t)"别"稀有"的"小""3",每天都在擦(CCA)口红)

(1) tRNA 含有多种稀有碱基　tRNA 是细胞内分子量最小的核酸,长度为 74～95 个核苷酸。含有大量的稀有碱基,为含稀有碱基最多的 RNA,稀有碱基约占所有碱基的 10%～20%。这些稀有碱基包括:DHU(双氢尿嘧啶)、Ψ(假尿嘧啶核苷)、m^7G、m^7A(甲基化的嘌呤)。tRNA 分子中的稀有碱基均为转录后修饰而成的。

(2) tRNA 呈三叶草样二级结构　tRNA 存在着一些核苷酸序列,能够通过互补碱基配对的原则,形成局部的、链内的双链结构。在形成这些双链结构的序列之间的不能配对的序列则膨出形成环状或襻状结构,称为茎环结构或发夹结构。由于这些茎环结构的存在,使 tRNA 的二级结构酷似三叶草样形状。从 5'→3'端依次为:DHU 环→反密码子环→TΨC 环→CCA 结构。(昭昭老师提示:即识别 mRNA 上的密码子,即密码子位于 mRNA,反密码子位于 tRNA)

结构	功能
DHU 环	识别氨酰 tRNA 合成酶
反密码子环	识别遗传密码
TΨC 环	识别核蛋白体

(3) 3'端的 CCA - OH 结构　所有 tRNA 3'-端最后 3 个核苷酸均为 CCA,此处是氨基酸的结合部位。(昭昭老师提示:注意这里和 mRNA 的 3'-端区别开,mRNA 的 3'端是多聚 A 尾,而 tRNA 3'端是 CCA - OH)

3. rRNA

(1) 结构和功能　rRNA 与核糖体蛋白共同构成核糖体,参与蛋白质的合成。rRNA 为蛋白质合成所需要的 mRNA、tRNA 以及多种蛋白质因子提供相互结合和相互作用的空间环境。

(2) 特点　rRNA 是细胞内含量最多的 RNA。

(3) 分类　原核生物有 3 种 rRNA,即 5S、16S、23S - RNA,它们与不同的核糖体蛋白结合分别形成核糖体的大亚基和小亚基。真核生物有 4 种 rRNA,也利用类似的方式构成核糖体的大、小亚基。

	小亚基	大亚基
真核生物	18S	28S,5S,5.8S
	33 种蛋白质	49 种蛋白质
昭昭老师速记	"真"正的"小"美女 18 岁	28 岁大 5 毕业去 58 同城交"真"正朋友友
原核生物	16S	5S,23S
	21 种蛋白质	31 种蛋白质
昭昭老师速记	"原"来"小"S 才"16"岁	大 2、大 3 不学习,大 5 现在"原"形

▶ **昭昭老师总结:三种经典的 RNA 对比记忆**

	mRNA	tRNA	rRNA
英文	messenger RNA	transfer RNA	ribosomal RNA
比例	2%～5%	15%	80%以上
二级结构	为线性单链结构	三叶草形	花状(花开状)
结构特点	①5'端有 m7GpppN 帽子结构; ②3'端有多聚 A 尾结构; ③由 hnRNA 剪切而来,有开放阅读框,带有遗传信息密码,有密码子; (昭昭老师速记:带帽子+有尾巴=狐狸精妹妹(m)带来"信息")	①稀有碱基(DHU 环); ②从 5'→3'端其顺序为:DHU 环→反密码子环→Ψ环; ③所有的 tRNA 3'-端是 CCA - OH (昭昭老师速记:"特(t)"别"稀有"的小"3")	①真核生物: 大亚基——28S,5S,5.8S 小亚基——18S (昭昭老师速记:28 岁"大"5 毕业去 58 同城交友;"小";美女 18 岁) ②原核生物: 大亚基——23S,5S; 小亚基——16S

续表

	mRNA	tRNA	rRNA
分布	胞核、胞质	胞质	胞质
功能	①蛋白质合成的模板 5'-帽结构与 3'-多聚 A 尾结构共同负责 mRNA 从细胞核向细胞质的转运；②维持 mRNA 的稳定性以及翻译起始的调控	①3'-端是 CCA-OH 结构，可连接氨基酸；②tRNA 的反密码子能识别 mRNA 上的密码子（昭昭老师提示：区别密码子和反密码子）	①核糖体的组成成分；②核糖体是蛋白质合成的场所（昭昭老师速记：可理解为 rRNA 是厂房，tRNA 是搬运工人，负责搬运氨基酸）
特点	差异大、种类多、寿命短	分子量最小	含量最多
昭昭老师速记	M＝妹，妹妹种类多，差异大，而且还"红颜薄命"（命短），特别是"模"特妹妹	"特（T）"别"稀有"的"小""3"	"场所"好"多""啊(r)"

【例 3】细胞内含量最丰富的 RNA 是
A. hnRNA　　B. tRNA　　C. rRNA　　D. miRNA　　E. mRNA

【例 4】tRNA 含有
A. 3'-CCA-OH　　　　　　　　B. 帽子 m^{7}Gppp　　　　　　　　C. 密码子
D. 3'-末端的多聚腺苷酸结构　　E. 大、小两个亚基

2. 参与基因表达调控的非编码 RNA

名称	简写	定位	功能	昭昭速记
核内小 RNA	snRNA	细胞核	与多种蛋白质形成复合体，参与真核细胞 hnRNA 的内含子加工剪接	剪了 n 多
核仁小 RNA	snoRNA	核仁	主要参与 rRNA 的加工和修饰	O(sno)R(rRNA)
胞质小 RNA	scRNA	细胞质	参与形成信号识别颗粒，引导含有信号肽的蛋白质进入内质网定位合成	C 肽
催化性小 RNA	ribozyme	—	又称核酶，是细胞内具有催化功能的一类小分子 RNA，具有催化特定 RNA 降解的活性，在 RNA 的剪接中具有重要作用	核酶具有催化功能能
小干扰 RNA	siRNA	—	以单链形式与外源基因表达的 mRNA 相结合，并诱导相应 mRNA 降解	"小""i"解"放了
微 RNA	miRNA	—	通过结合 mRNA 而选择性调控基因的表达，抑制或降解 mRNA，调控生长发育	i＝降解

昭昭老师总结：①能够降解 mRNA 的是：siRNA 和 miRNA，可速记为"带"i"的就能降解。②修剪 hnRNA 的是 SnRNA，不觉得这两个很像吗，一个是 hn 一个是 Sn。

四、核酸的理化性质

1. 核酸分子具有强烈的紫外吸收

（1）吸光度　　嘌呤和嘧啶都含有共轭双键，因此，碱基、核苷、核苷酸和核酸在紫外波段有较强的光吸收。在中性条件下，它们的最大吸收值在 260 nm 处。根据 260 nm 处的吸光度，可以确定溶液的 DNA 或 RNA 的含量。利用 260 nm 与 280 nm 的吸光度比值（A_{260}/A_{280}）可判断所提取核酸样品的纯度。

（2）酸性和黏滞度　　核酸为多元酸，具有较强的酸性。DNA 和 RNA 都是线性高分子，因此它们溶液的黏滞度极大。在提取高分子量 DNA 时，DNA 在机械力的作用下易发生断裂。一般而言，RNA 远小于 DNA，溶液的黏滞度也小得多。

2. DNA 的变性　　在某些理化因素（温度、pH、离子强度等）作用下，DNA 双链互补碱基对之间的氢键发生断裂，使 DNA 双链解离为单链的过程，称为 DNA 变性。

（1）变性因素　　加热、加酸或加碱，其中最常用的使 DNA 变性的方法为加热。

（2）结构变化　　当 DNA 变性时，维系碱基配对的氢键断裂，并不是多核苷酸链断裂，也就是说不破坏一级结构中核苷酸的序列。（昭昭老师提示：DNA 的横向结构主要靠碱基之间的氢键维持，故如果 DNA 变性，则氢键断裂）

(3) 吸收值增加　当DNA变性时,解链过程中,由于更多的共轭双键得以暴露,DNA溶液在260 nm处的吸光度随之增加,这种现象称为DNA的增色效应。它是监测DNA双链是否发生变性的一个最常用指标。(昭昭老师提示:只要DNA或者RNA一变性,其吸光度就会增加)

(4) 溶液黏度降低　当DNA变性时,由原来比较"刚硬"的双螺旋结构,分裂成两条比较柔软的单股多核苷酸链,从而引起溶液黏度降低。(昭昭老师提示:这里要和我们的蛋白质变性鉴别,蛋白质变性时黏度增加,而DNA变性时黏度降低,别搞混了)

(5) Tm值(解链温度)　Tm是指核酸分子内双链解开50%时的温度,也称解链温度(或融解温度)。DNA的Tm值与其DNA长短以及碱基中的GC含量有关。GC含量越高,Tm值越高;离子强度越高,Tm值越高。Tm可根据DNA长度、GC含量及离子浓度来计算。当寡核苷酸片段<20 bp时,按Tm＝4(G+C)+2(A+T)来估算,其中,G、C、A、T是寡核苷酸片段中所含的碱基个数。(昭昭老师提示:Tm值与两个量相关即GC含量及溶液离子强度)

【例5】DNA变性的结果是
A. 双链解开　　　　　B. 紫外线吸收降低　　　　　C. 凝固
D. 生物学功能增强　　E. 理化性质不发生任何改变

3. 复性和杂交

(1) 复性　变性的DNA在适当条件下,两条互补链可重新配对,恢复原来的双螺旋结构,这一现象称为复性,也称为退火。(昭昭老师提示:复性指DNA单链→双链)热变性DNA经缓慢冷却后即可复性,这一过程称为退火,退火产生减色效应。但是,热变性DNA迅速冷却至4 ℃以下,两条分离的互补链还来不及形成双链,所以DNA不能发生复性。这一特性被用来保持DNA的变性状态。

(2) 杂交　将不同种类的DNA单链或RNA放在同一溶液中,只要两种核酸单链之间存在一定程度的碱基配对关系,它们就有可能形成杂化双链,这种杂化双链可在DNA－DNA、DNA－RNA、RNA－RNA之间形成,这种现象称为杂交。杂交原理可用来研究DNA片段在基因组中的定位、鉴定核酸分子间的序列相似性、检测靶基因在待测样品中存在与否等。(昭昭老师速记:杂交可以理解为第三者插足)

▶ 参考答案如下,详细答案参见2019版《国家临床执业及助理医师资格考试精选真题考点精析》。

| 1. D | 2. B | 3. C | 4. A | 5. A | 昭昭老师提示:关注官方微信。 |

第3章　酶

▶ **2019考试大纲**
①酶的催化作用;②酶辅助因子;③酶促反应动力学;④抑制剂与激活剂。

▶ **考纲解析**
近20年的医师考试中,本章的考点是酶促反应动力学,执业医师每年考查分数为0~1分,助理医师每年考查分数为0~1分。

一、酶的分子结构与功能

1. 酶相关的基本概念　酶是由活细胞产生的、对其底物具有高度特异性和高度催化效能的蛋白质。(昭昭老师提示:大多数酶都是蛋白质,但不是所有的酶都是蛋白质,如核酶就是RNA)

分　类	概　念	昭昭老师速记
酶	①由活细胞产生的、对其底物具有与高度特异性和高度催化效能的蛋白质;②酶的化学本质是蛋白质	具有催化功能的蛋白质就是酶
单体酶	由单一亚基构成的酶,如溶菌酶	单体＝单一亚基
寡聚酶	由多个相同或不同的亚基以非共价键连接组成的酶	
多酶复合物(多酶体系)	几种具有不同催化功能的酶彼此聚合而成	多酶复合物当然是多个酶聚集在一起
多功能酶(串联酶)	在一条肽链上同时具有多种不同催化功能的酶	一个肽链就是一个酶,但是有很多不同功能

续表

分类	概念	昭昭老师速记
单纯酶	仅含有蛋白质的酶	
结合酶	①由蛋白质部分和非蛋白质部分共同组成的酶，其中蛋白质部分称为酶蛋白，非蛋白质部分称为辅助因子； ②酶蛋白主要决定酶促反应的特异性及其催化机制，辅助因子主要决定酶促反应的性质和类型	结合酶＝酶蛋白＋辅助因子
全酶	①酶蛋白和辅助因子结合在一起称为全酶； ②酶蛋白和辅助因子单独存在时均无催化活性，只有全酶才有催化作用	酶蛋白必须和辅助因子牢牢绑定在一起
辅酶	①辅酶与酶蛋白的结合疏松可用透析或超滤方法除去； ②在酶促反应中，辅酶作为底物接受质子或基团后离开酶蛋白，参加另一酶促反应并将所携带的质子或基团转移出去	辅酶结合比较松
辅基	①辅基与酶蛋白结合紧密不能用透析或超滤将其除去； ②辅基不能离开酶蛋白	辅基结合比较紧

【例1】辅酶在酶促反应中的作用是
  A. 起运载体的作用　　　　B. 维持酶的空间构象　　　　C. 参加活性中心的组成
  D. 促进中间复合物形成　　E. 提供必需基团

【例2】辅酶和辅基的差别在于
  A. 辅酶为小分子有机物，辅基常为无机物
  B. 辅酶与酶共价结合，辅基则不是
  C. 经透析方法可使辅酶与酶蛋白分离，辅基则不能
  D. 辅酶参与反应，辅基则不参与
  E. 辅酶含有维生素成分，辅基则不含

2. 辅助因子

（1）辅助因子　多为小分子有机化合物或金属离子，在酶促反应中的作用为：主要参与传递电子、质子（或基团）或起运载体作用。

辅酶或辅基	缩写	转移的基团	所含的维生素	昭昭老师速记
烟酰胺腺嘌呤二核苷酸(辅酶Ⅰ)	NAD+	H+、电子	维生素PP（烟酰胺或称尼克酰胺）	"烟（腺）"在抽"1,2"香"烟"，洗干净"PP"
烟酰胺腺嘌呤二核苷酸磷酸(辅酶Ⅱ)	NADP+	H+、电子		
黄素腺嘌呤二核苷酸	FAD	氢原子	维生素B_2（核黄素）	"2"个人很"黄"，让丈"夫"(F)"丢人"现（腺）"眼
焦磷酸硫胺素（或称硫胺素焦磷酸）	TPP	醛基	维生素B_1（硫胺素）	"1""T"的硬盘热到都烤"焦"，"流"水了
磷酸吡哆醛	—	氨基	维生素B_6	背的"多""溜(6)"啊，这下"胺"心了
辅酶A（腺苷等组成，含腺嘌呤）	CoA	酰基	泛酸	"现（腺）"在"泛"滥"啦(A)"
生物素	—	二氧化碳	生物素	
四氢叶酸	FH4	一碳单位	叶酸	"一""叶"知秋
辅酶B_{12}	—	氢原子、烷基	维生素B_{12}	
硫辛酸	—	酰基	硫辛酸	

【例3】转氨酶的辅酶是
  A. 磷酸吡哆醛　　B. 焦磷酸硫胺素　　C. 生物素　　D. 四氢叶酸　　E. 泛酸

【例4】大多数脱氢酶的辅酶是
  A. NAD+　　　　B. NADP+　　　　C. CoA　　　　D. Cytc　　　　E. $FADH_2$

例 5~8 共用选项

A. 维生素 B_1　　B. 维生素 B_2　　C. 维生素 B_{12}　　D. 泛酸　　E. 维生素 PP

【例 5】FAD 中所含的维生素是

【例 6】NAD^+ 中所含的维生素是

【例 7】TPP 中所含的维生素是

【例 8】辅酶 A 中所含的维生素是

(2) 金属离子　金属离子是最常见的辅助因子,约 2/3 的酶含有金属离子。金属离子作为酶的辅助因子的主要作用是:①作为酶活性中心的组成部分参加催化反应,使底物与酶活性中心的必需基团形成正确的空间排列,有利于酶促反应的发生;②作为连接酶与底物的桥梁,形成三元复合物;③金属离子还可以中和电荷,减小静电斥力,有利于底物与酶的结合;④金属离子的酶的结合还可以稳定酶的空间构象。

3. 酶的活性中心

(1) 酶的活性中心　酶的活性中心是酶分子执行其催化功能的部位。酶的活性中心或活性部位是酶分子中能与底物特异地结合并催化底物转变为产物的具有特定三维结构的区域。(昭昭老师提示:酶的活性中心好比是《水浒传》中的王妈妈的那个床,而两个底物就是:西门庆和潘金莲)

(2) 必需基团　酶分子中氨基酸残基的侧链由不同的化学基团组成,其中一些与酶的活性密切相关的化学基团称作酶的必需基团。酶的必需基团常见的有丝氨酸残基的羟基、组氨酸残基的咪唑基、半胱氨酸残基的巯基以及酸性氨基酸残基的羧基等。有的必需基团位于酶的活性中心内,有的必需基团位于酶的活性中心之外。(昭昭老师提示:如果王妈妈的那个床是酶的活性中心,那么王妈妈准备的那一壶酒,就是必需基团)

位于酶活性中心内的必需基团	①分为:结合基团和催化基团,这些必需基团在一级结构上可能相距较远,但在空间结构上相互接近,共同组成酶的活性中心; ②结合基团的作用是识别与结合底物和辅酶,形成酶-底物过渡态复合物; ③催化基团的作用是影响底物中的某些化学键的稳定性,催化底物发生化学反应,进而转变成产物
位于酶活性中心外的必需基团	虽然不直接参与催化作用,为维持酶活性中心的空间构象和(或)作为调节剂的结合部位所必需

【例 9】下列关于酶的叙述,正确的是

A. 活化的酶均具有活性中心　　B. 能提高反应系统的活化能

C. 所有的酶都具有绝对特异性　　D. 随反应进行酶量逐渐减少

E. 所有的酶均具有辅基或辅酶

【例 10】酶与无机催化剂催化反应的不同点是

A. 催化反应的可调节性　　B. 反应前后质量不变

C. 催化效率不高　　D. 不改变反应平衡点

E. 只催化热力学上允许的反应

4. 同工酶　同工酶是指催化相同的化学反应,但酶蛋白的分子结构、理化性质乃至免疫化学性质不同的一组酶。同工酶虽然在一级结构上存在差异,但其活性中心的三维结构相同或相似,故可以催化相同的化学反应。(昭昭老师速记:"同""工"的意思是"同一种功能")

酶	内容	昭昭老师速记
乳酸脱氢酶 (LDH)	①LDH 亚基有两种类型:骨骼肌型(M 型)和心肌型(H 型); ②两种亚基以不同的比例组成 5 种同工酶,即 $LDH_1(H_4)$、$LDH_2(H_3M)$、$LDH_3(H_2M_2)$、$LDH_4(HM_3)$ 和 $LDH_5(M_4)$; ③心肌中 LDH_1 的含量最高,肝脏和骨骼肌中 LDH_5 含量最高	①"一""心"一意; ②"五"香猪"肝"和排"骨"
肌酸激酶 (CK)	①CK 的亚基有两种类型:肌型(M 型)和脑型(B 型)。 ②两种亚基组成 3 种同工酶,即 CK_1(BB 型)、CK_2(MB 型)和 CK_3(MM 型)。 ③脑中含 CK_1,心肌中含 CK_2,骨骼肌中含 CK_3。 ④正常血液中的 CK 主要是 CK_3,几乎不含 CK_2;心肌梗死后 CK_2 活性升高常作为临床早期诊断心肌梗死的一项生化指标	"2000"块钱买一件"CK"的衣服,很"心"疼

【例 11】乳酸脱氢酶同工酶有

A. 2 种　　B. 3 种　　C. 4 种　　D. 5 种　　E. 6 种

二、酶的工作原理

1. **酶促反应与一般催化剂催化反应的比较**　酶是生物催化剂,具有与一般催化剂相同的特点。但由于酶的化学本质是蛋白质,因此酶促反应又具有不同于一般催化剂催化反应的特点和反应机制。

酶促反应与一般催化剂催化反应的相同点	酶促反应与一般催化剂催化反应的不同点
①在化学反应前后都没有质和量的改变; ②都只能催化热力学允许的化学反应; ③都只能加速反应的进程,而不改变反应的平衡点,即不改变反应的平衡常数; ④作用的机制都是降低反应的活化能	①酶对底物具有极高的催化效率; ②酶对底物具有高度的特异性; ③酶的活性与酶量具有可调节性; ④酶促反应条件温和,常在常温、常压和接近中性的条件下进行

2. **酶通过促进底物形成过渡态而提高反应速率**
(1) 酶与一般催化剂一样,通过降低反应的活化能,从而提高反应的速率。
(2) 酶比一般的催化剂能更有效地降低反应的活化能,因此催化效率更高。

3. **酶的催化机制呈现多元催化作用**　酶促反应常常涉及多种催化机制的参与,共同完成催化反应。

催化作用	定义	昭昭老师速记
酸-碱催化作用	①酶活性中心上有些基团是质子供体(酸),有些基团是质子受体(碱); ②这些基团参与质子的转移,可加快反应速率	酸碱＝质子
亲核催化	①酶活性中心亲核基团如丝氨酸蛋白酶的(Ser－OH)释出的电子攻击过渡态底物上具有部分正电性的原子或基团,形成瞬时共价键; ②瞬时共价键形成后,底物被激活,并很容易进一步水解形成产物和游离的酶,此时又表现出共价催化	核＝共价键
亲电催化	酶活性中心内亲电子基团与富含电子的底物形成共价键	亲电＝电子底物

三、酶促反应动力学

酶促反应动力学是研究酶促反应速率以及各种因素对酶促反应速率影响机制的科学。影响酶促反应速率的因素包括底物浓度、酶浓度、pH、温度、抑制剂及激活剂等。

1. **米-曼氏方程式揭示单底物反应的动力学特性**　在酶浓度和其他反应条件不变的情况下,底物浓度对酶促反应速率的影响呈矩形双曲线关系,可以用米-曼氏方程式表示,即 $V=(V_{max}[S])/(K_m+[S])$,式中:V为酶促反应速率,V_{max}为最大反应速率,$[S]$为底物浓度,K_m为米氏常数。米-曼氏方程式反映的是单底物反应速率(V)与底物浓度$[S]$的数学关系式。

2. **米氏常数(K_m)**
(1) K_m　根据米-曼氏方程式,当 $V=1/2V_{max}$ 时,$K_m=[S]$,即 K_m 值等于酶促反应速率为最大速率一半时的底物浓度。K_m 的特点如下

K_m 值是酶的特征性常数	①K_m 的大小并非固定不变; ②它与酶的结构、底物结构、反应环境的pH、温度和离子强度有关,而与酶浓度无关
K_m 代表酶对底物的亲和力	①K_m 越大,表示酶对底物的亲和力越小; ②K_m 越小,酶对底物的亲和力越大
对于同一底物,不同的酶有不同的 K_m 值	多底物反应的酶对不同底物的 K_m 值也各不相同

(2) 最大反应速率(V_{max})　V_{max} 是酶完全被底物饱和时的反应速率,与酶浓度成正比。
(3) 酶浓度对酶促反应速率的影响　底物足够时酶浓度对酶促反应速率的影响呈直线关系。

【例12】酶的最适 pH 是
A. 酶的特征性常数　　　　　　B. 酶促反应速度最大时的 pH　　　　C. 酶最稳定时的 pH
D. 与底物种类无关的参数　　　E. 酶的等电点

【例13】有关酶 K_m 的叙述,正确的是
A. K_m 是酶-底物复合物的解离常数　　　B. K_m 与酶的结构无关
C. K_m 与底物的性质无关　　　　　　　　D. K_m 并不反映酶与底物的亲和力
E. K_m 在数值上是达到最大反应速度一半时所需要的底物浓度

3. 酶抑制剂的类型和特点

(1) **不可逆性**抑制　与酶活性中心的必需基团共价结合，使酶失活。

(2) **可逆性**抑制

	竞争性抑制	非竞争性抑制	反竞争性抑制
概念	抑制剂与酶的底物在结构上相似，可与底物竞争结合酶的活性中心，从而阻碍酶与底物形成中间产物	抑制剂与酶活性外的结合位点结合，不影响酶与底物的结合，底物也不影响酶与抑制剂的结合	抑制剂也是与酶活性中心外的调节位点结合，抑制剂仅与酶-底物复合物结合，使中间产物的量下降
本质	抑制酶与底物复合物形成	抑制剂-酶-复合物不能进一步释放产物	抑制剂与酶-底物复合物结合，使酶对底物的亲和力增加
速记	酶是老公，底物是老婆，小3是抑制剂→小3过来"竞争"和老婆抢老公；竞争导致老公和老婆的亲和力下降，导致K_m值升高	酶是老公，底物是老婆，小3是抑制剂→小3说不影响老公和老婆的生活，你过你的，我过我的，所以亲和力不变，K_m正常但是小3要求老公和老婆不能要孩子(产物)，即反应速度下降	反竞争，就是当着老公和老婆的面，小3出现，小3起的作用是让老公和老婆的亲和力更好，导致K_m值降低
K_m	增大（昭昭老师速记：竞争导致酶与底物的亲和力降低，所以K_m升高）	不变（昭昭老师速记：互不影响所以K_m不变）	↓（昭昭老师速记："反"正都"低"）
V_{max}	不变	（虽然互不影响，但不能生孩子(产物)），所以反应速度降低，产物减少）	↓（昭昭老师速记："反"正都"低"）

【例14】 非竞争性抑制剂存在时，酶促反应动力学的特点是

A. K_m增大，V_{max}不变　　　　B. K_m降低，V_{max}不变　　　　C. K_m不变，V_{max}增大

D. K_m不变，V_{max}降低　　　　E. K_m和V_{max}均降低

四、酶的调节

1. 酶活性的调节(快速调节)与酶含量的调节(缓慢调节)

酶活性的调节-快速调节	别构调节（变构调节）	①可分为别构激活剂和别构抑制剂； ②别构酶都是代谢途径的关键酶，催化的反应常是不可逆反应； ③别构效应剂可导致酶构象的变化，而酶型并不发生改变； ④别构酶分子中常含有多个亚基但并不是都具有催化亚基和调节亚基； ⑤别构效应剂与别构酶活性中心外的某个部位呈非共价可逆性结合； ⑥反应动力学不符合米-曼氏方程式
	化学修饰调节（共价修饰调节）	①酶蛋白肽链上的一些基团可在其他酶的催化下，与某些化学基团共价结合，同时又可在另一种酶的催化下，去掉已结合的化学基团，从而影响酶的活性，这种调节方式即名为化学修饰调节； ②最常见的形式是磷酸化和去磷酸化
	酶原激活	①酶原向酶的转变过程称为酶原的激活； ②酶原激活的实质是酶的活性中心的形成或暴露
酶含量的调节-缓慢调节	诱导或阻遏	酶合成的诱导与阻遏是一种缓慢而长效的调节
	酶的降解	①组织蛋白降解的溶酶体途径(非ATP依赖性蛋白质降解途径)，由溶酶体内的组织蛋白酶非选择性地催化分解一些膜结合蛋白、长半寿期蛋白和细胞外的蛋白； ②组织蛋白降解的胞质途径(ATP依赖性泛素介导的蛋白质降解途径)，主要降解异常或损伤的蛋白质，以及几乎所有短半寿期的蛋白质

【例15】 下列关于变构酶的叙述，不正确的是

A. 变构酶催化非平衡反应　　　　B. 多为代谢途径的关键酶

C. 与变构效应剂量可逆性结合　　D. 都具有催化亚基和调节亚基

E. 酶构象变化后活性可升高或降低

2. 酶促化学修饰调节

（1）概念　酶蛋白肽链上的一些基团可在其他酶的催化下,与某些化学基团共价结合,同时又可在另一种酶的催化下,去掉已结合的化学基团,从而影响酶的活性,酶的这种调节方式称为酶的共价修饰或酶的化学修饰调节。

（2）形式　酶的化学修饰是通过某些化学基团与酶的共价可逆结合来实现的。在化学修饰过程中,酶发生无活性(或低活性)与有活性(或高活性)两种形式的互变。酶的化学修饰主要有磷酸化与去磷酸化、乙酰化与去乙酰化、甲基化与去甲基化、腺苷化与去腺苷化、－SH 与－S－S－的互变等,其中磷酸化与去磷酸化最多见。(昭昭老师速记:"甲乙腺磷")

五、核酶与核酸酶

酶	功　能	昭昭老师速记
核酶	①某些小 RNA 分子具有催化特定 RNA 降解的活性,在 RNA 合成后的剪接修饰中具有重要作用; ②具有催化作用的小 RNA 称核酶或催化小 RNA	"酶"就是让什么东西变"没"
核酸酶	可以水解核酸的酶,分为:DNA 酶和 RNA 酶	"酶"就是让什么东西变"没"

> 参考答案如下,详细答案参见 2019 版《国家临床执业及助理医师资格考试精选真题考点精析》。

1. A	2. C	3. A	4. A	5. B	昭昭老师提示: 关注官方微信,获得第一手考试资料。
6. E	7. A	8. D	9. A	10. A	
11. D	12. B	13. E	14. D	15. D	

第 4 章　维生素

> **2019 考试大纲**
> ①脂溶性维生素;②水溶性维生素。

> **考纲解析**
> 近 20 年的医师考试中,本章的考点是维生素缺乏导致的疾病,执业医师每年考查分数为 0~1 分,助理医师每年考查分数为 0~1 分。

一、维生素的分类

按溶解性不同,维生素可分为脂溶性维生素和水溶性维生素两大类。

分　类	内　容	昭昭老师速记
脂溶性维生素	维生素 A、D、E 和 K	"Dear""脂""K"
水溶性维生素	B 族维生素(B_1、B_2、PP、B_6、B_{12}、生物素、泛酸和叶酸)、维生素 C、硫辛酸	这种水果含维生素"B、C"多,而且含"水"分也多

二、脂溶性维生素

维生素	活性形式	主要功能	缺乏症表现	昭昭老师速记
VitA	视黄醇、视黄醛、视黄酸	VitA 又称为抗干眼病维生素 ①视黄醛与视蛋白结合维持了正常视觉功能; ②视黄酸对基因表达和组织分化具有调节作用; ③VitA 和胡萝卜素是有效的抗氧化剂; ④VitA 及其衍生物可抑制肿瘤生长; ⑤其代谢产物可与细胞内核受体结合,调节细胞的生长与分化	①夜盲症; ②干眼病	势利"眼""啊(A)"
VitD	$1,25-(OH)_2-VitD_3$	VitD 又称抗佝偻病维生素 ①促进小肠对钙、磷的吸收,维持血钙和血磷的正常水平; ②影响细胞分化,促进胰岛 β 细胞合成与分泌胰岛素; ③属于类固醇	①软骨病; ②佝偻病; ③自身免疫病	"弟弟(D)"的"骨骼"强壮

续表

维生素	活性形式	主要功能	缺乏症表现	昭昭老师速记
VitE	生育酚	①VitE 是最重要的脂溶性抗氧化剂；②维持生殖功能,促进血红素生成；③组织细胞分化、免疫调节	①不易缺乏,若缺乏可致轻度贫血；②VitE 治疗先兆流产和习惯性流产	"一(E)""贫(贫血)"如洗
VitK	2-甲基-1,4-萘醌	①促进肝合成 F Ⅱ、Ⅶ、Ⅸ、Ⅹ、抗凝血因子蛋白C、蛋白S；②维持骨盐含量,降低动脉硬化	易出血	儿子、妻子小舅子,十分麻烦,都需要P"K"

【例1】夜盲症是因为缺乏

A. 维生素A B. 维生素B C. 维生素C D. 维生素D E. 维生素E

三、水溶性维生素

维生素	活性形式	主要功能	缺乏症表现	昭昭老师速记
VitB₁	焦磷酸硫胺素（TPP）	α-酮酸氧化脱羧酶的辅酶、转酮基反应,抑制胆碱酯酶的活性	脚气病	"一""脚"踢了"PP"
VitB₂	FMN,FAD	又名核黄素 体内氧化还原酶的辅酶	口角炎、唇炎、阴囊炎、眼睑炎	"2"人唱双"黄",一个很"萌MN",一个很"哆D"
VitB₆	磷酸吡哆醛,磷酸吡哆胺	氨基酸脱羧酶及转氨酶的辅酶	低色素小细胞性贫	"多""6"
VitB₁₂	甲钴胺素,5'-脱氧腺苷钴胺素	又称钴胺素 ①促进甲基转移；②促进 DNA 合成；③促进红细胞成熟琥珀酰辅酶 A 的生成	巨幼红细胞贫血,神经脱髓鞘	"12"岁的"巨"人
VitPP	NAD+、NADP+	又称抗癞皮病维生素 ①构成脱氢酶的辅酶；②参与生物氧化体系	癞皮病	①"癞""P"；②"脱"了衣服漏出"PP"
VitC	抗坏血酸	又称 L-抗坏血酸 ①既是羟化酶的辅酶又是强抗氧化剂；②直接参与体内氧化还原反应；③增强免疫力	坏血病	维他命"C""坏"了
泛酸	CoA,酰基载体蛋白(ACP)	又称遍多酸、VitB5 ①构成 CoA 的成分；②参与体内酰基转移；③参与脂酸合成	肢神经痛综合征	整个"肢"体都"泛酸",不舒服
叶酸	FH4	参与一碳单位的转移,与蛋白质、核酸合成,红细胞、白细胞成熟有关	巨幼红细胞贫血	"巨"大的树"叶"
生物素	生物素辅酶	又称 VitH、VitB₂ ①构成羧化酶的辅酶；②参与 CO₂ 的固定；③参与信号转导	疲乏、恶心、呕吐	—

例 2～3 共用选项

A. 脚气病　　　B. 佝偻病　　　C. 坏血病　　　D. 克汀病　　　E. 夜盲症

【例 2】维生素 B_1 缺乏可引起

【例 3】维生素 C 缺乏可引起

➤ 参考答案如下，详细答案参见 2019 版《国家临床执业及助理医师资格考试精选真题考点精析》。

| 1. A | 2. A | 3. C | 昭昭老师提示：关注官方微信，获得第一手考试资料。 |

第 5 章　糖代谢

➤ **2019 考试大纲**

①糖的分解代谢；②糖原的合成与分解；③糖异生；④磷酸戊糖途径；⑤血糖及其调节。

➤ **考纲解析**

近 20 年的医师考试中，本章的考点是糖的分解代谢和磷酸戊糖途径，执业医师每年考查分数为 0～1 分，助理医师每年考查分数为 0～1 分。

第 1 节　糖的氧化

一分子葡萄糖在胞质中可裂解为两分子丙酮酸，是葡萄糖无氧氧化和有氧氧化的共同起始途径，称为糖酵解。

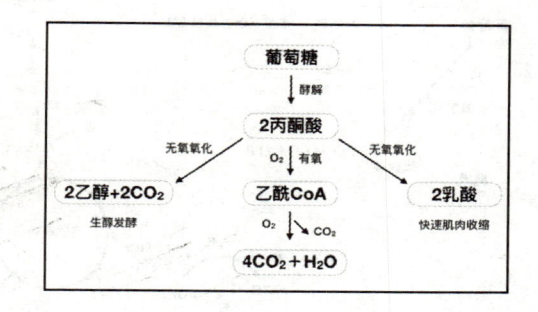

糖的无氧氧化	在不能利用氧或氧供应不足时，人体将丙酮酸在胞质中还原生成乳酸。 ①糖酵解过程的终产物是乳酸（昭昭老师速记：母"乳"的整个"过程"）； ②糖酵解途径的终产物是丙酮酸（昭昭老师速记："饼（丙）"状"图（途）"）
糖的有氧氧化	氧供应充足时，丙酮酸主要进入线粒体中彻底氧化为 CO_2 和 H_2O，即糖的有氧氧化

一、糖的无氧氧化

葡萄糖不利用氧的分解过程分为两个阶段。糖无氧氧化的全部反应在胞质中进行，第一阶段是糖酵解，第二阶段为乳酸生成。

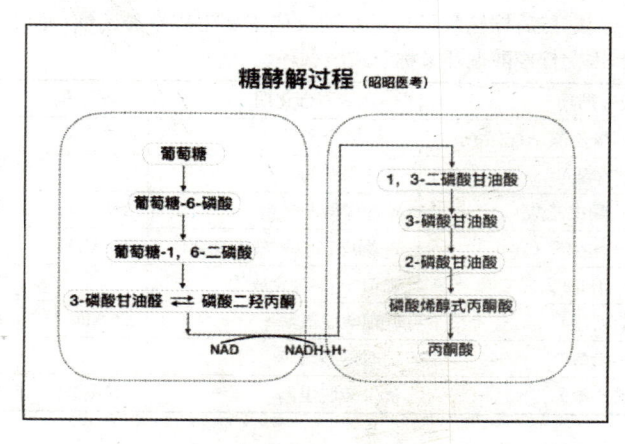

糖无氧氧化反应	催化酶	辅酶	反应类型	ATP
① 葡萄糖→葡糖-6-磷酸	己糖激酶	Mg^{2+}	磷酸化反应	-1
② 葡糖-6-磷酸→果糖-6-磷酸	磷酸己糖异构酶	Mg^{2+}	异构反应	0
③ 果糖-6-磷酸→果糖-1,6-二磷酸	磷酸果糖激酶-1	Mg^{2+}	磷酸化反应	-1
④ 果糖-1,6-二磷酸→磷酸二羟丙酮+3-磷酸甘油醛	醛缩酶	—	裂解反应	0
⑤ 磷酸二羟丙酮→3-磷酸甘油醛	磷酸丙糖异构酶	—	异构反应	0
⑥ 2×(3-磷酸甘油醛→1,3-二磷酸甘油酸)	3-磷酸甘油醛脱氢酶	—	氧化反应	0
⑦ 2×(1,3-二磷酸甘油酸→3-磷酸甘油酸)	磷酸甘油酸激酶	Mg^{2+}	底物水平磷酸化	2×1
⑧ 2×(3-磷酸甘油酸→2-磷酸甘油酸)	磷酸甘油酸变位酶	Mg^{2+}	异构反应	0
⑨ 2×(2-磷酸甘油酸磷酸烯醇式丙酮酸)	烯醇化酶	—	脱水反应	0
⑩ 2×(磷酸烯醇式丙酮酸→丙酮酸)	丙酮酸激酶	Mg^{2+}、K^+	底物水平磷酸化	2×1
⑪ 2×(丙酮酸→乳酸)	乳酸脱氢酶	—	还原反应	0

【例1】糖酵解的关键酶是

A. 丙酮酸羧化酶　　B. 己糖激酶　　C. 果糖二磷酸酶　　D. 葡萄糖-6-磷酸酶　　E. 磷酸化酶

二、糖的有氧氧化

糖的有氧氧化分为三个阶段。

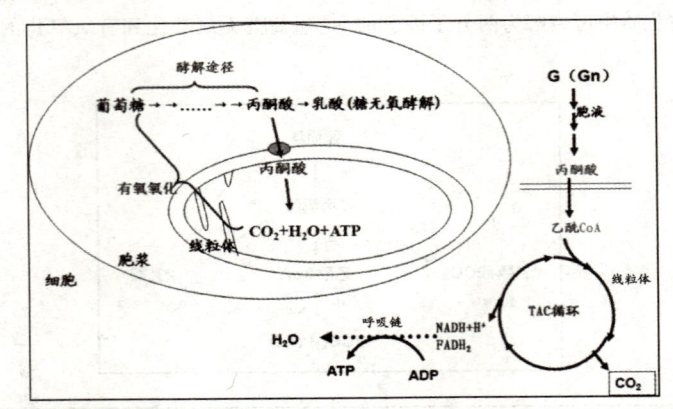

1. 第一阶段　葡萄糖在胞质中经糖酵解生成丙酮酸，即葡萄糖→丙酮酸，与糖无氧氧化的第一阶段过程相同。

2. 第二阶段　丙酮酸进入线粒体氧化脱羧生成乙酰CoA，即丙酮酸→乙酰CoA，反应部位在线粒体。丙酮酸进入线粒体氧化脱羧生成乙酰CoA，总反应式为：丙酮酸+NAD+HS-CoA→乙酰CoA+NADH+H$^+$+CO$_2$。此反应由丙酮酸脱氢酶复合体催化，该复合体的辅酶有焦磷酸硫胺素（TPP）、硫辛酸、FAD、NAD$^+$及CoA。(昭昭老师速记："双""人""流"着口水"啊(A)"，看着"肥(F)""牛(N)")

3. 第三阶段　乙酰CoA进入柠檬酸循环，并偶联进行氧化磷酸化。柠檬酸循环的第一步是由乙酰CoA与草酰乙酸缩合生成柠檬酸，然后柠檬酸经过一系列反应重新生成草酰乙酸，完成一轮循环。由于柠檬酸是一含三个羧基的柠檬酸，因此柠檬酸循环又称三羧酸循环。

三羧酸循环	催化酶	辅酶	反应类型	ATP
① 2×(乙酰CoA+草酰乙酸→柠檬酸)	柠檬酸合酶	K^+	缩合反应	0
② 2×(柠檬酸→异柠檬酸)	顺乌头酸酶	—	异构反应	0
③ 2×(异柠檬酸→α-酮戊二酸)	异柠檬酸脱氢酶	2NADH	氧化脱羧反应	5
④ 2×(α-酮戊二酸→琥珀酰CoA)	α-酮戊二酸脱氢酶复合体	2NADH	氧化脱羧反应	5
⑤ 2×(琥珀酰CoA→琥珀酸)	琥珀酰CoA合成酶	—	底物水平磷酸化	2GTP
⑥ 2×(琥珀酸→延胡索酸)	琥珀酸脱氢酶	2FAD	脱氢氧化反应	3
⑦ 2×(延胡索酸→苹果酸)	延胡索酸酶	—	加水反应	0
⑧ 2×(苹果酸→草酰乙酸)	苹果酸脱氢酶	2NADH	脱氢氧化反应	5

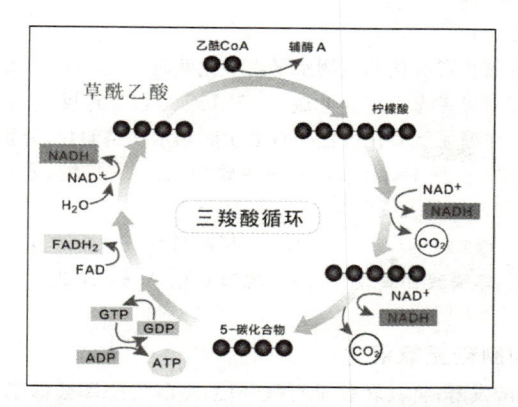

▶ 昭昭老师总结：葡萄糖的代谢过程 1 分子葡萄糖经过糖有氧氧化，产生 30 或 32 分子 ATP。

阶 段	反 应	辅 酶	ATP
第一阶段	葡萄糖→6-磷酸葡萄糖	—	-1
	6-磷酸果糖→果糖-1,6-二磷酸	—	-1
	2×3-磷酸甘油醛→2×1,3-二磷酸甘油酸	2NADH（胞质）	3 或 5
	2×1,3-二磷酸甘油酸→2×3-磷酸甘油酸		2
	2×磷酸烯醇式丙酮酸→2×丙酮酸		2
第二阶段	2×丙酮酸→2×乙酰 CoA	2NADH（线粒体基质）	5
第三阶段	2×异柠檬酸→2×α-酮戊二酸	2NADH（线粒体基质）	5
	2×α-酮戊二酸→2×琥珀酰 CoA	2NADH	5
	2×琥珀酰 CoA→2×琥珀酸	—	2
	2×琥珀酸→2×延胡索酸	2FADH$_2$	3
	2×苹果酸→2×草酰乙酸	2NADH	5

【例2】三羧酸循环的生理意义是
A. 合成胆汁酸　　B. 提供能量　　C. 提供 NADPH　　D. 参与酮体合成　　E. 参与蛋白质代谢

【例3】不参与三羧酸循环的化合物是
A. 枸橼酸　　B. 草酰乙酸　　C. 丙二酸　　D. α-酮戊二酸　　E. 琥珀酸

【例4】属于三羧酸循环的酶是
A. 6-磷酸葡萄糖脱氢酶　　　　　　B. 苹果酸脱氢酶　　　　　　C. 丙酮酸脱氢酶
D. NADH 脱氢酶　　　　　　　　　E. 葡萄糖-6-磷酸酶

三、糖无氧氧化和柠檬酸循环的常考特点归纳总结

	糖无氧氧化	柠檬酸循环
1	1 分子葡萄糖	1 分子乙酰 CoA
2	①2 个阶段（葡萄糖→丙酮酸→乳酸）； ②2 次磷酸化→消耗 2ATP； ③2 次底物水平磷酸化，生成 2ATP	①2 次脱羧→生成 2 分子 CO_2； （此为体内 CO_2 的主要来源）； ②1 次底物水平磷酸化（生成 GTP）
3	3 个关键酶	3 个关键酶
4	生成 4 分子的 ATP（但净生成 2ATP）	4 次脱氢（3 次由 NAD^+ 接受，1 次由 FAD 接受），生成 9ATP（3×2.5＋1×1.5ATP）
部位	胞质	线粒体
产物	最终产物是乳酸	最终产物是 CO_2 和 H_2O
意义	①迅速提供能量； ②当机体缺氧或剧烈运动肌肉局部血流不足时，能量主要通过乳酸酵解获得； ③红细胞没有线粒体，完全依赖乳酸酵解供应能量； ④神经、白细胞和骨髓等代谢极为活跃，即使不缺氧也常由乳酸酵解提供部分能量	①柠檬酸循环是三大营养物质分解产能的共同通路； ②柠檬酸循环是糖、脂肪、氨基酸代谢联系的枢纽

四、底物水平磷酸化

体内ATP的生成方式有氧化磷酸化和底物水平磷酸化两种。底物水平磷酸化是指将底物分子中的能量直接以高能键形式转移给ADP（或GDP）生成ATP（或GTP）的反应过程。（昭昭老师速记：这里好比是老师傅直接把功力输给你）在糖无氧氧化过程中有2次底物水平磷酸化，分别由磷酸甘油酸激酶和丙酮酸激酶催化，均产生ATP。在柠檬酸循环中有1次底物水平磷酸化，由琥珀酰CoA合成酶催化，产生GTP。

【例5】进行底物水平磷酸化的反应是
A. 葡萄糖→6-磷酸葡萄糖
B. 6-磷酸果糖→1,6-二磷酸果糖
C. 3-磷酸甘油醛→1,3-二磷酸甘油酸
D. 琥珀酰CoA→琥珀酸
E. 丙酮酸→乙酰CoA

五、糖有氧氧化可抑制糖无氧氧化

酵母菌在无氧时进行生醇发酵，将其转移至有氧环境，生醇发酵即被抑制。这种有氧氧化抑制生醇发酵（或糖无氧氧化）的现象称为巴斯德效应。

六、糖无氧氧化和有氧氧化的调节

糖酵解过程有3个非平衡反应，分别由己糖激酶、磷酸果糖激酶-1和丙酮酸激酶催化，它们催化的反应不可逆，是控制糖酵解流量的3个关键酶，其活性受别构效应剂和激素的调节。

关键酶	抑制剂	激活剂	调节机制
磷酸果糖激酶-1（限速酶）	ATP、柠檬酸	ADP、AMP、果糖-1,6-双磷酸、果糖-2,6-双磷酸（最强）	最重要，变构调节
丙酮酸激酶	ATP、胰高血糖素	果糖-1,6-二磷酸	变构调节，化学修饰
己糖激酶	葡萄糖-6-磷酸、长链脂酰CoA	胰岛素	变构调节，化学修饰

第2节 磷酸戊糖途径

磷酸戊糖途径是指从糖酵解的中间产物葡糖-6-磷酸开始形成旁路，通过氧化、基团转移两个阶段生成果糖-6-磷酸和3-磷酸甘油醛，从而返回糖酵解的代谢途径，亦称为磷酸戊糖旁路。

一、反应部位和反应阶段

反应部位	磷酸戊糖途径在胞质中进行
两个阶段	第一阶段是氧化反应，生成磷酸核糖、NADPH和CO_2；第二阶段是基团转移反应，最终生成果糖-6-磷酸和3-磷酸甘油醛

二、反应过程

葡萄糖—葡糖-6-磷酸 —葡萄-6-磷酸脱氢酶→ 6-磷酸葡糖酸内酯—6-磷酸葡糖酸—核酮糖-5-磷酸—核糖-5-磷酸—…"基团转移"—果糖-6-磷酸和3-磷酸甘油醛—返回糖酵解代谢途径。

三、辅 酶

葡糖-6-磷酸—6-磷酸葡糖酸内酯	由葡糖-6-磷酸脱氢酶催化，该酶的辅酶为$NADP^+$
6-磷酸葡糖酸—核酮糖-5-磷酸	由6-磷酸葡糖酸脱氢酶催化，该酶的辅酶为$NADP^+$

例6~7共用选项
A. 6-磷酸葡糖脱氢酶
B. 苹果酸脱氢酶
C. 丙酮酸脱氢酶
D. NADH脱氢酶
E. 葡萄糖-6-磷酸酶

【例6】属于磷酸戊糖通路的酶是

【例7】属于糖异生的酶是

四、调 节

葡糖-6-磷酸脱氢酶是磷酸戊糖途径的关键酶（昭昭老师速记："务（戊）""脱"）。葡糖-6-磷酸脱氢酶的活性主要受$NADPH/NADP^+$比例的影响。NADPH对该酶有强烈的抑制作用，$NADPH/NADP^+$比例升高时磷酸戊糖途径被抑制；比例降低时被激活。因此，磷酸戊糖途径的流量取决于NADPH需求。

五、生理意义

磷酸戊糖途径的生理意义是生成NADPH并不是NADH和磷酸戊糖，而不能产生ATP。

1. 为核酸的生物合成提供核糖 核糖是核苷酸的基本组分。体内的核糖并不依赖从食物摄入,而是通过磷酸戊糖途径生成。磷酸核糖的生成方式有两种:一是经葡糖-6-磷酸氧化脱羧生成;二是经糖酵解的中间产物 3-磷酸甘油醛和果糖-6-磷酸通过基团转移生成。

2. 提供 NADPH 作为供氢体参与多种代谢反应 与 NADH 不同,NADPH 携带的氢并不通过电子传递链氧化释出能量,而是参与许多代谢反应,发挥不同的功能。(昭昭老师提示:请注意区别,NAD^+ 和 $NADP^+$)

NADPH 是许多合成代谢的供氢体	如从乙酰 CoA 合成脂肪酸、胆固醇;又如机体合成非必需氨基酸
NADPH 参与羟化反应	体内的羟化反应常有 NADPH 参与
NADPH 可维持谷胱甘肽的还原状态	谷胱甘肽(GSH)是一个三肽,2分子 GSH 可以脱氢生成氧化型谷胱甘肽(GSSG),而后者可在谷胱甘肽还原酶作用下,被 NADPH 重新还原为还原型谷胱甘肽

还原型谷胱甘肽是体内重要的抗氧化剂,可保护一些含巯基的蛋白质或酶免受氧化剂,尤其是过氧化物的损害。对红细胞而言,还原型谷胱甘肽的作用更为重要,可保护红细胞膜的完整性。葡糖-6-磷酸脱氢酶缺陷者,其红细胞不能经磷酸戊糖途径获得充足的 NADPH,难以使谷胱甘肽保持还原状态,因而表现出红细胞易于破裂,发生溶血性黄疸。这种溶血现象常在食用蚕豆(是强氧化剂)后出现,故称为蚕豆病。

第3节 糖原合成与分解

糖原是葡萄糖的多聚体,是体内糖的储存形式。糖原分子呈树枝状,其直链以 α-1,4-糖苷键连接(昭昭老师速记:"至""死"不渝),分支处为 α-1,6-糖苷键。(昭昭老师速记:007 电影中的军情"6""处")

一、糖原合成

糖原是葡萄糖的多聚体,是体内糖的储存形式。葡萄糖单位主要以 α-1,4-糖苷键连接,分支处为 α-1,6-糖苷键。糖原合成关键酶:糖原合酶,它只能使糖链不断延长,但不能形成分支。

二、糖原分解

糖原分解是指糖原分解为 6-磷酸-葡萄糖或葡萄糖的过程,它不是糖原合成的逆反应。糖原分解关键酶:糖原磷酸化酶,只能作用于 α-1,4-糖苷键而非 α-1,6-糖苷键,因此只能分解糖原的直链。脱支酶分解 α-1,6-糖苷键。

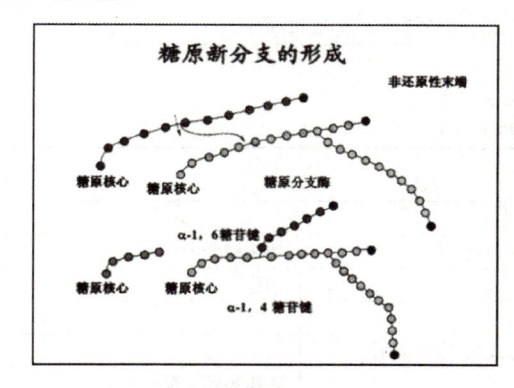

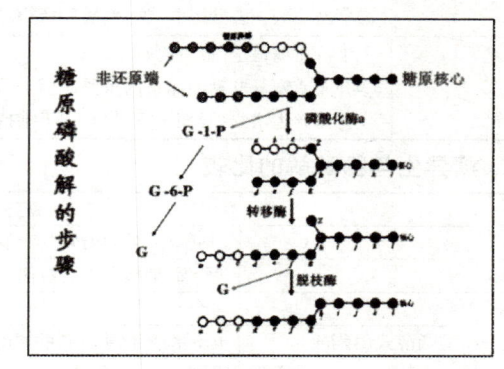

三、糖原合成和分解的对比

		糖原合成	糖原分解	
定义		葡萄糖生成糖原的过程	糖原分解为葡糖-6-磷酸或葡萄糖	
发生部位		主要在肝和骨骼肌	主要在肝和骨骼肌	
催化酶	糖原合酶	形成 α-1,4-糖苷键(直链)	糖原磷酸化酶	分解 α-1,4-糖苷键(直链)
	分支酶	形成 α-1,6-糖苷键(分支)	脱支酶	分解 α-1,6-糖苷键(分支)
	变位酶	葡糖-6-磷酸→葡糖-1-磷酸	变位酶	葡糖-1-磷酸→葡糖-6-磷酸
关键酶磷酸化		活性降低	活性升高	
耗能过程		耗能过程,1分子葡萄糖消耗2ATP	非耗能过程,不消耗 ATP	
生理意义		①以糖原形式储存葡萄糖;②当机体需要葡萄糖时糖原可以被迅速动	①肝糖原维持血糖稳定;②肌糖原为肌肉收缩提供急需的能量	

四、糖原合成与糖原分解的调节

糖原合成与糖原分解的调节即分别对糖原合酶和糖原磷酸酶的调节,这两种酶的酶活性都受到化学修饰和别构调节两种方式的快速调节。

	糖原合成的调节	糖原分解的调节
关键酶	糖原合酶	糖原磷酸化酶
化学修饰调节	胰岛素→酶活性升高(促进糖原合成)	①胰高血糖素(肝内)→酶活性升高 ②肾上腺素(骨骼肌内)、Ca^{2+}→酶活性升高 ③胰岛素→酶活性降低(阻止糖原分解)
别构调节	①别构激活剂:ATP、葡糖-6-磷酸; ②别构抑制剂:AMP	①别构激活剂:无 ②别构抑制剂:葡萄糖

第4节 糖异生

一、概述

在饥饿状况下由非糖化合物(乳酸、甘油、生糖氨基酸等)转变为葡萄糖或糖原的过程称为糖异生。(昭昭老师速记:"乳"臭未"干(甘)"要吃"糖")

二、糖异生的合成步骤

合成原料	乳酸、甘油、生糖氨基酸、GTP、ATP
代谢部位	①肝、肾;肾的糖异生能力在正常情况下只有肝的1/10,而在长期饥饿时则可大大增强。 ②亚细胞定位:细胞质+线粒体
糖异生与糖酵解的关系	糖酵解与糖异生的多数反应是可逆的,仅糖酵解中3个限速步骤所对应的逆反应需要由糖异生特有的关键酶来催化
关键酶	葡萄糖-6-磷酸酶、果糖二磷酸酶-1、丙酮酸羧化酶(最重要)、磷酸烯醇式丙酮酸羧激酶 (昭昭老师速记:糖异生的酶带"羧"字,和糖酵解共同的酶是果糖二磷酸酶-1)
耗能过程	①丙酮酸→草酰乙酸:由丙酮酸羧化酶催化,消耗1ATP。 ②草酰乙酸→磷酸烯醇式丙酮酸:由磷酸烯醇式丙酮酸羧激酶催化,消耗1GTP
生理意义	①维持血糖恒定(最重要); ②补充或恢复肝糖原储备的重要途径; ③肾糖异生增强(长期饥饿时)有利于维持酸碱平衡

三、糖异生与糖酵解的比较

	糖异生	糖酵解
途径	非糖化合物(丙酮酸)→葡萄糖	葡萄糖→丙酮酸
代谢部位	肝、肾 细胞质+线粒体	细胞质
关键酶	4个	3个
丙酮酸→磷酸烯醇式丙酮酸	丙酮酸羧化酶+磷酸烯醇式丙酮酸羧激酶	丙酮酸激酶
果糖-6-磷酸→果糖-1,6-二磷酸	果糖二磷酸酶-1	磷酸果糖激酶-1
葡萄糖→葡萄糖-6-磷酸	葡萄糖-6-磷酸酶	己糖激酶
ATP	消耗2ATP(即1ATP+1GTP)	净生成2ATP

四、糖异生与糖酵解的调节

昭昭老师速记:看到只有果糖-2,6-二磷酸、果糖-1,6-二磷酸作用在有关果糖的酶上面,其余的基本上都是作用在丙酮酸相关的酶上。

	糖异生	糖酵解
果糖-2,6-二磷酸、AMP、ADP	抑制(抑制果糖二磷酸酶-1)	促进(激活磷酸果糖激酶-1)
果糖-1,6-二磷酸	抑制	促进(激活磷酸果糖激酶-1和丙酮酸激酶)
饥饿时胰高血糖素分泌增加	促进(激活丙酮酸羧激酶)	抑制(抑制丙酮酸激酶)
胰岛素	抑制(抑制丙酮酸激酶)	促进
丙氨酸、ATP	—	抑制(抑制丙酮酸激酶等)
乙酰CoA	促进(变构激活丙酮酸羧化酶)	抑制(抑制丙酮酸激酶)

五、乳酸循环

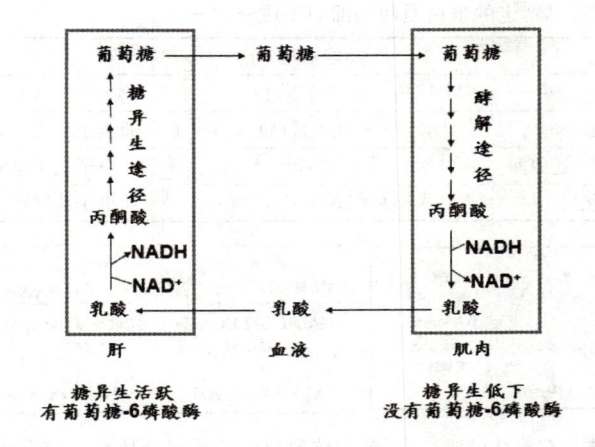

1. Cori 循环　肌肉收缩通过糖无氧氧化生成乳酸,乳酸通过细胞弥散进入血液后,再入肝异生为葡萄糖。葡萄糖释入血液后又可被肌肉摄取,由此构成了一个循环,称为乳酸循环,又称 Cori 循环。

2. 乳酸循环的生理意义　既能回收乳酸中的能量,又可避免因乳酸堆积而引起酸中毒。乳酸循环是耗能过程,2 分子乳酸异生成葡萄糖消耗 6 分子 ATP。

第 5 节　血糖及其调节

一、血糖的来源和去路

血糖的来源:饱食时,食物消化吸收提供血糖;短期饥饿时,肝糖原分解补充血糖;长期饥饿时,非糖物质通过糖异生补充血糖。血糖的去路:有氧氧化分解供能;合成肝糖原和肌糖原储备转变成其他糖;转变成脂肪或氨基酸。

二、血糖水平的平衡主要受激素调节

调节血糖的激素主要有胰岛素、胰高血糖素、肾上腺素和糖皮质激素等。

降低血糖激素	胰岛素是唯一降低血糖的激素
升高血糖激素	①胰高血糖素是升高血糖的主要激素; ②糖皮质激素可升高血糖; ③肾上腺素是强有力的升高血糖的激素

【例8】下述为血糖的主要去路,例外的是
A. 在细胞内氧化分解供能
B. 转变为非必需氨基酸、甘油三酯等非糖物质
C. 转变为糖皮质激素
D. 转变成其他单糖及衍生物
E. 在肝、肌肉等组织中合成糖原

▶ **参考答案**如下,详细答案参见 2019 版《国家临床执业及助理医师资格考试精选真题考点精析》。

1. B	2. B	3. C	4. B	5. D	昭昭老师提示:关注官方微信,获得第一手考试资料。
6. A	7. E	8. C	—		

第 6 章　生物氧化

▶ **2019 考试大纲**

①ATP 与其他高能化合物:ATP 循环与高能磷酸键,ATP 的利用,其他高能磷酸化合物。②氧化磷酸化:概念,两条呼吸链的组成,ATP 合酶,氧化磷酸化的调节及影响因素。

▶ **考纲解析**

近 20 年的医师考试中,本章的考点是两条呼吸链的组成,执业医师每年考查分数为 0~1 分,助理医师每年考查分数为 0~1 分。

一、氧化呼吸链的组成

1. 氧化呼吸链由 4 种具有传递电子能力的复合体组成 氧化呼吸链是由位于线粒体内膜上的 4 种蛋白酶复合体组成,分别称之为复合体Ⅰ、Ⅱ、Ⅲ和Ⅳ。每种复合体都由多种酶蛋白和辅助因子(金属离子、辅酶或辅基)组成,但各复合体含有自己特定的蛋白质和辅助因子成分。

	酶名称	功能辅基	功 能
复合体Ⅰ	NADH-泛醌还原酶	FMN, Fe-S(铁硫蛋白)	将 NADH+H$^+$ 中的电子传递给泛醌
复合体Ⅱ	琥珀酸-泛醌还原酶	FAD, Fe-S(铁硫蛋白)	将电子从琥珀酸传递到泛醌
复合体Ⅲ	泛醌-细胞色素 c 还原酶	血红素 b_L, b_H, c_1, Fe-S	将电子从还原型泛醌传递至细胞色素 c
复合体Ⅳ	细胞色素 c 氧化酶	血红素 a, 血红素 a_3, Cu_A, Cu_B	将电子从细胞色素 c 传递给氧

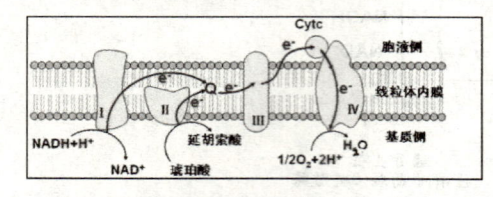

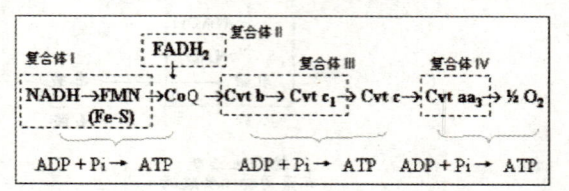

2. 递氢体和电子传递体 在氧化呼吸链中,参与传递反应的酶复合体按一定顺序排列在线粒体内膜上,发挥传递电子或氢的作用。其中传递氢的酶蛋白或辅助因子称为递氢体,传递电子的则称为电子传递体。(昭昭老师提示:递氢体一定是递电子体,但是递电子体不一定是递氢体)

	组 分	作 用
NAD$^+$、NADP$^+$	VitPP	同时传递 H、e
FAD、FMN	VitB$_2$	
CoQ(中文名泛醌)	—	
Fe-S	铁原子	单电子传递体
Cyt	铁卟啉	

3. 氧化呼吸链中各种氧化还原对的标准氧化还原电位 标准氧化还原电位 E_0 是指在特定条件下,参与氧化还原反应的组分对电子的亲和力大小。电位高的组分对电子的亲和力强,易接受电子。相反,电位低的组分倾向给出电子。因此,呼吸链中电子应从电位低的组分向电位高的组分(低→高)进行传递。

二、氧化磷酸化及其偶联

1. ATP 的生成方式 细胞内由 ADP 磷酸化生成 ATP 的方式有两种,即底物水平磷酸化和氧化磷酸化。

底物水平磷酸化	底物将高能键提供出来,使得 ADP→ATP
氧化磷酸化	ATP 生成的主要方式,即由代谢物脱下的氢,经线粒体氧化呼吸链电子传递释放能量,从而驱动 ADP 磷酸化生成 ATP 相偶联,即还原当量的氧化过程与磷酸化过程相偶联,产生能量 ATP

2. P/O 比值

(1) ADP→ATP 一对电子通过氧化呼吸链传递给 1 个氧原子生成 1 分子 H$_2$O,其释放的能量使 ADP 磷酸化合成 ATP,此过程需要消耗氧和磷酸。

(2) P/O 比值 P/O 比值是指氧化磷酸化过程中,每消耗 1/2 摩尔 O$_2$ 所需磷酸的摩尔数,即所合成 ATP 的摩尔数,也即一对电子(或氢)通过氧化呼吸链传递给氧所生成 ATP 分子数。

3. 生物体内呼吸链的两条途径

	NADH 氧化呼吸链	FADH$_2$(琥珀酸)氧化呼吸链
电子供体	NADH	FADH$_2$
电子传递顺序	NADH→复合体Ⅰ→CoQ→复合体Ⅲ→Cytc→复合体Ⅳ→O$_2$	琥珀酸→复合体Ⅱ→CoQ→复合体Ⅲ→Cytc→复合体Ⅳ→O$_2$
共同传递途径	CoQ→复合体Ⅲ→Cytc→复合体Ⅳ→O$_2$	CoQ→复合体Ⅲ→Cytc→复合体Ⅳ→O$_2$
P/O 比值	2.5	1.5
氧化磷酸化偶联位点	3个(复合体Ⅰ、复合体Ⅲ、复合体Ⅳ)	2个(复合体Ⅲ、复合体Ⅳ)

续表

	NADH 氧化呼吸链	FADH$_2$（琥珀酸）氧化呼吸链
脱氢进入此途径的代表物质	丙酮酸、α-酮戊二酸、苹果酸、β-羟丁酸、谷氨酸、异柠檬酸	α-磷酸甘油、脂酰 CoA、琥珀酸
昭昭老师速记	其余的都是 NADH	"阿""先"前的老"虎"又出现了

【例1】呼吸链电子传递过程中可直接被磷酸化的物质是

A. CDP　　　　B. ADP　　　　C. GDP　　　　D. TDP　　　　E. UDP

【例2】有关氧化磷酸化的叙述,错误的是

A. 物质在氧化时伴有 ADP 磷酸化生成 ATP 的过程
B. 氧化磷酸化过程涉及两种呼吸链
C. 电子分利经两种呼吸链传递至氧,均产生 3 分子 ATP
D. 氧化磷酸化过程存在于线粒体内
E. 氧化与磷酸化过程通过偶联产能

三、影响氧化磷酸化的因素

1. 体内能量状态可调节氧化磷酸化速率　　ADP 是调节机体氧化磷酸化速率的主要因素。细胞内 ADP 的浓度以及 ATP/ADP 的比值能够迅速感应机体能量状态的变化。

2. 抑制剂可阻断氧化磷酸化过程

（1）呼吸链抑制剂阻断电子传递过程

呼吸链抑制剂	抑制部位	作用机制	昭昭老师速记
异戊巴比妥、鱼藤酮、粉蝶霉素 A	复合体 I	抑制电子由铁硫中心到泛醌的传递	I＝异;"一"条"鱼";"一"只"蝶"
萎锈灵	复合体 II	—	"2"口子都很"灵"
抗霉素 A、黏噻唑菌醇	复合体 III	阻断电子由 Cyt bH 到泛醌（QN）间的传递	抵"抗"小"3"
CN$^-$（氰化物）、N$_3^-$	复合体 IV	紧密结合氧化型 Cytα$_3$,阻断电子由 Cytα 到 CuB - Cytα$_3$ 间传递	"轻（氰）""死"了
CO（一氧化碳）	复合体 IV	结合还原型 Cytα$_3$,阻断电子由 Cytα$_3$ 传递给 O$_2$	"一""死"了

【例3】氰化物中毒抑制的是

A. 细胞色素 b　　B. 细胞色素 c　　C. 细胞色素 c$_1$　　D. 细胞色素 aa$_3$　　E. 辅酶 Q

（2）解偶联剂阻断 ADP 的磷酸化过程　　解偶联剂如二硝基苯酚（DNP）、新生儿棕色脂肪组织解偶联蛋白（UCP1）,可使氧化与磷酸化的偶联脱离,电子可沿呼吸链正常传递并建立跨内膜的质子电化学梯度储存能量,但不能使 ADP 磷酸化合成 ATP。

（3）ATP 合酶抑制剂同时抑制电子传递和 ATP 的生成如寡霉素。

3. 甲状腺激素可促进氧化磷酸化和产热　　甲状腺功能亢进症患者基础代谢率增高的原因:

Na$^+$-K$^+$-ATP 酶生成增多	甲状腺激素诱导细胞膜上 Na$^+$-K$^+$-ATP 酶的生成,使 ATP 加速分解为 ADP 和 Pi,ADP 增多促进氧化磷酸化
解偶联蛋白基因表达增多	甲状腺激素可诱导解偶联蛋白基因表达,引起物质氧化释能和产热比率增加,ATP 合成减少,导致机体耗氧量和产热同时增加

4. 线粒体 DNA 突变　　线粒体 DNA 突变可影响氧化磷酸化功能。

四、高能化合物

1. 高能键和高能化合物　　在标准条件下水解时释放大量自由能的化学键称为高能键,生物高能键主要是高能磷酸键（如 ATP 末端的磷酸酯键）和高能硫酯键（如含有高能硫酯键的 CoA）。含高能键的化合物称为高能化合物,包括高能磷酸化合物（如 ATP）和高能硫酯化合物（如乙酰 CoA）。

2. 高能磷酸化合物和高能硫酯化合物

高能磷酸化合物	① NTP,NDP; ② 1,3-二磷酸甘油酸、磷酸烯醇式丙酮酸; ③ 磷酸肌酸、乙酰磷酸、氨基甲酰磷酸、焦磷酸、1-磷酸葡萄糖

尚能硫酯键化合物	乙酰 CoA、脂酰 CoA、琥珀酰 CoA

3. 不是高能磷酸化合物　虽然也含有磷酸基团,但并不是高能磷酸化合物:果糖-1,6-二磷酸、葡糖-6-磷酸、果糖-6-磷酸、2,3-二磷酸甘油酸、3-磷酸甘油酸、3-磷酸甘油醛、肌酸、三磷酸肌醇。

【例 4】下列哪种化合物中不含有高能磷酸键

　　A. 1,6-双磷酸果糖　　　　　　　B. 二磷酸腺苷　　　　　　C. 1,3-二磷酸甘油酸

　　D. 磷酸烯醇式丙酮酸　　　　　　E. 磷酸肌酸

五、胞质中 NADH 的氧化

生物氧化脱氢反应产生的 NADH 可在细胞质或线粒体基质中,在线粒体内生成的 NADH 可直接进入氧化呼吸链进行电子传递。但 NADH 不能自由穿过线粒体内膜,在胞质中经糖酵解等生成的 NADH 需通过穿梭机制(α-磷酸甘油穿梭或苹果酸-天冬氨酸穿梭)进入线粒体的呼吸链才能进行氧化。

	α-磷酸甘油穿梭	苹果酸-天冬氨酸穿梭
存在	骨骼肌和脑	心肌和肝
昭昭速记	一"股脑""干"了	"心""肝"要"苹果"
穿梭机制	①NADH+磷酸二羟丙酮→α-磷酸甘油(胞质); ②α-磷酸甘油—磷酸二羟丙酮+FADH$_2$(线粒体)	①NADH+草酰乙酸→苹果酸(胞质); ②苹果酸→草酰乙酸+NADH(线粒体); ③草酰乙酸+谷氨酸→天冬氨酸+α-酮戊二酸(线粒体); ④天冬氨酸+α-酮戊二酸→草酰乙酸+谷氨酸(胞质)
生成 ATP	一对氢可产生 1.5 分子 ATP	一对氢可产生 2.5 分子 ATP

➤ 参考答案如下,详细答案参见 2019 版《国家临床执业及助理医师资格考试精选真题考点精析》。

1. B	2. C	3. D	4. A	—	昭昭老师提示:关注官方微信。

第 7 章　脂类代谢

➤ **2019 考试大纲**

　　①脂类的生理功能;②脂肪的消化与吸收;③脂肪的合成代谢;④脂酸的合成代谢;⑤脂肪的分解代谢;⑥甘油磷脂代谢;⑦胆固醇代谢;⑧血浆脂蛋白代谢。

➤ **考纲解析**

　　近 20 年的医师考试中,本章的考点是脂肪的分解代谢和血浆脂蛋白代谢,执业医师每年考查分数为 1~2 分,助理医师每年考查分数为 0~1 分。

第 1 节　脂类的生理功能

一、供给和储备能量

1 克膳食脂肪在体内氧化可产生 9 千卡(37.66 千焦耳)的能量,比碳水化合物和蛋白质的热能值高。脂肪是供能营养素中热能值最高的营养素,这是因为它所含的碳、氢比例比碳水化合物或蛋白质多所致。脂肪组织是体内储存能量的主要形式。

二、构成生物膜

所有生物膜的结构和功能与所含脂类成分有密切关系,膜上许多酶蛋白均与脂类结合而存在并发挥作用。

三、供给必需脂肪酸

人体所必需的脂肪酸,是靠食物脂肪来供给的,它是促进生长发育和合成前列腺素不可缺少的物质。

四、维持正常体温和保护机体

储存在皮下的脂肪可以起到绝热的作用,使体热散发减少,以维持正常体温;而附着内脏四周、关节、神经等组织上的脂肪,可以起保护器官、润滑关节等作用。

第2节 脂类的合成

一、甘油三酯合成代谢

1. 概述

合成部位	①肝,合成能力最强的器官,其次是脂肪组织及小肠; ②亚细胞部位为细胞质
合成原料	甘油和脂肪酸(甘油和脂肪酸主要来源于体内葡萄糖的转化,也可从食物中摄取)
代谢特点	肝内合成、肝外储存(肝能合成但不能储存甘油三酯,需运输至肝外组织如脂肪细胞中储存)
合成途径	甘油一酯途径和甘油二酯途径
关键酶	脂酰CoA转移酶(位于肝、脂肪组织和小肠,作用是将脂酰CoA的脂酰基转移至甘油的羟基上)

2. 甘油三酯的合成途径

	甘油一酯途径	甘油二酯途径
合成部位	小肠黏膜细胞 (昭昭老师速记:实验"一""小")	肝和脂肪组织细胞 (昭昭老师速记:"二"两"肝脂")
基本原料	2-甘油一酯,脂肪酸	3-磷酸甘油,脂肪酸
途径	2-甘油一酯→1,2-甘油二酯→甘油三酯	3-磷酸甘油→1-脂酰-3-磷酸甘油→磷脂酸→1,2-甘油二酯→甘油三酯
原料来源	食物消化吸收的甘油一酯(为2-甘油一酯)和脂肪酸	①葡萄糖转化生成3-磷酸甘油和脂肪酸(肝、脂肪组织); ②甘油磷酸化生成3-磷酸甘油(肝、肾,脂肪细胞无此途径); ③乳糜微粒(食物消化吸收)中的脂肪酸(肝、脂肪组织)

二、脂肪酸的合成

1. 脂肪酸与胆固醇合成的比较

	脂肪酸的合成	胆固醇的合成
合成部位	肝脏、肾、脑、肺、乳腺及脂肪组织	肝脏、小肠
亚细胞部位	细胞质	细胞质+内质网
合成原料	乙酰CoA、NADPH、ATP、CO_2、Mn^{2+}等	乙酰CoA、NADPH、ATP
代谢特点	乙酰CoA出线粒体需通过柠檬酸-丙酮酸循环	原料消耗大(18乙酰CoA、16NADPH、36ATP)
关键酶	乙酰CoA羧化酶(辅基为生物素)	HMG-CoA还原酶

2. 柠檬酸-丙酮酸循环 用于脂肪酸合成的乙酰CoA主要由葡萄糖分解供给,细胞内的乙酰CoA全部在线粒体内产生,而合成脂肪酸的酶系存在于胞质。线粒体内的乙酰CoA必须进入胞质才能成为合成脂肪酸的原料。乙酰CoA不能自由透过线粒体内膜,需通过柠檬酸-丙酮酸循环进入胞质。在此循环中,乙酰CoA先在线粒体内与草酰乙酸缩合生成柠檬酸(由柠檬酸合酶催化),通过线粒体内膜上的载体转运即可进入胞质,被ATP-柠檬酸裂解酶裂解,重新生成乙酰CoA及草酰乙酸。进入胞质的草酰乙酸在苹果酸脱氢酶作用下,由NADH供氢,还原成苹果酸,再经线粒体内膜载体转运至线粒体内。苹果酸也可在苹果酸酶作用下氧化脱羧,产生CO_2和丙酮酸,脱下的氢由$NADP^+$接受生成NADPH;丙酮酸可通过线粒体内膜上的载体转运至线粒体内,重新生成线粒体内草酰乙酸,然后继续与乙酰CoA缩合,将乙酰CoA转运至胞质,用于脂肪酸合成。

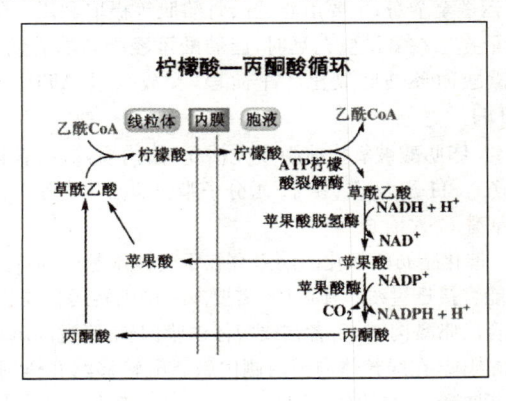

【例1】脂肪酸合成的原料乙酰 CoA 从线粒体转移到胞液的途径是
A. 三羧酸循环　　　　　　B. 乳酸循环　　　　　　C. 糖醛酸循环
D. 枸橼酸-丙酮酸循环　　　E. 丙氨酸-葡萄糖循环

三、不饱和脂肪酸

不含双键的脂肪酸为饱和脂肪酸,不饱和脂肪酸含一个或以上双键。含一个双键的脂肪酸称为单不饱;含两个或以上双键的脂肪酸称为多不饱和脂肪酸。

1. 不饱和脂肪酸　人体含不饱和脂肪酸,主要有软油酸、油酸、亚油酸、α-亚麻酸及花生四烯酸等(昭昭老师速记:花生榨麻油)。人体只能合成软油酸和油酸等单不饱和脂肪酸。人体自身不能合成,必须由食物(主要是植物油脂)提供的脂肪酸(如亚油酸、α-亚麻酸及花生四烯酸等)称为必需脂肪酸。

2. 前列腺素(PG)　是花生四烯酸的衍生物(即花生四烯酸是前列腺素的前体和合成原料),当花生四烯酸缺乏时,前列腺素合成将减少。

【例2】下列不饱和脂肪酸中,最重要的必需脂肪是
A. 油酸　　　B. 亚油酸　　　C. 软油酸　　　D. α-亚麻酸　　　E. 花生四烯酸

第3节　脂类的分解

一、甘油三酯的分解代谢

1. 脂肪动员　指储存在脂肪细胞内的脂肪(甘油三酯)在脂肪酶作用下,逐步水解,释放游离脂肪酸和甘油供其他组织细胞氧化利用的过程。脂肪动员的过程如下表。

	反应过程	催化酶
第一步	甘油三酯→甘油二酯+游离脂肪酸	激素敏感性甘油三酯脂肪酶(HSL)(脂肪动员的关键酶)
第二步	甘油二酯→甘油一酯+游离脂肪酸	甘油二酯酶
第三步	甘油一酯→甘油+游离脂肪酸	甘油一酯酶

2. 激素敏感性甘油三酯脂肪酶(HSL)　HSL 的活性受多种激素调节。

	作用	例子
脂解激素	能够激活脂肪酶,促进脂肪动员的激素	肾上腺素、去甲肾上腺素、胰高血糖素等
抗脂解激素	能够降低脂肪酶活性,抑制脂肪动员的激素	胰岛素、前列腺素 E_2 等

【例3】下列激素可直接激活甘油三酯脂肪酶,例外的是
A. 肾上腺素　　　　　　B. 胰高血糖素　　　　　　C. 胰岛素
D. 去甲肾上腺素　　　　E. 促肾上腺皮质激素

3. 甘油转变为3-磷酸甘油后被利用　脂肪动员产生的甘油可直接经血液运输至肝、肾、肠等组织利用。在甘油激酶的作用下,甘油转变为3-磷酸甘油;然后经3-磷酸甘油→磷酸二羟丙酮→糖代谢途径分解或异生为葡萄糖被利用。由于肝甘油激酶活性最高,因此脂肪动员产生的甘油主要被肝摄取利用,而脂肪细胞及骨骼肌因甘油激酶活性很低,不能很好地摄取利用甘油。

4. 饱和脂肪酸的分解(β-氧化)　脂肪动员产生的游离脂肪酸不溶于水,不能直接在血浆中运输,血浆清蛋白能与游离脂肪酸结合,将其运送至全身,主要由心、肝、骨骼肌等摄取利用。除脑外,大多数组织均能氧化脂肪酸,以肝、心肌、骨骼肌能力最强。在氧供应充足时,脂肪酸可经脂肪酸活化、转移至线粒体、β-氧化生成乙酰 CoA 及乙酰 CoA 进入柠檬酸循环彻底氧化4个阶段,释放大量 ATP。昭昭老师提示:脂肪酸→脂酰 CoA→乙酰 CoA,$FADH_2$+NADH。

(1) 脂肪酸活化为脂酰 CoA　脂肪酸被氧化前必须先活化,由内质网、线粒体外膜上的脂酰 CoA 合成酶催化生成脂酰 CoA,需 ATP、CoA-SH 及 Mg^{2+} 参与。1分子脂肪酸活化实际上消耗2个高能磷酸键(ATP→AMP)。此反应步骤的关键酶:脂酰 CoA 合成酶。

(2) 脂酰 CoA 进入线粒体　催化脂肪酸氧化的酶系存在于线粒体基质,活化的脂酰 CoA 必须进入线粒体才能被氧化。长链脂酰 CoA 不能直接透过线粒体内膜,需要肉碱协助转运。线粒体外膜存在的肉碱脂酰转移酶Ⅰ催化长链脂酰 CoA 与肉碱合成脂酰肉碱,后者在线粒体内膜肉碱-脂酰肉碱转位酶作用下,通过内膜进入线粒体基质。进入线粒体的脂酰肉碱,在线粒体内膜内侧肉碱脂酰转移酶Ⅱ作用下,转变为脂酰 CoA 并释出肉碱。脂酰 CoA 进入线粒体是脂肪酸 β-氧化的限速步骤,肉碱脂酰转移酶Ⅰ是脂肪酸 β-氧化的关键酶。

(3) 脂肪酸的 β-氧化　脂酰 CoA 进入线粒体后,从脂酰基的 β-碳原子开始,进行脱氢、加水、再脱氢及硫解四步连续反应,脂酰基断裂生成 1 分子比原来少 2 个碳原子的脂酰 CoA 及 1 分子乙酰 CoA。脂肪酸 β-氧化的过程如下。

	反应过程	催化酶	辅酶
第一步:脱氢	脂酰 CoA→反 Δ^2-烯脂酰 CoA	脂酰 CoA 脱氢酶	FAD
第二步:加水	反 Δ^2-烯脂酰 CoA → L(+)-β-羟脂酰 CoA	Δ_2-烯酰 CoA 水化酶	—
第三步:再脱氢	L(+)-β-羟脂酰 CoA→β-酮脂酰 CoA	L-β-羟脂酰 CoA 脱氢酶	NAD^+
第四步:硫解	β-酮脂酰 CoA+CoASH→乙酰 CoA+少 2 个碳原子的脂酰 CoA	β-酮脂酰 CoA 硫解酶	—

5. 脂肪酸 β-氧化产生的能量

2n 个碳原子的脂酸	(n-1)次 β-氧化
(n-1)×$FADH_2$	1.5×(n-1)ATP
(n-1)×NADH	2.5×(n-1)ATP
n×乙酰 CoA	10×n ATP
脂酰 CoA 活化时	-2ATP
总能量	(14n-6)ATP

软脂酸为 C16,n=8,β-氧化总能量=14×8-6=106 ATP　(硬脂酸 C18)

【例 4】 脂酰 CoA 经 β-氧化的酶促反应顺序是
　A. 加水、脱氢、再脱氢、硫解　　B. 脱氢、加水、再脱氢、硫解　　C. 脱氢、硫解、再脱氢、加水
　D. 硫解、脱氢、加水、再脱氢　　E. 加水、硫解、再脱氢、脱氢

【例 5】 关于脂肪酸 β-氧化的叙述,错误的是
　A. 酶系存在于线粒体中　　　　　B. 不发生脱水反应
　C. 需要 FAD 及 NAD^+ 为受氢体　D. 脂肪酸的活化是必要的步骤
　E. 每进行一次 β-氧化产生 2 分子乙酰 CoA

二、酮体的生成、利用和意义

1. 概　述

酮体包括	乙酰乙酸、β-羟丁酸、丙酮
生成原料	乙酰 CoA
反应部位	肝脏
代谢特点	肝内合成、肝外利用(昭昭老师提示:肝是生成酮体的器官,但不能利用酮体,这是因为肝组织有活性较强的酮体合成酶系,但缺乏利用酮体的酶系)
生成酶系	乙酰乙酰 CoA 硫解酶、HMG-CoA 合酶、HMG-CoA 裂解酶、β-羟丁酸脱氢酶、乙酰乙酸脱羧酶
利用酶系	琥珀酰 CoA 转硫酶(心肾脑骨骼肌)、乙酰乙酸硫激酶(心肾脑)、乙酰乙酸 CoA 硫解酶(肝外)

2. 酮体生成的生理意义　酮体是脂肪酸在肝内正常的中间代谢产物,是肝向肝外组织输出能量的重要形式。心肌、肾和脑组织能有效利用酮体。当葡萄糖供应充足时,脑组织优先利用葡萄糖氧化供能;但在葡萄糖供应不足或利用障碍时,酮体可以代替葡萄糖成为脑组织的主要能源物质。正常情况下,血中仅含有少量酮体。在饥饿或患有糖尿病时,由于脂肪动员加强,酮体生成增加。尤其是严重糖尿病患者,酮体生成超过肝外组织利用的能力,血中酮体含量可高出正常人数十倍,导致酮症酸中毒。血酮体超过肾阈值,便可随尿排出,引起酮尿。

【例 6】 酮体是指
　A. 草酰乙酸、β-羟丁酸、丙酮　　　B. 乙酰乙酸、β-羟丁酸、丙酮酸
　C. 乙酰乙酸、β-氨基丁酸、丙酮酸　D. 乙酰乙酸、γ-羟丁酸、丙酮
　E. 乙酰乙酸、β-羟丁酸、丙酮

第 4 节　胆固醇的代谢

一、胆固醇的合成

原料和特点	①乙酰 CoA、NADPH、ATP; ②1 分子胆固醇需 18 分子乙酰 CoA、36 分子 ATP 和 16 分子 NADPH,原料消耗大

续表

合成部位	①几乎全身各组织均可合成； ②肝脏是主要合成器官(70%～80%)，其次是小肠(10%)
亚细胞部位	细胞质＋内质网
生成酶系	乙酰乙酰CoA硫解酶、HMG-CoA合酶、HMG-CoA还原酶等
关键酶	胆固醇合成的关键酶是 HMG-CoA还原酶（昭昭老师速记："环""顾"四周）

【例7】胆固醇合成的关键酶是
A. 枸橼酸裂解酶　　　　B. HMG-CoA合酶　　　　C. HMG-CoA裂解酶
D. HMG-CoA还原酶　　　E. 鲨烯合酶

二、胆固醇的转化

胆固醇的母核：环戊烷多氢菲在体内不能被降解，所以胆固醇不能像糖、脂肪那样在体内被彻底分解成 CO_2 和 H_2O；但其侧链可被氧化、还原或降解转变为其他具有环戊烷多氢菲母核的产物(类固醇物质)，或参与代谢调节，或排出体外。

转化为胆汁酸	肝被转化成胆汁酸是胆固醇在体内代谢的主要去路
转化为类固醇激素	胆固醇是肾上腺皮质、睾丸、卵巢等合成类固醇激素的原料
转化为7-脱氢胆固醇和维生素D_3	胆固醇在皮肤可被氧化为7-脱氢胆固醇，后者可转变为维生素D_3

【例8】胆固醇不能转变为
A. 维生素D_3　　B. 雄激素　　C. 雌激素　　D. 醛固酮　　E. 胆色素

第5节　磷脂代谢

一、概　述

含磷酸的脂类称磷脂。磷脂由甘油或鞘氨醇、脂肪酸、磷酸和含氮化合物组成。含甘油的磷脂称为甘油磷脂，含鞘氨醇或二氢鞘氨醇的磷脂称为鞘磷脂。

1. 甘油磷脂　其结构特点是在甘油的1位和2位羟基上各结合1分子脂肪酸，通常2位脂肪酸为花生四烯酸，在3位羟基再结合1分子磷酸，即为最简单的甘油磷脂：磷脂酸。因与磷酸相连的取代基团的不同，甘油磷脂分为磷脂酰胆碱(卵磷脂)、磷脂酰乙醇胺(脑磷脂)、磷脂酰丝氨酸、磷脂酰甘油、二磷脂酰甘油(心磷脂)及磷脂酰肌醇等，每一类磷脂可因组成的脂肪酸不同而有若干种。

2. 鞘磷脂　鞘氨醇的氨基以酰胺键与1分子脂肪酸结合成神经酰胺，为鞘脂的母体结构。鞘磷脂含磷酸，其末端羟基取代基团为磷酸胆碱或磷酸乙醇胺。神经鞘磷脂是人体含量最多的鞘磷脂，由鞘氨醇、脂肪酸及磷酸胆碱构成。

二、甘油磷脂的合成

1. 合成部位和原料

合成部位	全身各组织细胞(以肝、肾、肠等组织最强)
合成原料	①脂肪酸、甘油、磷酸盐；　②胆碱、丝氨酸、肌醇、ATP、CTP

2. 甘油二酯和CDP-甘油二酯合成途径

	甘油二酯合成途径	CDP-甘油二酯合成途径
合成途径	葡萄糖→3-磷酸甘油→磷脂酸→1,2-甘油二酯→甘油磷脂	葡萄糖→3-磷酸甘油→磷脂酸→CDP-1,2-甘油二酯→甘油磷脂
活化中间产物	CDP-胆碱、CDP-乙醇胺	CDP-甘油二酯
代谢特点	先合成1,2-甘油二酯，再连接活化的CDP-胆碱或CDP-乙醇胺	先合成CDP-1,2-甘油二酯，再直接连接肌醇、丝氨酸或磷脂酰甘油
代表甘油磷脂	磷脂酰胆碱(卵磷脂) 磷脂酰乙醇胺(脑磷脂)	磷脂酰肌醇、磷脂酰丝氨酸 二磷脂酰甘油(心磷脂)
昭昭老师速记	"卵"+"胆"；"乙"+"脑"	对你没有"二""心"

【例9】组成卵磷脂分子的成分有
A. 乙醇胺　　B. 胆碱　　C. 肌醇　　D. 丝氨酸　　E. 甘氨酸

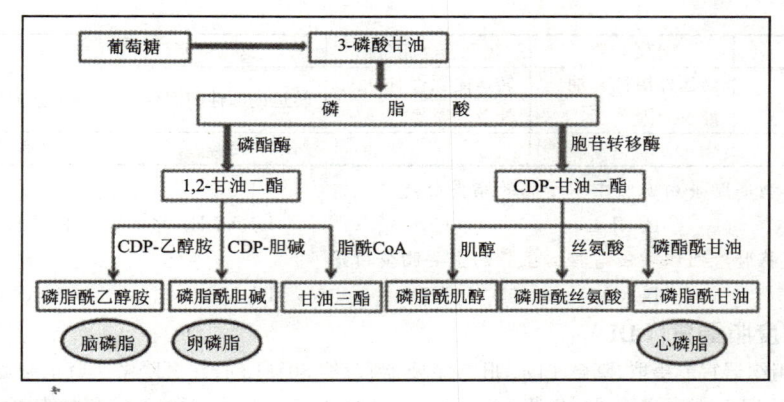

```
葡萄糖 → 3-磷酸甘油
         ↓
        磷 脂 酸
      ↓(磷酯酶)        ↓(胞苷转移酶)
   1,2-甘油二酯        CDP-甘油二酯
  ↓CDP-乙醇胺 ↓CDP-胆碱 ↓脂酰CoA ↓肌醇 ↓丝氨酸 ↓磷酯酰甘油
磷脂酰乙醇胺 磷脂酰胆碱 甘油三酯 磷脂酰肌醇 磷脂酰丝氨酸 二磷脂酰甘油
  (脑磷脂)   (卵磷脂)                                  (心磷脂)
```

三、神经鞘磷脂的合成

鞘氨醇的合成部位	全身各细胞(以脑组织最强)
鞘氨醇的合成原料	基本原料:软脂酰CoA+丝氨酸;辅料:磷酸吡哆醛、NADPH、FAD
神经鞘磷脂的合成过程	软脂酰CoA+丝氨酸→鞘氨醇→N-脂酰鞘氨醇(由脂酰CoA提供脂酰基)→神经鞘磷脂(由CDP-胆碱提供磷酸胆碱)

四、甘油磷脂的降解

生物体内存在多种降解甘油磷脂的磷脂酶,包括**磷脂酶** A_1、A_2、B_1、B_2、C及D,它们分别作用于甘油磷脂分子中不同的酯键,降解甘油磷脂。

磷脂酶	作用部位	产物
磷脂酶 A_1	甘油磷脂1位酯键	溶血磷脂2、脂肪酸
磷脂酶 A_2	甘油磷脂2位酯键	溶血磷脂1、脂肪酸
磷脂酶 B_1(溶血磷脂酶1)	溶血磷脂1中1位酯键	不含脂肪酸的甘油磷酸含氮碱
磷脂酶 B_2(溶血磷脂酶2)	溶血磷脂2中2位酯键	不含脂肪酸的甘油磷酸含氮碱
磷脂酶 C	甘油磷脂3位磷酸酯键	甘油二酯、磷酸
磷脂酶 D	甘油磷脂磷酸取代基间酯键	磷脂酸、含氮碱

第6节 血浆脂蛋白代谢

一、血浆脂蛋白的分类和组成

1. 血浆脂蛋白的分类

按电泳法分类	α-脂蛋白、前β-脂蛋白、β-脂蛋白、乳糜微粒(CM)
按超速离心法分类	乳糜微粒(CM)、极低密度脂蛋白(VLDL)、低密度脂蛋白(LDL)、高密度脂蛋白(HDL)

昭昭老师提示:CM、VLDL、LDL、HDL分别相当于电泳分离的CM、前β脂蛋白、β-脂蛋白及α-脂蛋白。

2. 血浆脂蛋白的组成 血浆脂蛋白主要由蛋白质、甘油三酯、磷脂、胆固醇及其酯组成。

二、血浆脂蛋白的生理功能

昭昭老师提示:只有低密度度脂蛋白(LDL)是由极低脂蛋白转化而来的,而非直接合成的。

	乳糜微粒	极低密度脂蛋白	低密度脂蛋白	高密度脂蛋白
英文简写	CM	VLDL	LDL	HDL
相当于电泳法	乳糜微粒(CM)	前β-脂蛋白	β-脂蛋白	α-脂蛋白
密度	<0.95(最低)	0.95~1.006	1.006~1.063	1.063~1.210(最大)
电泳位置	原点(不泳动)	$α_2$-球蛋白	β-球蛋白	$α_1$-球蛋白
颗粒直径/nm	80~500(最大)	25~80	20~25	5~17(最小)
蛋白质/%	0.5~2(最低)	5~10	20~25	50(最高)
甘油三酯/%	80~95(最高)	50~70	10	5(最低)
胆固醇/%	1~4	15	45~50(最高)	20
合成部位	小肠黏膜细胞	肝细胞	血浆(由VLDL转变而来)	肝、肠、血浆

	乳糜微粒	极低密度脂蛋白	低密度脂蛋白	高密度脂蛋白
生理功能	转运外源性甘油三酯及胆固醇	转运内源性甘油三酯及胆固醇	转运内源性胆固醇	逆向转运胆固醇
昭昭老师速记	—	—	"低"胆固醇	"高"胆固醇

【例10】各型高脂蛋白血症中不增高的脂蛋白是
A. HDL   B. IDL   C. CM   D. VLDL   E. LDL

【例11】可将肝外组织胆固醇转运至肝的主要脂蛋白是
A. LDL   B. CM   C. HDL   D. IDL   E. VLDL

三、低密度脂蛋白(LDL)

人体多种组织器官能摄取、降解 LDL，肝是主要器官，约 50% LDL 在肝降解。肾上腺皮质、卵巢、睾丸等组织摄取及降解 LDL 能力亦较强。血浆 LDL 降解即可通过 LDL 受体途径(2/3)和单核-吞噬细胞系统(1/3)完成。

LDL受体途径	LDL 受体广泛分布于全身，特别是肝、肾上腺皮质、卵巢、睾丸、动脉壁等组织的细胞膜表面
单核-吞噬细胞系统	①血浆 LDL 还可被修饰如氧化修饰 LDL(Ox-LDL)，被清除细胞即单核-吞噬细胞系统中的巨噬细胞及血管内皮细胞清除； ②巨噬细胞及血管内皮细胞的细胞膜表面有清道夫受体，可与修饰 LDL 结合而清除血浆修饰 LDL

> 参考答案如下，详细答案参见 2019 版《国家临床执业及助理医师资格考试精选真题考点精析》。

1. D	2. B	3. C	4. B	5. E	6. E	昭昭老师提示：
7. D	8. B	9. E	10. A	11. C		关注官方微信，获得第一手考试资料。

第8章 氨基酸代谢

> **2019 考试大纲**

①蛋白质的生理功能及营养作用；②蛋白质在肠道的消化、吸收及腐败作用；③氨基酸的一般代谢；④氨的代谢；⑤个别氨基酸的代谢。

> **考纲解析**

近 20 年的医师考试中，本章的考点是氨基酸的一般代谢，执业医师每年考查分数为 1～2 分，助理医师每年考查分数为 0～1 分。

一、蛋白质的生理功能与营养作用

1. 蛋白质的生理作用

维持组织细胞的生长、更新和修补	蛋白质是细胞组织的主要成分
参与催化、运输和代谢调节	体内存在多种特殊功能的蛋白质，如酶、激素等
提供能源	蛋白质在体内氧化可提供 4.1 kcal/g 的能量

2. 氮平衡

氮平衡状态	进出氮情况	常见人群
总平衡	摄入氮=排出氮	健康成年人
正平衡	摄入氮>排出氮	儿童、青春期青少年、孕妇及恢复期病人
负平衡	摄入氮<排出氮	长期饥饿、消耗性疾病患者

3. 蛋白质的营养作用

(1) 营养必需氨基酸　指体内需要而不能自身合成，必须由食物提供的氨基酸，共 8 种包括亮氨酸、异亮氨酸、苏氨酸、缬氨酸、赖氨酸、甲硫氨酸(蛋氨酸)、苯丙氨酸和色氨酸。

(2) 营养非必需氨基酸　20 种氨基酸中，除营养必需氨基酸外的 12 种氨基酸在体内可合成，不必由食物供给，称为非必需氨基酸。

(3) 蛋白质的营养价值　指食物蛋白质在体内的利用率，其高低主要取决于食物蛋白质中必需氨基酸的种类和比例。通常,含有必需氨基酸种类多、比例高的蛋白质,其营养价值高;反之营养价值低。动物性蛋白质所含必需氨基酸的种类和比例与人体需要相近,故营养价值高。营养价值较低的蛋白质混合食用,彼此间必需氨基酸可以得到相互补充,从而提高蛋白质的营养价值,这种作用称为食物蛋白质的互补作用。例如谷类蛋白质含赖氨酸较少而含色氨酸较多,而豆类蛋白质含赖氨酸较多而色氨酸较少,两者混合食用即可提高蛋白质的营养价值。(昭昭老师速记:"古(谷)"香古"色","赖""豆")

【例1】属于必需氨基酸的是
A. 丙氨酸　　　B. 丝氨酸　　　C. 天冬氨酸　　　D. 甲硫氨酸　　　E. 谷氨酸

二、氨基酸的一般代谢

1. 水解途径　真核细胞内蛋白质的降解有两条重要途径蛋白质被蛋白酶水解成肽,然后肽被肽酶降解成游离氨基酸。

	ATP非依赖途径	ATP依赖途径
发生部位	溶酶体内	细胞核和胞质中
降解酶	组织蛋白酶(溶酶体内多种蛋白酶)	蛋白酶体(多种蛋白质构成的复合体)
主要降解	外来的蛋白质、膜蛋白和胞内长寿蛋白质	异常蛋白和短寿蛋白质
选择性	对降解蛋白质的选择性差	对降解蛋白质的选择性好
消耗ATP	不需要消耗ATP	需要消耗ATP
泛素化	不需要泛素化反应	需要多个泛素化反应

2. 泛素和泛素化　泛素是一种由76个氨基酸组成的小分子蛋白质,因其广泛存在于真核细胞而得名。泛素介导的蛋白质降解过程是一个复杂的过程:首先由泛素与被选择降解的蛋白质形成共价连接,使后者标记并被激活,然后蛋白酶体特异性地识别泛素标记的蛋白质并将其降解,泛素的这种标记作用称为泛素化。泛素化包括三种酶参与的3步反应,并需消耗ATP。一种蛋白质的降解需多次泛素化反应,形成泛素链。然后,泛素化的蛋白质在蛋白酶体降解,产生7~9个氨基酸残基组成的肽链,肽链进一步水解生成氨基酸。

3. 氨基酸的脱氨基作用　氨基酸分解代谢的最主要反应是脱氨基作用。氨基酸的脱氨基作用在体内大多数组织中均可进行。氨基酸可以通过多种方式脱去氨基,例如转氨基、联合脱氨基、氧化脱氨基及非氧化脱氨基等,其中以联合脱氨基最为重要。

(1) 转氨基作用　是在转氨酶的催化下,可逆地把α-氨基酸的氨基转移给α-酮酸,结果是氨基酸脱去氨基生成相应的α-酮酸,而原来的α-酮酸则转变成另一种氨基酸。

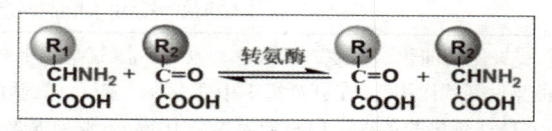

$$\begin{array}{c} R_1 \\ CHNH_2 \\ COOH \end{array} + \begin{array}{c} R_2 \\ C=O \\ COOH \end{array} \xrightleftharpoons{\text{转氨酶}} \begin{array}{c} R_1 \\ C=O \\ COOH \end{array} + \begin{array}{c} R_2 \\ CHNH_2 \\ COOH \end{array}$$

分布	转氨酶广泛分布于体内各组织中,其中以肝及心肌含量最丰富
特点	①转氨基作用的反应是完全可逆的,因此既是氨基酸的分解代谢过程,也是某些氨基酸合成的重要途径; ②除赖氨酸、苏氨酸、脯氨酸和羟脯氨酸外大多数氨基酸都能进行转氨基作用
转氨酶	①转氨基作用只能由专一的转氨酶催化; ②转氨酶的辅酶都是维生素B_6的磷酸酯,即磷酸吡哆醛; ③在各种转氨酶中,以L-谷氨酸和α-酮酸的转氨基最为重要,如丙氨酸转氨酶(ALT,即谷丙转氨酶,肝组织中活性最高)和天冬氨酸转氨酶(AST,即谷草转氨酶,心肌组织中活性最高)
意义	①是体内多数氨基酸脱氨基的重要方式;②是机体合成非必需氨基酸的重要途径; ③是联系糖代谢与氨基酸代谢的桥梁

(2) L-谷氨酸氧化脱氨基作用　即通过L-谷氨酸脱氢酶催化脱去氨基。L-谷氨酸脱氢酶的特点如下:

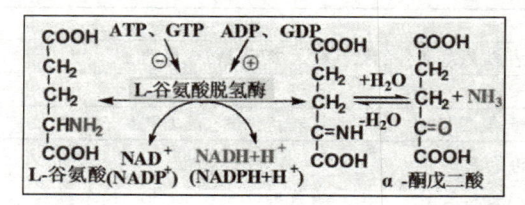

$$\begin{array}{c} COOH \\ CH_2 \\ CH_2 \\ CHNH_2 \\ COOH \\ \text{L-谷氨酸} \end{array} \xrightleftharpoons[\text{NADH+H}^+]{\text{ATP、GTP} \ominus \oplus \text{ADP、GDP}}_{\text{L-谷氨酸脱氢酶}} \begin{array}{c} COOH \\ CH_2 \\ CH_2 \\ C=NH \\ COOH \end{array} \xrightleftharpoons[-H_2O]{+H_2O} \begin{array}{c} COOH \\ CH_2 \\ CH_2 + NH_3 \\ C=O \\ COOH \\ \alpha\text{-酮戊二酸} \end{array}$$

分布	广泛存在于肝、肾和脑等组织中,属于一种不需氧的脱氢酶
产物	在其催化下,L-谷氨酸氧化脱氨生成α-酮戊二酸和氨
利用	唯一既能利用NAD⁺,又能利用NADP⁺接受还原当量的酶

(3) **联合脱氨基**作用 即通过转氨酶与L-谷氨酸脱氨酶的联合作用脱去氨基。转氨基作用只是把氨基酸分子中的氨基转移给α-酮戊二酸或其他α-酮酸,并没有达到脱氨基的目的。转氨基作用使许多氨基酸的氨基被聚集在α-酮戊二酸上生成L-谷氨酸。若转氨酶与L-谷氨酸脱氨酶协调作用,即转氨基作用与谷氨酸的氧化脱氨基作用偶联进行,就可达到把氨基酸转变成NH₃及相应α-酮酸的目的。**转氨基作用**与**谷氨酸脱氢作用**的结合称为**联合脱氨基作用**。

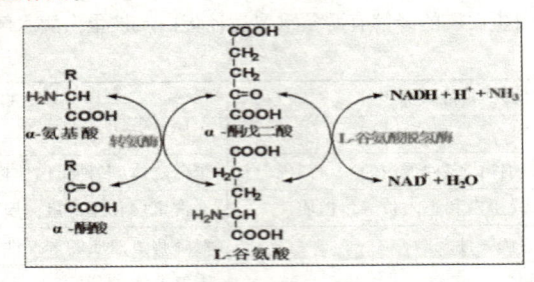

(4) 嘌呤核苷酸循环(**特殊类型**的联合脱氧基作用) 即通过转氨酶与腺苷酸脱氨酶的联合作用脱去氨基。

	联合脱氨作用	**嘌呤核苷酸循环**
存在部位	肝、肾等	心肌、骨骼肌
原因	L-谷氨酸脱氢酶活性高	L-谷氨酸脱氢酶活性**很弱**,不能发生联合脱氨基
偶联过程	转氨基作用与谷氨酸的氧化脱氨基	转氨基作用与嘌呤核苷酸循环脱氨基作用
偶联酶	转氨酶与L-**谷氨酸脱氢酶**偶联	转氨酶与**腺苷酸脱氨酶**偶联
脱氨基过程	①α-氨基酸+α-酮戊二酸⇌α-酮酸+L-谷氨酸(转氨基作用); ②L-谷氨酸→α-酮戊二酸+NH₃(由L-谷氨酸脱氢酶催化)	①α-氨基酸+α-酮戊二酸⇌α-酮酸+谷氨酸(转氨基作用); ②L-谷氨酸+草酰乙酸⇌α-酮戊二酸+天冬氨酸; ③天冬氨酸+次黄嘌呤核苷酸(IMP)→腺苷酸代琥珀酸→腺嘌呤核苷酸(AMP); ④AMP→IMP(由腺苷酸脱氨酶催化)

(5) 氨基酸通过 L-**氨基酸氧化酶催化**脱去氨基 大多数从L-α-氨基酸中释放的氨来自转氨酶和L-谷氨酸脱氢酶的联合作用(即联合脱氨基作用)。在肝肾组织中还存在一种L-氨基酸氧化酶,属黄素酶类,其辅基是FMN或FAD。这些能够自动氧化的黄素蛋白将氨基酸氧化成α-亚氨基酸,接着再加水分解成相应的α-酮酸,并释放铵离子,分子氧再直接氧化还原型黄素蛋白形成过氧化氢(H_2O_2),后者被过氧化氢酶裂解成氧和H_2O。

4. α-酮酸的代谢 氨基酸脱氨基后生成的α-酮酸可以进一步代谢,代谢途径主要包括以下三个方面。

(1) 彻底氧化分解并提供能量 在体内,α-酮酸可通过柠檬酸循环与生物氧化体系彻底氧化生成CO_2和H_2O,同时为机体生命活动提供能量。

(2) 经氨基化生成营养非必需氨基酸 营养非必需氨基酸可通过相应的α-酮酸经氨基化而生成。这些α-酮酸也可来自糖代谢和柠檬酸循环的产物。丙酮酸、草酰乙酸和α-酮戊二酸分别转变成丙氨酸、天冬氨酸和谷氨酸。

(3) 转变成糖和脂类化合物生糖氨基酸 指可以转变成糖的氨基酸。生酮氨基酸是指能转变成酮体的氨基酸。生糖兼生酮氨基酸是指既能转变成糖又能转变成酮体的氨基酸。

类型	氨基酸	昭昭老师速记
生糖氨基酸	除生酮氨基酸外的氨基酸大多可以转变为糖	一
生**酮**氨基酸	赖氨酸、亮氨酸	来两桶
生糖兼生酮氨基酸	异亮氨酸、苯丙氨酸、酪氨酸、色氨酸、苏氨酸	一本落色书

【**例2**】属于**生酮兼生糖**的氨基酸是

A. 亮氨酸　　　B. 苯丙氨酸　　　C. 赖氨酸　　　D. 精氨酸　　　E. 甲硫氨酸

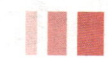

三、氨的代谢

1. 氨的来源 体内氨有三个主要的来源，即各组织器官中氨基酸及胺分解产生的氨、肠道吸收的氨（肠道细菌腐败作用产生氨）及肾小管上皮细胞分泌的氨（主要来自谷氨酰胺）。其中氨基酸脱氨基作用产生的氨是体内氨的主要来源。

2. 氨的转运 氨在血液中主要是以丙氨酸及谷氨酰胺两种形式转运的。

（1）丙氨酸-葡萄糖循环　氨从骨骼肌运往肝（昭昭老师速记："谷（骨）""丙"）骨骼肌中的氨基酸经转氨基作用将氨基转给丙酮酸生成丙氨酸，丙氨酸经血液运往肝。在肝中，丙氨酸通过联合脱氨基，生成丙酮酸，并释放氨。氨用于合成尿素，丙酮酸经糖异生途径生成葡萄糖。葡萄糖由血液运往骨骼肌，沿糖酵解途径转变成丙酮酸，后者再接受氨基生成丙氨酸。丙氨酸和葡萄糖周而复始的转变，完成骨骼肌和肝之间氨的转运，这一途径称为丙氨酸-葡萄糖循环。通过这个循环，骨骼肌的氨以无毒的丙氨酸形式运往肝，同时，肝又为骨骼肌提供了生成丙酮酸的葡萄糖。

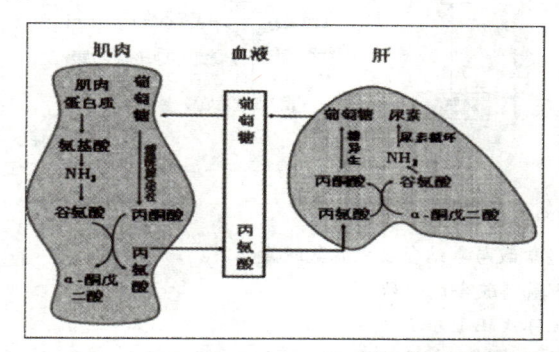

（2）谷氨酰胺　氨从脑和骨骼肌等组织运往肝或肾（昭昭老师速记："脑""骨"很新"鲜"）

谷氨酰胺是另一种转运氨的形式，它主要从脑和骨骼肌等组织向肝或肾运氨。在脑和骨骼肌等组织，氨与谷氨酸在谷氨酰胺合成酶的催化下合成谷氨酰胺，并由血液运往肝或肾，再经谷氨酰胺酶水解成谷氨酸及氨。

【例3】脑中氨的主要去路是

A. 扩散入血　　B. 合成尿素　　C. 合成嘌呤　　D. 合成氨基酸　　E. 合成谷氨酰胺

（3）尿素的生成-尿素循环（鸟氨酸循环）　体内的氨主要在肝合成尿素（氨的主要代谢去路），只有少部分氨在肾以铵盐形式随尿排出。

	反应步骤	催化酶	备　注
氨基甲酰磷酸的合成	①NH_3、CO_2 和 ATP 缩合生成氨基甲酰磷酸	氨基甲酰磷酸合成酶Ⅰ（鸟氨酸循环的关键酶）	①反应部位在肝细胞线粒体；②反应过程消耗2分子ATP
瓜氨酸的合成	②氨基甲酰磷酸＋鸟氨酸→瓜氨酸	鸟氨酸氨基甲酰转移酶	反应部位在肝细胞线粒体
精氨酸的合成	③瓜氨酸＋天冬氨酸→精氨酸代琥珀酸	精氨酸代琥珀酸合成酶（鸟氨酸循环的关键酶）	①反应部位在肝细胞胞质；②需要ATP供能天冬氨酸提供了尿素中的第二个氮原子
	④精氨酸代琥珀酸→精氨酸＋延胡索酸	精氨酸代琥珀酸裂解酶	①反应部位在肝细胞胞质；②精氨酸保留了来自NH_3和天冬氨酸的氮
精氨酸水解生成尿素	⑤精氨酸→鸟氨酸＋尿素	精氨酸酶	①反应部位在肝细胞胞质；②鸟氨酸进入线粒体，参与瓜氨酸合成

➢ **尿素生成的总结**

合成部位:2个	肝脏线粒体,胞液
关键酶:2个	氨基甲酰磷酸合成酶Ⅰ,精氨酸代琥珀酸合成酶
N元素来源:2个	1个来自NH_3,1个来自天冬氨酸（昭昭老师提示:不是天冬氨酰胺）
重要中间代谢产物:3个	鸟氨酸、瓜氨酸、精氨酸

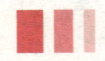

能量消耗:3个	尿素合成耗能,每合成1分子尿素消耗3分子ATP
高能磷酸键:4个	每合成1分子尿素消耗4个高能磷酸键

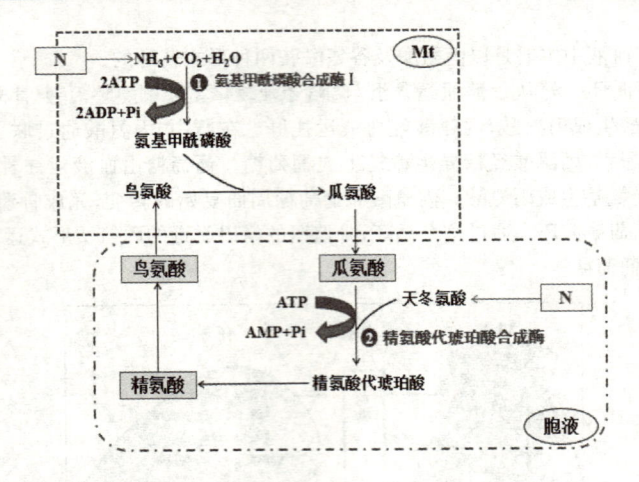

【例4】下列关于鸟氨酸循环的叙述,<u>正确</u>的是
A. 鸟氨酸循环直接从鸟氨酸与氨结合生成瓜氨酸开始
B. 鸟氨酸循环从氨基甲酰磷酸合成开始
C. 每经历一次鸟氨酸循环消耗1分子氨
D. 每经历一次鸟氨酸循环消耗2分子ATP
E. 鸟氨酸循环主要在肝内进行

四、个别氨基酸的代谢

1. 氨基酸的脱羧基作用 有些氨基酸可通过脱羧基作用生成相应的胺类。催化<u>脱羧基</u>的酶称为<u>脱羧酶</u>。<u>氨基酸脱羧酶</u>的辅酶是<u>磷酸吡哆醛</u>。

氨基酸	相应的胺类化合物	催化酶	生理功能	昭昭老师速记
谷氨酸	γ-氨基丁酸(GABA)	L-谷氨酸脱羧酶	抑制性神经递质,对中枢神经有抑制作用	"谷丁"
半胱氨酸	牛磺酸	磺酸丙氨酸脱羧酶	结合胆汁酸的组成成分	"半光"很"黄"
组氨酸	组胺	组氨酸脱羧酶	强烈血管扩张剂,能增加毛细血管通透性	组=组
色氨酸	5-羟色胺(5-HT)	色氨酸羟化酶 5-羟色氨酸脱羧酶	①中枢:抑制性神经递质;②外周:强烈血管收缩作用	色=色
鸟氨酸	多胺(腐胺、精脒、精胺)	鸟氨酸脱羧酶(关键酶)	调节细胞生长(促进细胞增殖)	"尿""多"啊

【例5】经代谢转变生成<u>牛磺酸</u>的氨基酸是
A. 半胱氨酸　　B. 甲硫氨酸　　C. 苏氨酸　　D. 赖氨酸　　E. 缬氨酸

2. 一碳单位的代谢 一碳单位是指某些氨基酸在分解过程中产生的含有一个碳原子的基团,包括甲基(—CH₃)、甲烯基(—CH₂—)、甲炔基(—CH=)、甲酰基(—CHO)及亚氨甲基(—CH=NH)等。一碳单位不能游离存在,常与<u>四氢叶酸</u>结合而转运和参与代谢。四氢叶酸是一碳单位的运载体。

来源	一碳单位主要来自<u>组</u>氨酸、<u>甘</u>氨酸、<u>色</u>氨酸及<u>丝</u>氨酸的分解代谢 (昭昭老师速记:一组干色丝)
主要功能	一碳单位的主要功能是参与嘌呤和嘧啶的合成,是<u>氨基酸与核苷酸</u>代谢联系的枢纽

【例6】下列氨基酸中哪一种无法提供<u>一碳单位</u>
A. 甘氨酸　　B. 丝氨酸　　C. 组氨酸　　D. 色氨酸　　E. 酪氨酸

3. 含<u>硫</u>氨基酸的代谢 体内的含硫氨基酸包括<u>甲硫氨酸(蛋氨酸)、半胱氨酸和胱氨酸</u>。三者的关系为:

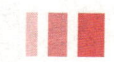

甲硫氨酸可转变为半胱氨酸和胱氨酸,而且半胱氨酸和胱氨酸可以相互转变,但半胱氨酸和胱氨酸不能转变为甲硫氨酸(因甲硫氨酸是必需氨基酸)。

(1) 甲硫氨酸与转甲基作用　甲硫氨酸分子中含有 S-甲基,通过各种转甲基作用可以生成多种含甲基的重要生理活性物质,如肾上腺素(注意不是去甲肾上腺素)、肌酸、胆碱(卵磷脂、神经鞘磷脂)及肉毒碱等。但是,甲硫氨酸在转甲基之前,首先必须与 ATP 作用,生成 S-腺苷甲硫氨酸(SAM)。此反应由甲硫氨酸腺苷转移酶催化。SAM 中的甲基称为活性甲基,SAM 称为活性甲硫氨酸。SAM 是体内甲基最重要的直接供体。

甲硫氨酸在体内最主要的分解代谢是通过上述转甲基作用而提供甲基,而 S-腺苷甲硫氨酸去甲基后生成 S-腺苷同型半胱氨酸,后者脱去腺苷生成同型半胱氨酸。同型半胱氨酸再接受 $N_5-CH_3-FH_4$ 上的甲基,重新生成甲硫氨酸,形成一个循环过程,称为甲硫氨酸循环。

这个循环的意义是由 $N_5-CH_3-FH_4$ 供给甲基合成甲硫氨酸,再通过此循环的 SAM 提供甲基,以进行体内广泛存在的甲基化反应,由此可见,$N_5-CH_3-FH_4$ 可看成是体内甲基的间接供体。

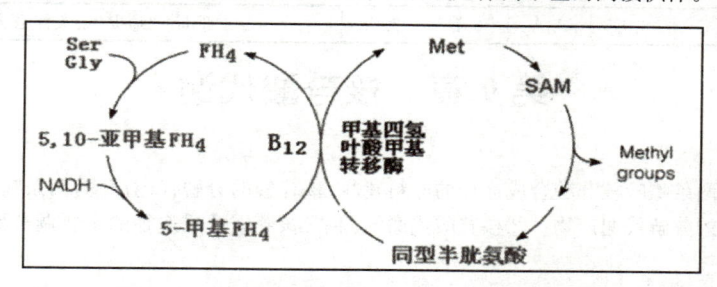

由 $N_5-CH_3-FH_4$ 提供甲基使同型半胱氨酸转变成甲硫氨酸的反应是目前已知体内能利用 $N_5-CH_3-FH_4$ 的唯一反应。催化此反应的 N_5-甲基四氢叶酸转甲基酶(甲硫氨酸合成酶),其辅酶是维生素 B_{12}。

当维生素 B_{12} 缺乏时,不仅不利于甲硫氨酸的生成,同时也影响四氢叶酸的再生,使组织中游离的四氢叶酸含量减少,不能重新利用它来转运其他一碳单位,导致核酸合成障碍,影响细胞分裂。因此,维生素 B_{12} 缺乏时可产生巨幼红细胞性贫血。

(2) 甲硫氨酸为肌酸合成提供甲基。

合成原料	甘氨酸(提供骨架)、精氨酸(提供脒基)、S-腺苷甲硫氨酸(提供甲基)
合成器官	肝(主要器官)
转化	在肌酸激酶催化下,肌酸(非高能化合物)接受 ATP 的高能磷酸基形成磷酸肌酸(高能化合物)
代谢产物	肌酸和磷酸肌酸的终末代谢产物是肌酐(主要在骨骼肌中合成)

(3) 甲硫氨酸代谢　①半胱氨酸与胱氨酸可以互变。②半胱氨酸可转变成牛磺酸。③半胱氨酸可生成活性硫酸根;含硫氨基酸氧化分解均可产生硫酸根,但半胱氨酸是体内硫酸根的主要来源。体内的硫酸根可部分转变为活性硫酸根;3'-磷酸腺苷-5'-磷酰硫酸(PAPS),后者在肝生物转化中可提供硫酸根使某些物质生成硫酸酯。

(4) 芳香族氨基酸(苯丙氨酸和酪氨酸)代谢。

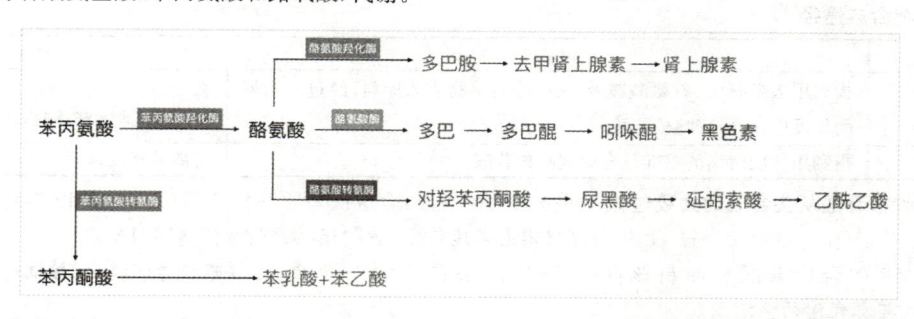

病　症	缺乏酶	形成机制	临床表现
苯丙酮酸尿症	苯丙氨酸羟化酶	①不能将苯丙氨酸羟化为酪氨酸,苯丙氨酸经转氨基作用大量生成苯丙酮酸; ②苯丙酮酸对中枢神经系统有毒	①大量苯丙酮酸及其部分代谢产物由尿排出; ②患儿脑发育障碍,智力低下

病 症	缺乏酶	形成机制	临床表现
白化病	酪氨酸酶	不能合成黑色素	①皮肤毛发发白；②易患皮肤癌
尿黑酸尿症	尿黑酸分解代谢酶	尿黑酸分解受阻	—
帕金森病	—	与多巴胺生成障碍有关	—

【例7】补充酪氨酸可"节省"体内的

A. 苯丙氨酸　　　B. 组氨酸　　　C. 蛋氨酸　　　D. 赖氨酸　　　E. 亮氨酸

➤ 参考答案如下，详细答案参见 2019 版《国家临床执业及助理医师资格考试精选真题考点精析》。

| 1.D | 2.B | 3.E | 4.E | 5.A | 6.E | 7.A | 昭昭老师提示：关注官方微信。 |

第 9 章　核苷酸代谢

➤ **2019 考试大纲**

①核苷酸代谢：两条嘌呤核苷酸合成途径的原料，嘌呤核苷酸的分解代谢产物，两条嘧啶核苷酸合成途径的原料，嘧啶核苷酸的分解代谢产物。②核苷酸代谢的调节：核苷酸合成途径的主要调节酶、抗核苷酸代谢药物的生化机制。

➤ **考纲解析**

近 20 年的医师考试中，本章的考点是两条嘧啶核苷酸合成途径的原料和嘧啶核苷酸的分解代谢产物，执业医师每年考查分数为 0～1 分，助理医师每年考查分数为 0～1 分。

一、嘌呤和嘧啶核苷酸的合成

嘌呤和嘧啶核苷酸的合成均存在从头合成和补救合成两条途径。

1. 嘌呤合成途径

方式	定义	原料	部位
从头合成	指利用磷酸核糖、氨基酸、一碳单位及 CO_2 等简单物质为原料，经过一系列酶促反应，合成嘌呤核苷酸	CO_2、谷氨酰胺、天冬氨酸、甘氨酸、甲酰基（昭昭老师速记：二谷天很甘）	肝
补救合成	指利用体内游离的嘌呤或嘌呤核苷，经简单反应过程，合成嘌呤核苷酸	①游离的嘌呤碱；②嘌呤核苷	脑、骨髓

【例1】嘌呤从头合成的氨基酸有

A. 鸟氨酸　　　B. 谷氨酸　　　C. 天冬酰胺　　　D. 天冬氨酸　　　E. 丙氨酸

2. 嘧啶合成途径

方式	定义	原料
从头合成	指利用天冬氨酸、谷氨酰胺及 CO_2 等简单物质为原料，经过一系列酶促反应，合成嘧啶核苷酸	天冬氨酸、谷氨酰胺、CO_2（昭昭老师速记：二谷天）
补救合成	指利用体内游离的嘧啶碱合成嘧啶核苷酸	游离的嘧啶碱

3. 嘌呤核苷酸从头合成的大致过程　可分为两个阶段：合成次黄嘌呤核苷酸（IMP）；IMP 再转变成腺嘌呤核苷酸（AMP）和鸟嘌呤核苷酸（GMP）。（昭昭老师速记：，"黄""线（腺）"上的"鸟"；"IAG"）

（1）IMP 的合成合成　原料核糖-5'-磷酸来自磷酸戊糖途径。（昭昭老师提示：核糖-5'-磷酸是核苷酸合成与糖代谢的交汇点）。

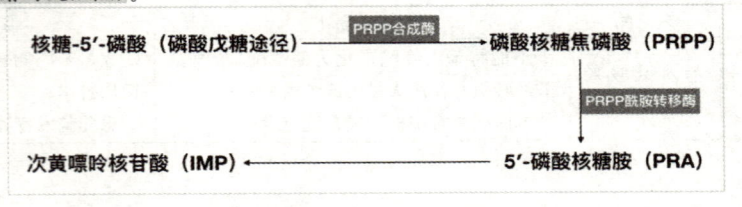

核糖-5'-磷酸（磷酸戊糖途径） —PRPP合成酶→ 磷酸核糖焦磷酸（PRPP）

↓ PRPP酰胺转移酶

次黄嘌呤核苷酸（IMP） ← 5'-磷酸核糖胺（PRA）

（2）IMP 转变成 AMP 和 GMP　AMP 和 GMP 在激酶作用下，经过两步磷酸化反应，分别生成 ATP 和 GTP。

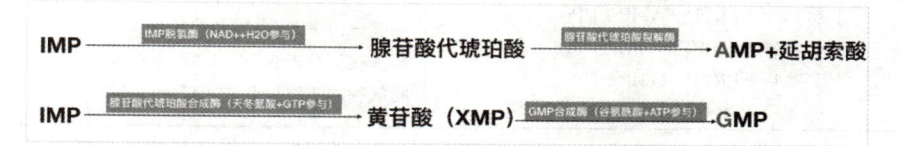

```
IMP ──IMP脱氢酶(NAD++H2O参与)──→ 腺苷酸代琥珀酸 ──腺苷酸代琥珀酸裂解酶──→ AMP+延胡索酸
IMP ──腺苷酸代琥珀酸合成酶(天冬氨酸+GTP参与)──→ 黄苷酸（XMP）──GMP合成酶(谷氨酰胺+ATP参与)──→ GMP
```

4. 嘧啶核苷酸从头合成的大致过程

昭昭老师速记：①"尿"是核心，秘密的"(D)尿"→UDP。②U 变 C，记忆为"UC"浏览器。③"尿（U）"之前先"脱了"（UDP→dUDP），然后尿再露出来"胸（T）"。

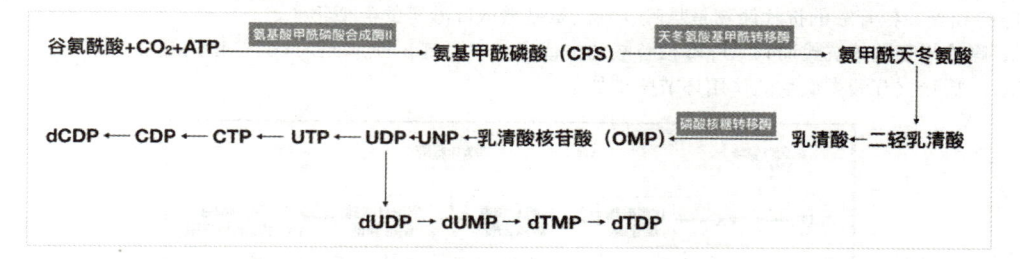

```
谷氨酰胺+CO2+ATP ──氨基酸甲酰磷酸合成酶II──→ 氨甲酰磷酸（CPS）──天冬氨酸氨基甲酰转移酶──→ 氨甲酰天冬氨酸
                                                                                          ↓
dCDP ← CDP ← CTP ← UTP ← UDP+UNP ← 乳清酸核苷酸（OMP）──磷酸核糖转移酶── 乳清酸 ← 二氢乳清酸
                          ↓
                        dUDP → dUMP → dTMP → dTDP
```

▶ **昭昭老师总结：嘌呤和嘧啶核苷酸从头合成的比较**

	嘌呤核苷酸从头合成	嘧啶核苷酸从头合成
合成原料	磷酸核糖（合成 PRPP）、天冬氨酸、谷氨酰胺、甘氨酸、一碳单位及 CO_2	磷酸核糖（合成 PRPP）、天冬氨酸、谷氨酰胺及 CO_2
合成部位	肝（主要器官）、小肠黏膜、胸腺的细胞质	肝（主要器官）的细胞质
合成过程	相对复杂	相对简单
合成顺序	在磷酸核糖的基础上逐步合成嘌呤核苷酸	先合成嘧啶环，然后再与磷酸核糖相连而成
中间产物	次黄嘌呤核苷酸（IMP）	乳清酸核苷（OMP）
调节酶	①磷酸核糖焦磷酸（PRPP）合成酶；②磷酸核糖焦磷酸（PRPP）酰胺转移酶	①氨基甲酰磷酸合成酶Ⅱ（哺乳类动物）；②天冬氨酸氨基甲酰转移酶（细菌）磷酸核糖焦磷酸（PRPP）合成酶
关键酶	①磷酸核糖焦磷酸（PRPP）合成酶；②磷酸核糖焦磷酸（PRPP）酰胺转移酶	①氨基甲酰磷酸合成酶Ⅱ（哺乳类动物）；②天冬氨酸氨基甲酰转移酶（细菌）

5. 脱氧核苷酸的生成是在二磷酸核苷水平进行　体内脱氧核苷酸（包括嘌呤脱氧核苷酸和嘧啶脱氧核苷酸）中所含的脱氧核糖并不是先形成后再连接上碱基和磷酸，而是通过相应的核苷酸的直接还原作用，以氢元素取代其核糖分子中 O_2 上的羟基而生成的。这种还原作用由核苷酸还原酶催化，基本上在二磷酸核苷（NDP）水平上进行（N 代表 A，G，U，C 等碱基）。在激酶的作用下，二磷酸脱氧核苷（dNDP）再磷酸化生成三磷酸脱氧核苷（dNTP）。

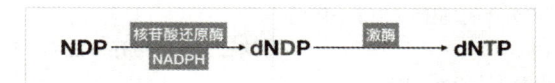

```
NDP ──核苷酸还原酶/NADPH──→ dNDP ──激酶──→ dNTP
```

6. 嘌呤和嘧啶核苷酸补救合成

（1）嘌呤和嘧啶核苷酸补救合成的比较

	嘌呤核苷酸补救合成	嘧啶核苷酸补救合成
合成原料	PRPP、游离的嘌呤碱或嘌呤核苷	PRPP、游离的嘧啶碱或嘧啶核苷
合成部位	脑、骨髓等	—
催化酶	腺嘌呤磷酸核糖转移酶（APRT）次黄嘌呤-鸟嘌呤磷酸核糖转移酶（HG-PRT）腺苷激酶	嘧啶磷酸核糖转移酶尿苷激酶胸苷激酶

生成过程	嘌呤核苷酸补救合成	嘧啶核苷酸补救合成
	腺嘌呤＋PRPP→AMP＋PPi 次黄嘌呤＋PRPP→IMP＋PPi 鸟嘌呤＋PRPP→GMP＋PPi 腺嘌呤核苷＋ATP→AMP＋ADP	嘧啶＋PRPP→磷酸嘧啶核苷＋＋PPi 尿嘧啶核苷＋ATP→UMP＋ADP 脱氧胸腺嘧啶核苷＋ATP→dTMP＋ADP

(2) 嘌呤核苷酸补救合成的生理意义　可以节省从头合成时能量和一些氨基酸的消耗；补救合成对体内某些组织器官具有重要意义，如脑、骨髓等由于缺乏从头合成嘌呤核苷酸的酶体系，它们只能进行补救合成。因基因缺陷而导致 HGPRT 完全缺失的患儿，表现为自毁容貌或称 Lesch-Nyhan 综合征。

二、核苷酸的抗代谢物

嘌呤和嘧啶核苷酸的抗代谢物是嘌呤、嘧啶、氨基酸或叶酸等的类似物。

1. 嘌呤核苷酸的抗代谢物　嘌呤核苷酸的抗代谢物主要有 6-巯基嘌呤（6-MP）、氮杂丝氨酸、甲氨蝶呤（MTX）。嘌呤核苷酸类似物的作用环节归纳如下：

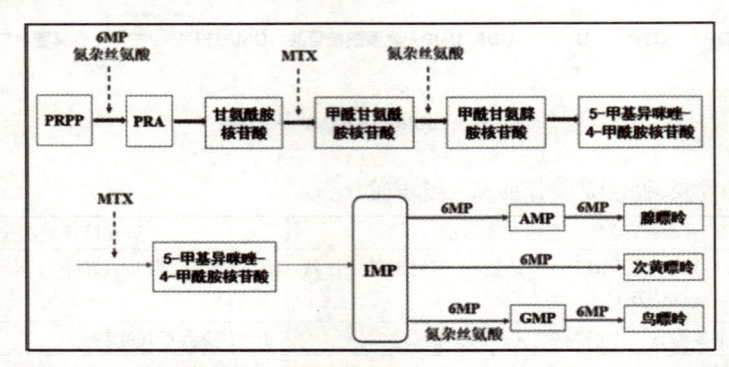

2. 嘧啶核苷酸的抗代谢物　主要有氮杂丝氨酸、甲氨蝶呤（MTX）、5-氟尿嘧啶（5-FU）、阿糖胞苷。嘧啶核苷酸类似物的作用环节归纳如下：（昭昭老师速记：①阿"氮""包"了。②小"蝶""5"胸口。）

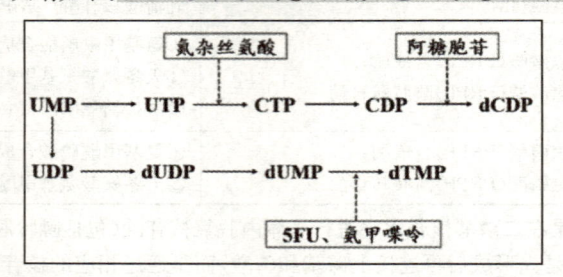

> **昭昭老师总结：**

	作用环节	理解记忆	昭昭老师速记
5-氟尿嘧啶	dTMP 合成（阻断 dUMP→dTMP）	FdUMP 与 dUMP 的结构类似	尿的(d)特(T)别
氮杂丝氨酸	①嘌呤核苷酸从头合成（阻断 PRPP→PRA 和 IMP→GMP）； ②CTP 合成（阻断 UTP→CTP）	这三个反应均有谷氨酰胺参与	五"谷""杂"粮
甲氨蝶呤	①嘌呤核苷酸从头合成； ②dTMP 合成（阻断 dUMP→dTMP）	这个反应过程有一碳单位参与	"假(甲)""一"赔十
阿糖胞苷	dCDP 合成（阻断 CDP→dCDP）	阿糖胞苷与胞嘧啶核苷结构类似	"胞""胞"＝抱抱

三、核苷酸的分解代谢

1. 嘌呤核苷酸的分解

(1) 代谢嘌呤碱　代谢嘌呤碱最终分解生成尿酸，随尿排出体外。AMP 生成次黄嘌呤，后者在黄嘌呤氧化酶作用下氧化成黄嘌呤，最后生成尿酸。GMP 生成鸟嘌呤，后者转变成黄嘌呤，最后也生成尿酸。反应过程简化如下。

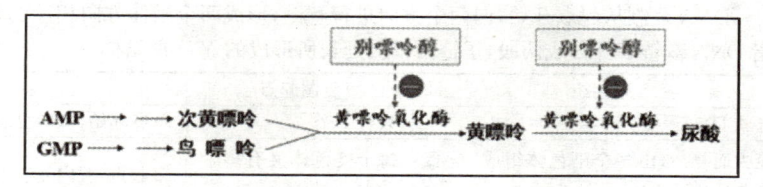

嘌 呤	代谢产物	昭昭老师速记
腺嘌呤(A)	次黄嘌呤→黄嘌呤	"黄""线(腺)"
鸟嘌呤(G)	黄嘌呤	"黄""鸟"

(2) 尿酸 人体嘌呤分解代谢的终产物,水溶性较差。痛风症患者血中尿酸含量升高,尿酸盐晶体可沉积于关节、软组织、软骨及肾等处,而导致关节炎、尿路结石及肾疾病。临床上常用别嘌呤醇治疗痛风症。别嘌呤醇与次黄嘌呤结构类似,故可抑制黄嘌呤氧化酶,从而抑制尿酸的生成。

【例2】体内嘌呤核苷酸的分解代谢终产物是
A. 尿素　　　B. NH_3　　　C. β-丙氨酸　　　D. β-氨基异丁酸　　　E. 尿酸

【例3】男,51岁,近3年来出现关节炎症状和尿路结石,进食肉类食物时,病情加重。该患者发生的疾病涉及的代谢途径是
A. 糖代谢　　B. 脂代谢　　C. 嘌呤核苷酸代谢　　D. 核苷酸代谢　　E. 氨基酸代谢

2. 嘧啶核苷酸的分解代谢 嘧啶碱的分解代谢主要在肝进行。胞嘧啶脱氨基转变成尿嘧啶。尿嘧啶最终生成 NH_3、CO_2 及β-丙氨酸。胸腺嘧啶分解成 NH_3、CO_2 及β-氨基异丁酸。NH_3、CO_2 可经尿素循环生成尿素。

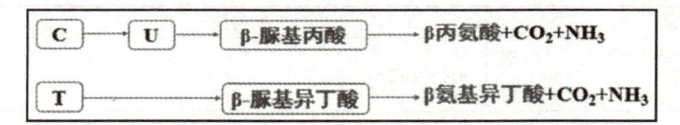

嘧 啶	代谢产物	昭昭老师速记
胞嘧啶(C)、尿嘧啶(U)	β-丙氨酸	醋(CU)+大"饼(丙)"
胸腺嘧啶(T)	β-氨基异丁酸	"特(T)""异"功能

【例4】在体内能分解生成β-氨基异丁酸的是
A. AMP　　　B. GMP　　　C. CMP　　　D. UMP　　　E. TMP

▶ 参考答案如下,详细答案参见2019版《国家临床执业及助理医师资格考试精选真题考点精析》。

1. D	2. E	3. C	4. E	昭昭老师提示:关注官方微信。

第10章　遗传信息的传递(助理医师不要求)

▶ **2019考试大纲**

①遗传信息传递概述;②DNA的生物合成;③RNA的生物合成。

▶ **考纲解析**

近20年的医师考试中,本章的考点是DNA和RNA的生物合成,执业医师每年考查分数为1~2分,助理医师每年考查分数为0~1分。

第1节　DNA的生物合成

一、DNA复制的基本特征

DNA复制的主要特征包括半保留复制、双向复制和半不连续性复制。

(昭昭老师提示:此处可考多选题,速记为:两半、双向)

(1) 半保留复制　DNA生物合成时,母链DNA解开为两股单链,各自作为模板按碱基配对规律,合成与模板互补的子链。子链的DNA,一股单链从亲代完整地接受过来,另一股单链则完全重新合成,两个子代的DNA都与亲代DNA碱基序列一致,这种复制方式称为半保留复制。

(2) **双向复制** DNA 复制从起点开始,向两个方向进行解链,形成两个延伸方向相反的复制叉,称为双向复制。复制叉是指 DNA 双链解开分成两股,子链沿模板延长所形成的 Y 字形结构。

生 物	基因组	复制起点	特 点
原核生物	环状 DNA	只有一个	单点起始,双向复制
真核生物	庞大而复杂,由多个染色体组成,全部染色体均需复制	每个染色体又有多个起点	多起点,双向复制特征

(这里有必要提示大家一下,很多同学不知道原核生物和真核生物的区别,可参照昭昭老师的视频,否则学习下面的复制、转录和翻译会很费劲)

(3) **半不连续性复制** DNA 双螺旋的两股单链走向相反,一条链为 5'→3'方向,其互补链是 3'→5'方向。DNA 合成酶只能催化 DNA 链从 5'→3'方向的合成,故子链沿着模板复制时,只能从 5'→3'方向延伸。

合成链	特 点	昭昭老师速记
前导链（领头链）	DNA 复制时,沿着解链方向生成的子链,DNA 的合成是连续进行的,这股链称为前导链	前导链,顺方向,连续的
后随链（随从链）	①复制方向与解链方向相反的子链,DNA 的合成是不连续进行的,这股链称为后随链（随从链）；②后随链上形成的新的不连续 DNA 片段称为冈崎片段；③复制完成后,冈崎片段经过去除引物,填补引物留下的空隙,连接成完整的 DNA 长链	后随链,逆方向,不连续

二、DNA 复制过程

1. 原核 DNA 复制基本过程

步 骤		参与酶	昭昭老师速记
准备	①DNA 空间构象改变,双螺旋松弛	拓扑异构酶	先解开超螺旋→再解开螺旋→开始复制
	②双链解开为单链	Dna B 解螺旋酶、Dna A 辨认起始点、Dna C 协助	
	③维持解开的单链结构	SSB（单链 DNA 结合蛋白）	
延长	④生成引发体	DnaG（引物酶）+Dna B+Dna C+DNA 起始复制区	只有 DNA 合成需要引物
	⑤复制延长	DNA-pol Ⅲ（生成磷酸二酯新键）	
处理	⑥去掉引物	RNA 酶水解 RNA 引物	复制成功后,要去掉引物,合成新 DNA,连接完成
	⑦填补空隙	DNA-pol Ⅰ（而非 DNA-pol Ⅲ）	
	⑧连接缺口	DNA 连接酶（耗能过程）	

【例1】在 DNA 复制中 RNA 引物的功能（作用）是
A. 使 DNA 聚合酶活化并使 DNA 双链解开
B. 提供 5'末端作为合成新 DNA 链的起点
C. 提供 5'末端作为合成新 RNA 链的起点
D. 提供 3'-OH 末端作为合成新 DNA 链的起点
E. 提供 3'-OH 末端作为合成新 RNA 链的起点

【例2】下列复制起始相关蛋白质中,具有合成 RNA 引物作用的是
A. DnaA　　　B. DnaB　　　C. DnaC　　　D. DnaG　　　E. SSB

2. 复制的特点

复制方向	5'→3'	DNA 复制、RNA 转录、逆转录等所有的方向都是 5'→3'
领头链	5'→3'	领头链为连续的；复制叉前进的方向与领头链合成方向相同
随从链	5'→3'	①随从链为间断的；复制叉前进的方向与随从链合成方向相反；这些间断的片段即为冈崎片段。②冈崎片段：为不连续的复制片段；复制过程中可产生许多冈崎片段；合成方向 5'→3';每个不连续复制片段的 5'端都带 1 个 RNA 引物。③冈崎片段的处理：RNA 酶水解 RNA 引物→冈崎片段间空隙由 DNA-pol Ⅰ而不是 DNA-pol Ⅲ来填补→DNA 连接酶连接缺口,该过程耗能（昭昭老师提示：这里可靠多选题,记住冈崎片段的三个酶）

3. 真核 DNA 复制过程

（1）真核生物复制的起始与原核生物基本相似　真核生物复制起始需要 DNA-polα(引物酶活性)和 DNA-polδ(解螺旋酶活性)参与。此外，还需要拓扑酶和复制因子(replication factor, RF)，如 RFA、RFC 等。

（2）真核生物复制的延长发生 DNA 聚合酶 α/δ 转换　真核生物是以复制子为单位各自进行复制，所以引物和后随链的冈崎片段都比原核生物的短。

（3）核小体　真核生物 DNA 合成后立即组装成核小体。

（4）端粒酶　端粒酶参与解决染色体末端复制问题。

	组　　成	功　　能
端粒	真核生物染色体线性 DNA 分子末端的结构	维持染色体的稳定性和 DNA 复制的完整性；特点：富含 T-G 短序列的多次重复
端粒酶	①一种 RNA 和蛋白质组成的酶；②组成：端粒酶 RNA、端粒酶协同蛋白1和端粒酶逆转录酶	①提供 RNA 模板和催化逆转录；②复制终止时，染色体线性 DNA 末端可缩短，但通过端粒的不依赖模板的复制，可以补偿这种末端缩短；③端粒酶可看作是一种特殊的逆转录酶，在增殖活跃的肿瘤细胞中端粒酶活性更高

（5）真核生物染色体 DNA 在每个细胞周期中只能复制一次　真核染色体 DNA 复制的一个重要特征是复制仅仅出现在细胞周期的 S 期，而且只能复制一次。

➢ 昭昭老师总结：真核生物和原核生物 DNA 复制的异同点（常考多选题）

	原核生物 DNA 复制	真核生物 DNA 复制
复制起始点	1个,长	多个,短
复制子	单复制子(单点起始双向复制)	多复制子(多起点双向复制)
RNA 引物	长	短
DNA 聚合酶	3 种,催化速率快	5 种,催化速率慢
冈崎片段	长	短
参与起始的相关蛋白质	DnaA、DnaB、DnaC、DnaG、SSB 及拓扑异构酶	DNA-polα、DNA-polδ、复制因子(RFA、RFC 等)及拓扑异构酶
端粒和端粒酶	无	复制终止时端粒酶催化合成染色体末端的端粒结构
昭昭速记	"1"个"原""长"	"多"个"真""短"

【例 3】DNA 复制的特点是

A. 单向复制　　　　　　　B. 连续复制　　　　　　　C. 全保留复制
D. 有特定起点　　　　　　E. 由遗传密码控制

三、逆转录

概念	在宿主细胞中,逆转录病毒的逆转录酶以病毒 RNA 为模板,以宿主细胞的 4 种 dNTP 为原料催化合成 DNA 的过程
方向	逆转录的信息流动方向(RNA→DNA)；与转录过程(DNA→RNA)相反
逆转录酶	依赖 RNA 的 DNA 聚合酶 (注意：这里和复制不一样,复制是：依赖 DNA 的 DNA 聚合酶,记住以谁为模板,就是依赖谁)
逆转录过程	①第 1 步：逆转录酶以 RNA(mRNA 或病毒基因组 RNA)为模板,催化 dNTP 聚合生成 DNA 互补链(cDNA),产物是 RNA/DNA 杂化双链； ②第 2 步：杂化双链中的 RNA 被逆转录酶中有 RNase(RNA 酶)活性的组分水解； ③第 3 步：RNA 分解后剩下的单链 DNA 再用作模板,由逆转录酶催化合成第二条 DNA 互补链 (昭昭老师总结：逆转录酶集三大功能于一身即：依赖 RNA 的 DNA 催化酶、RNA 酶、依赖 DNA 的 DNA 催化酶)
逆转录意义	①发展了中心法则：中心法则认为 DNA 的功能兼有遗传信息的传代和表达的功能,因此 DNA 处于生命活动的中心位置。逆转录现象说明至少在某些生物,RNA 同样具有遗传信息传递传代和表达的功能。 ②加深了对 RNA 病毒致癌的认识：从逆转录病毒中发现了癌基因；鸡肉瘤病毒可使动物致癌。 ③进行基因操作制备 cDNA 分子生物学研究还应用逆转录酶,作为获取基因工程目的基因的重要方法之一,此法称为 cDNA 法。

【例4】 逆转录是指
A. 以 RNA 为模板合成 RNA　　B. 以 DNA 合成 DNA　　C. 以 DNA 合成 RNA
D. 以 RNA 合成蛋白质　　E. 以 RNA 为模板合成 DNA

四、DNA 损伤(突变)与修复

昭昭老师提示：DNA 如此重要，有一句话：Genes make protein, protein make everything! 所以一旦损伤必须修复！

1. DNA 损伤的因素

(1) DNA 结构自身的不稳定性是 DNA 自发性损伤中最频繁和最重要的因素。

损伤因素	损伤结果	昭昭老师速记
DNA 受热或所处环境的 pH 值发生改变时	DNA 分子上连接碱基和核糖之间的糖苷键可自发水解，导致碱基的丢失或脱落，其中以脱嘌呤最为普遍	"漂"亮的容易"脱"
	氨基的碱基可自发脱氨基反应，转变为另一种碱基，即碱基的转变，如胞嘧啶(C)转变为尿嘧啶(U)等	CU="醋"

(2) 其他导致 DNA 损伤的因素。

因素	作用机制
紫外线	①DNA 链上相邻的 2 个嘧啶碱基发生共价结合，形成嘧啶二聚体； ②最常见的是：DNA 分子中同一条链两相邻的胸腺嘧啶碱基(T)，以共价键连接形成胸腺嘧啶二聚体结构(TT)，也可导致其他嘧啶间形成类似的嘧啶二聚体如 CT、CC
化学诱变剂	稠环芳香烃、硝基胺和芳香胺、烷化剂、变质食物、无机盐

2. DNA 损伤形式

(1) DNA 损伤形式。

形式	概念	结果	昭昭老师速记
碱基错配	指 DNA 链上碱基的置换，发生在基因的编码区域	氨基酸的改变，如镰形红细胞贫血	"镰"刀拿"错"了
碱基缺失	DNA 链中发生碱基脱落而缺失	框移突变	3 个或 3n 个核苷酸缺失或插入不一定能引起移码突变
碱基插入	DNA 链中发生碱基插入	框移突变	
重排/重组	DNA 分子内较大片段的交换	移位 DNA 可在新位点上颠倒方向	

(2) 碱基置换的结果　由于密码子的简并性(即一个氨基酸有多种密码子)，碱基置换并不一定发生氨基酸编码的突变。

错义突变	①碱基置换造成了氨基酸编码改变； ②如镰形红细胞贫血患者发生的碱基置换(点突变)，镰形红细胞贫血患者 Hb P 基因链上 CTC 突变成 CAC，即发生点突变(碱基错配)，导致正常人 Hb P 亚基的第 6 位谷氨酸→缬氨酸，即酸性氨基酸被中性氨基酸替代 (昭昭老师速记："谷"子长"斜"了)
无义突变	指碱基置换造成正常密码子变为终止密码子
同义突变	碱基置换不改变氨基酸编码

3. DNA 损伤的修复　常见的 DNA 修复途径或系统包括：直接修复(最简单)、切除修复(最普遍)、重组修复和损伤跨越修复等。

种类	方式	修复对象	参与修复的酶或蛋白
光复活修复	直接修复	嘧啶二聚体	光复活酶
碱基切除修复	切除修复	受损的碱基	DNA 糖基化酶、无嘌呤嘧啶核酸内切酶
核苷酸切除修复	切除修复	嘧啶二聚体、DNA 螺旋结构改变	大肠杆菌中 UvrA、UvrB、UvrC 和 UvrD，人 XP 系列蛋白 XPA、XPB、XPC、…、XPG
错配修复	—	复制或重组中的碱基配对错误	①大肠杆菌中 MutH、MutL、MutS； ②人的 MLH1、MSH2、MSH3、MSH6 等

种类	方式	修复对象	参与修复的酶或蛋白
重组修复	重组修复	双链断裂	RecA 蛋白、Ku 蛋白、DNA-PKcs、XRCC4
损伤跨越修复(SOS 修复)	—	大范围的损伤或复制中来不及修复的损伤,错误率高	RecA 蛋白和 LexA 蛋白,其中类型 DNA 聚合酶等

第2节 RNA 合成

以 DNA 为模板合成 RNA 的过程称为转录,意指将 DNA 的碱基序列转抄为 RNA。DNA 分子上的遗传信息是决定蛋白质氨基酸序列的原始模板,mRNA 是蛋白质合成的直接模板。

一、RNA 合成需要的原料

RNA 合成需要的原料有:模板、底物、酶及相关的蛋白因子+无机离子。

1. 模板 转录的模板:DNA 分子上的一个基因只有一股链可转录生成其编码产物。在 DNA 分子双链上,按碱基配对规律能指导转录生成 RNA 的一股链作为模板指导转录,这种模板选择性称为不对称转录。

模板链	在 DNA 双链中,转录时作为 RNA 合成模板的一股单链称为模板链
编码链	在 DNA 双链中,与模板链相对应的另一股单链被称为编码链

2. 底物

(1) 原料 以 NTP(ATP、UTP、GTP、CTP)为原料合成 RNA。(昭昭老师提示:RNA 都是核糖核酸,所以都不带"d"的;注意 RNA 的碱基是:A、U、C、G(没有 T,T 组成的是 DNA))

(2) 碱基配对 ①RNA 中没有胸腺嘧啶(T),有尿嘧啶,故配对的是:A-U、C-G;②所以 DNA 活着 RNA 的书写方向都是 5'→3',所以注意比如题目中给出某 DNA 序列的 TACG,注意虽然人家没写方向,也是 5'→3',那么其对应的 RNA 应该是 AUGC(3'→5'),但是书写的时候,一定要写为 5'→3'方向,即 CGUA。(昭昭老师提示:关于方向性,千万别写反了)

3. 酶

(1) 原核生物的 RNA 聚合酶 1种(RNA-pol),4 个亚基(α_2、β、β'、σ)。

酶	作用	昭昭老师速记
α_2	位于启动子上游,决定哪些基因被转录	家里事最好"2"个人"决定"
β	与底物 NTP 结合形成磷酸二酯键,催化聚合反应	化"悲(β)"痛为"力"量
β'	结合 DNA 模版,双螺旋解链	解链 β'
σ	辨认起始点,结合启动子	"σ"像人弯腰"起"跑

(2) 真核生物的 RNA 聚合酶。

酶部分	转录产物	昭昭老师速记
RNA-pol Ⅰ	45S-rRNA	"1" "45"
RNA-pol Ⅱ	hnRNA(mRNA 的前体),lncRNA、miRNA、piRNA	剩下的都是聚合酶 2 的
RNA-pol Ⅲ	tRNA、5S-rRNA、snRNA	"3""5"岁的心电图"ST"有改变

▶ **昭昭老师总结:复制和转录的区别**

	复制	转录
模板	DNA 两股链均复制	一条即模板链转录(不对称转录)
原料	dNTP(dATP、dCTP、dGTP、dTTP)	NTP(ATP、CTP、GTP、UTP)
聚合酶	①依赖 DNA 的 DNA 聚合酶(DNA-pol);②有校对功能(具有 3'→5'核酸外切酶活性)	①依赖 DNA 的 RNA 聚合酶(RNA-pol);②无校对功能(缺乏 3'→5'核酸外切酶活性)
引物	需要 RNA 引物	无需 RNA 引物
碱基配对	A-T、G-C	A-U、T-A、G-C
产物	双链 DNA	mRNA、tRNA、rRNA 等

【例5】合成 DNA 的原料是
  A. dAMP、dGMP、dCMP、dTMP B. dADP、dCDP、dCDP、dTDP

C. dATP、dGTP、dCTP、dTTP D. AMP、GMP、CMP、TMP
E. ADP、CDP、CDP、TDP

二、原核生物的 RNA 的生物合成

1. RNA 聚合酶结合到 DNA 的启动子上启动转录

（1）操作子和启动子。

操纵子	①对整个基因组来讲,转录是不连续、分区段进行的; ②每一个转录区段可视为一个转录单位,称为操纵子; ③操纵子中包括了若干个基因的编码区及其调控序列
启动子	①调控序列中的启动子是 RNA - pol 结合模板 DNA 的部位,也是控制转录的关键部位(转录起始调节区); ②原核生物是以 RNA - pol 全酶结合到启动子上来启动转录的,其中由 σ 亚基辨认启动子,其他亚基相互配合; ③对数百个原核生物基因操纵子转录上游段区进行碱基序列分析,证明 RNA - pol 结合区(启动子)存在共有序列:- 35 区和- 10 区 A＝T 配对比较集中

▶ 昭昭老师总结:- 35 区和- 10 区的区别

	- 35 区	- 10 区
位置	转录起点上游第 35 位核苷酸处	转录起点上游第 10 位核苷酸处
序列	TTGACA	TATAAT（Pribnow 盒）
松紧程度	与 RNA - pol 结合松弛	与 RNA - pol 结合稳定结合
生理意义	RNA - pol(σ 亚基)对转录起始的识别序列	形成相对稳定酶- DNA 复合物的区域
昭昭速记	"TG"35 岁	"10"岁的"TA"已经是教授(Pr)了

（2）转录过程　原核生物的转录过程可分为转录起始、转录延长和转录终止三个阶段。转录全过程均需 RNA - pol 催化,起始过程需 RNA - pol 全酶,转录延长阶段仅需核心酶。（昭昭老师速记:全酶起始,核心延长）

起始	①RNA - pol 中的 σ 亚基辨认转录起始区和转录起点→首先被辨认的 DNA 区段是- 35 区的 TTGACA 序列,在这一区段酶与模板的结合松弛→接着移向- 10 区的 TATAAT 序列并跨过了转录起点,形成与模板的稳定结合。（昭昭老师速记:从起点到松弛结合到稳定结合） ②DNA 双链打开:闭合转录复合体成为开放转录复合体,后者接近- 10 区的部分双螺旋解开后转录开始。无论是转录起始或延长中,DNA 双链解开的范围都只在 17bp 左右,这比复制中形成的复制叉小得多。 ③第一个磷酸二酯键的形成:转录起始不需引物,两个与模板配对的相邻核苷酸,在 RNA - pol 催化下生成磷酸二酯键。转录起点配对生成的 RNA 的第一位核苷酸,也是新合成的 RNA 分子的 5'-端,总是 GTP 或 ATP,以 GTP 更为常见。RNA 链的 5'-端结构在转录延长中一直保留,至转录完成。 ④RNA - pol 核心酶独立延长 RNA 链:第一个磷酸二酯键形成后,转录复合体的构象发生改变,σ 亚基从转录起始复合物上脱落,并离开启动子,RNA 合成进入延长阶段
延长	①RNA 链的转录合成尚未完成,蛋白质的合成已经将其作为模板进行翻译了; ②转录和翻译同步进行在原核生物是较为普遍的现象,保证了转录和翻译都以高效率运行,满足它们快速增殖的需要
终止	①依赖 ρ 因子的转录终止:ρ 因子能结合 RNA,以对 poly C 的结合力最强。在依赖 P 因子终止的转录中,产物 RNA 的 3'-端会依照 DNA 模板,产生较丰富而且有规律的 C 碱基。ρ 因子识别产物 RNA 上这一终止信号,并与之结合。结合 RNA 后的 ρ 因子和 RNA - pol 都可发生构象变化,从而使 RNA - pol 的移动停顿,ρ 因子中的解旋酶活性使 DNA - RNA 杂化双链拆离,RNA 产物从转录复合物中释放,转录终止。 ②非依赖 ρ 因子的转录终止:DNA 模板上靠近转录终止处有些特殊碱基序列,转录出 RNA 后,RNA 产物 3'-端常有多个连续的 U,其上游可以形成特殊的结构来转录终止

【例6】DNA 分子上能被 RNA 聚合酶特异结合的部位叫做
A. 外显子　　　　B. 增强子　　　　C. 密码子　　　　D. 终止子　　　　E. 启动子

三、真核生物的 RNA 的生物合成

转录前起始复合体的形成　与原核生物不同的是,真核生物转录起始和延长都需要众多相关的蛋白质因子参与,这些因子被称为转录因子(TF)或反式作用因子。转录起始时,真核生物的 RNA - pol 不直接识别和结合模板的起始区,而是依靠转录因子识别并结合起始序列。真核生物转录起始需要 RNA - pol 对起始点上

游 DNA 序列进行辨认和结合,生成转录前起始复合体(PIC)。

(1) 转录起始前的上游区段　不同物种、不同细胞或不同的基因,转录起始点上游都有不同的特异 DNA 序列,包括启动子、增强子、沉默子等,统称为顺式作用元件。顺式作用元件可理解为 DNA 分子上具有的可影响(调控)转录的各种组分。真核生物转录起始前的 $-25\sim-30$ bp 区域多有典型的 TATA 序列,称为 Hogness 盒或 TATA 盒(昭昭老师速记:"真"心的"TA"给我买"哈根达斯"),通常认为这是启动子的核心序列。

> 昭昭老师总结:顺式作用元件和反式作用因子

	反式作用因子	顺式作用元件
概念	直接或间接地识别或结合在各类顺式作用元件核心序列上参与调控靶基因转录效率的蛋白质	转录起始点上游都有不同的特异 DNA 序列
成分	转录因子(TF)	启动子、增强子、沉默子

(2) 转录因子　能直接或间接识别和结合启动子及其上游调节序列等顺式作用元件的蛋白质属于转录因子,其中直接或间接结合 RNA 聚合酶,为转录起始前复合体装配所必需的,又称为通用转录因子或基本转录因子。真核生物中不同的 RNA-pol 需要不同的基本转录因子(TF)配合完成转录的起始和延长。相对应于 RNA-pol Ⅰ、RNA-pol Ⅱ、RNA-pol Ⅲ,TF 分别称为 TF Ⅰ、TF Ⅱ、TF Ⅲ。除个别的基本转录因子如 TF ⅡD 是通用的外,大多数 TF 都是不同 RNA-pol 所特有的。真核生物的 TF Ⅱ 又分为 TF ⅡA、TF ⅡB、TF ⅡC 等,各自的功能如下表:

TF	功　能	TF	功　能
TF ⅡA	辅助 TBP-DNA 结合	TF ⅡE	解螺旋酶,结合 TF ⅡH
TF ⅡB	稳定 TF ⅡD-DNA 复合物,结合 RNA-pol	TF ⅡF	促进 RNA-pol Ⅱ 结合及作为其他因子结合的桥梁
TF ⅡD	TBP 亚基结合 TATA 盒	TF ⅡH	解旋酶,作为蛋白激酶催化 CTD 磷酸化

(3) 转录前起始复合物的形成过程　具有转录活性的转录起始复合物,即闭合转录复合体的形成步骤主要包括:首先由 TF ⅡD 中的 TBP 识别 TATA 盒,并在 TAFs 的协助下结合到启动子区;然后 TF ⅡB 与 TBP 结合,同时 TF ⅡB 也能与 DNA 结合,TF ⅡA 可稳定于 DNA 结合的 TF ⅡB-TBP 复合物(形成 ⅡD-ⅡA-ⅡB-DNA 复合体);TF ⅡB 作为桥梁并提供结合表面,促使已与 TF ⅡF 结合的 RNA-pol Ⅱ(RNA-pol Ⅱ-TF ⅡF)靶向结合启动子;最后,TF ⅡE 和 TF ⅡH 加入,形成闭合复合体,装配完成。TF ⅡH 具有解旋酶活性,能使转录起点附近的 DNA 双螺旋解开,使闭合转录复合体成为开放转录复合体,启动转录。

四、真核生物 RNA 的加工和修饰
1. mRNA 的修饰

(1) 帽子和尾巴。

5'-端修饰	前体 mRNA(hnRNA)的 5'-端加上 7-甲基鸟嘌呤核苷的帽结构
3'-端修饰	在前体 mRNA(hnRNA)的 3'-端加上多聚腺苷酸尾(PolyA)

(2) 内含子和外显子　DNA 转录为 RNA 初级产物是 hnRNA。hnRNA 中既有内含子又有外显子。

	含　义	昭昭老师速记
内含子	被转录但是不被翻译成蛋白质的部分	"内"涵"不显露"
外显子	即被转录又被翻译成蛋白质的部分	"显"示即被"显示出来"

去除初级转录物上的内含子,把外显子连接为成熟 mRNA 的过程称为 mRNA 剪接。剪接体是一种超大分子复合体,由 5 种核内小 RNA(snRNA)和大约 50 种蛋白质装配而成,每一种 snRNA 分别与多种蛋白质结合形成 5 种核小核糖核蛋白颗粒(snRNP)。

> 昭昭老师总结:RNA 编辑和 RNA 剪接的区别

	RNA 剪接	RNA 编辑
概念	去除初级转录物上的内含子,把外显子连接为成熟 mRNA 的过程	对基因的编码序列进行转录后加工
昭昭速记	剪接是减掉,是去掉一些东西	这个是加东西

(3) mRNA 编辑　是对基因的编码序列进行转录后加工;有些基因的蛋白质产物氨基酸序列与基因的初级转录产物序列并不完全对应,mRNA 上的一些序列在转录后发生了改变,称为 RNA 编辑。(昭昭老师提示:认真区分 mRNA 剪接和编辑的区别)

2. tRNA 的修饰

5'端修饰	一切除前导序列 5'-端的 16 个核苷酸前导序列由 RNase P 切除
3'-端修饰	3'-端加 CCA 末端；氨基酸接纳茎的 3'-端 2 个 U 由 RNaseD 切除，再加上特有的 CCA-OH
化学修饰	稀有碱基的生成：tRNA 茎-环结构中的一些核苷酸碱基经化学修饰为稀有碱基，包括某些嘌呤甲基化生成甲基嘌呤（mG，mA）、某些嘧啶还原成二氢尿嘧啶（DHU）、尿嘧啶核苷转变为假尿嘧啶、某些腺苷酸脱氨称为次黄嘌呤核苷酸（I）等
切除内含子	通过剪接切除茎-环结构中部 14 个核苷酸的内含子

3. rRNA 的修饰

初级转录产物 45S-rRNA 是 3 种 rRNA 的前身，通过逐步剪切成为成熟的 5.8S、18S、28S-rRNA。前体 rRNA 的加工除剪接外，通常还涉及核糖 2'-OH 的甲基化修饰。

五、原核生物与真核生物基因组和 mRNA 合成的比较

1. 原核生物与真核生物基因组结构特点的比较 遗传学将编码一个多肽的遗传单位称为顺反子。原核细胞中数个结构基因常串联在一个转录单位，转录生成的 mRNA 可编码几种功能蛋白质，为多顺反子 mRNA。而真核 mRNA 比原核生物种类更多，一个 mRNA 只编码一种蛋白质，为单顺反子 mRNA。

	原核生物基因组	真核生物基因组
基因组大小	原核基因组小，结构简单	真核基因组结构庞大，结构复杂
转录产物	多顺反子	单顺反子
重复序列	重复序列很少	大量重复序列
编码基因	大部分序列为编码基因，编码基因是连续的，无内含子	大部分序列为非编码基因，编码基因是不连续的，有内含子
存在形式	拟核 DNA（无细胞核）+质粒 DNA（核外）	细胞核 DNA（染色质）+线粒体 DNA（核外）

2. 原核生物与真核生物 mRNA 修饰的区别

	原核生物 mRNA 的生物合成	真核生物 mRNA 的生物合成
RNA-pol	①起始需全酶（α₂ββ'σ）；②延长仅需核心酶（α₂ββ'）；③RNA-pol 可直接结合 DNA 模板	①RNA-pol Ⅱ（催化生成 hnRNA mRNA）；②RNA-pol 需与辅助因子结合才能结合模板
辨认起始点	RNA-pol（α₂ββ'σ）的 σ 亚基辨认起始点	TF ⅡD 的 TBP 亚基辨认起始点（识别 TATA 盒）
起始复合物	RNA-pol（α₂ββ'σ）-DNA-pppGpN-OH3'	RNA-pol Ⅱ 多种 TFⅡ-DNA
转录与翻译	①转录和翻译同步进行；②mRNA 合成尚未完成，已作为模板指导翻译	①转录和翻译不是同步；②mRNA 核内合成，加工后进入胞液，指导翻译
产物	多顺反子	单顺反子
转录终止	①依赖 P 因子的转录终止；②非依赖 P 因子的转录终止（RNA3'-端的茎环或发卡结构）	转录终止修饰点信号（AATAAA、GT 序列）转录终止和 3'-端加 poly A 尾修饰同时进行
转录后	转录后通常无须加工修饰	需要加工：5'-端加帽、3'-端加尾、去除内含子连接外显子

> **参考答案**如下，详细答案参见 2019 版《国家临床执业及助理医师资格考试精选真题考点精析》。

| 1. D | 2. D | 3. D | 4. E | 5. C | 6. E | 昭昭老师提示：关注官方微信。 |

第 11 章　蛋白质生物合成（助理医师不要求）

> **2019 考试大纲**

①蛋白质生物合成概念；②蛋白质生物合成体系和遗传密码；③蛋白质生物合成的基本过程。

> **考纲解析**

近 20 年的医师考试中，本章的考点是蛋白质生物合成体系和遗传密码，执业医师每年考查分数为 0~1 分，助理医师每年考查分数为 0~1 分。

一、概　述

1. 翻　译　是指在多种因子辅助下，由 tRNA 携带并转运相应氨基酸，识别 mRNA 上的三联体密码子，

在核糖体上合成具有特定序列多肽链的过程。

2. 蛋白质合成的原料

	特 点	昭昭老师速记
模板	mRNA	m 的意思即为 message
搬运工具	tRNA（搬运氨基酸）	t 的意思是 transfer
原料	20 种氨基酸	氨基酸合成肽链即蛋白质
装配场所	核糖体（由 rRNA+核糖体蛋白共同构成）	核糖体是蛋白质合成工厂
酶和蛋白质因子	转肽酶、起始因子、延长因子和终止因子等	—
能量	由 ATP 或 GTP 提供	—

【例1】蛋白质合成的直接模板是

A. DNA B. mRNA C. tRNA D. rRNA E. hnRNA

3. 遗传密码

（1）mRNA 是蛋白质生物合成的直接模板，在 mRNA 的编码区（开放阅读框），每 3 个相邻的核苷酸为一组，称为一个三联体遗传密码（密码子），编码一种氨基酸。由 A、G、C、U 这 4 种核苷酸可排列组合成 64 个密码子，其中 61 个编码 20 种氨基酸，AUG 被识别为甲硫氨酸和肽链合成起始信号，称为起始密码；另有 3 个（UAA、UAG、UGA）不编码任何氨基酸，只作为肽链合成的终止信号，称为终止密码。（昭昭老师速记：8月（AUG）"开始"复习，终止 UAA、UAG、UGA（巧记为：除了 UGG 剩下的几个 UG 就是））

（2）遗传密码的特性是方向性、连续性、简并性、通用性、摆动性。

方向性	①翻译时的阅读方向只能是 5'→3'； （昭昭老师速记：DNA 复制、转录、翻译都是 5'→3'） ②mRNA 阅读框架中从 5'-端到 3'-端排列的核苷酸顺序决定了肽链中从 N-端到 C-端的氨基酸排列顺序
连续性	①mRNA 的密码子之间没有间隔核苷酸，从起始密码子开始，密码子被连续阅读，直至终止密码子出现； ②由于密码子的连续性，在开放阅读框架中发生插入或缺失 1 个或 2 个碱基的基因突变，都会引起 mRNA 阅读框架发生移动，使后续的氨基酸序列大部分改变，其编码的蛋白质彻底丧失功能，称为移码突变
简并性	①64 个密码子中，除 3 个为终止密码子外，其余 61 个编码 20 种氨基酸，因此有的氨基酸可由多个密码子编码，这种现象被称为简并性。 ②每组密码子仅编码一种氨基酸，但除甲硫氨酸和色氨酸只有 1 个密码子外（昭昭老师速记："1"个"假""色"狼），其余氨基酸都有 2、3、4 或 6 个密码子。为同一种氨基酸编码的各密码子称为简并性密码子。 ③同义密码子的前两位碱基相同，仅第三位有差异，提示第三位碱基改变往往不改变其密码子编码的氨基酸，合成的蛋白质一级结构相同。 ④意义：遗传密码的简并性可降低基因突变的生物学效应，有利于维持生物表型的稳定
通用性	①从细菌到人类都使用同一套遗传密码； ②遗传密码的通用性进一步证明各种生物进化自同一祖先
摆动性	①转运氨基酸的 tRNA 的反密码需要通过碱基互补与 mRNA 上的遗传密码反向配对结合，但反密码与密码间不严格遵循 Watson-Crick 碱基配对（A-U、G-C）原则，称为摆动配对； ②反密码子的第 1 位碱基与密码子的第 3 位碱基配对存在碱基配对摆动现象，对位 I（次黄嘌呤）- A，C，U；U - A，G；G - U，C；A - U；C - G）

【例2】遗传密码的简并性是指

A. 蛋氨酸密码可作起始密码 B. 一个密码子可代表多个氨基酸
C. 多个密码子可代表同一氨基酸 D. 密码子与反密码之间不严格配对
E. 所有生物可使用同一套密码

4. 酶及蛋白因子 蛋白质生物合成需要由 ATP 或 GTP 提供能量，需要 Mg^{2+}、转肽酶、氨基酸-tRNA 合成酶等多种酶参与反应，从起始、延长到终止的各阶段还需要多种其他核糖体外的蛋白因子：起始因子、延长因子和释放因子。

（1）原核生物翻译所需要的蛋白因子。

起始因子	IF-1	占据核糖体 A 位，防止 A 位结合其他 tRNA
	IF-2	促进 fMet-tRNAfMet 与小亚基结合
	IF-3	促进大小亚基分离；提高 P 位结合 fMet-tRNAfMet 的敏感性

续表

延长因子	EF-Tu	促进氨基酰-tRNA进入A位,结合并分解GTP
	EF-Ts	EF-Tu的调节亚基
	EF-G	有转位酶的活性,促进mRNA-肽酰-tRNA由A位移至P位;促进tRNA卸载与释放
释放因子	RF-1	特异识别UAA、UAG,诱导转肽酶转变为酯酶
	RF-2	特异识别UAA、UGA,诱导转肽酶转变为酯酶
	RF-3	有GTP酶活性,能介导RF-1及RF-2与核糖体的相互作用

(2) 真核生物翻译所需要的蛋白因子。

起始因子	eIF-1	多功能因子,参与翻译的多个步骤
	eIF-2	促进Met-tRNAiMet与小亚基结合
	eIF-2B	结合小亚基,促进大、小亚基分离
	eIF-3	结合小亚基,促进大、小亚基分离;介导eIF-4F复合物-mRNA与小亚基结合
	eIF-4A	eIF-4F复合物成分;有RNA解螺旋酶活性,解除mRNA5'端发夹结构,使其与小亚基结合
	eIF-4B	结合mRNA,协助mRNA扫描定位起始AUG
	eIF-4E	eIF-4F复合物成分,识别结合mRNA的5'-帽结构
	eIF-4G	eIF-4F复合物成分,识别结合eIF-4E、eIF-3和PAB
	eIF-5	促进各种起始因子从小亚基解离
	eIF-6	促进大、小亚基分离
延长因子	eEF1-α	促进氨基酰-tRNA进入A位;结合分解GTP,相当于EF-Tu
	eEF1-βγ	调节亚基,相当于EF-Ts
	eEF-2	有转位酶活性,促进mRNA-肽酰-tRNA由A位移至P位;促进tRNA卸载与释放,相当于EF-G
释放因子	eRF	识别所有终止密码子,具有原核生物各类RF的功能

二、肽链的生物合成过程

1. 氨基酸的活化——氨基酰-tRNA

(1) tRNA上两个重要的功能部位 ①氨基酸结合部位,tRNA氨基酸臂及CCA末端腺苷酸3'-OH;②mRNA结合部位,tRNA反密码子环中的反密码子。

(2) 氨基酰-tRNA 参与肽链合成的氨基酸需要与相应的tRNA结合,形成各种氨基酰-tRNA,反应式如下:

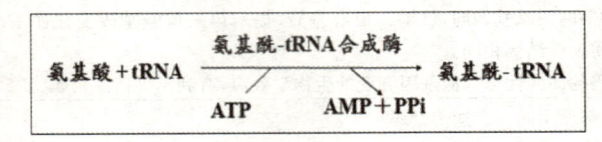

$$氨基酸 + tRNA \xrightarrow[ATP \quad AMP+PPi]{氨基酰-tRNA合成酶} 氨基酰-tRNA$$

【例3】氨基酸与tRNA的特异性结合取决于

A. 氨基酸密码   B. tRNA中的反密码子   C. tRNA中的氨基酸臂
D. tRNA中的TΨC环   E. 氨基酰-tRNA合成酶

2. 肽链的起始→延长→终止 合成肽链所需要的mRNA与tRNA结合、肽链形成等过程全部是在核糖体上完成的。核糖体类似于一个移动的多肽链"装配厂",沿着模板mRNA链从5'端向3'端移动。

(1) 原核生物的核糖体上有A位、P位和E位3个重要的功能部位。

	特 点	昭昭老师速记
A位	受位,氨基酰位(Aminoacyl site),结合氨基酰-tRNA	"受"罪"阿(A)"
P位	给位,肽酰位(Peptidyl site),结合肽酰-tRNA	"太太"的"屁"(P)
E位	出口位(Exit site),释放已经卸载了氨基酸的tRNA	小"E"出"柜"

(2) 真核生物 的核糖体上没有E位,空载的tRNA直接从P位脱落。

(3) 过程 在核糖体上重复进行三步反应延长肽链;在蛋白质合成中,每生成一个肽键,平均需消耗4个高能磷酸键。

进位	又称注册,是指一个氨基酰-tRNA按照mRNA模板的指令进入并结合到核糖体A位的过程

成肽	①指肽基转移酶(转肽酶)催化两个氨基酸间肽键形成的反应; ②肽基转移酶的化学本质**不是**蛋白质,而是 RNA,因此属于一种核酶; ③原核生物核糖体大亚基中的 23SrRNA 具有肽基转移酶活性,在真核生物中,该酶的活性位于大亚基的 28SrRNA 中
转位	①指核糖体沿 mRNA 的移位,成肽反应后,核糖体需要向 mRNA 的 3'端移动一个密码子的距离,方可阅读下一个密码子;转位需要 GTP。 ②真核生物的转位过程需要的是延长因子 eEF-2,在细胞适应环境变化过程中是一个重要的调控靶点

(4) 终止密码子和释放因子导致肽链合成终止。

原核生物	①RF1 识别 UAA 或 UAG;②RF2 识别 UAA 或 UGA; ③RF3 则与 GTP 结合并使其水解,协助 RF1 与 RF2 与核糖体结合
真核生物	仅有 eRF 一种释放因子,所有 3 种终止密码子均可被 eRF 识别

三、蛋白质生物合成的干扰和机制

1. 通过抑制肽链生物合成发挥作用

抗生素	作用位点	作用原理	昭昭老师速记
伊短菌素	原核+真核核糖体小亚基	阻碍翻译起始复合物的形成	"原"来"真""短"
四环素	原核核糖体小亚基	抑制氨基酰-tRNA 与小亚基结合	亚洲"四""小"龙
链霉素、新霉素、巴龙霉素	原核核糖体小亚基	改变构象引起读码错误、抑制起始	蜡笔"小""新"练习"龙"
大观霉素	原核核糖体小亚基	阻止转位	"小"镜头,"大观"察
氯霉素、林可霉素、红霉素	真核核糖体大亚基	抑制转肽酶、阻断肽链延长	"大""红""大""绿"
放线菌酮	真核核糖体大亚基	抑制转肽酶、阻断肽链延长	有些事情经不起"放大"
嘌呤霉素	原核+真核核糖体	使肽酰基转移到它的氨基上后脱落	"原"来"真""漂"亮
夫西地酸、微球菌素	EF-G(原核生物)	抑制 EF-G、阻止转位	—

2. 某些毒素抑制真核生物蛋白质合成 某些毒素可经不同机制干扰真核生物蛋白质合成而呈现毒性作用。

白喉毒素	作为修饰酶可使真核生物 eEF-2 发生 ADP 糖基化共价修饰而失活,阻断肽链合成延长过程
蓖麻蛋白	作用于真核生物核糖体大亚基的 28S-rRNA,降解而致核糖体大亚基失活

3. 干扰素经抑制蛋白质生物合成而呈现抗病毒作用 干扰素抑制病毒繁殖的作用机制有两种:活化细胞内特异的蛋白激酶,使 eIF-2 磷酸化而失活,从而抑制病毒蛋白质合成;活化核酸酶 RNase L,从而降解病毒 mRNA,阻断病毒蛋白质合成。

▶ **参考答案**如下,详细答案参见 2019 版《国家临床执业及助理医师资格考试精选真题考点精析》。

1. B	2. C	3. E	昭昭老师提示:关注官方微信,获得第一手考试资料。

第 12 章 基因表达调控(助理医师不要求)

▶ **2019 考试大纲**

①基因表达调控概述:基因表达及调控的概念和意义,基因表达的时空性,基因的组成性表达、诱导与阻遏,基因表达的多级调控,基因表达调控的基本要素。②基因表达调控的基本原理:原核基因表达调控(乳糖操纵子),真核基因表达调控(顺式作用元件、反式作用因子)。

▶ **考纲解析**

近 20 年的医师考试中,本章的考点是**基因表达的时空性**和**顺式作用元件、反式作用因子**,执业医师每年考查分数为 0~1 分,助理医师每年考查分数为 0~1 分。

一、基因表达的基本概念

基因	①染色体上的**遗传基本单位**,是含有编码一种 RNA,大多数情况是编码一种多肽的信息单位; ②基因是负载特定遗传信息的 **DNA 片段**,可以编码单个具有生物功能的产物,包括 RNA 和多肽链,其结构包括 DNA 编码序列、非编码调节序列和内含子组成的区域
基因组	①来自一个生物个体的一整套遗传物质; ②基因组是指**一个生物体的染色体所包含的全部 DNA**,又称为染色体基因组
基因表达	①基因转录和翻译的过程大多数基因在一定调控下,都经历"**激活→转录→翻译→蛋白质**"的过程,但并非所有基因表达都产生蛋白质; ②rRNA、tRNA 编码基因转录合成 DNA 的过程也属于基因表达但并不产生蛋白质

【例1】有些基因在一个生物个体几乎所有细胞中持续表达,这类基因称为
A. 可诱导基因　　B. 可阻遏基因　　C. 操纵基因　　D. 启动基因　　E. 管家基因

二、基因表达的时间性及空间性

时间特异性	①按功能需要,某一特定基因的表达**严格按特定的时间顺序**发生,称为基因表达的时间特异性; ②多细胞生物基因表达的时间特异性又称阶段特异性
空间特异性	①在个体生长全过程中,某种基因产物在**个体按不同组织空间顺序**出现,称为基因表达的**空间特异性**; ②基因表达伴随时间顺序所表现出的这种分布差异,实际上是由细胞在器官的分布决定的,所以空间特异性又称**细胞或组织特异性**

三、基因表达的方式

1. 组成性表达

(1)**管家基因**　某些基因在一个个体的几乎所有细胞中持续表达,通常被称为**管家基因**。

(2)组成性基因表达　无论表达水平高低,管家基因较少受环境因素影响,而是在个体各个生长阶段的大多数或几乎全部组织中持续表达,或变化很小。区别于其他基因,这类基因表达被视为组成性基因表达。

2. 诱导和阻遏表达　在特定环境信号刺激下,相应的基因被激活,基因表达产物增加,这种基因称为可诱导基因。**可诱导基因在特定环境中表达增强的过程**,称为**诱导**。如果基因对环境信号应答是被抑制,这种基因是可阻遏基因。可阻遏基因表达产物水平降低的过程称为阻遏。

▶ 昭昭老师总结:基因的组成性表达、诱导与阻遏对比

	管家基因	可诱导基因或可阻遏基因
概念	在一个生物个体几乎**所有细胞**中**持续表达**	**受特定环境信号**刺激后表达
表达方式	**较少受环境变化影响**	**易受环境变化影响**
环境影响	**持续表达**,或变化很小	基因表达水平增高(诱导)或 降低(阻遏)
影响因素	只受**启动程序或启动子与 RNA - pol** 相互作用的影响,而基本不受其他机制的调节	除受启动程序/启动子与 RNA - pol 作用的影响外,还受其他机制的调节
举例	三羧酸循环关键酶的编码基因	DNA 损伤时的修复酶基因、糖操纵子机制

【例2】**基因表达调控**主要指
A. DNA 复制上的调控　　B. 转录后的修饰　　C. 反转录的调控
D. 蛋白质折叠的形成　　E. 转录的调控

四、基因表达受顺式作用元件和反式作用因子的共同调节

一个生物体的基因组中既有携带遗传信息的基因编码序列,也有能够影响基因表达的调节序列。

1. 概　念　调节序列与被调控的编码序列位于同一条 DNA 链上,称为**顺式作用元件**。另外一些调节序列远离被调控的编码序列,实际上是其他分子的编码基因,只能通过其表达产物来发挥作用。这样的调节基因产物不仅能对处于同一条 DNA 链上的结构基因的表达进行调控,而且还能对不在一条 DNA 链上的结构基因的表达起到同样的作用。因此,这些蛋白质分子被称为**反式作用因子**。这些反式作用因子以特定的方式识别和结合在顺式作用元件上,实施精确的基因表达调控。

2. 作用特点　作为**反式作用因子**的调节蛋白具有特定的空间结构,通过特异性地识别某些 DNA 序列与顺式作用元件发生相互作用。例如,DNA 双螺旋结构的大沟是调节蛋白最容易与 DNA 序列发生相互作用的部位。真核生物基因组结构比较复杂,使得有些调节蛋白不能够直接 DNA 相互作用,而是首先形成蛋白质-

蛋白质的复合物,然后再与 DNA 结合参与基因表达的调控。蛋白质-DNA 以及蛋白质-蛋白质的相互作用是基因表达调控的分子基础。

类 别		作用机制	调节作用
顺式作用元件	启动子	指 RNA-pol 结合位点周围的一组转录控制组件,包括**转录起始点+功能组件**(TATA 盒、GC 盒、CAAT 盒)	正性调节
	增强子	指远离转录起始点,决定基因的**时间、空间特异性表达**,增强启动子转录活性的 DNA 序列,发挥作用的方式与方向、距离**无关**	正性调节
	沉默子	负性调节元件,可结合特异蛋白因子,对基因转录起**阻遏**作用	负性调节
调节蛋白	反式作用因子	某**基因表达的蛋白**作用于另一基因的转录,影响另一基因表达	正/负性调节
	顺式作用因子	某**基因表达的蛋白**作用于自身基因的调节序列,影响自身基因的表达	正/负性调节

【例 3】属于**顺式作用元件**的是
A. 转录抑制因子　　B. 转录激活因子　　C. σ 因子　　D. ρ 因子　　E. 增强子

五、基因表达调控的基本原理

无论是原核生物还是真核生物,基因表达调控体现在基因表达的全过程中,即在 RNA 转录合成和蛋白质翻译两个阶段都有控制表达的机制。因此基因表达的调控是多层次的复杂过程,改变其中任何环节均会导致基因表达变化。

1. DNA 的部分扩增、DNA 重排以及 DNA 的甲基化对基因表达的调控　遗传信息以基因的形式贮存于 DNA 分子中,基因组 DNA 的部分扩增可影响基因表达。为适应某种特定需要而进行的 DNA 重排以及 DNA 的甲基化等均可在遗传信息水平上影响基因表达。

2. 基因表达调控最主要的调控点　遗传信息经转录由 DNA 传向 RNA 过程中的许多环节,是基因表达调控**最重要、最复杂**的一个层次。蛋白质生物合成即翻译是基因表达的最后一步,影响蛋白质合成的因素同样也能调节基因表达。

六、原核基因表达调控

原核生物基因组是具有超螺旋结构的闭合环状 DNA 分子,在结构上有以下特点:①基因组中很少有重复序列;②编码蛋白质的基因为连续基因,且多为单拷贝基因,但编码 rRNA 的基因仍然多是多拷贝基因;③结构基因在基因组中所占的比例远远大于真核生物基因组;④许多结构基因在基因组中以操纵子为蛋白排列。

1. 操纵子是原核基因转录调控的**基本单位**
(1) 多顺反子、启动子和共有序列。

多顺反子	mRNA 分子携带几个多肽链的编码信息,被称为多顺反子 mRNA
启动子	RNA 聚合酶和各种调控蛋白作用的部位,是决定基因表达效率的关键元件
共有序列	①各种原核基因启动序列特定区域内,通常在转录起始点上游-10 及-35 区域存在一些相似序列,称为共有序列 ②共有序列决定启动子转录活性的大小

(2) 调节基因编码能够与操纵序列结合的调控蛋白,可以分为三类:特异因子、阻遏蛋白和激活蛋白。

特异因子	决定 RNA 聚合酶对一个或一套启动序列的特异性识别和结合能力
阻遏蛋白	可以识别、结合特异 DNA 序列——操纵序列,抑制基因转录,所以阻遏蛋白介导负调节
激活蛋白	可结合启动子邻近的 DNA 序列,提高 RNA 聚合酶与启动序列的结合能力,从而增强 RNA 聚合酶的转录活性,是一种正调控

2. 乳糖操纵子是典型的诱导型调控
操纵子机制在原核基因表达调控中具有普遍意义。乳糖操纵子是最早发现的原核生物转录调控模式。
(1) 乳糖操纵子的**结构**　原核生物绝大多数基因按功能相关性成簇地串联、密集在染色体上,共同组成一个转录单位,称操纵子。一个操纵子只含有一个启动序列和数个可转录的编码序列,即**结构基因、操纵序列、启动序列、调节基因、CAP 结合位点**。(昭昭老师速记为:"操纵"和"调节""调节""结构")

乳糖操纵子的结构	编码/结合特点	昭昭老师速记
结构基因 Z、Y 和 A	分别编码 β-半乳糖苷酶、透酶和乙酰基转移酶,分解利用乳糖	"半"个"Z";very("Y")"透"了;"转""A"

续表

乳糖操纵子的结构	编码/结合特点	昭昭老师速记
操纵序列(O)	能与I基因编码的阻遏蛋白结合(使操纵子受阻遏关闭)	O=Operator
启动序列(P)	能与RNA聚合酶结合	P=Promotor
CAP结合位点	能与CAP结合,发挥转录正性调节作用	正C
调节基因(I)	编码阻遏蛋白,与O序列结合,发挥转录负性调节作用	"爱"(I)阻滞("组织"),I= Inhibitor

【例4】一个操纵子通常含有
A. 一个启动序列和一个编码基因　　B. 一个启动序列和数个编码基因
C. 数个启动序列和一个编码基因　　D. 数个启动序列和数个编码基因
E. 两个启动序列和数个编码基因

【例5】乳糖操纵子中的I基因编码产物是
A. β-半乳糖苷酶　B. 透酶　C. 乙酰基转移酶　D. 一种激活蛋白　E. 一种阻遏蛋白

(2) 乳糖操纵子受阻遏蛋白和CAP的双重调节。

阻遏蛋白 (负性调节)	①在没有乳糖存在时,操纵子处于阻遏状态。(I序列在PI启动序列作用下表达的Lac阻遏蛋白与O序列结合,阻碍RNA聚合酶与P序列结合,抑制转录启动。); ②有乳糖存在时,操纵子即可被诱导。(真正的诱导剂并非乳糖,而是乳糖经通透酶和β-半乳糖苷酶催化转变形成的半乳糖,其可结合并使阻遏蛋白构象发生变化,导致阻遏蛋白与O序列解离,启动转录)
CAP (正性调节)	CAP分子内有DNA结合区及cAMP结合位点。 ①当培养基中无葡萄糖时,cAMP浓度增高,cAMP与CAP结合(此时CAP与启动序列附近的CAP结合位点结合),可刺激RNA转录活性启动转录; ②当培养基中有葡萄糖时,cAMP浓度下降,cAMP与CAP结合受阻,因此操纵子表达下降
协同调节	①阻遏蛋白封闭转录时,CAP对该系统不能发挥作用; ②如无CAP存在,即使没有阻遏蛋白与操纵序列结合,操纵子仍无转录活性

3. **色氨酸操纵子** 通过转录衰减的方式阻遏基因表达。

4. **原核基因表达在转录终止阶段有不同的调控机制** 在大肠杆菌存在两种终止调节方式:①衰减:导致RNA链的过早终止;②抗终止:阻止前者的发生,使下游基因得以表达。

5. **原核基因表达在翻译水平的多个环节受到精细调控** 与转录类似,翻译在起始和终止阶段受到调节,尤其是起始阶段。翻译起始的调节主要靠调节分子,调节分子可以直接或间接决定翻译起始点能否为核糖体所利用。调节分子可以是蛋白质,也可以是RNA。

七、真核基因表达调控

1. **真核细胞基因表达特点** ①真核基因组比原核基因组大得多。②原核基因组大部分序列都为编码基因,而哺乳类基因组中只有10%的序列编码蛋白质、rRNA、tRNA等。③真核生物编码蛋白质的基因是不连续的,转录后需要剪切去除内含子。④原核生物的基因编码序列在操纵子中,多顺反mRNA使得几个功能相关的基因自然协调控制;而真核生物则是一个结构基因转录生成一条mRNA,即mRNA是单顺反子。⑤真核生物DNA在细胞核内与多种蛋白质结合构成染色质,这种复杂的结构直接影响基因表达。⑥真核生物的遗传信息不仅存在于核DNA上,还存在于线粒体DNA上。转录起始的调控是基因表达调控较为关键的环节。

2. **染色质结构与真核基因表达密切相关** 以染色质形式组装在细胞核内的DNA所携带的遗传信息表达直接受到染色质结构的制约。当基因被激活时,可观察到染色质相应区域发生某些结构和性质的变化,这些具有转录活性的染色质称为活性染色质。

(1) 转录活化的染色质对核酸酶极为敏感。

(2) 转录活化染色质的组蛋白发生改变　转录活跃区域的染色质中的组蛋白特点是:①富含赖氨酸的组蛋白H1组蛋白含量低;②H_2A-H_2B组蛋白二聚体的不稳定性增加,使它们容易从核小体核心中被置换出来;③核心组蛋白H_3、H_4可发生乙酰化、磷酸化及泛素化等修饰。这些都使得核小体的结构变得松弛而不稳定,降低核小体对DNA的亲和力,易于基因转录。在真核细胞中,核小体是染色质的主要结构元件。修饰过程包括乙酰化、磷酸化和甲基化等。

(3) CpG 岛甲基化水平降低　DNA 甲基化是真核生物在染色质水平控制基因转录的重要机制。

3. 基因组中的顺式作用元件是转录起始的关键调节部位　与原核细胞一样,转录起始是真核生物基因表达调控的关键。绝大多数真核基因调控机制几乎普遍涉及编码基因两侧的 DNA 序列——顺式作用元件。顺式作用元件是指可影响自身基因表达活性的 DNA 序列。真核生物基因组中每一个基因都有各自特异的顺式作用元件。顺式作用元件通常是非编码序列,但并非都位于转录起始点上游。根据顺式作用元件在基因中的位置、转录激活作用的性质及发挥作用的方式,可将真核基因的这些功能元件分为启动子、增强子及沉默子等。

(1) 真核生物启动子结构和调节远较原核生物复杂　真核生物启动子一般包括转录起始点及其上游的 100~200 bp 序列,包含有若干具有独立功能的 DNA 序列元件,每个元件长 7~30 bp。启动子包括至少一个转录起始点以及 1 个以上的功能组件,最具典型意义的是 TATA 盒,它的共有序列是 TATAAAA。TATA 盒通常位于转录起始点上游-25~-30 bp 区域,控制转录起始的准确性及频率。TATA 盒是基本转录因子 TFⅡD 的结合位点。

(2) 增强子是一种能够提高转录效率的顺式作用元件　增强子的功能及作用特征如下:①增强子与被调控基因位于同一条 DNA 链上,属于顺式作用元件。②增强子是组织特异性转录因子的结合部位,当某些细胞或组织中存在能与之相结合的特异转录因子时方能表现活性。③增强子不仅能在基因的上游或下游起作用,而且还可以远距离实施调节作用。④增强子作用于序列的方向性无关。将增强子的方向倒置后依然能起作用,而方向倒置后的启动子就不能起作用。⑤增强子需要启动子才能发挥作用,没有启动子存在,增强子不能表现活性。但增强子对启动子没有严格的专一性,同一增强子可以影响不同类型启动子的转录。

(3) 沉默子抑制基因的转录　沉默子是一类基因表达的负性调控元件,当其结合特异蛋白因子时,对基因转录起阻碍作用,最初在酵母中发现。沉默子与增强子类似,其作用亦不受序列方向的影响,也能远距离发挥作用,并可对异源基因的表达起作用。

4. 转录因子是转录调控的关键分子　真核基因的转录调节蛋白又称转录调节因子或转录因子(TF)。绝大多数转录调节因子由其编码基因表达后,进入细胞核,通过识别、结合特异的顺式作用元件而增强或降低相应基因的表达。转录因子也称为反式作用蛋白或反式作用因子。

(1) 依据功能特性,可将转录因子分为通用转录因子和特异转录因子两大类。

通用转录因子	这些转录因子是 RNA 聚合酶介导基因转录时所必需的一类辅助蛋白质,帮助聚合酶与启动子结合并起始转录,对所有基因都是必需的,因此又称为基本转录因子
特异转录因子	这些转录因子为个别基因转录所必需,决定该基因表达的时间空间特异性,故称特异转录因子

(2) 转录因子作用的结构特点　大多数转录因子是 DNA 结合蛋白,至少包括两个不同的结构域:DNA 结合域和转录激活域。此外,很多转录因子还包含一个介导蛋白质-蛋白质相互作用的结构域,最常见的是二聚化结构域。

转录因子的 DNA 结合结构域	转录因子的转录激活结构域
①锌指模体结构; ②碱性螺旋-环-螺旋模体结构; ③碱性亮氨酸拉链模体结构	①酸性激活结构域; ②谷氨酰胺富含结构域; ③脯氨酸富含结构域

(3) 二聚化是常见的蛋白质-蛋白质相互作用的方式　介导蛋白质-蛋白质相互作用最常见的结构域是二聚化结构域。二聚化作用与亮氨酸拉链、螺旋-环-螺旋结构有关。

➤ 参考答案如下,详细答案参见 2019 版《国家临床执业及助理医师资格考试精选真题考点精析》。

1. E	2. E	3. E	4. B	5. E	昭昭老师提示:关注官方微信。

第13章　信号转导(助理医师不要求)

➤ **2019 考试大纲**

①信号分子;②受体;③膜受体介导的信号转导机制;④胞内受体介导的信号转导机制。

➤ **考纲解析**

近 20 年的医师考试中,本章的考点是膜受体介导的信号转导机制,执业医师每年考查分数为 0~1 分,助理医师每年考查分数为 0~1 分。

一、细胞信息传递的概念

细胞针对外源信息所发生的细胞内生物化学变化及效应的全过程称为信息传递。

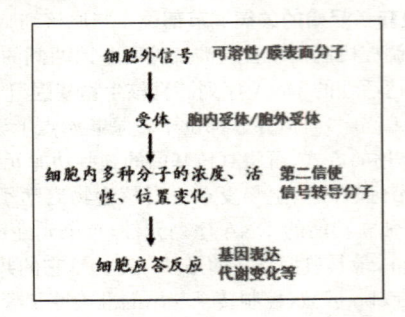

```
细胞外信号    可溶性/膜表面分子
    ↓
   受体       胞内受体/胞外受体
    ↓
细胞内多种分子的浓度、活    第二信使
性、位置变化              信号转导分子
    ↓
细胞应答反应   基因表达
              代谢变化等
```

二、信息分子和受体

昭昭老师提示：第一信使及第二、三信使就是依次从外往内进行，细胞间信息（第一信使）→细胞质内信息（第二信使）→细胞核内外信息（第三信使）。

1. 细胞间信息分子（物质） 由<u>细胞分泌的调节靶细胞生命活动的化学物质</u>的统称，又称为<u>第一信使</u>。第一信使可根据化学本质及细胞分泌信息物质的方式分类如下。

按化学本质分类	按细胞分泌信息物质的方式分类
①蛋白质和肽类——生长因子、细胞因子、胰岛素等；	①突触分泌信号——神经递质；
②氨基酸及其衍生物——甲状腺素、肾上腺素等；	②内分泌信号——内分泌激素；
③类固醇激素——糖皮质激素、性激素等；	③旁分泌信号——局部化学物质；
④脂酸衍生物——前列腺素、血栓素、白三烯等；	④气体信号——气体信号分子；
⑤气体—— NO、CO 等	⑤细胞膜上的信息分子

2. 细胞内信息物质 第一信号物质经转导刺激<u>细胞内产生的传递细胞调控信号的化学物质</u>，见下表：

无机离子	Ca^{2+}	糖类衍生物	IP_3（三磷酸肌醇）
脂类衍生物	DAG（二脂酰甘油）、Cer（神经酰胺）	信号蛋白分子	Ras
核苷酸	cAMP、cGMP	底物酶（兼底物和酶）	JAK、Raf

(1) **第二信使** 又名细胞内小分子信使，包括：Ca^{2+}、DAG、IP_3、Cer、cAMP、cGMP 等。（昭昭老师提示：速记为："23""CG"；注意这里是 cAMP、cGMP，而不是 AMP 和 GMP）。其中，环核苷酸中目前已知的细胞内环核苷酸类第二信使有 cAMP 和 cGMP。cAMP 是 ATP 经<u>腺苷酸环化酶（AC）</u>催化生成的，cGMP 是 GTP 经<u>鸟苷酸环化酶（GC）</u>催化生成的。cAMP 和 cGMP 可经<u>磷酸二酯酶催化水解</u>而失活。因此，cAMP（cGMP）在细胞中的浓度不仅与腺（鸟）苷酸环化酶有关，还与磷酸二酯酶活性有关。

(2) **第三信使** 负责<u>细胞核内外</u>信息传递的物质，又称为 DNA 结合蛋白（转录因子或转录调节因子），是一类可与靶基因特异序列结合的核蛋白，能调节基因的转录。

▶ **昭昭老师总结：第一信使、第二信使及第三信使**

第一信使	指细胞间的信息物质	主要是激素
第二信使	指细胞内的信息物质	cAMP、cGMP、Ca^{2+}、IP_3、DAG、Cer
第三信使	负责胞核内外信息传递	DNA 结合蛋白

【例1】下列属于<u>细胞内信号分子</u>的是

A. 胰岛素　　B. 甲状腺激素　　C. 肾上腺素　　D. 甘油二酯　　E. 类固醇激素

3. 受体

(1) **概念** 细胞膜上或细胞内能特异识别生物活性分子并与之结合的成分，它能把识别和接受的信号正确无误地放大并传递到细胞内部，进而引起生物学效应的特殊蛋白质，化学本质蛋白质，个别为糖脂。

(2) **受体分类** 离子通道型受体（即环状受体、配体依赖性离子通道）；七跨膜受体（即 G 蛋白偶联受体）；单跨膜受体（即酶联型受体）。

	离子通道型受体	七跨膜受体	单跨膜受体
别称	配体门控受体	G-蛋白偶联受体	酶偶联受体

	离子通道型受体	七跨膜受体	单跨膜受体
内源性配体	神经递质	神经递质、趋化因子、激素、外源刺激（气味、光）	生长因子、细胞因子
结构	寡聚体形成的孔道	单体	具有或不具有催化活性的单体
跨膜区段数目	4个	7个	41个
功能	离子通道	激活G蛋白	激活蛋白激酶
细胞应答	去极化与超极化	去极化与超极化；调节蛋白质功能和表达水平	调节蛋白质的功能和表达水平，调节细胞的分化

三、膜受体介导的信息传递

1. 离子通道受体将化学信号转变为电信号　离子通道型受体是一类自身为离子通道的受体。离子通道受体的典型代表是N型乙酰胆碱受体，由β、γ、δ亚基以及2个α亚基组成。离子通道受体信号转导的最终效应是细胞膜电位改变，体现为去极化或超极化。离子通道受体可分为阳离子通道（乙酰胆碱、谷氨酸和5-HT的受体）和阴离子通道（甘氨酸和γ-氨基丁酸的受体）。

2. G蛋白偶联受体通过G蛋白和小分子信使介导信号转导　G蛋白偶联受体（GPCR）在结构上为单体蛋白，其肽链反复跨膜七次，因此又称七跨膜受体。由于肽链反复跨膜，在膜外侧和膜内侧形成几个环状结构，分别负责接收外源信号（化学、物理信号）的刺激和细胞内的信号传递，受体的胞内部分可与三聚体G蛋白相互作用。此类受体通过G蛋白向下游传递信号，因此称G蛋白偶联受体。

（1）cAMP-PKA通路　途径：激素作用于膜受体→G蛋白活化→激活腺苷酸环化酶（AC）→AMP环化为cAMP→cAMP激活蛋白激酶A（PKA）→丝/苏氨酸残基磷酸化→调节物质代谢和基因表达。

激活激素	胰高血糖素、肾上腺素、促肾上腺皮质激素
特征	以靶细胞内cAMP浓度改变和PKA激活为特征
效应	丝/苏氨酸残基发生磷酸化，改变其活性状态
作用	①调节代谢；②调节基因表达；③调节细胞极性

（2）IP$_3$-DAG-PKC通路

激素→G蛋白活化→PLC→DAG→PKC→效应蛋白→生物学效应。

激素→G蛋白活化→PLC→IP3→Ca^{2+}→PKC→效应蛋白→生物学效应。

激活激素	促甲状腺激素释放激素、去甲肾上腺素、抗利尿激素
特征	激素与受体结合后→激活G蛋白→激活PLC→PLC水解膜组分PIP2生成DAG和IP3
效应	IP$_3$促进细胞钙库内Ca^{2+}释放，胞质Ca^{2+}↑；PKC变构暴露出活性中心
作用	①PKC参与多种生理功能的调节；②PKC加速立早基因表达，立早基因多数为细胞原癌基因（如c-fos）

（3）Ca^{2+}/钙调蛋白依赖的蛋白激酶通路。

Ca^{2+}浓度升高的方式	①某些G蛋白直接激活细胞膜上的Ca^{2+}通道；②通过PKA激活细胞膜上的Ca^{2+}通道，促进Ca^{2+}流入细胞质；③通过IP3促使细胞质钙库释放Ca^{2+}
Ca^{2+}浓度升高后信号传导	胞质中的Ca^{2+}浓度升高→钙调蛋白（CaM）→传递信号

3. 酶联受体主要通过蛋白修饰或相互作用传递信号　酶联受体主要是生长因子和细胞因子的受体。此类受体介导的信号转导主要是调节蛋白质的功能和表达水平、调节细胞增殖和分化。

Ras蛋白/MAPK通路	①Ras蛋白也称小G蛋白，因其分子量小于异源三聚体G蛋白，是由一条多肽链组成的单体蛋白。Ras蛋白的分子量为21KDa，故又名p21蛋白。Ras蛋白是膜结合型蛋白，具有GTP酶活性，性质类似于异源三聚体G蛋白中的α亚基，它的活性与其结合GTP或GDP直接有关，当与GDP结合时无活性，当与GTP结合时活性增强。 ②EGF（作用于EGFR）→TPK→Grb2（接头蛋白）→SOS（一种鸟苷酸释放因子）→Ras→Raf（一种蛋白）→MEK→ERK→核内转录调控因子→生物学效应

JAK-STAT通路	①许多细胞因子受体自身没有激酶结构域,与细胞因子结合后,受体通过蛋白酪氨酸激酶JAK的作用使受体自身和胞内底物磷酸化; ②JAK的底物是信号转导分子和转录活化因子(STAT),二者所构成的JAK-STAT通路是细胞因子信息内传最重要的信号转导通路; ③激素(主要是IFN-γ)→JAK→STAT→DNA转录→生物学效应; ④STAT既是信号转导分子,又是转录因子
Smad通路	①转化生长因子β(TGF-β)受体可激活多条信号通路,其中以Smad为信号转导分子的通路称为Smad通路; ②与STAT分子一样,Smad分子既是信号转导分子,又是转录因子
PI-3K通路	磷脂酰肌醇-3-激酶(PI-3K)是一种重要的信号转导分子
NF-κB通路	肿瘤坏死因子受体、白细胞介素1受体等重要的促炎细胞因子受体家族所介导的主要信号转导通路之一是NF-κB通路

➤ **昭昭老师总结：两大受体介导的转导通路**

	G蛋白偶联受体介导信号转导通路	蛋白激酶偶联受体介导信号转导通路
通路	①cAMP-PKA通路; ②IP$_3$-DAG-PKC通路	①Ras/MAPK通路;②JAK-STAT通路;③Smad通路; ④PI-3K通路;⑤NF-kB通路
配体	众多细胞外信号分子	生长因子、细胞因子
功能	调节代谢及基因表达等	调节蛋白质功能和表达及细胞增殖和分化

四、胞内受体介导的信息传递

胞内受体代表的激素是:类固醇激素、甲状腺激素、维甲酸和维生素D等。细胞内受体又可分为核内受体和细胞质内受体,如雄激素、孕激素、雌激素和甲状腺激素受体位于细胞核内,而糖皮质激素的受体位于胞质中。

【例2】G蛋白是指
A. 蛋白激酶A　　　　　　　B. 鸟苷酸环化酶　　　　　　C. 蛋白激酶G
D. Grb2结合蛋白　　　　　E. 鸟苷酸结合蛋白

【例3】蛋白质分子中的氨基酸残基可被PKC磷酸化的是
A. 酪氨酸-丝氨酸　　　　　B. 丝氨酸-苏氨酸　　　　　C. 酪氨酸-苏氨酸
D. 丝氨酸-组氨酸　　　　　E. 苏氨酸-组氨酸

【例4】可以激活蛋白激酶A的是
A. IP$_3$　　　　B. DG　　　　C. cAMP　　　　D. cGMP　　　　E. PIP$_2$

➤ **参考答案**如下,详细答案参见2019版《国家临床执业及助理医师资格考试精选真题考点精析》。

1. D	2. E	3. B	4. C	昭昭老师提示:关注官方微信。

第14章　重组DNA技术

➤ **2019考试大纲**

①重组DNA技术相关的概念,基因工程的基本原理及过程;②基因工程与医学:疾病相关基因的发现,生物制药,基因诊断,基因治疗。

➤ **考纲解析**

近20年的医师考试中,本章的考点是基因工程的基本原理及过程,执业医师每年考查分数为0~1分,助理医师每年考查分数为0~1分。

一、概　念

重组DNA技术,又称分子克隆或DNA克隆或基因工程技术,是指应用酶学的方法,在体外将目的DNA片段与能自主复制的遗传元件(又称载体)连接,形成重组子分子,进而在受体细胞中复制、扩增,从而获得单一DNA分子的大量拷贝。在克隆目的基因后,还可针对该基因进行表达产物蛋白质或多肽的制备以及基因结构的定向改造。

二、重组 DNA 技术的基本原理及操作步骤

重组 DNA 技术,又称分子克隆或 DAN 克隆或基因工程技术,其主要过程包括:在体外将目的 DNA 片段与能自主复制的遗传元件(又称载体)连接,形成重组 DNA 分子,进而在受体细胞中复制、扩增,从而获得单一 DNA 分子的大量拷贝。完整的 DNA 克隆过程包括:目的基因的获取,基因载体的选择与构建,目的基因与载体的连接,重组 DNA 分子导入宿主细胞,筛选并无性繁殖含重组分子的受体细胞。为此,常采用一些技术手段,如分子杂交技术、DNA 探针技术、质粒重组技术等。重组 DNA 技术可简记为"分、选、接、转、筛、表达"。

1. 目的 DNA 的分离获取(分)

化学合成法	即根据某基因的核苷酸序列,利用 DNA 合成仪通过化学合成直接合成目的 DNA
基因组 DNA 文库法	①基因组 DNA 文库以 DNA 片段的形式贮存着某一生物的全部基因组信息,也包括我们感兴趣的基因; ②从基因组文库中筛目的基因可以通过核酸分子杂交的方法进行
cDNA 文库法	①cDNA 文库的构建是以组织细胞中的 mRNA 为模板,利用逆转录酶合成与 mRNA 互补的 DNA(cDNA),再复制成双链 cDNA 片段,与质粒或噬菌体载体连接后,转入宿主细胞后可获得克隆群体; ②cDNA 文库是包含某一组织细胞在一定条件下所表达的全部 mRNA 经逆转录而合成的 cDNA 序列的克隆群体; ③从 cDNA 文库中筛选目的基因也可以通过核酸分子杂交的方法进行
PCR 法	聚合酶链反应(PCR)是一种高效特异的体外扩增 DNA 的方法,可将微量目的 DNA 片段大量扩增
其他方法	利用酵母单杂交系统可克隆 DNA 结合蛋白的基因,利用酵母双杂交系统可克隆特异性相互作用蛋白质的基因

2. 载体的选择与构建(选) 载体的选择、构建和改进极富技术性,目的不同,操作基因的性质不同,载体的选择和改建方法也不同。

3. 目的 DNA 与载体连接(接) 目的 DNA 与载体的共价连接(DNA 体外重组)主要是通过限制性核酸内切酶和 DNA 连接酶实现的。

4. 重组 DNA 转入受体细胞(转) 根据重组 DNA 时所采用的载体性质不同,将重组 DNA 导入宿主细胞的常用方法分为转化、转染和感染等。

转化	①将重组质粒转化进入大肠杆菌进行扩增是最常用的策略; ②将质粒 DNA 直接导入酵母细胞以及将黏粒 DNA 导入细菌的过程也称为转化
转染	将外源 DNA 直接导入真核细胞(酵母除外)的过程称为转染
感染	以噬菌体载体或黏粒载体构建的重组 DNA 分子,可通过包装形成病毒颗粒,然后以感染的方式将重组 DNA 转入受体菌

5. 重组体的筛选与鉴定(筛) 主要筛选和鉴定方法有遗传标志筛选法、序列特异性筛选法、亲和筛选法等。

借助载体上的遗传标志进行筛选	如利用抗生素抗性标志筛选、利用基因的插入失活/插入表达特性筛选、利用标志补救筛选、利用噬菌体的包装特性进行筛选
序列特异性筛选	包括限制性核酸内切酶切法、PCR 法、核酸杂交法、DNA 测序法
亲和筛选法	常用的亲和筛选法的原理是基于抗原-抗体反应或配体-受体反应

6. 克隆基因的表达 经过分、选、接、转、筛五个步骤,便完成了 DNA 克隆过程,获得了特异序列的基因组 DNA 或 cDNA 克隆,这是进行重组 DNA 技术操作的基本目的之一。采用重组 DNA 技术还可进行目的基因的表达,实现生命科学研究、医药或商业目的,这是基因工程的最终目标。

三、重组 DNA 技术在医学中的应用

目前,重组 DNA 技术已广泛应用于生命科学和医学研究(生物制药、制备人类疾病的动物模型)、疾病的诊断和治疗(基因诊断和基因治疗)、法医学鉴定、物质的修饰与改造等诸多领域。

四、基因诊断和基因治疗

1. 基因诊断的概念 用分子生物学技术对生物体的 DNA 序列及其产物(如 mRNA 和蛋白质)进行的定性、定量分析,称为分子诊断。目前的分子诊断方法主要是针对 DNA 分子的,涉及到功能分析时,还可定量检

测 RNA（主要是 mRNA）和蛋白质等分子。通常将针对 DNA 和 RNA 的分子诊断称为基因诊断。

2. 基因诊断技术

基因缺失或插入的诊断	如运用 Southern 印迹(DNA 印迹)或 PCR 法可判断待测 DNA 样本是否存在缺失或插入突变
基因点突变的诊断	方法有等位基因特异性寡核苷酸分子杂交、反向点杂交、变性高效液相色谱、DNA 序列分析

3. 基因诊断的医学应用 目前，基因诊断已被广泛应用于遗传性疾病诊断和风险预测。其他应用包括多基因常见病的预测性诊断、传染病病原体检测、临床药物疗效评价和用药指导、DNA 指纹鉴定。

4. 基因治疗的基本概念 是以改变人遗传物质为基础的生物医学治疗，即通过一定方式将人正常基因或有治疗作用的 DNA 片段导入人体靶细胞以矫正或置换致病基因的治疗方法。

5. 基因治疗的基本策略

缺陷基因精确的原位修复	①缺陷基因精确的原位修复包括对致病基因的突变碱基进行纠正的基因矫正和用正常基因通过重组原位替换致病基因的基因置换； ②这两种方法均属于对缺陷基因精确的原位修复，既不破坏整个基因组的结构，又可达到治疗疾病的目的，是最为理想的治疗方法，但目前尚未能从理论和技术上得到突破(不易实现，为远期目标)
基因增补	①不删除突变的致病基因，而在基因组的某一位点额外插入正常基因，在体内表达出功能正常的蛋白质，达到治疗疾病的目的； ②这种对基因进行异位替代的方法称为基因添加或称基因增补，是目前临床上使用的主要基因治疗策略
基因沉默或失活	有些疾病是由于某一或某些基因的过度表达引起的，向患者体内导入有抑制基因表达作用的核酸，如反义 RNA、核酶、干扰小 RNA 等，可降解相应的 mRNA 或抑制其翻译，阻断致病基因的异常表达，从而达到治疗疾病的目的。这一策略称为基因失活或基因沉默
基因疫苗	基因疫苗指的是 DNA 疫苗，即将编码外源性抗原的基因插入到含真核表达系统的质粒上，然后将质粒直接导入人或动物体内，让其在宿主细胞中表达抗原蛋白，诱导机体产生免疫应答

6. 基因治疗的基本程序 治疗性基因的选择→基因载体的选择，临床上多用病毒载体→靶细胞的选择，目前基因治疗禁止使用生殖细胞，仅限于体细胞→基因转移，包括病毒介导的基因转移和非病毒介导的基因转移→检测治疗基因的表达

第 15 章 癌基因与抑癌基因(助理医师不要求)

▶ 2019 考试大纲
①癌基因与抑癌基因：癌基因的概念，抑癌基因的概念。②生长因子：生长因子的概念，生长因子的作用机制。

▶ 考纲解析
近 20 年的医师考试中，本章的考点是癌基因和抑癌基因的概念，执业医师每年考查分数为 0~1 分，助理医师每年考查分数为 0~1 分。

一、概 念

1. 癌基因和原癌基因

概 念	特 点	昭昭老师速记
癌基因	①凡能编码生长因子、生长因子受体、细胞内信号转导分子以及与生长有关的转录调节因子等的基因； ②癌基因是基因组内正常存在的基因，其编码产物通常作为正调控信号，促进细胞的增殖与生长； ③癌基因的突变或表达异常是细胞恶性转化(癌变)的重要原因	癌基因是体内正常存在的，如果突变就会导致癌变
原癌基因	存在于生物正常细胞基因组中的癌基因	癌基因生来就有

【例 1】下列关于细胞原癌基因的叙述，正确的是
A. 存在于正常真核生物基因组中　　B. 存在于 DNA 病毒中　　C. 存在于 RNA 病毒中
D. 也称病毒癌基因　　　　　　　　E. 正常细胞含有即可导致肿瘤的发生

2. 抑癌基因

(1) 概念 抑癌基因也称肿瘤抑制基因或抗癌基因,是调节细胞正常生长和增殖的基因。当这些基因不表达,或当它们的表达产物失去活性时,细胞就会异常生长和增殖,最终导致细胞癌变。

(2) 常见某些肿瘤抑制基因及其功能。

抑癌基因	相关肿瘤	编码产物及功能
P53	多种肿瘤	转录因子 p53,细胞周期负调节和 DNA 损伤后凋亡
RB	Rb、骨肉瘤	转录因子 p105 Rb
P16	肺癌、乳腺癌、胰腺癌、食管癌	P16 蛋白,细胞周期检查点负调节
APC	结肠癌、胃癌等	G 蛋白,细胞黏附与信号转导
DCC	结肠癌	表面糖蛋白
NF1	神经纤维瘤	GTP 酶激活剂
NF2	神经鞘膜瘤、脑膜瘤	连接膜与细胞骨架的蛋白
VHL	小细胞肺癌、宫颈癌、肾癌	转录调节蛋白
WT1	肾母细胞瘤	转录因子

【例2】属于抑癌基因的是
A. Rb　　　　　B. ras　　　　　C. myc　　　　　D. c-erbB-2　　　　　E. sis

二、生长因子的基本概念及作用机制

1. 基本概念 生长因子是一类由细胞分泌的、类似于激素的信号分子,多数为肽类(含蛋白类)物质,具有调节细胞生长与分化的作用。

2. 作用机制 生长因子的作用通过受体介导的细胞信号转导而实现的。各种生长因子与特异细胞受体结合后,通过特异信息传递途径激活或作用于靶基因或靶分子,调节细胞增殖。

3. 生长因子的作用模式 根据产生细胞与靶细胞间的关系,生长因子的作用模式可分为内分泌、旁分泌和自分泌三种,生长因子以旁分泌和自分泌为主。

内分泌方式	生长因子从细胞分泌出来后,通过血液运输作用于远端靶细胞
旁分泌方式	细胞分泌的生长因子作用于邻近的其他类型细胞,对合成、分泌生长因子的自身细胞不发生作用
自分泌方式	生长因子作用于合成及分泌该生长因子的细胞本身

4. 生长因子的作用机制 生长因子的作用通过受体介导的细胞信号转导而实现。生长因子的受体多位于靶细胞膜,为一类跨膜蛋白,多数具有蛋白激酶特别是蛋白酪氨酸激酶的功能,也有少数为蛋白丝/苏氨酸激酶受体。当生长因子与这里受体结合后,胞内的相关蛋白被直接磷酸化,进而活化核内的转录因子,引发基因转录,达到调节生长与分化的作用。另一类生长因子受体定位于胞质,当生长因子与胞内相应受体结合后,形成生长因子-受体复合物,后者可进入胞核活化相关基因促进细胞生长。

▶ 参考答案如下,详细答案参见 2019 版《国家临床执业及助理医师资格考试精选真题考点精析》。

1. A	2. A	昭昭老师提示:关注官方微信,获得第一手考试资料。

第16章　血液生化(助理医师不要求)

▶ **2019 考试大纲**

①血液的化学成分:水和无机盐,血浆蛋白质,非蛋白质含氮物质,不含氮的有机化合物。②血浆蛋白质:血浆蛋白质的分类,血浆蛋白质的来源,血浆蛋白质的功能。③红细胞的代谢:血红素合成的原料、部位和关键酶,成熟红细胞的代谢特点。

▶ **考纲解析**

近 20 年的医师考试中,本章的考点是血浆蛋白质和血红素合成的原料、部位和关键酶,执业医师每年考查分数为 1~2 分,助理医师每年考查分数为 0~1 分。

第 1 节　血液化学成分(见生理学第 2 章)

第 2 节　血浆蛋白

一、血浆蛋白的分类

根据电泳法可将血清蛋白质分为清蛋白、$α_1$ 球蛋白、$α_2$ 球蛋白、β 球蛋白和 γ 球蛋白。其中清蛋白(又称白蛋白)是人体血浆中最主要的蛋白质。

血浆蛋白种类	生成部位	主要功能	正常含量(g/L)
清(白)蛋白	肝	维持血浆渗透压,运输	38~48
α₁球蛋白	主要在肝	—	—
α₂球蛋白	主要在肝	—	—
β球蛋白	大部分在肝	运输	—
γ球蛋白	浆细胞(肝外)	免疫	—
纤维蛋白原	肝	凝血	2~4

【例1】在血浆蛋白电泳中,泳动最慢的蛋白质是
A. 清蛋白　　　　B. α₁-球蛋白　　　C. α₂-球蛋白　　　D. β-球蛋白　　　E. γ-球蛋白

二、血浆蛋白的性质

合成部位	①绝大多数血浆蛋白在肝合成,但有少量由其他组织细胞合成,如γ球蛋白由浆细胞合成;浆蛋白的合成场所一般位于膜结合的多核蛋白体上
分类	除清蛋白外,几乎所有的血浆蛋白质均为糖蛋白,它们含有N-或O-连接的寡糖链
多态性	许多血浆蛋白呈现多态性,如果某种蛋白质具有多态性说明它至少有两种表型,如ABO血型
半衰期	在循环过程中,每种血浆蛋白均有自己特异的半衰期
急性时相蛋白质	在急性炎症等情况下,某些血浆蛋白的水平会增高,它们被称为急性时相蛋白质,如C-反应蛋白(CRP)

三、血浆蛋白的功能

维持血浆胶体渗透压	清蛋白最有效地维持胶体渗透压的原因:其相对分子质量小,在血浆内总含量大、摩尔浓度高;在生理pH条件下,其电负性高,能使水分子聚集其分子表面
维持血浆正常pH值	血浆蛋白盐与相应蛋白形成缓冲对,参与维持血浆正常的pH值
运输作用	血浆中的脂肪酸、Ca^{2+}、胆红素、磺胺等多种物质能与清蛋白结合而被运输
免疫作用	血浆中的免疫球蛋白在体液免疫中起着至关重要的作用
催化作用	血浆中的酶可发挥催化功能
营养作用	血浆蛋白质可分解为氨基酸,用于组织蛋白质合成和转变为其他含氮化合物
凝血、抗凝血和纤溶作用	血浆中存在众多的凝血因子、抗溶血及纤溶物质

例2~3共用选项
A. 免疫球蛋白　　　　　　　　B. 肌红蛋白　　　　　　　　C. 脂蛋白
D. 铜蓝蛋白　　　　　　　　　E. 清(白)蛋白
【例2】具有氧化酶活性的是
【例3】转运游离脂肪酸的是

第3节　成熟红细胞的代谢特点

一、代谢途径

由于成熟的红细胞缺少线粒体等亚细胞结构,因此只保留对其生存和功能发挥至关重要的糖酵解、磷酸戊糖途径和2,3-BPG支路三条代谢途径。由于成熟的红细胞缺少线粒体,因此不能进行糖有氧氧化,只能利用糖酵解供能。红细胞内磷酸戊糖途径的代谢过程与其他细胞相同,主要功能是产生$NADPH+H^+$。

二、2,3-二磷酸甘油酸(2,3-BPG)支路

1. 1,3-BPG　在一般细胞中,糖酵解的中间产物3-磷酸甘油醛脱氢生成1,3-二磷酸甘油酸(1,3-BPG),后者将高能磷酸键及磷酸基转移给ADP生成ATP,本身转变为3-磷酸甘油酸,3-磷酸甘油酸再经数步反应生成乳酸。

2. 2,3-BPG支路　红细胞内的糖酵解还存在侧支循环:2,3-BPG支路。2,3-BPG支路的分支点是1,3-BPG。在红细胞内,1,3-BPG经二磷酸甘油酸变位酶催化转变为2,3-BPG,后者再经2,3-BPG磷酸酶催化水解脱去磷酸转变为3-磷酸甘油酸又回到糖酵解途径。

3. 2,3-BPG的作用　2,3-BPG在红细胞内含量高,是红细胞内能量的储存形式,但2,3-BPG分子中并不含有高能磷酸键,不是高能磷酸化合物。红细胞内的2,3-BPG虽然也能供能,但主要功能是调节血红蛋

白(Hb)的运氧能力,降低 Hb 对氧的亲和力。2,3-BPG 可特异地与去氧 Hb 结合,使 Hb 处于脱氧构象,从而减低 Hb 对氧的亲和力,促使 HbO₂ 释放氧,以适应组织对氧的需求。

三、脂代谢

成熟红细胞的脂类几乎都存在于细胞膜。成熟红细胞已不能从头合成脂肪酸,但膜脂的不断更新却是红细胞生存的必要条件。

第4节 血红素的生物合成

血红素是红细胞的主要成分血红蛋白(Hb)的辅基,也是其他含血红素蛋白如肌红蛋白、细胞色素、过氧化氢酶及过氧化物酶等的辅基。化学结构上,血红素属于铁卟啉化合物,由卟啉环与 Fe^{2+} 螯合而成。

一、概 述

合成部位	①内大多数组织均可合成血红素(主要是骨髓,其次是肝); ②参与血红蛋白组成的血红素主要在骨髓的幼红细胞和网织红细胞中合成(注意:成熟红细胞不含线粒体,故不能合成血红素)
亚细胞部位	线粒体(合成的起始和终末阶段)+胞质(中间阶段)
基本原料	Fe^{2+} 和琥珀酰 CoA、甘氨酸 (昭昭老师速记:"铁""壶(琥)""甘"了,都快烧"红"了)
关键酶	δ-氨基-γ-酮戊酸(ALA)合酶→ALA 合酶,辅酶是磷酸吡哆醛

【例4】合成血红素的关键酶是
  A. ALA 合酶   B. 葡萄糖激酶   C. 丙酮酸激酶
  D. HMC CoA 裂解酶   E. 异柠檬酸脱氢酶

【例5】合成血红素的原料是
  A. 乙酰 CoA、甘氨酸、Fe^{2+} B. 琥珀酰 CoA、甘氨酸、Fe^{2+} C. 乙酰 CoA、组氨酸、Fe^{2+}
  D. 丙氨酸、组氨酸、Fe^{2+} E. 草酰 CoA、丙氨酸、Fe^{2+}

二、血红素的合成过程

血红素的合成过程分为四个阶段。

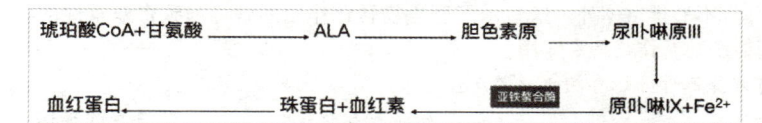

```
琥珀酸CoA+甘氨酸 ──→ ALA ──→ 胆色素原 ──→ 尿卟啉原III
                                                    ↓
血红蛋白 ←── 珠蛋白+血红素 ←[亚铁螯合酶]── 原卟啉IX+Fe²⁺
```

合成过程	反应过程	催化酶	反应部位
δ-氨基酸-γ-酮戊酸(ALA)	琥珀酰 CoA+甘氨酸→ALA	ALA 合酶	线粒体
胆色素原的生成	ALA→胆色素原	ALA 脱水酶	胞质
尿卟啉原Ⅲ和粪卟啉原Ⅲ的生成	胆色素原→尿卟啉原Ⅲ→粪卟啉原Ⅲ	多种催化酶	胞质
血红素的生成	粪卟啉原Ⅲ→原卟啉Ⅳ+Fe^{2+}→血红素	亚铁螯合酶	线粒体

三、血红素生物合成的调节

其受多种因素调节,其中起始步骤 ALA 的合成是最主要的调控点。

ALA 合酶	①ALA 合酶是血红素合成的关键酶,受血红素的别构反馈抑制;睾酮、某些药物(巴比妥类、灰黄霉素等)、致癌物、杀虫剂等可诱导 ALA 合酶的合成,从而促进血红素的合成。 ②ALA 合酶的辅酶是磷酸吡哆醛,维生素 B6 缺乏也可减少血红素的合成
ALA 脱水酶和亚铁螯合酶	①ALA 脱水酶和亚铁螯合酶属于巯基酶,重金属如铅可十分敏感地不可逆抑制该酶活性,从而抑制血红素的合成; ②铅中毒患者红细胞内原卟啉水平升高,尿中 ALA 及粪卟啉增加
促红细胞生成素(EPO)	①EPO 主要在肾合成,缺氧及红细胞减少时即释放入血并到达骨髓,可诱导 ALA 合酶的合成,进而促进血红素和血红蛋白的生物合成; ②EPO 是红细胞生成的主要调节剂

▶ 参考答案如下,详细答案参见 2019 版《国家临床执业及助理医师资格考试精选真题考点精析》。

| 1. E | 2. D | 3. E | 4. A | 5. B | 昭昭老师提示:关注官方微信。 |

第17章 肝生化

▶ **2019 考试大纲**

①肝的生物转化作用:肝生物转化的概念和特点、生物转化的反应类型及酶系、影响肝脏生物转化作用的因素。②胆汁酸代谢:胆汁酸的化学、胆汁酸的代谢、胆汁酸代谢的调节。③胆色素代谢:游离胆红素和结合胆红素的性质、胆色素代谢与黄疸。

▶ **考纲解析**

近20年的医师考试中,本章的考点是胆汁酸的化学和游离胆红素和结合胆红素的性质,执业医师每年考查分数为1~2分,助理医师每年考查分数为0~1分。

第1节 肝的生物转化作用

一、肝生物转化的类型

肝的生物转化可分为两相反应,即第一相反应和第二相反应。

	第一相反应	第二相反应
反应类型	氧化反应(最常见)、还原反应、水解反应	结合反应(葡糖醛酸结合反应最重要和最普遍)
催化酶类	氧化酶类(肝细胞微粒体内依赖细胞色素P450单加氧酶系最重要)、还原酶类、水解酶类	葡糖醛酸基转移酶、硫酸基转移酶、谷胱甘肽转移酶、乙酰基转移酶、酰基转移酶、甲基转移酶

二、肝生物转化的生理意义

1. **代谢转化** 通过生物转化可对体内的大部分非营养物质进行代谢转化,使其生物学活性降低或丧失。
2. **解毒作用** 使有毒物质的毒性减低或消除,也称解毒作用。
3. **水溶性和极性的变化** 通过生物转化作用可增加非营养物质的水溶性和极性,从而易于从胆汁或尿排出体外。应该指出的是,有些非营养物质经过肝的生物转化作用后,虽然溶解性增加,但其毒性反而增强;有的还可能溶解性下降,不易排出体外。这显示了肝生物转化作用的解毒与致毒双重性的特点。因此,不能将肝的生物转化作用笼统地看作是解毒作用。

【例1】机体可以降低外源性毒物毒性的反应是
 A. 肝生物转化 B. 肌糖原磷酸化 C. 三羧酸循环
 D. 乳酸循环 E. 甘油三酯分解

【例2】发生在肝生物转化第二阶段的是
 A. 葡萄糖醛酸结合反应 B. 氧化反应 C. 还原反应
 D. 水解反应 E. 脂化反应

第2节 胆色素代谢

胆色素是体内铁卟啉类化合物(包括血红蛋白、肌红蛋白、细胞色素、过氧化氢酶和过氧化物酶等)的主要分解代谢产物,包括胆绿素、胆红素、胆素原和胆素。

一、胆红素在单核吞噬系统细胞的合成概述

合成原料(血红素)	①衰老红细胞破坏释放的血红蛋白(约80%);②造血过程中红细胞的过早破坏;③含血红素的酶类(过氧化氢酶和过氧化物酶);④细胞色素;⑤肌红蛋白由于更新率低,所占比例很小
合成部位	单核吞噬系统细胞(肝、脾、骨髓等),亚细胞部位在微粒体和细胞质
合成步骤	血红素 —血红素加氧酶(微粒体)→ 胆绿素 —胆绿素还原酶(细胞质)→ 胆红素

二、胆红素的运输和转变

1. **胆红素在血液中的运输** 胆红素在单核吞噬系统细胞生成以后释放入血。在血浆中主要以胆红素-清蛋白复合体形式存在和运输。在血液中与清蛋白结合运输的(未经肝葡糖醛酸结合转化的)胆红素称为未结

合胆红素或血胆红素或游离胆红素。未结合胆红素不能直接与重氮试剂反应,只能在加入乙醇或尿素后才能与重氮试剂反应,故未结合胆红素又称间接胆红素。

2. 胆红素在肝中的转变　血中的胆红素以胆红素-清蛋白复合体的形式运输到肝后,在被肝细胞摄取前先与清蛋白分离,然后迅速被肝细胞摄取,在肝细胞质中主要与Y蛋白和Z蛋白结合,进而被运输至肝细胞滑面内质网,在UDP-葡糖醛酸基转移酶的催化下,胆红素与葡糖醛酸以酯键结合,生成葡糖醛酸胆红素。在肝与葡糖醛酸结合转化的胆红素称为结合胆红素或肝胆红素。结合胆红素可以迅速、直接与重氮试剂发生反应,故结合胆红素又称直接胆红素。

3. 胆红素在肠道内的转变　经肝细胞转化生成的葡糖醛酸胆红素随胆汁进入肠道,在肠菌作用下,脱去葡糖醛酸基,并被还原生成d-尿胆素原和中胆素原。后者又可进一步还原生成粪胆素原,这些物质统称为胆素原。

(1) 肠道中生成的大部分胆素原随粪便排出体外,在肠道下段,这些无色的胆素原接触空气后分别被氧化为相应的d-尿胆素、i-尿胆素和粪胆素,三者合称胆素。胆素呈黄褐色,成为粪便的主要颜色。胆道完全梗阻时,胆红素不能排入肠道形成胆素原和进而形成粪胆素,因此粪便呈灰白色或白陶土色。

(2) 肠道中生成的少量胆素原(10%~20%)可被肠黏膜细胞重吸收,经门静脉入肝,其中大部分(约90%)以原形随胆汁排入肠腔,形成胆素原的肠肝循环。小部分(10%)胆素原可以进入体循环经肾小球滤出随尿排出,称为尿胆原。尿胆素原与空气接触后被氧化成尿胆素,成为尿的主要色素。临床上将尿胆素原、尿胆素及尿胆红素合称尿三胆,是黄疸鉴别诊断的常用指标。正常人尿中检测不到尿胆红素。

三、常考易混淆的概念归纳总结

	主要内容	备　注
胆色素	胆绿素、胆红素、胆素原和胆素	胆红素呈橙黄色,是胆汁中的主要色素
结合胆红素	指的是葡糖醛酸胆红素	由肝细胞合成并随胆汁排入肠道
胆素原	d-尿胆素原、中胆素原和粪胆素原	胆素原是被肠黏膜吸收和进行肠肝循环的胆色素
胆素	d-尿胆素、i-尿胆素和粪胆素	胆素经粪便排出体外,呈黄褐色,是粪便的主要色素
尿三胆	尿胆素原、尿胆素和尿胆红素	尿三胆经尿液排出体外,其中尿胆素是尿的主要色素

四、两种胆红素理化性质的比较

	未结合胆红素	结合胆红素
同义名称	间接胆红素、游离胆红素、血胆红素、肝前胆红素	直接胆红素、肝胆红素
与葡糖醛酸结合	未结合	结合
水溶性	小	大
脂溶性	大	小
透过细胞膜的能力及毒性	大	小
能否透过肾小球随尿排出	不能	能
与重氮试剂反应	慢、间接阳性	迅速、直接阳性

【例3】下列关于游离胆红素的叙述,正确的是
A. 胆红素与葡萄糖醛酸结合　　　B. 水溶性较大　　　C. 易透过生物膜
D. 可通过肾随尿排出　　　　　　E. 与重氮试剂呈直接反应

第3节　胆汁酸的代谢

一、胆汁酸的分类

1. 概　述　胆固醇在体内的主要代谢途径是转变为胆汁酸。胆汁酸按其结构分为游离胆汁酸和结合胆汁酸两大类。胆汁酸按其来源也可分为初级胆汁酸和次级胆汁酸两类。

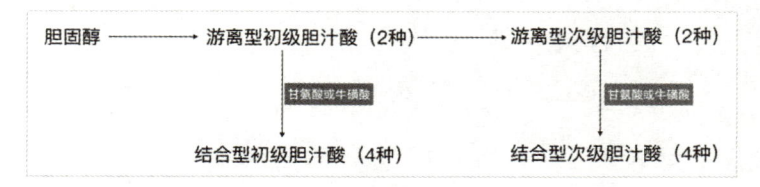

```
胆固醇 ──→ 游离型初级胆汁酸(2种) ──→ 游离型次级胆汁酸(2种)
                    │ 甘氨酸或牛磺酸                │ 甘氨酸或牛磺酸
                    ↓                              ↓
            结合型初级胆汁酸(4种)            结合型次级胆汁酸(4种)
```

2. 初级胆汁酸和次级胆汁酸

	初级胆汁酸	次级胆汁酸
定义	在肝细胞以胆固醇为原料直接合成的胆汁酸	初级胆汁酸第7位α羟基脱氧生成的胆汁酸
合成部位	肝细胞（微粒体和胞质）	肠道（回肠和结肠上段）
来源	胆固醇 $\xrightarrow{\text{胆固醇}7\alpha\text{-羟化酶等}}$ 初级胆汁酸	初级胆汁酸 $\xrightarrow{7\alpha\text{位脱羟基（脱氧）}}$ 次级胆汁酸
游离胆汁酸	即游离型初级胆汁酸（包括胆酸、鹅脱氧胆酸）	即游离型次胆汁酸（包括脱氧胆酸、石胆酸）
结合胆汁酸	即结合型初级胆汁酸（包括甘氨胆酸、牛磺胆酸、甘氨鹅脱氧胆酸、牛磺鹅脱氧胆酸）	结合型次级胆汁酸（甘氨脱氧胆酸、牛磺脱氧胆酸、甘氨石胆酸、牛磺石胆酸）

二、胆汁酸盐

胆汁中的初级胆汁酸与次级胆汁酸均以钠盐或钾盐的形式存在，形成相应的胆汁酸盐，简称胆盐。胆盐为胆汁的主要成分（约占胆汁固体成分的50%），与脂类消化、吸收有关。

三、胆汁酸的肠肝循环

进入肠道的各种胆汁酸（包括初级和次级、游离型与结合型）约＞95%可被肠道重吸收，其余的（约为5%石胆酸）随粪便排出。结合型胆汁酸在回肠部位被主动重吸收，少量未结合的胆汁酸在肠道各部被动重吸收。重吸收的胆汁酸经门静脉重新入肝。在肝细胞内，游离胆汁酸被重新转变成结合胆汁酸，与重吸收及新合成的结合胆汁酸一起重新随胆汁入肠。胆汁酸在肝和肠之间的这种不断循环的过程称为胆汁酸的肠肝循环。通过这种循环机制可使有限的胆汁酸库存循环利用，以满足机体对胆汁酸的生理需求。

四、胆固醇7α-羟化酶和HMG CoA还原酶活性的调节

乙酰CoA $\xrightarrow{\text{HMG CoA还原酶等}}$ 胆固醇 $\xrightarrow{\text{胆固醇}7\alpha\text{-羟化酶等}}$ 胆汁酸

	胆固醇7α-羟化酶	HMG CoA还原酶
关键酶	胆汁酸合成的关键酶	胆固醇合成的关键酶
胆汁酸	抑制其活性	抑制其活性
胆固醇	增加其活性	抑制其活性
甲状腺激素	增加其活性	增加其活性（作用更强）
糖皮质激素	增加其活性	抑制其活性
其他激素	生长素能增加其活性	胰岛素增加其活性，胰高血糖素抑制其活性

【例4】胆汁酸合成的限速酶是

A. 1α-羟化酶　　　　B. 12α-羟化酶　　　　C. HMG-CoA还原酶
D. HMG-CoA合成酶　　E. 7α-羟化酶

➤ 参考答案如下，详细答案参见2019版《国家临床执业及助理医师资格考试精选真题考点精析》。

1. A	2. A	3. C	4. E	昭昭老师提示：关注官方微信。

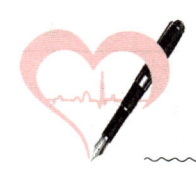

第四篇 病理学

学习导图

章 序	章 名	内 容	所占分数 执业医师	所占分数 助理医师
1	细胞和组织的适应、损伤和修复	适应	3分	1分
		损伤		
		修复		
2	局部血液循环障碍	淤血和充血	2分	1分
		血栓形成		
		栓塞		
		梗死		
3	炎症	炎症概述	2分	1分
		急性炎症		
		慢性炎性		
4	肿瘤	概述	2分	1分
		肿瘤的生物学行为		
		肿瘤命名和分类		
		常见的上皮性肿瘤		
		常见的非上皮性肿瘤		
		肿瘤病因学和发病学		
5	心血管系统疾病	动脉粥样硬化	2分	1分
		原发性高血压		
		风湿性心脏病		
		亚急性感染性心内膜炎		
		心瓣膜病		
6	呼吸系统疾病	慢性支气管炎	1分	1分
		肺气肿		
		慢性肺源性心脏病		
		大叶性肺炎		
		小叶性肺炎		
		肺硅沉着病		
		呼吸窘迫综合征		
		肺癌		
7	消化系统疾病	消化性溃疡	1分	1分
		病毒性肝炎		
		门脉性肝硬化		
		食管癌、胃癌、大肠癌		
		原发性肝癌		
		胰腺癌		

续表

章 序	章 名	内 容	所占分数 执业医师	所占分数 助理医师
8	淋巴造血系统肿瘤	淋巴结良性病变 霍奇金淋巴瘤 非霍奇金淋巴瘤	1分	0分
9	泌尿系统疾病	肾小球肾炎 慢性肾盂肾炎 肾细胞癌 肾母细胞瘤 尿路上皮肿瘤	2分	1分
10	内分泌系统疾病	甲状腺疾病	1分	1分
11	乳腺及生殖系统疾病	乳腺增生性疾病 乳腺癌 子宫上皮内瘤变 子宫颈浸润癌 子宫平滑肌瘤 葡萄胎、侵袭性葡萄胎及绒毛膜癌 卵巢肿瘤 前列腺增生症 前列腺癌	1分	1分
12	常见传染病及寄生虫病	结核病 伤寒 细菌性痢疾 流行性脑脊髓膜炎 流行性乙型脑炎 血吸虫病	1分	0分
13	艾滋病、性传播疾病、免疫性疾病	艾滋病 淋病 梅毒 尖锐湿疣	1分	0分

复习策略

病理学这门课程，与内科连接十分紧密。在内科中，我们已经讲述了部分内容，在这里就是回顾以前的知识点。病理学的前四章是病理学总论的内容，后面的九章是专科内容，同学们在学习好总论的基础上，再去学习各论的内容，就是非常简单的事情了，重点和难点内容是消化系统的肝疾病及泌尿系统的肾小球肾炎的病理分型。本课程占执业医师考试的分数为10～15分；助理医师考试的分数为5～10分。

第1章 细胞和组织的适应、损伤和修复

> **2019考试大纲**
>   ①适应性；②损伤；③修复。
> **考纲解析**
>   近20年的医师考试中，本章的考点是适应性改变，执业医师每年考查分数为2～3分，助理医师每年考查分数为0～1分。

第1节 细胞和组织的适应

细胞和由其构成的组织、器官对于内、外环境中的持续性刺激和各种有害因子而产生的非损伤性应答反应,称为适应。适应在形态学上一般表现为萎缩、肥大、增生和化生四种状态。

	内 含	好发部位
萎缩	发育正常的细胞、组织或器官体积的缩小可伴细胞数量的减少	①心、肝、肾上腺细胞; ②神经节细胞
肥大	细胞、组织或器官体积的增大;包括生理性肥大和病理性肥大	①妊娠期的子宫; ②哺乳期的乳腺; ③高血压时左心室肥大
增生	实质细胞数量增多可伴细胞组织或器官体积增大	①妊娠期的子宫; ②青春期乳腺; ③肝部分切除术后肝细胞再生
化生	一种成熟的细胞受刺激因素的作用转化为另一种分化成熟的细胞过程	①上皮组织; ②间叶组织; ③结缔组织

【例1】一种成熟组织变成另一种成熟组织的过程称为
 A. 机化   B. 钙化   C. 分化   D. 化生   E. 适应
例2~3 共用选项
 A. 假膜   B. 化生   C. 渗出   D. 转化   E. 增生
【例2】成纤维细胞损伤后转变成骨细胞
【例3】细菌性痢疾的渗出和坏死物形成

一、萎 缩

1. 实质细胞和间质细胞

实质细胞	①实质细胞数量减少,组织器官发育不良; ②萎缩器官不一定体积减小,甚至可能体积变大,如输尿管梗阻性肾萎缩
间质细胞	间质细胞数量不减少,甚至会增生

2. 分类 萎缩可分为生理性和病理性萎缩。

(1)生理性萎缩 如胸腺青春期萎缩和生殖系统中卵巢、子宫及睾丸更年期后萎缩等,大部分萎缩是通过细胞凋亡实现的。

(2)病理性萎缩。

	内 含	常见部位
营养不良性萎缩	①蛋白质摄入不足、消耗过多及血液供应不足引起; ②最早发生萎缩的器官是:脂肪组织 (昭昭老师速记:机体摄入不足或消耗过多,首先利用脂肪来供给能量,所以脂肪组织萎缩)	①全身性:糖尿病、结核、肿瘤→全身肌肉萎缩 ②局限性:脑动脉硬化→脑萎缩
压迫性萎缩	组织或器官长期受到压迫所致	脑肿瘤压迫→临近正常组织萎缩
失用性萎缩	组织或器官长期工作负荷减少或功能代谢低下所致	长期卧床→肌肉萎缩
去神经萎缩	运动神经元或轴突损害引起效应器萎缩	脑脊髓损伤→肌肉萎缩
内分泌性萎缩	内分泌腺体功能低下,导致靶器官萎缩	下丘脑—腺垂体会坏死→肾上腺萎缩
老年性萎缩	神经细胞和心肌细胞的萎缩,是大脑和心脏发生老化的常见原因	①神经细胞退化→脑萎缩; ②心肌细胞退化→心脏萎缩
损伤性萎缩	病毒和细菌感染所致的慢性炎症导致组织或器官的萎缩	①慢性胃炎→胃黏膜萎缩; ②慢性肠炎→小肠黏膜绒毛萎缩

二、肥 大

概念	人体部分器官功能增加、合成代谢旺盛,使细胞、组织器官体积的增大。包括生理性肥大和病理性肥大

特点	生理性肥大	①器官或组织负荷过重,此为:代偿性肥大(锻炼导致肌肉肥大); ②内分泌激素增多,导致相应的器官增大,此为:内分泌性肥大
	病理性肥大	①高血压患者由于前后负荷增加导致左心室肥大,为代偿性肥大; ②甲状腺功能亢进,甲状腺激素增多,引起甲状腺滤泡增生肥大,为内分泌性肥大

三、增 生

概念	①组织、器官内实质细胞数量的增多,常导致组织、器官体积增大; ②增生包括生理性增生及病理性增生,生理性增生包括代偿性增生和内分泌性增生,病理性增生包括代偿性增生和内分泌性增生,常见病因是激素过多和生长因子过多		
特点	细胞肥大	心肌和骨骼肌等组织器官肥大仅仅是细胞肥大,不伴有细胞数量增生,原因是:细胞分裂增殖能力差 (昭昭老师提示:骨骼肌和心肌及神经细胞属于永久细胞,不能再生,所以细胞数量不会增多)	
	细胞体积肥大+细胞数量增生	子宫和乳腺等组织器官既可以有细胞体积肥大和细胞数量增生,原因是:细胞分裂增殖能力活跃	

四、化 生

1. 概念 化生是指一种分化成熟的细胞或组织被另一种分化成熟的细胞或组织所取代。

2. 发生组织 化生通常发生在同源性细胞之间,常发生于上皮组织或间叶组织之间。

(1) 上皮组织(鳞状上皮、腺上皮、移行上皮)发生的化生。

(昭昭老师提示:病理学主要的就是考例子,把这些例子记准很重要! 上皮组织化生的癌就是:肺鳞癌、食管腺癌、膀胱鳞癌、子宫内膜鳞癌)

部 位	上皮组织	病理改变	结 局
支气管	假复层纤毛柱状上皮	假复层纤毛柱状上皮→鳞状上皮	支气管或肺鳞癌
食管	复层鳞状上皮	鳞状上皮→胃型或肠型柱状上皮	食管腺癌 (昭昭老师提示:不是鳞癌)
胃	柱状上皮	柱状上皮→含杯状细胞或潘氏细胞的肠上皮	肠型腺癌
肾盂、膀胱	肾盂移行上皮	肾盂移行上皮→鳞状上皮	肾盂鳞癌、膀胱鳞癌
子宫内膜	柱状上皮	子宫内膜柱状上皮→鳞状上皮	子宫内膜鳞癌 (昭昭老师提示:不是腺癌)
子宫颈	阴道部为复层鳞状上皮 子宫颈管为柱状上皮	宫颈鳞状上皮→子宫颈管黏膜柱状上皮	子宫颈腺癌
皮肤、阴茎	复层鳞状上皮	—	—

(2) 间叶组织 (结缔组织、脂肪、肌肉、脉管、骨、软骨、淋巴组织和造血组织等)发生的化生。(昭昭老师提示:注意神经细胞及神经纤维没有化生)

部 位	间叶组织	病理改变	结 局
肘关节	肌肉(肌肉→骨组织)	成纤维细胞→骨细胞或软骨细胞	损伤性骨化 (昭昭老师提示:运动系统中经常考试)

第2节 细胞的可逆性损伤

一、基本概念

1. 细胞可逆性损伤 细胞可逆性损伤的形态学变化称为变性,是指细胞或细胞间质受损伤后,由于代谢障碍,使细胞内或细胞间质内出现异常物质或正常物质异常蓄积的现象,通常伴有细胞功能低下。去除病因后,细胞水肿、脂肪变等大多数此类损伤可恢复正常即可逆性损伤。

2. 常见可逆性损伤的特征总结如下

变性类型	蓄积物质	好发部位	病变部位
细胞水肿	水和 Na^+	肝、心、肾	细胞内
脂肪变	甘油三酯	肝、心、肾、骨骼肌细胞	细胞内
玻璃样变	变性的血浆蛋白、胶原蛋白、免疫球蛋白	肝细胞、肾小管上皮、浆细胞等	细胞间质、细胞内
淀粉样变	淀粉样蛋白质和黏多糖复合物	霍奇金病、多发性骨髓瘤、甲状腺髓样癌、皮肤、结膜、舌、喉、肺等	细胞间质、细胞内
黏液样变	黏多糖类物质和蛋白质	间叶组织肿瘤、风湿病、动脉硬化	细胞间质、细胞内
病理性色素沉着	含铁血黄素、脂褐素、黑色素	—	细胞间质、细胞内
病理性钙化	磷酸钙、碳酸钙	甲状旁腺亢进、骨肿瘤、维生素D摄入过多	细胞间质、细胞内

二、细胞水肿

	特 点	昭昭老师速记
病因	缺血、缺氧、感染、中毒等	—
机制	线粒体受损→ATP减少→细胞膜 Na^+-K^+ 泵功能障碍→细胞内 Na^+ 和水蓄积	细胞内高钠导致细胞高渗,高渗吸水,导致细胞水肿
部位	肝、心、肾	—
病理	细胞线粒体和内质网肿胀(光镜下胞质内红染细颗粒状物)→胞质疏松空泡状→气球样变	"汽水"=气球样变就是水肿
疾病	病毒性肝炎	"干(肝炎)"了浇"水"

三、脂肪变

		特 点	昭昭老师速记
病因		感染、酗酒、中毒、营养不良、糖尿病及肥胖等	—
机制		①肝细胞质内脂肪酸增多;②甘油三酯合成过多	—
部位		肝、心、肾近曲小管、骨骼肌细胞	"心肝""脂肪"多
病理	基本病理改变	胞质中出现大小不等的球形脂滴;在石蜡切片中,因脂肪被有机溶剂溶解呈空泡状	
	不同疾病特点	①磷中毒——脂肪变首先发生于肝小叶周围; ②慢性肝淤血——脂肪变首先发生于肝小叶中央; ③严重中毒和传染病——心肌脂肪变发生于全肝; ④心肌正常为暗红色,心肌细胞脂肪变性后,形成黄红相间斑纹,称为虎斑心,发生部位:左心室内膜下和乳头肌部位; ⑤心外膜增生的脂肪组织可沿间质进入心肌细胞内,此为心肌脂肪浸润(注意不是脂肪变)	①"周围"是"树林(磷)"; ②"忠(中)""肝"义胆; ③很严重,所以全部都遭殃; ④带有"斑"纹的老"虎"爱吃"脂肪"多的肉
疾病		慢性肝淤血、磷中毒、四氯化碳中毒、慢性酒精中毒心肌病变	—

【例4】下列有关脂肪变性的描述,正确的是
　A. 磷中毒时,脂肪变性首先累及肝小叶的中央细胞
　B. 肝淤血时,脂肪变性首先累及肝小叶周边细胞
　C. 肾远曲小管容易发生脂肪变性
　D. 严重贫血时,心脏乳头肌可呈虎斑状
　E. 心肌脂肪变性严重影响心功能

例5~6 共用选项

A. 肝细胞轮廓可见,胞核浓缩,核膜消失
B. 肝细胞体积增大,双核,核仁明显
C. 肝细胞体积增大,胞质内大小不等的空泡,苏丹Ⅲ染色(+)
D. 肝细胞体积增大,胞质疏松,淡染,透明度增加
E. 肝细胞体积缩小,胞质疏松,透明度增加

【例5】肝细胞水肿的病变是
【例6】肝细胞脂肪变性的是

四、玻璃样变

细胞内或间质中出现半透明状蛋白质蓄积,称为玻璃样变,或称透明变。HE 染色呈嗜伊红均质状。常考的玻璃样变举例总结如下表。

病 变	特 点	常见疾病	昭昭老师速记
玻璃样小滴	肾小管上皮细胞具有吞饮作用的小泡,重吸收原尿中的蛋白质,与溶酶体融合,形成玻璃样小滴	—	"肾"内有"玻璃"
Mallory 小体	酒精性肝病时肝细胞胞质中细胞中间丝前角蛋白变性	酒精性肝病	"玛丽(mallory)"小姐有"钱(前)"
Rusell 小体	浆细胞变性时胞质粗面内质网中免疫球蛋白蓄积	慢性炎症	"卖(sell)"球
细小动脉硬化	缓进型高血压的肾、脑、脾等脏器的细小动脉壁因血浆蛋白渗入和基底膜代谢物质沉积,使细小动脉管壁增厚,管腔狭窄	缓进型高血压	"细小""蛋白"
纤维结缔组织玻璃样变	胶原蛋白交联、变性、融合,胶原纤维增粗变宽	萎缩子宫和乳腺间质、瘢痕组织、动脉硬化纤维斑块	二

例7~9 共用选项

A. 细胞水肿   B. 脂肪变   C. 玻璃样变
D. 淀粉样变   E. 黏液样变

【例7】动脉粥样硬化的纤维斑块是
【例8】多发性骨髓瘤患者免疫球蛋白轻链引起的可逆性损伤常表现为
【例9】酒精肝病患者肝可逆性损伤常表现是

【例10】酒精中毒时,肝细胞内出现马洛里小体(Mallory body),其病变性质是
A. 水样变性   B. 脂肪变性   C. 凋亡
D. 玻璃样变性   D. 纤维素样变性

五、病理性色素沉着

病理性色素沉着指病理情况下,含铁血黄素、脂褐素、黑色素及胆红素等多种内源性色素增多并积聚于细胞内外。

色 素	产生机制	常见疾病
含铁血黄素	巨噬细胞吞噬、降解红细胞血红蛋白所产生的铁蛋白微粒聚集体,系 Fe^{3+} 与蛋白质结合而成	①生理情况下,肝、脾、淋巴结及骨髓中有含铁血黄素; ②陈旧性出血和溶血性疾病; ③肺褐色硬化、慢性肺淤血
脂褐素	①细胞自噬溶酶体内未被消化的细胞器碎片残体; ②成分是磷脂和蛋白质的混合物	萎缩的心肌细胞和肝细胞
黑色素	②黑色素细胞质中的黑色素细颗粒; ②由酪氨酸氧化经左旋多巴聚合而产生	色素痣、黑色素瘤、基底细胞癌、肾上腺皮质功能低下的 Addison 病患者

续表

色　素	产生机制	常见疾病
胆红素	①胆管中的主要色素； ②主要为血液中红细胞衰老破坏后的产物，来源于血红蛋白，但不含铁	继发性胆汁性肝硬化中引起肝细胞网状或羽毛状坏死

六、病理性钙化

骨和牙齿之外的组织中固态钙盐沉积，其成分主要是磷酸钙和碳酸钙，称为病理性钙化。包括营养不良性钙化和转移性钙化。HE染色时在显微镜下呈蓝色颗粒状至片块状。

	营养不良性钙化	转移性钙化
发病率	多见	少见
含义	钙盐沉积于坏死或即将坏死的组织或异物中	指由于全身钙磷代谢失调（高钙血症）而致钙盐沉积于正常组织内
机制	可能与局部碱性磷酸酶增多有关	与体内钙磷代谢异常有关
钙磷代谢	正常	失调（高钙血症）
好发疾病	结核病、血栓、动脉粥样硬化斑块、心脏瓣膜病变、瘢痕组织、血吸虫慢性虫卵结节	①甲旁亢、骨肿瘤、维生素D摄入过多、肾衰竭； ②肾、肺、胃的间质组织
昭昭老师速记	原发病灶内的钙离子沉积	高钙血症导致

七、淀粉样变

1. 概念　淀粉样变物质主要沉积于细胞间质、小血管基膜下或沿网状纤维支架分布。HE染色镜下特点为淡红色均质状物，并显示淀粉样呈色反应：刚果红染色为橘红色，遇碘则为棕褐色，再加稀硫酸便呈蓝色。

2. 分类　淀粉样变可分为局部性和全身性淀粉样变两类。

局部性淀粉样变	可发生于皮肤、结膜、舌、喉、肺、霍奇金病、多发性骨髓瘤、甲状腺髓样癌等
全身性淀粉样变	①原发性：来源于血清，免疫球蛋白轻链，累及肝、肾、脾、心等器官； ②继发性：后者来源不明，主要成分为肝脏合成的非免疫球蛋白，见于老年人、结核病、某些肿瘤的间质中

第3节　细胞死亡

当细胞发生致死性代谢、结构和功能障碍，便可引起细胞不可逆性损伤，即细胞死亡。细胞死亡是涉及所有细胞的最重要的生理病理变化，主要有细胞坏死和凋亡两大类。

一、细胞坏死

坏死是以酶溶性变化为特点的活体内局部组织细胞的死亡。坏死基本表现为：细胞肿胀、细胞器崩解和蛋白质变性。炎症时，坏死细胞和周围渗出的中性粒细胞释放溶酶体酶，可促进坏死的进一步发生和局部实质细胞溶解，因此坏死常累及多个细胞。

【例11】细胞坏死的主要形态学特征是
A. 核分裂　　　　　　　　　　B. 细胞核异型　　　　　　　　C. 线粒体肿胀
D. 细胞核碎裂　　　　　　　　E. 细胞质脂质增多

【例12】下列病变中属于不可逆性改变的是
A. 细胞水肿　　　　　　　　　B. 线粒体膜破裂　　　　　　　C. 核碎裂
D. 线粒体肿胀　　　　　　　　E. 粗面内质网脱颗粒

1. 坏死类型及疾病

类　型	病理改变	常见疾病
凝固性坏死	①最常见； ②细胞微细结构消失，而组织结构轮廓仍可保存	心、肝、肾和脾脏等
液化性坏死	死亡细胞完全被消化，局部组织快速被溶解	脑、胰腺、乳房

类型	病理改变	常见疾病
纤维素样坏死	病变部位形成细丝状、颗粒状或小条块状无结构物质	①变态反应性疾病；②急进型高血压
干酪样坏死	①彻底的凝固性坏死，镜下坏死部位不见原有组织结构的残影；②病灶中脂质较多，坏死区呈黄色、细腻，状似干酪，可见嗜酸性颗粒样物	①结核病；②某些梗死、肿瘤和结核样麻风等
脂肪坏死	属于液化性坏死，包括酶解性和创伤性脂肪坏死等，可有特征性钙化灶形成	①急性胰腺炎；②乳房创伤
坏疽	指局部组织大块坏死并继发腐败菌感染	干性坏疽、湿性坏疽和气性坏疽

【例13】下列哪一个脏器最易发生凝固性坏死?
A. 肾　　　　B. 脑　　　　C. 肠　　　　D. 子宫　　　　E. 肺

【例14】病毒性肝炎，肝细胞的灶性坏死属于
A. 凝固性坏死　B. 液化性坏死　C. 干酪样坏死　D. 固缩性坏死　E. 坏疽

【例15】干酪样坏死的本质是
A. 纤维蛋白样坏死　　　　B. 脂肪坏死　　　　C. 干性坏疽
D. 液化性坏死　　　　　　E. 彻底的凝固性坏死

【例16】下列病理过程属于液化性坏死的是
A. 肝脓肿　　　　　　　　B. 淋巴结结核　　　　C. 恶性高血压细小动脉
D. 产后子宫内膜炎　　　　E. 以上均不是

2. 坏疽 指局部组织大块坏死并继发腐败菌感染，分为干性、湿性和气性等类型。

	干性坏疽	湿性坏疽	气性坏疽
条件	动脉阻塞但静脉回流尚通畅的四肢末端	多发生于与外界相通的内脏；也可是动脉阻塞及静脉回流受阻的四肢末端	深达肌肉的开放性创伤合并产气荚膜杆菌等厌氧菌感染
部位	四肢末端	肺、肠、子宫、阑尾及胆囊等	狭深的开放性伤口
肉眼观	坏死区干燥皱缩呈黑色	坏死区水分较多，肿胀呈蓝绿色	①坏死区水分较多；②皮下积气
分界	与正常组织界限清楚	与正常组织界限不清	与正常组织界限不清
类型	多为凝固性坏死	凝固性和液化性坏死的混合物	凝固性和液化性坏死的混合物
昭昭老师速记	"四肢""干"	"非（肺）常（肠）"湿"	"深"处有"气"

【例17】坏死组织经腐败菌作用后常发生
A. 脓肿　　　　B. 空洞　　　　C. 梗死　　　　D. 坏疽　　　　E. 栓塞

【例18】下列哪个脏器不发生坏疽
A. 肺　　　　B. 下肢　　　　C. 阑尾　　　　D. 小肠　　　　E. 脑

【例19】湿性坏疽常发生在
A. 脑、脾、肝　B. 脑、肠、子宫　C. 肺、肠、肝　D. 肺、肾、脑　E. 肺、肠、子宫

3. 坏死的结局

(1) 溶解吸收　坏死细胞及周围中性粒细胞释放水解酶，使坏死组织溶解液化，由淋巴管或血管吸收；不能吸收的碎片，则由巨噬细胞吞噬清除。坏死细胞溶解后，可引发周围组织急性炎症反应。

(2) 分离排出　坏死灶较大不易被完全溶解吸收时，表皮黏膜的坏死物可被分离，形成组织缺损。

糜烂	皮肤、黏膜浅表的组织缺损称为糜烂
溃疡	较深的组织缺损称为溃疡
窦道	组织坏死后形成的只开口于皮肤黏膜表面的深在性盲管为窦道
瘘管	连接两个内脏器官或从内脏器官通向体表的通道样缺损为瘘管
空洞	肺、肾等内脏坏死物液化后，经支气管、输尿管等自然管道排出，所残留的空腔为空洞

（3）机化与包裹 新生肉芽组织长入并取代坏死组织、血栓、脓液、异物等的过程，称为机化。如坏死组织等太大，肉芽组织难以向中心部完全长入或吸收，则由周围增生的肉质组织将其包围，称为包裹。机化和包裹的肉芽组织最终都可形成纤维瘢痕。

（4）钙化 坏死细胞和细胞碎片若未被及时清除，则易吸引钙盐和其他矿物质沉积，引起营养不良性钙化。

二、凋亡

1. 概念 凋亡是活体内单个细胞程序性的细胞死亡的表现形式，是由体内外某些因素触发细胞内预存的死亡程序而导致的细胞主动性死亡的方式。

2. 凋亡的形态学特征（昭昭老师速记：皱、凝、亡、整）

细胞皱缩	胞质质密，水份减少，胞质高度嗜酸性，单个凋亡细胞与周围细胞分离
染色质凝聚	核染色质浓集成致密团块，或集结排列于核膜内面，胞核裂解成碎片
凋亡小体形成	①细胞膜内陷或胞质生出芽突而脱落，形成含有核碎片和(或)细胞器的膜包被凋亡小体；②凋亡小体是细胞凋亡形成的重要形态学标志
质膜完整	①凋亡细胞质膜完整，阻止其他细胞分子间的识别，既不引起周围炎症，又不引起周围组织来增生修复；②病毒性肝炎，肝细胞嗜酸性坏死(Councilman 小体)即肝细胞凋亡

3. 凋亡的生化特征和机制

生化特征	生化特征是凋亡蛋白酶、内切核酸酶、需钙蛋白酶的活化，主要是前两种酶是凋亡程序的主要执行者
机制	抑制因素(生长因子、细胞基质、性甾体激素等)和诱导因素(生长因子缺乏、糖皮质激素、自由基等)

4. 凋亡与坏死的区别

	细胞凋亡	坏死
机制	细胞程序化死亡	意外事故性细胞死亡
主动与被动	主动进行、自杀性	被动进行、他杀性
受累范围	多为单个细胞	多为连续的大片细胞
细胞膜	仍保持完整性	完整性受到破坏
细胞体积	减小、固缩→固缩性坏死	增大、细胞肿胀
核染色质	积聚在核膜下，呈半月状	散在的小集聚、呈絮状
细胞器	仍保持完整，为崩解	肿胀，尤以内质网明显崩解
溶酶体	保持完整，酶不外溢	破坏，酶外溢
结局	①细胞浆裂解成许多碎片—凋亡小体；②凋亡小体被临近巨噬吞噬	①细胞破裂、溶解；②残屑被巨噬细胞吞噬
炎症反应	不引周围组织炎症反应	引起周围组织炎症反应

【例20】关于细胞凋亡，下列叙述中哪项是不正确的

A．凋亡见于许多生理和病理过程　　B．发生单个细胞死亡或小灶性细胞死亡

C．凋亡不引起炎症反应　　D．可见凋亡小体　　E．凋亡是由酶解作用所致

第4节 修 复

一、再 生

1. 概念 损伤造成机体部分细胞和组织丧失后，由损伤周围的同种细胞来修复，称为再生。如果完全恢复了原组织的结构及功能，则称为完全再生。由纤维结缔组织来修复，称为纤维性修复，以后形成瘢痕，故也称瘢痕修复。再生分为生理性再生和病理性再生。

生理性再生	①在生理过程中，有些细胞、组织不断老化和消耗，由新生的同种细胞不断补充，进而保持原有的结构和功能的再生，如红细胞的周期性更新；②生理性再生多为完全性再生

病理性再生	①病理状态下,细胞组织缺损后发生的再生; ②病理性再生即可为完全性再生,也可以为不完全再生

【例21】组织和细胞损伤后,周围细胞增殖、修复的过程是
　　A. 增生　　　　　　B. 再生　　　　　　C. 化生　　　　　　D. 肥大　　　　　　E. 机化

2. 不同类型细胞的再生潜能　按再生能力的强弱,可分为不稳定细胞、稳定细胞和永久性细胞三类。

	不稳定细胞	稳定细胞	永久性细胞
别称	持续分裂细胞	静止细胞	非分裂细胞
代表细胞	①表皮细胞; ②呼吸道及消化道黏膜被覆细胞; ③淋巴及造血细胞; ④间皮细胞	①腺体实质细胞(涎腺、内分泌腺、汗腺等); ②腺样器官实质细胞(肝、胰、肾小管上皮细胞); ③平滑肌细胞	①神经细胞; ②心肌细胞; ③骨骼肌细胞
再生潜能	细胞总在不断地增殖,以代替衰亡或破坏的细胞,其再生能力很强	①生理情况下,这类细胞增殖现象不明显; ②受到组织损伤的刺激时,表现出较强的再生能力	此类细胞不能进行再生,一旦遭受破坏则成为永久性缺失
昭昭老师速记	"血皮""呼吸"不稳定	网站上"线(腺)"后很"平""稳"	"省""心""股"

【例22】下列哪种组织细胞再生能力最强?
　　A. 骨组织　　　　　　　　　　　B. 神经节细胞　　　　　　　　　　C. 软骨细胞
　　D. 心肌　　　　　　　　　　　　E. 神经胶质细胞

【例23】男,32岁。因肝损伤急症手术。曾患甲型肝炎已治愈。术中见肝右叶外侧5 cm裂口,深3 cm。术后肝肾功能检查正常,食欲、体力恢复正常。肝损伤得以顺利修复,从内环境分析,主要起再生作用的是
　　A. 不稳定细胞　　　　　　　　　B. 肥大细胞　　　　　　　　　　　C. 纤维细胞
　　D. 稳定细胞　　　　　　　　　　E. 永久性细胞

二、肉芽组织

1. 肉芽组织　由成纤维细胞和新生薄壁的毛细血管组成,并伴炎症细胞浸润。
2. 肉眼观　鲜红色,颗粒状,柔软湿润。
3. 作用　抗感染及保护创面;填补伤口及其他组织缺损。肉芽组织最后变为瘢痕组织、机化血凝块和坏死组织。

【例24】下列哪种新生的细胞是机化时出现的特征细胞?
　　A. 平滑肌细胞　　　　　　　　　B. 成纤维细胞　　　　　　　　　　C. 类上皮细胞
　　D. 横纹肌细胞　　　　　　　　　E. 上皮细胞

【例25】下列哪种病理过程叫做机化?
　　A. 坏死灶周围钙盐沉积　　　　　B. 死骨周围纤维增生　　　　　　　C. 坏死组织排出,空腔形成
　　D. 坏死组织由肉芽组织取代　　　E. 坏死缺损由周围组织修补

【例26】肉芽组织主要是由下列哪种细胞组成?
　　A. 成纤维细胞,新生毛细血管和炎性细胞
　　B. 成纤维细胞,新生毛细血管和巨噬细胞
　　C. 纤维细胞,新生毛细血管和炎性细胞
　　D. 炎性细胞和成纤维细胞
　　E. 新生毛细血管和巨噬细胞

【例27】肉芽组织的组成是
　　A. 毛细血管和弹性纤维　　　　　B. 小动脉和成纤维细胞　　　　　　C. 毛细血管和胶原纤维
　　D. 成纤维细胞和小细胞　　　　　E. 毛细血管和成纤维细胞

【例28】完成瘢痕性修复的物质基础是
　　A. 上皮组织　　　　　　　　　　B. 肉芽组织　　　　　　　　　　　C. 毛细血管网
　　D. 纤维蛋白网架　　　　　　　　E. 炎性渗出物

例 29～31 共用选项
A. 化生　　　B. 机化　　　C. 分化　　　D. 再生　　　E. 增生

【例 29】同一胚层分化成熟组织转化为另一成熟组织的过程
【例 30】肉芽组织取代坏死组织,血栓以及渗出物的过程
【例 31】组织损伤后,由其邻近的健康细胞分裂增生完成修复的过程
【例 32】肉芽组织的作用不包括
A. 抗感染创面　　　　　　　B. 填补创口和组织缺损　　　　　　　C. 机化渗出物
D. 包裹渗出物　　　　　　　E. 连接组织缺损,保持器官完整性

三、创伤愈合

1. 创伤愈合的基本过程

伤口早期	①伤口局部有不同程度的组织坏死和血管断裂出血,数小时内出现炎症反应,表现为充血、浆液渗出及白细胞游出,故局部肿胀。 ②早期:浸润的白细胞以中性粒细胞为主;3 天后以巨噬细胞为主。 ③伤口内的血液和渗出液中的纤维蛋白原很快凝结成凝块,有的凝块表面干燥形成痂皮,凝块及痂皮起着保护伤口的作用
伤口收缩	①2～3 天后边缘的整层皮肤及皮下组织向中心移动,于是伤口缩小,直至 14 天左右停止; ②伤口收缩的意义在于缩小创面
肉芽组织增生和瘢痕形成	第 3 天开始伤口底部及边缘长出肉芽组织填平伤口底部及边缘长出肉芽组织填平伤口→第 5～6 天成纤维细胞产生胶原纤维→随后胶原纤维逐渐增多,大约在伤口 1 个月左右完成
表皮及其他组织再生	①创伤发生 24 小时内,伤口边缘的基底细胞即开始增生,并在凝块下面向伤口中心迁移,形成单层上皮,覆盖肉芽组织表面。 ②当这些细胞相遇时,便停止迁移,并增生、分化为鳞状上皮。 ③皮肤附属器(毛囊、汗腺及皮脂腺)如遭完成破坏→不能完全再生;肌腱断裂后→早期是瘢痕修复,后期可完全再生

2. 创伤愈合的类型

	常见临床情况	愈合过程
一期愈合	组织缺损小、创缘整齐,无感染、经黏合或缝合后创面对合严密的伤口	第 1～2 天表皮再生覆盖伤口→第 3 天创口边缘长出肉芽组织,填满伤口→第 5～7 天伤口两侧出现胶原纤维连接,此时即可拆线,切口达到临床愈合
二期愈合	组织缺损大、创缘不整、哆开、无法整齐对合,伴有感染的伤口	炎症明显,伤口大,伤口收缩明显,愈合的时间较长,形成瘢痕较大

【例 33】皮肤局部缺损由肉芽、瘢痕组织替代,并伴炎症细胞浸润及鳞状上皮再生,应诊断为
A. 创伤一期愈合　　　　　　B. 皮肤慢性溃疡　　　　　　C. 皮肤溃疡伴感染
D. 皮肤慢性溃疡、癌变　　　E. 皮肤鳞状上皮癌

四、骨折愈合

分 期		特 点
第 1 期	血肿形成	骨折两端和周围伴有大量出血,形成血肿,数小时后血肿发生凝固,与此同时,常出现轻度的炎症反应
第 2 期	纤维性骨痂形成	①骨折后 2～3 天,血肿开始由肉芽组织取代而机化,纤维化形成纤维性骨痂; ②肉眼和 X 线检查可见骨折局部呈梭形肿胀
第 3 期	骨性骨痂形成	①由纤维性骨痂分化出骨母细胞,并形成类骨组织; ②类骨组织转变为编织骨,编织骨结构不致密,骨小梁排列紊乱; ③纤维性骨痂中的软骨组织也经软骨化骨过程演变为骨组织
第 4 期	骨痂改建或再塑	①编织骨改建成成熟的板层骨、皮质骨; ②改建是破骨细胞的骨质吸收及骨母细胞的新骨质形成的协调下完成的

> 参考答案如下，详细答案参见2019版《国家临床执业及助理医师资格考试精选真题考点精析》。

1. D	2. B	3. A	4. D	5. D
6. C	7. C	8. D	9. C	10. D
11. D	12. C	13. A	14. B	15. E
16. A	17. D	18. E	19. E	20. E
21. B	22. B	23. D	24. D	25. D
26. A	27. C	28. B	29. A	30. B
31. D	32. E	33. A	—	—

昭昭老师提示：
关注官方微信，获得第一手考试资料。

第2章　局部血液循环障碍

> **2019考试大纲**

①充血和淤血；②血栓形成；③栓塞；④梗死。

> **考纲解析**

近20年的医师考试中，本章的考点是血栓形成，执业医师每年考查分数为1～2分，助理医师每年考查分数为0～1分。

第1节　充血与淤血

一、充　血

1. 概念　器官或局部组织血管内血液含量增多称为充血。器官或组织由于动脉输入血量增多而发生的充血，称为动脉性充血，是一主动过程，表现为局部组织或器官小动脉和毛细血管扩张，血液输入量增加。

2. 分类

	动脉性充血	静脉性充血
别称	主动性充血、充血	被动性充血、淤血
定义	器官组织因动脉输入血量的增多所致	器官或组织因静脉回流受阻所致
原因	生理或病理的因素，导致血管舒张↑	静脉受压、静脉阻塞、心衰
后果	器官组织体积增大、红润、温度升高	血液淤滞、发绀、水肿
光镜下	局部细动脉及毛细血管扩张充血	局部细静脉及毛细血管扩张，红细胞积聚
分类	生理性充血、炎症性充血、减压性充血	肺淤血→左心衰（肺褐色硬化）； 肝淤血→右心衰（槟榔肝）

二、淤　血

1. 淤血的病理变化　光镜下淤血器官和组织的小静脉和毛细血管扩张充盈，可见出血，间质水肿。由于静脉回流受阻，血液滞留在小静脉和毛细血管内，故发生淤血的局部组织和器官体积增大、肿胀。淤血区血液流动缓慢、缺氧，氧合血红蛋白减少，还原血红蛋白增多，故淤血器官呈暗红色。毛细血管淤血导致静脉压升高，通透性增高，产生漏出液滞留组织内，引起淤血性水肿。

2. 结局

（1）淤血对机体的影响　淤血可致淤血性出血、组织水肿；淤血严重时可致脏器实质细胞萎缩、变性、坏死；长期淤血可致结缔组织增生、脏器硬化。

（2）肺淤血与肝淤血的对比。

	肺淤血	肝淤血
病因	左心衰引起	右心衰引起
机制	左心腔内压力升高，阻碍肺静脉回流	肝静脉回流心脏受阻，血液淤积在肝小叶循环的静脉端，使肝小叶中央静脉及肝窦扩张淤血
肉眼观	肺体积增大，暗红色，切面流出泡沫状红色血性液体	慢性肝淤血时肝的切面上出现红（淤血区）、黄（肝脂肪变区）相间的槟榔肝

	肺淤血	肝淤血
镜下观	①急性肺淤血：肺泡壁毛细血管扩张充血，肺泡壁变厚，肺泡间隔水肿，部分肺泡腔内充满伊红色水肿液，可见漏出性出血。 ②慢性肺淤血：肺泡壁毛细血管扩张充血明显、肺泡间隔变厚和纤维化；肺泡腔内水肿液及漏出性出血，可见大量含有含铁血黄素颗粒的巨噬细胞（心衰细胞）	①急性肝淤血：小叶中央静脉和肝窦扩张，充满红细胞，可有小叶中央肝细胞萎缩、坏死。 ②慢性肝淤血：肝小叶中央肝窦高度扩张淤血、出血，肝细胞萎缩，甚至坏死消失；肝小叶周边肝细胞脂肪变性，胞质可见多个脂肪空泡。 ③长期严重肝淤血小叶中央肝细胞萎缩消失，加上汇管区纤维组织增生，形成淤血性肝硬化
结局	长期慢性肺淤血→肺褐色硬化	长期慢性肝淤血→淤血性肝硬化

【例1】不属于淤血后果的是
A. 水肿　　　　　　　　　　B. 出血　　　　　　　　　　C. 实质细胞变性、坏死
D. 上皮组织化生　　　　　　E. 纤维结缔组织增生

【例2】肺严重淤血时不出现的改变是
A. 合并感染　　　　　　　　B. 透明膜形成　　　　　　　C. 肺泡出血
D. 肺泡水肿　　　　　　　　E. 肺泡内含铁血黄素增加

【例3】槟榔肝的典型病变是
A. 肝小叶结构破坏　　　　　B. 肝细胞萎缩　　　　　　　C. 肝细胞坏死
D. 门静脉分支扩张淤血　　　E. 肝血窦扩张淤血，肝细胞脂肪变性

【例4】引起槟榔肝的原因是
A. 酒精性肝硬化　　　　　　B. 胆汁性肝硬化　　　　　　C. 门脉性肝硬化
D. 慢性肝淤血　　　　　　　E. 坏死性肝硬化

【例5】长期瘀血导致肝硬化的基本病理变化
A. 肝细胞坏死　　　　　　　B. 肝细胞缺氧改变　　　　　C. 大量肝细胞嗜酸性变性
D. 大量肝细胞脂肪变性　　　E. 大量肝小叶改建

第2节　血栓形成

心脏和血管内血液发生凝固或血液中某些有形成分凝集形成固体质块的过程，称为血栓形成。所形成的固体质块称为血栓。

一、血栓的形成条件

心血管内膜的损伤	①心血管内膜的内皮细胞具有抗凝和促凝两种特性，在生理情况下，以抗凝作用为主，从而使心血管内血液保持液体状态； ②内皮细胞的损伤是血栓形成的最重要和最常见的原因
血流状态的改变	血流状态改变主要指血流减慢和血液产生漩涡等改变，有利于血栓的形成
血液凝固性增高	指血液中血小板和凝血因子增多，或纤维蛋白溶解系统活性降低，导致血液的高凝状态

二、血栓的类型和形态

	白色血栓	混合血栓	红色血栓	透明血栓
别称	血小板血栓、析出性血栓	层状血栓		微血栓、纤维素性血栓
病理	①血流较快的心瓣膜、心腔内和动脉内； ②静脉延续性血栓的起始部（头部）	静脉延续性血栓的体部	静脉延续性血栓的尾部	微循环血管内
肉眼观	灰白色小结节或赘生物状	灰白和褐色交替条纹状结构，粗糙干燥的圆柱状	暗红色，新鲜时湿润，有弹性	只能在显微镜下观察到

续表

	白色血栓	混合血栓	红色血栓	透明血栓
镜下观	主要由血小板组成,其间黏附一些中性粒细胞、红细胞和少量纤维蛋白	主要由淡红色无结构的血小板小梁(灰白色)+充满小梁间纤维蛋白网的红细胞(红色)	纤维蛋白网眼内充满血细胞(大多数为红细胞+少量白细胞)	主要由嗜酸性同质性的纤维蛋白构成
脱落	与血管壁紧密黏着不易脱落	与血管壁粘着不易脱落	与血管壁无粘连最易脱落导致栓塞	—
主要成分	血小板	血小板+RBC+纤维蛋白	RBC+WBC+纤维蛋白	纤维蛋白
常考举例	急性风湿性心内膜炎时二尖瓣闭锁缘上形成的疣状赘生物(附壁血栓)	①二狭、心房颤动时左心房的球形血栓;②动脉瘤内的附壁血栓	—	休克晚期发生DIC病人微循环血管内

【例6】微血栓的主要成分是
A. 血小板   B. 白蛋白   C. 纤维素   D. 红细胞   E. 白细胞

【例7】白色血栓形成的主要成分是
A. 纤维素   B. 中性粒细胞   C. 血小板   D. 单核细胞   E. 红细胞

【例8】透明血栓见于
A. 混合血栓的尾   B. 白血栓   C. 混合血栓的头
D. 红血栓   E. DIC

【例9】关于血栓的叙述错误的是
A. 静脉血栓多于动脉血栓   B. 下肢血栓多于上肢血栓   C. 层状血栓是混合血栓
D. 心室内血栓多为红色血栓   E. 毛细血管内血栓多为纤维蛋白性血栓

三、血栓的结局

软化、溶解、吸收	新近形成的血栓可软化、溶解吸收
机化、再通	①由肉芽组织逐渐取代血栓的过程,称为血栓机化;②较大的血栓约2周可完全机化在血栓机化过程中,由于水分被吸收,血栓干燥收缩或部分溶解而出现裂隙,周围新生的血管内皮细胞长入并被覆于裂隙表面形成新的血管,相互吻合沟通,使被阻塞的血管部分地重建血流,这一过程称为再通
钙化	①如血栓未能软化又未完全机化,可发生钙盐沉着,称为钙化;②血栓钙化后成为静脉石或动脉石

【例10】有关血栓说法不正确的是
A. 纤维素血栓易溶解吸收   B. 可形成静脉石   C. 再通可恢复正常循环
D. 可阻塞动脉静脉   E. 可继发血管炎

四、血栓对机体的影响

血栓对机体的影响包括阻塞血管、栓塞、心瓣膜变形、广泛性出血。

第3节 栓塞

一、栓塞和栓子

栓塞	循环血液中出现的不溶于血液的异常物质,随血流运行阻塞血管腔的现象
栓子	①阻塞血管的异常物质称为栓子。②栓子可以是固体、液体或气体,最常见的栓子是脱落的血栓或其节段,罕见的为脂肪滴、空气、羊水和肿瘤细胞团

【例11】活体内异常物体沿血流运行阻塞相应的血管的过程叫
A. 梗塞   B. 栓塞   C. 梗死   D. 栓子   E. 血栓形成

【例12】在活体的心脏或血管内,血液发生凝固或血液中某些有形成分互相聚集形成的固体质块是
A. 血栓　　　　B. 栓塞　　　　C. 淤血　　　　D. 栓子　　　　E. 凝血

【例13】栓塞类型中最常见的是
A. 气体　　　　B. 细菌　　　　C. 羊水　　　　D. 血栓　　　　E. 脂肪

二、栓子的运行途径

静脉系统及右心栓子	静脉系统及右心栓子→进入肺动脉→肺栓塞
主动脉系统及左心栓子	主要阻塞各器官的小动脉,常见于脑、脾、肾及四肢的指、趾部
门静脉系统栓子	可引起肝内门静脉分支的栓塞
交叉性栓塞	偶见来自右心或腔静脉系统的栓子,在右心压力升高的情况下,通过先天性房缺或室缺到达左心,进入体循环引起栓塞,又称反常性栓塞
逆行性栓塞	罕见于下腔静脉内血栓,在胸腹压突然升高时,逆行至肝、肾静脉分支引起栓塞

三、栓塞类型及对机体的影响

	栓子来源	临床特征
肺动脉栓塞	下肢膝以上的深部静脉(占95%),特别是腘静脉、股静脉和髂静脉	突然出现呼吸困难、发绀、休克等严重者可因急性呼吸和循环衰竭死亡(猝死)
体循环栓塞	①80%来自左心腔;②常见有亚急性感染性心内膜炎时心瓣膜上的赘生物、二狭时左房附壁血栓、心肌梗死区心内膜上的附壁血栓	动脉栓塞的主要部位为下肢、脑、肠、肾和脾;当栓塞缺乏有效的侧支循环时可引起局部组织的梗死;肝肺有双重供血,很少发生梗死
脂肪栓塞	长骨骨折、脂肪组织严重挫伤和烧伤导致脂肪细胞破裂和释出脂滴,进入血液循环	股骨骨折后脂肪栓子从静脉入右心,再到达肺,引起肺动脉分支、小动脉或毛细血管的栓塞
空气栓塞	静脉损伤破裂,外界空气由缺损处进入血液如头颈、胸壁和肺手术或创伤时损伤静脉,使用正压静脉输液误伤静脉,分娩或流产时	大量气体(>100 mL)迅速进入静脉,随血流到右心后,阻碍了静脉血的回流和向肺动脉的输出,可出现呼吸困难、发绀、致猝死
减压病	人体从高压环境迅速进入常压或低气压环境,原来溶于血液内的气体迅速游离,形成气泡阻塞心血管	深潜水或沉箱作业者迅速浮出水面,导致氮气潴留于血液,又称沉箱病、潜水员病、氮气栓塞
羊水栓塞	分娩过程中羊水进入子宫壁破裂的静脉窦内,经血液循环进入肺循环,羊水栓塞栓子成分包括角化鳞状上皮、胎毛、胎脂、胎粪和黏液	死亡率高(>80%),患者常在分娩过程中或分娩后突然出现呼吸困难、发绀、抽搐、休克、昏迷,甚至死亡
肿瘤栓塞	肿瘤细胞侵蚀血管进入血流引起栓塞	进入血液的癌细胞可形成转移癌

【例14】大脑中动脉血栓栓塞,栓子可能来源于
A. 髂静脉　　　B. 肝静脉　　　C. 右心房　　　D. 左心室　　　E. 门静脉

第4节　梗死的类型

一、概　念

器官或局部组织由于血管阻塞、血流停止导致缺氧而发生的坏死,称为梗死。梗死一般是由于动脉的阻塞而引起的局部组织缺血坏死。静脉阻塞使局部血流停滞缺氧,也可引起梗死。

二、原　因

血栓形成	①血管血栓形成导致动脉血流中断或灌注不足是梗死形成的最常见原因,主要见于冠状动脉、脑动脉粥样硬化合并血栓形成时引起的心肌梗死和脑组织梗死;②静脉内血栓形成一般只引起淤血、水肿,但肠系膜静脉血栓形成可引起所属静脉引流肠段的梗死
动脉栓塞	多为血栓栓塞,也可为气体、羊水、脂肪栓塞,常引起脾、肾、肺和脑的梗死
动脉痉挛	在严重冠脉粥样硬化的基础上,冠状动脉强烈而持续的痉挛,可引起心肌梗死
血管受压闭塞	①血管外的肿瘤压迫血管;②肠扭转、肠套叠、嵌顿疝时,肠系膜静脉和动脉受压或血流中断;③卵巢囊肿扭转、睾丸扭转致血流供应中断等可引起坏死

三、分 类

根据梗死灶内含血量的多少和有无合并细菌感染,将梗死分为贫血性梗死、出血性梗死和败血性梗死。

1. 贫血性梗死与出血性梗死

	贫血性梗死	出血性梗死
别称	白色梗死	红色梗死
发生条件	①组织结构较致密(故出血量不多); ②侧支循环不充分	①组织结构疏松; ②双重血液供应; ③组织有严重的淤血
肉眼观	含血量少,颜色灰白	含血量多,颜色暗红
镜下观	①呈凝固性坏死; ②早期组织结构轮廓尚保存	①呈凝固性坏死; ②早期红细胞轮廓尚保存
发生于	动脉分支阻塞时局部组织缺血缺氧	在器官严重淤血基础上发生
好发器官	脾、肾、心、脑	肺、肠
梗死灶形状	①脾肾梗死灶:锥形; ②心肌梗死灶:地图状	①肺梗死灶:锥形; ②肠梗死灶:节段形
昭昭老师速记	"身(肾)"亏,导致"脑""心""脾""贫"乏	"非(肺)常(肠)""出"名

2. 败血性梗死 由含有细菌的栓子阻塞血管引起,常见于急性感染性心内膜炎,含细菌的栓子从心内膜脱落,顺血流运行而引起组织器官动脉栓塞所致。

【例 15】出血性梗死常发生于
A. 脾、肾   B. 心、脑   C. 肾、肺   D. 心、肾   E. 肺、肠

【例 16】贫血性梗死主要发生于
A. 心、肝、肾   B. 心、肺、脾   C. 心、肾、脾   D. 大脑、肺、肾   E. 小肠、肝、心

四、梗死对机体的影响和结局

梗死对机体的影响	不同部位的器官梗死,导致不同的临床表现
梗死结局	梗死→病灶周围血管扩张→炎性细胞渗出→肉芽组织形成→瘢痕修复

▶ **参考答案**如下,详细答案参见 2019 版《国家临床执业及助理医师资格考试精选真题考点精析》。

1. D	2. B	3. E	4. D	5. D	6. C	7. C	8. E	昭昭老师提示:关注官方微信,获得第一手考试资料。
9. D	10. C	11. B	12. D	13. D	14. D	15. E	16. C	

第3章 炎 症

▶ **2019 考试大纲**

①炎症概述;②急性炎症;③慢性炎症。

▶ **考纲解析**

近 20 年的医师考试中,本章的考点是急性炎症,执业医师每年考查分数为 2~3 分,助理医师每年考查分数为 0~1 分。

第1节 炎症概述

一、炎症的病因

凡是能引起组织和细胞损伤的因子都能引起炎症,致炎因子种类繁多,常见病因如下。

生物性因子	病毒、细菌、立克次体、原虫、真菌、螺旋体和寄生虫等生物性因子为炎症最常见的原因
化学性因子	①外源性化学物质包括强酸、强碱、强氧化剂、芥子气等; ②内源性化学物质包括坏死组织的分解产物、病理条件下堆积于体内的代谢产物如尿素等
物理性因子	高温、低温、机械性创伤、紫外线、放射线等
组织坏死	任何原因引起的组织坏死都是潜在的致炎因子

变态反应	当机体免疫反应状态异常时,可引起不当的免疫反应,造成组织损伤,引发炎症反应
异物	手术缝线、二氧化硅晶体或物质碎片等残留在机体组织内可导致炎症

二、炎症的基本病理变化

炎症的基本病理变化包括局部组织的变质、渗出和增生。

病　理	内　含	特　点
变质	①炎症局部组织发生的变性和坏死的统称; ②实质细胞:包括细胞水肿、脂肪变性、细胞凝固性坏死和液化性坏死等; ③间质细胞:黏液变性和纤维素性坏死	可发生于实质细胞和间质细胞
渗出	指炎症局部组织血管内的液体成分、纤维素等蛋白质和各种炎细胞通过血管壁进入组织间隙、体腔、体表和黏膜表面的过程	①炎症最具特征性的变化; ②所渗出的液体和细胞成分总称为渗出物或渗出液
增生	炎症局部的实质细胞和间质细胞的增生	限制炎症扩散和修复损伤组织的

【例1】炎症的基本病理变化是
A. 变性,坏死,增生　　　　　B. 萎缩,渗出,增生　　　　　C. 增生,坏死,纤维化
D. 萎缩,变性,坏死　　　　　E. 变质、渗出、增生

【例2】炎症的基本病理变化是
A. 组织、细胞的变性坏死　　　B. 组织的炎性充血和水肿　　C. 病变组织变质、渗出、增生
D. 红、肿、热、痛、功能障碍　　E. 周围血液中白细胞增多和炎区白细胞浸润

【例3】炎症的本质主要是
A. 以损伤为主的反应　　　　　B. 局部组织发生变质、渗出、增生
C. 局部组织的血管反应　　　　D. 局部出现红、肿、热、痛和功能障碍
E. 以防御为主的病理过程

【例4】炎症时血小板激活因子的作用不包括
A. 促进白细胞吞噬　　　　　　B. 激活血小板　　　　　　　C. 对白细胞有趋化作用
D. 促进白细胞聚集和黏着　　　E. 使血管通透性增加

三、炎症的表现

1. 炎症的局部表现　红、肿、热、痛和功能障碍。

红	局部血管扩张、充血所致
肿	局部血管通透性增高,液体和细胞成分渗出所致
热	由于动脉性充血、血流加快、代谢旺盛所致
痛	由于渗出物压迫、炎症介质作用于感觉神经末梢所致
功能障碍	炎症引起局部器官的功能障碍所致,如关节炎引起关节活动不灵活,肺炎引起换气障碍

2. 炎症的全身反应　全身反应包括发热、末梢血白细胞数目改变、心率加快、血压升高、寒战和厌食等。

发热	①外源性和内源性致热原共同作用的结果; ②细菌产物可刺激机体释放 IL-1 和 TNF,引起发热
末梢血白细胞	①多数细菌感染引起中性粒细胞增加; ②寄生虫感染和过敏反应引起嗜酸性粒细胞增加; ③某些病毒感染可引起淋巴细胞比例增加; ④多数病毒、立克次体、原虫、伤寒杆菌感染引起白细胞降低
心血管反应	严重的全身感染(如败血症),可引起全身血管扩张、血浆外渗、有效循环血量减少、休克

【例5】和病毒感染相关的主要炎症细胞
A. 巨噬细胞　　　　　　　　　B. 淋巴细胞　　　　　　　　C. 中性粒细胞
D. 嗜酸粒细胞　　　　　　　　E. 浆细胞

第2节 急性炎症

一、炎症介质在炎症过程中的作用

炎症介质	功能	昭昭老师速记
组胺、缓激肽、5-HT	血管扩张	"组""织""激"进部队"扩张"领地
组胺、缓激肽、C3a、C5a、P物质	血管通透性升高	35岁"太太"放的"P""通透性"很高
缓激肽、前列腺素E2(PGE$_2$)	疼痛	"太太"丢了"2块钱"很心"疼"
IL-1、IL-8、C5a、TNF、白细胞三烯B$_4$	趋化作用	"18"大的"5"年规划,很有"驱动"性
IL-1、IL-6、TNF	发热	"周一"到"周六""天气""热"
氧自由基、溶酶体酶、NO	组织损伤	"自由""溶解""损伤组织"

例6～7共用选项

A. 引起发热　　　　　　　　B. 起趋化作用　　　　　　　C. 使血管通透性升高
D. 导致疼痛　　　　　　　　E. 加重组织损伤

【例6】渗出的组胺的主要作用
【例7】氧自由基的主要作用

二、急性炎症的病理学类型

1. 分类　根据渗出物的主要成分和病变特点,急性炎症分为浆液性炎、纤维素性炎、化脓性炎和出血性炎。

类型	疾病	昭昭老师速记
浆液性炎	浆液性炎常发生于黏膜、浆膜、滑膜、皮肤和疏松结缔组织等,如风湿病等	带"膜"的就是"浆液性"的;"封(风)""疆(浆)"大吏
纤维素性炎	绒毛心(纤维素性心包炎)、细菌性痢疾(假膜性炎)、大叶性肺炎、白喉	"心""理(痢)""大""白"
化脓性炎	急性蜂窝织炎、流脑、小叶性肺炎、急性细菌性心内膜炎、肾盂肾炎、皮肤疖和痈	这里都是有细菌的,有细菌就有脓
出血性炎	流行性出血热、钩端螺旋体病、鼠疫	这些疾病主要表现是出血
变质性炎	乙脑、病毒性肝炎、阿米巴病	乙脑是变质,流脑是化脓
增生性炎	伤寒、炎性假瘤、类风湿关节炎的滑膜病变	伤寒有增生性,类风湿是增生性的滑膜翳
间质性炎	病毒性肺炎、支原体肺炎	病毒和支原体导致肺间质改变

【例8】女,33岁,右上腹痛3天,有压痛和反跳痛,Murphy征(+),WBC18.1×10^9/L,最可能的病理变化为

A. 渗出纤维素　　　　　　　B. 卡他性炎症　　　　　　　C. 蜂窝织炎
D. 出血性炎　　　　　　　　E. 表面化脓

【例9】纤维素性炎症的好发部位不包括

A. 心包　　　B. 肺　　　C. 气管　　　D. 结肠　　　E. 皮肤

【例10】溶血性链球菌主要引起的炎症是

A. 脓血　　　B. 出血性炎　　　C. 假膜性炎　　　D. 纤维素性炎　　　E. 蜂窝织炎

【例11】疏松组织的弥漫性化脓性炎症属于

A. 肉芽肿　　　B. 浆液性炎　　　C. 卡他性炎　　　D. 蜂窝织炎　　　E. 纤维素性炎

【例12】蜂窝织炎是指

A. 发生于皮下组织及阑尾的炎症　　　　　　B. 一种弥漫性化脓性炎症
C. 以淋巴细胞为主的炎症　　　　　　　　　D. 由链球菌感染引起的局限性化脓性炎症
E. 没有明显坏死的渗出性炎症

【例13】急性炎症渗出主要成分是

A. 淋巴细胞　　　B. 浆细胞　　　C. 巨噬细胞　　　D. 中性粒细胞　　　E. 嗜酸性粒细胞

2. 纤维素性炎和假膜性炎

假(伪)膜性炎	①纤维素性炎易发生于黏膜、浆膜和肺组织，以纤维蛋白原渗出为主，继而形成纤维蛋白； ②黏膜发生的纤维素性炎，渗出的纤维素、中性粒细胞和坏死黏膜组织以及病原菌等可在黏膜表面形成一层灰白色膜状物，称为"假(伪)膜"，故又称假(伪)膜性炎
常见疾病	①假(伪)膜性炎最常见的疾病是细菌性痢疾和白喉； ②浆膜发生的纤维素性炎(如绒毛心)可机化引起纤维性粘连； ③肺组织发生的纤维素性炎(如大叶性肺炎)，除引起大量纤维蛋白渗出外，还可见大量中性粒细胞渗出

3. 化脓性炎

病因	化脓性炎多由化脓菌感染所致，也可由组织坏死继发感染产生
概念	①脓液即脓性渗出物，是一种浑浊的凝乳状液体，呈黄色或黄绿色； ②脓液中除含脓细胞外，还含有细菌、坏死组织碎片和少量浆液
特点	①由葡萄球菌引起的脓液较为浓稠②由链球菌引起的脓液较为稀薄

4. 出血性炎

概念	指炎症病灶的血管损伤严重，渗出物中含有大量红细胞
疾病	常见于流行性出血热、钩端螺旋体病、鼠疫等

三、急性炎症的结局

痊愈	①在清除致炎因子后，如果炎症渗出物和坏死组织被溶解吸收，通过周围正常细胞的再生，可完全恢复原来的组织结构和功能，称为完全愈复； ②如果组织坏死范围较大，由肉芽组织增生修复，则为不完全愈复
迁延为慢性炎症	在机体抵抗力低下或治疗不彻底的情况下，可使急性炎症转变为慢性炎症
蔓延扩散	①在机体抵抗力低下，或病原微生物毒力强、数量多的情况下，可使炎症扩散，包括局部蔓延、淋巴道蔓延、血行蔓延； ②经血行蔓延可引起菌血症、毒血症、败血症、脓毒血症

第3节 慢性炎症

一、一般慢性炎症的病理变化特点

慢性炎症的特点	①主要由炎症细胞的产物引起组织破坏，炎症灶内浸润细胞主要为单核细胞、淋巴细胞和浆细胞； ②修复过程中常出现较明显的成纤维细胞和血管内皮细胞增生，以及被覆上皮和腺上皮等实质细胞增生，以替代和修复损伤的组织
炎性息肉	①在长期刺激下，局部黏膜上皮、腺体和肉芽组织增生，形成突出于黏膜表面的肉样肿块，称炎性息肉，常有蒂； ②镜下可见黏膜上皮、腺体和肉芽组织增生，并有多少不等的淋巴细胞和浆细胞浸润
炎性假瘤	①组织炎性增生形成的一个境界清楚的瘤样病变； ②炎性假瘤本质上是炎症，由肉芽组织、炎细胞、增生的实质细胞、纤维结缔组织构成； ③常发生于眼眶和肺；肺的炎性假瘤是持续存在的肺部慢性炎症，引起纤维结缔组织、肺泡上皮和血管等组织在局部增生所形成的瘤样病变

二、肉芽肿性炎

肉芽肿性炎以炎症局部巨噬细胞及其衍生细胞增生形成境界清楚的结节状病灶为特征，是一种特殊类型的慢性炎症。巨噬细胞衍生的细胞包括上皮样细胞和多核巨细胞。

1. 肉芽肿的组成成分

（1）肉芽肿由炎症局部巨噬细胞及其衍生细胞增生形成。肉芽肿的主要细胞成分是上皮样细胞（又称类上皮细胞）和多核巨细胞，具有诊断意义。

（2）巨噬细胞吞噬异物或细菌后转变为上皮样细胞，上皮样细胞相互融合形成多核巨细胞，多核巨细胞包括朗汉斯(Langhans 也称郎罕斯)巨细胞和异物巨细胞。前者见于结核结节中，后者见于手术缝线等异物引起的异物肉芽肿。

2. 肉芽肿性炎的常见类型

分 类	疾 病	昭昭老师速记
感染性肉芽肿	包括细菌感染(结核病、麻风、猫抓病、伤寒)、螺旋体感染(梅毒)、真菌和寄生虫感染(组织胞浆菌、新型隐球菌、血吸虫感染等)	"肉"体"结合"见"血",得"梅毒",很"伤"心,要"疯"
异物性肉芽肿	手术缝线、石棉、滑石粉、隆乳术的填充物、移植的人工血管等,可引起异物性肉芽肿	都是外源性物质,外源性物质=“异物”
原因不明的肉芽肿	结节病肉芽肿	—

➤ **参考答案**如下,详细答案参见 2019 版《国家临床执业及助理医师资格考试精选真题考点精析》。

1. E	2. C	3. E	4. A	5. B	
6. C	7. E	8. E	9. E	10. E	昭昭老师提示:关注官方微信,获得第一手考试资料。
11. D	12. B	13. D	—	—	

第4章 肿 瘤

➤ **2019 考试大纲**

①概述;②肿瘤的生物学行为;③肿瘤的命名和分类;④常见的上皮性肿瘤;⑤常见的非上皮性肿瘤;⑥肿瘤的病因学和发病学。

➤ **考纲解析**

近 20 年的医师考试中,本章的考点是肿瘤的生物学行为和常见的上皮性肿瘤,执业医师每年考查分数为 0～1 分,助理医师每年考查分数为 0～1 分。

第1节 肿瘤概述

一、概 念

肿瘤是机体的细胞异常增殖形成的新生物,常表现为机体局部的异常组织团块。

二、组织学形态

肿瘤实质	①肿瘤细胞构成肿瘤实质,其细胞形态、组成的结构或其产物是判断肿瘤分化方向、进行肿瘤组织学分类的主要依据; ②肿瘤细胞可刺激血管生成,是肿瘤能够持续生长的重要因素
肿瘤间质	①由结缔组织和血管组成,起着支持和营养肿瘤实质的作用; ②肿瘤间质内可见淋巴细胞浸润,可能与机体对肿瘤组织的免疫反应有关

三、肿瘤的异型性

1. 肿瘤的异型性 指肿瘤组织结构和细胞形态与相应的正常组织有不同程度的差异。良性肿瘤分化程度高、异型性小;恶性肿瘤分化程度低,异型性大。因此,异型性是区别肿瘤良、恶性的重要组织学依据。

2. 肿瘤的结构异型性 指肿瘤细胞形成的组织结构,在空间排列方式上与相应正常组织的差异。如鳞癌的癌细胞排列成巢团状或条索状,可出现癌珠。良性肿瘤虽然细胞异型性较小,但仍可有不同程度的结构异型性。恶性肿瘤的细胞异型性和结构异型性均较明显。

3. 肿瘤的细胞异型性 主要表现在:①肿瘤细胞体积异常,有的表现为细胞体积增大,有的表现为原始的小细胞;②肿瘤细胞的大小和形态很不一致(多形性),出现瘤巨细胞(体积巨大的肿瘤细胞);③肿瘤细胞核的体积增大,④核的大小、形状和染色差别较大(核的多形性),出现巨核、双核、多核、奇异形核;⑤核仁明显,体积增大,数目增多;⑥核分裂象常增多,出现病理性核分裂象。

4. 间变性肿瘤 间变原指"退性发育""去分化",即已分化成熟的细胞和组织只倒退分化,返回到原始幼稚状态。现代病理学中,间变是指肿瘤细胞缺乏分化。间变性肿瘤是指分化很差,异型性显著的恶性肿瘤,多为高度恶性的肿瘤。

肿瘤的异型性	①指肿瘤组织结构和细胞形态与相应的正常组织有不同程度的差异。 ②良性肿瘤的分化程度高、异型性较小;恶性肿瘤分化程度低、异型性较大。 ③异型性是肿瘤组织和细胞出现成熟障碍和分化障碍的表现,是区别良恶性的重要指标

间变性肿瘤	①间变指的是恶性肿瘤去分化,异型性显著。具有间变特征的肿瘤,称为间变性肿瘤。 ②特点:难以确定其组织来源;快速生长;早期转移的可能性大
肿瘤的异质性	指由单克隆来源的肿瘤细胞,在生长过程中形成的生长速度、侵袭能力、对生长信号的反应、对抗癌药物的敏感性等方面都可以有差异的"亚克隆"过程。这时,这一肿瘤细胞群里不再是由完全一样的肿瘤细胞组成,而是具有异质性的肿瘤细胞群体,是具有各自特性的"亚克隆"

【例1】下列叙述中,不属于肿瘤特点的是
A. 增生细胞具有多克隆性　　B. 增生细胞分化不一　　C. 增生细胞基因异常
D. 增生细胞不成熟　　　　　E. 增生细胞有异型性

【例2】肿瘤分期是指
A. 肿瘤细胞的分化程度　　　B. 肿瘤细胞的恶性程度　　C. 肿瘤细胞核分裂象的多少
D. 肿瘤的生长范围和扩散程度　E. 肿瘤细胞的浸润及转移能力

【例3】下列叙述中,不属于肿瘤特点的是
A. 增生细胞具有多克隆性　　B. 增生细胞分化不一　　C. 增生细胞基因异常
D. 增生细胞不成熟　　　　　E. 增生细胞有异型性

四、肿瘤扩散

肿瘤扩散是肿瘤最重要的生物学特点,包括局部浸润、直接蔓延和转移。

1. 局部浸润和直接蔓延　直接蔓延指随着恶性肿瘤不断长大,肿瘤细胞常常沿着组织间隙或神经束连续地浸润生长,破坏邻近器官或组织的现象。肿瘤局部浸润和蔓延的机制如下。

癌细胞表面的黏附分子减少	①正常上皮细胞表面有各种细胞黏附分子(CAMs),它们之间的相互作用,有助于使细胞黏附在一起,阻止细胞移动; ②肿瘤细胞表面黏附分子减少,使细胞彼此分离
癌细胞与基底膜的黏着增加	①正常上皮细胞与基底膜附着是通过上皮细胞基底面的一些分子介导的,如层粘连蛋白(LN)受体; ②癌细胞表达更多的LN受体,分布于癌细胞的整个表面,使癌细胞与基底膜的黏着增加
细胞外基质(ECM)的降解	癌细胞产生蛋白酶(如IV型胶原酶),溶解细胞外基质成分(如IV型胶原),使基底膜局部形成缺损,有助于癌细胞通过
癌细胞迁移	癌细胞借阿米巴样运动通过基底膜缺损处移出

2. 转移　恶性肿瘤细胞从原发部位侵入淋巴管、血管或体腔,迁移到其他部位继续生长,形成同样类型肿瘤的过程称为转移。转移是恶性的确凿证据,但并非所有的恶性肿瘤都会发生转移。

(1) 淋巴道转移　肿瘤细胞侵入淋巴管,随淋巴流到达局部淋巴结(区域淋巴结)。大多数为区域淋巴结转移,也可为"跳跃式"转移。恶性程度较高的胃癌可发生跳跃式转移,可经胸导管向左锁骨上淋巴结转移。转移时,肿瘤细胞先聚集于边缘窦,以后累及整个淋巴结。

(2) 血行转移　恶性肿瘤经血道转移最常受累的脏器是肺和肝。

肿　瘤	转移途径	转移部位
胃肠道癌	门静脉	肝
肺癌	主动脉系统	全身播散到脑、骨、肾等处
肝癌	门静脉	肝脏本身(肝内播散)
肝癌	体循环	肺
骨肉瘤	体循环	肺
绒毛膜癌	血道转移	肺
乳腺癌		椎体转移
甲状腺癌	脊椎静脉丛(Batson脊椎静脉系统)	颅骨转移
前列腺癌		脊椎转移

(3) 种植转移。

概念	发生于胸腹腔等体腔内器官的恶性肿瘤,侵及器官表面时,瘤细胞可以脱落,种植在体腔其他器官的表面,形成多个转移性肿瘤

常见肿瘤	①常见于腹腔器官恶性肿瘤； ②胃肠道黏液癌侵及浆膜后，可种植到大网膜、腹膜、盆腔如卵巢等处，这种特殊类型的卵巢转移性肿瘤，称为Krukenberg瘤，多由胃肠道黏液癌（尤其是胃的印戒细胞癌）转移而来

【例4】判定恶性肿瘤最重要的依据是
A. 核分裂象多见　　　　　　B. 瘤巨细胞形成　　　　　　C. 膨胀性生长
D. 常发生坏死　　　　　　　E. 转移

(4) 常考肿瘤的生长或转移特点。

肿瘤	特点	昭昭老师速记
基底细胞癌	浸润性生长，发展缓慢，多在局部造成破坏，很少发生转移	"浸润"到"基底"部
血管瘤	良性肿瘤却是浸润性生长，不发生转移	"浸润"到"血管"
带状瘤	浸润性生长，具有侵袭性、易复发性和局部破坏性，可局部复发而不发生转移	"浸润"到这一"带"
胆管癌	癌肿生长缓慢，以沿胆管壁上下浸润性生长为主，发生远处转移者少见	胆管癌与一般的癌浸润转移方式不一样

五、良性肿瘤、恶性肿瘤及交界性肿瘤

1. 良性肿瘤与恶性肿瘤的鉴别

	良性肿瘤	恶性肿瘤
分化程度	分化好，异型性小	分化不好，异型性大
核分裂象	无或少，不见病理性核分裂象	多，可见病理性核分裂象
生长速度	缓慢	较快
生长方式	膨胀性（主要）或外生性生长	浸润性（主要）或外生性生长
继发方式	少见	常见，如出血、坏死、溃疡形成等
转移	不转移	可转移
复发	不复发或很少复发	易复发
对机体的影响	较小，主要为局部压迫或阻塞	较大，破坏原发部位和转移部位的组织；坏死、出血、感染；恶病质

2. 交界性肿瘤　组织和生物学行为介于良性肿瘤和恶性肿瘤之间的肿瘤称为交界性肿瘤，如骨巨细胞瘤和卵巢交界性浆液性乳头状囊腺瘤。

【例5】交界性或临界性肿瘤是指
A. 良性肿瘤位于两个脏器交界处　　　　B. 良性肿瘤来源于两种组织
C. 形态属良性，但浸润性生长　　　　　D. 良性肿瘤位于重要器官
E. 有内分泌功能的良性肿瘤

六、肿瘤对机体的影响

1. 良性肿瘤

局部压迫和阻塞	①良性肿瘤分化较成熟，生长缓慢，在局部生长，不浸润，不转移，一般对机体的影响较小，主要表现为局部压迫和阻塞症状； ②严重程度主要与肿瘤发生部位有关，如颅内的良性肿瘤
继发性改变	对机体带来不同程度的影响如子宫黏膜下肌瘤常引起出血和感染
分泌过多激素	内分泌腺肿瘤可分泌多量激素引起症状如垂体生长激素瘤引起巨人症

2. 恶性肿瘤

死亡	恶性肿瘤分化不成熟，生长迅速，浸润并破坏器官的结构和功能，还可发生转移，因此对机体的影响严重，治疗效果不理想，患者死亡率高
继发性改变	肿瘤可因浸润、坏死而并发出血、穿孔、病理性骨折、感染等
恶病质	恶性肿瘤晚期机体严重消瘦、贫血、厌食、全身衰弱的状态，称为恶病质

3. 异位内分泌综合征　一些非内分泌腺肿瘤，可产生和分泌激素或激素样物质，而引起症状，称为异位内分泌综合征。此类肿瘤多为恶性肿瘤，以癌居多，如肺癌、胃癌、肝癌等。（昭昭老师提示：小细胞肺癌导致的Cushing综合征）

4. 副肿瘤综合征 由于肿瘤的产物(包括异位激素产生)、异常免疫反应等,引起内分泌、神经、消化、造血、骨关节、肾脏及皮肤等系统发生病变,出现相应的临床表现,称为副肿瘤综合征。这些表现不是由原发肿瘤或转移瘤直接引起,而是通过产生某种物质间接引起的。异位内分泌综合征属于副肿瘤综合征。

七、肿瘤的命名原则

1. 良性肿瘤的命名 组织或细胞类型＋瘤,如平滑肌瘤。

2. 恶性肿瘤的命名

来 源	命 名	常见肿瘤
来源于上皮组织的恶性肿瘤	上皮名称＋癌	鳞状细胞癌、腺癌
来源于间叶组织的恶性肿瘤	间叶组织名称＋肉瘤	纤维肉瘤、脂肪肉瘤、骨肉瘤

3. 肿瘤命名的特殊情况

(1) 结合形态来命名 如乳头状囊腺瘤、乳头状囊腺癌、透明细胞肉瘤。
(2) 肿瘤形态类似于某些幼稚组织或细胞称母细胞瘤。
(3) 一些病名为"×瘤"、"×病"的,既可为恶性肿瘤,也可为良性肿瘤,有些却不是肿瘤。
(4) 常见的良恶性肿瘤命名如下。

	良性肿瘤	恶性肿瘤	昭昭老师速记
母细胞瘤	骨母细胞瘤、软骨母细胞瘤、肌母细胞瘤	肾母细胞瘤、神经母细胞瘤、髓母细胞瘤、视网膜母细胞瘤、肝母细胞瘤	跟"骨科"相关的都是良性的,其余的都是恶性的
神经鞘瘤	神经鞘瘤	恶性神经鞘瘤	加恶的就是恶性
间皮瘤	良性间皮瘤	恶性间皮瘤	加恶的就是恶性
畸胎瘤	成熟畸胎瘤	恶性(不成熟)畸胎瘤	不成熟的是恶性的
其他	①葡萄胎; ②血管瘤; ③淋巴管瘤; ④骨瘤、骨样骨瘤、骨软骨瘤、软骨瘤	①白血病; ②精原细胞瘤、黑色素瘤、骨髓瘤、无性细胞瘤、淋巴瘤、绿色瘤、脊索瘤、尤文氏(肉)瘤; ③Bowen病	"葡萄""淋"里的"管"道

【例6】下列肿瘤中,属于良性肿瘤的是
A. 视网膜母细胞瘤 B. 神经母细胞瘤 C. 肾母细胞瘤
D. 骨母细胞瘤 E. 肝母细胞瘤

八、癌前疾病

1. 概念 某些疾病(或病变)虽然本身不是恶性肿瘤,但具有发展为恶性肿瘤的潜能,患者发生相应恶性肿瘤的风险增加。

2. 常见的癌前病变如下 (昭昭老师提示:长期慢性炎症下一步就是癌症)

癌前病变	癌 症
家族性腺瘤性息肉病、绒毛状腺瘤、增生性息肉病、幼年性息肉病等	大肠癌
结肠血吸虫性肉芽肿	大肠癌
乳腺纤维囊性病	乳腺癌
慢性(萎缩性)胃炎与肠上皮化生	胃癌
慢性溃疡性结肠炎	大肠癌
皮肤慢性溃疡、黏膜白斑	鳞癌
乳头状瘤、结节性肝硬化、未降睾丸、异型增生(非典型增生)	—

【例7】不属于癌前病变的是
A. 黏膜白斑 B. 溃疡性结肠炎 C. 十二指肠溃疡
D. 乳腺导管上皮乳头状瘤样增生 E. 家族性腺瘤性肠息肉病

九、异型增生、原位癌、上皮内瘤变、浸润癌、早期癌

	概 念	常考举例
异型增生	指上皮细胞增生并出现异型性	轻、中、重度异型增生

	概念	常考举例
原位癌	指异型增生的细胞与癌细胞相同,并累及上皮全层,但未突破基底膜	①乳腺导管内癌(如粉刺癌); ②乳腺小叶原位癌
上皮内瘤变	用来描述上皮从异型增生到原位癌的连续过程	宫颈上皮内瘤变分为 CIN Ⅰ、Ⅱ、Ⅲ级
浸润癌	突破了基底膜的癌	乳腺浸润性导管癌、浸润性小叶癌 乳腺髓样癌、小管癌、黏液癌
早期癌	癌浸润仅限于黏膜及黏膜下层者	早期胃癌、早期肺癌、早期食管癌、早期肝癌

【例8】原位癌常侵犯下列哪层组织?
A. 黏膜下层
B. 真皮黏膜上层内或皮肤表皮层内
C. 肌层
D. 外膜
E. 基底膜

【例9】原位癌是指
A. 异型增生细胞累及全层,侵破基膜
B. 异型细胞累及上皮层的下 1/3
C. 上皮细胞异乎常态的增生
D. 异型细胞累及上皮层的下 2/3
E. 异型细胞累及上皮全层,未突破基膜

十、癌与肉瘤的鉴别

	癌	肉瘤
组织来源	上皮组织	间叶组织
来源代表	被覆上皮、腺上皮	纤维组织、脂肪、肌肉、血管、淋巴管、骨、软骨组织
发病率	高	低
好发人群	多见于 40 岁以后成人	青少年;中老年
大体特点	质较硬、色灰白	质软、色灰红、鱼肉状
镜下特点	多形成癌巢,实质与间质分界清楚,纤维组织常有增生	肉瘤细胞多弥漫分布,实质与间质分界不清,间质内血管丰富,纤维组织少
网状纤维	见于癌巢周围,癌细胞间多无网状纤维	肉瘤细胞间多有网状纤维
转移	多经淋巴道转移	多经血道转移
免疫组织化学染色	①角蛋白(Keratin)阳性; ②波形蛋白(Vimentin)阴性 (昭昭老师速记:"爱"上"波音"飞机)	①角蛋白(Keratin)可疑阳性; ②波形蛋白(Vimentin)常阳性 (昭昭老师速记:"肉""痒痒(阳阳)")

【例10】癌与肉瘤的主要区别是
A. 发生的部位不同
B. 肿瘤的颜色不同
C. 肿瘤的质地不同
D. 发生的年龄不同
E. 组织来源不同

十一、上皮组织肿瘤

1. 上皮组织的良性肿瘤

	好发部位	组织学特点
乳头状瘤	鳞状上皮、尿路上皮覆盖的部位	①外生性性生长,指状或乳头状; ②镜下由血管和结缔组织等间质构成
管状腺瘤、绒毛状腺瘤	结肠、直肠黏膜	①呈息肉状,可有蒂,可为广基; ②绒毛状腺瘤癌变率高
囊腺瘤	卵巢	大小不等的囊腔 可分泌浆液、黏液等

2. 上皮组织恶性肿瘤

类型	组织学特点	好发部位
鳞状细胞癌	①分化好的鳞癌,癌巢中央可出现角化珠或癌珠; (昭昭老师速记:凤毛"麟""角") ②分化较差的鳞状细胞癌可无角化、细胞间桥少或无	①鳞状上皮被覆的部位:皮肤、口腔、唇、食管、喉、子宫颈、阴道及阴茎; ②鳞状上皮化生:支气管、膀胱等

续表

腺癌	癌细胞形成大小不一、排列不规则的腺体或腺样结构,细胞常不规则地排列成多层,核大小不一,核分裂象多见	胃肠道、肺、乳腺、女性生殖系统等
乳头状腺癌	乳头状结构为主的腺癌称为乳头状腺癌	—
囊腺癌	囊腺癌腺腔高度扩张呈囊状的腺癌乳头状囊腺癌;伴乳头状生长的囊腺癌	—
黏液癌	①分泌大量黏液的腺癌,又称胶样癌; ②可见腺腔扩张,含大量黏液,癌细胞似漂浮在黏液中	胃和大肠
印戒细胞癌	黏液聚积在癌细胞内,将核挤向一侧,使癌细胞呈印戒状	胃和大肠
尿路上皮癌	又称移行细胞癌	膀胱、输尿管或肾盂

例11~12共用选项

A. 列兵样排列 　　　B. 形成管状结构 　　　C. 形成乳头状结构
D. 有角化珠 　　　　E. 有假菊形团结构

【例11】最符合小细胞癌组织学特点的是
【例12】最符合高分化鳞癌组织学特点的是

十二、间叶组织

1. 间叶组织良性肿瘤

分型	组织学特点	常见部位
脂肪瘤	①常见的良性软组织肿瘤,多发于成人; ②外观为分叶状,有被膜	肩、背、颈、四肢
血管瘤	毛细血管瘤、海绵状血管瘤、静脉血管瘤,可自然消退	肌肉、内脏器官
淋巴管瘤	增生的淋巴管构成,内含淋巴液,多发于小儿	表皮
平滑肌瘤	组织由梭形细胞构成,形态比较一致,核呈长杆状,两端钝圆,形态类似平滑肌瘤细胞,排列成束状、编织状,核分裂象罕见	子宫
软骨瘤	①骨膜发生者称骨膜软骨瘤; ②在手足短骨和四肢长骨骨干髓腔者称内生性软骨瘤	骨膜、手足短骨、四肢长骨骨干的骨髓

2. 间叶组织恶性肿瘤

分型	组织学特点	常见部位
脂肪肉瘤	多见于成人,呈结节状、分叶状,镜下特点为脂肪母细胞出现	脂肪组织、腹膜后
横纹肌肉瘤	儿童和婴幼儿,恶性程度高,早期易发生血道转移	头颈部、泌尿生殖道
平滑肌肉瘤	软组织平滑肌肉瘤多见于中老年人	子宫、软组织、腹膜后
血管肉瘤	易出血坏死	乳腺、肝、脾、骨
纤维肉瘤	镜下为异型的梭形细胞呈鲱鱼骨样排列	四肢皮下组织
骨肉瘤	为最常见的骨的恶性肿瘤	四肢长骨干骺端
软骨肉瘤	软骨基质中有异型的软骨细胞	骨盆

十三、肿瘤发生的分子学基础

1. 癌基因

（1）概念　原癌基因在正常时并不导致肿瘤,只有在发生某些异常时,才能使细胞发生恶性转化。这时,这些基因称为细胞癌基因（如c-ras、c-myc等）。原癌基因转变为细胞癌基因的过程,称为原癌基因的激活。其激活方式有几种：

点突变	①如促进细胞生长的信号转导蛋白ras基因12号密码子GGC发生单个碱基置换,成为GTC,导致Ras蛋白的12号氨基酸(甘氨酸)变为缬氨酸; ②突变的Ras蛋白不能将GTP水解为GDP,因此一直处于活性状态; ③这种突变的Ras蛋白称为Ras肿瘤蛋白,不受上游信号控制,持续促进细胞增殖

续表

基因扩增	特定基因过度复制,其拷贝数增加,导致特定的基因产物过量表达;如神经母细胞瘤中发生的N-myc的扩增、乳腺癌中HER2(ERB-B2)基因的扩增
染色体转位	①原癌基因所在的染色体发生染色体转位,可导致原癌基因的表达异常或结构与功能异常; ②原癌基因可因染色体转位被置于很强的启动子控制之下,转录增加,过度表达,例如Burkitt淋巴瘤位于8号染色体上的c-myc转位到14号染色体编码的免疫球蛋白重链的位点,可导致c-myc的过度表达

(2) 特点 原癌基因由于转位产生具有致癌能力的融合基因,编码融合蛋白,导致细胞恶性转化。例如慢粒白血病的约费城染色体9号染色体上的原癌基因abl转位至22号染色体的bcr位点,导致Abl蛋白的氨基酸被Bcr蛋白序列取代,形成一个功能异常的Bcr/Abl融合蛋白,可导致细胞恶性转化。

(3) 癌基因总结如下。

分类	原癌基因	活化机制	相关人类肿瘤
生长因子	PDGF-β链	sis	过度表达	星形细胞瘤,骨肉瘤
生长因子受体	EGF受体家族	eRB-2	扩增	腺癌,卵巢癌,肺癌和胃癌
信号转导蛋白	G蛋白	ras	点突变	肺癌,结肠癌,胰腺癌,白血病
	非受体酪氨酸激酶	abl	转位	慢性粒细胞白血病,急性淋巴细胞白血病
转录因子	—	myc	转位	Burkitt淋巴瘤
	—	N-myc	扩增	神经母细胞瘤,小细胞肺癌
	—	L-myc	扩增	小细胞肺癌

2. 抑癌基因 其产物限制细胞生长,其功能的丧失可导致细胞发生转化。目前已知的抑癌基因有10余种,如APC、RB、p53、NF-I、BRCA-1、BRCA-2等。

3. 凋亡调节基因功能紊乱 调节细胞凋亡的基因在某些肿瘤的发生上也起重要作用。如Bcl-2蛋白抑制凋亡,而Bax蛋白促进凋亡。Bcl-2基因的过度表达与滤泡型恶性淋巴瘤的发生发展有关。

4. DNA修复基因功能障碍 当DNA修复有异常时,DNA损伤被保留下来,可能导致肿瘤的发生。如着色性干皮病患者因为不能修复紫外线导致的DNA损伤,其皮肤癌的患病率极高。

5. 端粒酶和肿瘤 大多数体细胞没有端粒酶活性,许多恶性肿瘤细胞都含有端粒酶活性,可能使其端粒不会缩短,这与肿瘤细胞的永生化有关。

6. 表观遗传调控和肿瘤 除了经典的DNA碱基序列改变所致的遗传变化外,有一些遗传变化不是由于DNA碱基序列改变引起的,称为表观遗传学改变,包括DNA甲基化、组蛋白修饰等。

7. 肿瘤发生一个多步骤过程

(1) 特点 目前认为肿瘤的发生并非单个分子事件,而是一个多步骤过程。细胞的完全恶性转化,一般需要多个基因的改变,且在癌变的不同阶段,可能有不同的癌基因起作用,有癌基因的激活与抑癌基因的缺失或失活。了解肿瘤发生的机制,不但具有理论意义,也具有重要的临床价值。一些明确的肿瘤分子改变,已用于临床诊断、治疗和预后判断。例如,有HER2/NEU/ERBB2基因(属于表皮生长因子受体家族成员)扩增和过表达的乳腺癌患者,其预后较没有HER2基因扩增和过表达者差。近年来,开发出针对HER2基因产物的单克隆抗体,可抑制具有HER2基因扩增和过表达的乳腺癌细胞的生长,并已应用于临床治疗。

(2) 常考肿瘤相关的癌基因或抑癌基因的活化机制。

肿瘤	相关的癌基因
滤泡型淋巴瘤	①抗凋亡基因Bcl-2位于14号染色体; ②滤泡型淋巴瘤有染色体转位t(14;18),即发生Bcl-2转位(从14号转位到18号染色体),导致Bcl-2过度表达,细胞过度增殖引发肿瘤
乳腺癌	表皮生长因子受体家族成员HER-2/eRB-B2/NEU过度表达者,乳腺癌增殖活性高,预后差(昭昭医考:学到临床你就知道了,乳腺癌的化疗药之一,便是针对HER-2的曲妥珠单抗,速记:她(her)的了乳癌)
大肠癌	YI5从肠上皮增生到癌的发展过程,发生了多个步骤的癌基因突变和肿瘤抑制基因失活,包括APC突变、DNA甲基化异常、Ras突变、DCC丢失、p53突变等

十四、环境致病因素

1. 化学物质

多环芳烃	致癌作用特别强的是3,4-苯并芘、1,2,5,6-双苯并蒽等,可能与肺癌、胃癌发生有关
致癌的芳香胺类	①如乙萘胺、联苯胺等,与膀胱癌发生有关; ②氨基偶氮染料可引起实验性肝细胞癌
亚硝胺类物质	①致癌性强,可能引起胃肠道癌等。 ②肉类食品的保存剂与着色剂可含有亚硝酸盐。亚硝酸盐也可由细菌分解硝酸盐产生。在胃内酸性环境下,亚硝酸盐与来自食物的二级胺作用合成亚硝胺。亚硝胺在体内经过羟化作用而活化,形成一个有很强反应性的烷化碳离子而致癌
真菌毒素	①黄曲霉菌广泛存在于霉变食品中,霉变的花生、玉米及谷类含量最高。 ②黄曲霉毒素有多种,以黄曲霉毒素 B_1 致癌性最强。黄曲霉毒素 B1 是异环芳烃,在肝脏代谢为环氧化物,可使肿瘤抑制基因 p53 发生点突变而失去活性,这种毒素可诱发肝细胞癌
烷化剂及酰化剂	为直接化学致癌物,如环磷酰胺等化疗后可诱发粒细胞性白血病

2. 物理致癌因素

紫外线	①可引起皮肤鳞癌、基底细胞癌和恶性黑色素瘤; ②紫外线可使 DNA 中相邻的两个嘧啶形成二聚体,造成 DNA 分子复制错误; ③着色性干皮病患者先天性缺乏修复 DNA 所需的酶,不能修复紫外线导致的 DNA 损伤,因此皮肤癌的发病率很高
电离辐射	包括 X 线、v 射线、e 粒子等。辐射能使染色体发生断裂、转位和点突变,导致癌基因激活或肿瘤抑制基因的灭活

3. 生物致癌因素

致病因素	简写	相关性肿瘤	昭昭老师速记
人乳头瘤病毒	HPV	①HPV-6,11——生殖道和喉乳头状瘤; ②HPV-16、18——宫颈原位癌和浸润癌; ③HPV 的 E6 蛋白能与 P53 蛋白结合,E7 蛋白能与 RB 蛋白结合,分别抑制它们的功能,导致肿瘤发生	①1 个猴头; ②68 岁的宫颈癌; ③"3""6"行; ④"7""B"
EB 病毒	EBV	①伯基特(Burkitt)淋巴瘤; ②鼻咽癌	①EB=B; ②EB=鼻
乙型肝炎病毒	HBV	肝细胞癌	肝炎→肝硬化
人类 T 细胞白血病/淋巴瘤病毒 I	HTLV-1	成人 T 细胞白血病/淋巴瘤(ALT)	—
幽门螺杆菌	Hp	①胃黏膜相关组织(MALT)淋巴瘤; ②胃癌	HP 可导致胃的炎症和癌症
华支睾吸虫	—	①肝癌; ②胆管癌	此寄生虫导致肝、胆管癌症
慢性血吸虫	—	结肠癌	—

➢ **参考答案**如下,详细答案参见 2019 版《国家临床执业及助理医师资格考试精选真题考点精析》。

1. A	2. D	3. A	4. E	5. C	6. D	昭昭老师提示:关注官方微信,获得第一手考试资料。
7. C	8. B	9. E	10. E	11. E	12. D	

第5章 心血管系统疾病

➢ **2019 考试大纲**

①动脉粥样硬化;②原发性高血压;③风湿性心脏病;④亚急性感染性心内膜炎;⑤心瓣膜病。

考纲解析

近20年的医师考试中,本章的考点是亚急性细菌性心内膜炎,执业医师每年考查分数为1~2分,助理医师每年考查分数为0~1分。

第1节 动脉粥样硬化(AS)

一、概述

动脉粥样硬化主要类及大中动脉,基本病变是动脉内膜的脂质沉积、内膜灶状纤维化,粥样斑块形成,导致管壁变硬、管腔狭窄,并引起一系列继发性病变,特别是发生在心、脑、肾等器官,可引起缺血性改变。

二、基本病理改变

动脉粥样硬化主要累及大中动脉。动脉壁的基本病理变化可分为脂纹→纤维斑块→粥样斑块→继发性病变。

病变	光镜下病理特点	主要成分
脂纹	肉眼可见的最早病变,病灶处的内膜下有大量泡沫细胞聚集,泡沫细胞最早来自巨噬细胞	泡沫细胞和脂质
纤维斑块	平滑肌细胞可分泌大量细胞外基质(胶原纤维和蛋白聚糖等)斑块表面为大量平滑肌细胞和细胞外基质组成的纤维帽	平滑肌细胞和细胞外基质
粥样斑块(粥瘤)	纤维帽之下含有大量不定形的坏死崩解产物、胆固醇结晶、钙盐沉积,斑块底部和边缘出现肉芽组织,少量淋巴细胞和泡沫细胞	坏死崩解产物、胆固醇结晶、钙盐沉积
继发性病变	斑块内出血、斑块破裂、血栓形成、钙化、动脉瘤形成、血管腔狭窄	—

【例1】造成动脉粥样硬化病灶中,可分泌胶原纤维的是
A. 内皮细胞　　B. 泡沫细胞　　C. 平滑肌细胞　　D. 纤维母细胞　　E. 淋巴细胞

【例2】早期动脉粥样硬化病变,最早进入动脉内膜的细胞是
A. 红细胞　　B. 淋巴细胞　　C. 脂肪细胞　　D. 中性粒细胞　　E. 巨噬细胞

三、主要动脉的病理改变及后果

动脉	病理变化	最常见受累部位
冠状动脉	动脉壁的基本病理变化均可见到	左冠状动脉前降支(发生率最高)
脑动脉	脑动脉管腔狭窄致脑组织长期供血不足发生脑萎缩斑块继发血栓形成致管腔阻塞引起脑梗死(脑软化)动脉瘤破裂引起脑出血	基底动脉、大脑中动脉、Willis环
肾动脉	①管腔狭窄致肾组织缺血,肾实质萎缩和间质纤维组织增生;②血栓形成致肾组织梗死,梗死灶机化后遗留凹陷瘢痕,肾脏缩小,称为动脉粥样硬化性固缩肾	肾动脉开口处及主动脉近侧端

四、冠状动脉粥样硬化

部位	左前降支>右主干>左主干、左旋支、后降支
病理改变	脂纹、纤维斑块、粥样斑块及继发性改变
管腔狭窄程度分级	Ⅰ级≤25%,Ⅱ级≤50%,Ⅲ级≤75%,Ⅳ级>75%
后果	心肌缺血、心绞痛、心肌梗死等

【例3】冠状动脉粥样硬化最常发生的部位是
A. 左冠状动脉主干　　B. 左冠状动脉前降支　　C. 左冠状动脉左旋支
D. 右冠状动脉主干　　E. 右冠状动脉后降支

五、冠状动脉硬化性心脏病

冠心病是冠状动脉狭窄所致,冠状动脉硬化是冠心病最常见的病因。

心绞痛	①心肌急剧的暂时性缺血缺氧所造成的一种临床综合征; ②心绞痛可因心肌耗氧量暂时增加,超出了狭窄的冠状动脉所能提供的氧而发生,也可因冠状动脉痉挛而导致心肌供氧不足而引起

心肌梗死	冠状动脉血流中断引起供血区持续性缺血而导致的较大范围的心肌坏死
心肌纤维化	①多发生于中至重度冠脉硬化； ②肉眼观，心脏体积增大，重量增加，心腔扩大，心室壁厚度一般正常； ③光镜下，心内膜下心肌细胞弥漫性空泡变，多灶性陈旧性心肌梗死或瘢痕灶
冠状动脉猝死	①多发生在冠状动脉硬化的基础上； ②无心肌梗死时也可发生猝死，此类病人通常有致心律失常性基础病变，如心室瘢痕或左心室功能不全

第2节 高血压病

一、良性高血压

良性高血压约占原发性高血压的95%，病程长，进展缓慢，按病变的发展分为功能紊乱期、动脉病变期和内脏病变期。

1. 功能紊乱期

（1）基本病理改变为全身细小动脉间歇性痉挛收缩；临床表现为血压升高，常有波动性。因动脉无器质性病变，痉挛缓解后血压可恢复正常。

（2）临床表现为血压升高，但常有波动，可伴有头晕、头痛，经适当休息和治疗，血压可恢复正常，一般不需服用降压药。

2. 动脉病变期

（1）病理改变。

细小动脉硬化	表现为细小动脉玻璃样变，最易累及肾入球动脉、视网膜动脉和脾的中心动脉
肌型小动脉硬化	①主要累及肾小叶间动脉、弓状动脉及脑的小动脉等。 ②小动脉内膜胶原纤维及弹性纤维增生，内弹力膜分裂；中膜SMC增生肥大，不同程度的胶原纤维、弹力纤维增生，血管壁增厚，管腔狭窄
大动脉硬化	弹力肌型或弹力型大动脉无明显病变或并发动脉粥样硬化

（2）临床表现 为明显的血压升高，失去波动性，需服降压药。由于细小动脉长期痉挛，加之血管内皮细胞受长期的高血压刺激，使内皮细胞及基底膜受损，内皮细胞间隙扩大，通透性增强，血浆蛋白渗入血管壁中。

3. 内脏病变期

病理改变。

器官	病变	病理	临床表现
心脏	高血压性心脏病	早期向心性肥大，晚期离心性肥大	严重者可发生心力衰竭
肾脏	原发性颗粒性固缩肾	高血压时肾入球动脉玻璃样变，管壁增厚、管腔狭窄，致病变区的肾小球缺血发生纤维化、硬化和玻璃样变，相应肾小管因缺血而萎缩，间质纤维组织增生	晚期患者出现水肿、蛋白尿和肾病综合征，严重者可出现尿毒症
脑	脑水肿或高血压脑病	脑小动脉硬化和痉挛，局部组织缺血	①脑动脉硬化导致颅内压升高的三主症：头痛、呕吐、视神经乳头水肿； ②高血压危象，偏瘫、昏迷、脑疝、死亡
	脑软化	脑组织缺血坏死形成微梗死灶，血栓形成，微动脉瘤	
	脑出血	血压突然升高致小动脉瘤或微小动脉瘤破裂出血	
眼睛	视网膜动脉硬化	视网膜中央动脉发生细动脉硬化	视网膜动脉病变导致视网膜出血，视力减退

【例4】高血压病时，细动脉硬化的病理改变是
A. 动脉壁纤维化　　　　　　　B. 动脉壁水肿　　　　　　　C. 动脉壁玻璃样变性
D. 动脉壁纤维素样坏死　　　　E. 动脉壁脂质沉着

【例5】高血压病脑出血最常见的部位是

A. 豆状核和丘脑　　B. 内囊和基底核　　C. 蛛网膜下腔　　D. 侧脑室　　E. 大脑髓质

四、恶性高血压

1. 概念　多见于青少年,血压显著升高,常超过 230/130 mmHg,病变进展迅速,可发生高血压脑病,或较早就出现肾衰竭,或常出现视网膜出血及视盘水肿。

2. 特征性的病变　是增生性小动脉硬化和坏死性细动脉炎,主要累及肾脏。

特征性病变	病理变化
增生性小动脉硬化	①动脉内膜显著增厚,伴有平滑肌细胞增生,胶原纤维增多,致血管壁呈层状洋葱皮样增厚,管腔狭窄;②主要累及肾(入球小动脉最常受累)、脑和视网膜
坏死性细动脉炎	病变累及内膜和中膜,管壁发生纤维素样坏死,周围有单核细胞及中性粒细胞浸润

3. 小动脉病变

肾的入球小动脉	肾小球毛细血管袢发生节段性坏死
大脑	常引起脑组织局部缺血,微梗死形成和脑出血

【例6】 下列符合恶性高血压特征性病理变化的是
A. 肾入球小动脉玻璃样变性　　B. 肾细动脉壁纤维素样坏死　　C. 肾动脉粥瘤
D. 肾小球毛细血管内透明血栓　　E. 肾小球纤维化

第3节　风湿病

风湿病是一种与 A 组 β 溶血性链球菌感染有关的变态反应性疾病。病变主要累及全身结缔组织及血管,常形成特征性风湿肉芽肿即 Aschoff 小体。病变发生于结缔组织的胶原纤维,病变最常累及心脏、关节和血管等处,以心脏内膜病变最为严重。

一、基本病理变化

1. 风湿小体的形成

概念	组成	昭昭老师速记
风湿小体(Aschoff 小体)	成群的风湿细胞聚集于纤维素样坏死灶内,并由少量的淋巴细胞(主要是 T 淋巴细胞)和浆细胞构成	"特(T)"别"疯(风)"的一个人
风湿细胞	风湿细胞也称阿少夫细胞,是由增生的巨噬细胞吞噬纤维素样坏死物质转变而来的	"巨""风"来袭

2. 特征性病理变化　为风湿小体即 Aschoff 小体,具有诊断意义。

	变质渗出期	增生期或肉芽肿期	纤维化期或硬化期
病理改变	结缔组织基质的黏液样变性和胶原纤维素样坏死形成	心肌间质、心内膜下和皮下结缔组织中出现肉芽肿性病变,即风湿小体(Aschoff 小体)	风湿细胞转变为成纤维细胞,风湿小体逐渐纤维化,最后形成梭形小瘢痕
时间	持续1个月	持续2~3个月	持续2~3个月
昭昭老师速记	神仙="渗""纤"	"生"了个"少妇(Aschoff)"	缩"小"成"纤维"

【例7】 风湿病中最具有诊断意义的病变是
A. 心肌局灶性变性、坏死　　B. 心内膜纤维组织增生　　C. 胶原纤维的纤维素样变性
D. Aschoff 小体形成　　E. 心外膜纤维素渗出

二、风湿性心脏病

	风湿性心内膜炎	风湿性心肌炎	风湿性心外膜炎
部位	心瓣膜,二尖瓣最常见	心肌间质结缔组织	心包脏层
病理改变	①心瓣膜闭锁缘形成疣状赘生物,主要由血小板和纤维素构成,伴纤维素样坏死;②血流反流冲击形成左房后壁 Mc Callum 斑	①灶状间质性心肌炎;②间质血管旁可见 Aschoff 小体	①呈浆液性或纤维素性炎症;②大量浆液渗出形成心包积液;③纤维素渗出为主,形成绒毛心、缩窄性心包炎

| 昭昭老师速记 | "风"花"雪(血)"月 | — | 大"风"的日子,穿羽"绒"服 |

第4节 亚急性感染性心内膜炎

心脏	①由毒力较弱的草绿色葡萄球菌引起; ②常侵犯二尖瓣和主动脉瓣,在病变瓣膜上形成赘生物; ③瓣膜损害可致瓣膜口狭窄或关闭不全,临床上可听到相应的杂音; ④瓣膜变形严重可出现心力衰竭
血管	①细菌毒素和赘生物破裂脱落形成的栓子,可引起动脉性栓塞和血管炎; ②栓塞最多见于脑,其次为肾、脾等; ③由于栓子不含细菌或仅含极少的细菌,细菌毒力弱,常为无菌性梗死
变态反应	微栓塞可引起局灶性或弥漫性肾小球肾炎;皮肤出现Osler小结
败血症	脱落赘生物中的细菌侵入血流,并在血流中繁殖,致患者有长期发热、脾大、白细胞增多,皮肤、黏膜、眼底常有小出血点、贫血等表现

【例8】亚急性感染性心内膜炎最常见的致病菌是
A. 草绿色葡萄球菌   B. 金黄色葡萄球菌   C. 淋病奈瑟菌
D. 肺炎球菌   E. 肠球菌

第5节 心瓣膜病

一、概　述
心脏瓣膜病变主要为二尖瓣受累,其次是二尖瓣合并主动脉瓣。单纯主动脉瓣病变者较少见,三尖瓣和肺动脉瓣病变者亦少见。

二、各种瓣膜疾病

	二尖瓣狭窄	二尖瓣关闭不全	主动脉瓣狭窄	主动脉关闭不全
病理改变	二尖瓣狭窄→左心房扩大→右心扩大→右心衰	二尖瓣关闭不全→左心房血流增多→左心室血流增多	主动脉瓣狭窄→左心室扩张→左心衰	主动脉关闭不全→血液反流→左心室扩大→左心衰
外形	梨形心	球形心	靴型心	靴型心
昭昭老师速记	"二"个人在"狭窄"的房间内吃"梨"	"二"个人,人手"不"够,不能玩"球"	"主"任的"靴"子	"主"任的"靴"子

【例9】单纯性二尖瓣狭窄的病变不伴有
A. 左心房肥大   B. 左心房扩张   C. 右心室肥厚   D. 左心室肥厚   E. 心脏呈梨形

➢ 参考答案如下,详细答案参见2019版《国家临床执业及助理医师资格考试精选真题考点精析》。

| 1. C | 2. E | 3. B | 4. C | 5. D | 昭昭老师提示:关注官方微信,获得第一手考试资料。 |
| 6. B | 7. D | 8. A | 9. D | — | |

第6章　呼吸系统疾病

➢ **2019考试大纲**
①慢性支气管炎;②肺气肿;③慢性阻塞性肺疾病;④大叶性肺炎;⑤小叶性肺炎;⑥肺硅沉着病(矽肺);⑦急性呼吸窘迫综合征;⑧肺癌。

➢ **考纲解析**
近20年的医师考试中,本章的考点是肺癌,执业医师每年考查分数为1~2分,助理医师每年考查分数为0~1分。

第1节 慢性支气管炎

一、概　念

慢性支气管炎是指发生于支气管黏膜及其周围组织的慢性非特异性炎性疾病。（昭昭老师速记：注意这里没有不典型增生及癌细胞等，因为这个不是癌前病变）

二、病理变化

部　位	病理变化
黏液-纤毛排送系统	纤毛柱状上皮变性、坏死脱落，再生的上皮杯状细胞增多并发生鳞化
黏液腺	黏膜下腺体增生肥大和浆液性上皮发生黏液腺化生导致黏液分泌增多
炎性细胞	管壁大量淋巴细胞、浆细胞浸润
平滑肌	管壁平滑肌断裂、萎缩，但喘息型者平滑肌增生、肥大
软骨	管壁软骨可变性、萎缩或骨化
细支气管炎和细支气管周围炎	①炎症累及细支气管引起管壁纤维性增厚、管腔狭窄，并向管壁周围组织及肺泡扩展； ②细支气管炎和细支气管周围炎是引起慢性阻塞性肺气肿的病变基础

【例1】慢性支气管炎患者发生阻塞性通气功能障碍的病变基础是
A. 支气管上皮细胞变性、坏死　　B. 支气管平滑肌萎缩　　C. 支气管软骨萎缩、纤维化
D. 细支气管炎及细支气管周围炎　　E. 支气管腺体增生、肥大

第2节 肺气肿

肺气肿是呼吸性细支气管、肺泡管、肺泡囊和肺泡（末梢肺组织）因含气量过多伴肺泡间隔破坏，肺组织弹性减弱，导致肺体积膨大、通气功能降低的一种疾病状态，是支气管和肺部疾病最常见的并发症。

一、病理变化

肉眼观	①肺体积增大，边缘钝圆，色灰白，柔软而缺乏弹性，指压后压痕不易消退； ②切面肺组织呈海绵状，可见含气囊泡形成，囊腔大小不等
镜下观	①肺泡扩张，肺泡间隔变窄、断裂，相邻肺泡融合成较大的囊腔； ②肺泡间隔内毛细血管床数量减少，间质内肺小动脉内膜纤维性增厚，管腔狭窄； ③小支气管和细支气管可见慢性炎症改变

二、肺气肿的分类

根据病变部位、范围和性质的不同，可将肺气肿分为下列类型。

1. 肺泡性肺气肿（阻塞性肺气肿）　病变发生在肺腺泡内，根据发生部位和范围，又可分为以下三型。

	腺泡中央型肺气肿	腺泡周围型肺气肿	全腺泡型肺气肿
发病率	最常见	—	—
发病人群	中老年吸烟者或有慢性支气管炎病史者	多不合并慢性阻塞性肺疾病	青壮年、先天性（遗传性）α1-AT缺乏症患者
病变特点	位于肺腺泡中央的呼吸性细支气管呈囊状扩张，而肺泡管和肺泡囊扩张不明显	腺泡的呼吸细支气管基本正常，而远侧端位于其周围的肺泡管和肺泡囊扩张	呼吸性细支气管、肺泡管、肺泡囊和肺泡都扩张，含气小囊腔布满肺腺泡内
昭昭老师速记	中央型当然是中央扩张，周围不扩张	周围性的多是小气道堵塞，导致肺泡扩张	因为酶缺乏，导致广大的部位扩张

2. 间质性肺气肿　肋骨骨折、胸壁穿透伤或剧烈咳嗽引起肺内压急剧升高，均可导致细支气管或肺泡间隔破裂，使空气进入肺间质形成间质性肺气肿。气体出现在胸膜下、肺小叶间隔，也可扩散至肺门、纵隔形成串珠状气泡，甚至可在颈部和上胸部形成皮下气肿。

3. 其他类型肺气肿

瘢痕旁肺气肿	指出现在肺组织瘢痕灶周围，由肺泡破裂融合形成的局限性肺气肿
代偿性肺气肿	指肺萎缩及肺叶切除后残余肺组织或肺炎性实变病灶周围肺组织的肺泡代偿性过度充气，通常不伴有气道和肺泡壁的破坏或仅有少量肺泡壁破裂

| 老年性肺气肿 | 因老年人的肺组织弹性回缩力减弱使残气量增多而引起的肺膨胀 |

【例2】细支气管不完全阻塞所致的阻塞性通气功能障碍可造成

A. 肺不张　　　B. 肺纤维化　　　C. 支气管扩张　　　D. 气胸　　　E. 肺气肿

三、临床病理联系

患者有阻塞性通气功能障碍的表现,可出现呼气性呼吸困难,气促、胸闷、发绀等缺氧症状。严重者形成肺气肿病人特有的体征"桶状胸",最终可因肺动脉高压导致慢性肺心病。

第3节　慢性肺心病

慢性肺源性心脏病简称肺心病,是因慢性肺疾病、肺血管及胸廓病变引起的肺循环阻力增加,肺动脉压升高而导致以右心室壁肥厚、心腔扩大甚至发生右心衰竭的心脏病。

一、病因和发病机制

1. 肺疾病　发病率最高,其中最常见的是慢性阻塞性肺疾病(COPD)。

病因	COPD、支气管哮喘、支气管扩张症、肺硅沉着病、慢性纤维空洞型肺结核、肺间质纤维化
机制	①肺毛细血管床减少,小血管纤维化、闭塞,使肺循环阻力增加; ②缺氧引起肺小动脉痉挛和肺血管构型改建,从而导致肺动脉压升高,此为慢性肺心病发生的关键环节

2. 胸廓运动障碍性疾病

病因	严重脊柱弯曲、类风湿关节炎、胸膜广泛粘连、其他严重的胸廓畸形
机制	胸廓活动受限而引起限制性通气功能障碍;肺部受压造成肺血管扭曲、肺萎缩等增加肺循环阻力

3. 肺血管疾病

病因	原发性肺动脉高压、肺小动脉栓塞(如虫卵、肿瘤细胞栓子)
机制	直接引起肺动脉高压

二、病理变化

原发疾病	如慢性支气管炎和硅肺沉着病所表现的肺部病变
肺小动脉变化	①肺腺泡小血管的构型重建:无肌型细动脉肌化,肌型小动脉中膜增生、肥厚,内膜下出现纵行平滑肌束等肺小动脉炎,肺小动脉弹力纤维及胶原纤维增生; ②腔内血栓形成和机化; ③肺泡间隔毛细血管数量减少
心脏变化	①以右心室的病变为主——右心室肥厚、心室腔扩大; ②心脏重量增加,右心室前壁肺动脉圆锥显著膨隆,右心室如乳头肌和肉柱显著增粗,室上嵴增厚; ②通常以肺动脉瓣下2 cm处右心室前壁肌层厚度>5 mm(正常为3~4 mm)作为诊断肺心病的病理形态标准

三、临床病理联系

肺心病可合并呼吸性酸中毒、脑水肿,甚至发生肺性脑病。

第4节　大叶性肺炎

一、病　因

大叶性肺炎是主要由肺炎链球菌引起的以肺泡内弥漫性纤维素渗出为主的炎症,病变通常累及肺大叶的全部或大部。90%以上是由肺炎链球菌引起,以3型毒力最强。此外,肺炎杆菌、金黄色葡萄球菌、流感嗜血杆菌、溶血性链球菌也可引起,但少见。

【例3】肺炎链球菌可引起

A. 支气管肺炎　　　　　B. 肺脓肿　　　　　C. 大叶性肺炎

D. 支气管哮喘　　　　　E. 胸膜炎

二、病理变化

昭昭老师提示:大叶性肺炎为纤维素性炎症,这个同风湿性心脏病是一样的。

	充血水肿期	红色肝样变期	灰色肝样变期	溶解消散期
病程时间	发病后1~2天	发病后3~4天	发病后5~6天	发病后7天
肉眼观	肺肿大，暗红色	肺肿大，暗红色	肺肿大，灰白色	肺缩小，质软
肺泡内渗出	浆液性渗出	中量纤维素渗出	大量纤维素渗出	纤维素逐渐溶解
RBC	少量	多	大量溶解	极少
中性粒细胞	少	少	多	死亡
巨噬细胞	少	少	中量	大量
临床表现	片状分布的模糊阴影	大片致密阴影，铁锈色痰	铁锈色痰逐渐转为黏液浓痰，抗体已形成，不易检出细菌	体温下降，X线检查恢复正常

三、并发症

肺肉质变	①亦称机化性肺炎，由于肺内炎性病灶中中性粒细胞渗出过少，释放的蛋白酶量不足以溶解渗出物中的纤维素，大量未被溶解吸收的纤维素被肉芽组织取代而机化；②病变肺组织呈褐色肉样外观，故称肺肉质变
胸膜肥厚和粘连	纤维素性胸膜炎不能完全溶解吸收发生机化引起
肺脓肿及脓胸	病原菌毒力大或机体抵抗力降低时，金葡菌和肺炎球菌混合感染者容易发生肺脓肿
败血症或脓毒败血症	严重感染时，细菌侵入血液大量繁殖并产生毒素所致
感染性休克	见于重症病例，是大叶性肺炎的严重并发症，主要表现为严重的全身中毒症状和微循环障碍，故又称中毒性或休克性肺炎，临床较易见到，死亡率较高

第5节　小叶性肺炎

一、病因和机制

(1) 主要由化脓性细菌如肺炎球菌引起，致病力较弱的4、6、10型肺炎球菌是最常见的致病菌，以肺小叶为病变单位的急性化脓性炎症。

(2) 病变常以细支气管为中心，故又称支气管肺炎。主要发生于儿童、体弱老人及久病卧床者。

【例4】小叶性肺炎是
A. 卡他性炎症　　B. 纤维素性炎症　　C. 浆液性炎症　　D. 出血性炎症　　E. 化脓性炎

二、病理变化

肉眼观	①双肺表面和切面散在分布灰黄、质实病灶，以下叶和背侧多见；②病灶大小不一，直径多在0.5~1.0 cm，形状不规则，以细支气管为中心的肺组织化脓性炎症；③严重病例，病灶可相互融合成片，甚或累及整个大叶，发展为融合性支气管炎，一般不累及胸膜
镜下观	①早期，病变的细支气管黏膜充血水肿，表面附着黏液性渗出物，周围肺组织或肺泡间隔仅轻度充血；②随着病情进展，病灶中支气管、细支气管管腔及其周围的肺泡腔内出现较多中性粒细胞、少量红细胞；③病灶周围肺组织充血，可有浆液渗出，部分肺泡过度扩张；④严重病例呈完全化脓性炎症改变

三、并发症

小叶性肺炎的并发症远较大叶性肺炎多，且危险性也大，较常见的有呼吸功能不全、心力衰竭、脓毒血症、肺脓肿和脓胸等。

▶ 昭昭老师总结：大叶性肺炎和小叶性肺炎的对比

	大叶性肺炎	小叶性肺炎
发病人群	青壮年	儿童、体弱老人及久病卧床者
致病菌	肺炎球菌（最常见）、肺炎杆菌、金葡菌、溶血性链球菌等	肺炎球菌（最常见）、葡萄球菌、嗜血流感杆菌、肺克雷伯杆菌等
好发部位	单侧肺，左肺或右肺下叶	双肺下叶和背侧
病理改变	肺泡内弥漫性纤维素渗出为主的炎症	细支气管为中心、肺小叶为病变单位灶状散布的肺组织化脓性炎症

	大叶性肺炎	小叶性肺炎
病变性质	纤维素性炎	化脓性炎
病变范围	肺大叶的全部或大部,一般支气管不受累,胸膜可受累	双肺肺小叶,一般胸膜不受累
临床表现	寒战高热、咳嗽、胸痛、呼吸困难和咳铁锈色痰	发热、咳嗽和咳痰
X线	肺大叶均匀一致的密度影	肺内散在不规则小片状或斑点状模糊阴影
并发症	少见,如肺肉质变、胸膜肥厚和粘连、肺脓肿及脓胸、败血症、感染性休克	多见,且危险性大,如呼吸功能不全、心力衰竭、脓毒症、肺脓肿和脓胸

第6节 肺硅沉着病

一、病理变化

硅肺的基本病理变化是硅结节的形成和肺组织的弥漫性纤维化。

1. 硅结节 为境界清楚的圆形或椭圆形结节,直径 3~5 mm,色灰白,触之有砂砾感。

时间	病变	病理
早期阶段	细胞性硅结节	硅结节形成的早期阶段即由吞噬硅尘的巨噬细胞聚集形成
中期阶段	纤维性硅结节	结节内成纤维细胞增生,结节发生纤维化形成纤维性结节,部分结节中胶原纤维发生玻璃样变,中央常可见到管壁增厚,管腔狭窄的小血管
晚期阶段	硅肺性空洞	相邻的硅结节可以相互融合形成大的结节状病灶,其中央常因缺血、缺氧发生坏死和液化,形成硅肺性空洞

2. 肺组织弥漫性纤维化及胸膜纤维化而增厚 病变肺组织内可见范围不等的弥漫性纤维化病灶,镜下为致密的玻璃样变胶原纤维。胸膜也可因弥漫性纤维化而广泛增厚,厚度可达 1~2 cm。

【例5】肺硅沉着症中,硅结节的叙述不正确的是
A. 早期为细胞性结节　　　　B. 早期分布在肺组织内　　　　C. 晚期为玻璃样变性结节
D. 其形成与患者从事的职业有关　　E. 其形成与吸入的 SiO_2 颗粒大小和形状有关

二、硅肺分期

	Ⅰ期硅肺	Ⅱ期硅肺	Ⅲ期硅肺
范围	硅结节局限在肺的淋巴系统	硅结节扩展到淋巴结外的肺组织	硅结节密集与肺纤维化融成块
肺病理	两肺中下叶近肺门处肺门淋巴结最先形成硅结节	弥散全肺,集中在两肺中下叶	弥散全肺
胸膜病理	可有硅结节,无增厚	增厚	增厚明显
硅结节	米粒至绿豆大(1~3 mm)	黄豆大小	融合成团
肺重量	重量、体积、硬度无改变	重量、硬度增加	重量、硬度明显增加,浮沉试验(+)
胸透	肺叶一定量小阴影 分布不少于2个肺区	小阴影≤1 cm 分布不少于4个肺区	大的团块阴影≥2×1 cm 肺门淋巴结肿大、钙化

三、并发症

肺结核病	①硅肺易并发结核病,称硅肺结核病,此为最常见的并发症; ②硅肺病变越严重肺结核发生率越高,Ⅲ期硅肺发生率≥70%
慢性肺源性心脏病	①约有 60%~75% 的晚期硅肺患者并发慢性肺心病; ②肺组织弥漫性纤维化使肺毛细血管床减少、肺小动脉闭塞性脉管炎及缺氧引起的肺小动脉痉挛等均可导致肺循环阻力增大,最终发展为肺心病
肺部感染	患者抵抗力低下,呼吸道防御功能减弱,易继发严重的细菌和病毒感染,导致死亡
阻塞性肺气肿	晚期硅肺患者常合并不同程度的阻塞性肺气肿,可出现肺大疱,若破裂则形成自发性气胸

【例6】肺硅沉着症最常见的并发症是
A. 肺真菌感染　　　　　　B. 肺栓塞　　　　　　C. 胸膜间皮瘤
D. 肺结核　　　　　　　　E. 肺鳞癌

第7节　成人呼吸窘迫综合征

一、概述

急性呼吸窘迫综合征是在严重感染、休克、创伤及烧伤等疾病过程中，肺毛细血管内皮细胞和肺泡上皮细胞炎症性损伤造成的弥漫性肺泡损伤，导致的急性低氧性呼吸功能不全或衰竭。以肺容积减少、肺顺应性降低、严重的通气/血流比例失调为病理生理特征，临床上表现为进行性低氧血症和呼吸窘迫，肺部影像学上表现为非均一性的渗出性病变。ARDS是急性呼吸衰竭最常见的类型。

二、病理变化

肺泡内透明膜形成。

第8节　肺　癌

一、概述

大体类型　根据肿瘤在肺内分布部位，可将肺癌分为中央型、周围型和弥漫型三个主要类型。

分型	发病率	发病部位	组织类型
中央型	60%～70%	①肺段支气管以上；②肺门部形成肿块	鳞癌多见
周围型	30%～40%	①肺段支气管以下；②在靠近肺膜的肺周边部形成孤立的结节状或球形癌结节	腺癌多见
弥漫型	2%～5%	①起源于末梢肺组织；②沿肺泡管及肺泡弥漫型浸润生长，形成多数粟粒大小结节布满大叶的一部分或全肺叶，也可形成多发性结节散布于多个肺叶内，易与肺转移癌混淆	细支气管肺泡细胞癌多见

2. 组织学类型

（1）鳞状细胞癌、腺癌、小细胞癌、大细胞癌。

	鳞状细胞癌	腺癌	小细胞癌	大细胞癌
临床类型	中心型多见	周围型多见	中心型多见	周围型多见
发病率	最常见	次常见	—	—
病因	多有长期大量吸烟史	与吸烟关系不密切	与吸烟关系密切	与吸烟有关
发病人群	中老年男性	女性	中老年男性	老年男性
生长速度	较缓慢	较缓慢	迅速	迅速
来源	较大支气管	较小支气管上皮	较大支气管	支气管
转移特性	淋巴转移早，血行转移晚	血行转移早，淋巴转移晚	早期淋巴和血行转移	转移早而广泛
特点	癌巢中有角化珠形成	常累及胸膜	①恶性程度最高；②有神经内分泌功能；③对放化疗敏感	①恶性程度高；②部分呈神经内分泌分化

【例7】对肺鳞癌生物学特征的描述正确的是
A. 多为中央型肺癌　　　　B. 较早胸膜转移　　　　C. 较早经血行转移
D. 多为周围型肺癌　　　　E. 较早经淋巴转移

【例8】肺癌组织学类型中多见于女性的是
A. 鳞状细胞癌　　B. 腺癌　　C. 小细胞癌　　D. 大细胞癌　　E. 燕麦细胞癌

（2）特殊肺癌。

隐性肺癌	指痰细胞学检查阳性，临床及X线检查阴性，手术切除标本经病理检查证实为支气管黏膜原位癌或早期浸润癌，而无淋巴结转移者
瘢痕癌	肺腺癌中心区有纤维化或瘢痕灶（玻璃样变），并有大量碳膜沉着
中央型早期肺癌	发生于段支气管以上的大支气管者，其癌组织仅局限于管壁生长，包括腔内型和管壁浸润型，后者不突破外膜，未侵及肺实质，且无局部淋巴结转移
周边型早期肺癌	发生于小支气管者，在肺组织内呈结节状，直径<2 cm，无局部淋巴结转移

（3）小细胞肺癌。

①小细胞肺癌又称小细胞神经内分泌癌、燕麦细胞癌,占全部肺癌的10%～20%,好发于中老年有吸烟嗜好的男性。

②支气管黏膜上皮的 Kulchitsky 细胞(APUD 细胞),是一种异源性神经内分泌肿瘤。

③病理。

肉眼观	多为中央型,常发生于大支气管,向肺实质浸润生长,形成巨块
镜下观	①细胞小,圆形或卵圆形,似淋巴细胞,但体积较大;可围绕小血管形成假菊形团结构。(昭昭老师速记:"小""菊花") ②癌细胞可呈梭形或燕麦形,胞质少,似裸核,弥漫分布或呈片状、条索状排列(燕麦细胞癌),可见神经内分泌颗粒
免疫组化	癌细胞对神经内分泌标记如神经元特异性烯化酶(NSE)、嗜铬素 A(CgA)、突触素(Syn)、人自然杀伤细胞相关抗原(Leu7)阳性,角蛋白可阳性

④特点:恶性程度最高,转移最早、对放化疗效果最好转移最早、对放化疗效果最好;能分泌大量 5-羟色胺引起类癌综合征,表现为支气管痉挛、阵发性心动过速、水样腹泻、皮肤潮红。

二、扩散途径

直接蔓延	①中央型肺癌常直接侵犯纵隔、心包及周围血管; ②周围型肺癌可侵犯胸膜并侵入胸壁
转移	①淋巴道转移发生较早,且扩散速度快; ②血道转移常见于脑、肾上腺、骨等器官和组织

▶ 参考答案如下,详细答案参见 2019 版《国家临床执业及助理医师资格考试精选真题考点精析》。

1. D	2. E	3. C	4. E	昭昭老师提示:关注官方微信,获得第一手考试资料。
5. B	6. D	7. A	8. B	

第7章 消化系统疾病

▶ **2019 考试大纲**

①消化性溃疡;②病毒性肝炎;③门脉性肝硬化;④食管癌;⑤胃癌;⑥大肠癌;⑦原发性肝癌;⑧胰腺癌。

▶ **考纲解析**

近 20 年的医师考试中,本章的考点是胃癌,执业医师每年考查分数为 1～2 分,助理医师每年考查分数为 0～1 分。

第1节 消化性溃疡

一、病理变化

1. 胃溃疡 胃溃疡病变与十二指肠溃疡病变大致相同。胃溃疡多位于胃小弯侧,尤以胃窦部多见。溃疡常一个,呈圆形或椭圆形,直径多<2 cm。溃疡边缘整齐,状如刀切,底部平坦、洁净,通常穿越黏膜下层,深达肌层甚至浆膜层。溃疡的贲门侧较深,边缘耸直为潜掘状,幽门侧较浅,局部胃壁各层相断为阶梯状显露。溃疡周围的胃黏膜皱襞因受溃疡底瘢痕组织的牵拉而呈放射状。

2. 十二指肠溃疡 十二指肠溃疡多发生在球部的前壁或后壁,溃疡一般较小,直径常<1 cm,溃疡较浅且易愈合。镜下溃疡底部由内向外分 4 层。

炎症层(最浅层)	由少量炎性渗出物(白细胞、纤维素等)覆盖
坏死组织层	为第二层
肉芽组织层	为新鲜的肉芽组织层(注意不是肉芽肿)
瘢痕组织层(最深层)	①由肉芽组织移行为陈旧瘢痕组织; ②瘢痕底部小动脉因炎症刺激常有增殖性闭塞性动脉内膜炎,使小动脉管壁增厚,管腔狭窄、血栓形成,造成局部血供不足,使溃疡不易愈合,但这种变化却可防止溃疡血管破裂出血

二、并发症

并发症	发生率/%	病因
出血	10~35	①因溃疡底部毛细血管破裂,溃疡面有少量出血; ②出血是消化性溃疡最常见的并发症
穿孔	5	十二指肠溃疡因肠壁较薄更易发生穿孔
幽门狭窄	3	经久的溃疡易形成大量瘢痕,瘢痕收缩可引起幽门狭窄
癌变	<1	多见于长期胃溃疡患者,十二指肠溃疡几乎不发生癌变

【例1】消化性溃疡最常见的并发症是
A. 癌变　　　　B. 幽门梗阻　　　　C. 穿孔　　　　D. 胃憩室　　　　E. 出血

【例2】男,78岁。反复上腹胀、上腹部不适20年。胃镜检查:胃角切迹可见直径0.3 cm溃疡,底部平坦,边界清楚,胃黏膜苍白、粗糙,皱襞稀疏。其胃黏膜病理检查不可能出现的是
A. 主细胞减少　　　　　　　B. 肠上皮化生　　　　　　　C. 壁细胞数量增多
D. 淋巴细胞浸润　　　　　　E. 异型增生

第2节　病毒性肝炎

一、基本病理变化

各型病毒性肝炎病变基本相同,都是以肝细胞的变性、坏死为主(属于以变质为主的炎症,即病毒性肝炎为变质性炎),同时伴有不同程度的炎细胞浸润、肝细胞再生和间质纤维组织增生。

1. 肝细胞变性

细胞水肿	①为最常见的病变; ②光镜下见肝细胞明显肿大,胞质疏松呈网状、半透明,称为胞质疏松化,进一步发展,肝细胞体积更加肿大,由多角形变为圆球形,胞质几乎完全透明,称为气球样变
嗜酸性变	①此种变性一般仅累及单个或数个肝细胞,散在于肝小叶内; ②光镜下见病变肝细胞由于胞质水分脱失浓缩使肝细胞体积变小,胞质嗜酸性增强,故红染,细胞核染色亦较深

2. 肝细胞坏死与凋亡

(1) 溶解性坏死　由严重的细胞水肿发展而来,可分为点状坏死、碎片状坏死、桥接坏死和大片坏死。

类型	概念	常见于
点状坏死	指单个或数个肝细胞的坏死	急性普通型肝炎
碎片状坏死	指肝小叶周边部界板肝细胞的灶性坏死和崩解	慢性肝炎
桥接坏死	指中央静脉与汇管区之间,两个汇管区之间,或两个中央静脉之间出现的互相连接的坏死带	中度和重度慢性肝炎,逐渐发展为肝硬化
大片坏死	指几乎累及整个肝小叶的大范围肝细胞坏死	重型肝炎

(2) 凋亡(嗜酸性坏死)　由嗜酸性变发展而来,胞质进一步浓缩,核也浓缩消失,最终形成深红色浓染的圆形小体,称为嗜酸性小体。

(3) 炎细胞浸润　主要为淋巴细胞和单核细胞呈散在性或灶性浸润于肝小叶或汇管区。

(4) 再　生

肝细胞再生	坏死的肝细胞由周围的肝细胞通过直接或间接分裂再生而修复
间质反应性增生和小胆管增生	间质反应性增生包括Kupffer细胞增生、间叶细胞和成纤维细胞增生

(5) 小胆管再生　慢性且坏死较严重的病例,在汇管区或大片坏死灶内,可见小胆管增生。

(6) 纤维化　肝脏的炎症反应和中毒性损伤可引起纤维化。

二、各型病毒性肝炎的病变特点

1. 甲型肝炎

肝细胞变性坏死	①早期呈气球样变、嗜酸性变;②晚期呈溶解性坏死
汇管区	可见炎细胞浸润,主要为大单核细胞和淋巴细胞浸润
肝血窦	肝血窦壁Kupffer细胞增生

2. 乙型肝炎

(1) **毛玻璃样肝细胞**是乙型肝炎一种特殊的形态学特征。

(2) 毛玻璃样肝细胞

检 查	特 点
HE 染色光镜下	乙型肝炎表面抗原（HBsAg）携带者和慢性肝炎患者的肝组织常可见部分肝细胞质内充满**嗜酸性细颗粒物质**，胞质不透明似**毛玻璃样**，故称此种细胞为**毛玻璃样肝细胞**
免疫检查	HBsAg 反应阳性
电镜下	细胞质**滑面内质网**（**光面内质网**）增生，内质网池内可见较多的 HBsAg 颗粒

3. 丙型肝炎

脂肪样变	由感染的肝细胞脂质新陈代谢的改变或胰岛素抵抗即所谓的代谢综合征引起
汇管区	**汇管区淋巴细胞浸润**及**淋巴滤泡形成**
胆管损伤	可能与病毒直接感染胆管上皮细胞有关

4. 丁型肝炎
丁型肝炎为肝细胞嗜酸性变及小泡状脂肪样变，伴以炎细胞浸润及汇管区炎症反应。

5. 戊型肝炎

炎症改变	门脉区炎症改变可见大量 Kupffer 细胞和多形核白细胞，但淋巴细胞少见
胆汁淤积	肝细胞质和毛细胆管胆汁淤积
肝细胞坏死	为灶状或小片状至亚面积或大面积坏死，特别是在门脉周围区

6. 庚型肝炎
急性肝炎主要以肝细胞肿胀和汇管区炎细胞浸润为主。慢性肝炎以肝细胞肿胀、小叶点状或灶状坏死，汇管区炎细胞浸润以及纤维组织轻度增生为主。

三、病毒性肝炎的临床病理类型

病毒性肝炎分为普通型和重型病毒性肝炎。前者又分为急性和慢性两种类型；后者又可分为急性和亚急性两种类型。慢性普通型肝炎根据炎症、坏死及纤维化程度分为轻度、中度和重度三型。

分 型	坏死类型	再生情况
急性**普通型肝炎**	①**点状坏死**；②肝细胞水样变性伴点状坏死，很少发生脂肪样变	**完全再生**
轻度慢性肝炎	①**点状坏死**（多见）； ②碎片状坏死（偶见）	**完全再生**
中度慢性肝炎	①碎片状坏死（中度）； ②桥接坏死（特征性）	较明显再生
重度慢性肝炎	①碎片状坏死（重度）； ②大范围桥接坏死	**不规则**再生
急性**重型**肝炎	**大片坏死**（为弥漫性大片坏死）	**不明显**再生
亚急性**重型**肝炎	**大片**坏死	**结节状**再生

【例3】急性**普通型肝炎**主要变化是
A. 肝细胞变性　　B. 肝细胞坏死　　C. 黄疸为主　　D. 无黄疸　　E. 点灶状坏死

【例4】**桥接坏死**主要见于
A. 急性普通型肝炎　　　　　　B. 轻度慢性肝炎　　　　　　C. 急性重型肝炎
D. 中、重度慢性肝炎　　　　　E. 亚急性重型肝炎

第3节　肝硬化

一、概　述

肝硬化是由于肝细胞弥漫性变性、坏死、纤维组织增生和肝细胞结节状再生，这几种病变反复交错进行而导致肝脏变形、变硬的一种常见的慢性肝脏疾病。国际形态分类将肝硬化分为大结节型、小结节型、大小结节混合型及不全分割型四型；我国常将肝硬化分为门脉性肝硬化、坏死后性肝硬化和胆汁性肝硬化三型。

二、门脉性肝硬化、坏死后性肝硬化和继发性胆汁性肝硬化

	门脉性肝硬化	**坏死后**性肝硬化	**继发性胆汁性**肝硬化
发病率	**最常见**	—	—
国际分类	小结节性肝硬化	大小结节混合型肝硬化	不全分割型肝硬化
主要病因	①**病毒性肝炎**，最常见是**乙肝**；②慢性酒精中毒	①亚急性重型肝炎；②慢性肝炎	①长期肝外胆管阻塞；②胆道上行性感染

续表

	门脉性肝硬化	坏死后性肝硬化	继发性胆汁性肝硬化
肝体积	早期可正常或稍增大,晚期明显缩小	减小(以左叶为甚)	缩小不如前两型明显
肝结节	弥漫全肝的小结节,结节大小相仿	结节大小不等	细小结节或无明显结节
纤维间隔	薄而均匀	厚而不均	分割包绕不完全

三、门脉性肝硬化与临床病理的联系

1. 门脉性肝硬化门静脉高压的形成原因

窦性阻塞	肝内广泛的结缔组织增生,肝血窦闭塞或窦周纤维化,使门静脉循环受阻
窦前性阻塞	肝动脉小分支与门静脉小分支在汇入肝窦前形成异常吻合,使高压力动脉血流入门静脉内
窦后性阻塞	假小叶压迫小叶下静脉,使肝内血流流出受阻,进而影响门静脉血流入肝血窦

2. 肝功能减退和门静脉高压

	肝功能减退	门静脉高压
表现	①肝病面容; ②出血; ③黄疸; ④肝掌和蜘蛛痣	①脾大、脾功能亢进; ②腹水:肝硬化最突出的临床表现; ③侧支循环建立:食管胃底静脉曲张是肝硬化的特征性表现,此外还有腹壁静脉曲张、痔静脉曲张、腹膜后静脉曲张

【例5】门静脉高压症的主要临床表现不包括
A. 脾大　　　B. 呕血和黑便　　　C. 肝掌　　　D. 腹水　　　E. 食管静脉曲张

【例6】男,50岁,乙型肝炎病史30年,腹胀、乏力,双下肢水肿伴尿少1个月,B超:肝回声增粗,不均匀,中等量腹水,该患者肝病理最可能的表现是
A. 肝细胞脂肪变性　　B. 假小叶形成　　C. 淤血性改变　　D. 淋巴细胞浸润　　E. 小胆管普遍淤胆

第4节　食管癌

一、病理分型

1. 早期食管癌　指侵犯黏膜或黏膜下层的癌,病变局限,未侵犯肌层,无淋巴结转移者,多为原位癌或黏膜内癌。肉眼观,癌变处黏膜轻度糜烂或表面呈颗粒状、微小的乳头状。镜下多为鳞状细胞癌。

2. 中晚期食管癌　多出现吞咽困难等典型临床症状,多为鳞癌(>95%)。根据肉眼形态特点可分为以下四型。(昭昭老师速记:一厚一窄一突出一凹陷)

(1) 肉眼观

分　型	发病率	特　点
髓质型	最常见	癌组织浸润性生长累及食管全周或大部分,管壁增厚,管腔变小
蕈伞型	—	癌组织侵犯食管周的部分或大部,癌呈扁圆形肿块,突向食管腔
溃疡型	—	①多浸润食管周的一部分; ②肿瘤表面有较深溃疡,深达肌层,底部凹凸不平
缩窄型	—	①癌组织浸润食管全周; ②局部食管壁呈环形狭窄,癌组织质硬,狭窄上端食管腔明显扩张

(2) 镜下观　95%以上为鳞状细胞癌,其次为腺癌,偶见腺棘皮癌、燕麦小细胞癌。

【例7】无淋巴结转移的癌是
A. 早期食管癌　　B. 早期胃癌　　C. 早期大肠癌　　D. 肺鳞癌　　E. 胰腺癌

二、转移途径

1. 直接蔓延　至周围组织和器官。

2. 淋巴转移　与食管淋巴引流途径一致。上段癌可转移至颈和上纵隔淋巴结;中段癌常转移至食管旁或肺门淋巴结;下段癌转移至食管旁、贲门旁及腹腔上部淋巴结。

3. 血道转移　常转移至肝、肺。

第5节 胃 癌

一、早期胃癌

1. 概念

分 型	具体描述	昭昭老师速记
早期胃癌	仅限于黏膜层和黏膜下层，与黏膜大小和有无淋巴结转移无关，与侵入的深度有关	只看"深度"，不看广度，这点与宫颈癌不一样
微小胃癌	<5 mm	威式（"微""5"）
小胃癌	<10 mm	小时（"小""10"）
一点癌	胃镜黏膜活检可以查见癌，切除后的胃标本虽经全黏膜取材未见癌组织	就那么"一点"，"取完"了，就没有了

2. 大体分型

分 型	发病率	特 点
隆起型	较少	肿瘤从黏膜面明显隆起或呈息肉状
表浅型	—	肿瘤呈扁平状，稍隆起于黏膜表面
凹陷型	最多见	又名溃疡周边癌性糜烂，系溃疡周边黏膜的早期癌

3. 镜下特点 早期胃癌以原位癌、高分化管状腺癌多见，其次为乳头状腺癌，未分化癌少见。

【例8】确定早期胃癌的最重要的指标是
A. 肿瘤生长部位　　　　　B. 肿瘤大小　　　　　C. 肿瘤浸润范围
D. 肿瘤浸润深度　　　　　E. 是否淋巴转移

二、中晚期胃癌

1. 中晚期胃癌 指癌组织浸润超过黏膜下层或浸润胃壁全层的胃癌。

2. 肉眼类型

息肉型或蕈伞型	又称结节蕈伞型，癌组织向黏膜表面生长，呈息肉状或蕈伞状，突入胃腔内
溃疡型	癌组织坏死脱落形成溃疡，溃疡一般较大，边界不清，多呈皿状。也可隆起如火山口状，边缘不清楚，底部凹凸不平
浸润型	癌组织向胃壁内局限性或弥漫性浸润，与周围正常组织分界不清。胃黏膜大部分消失，有时可见浅表溃疡。如为弥漫性浸润，可导致胃壁普遍增厚，变硬，胃腔变小，状如皮革，称为"革囊胃"
胶样癌	当癌细胞分泌大量黏液时，癌组织肉眼呈半透明的胶冻状，故称之胶样癌

3. 组织学类型 主要为腺癌，常见类型为管状腺癌和黏液癌。少数为腺棘皮癌、鳞状细胞癌。

三、早期胃癌和中晚期（进展期）胃癌的比较

	早期胃癌	中晚期（进展期）胃癌
概念	指癌组织浸润仅限于黏膜层或黏膜下层，而无论有无淋巴结转移	指癌组织浸润超过黏膜下层或浸润胃壁全层的胃癌
肉眼类型	隆起型、表浅型、凹陷型	息肉型或蕈伞型、溃疡型、浸润型
最常见类型	凹陷型	溃疡型
组织学类型	多为原位癌及高分化管状腺癌、乳头状腺癌、未分化癌（最少见）	多为腺癌（常见为管状腺癌或黏液癌），少数为腺棘皮癌或鳞癌
特殊类型	微小癌、小胃癌、一点癌	胶样癌、革囊胃（皮革胃）
昭昭速记	"早"期沦"陷"	"钟（中）"馗（溃）"

第6节 大肠癌

一、病理变化

1. 肉眼观

（1）大肠癌的好发部位　最常见的部位是直肠，其次是乙状结肠、盲肠及升结肠、横结肠、降结肠。

(2) **大体形态** 分为隆起型、溃疡型、浸润型、胶样型四型。

分型	特点	昭昭老师速记
隆起型	肿瘤呈息肉状或盘状向肠腔突出，可伴表浅溃疡	—
溃疡型	肿瘤表面形成较深溃疡，或呈火山口状	—
浸润型	组织向肠壁深层弥漫浸润常累及肠管全周，使局部肠管周径明显缩小，易形成环状狭窄	"进入"较"窄"的胡同
胶样型	癌细胞分泌大量黏液，肿瘤表面及切面均呈半透明，胶冻状	"胶"水是"粘液"

2. 镜下观 多见高分化管状腺癌及乳头状癌，少数为未分化癌或鳞状细胞癌。

四、大肠癌分期和预后

分期	肿瘤浸润范围	5年生存率
A	肿瘤局限于黏膜层（重度上皮内瘤变）	100%
B₁	肿瘤侵及肌层，但未穿透，无淋巴结转移	67%
B₂	肿瘤穿透肌层，但无淋巴结转移	54%
C₁	肿瘤未穿透肌层，但有淋巴结转移	43%
C₂	肿瘤穿透肠壁，并有淋巴结转移	22%
D	远隔脏器转移	低

第7节 原发性肝癌

病理变化

1. 肉眼类型

肉眼类型	病理改变	来源
巨块型	肿瘤体积巨大，右叶多见	不合并或仅合并轻度肝硬化
多结节型	癌结节散在，大小不等	最常见，常合并肝硬化
弥漫型	癌组织弥散于肝内，结节不明显	常发生在肝硬化的基础上

2. 组织学类型

组织学类型	病理改变	来源
肝细胞癌	分化程度差异较大，分化高者癌细胞类似于肝细胞，分泌胆汁；分化低者异型性明显，AFP升高	最常见，发生于肝细胞
胆管细胞癌	癌细胞呈腺管状排列，AFP不升高	发生于肝内胆管上皮
混合细胞癌	癌组织中具有肝细胞癌及胆管细胞癌两种成分，AFP升高	最少见，发生于肝细胞和肝内胆管上皮

第8节 胰腺癌

病理变化

肉眼观	①最常见的发生部位是头部，其次是体部、尾部； ②胰腺癌大小形态不一，有时肿瘤呈硬性结节突出于胰腺表面，有时瘤结节则埋藏于胰腺内，无法由胰腺外观上看出，不深部取材难以确诊； ③癌周组织常见硬化，以致全腺变硬甚至剖腹探查时都很难与慢性胰腺炎相鉴别
镜下观	常见组织学类型为导管腺癌、囊腺癌、黏液癌、实性癌。还可见未分化癌、多形性腺癌、鳞状细胞癌、腺鳞癌等

▶ **参考答案**如下，详细答案参见 2019 版《国家临床执业及助理医师资格考试精选真题考点精析》。

1. E	2. C	3. A	4. D	昭昭老师提示：关注官方微信，获得第一手考试资料。
5. C	6. B	7. A	8. D	

第8章 淋巴造血系统肿瘤（助理医师不要求）

▶ **2019 考试大纲**

①淋巴结良性病变；②霍奇金淋巴瘤；③非霍奇金淋巴瘤。

> **考纲解析**
> 近20年的医师考试中,本章的考点是<u>非霍奇金淋巴瘤</u>,执业医师每年考查分数为1~2分,助理医师每年考查分数为0分。

第1节 淋巴结良性病变

一、反应性淋巴结炎的病理变化

1. 急性非特异性淋巴结炎 大体上,发炎的淋巴结肿胀,灰红色。镜下可见淋巴滤泡增生,生发中心扩大有大量核分裂象。如果是化脓菌感染,滤泡生发中心可能会发生坏死,形成脓肿;而在感染不太严重时,可见一些中性粒细胞在滤泡周围或淋巴窦内浸润,窦内皮细胞增生。

2. 慢性非特异性淋巴结炎 常引起淋巴结反应性增生,根据病因的不同,淋巴结的病理改变可表现为淋巴滤泡增生、副皮质区淋巴增生和窦组织细胞增生等不同的形态学改变。

二、淋巴结特殊性感染的病理变化

1. 淋巴结真菌感染 淋巴结的真菌感染不多见,通常是作为机体全身感染的一部分而存在的,真菌是条件致病菌,常见于免疫力低下的人群。临床上患者常表现为局部或全身淋巴结不同程度的肿大,一般是先感染皮肤、黏膜和器官,而后继发于局部淋巴结。淋巴结感染的真菌有曲菌、新型隐球菌和组织胞浆菌等。

2. 猫抓病 病理变化是由组织细胞演变的上皮样细胞形成肉芽肿,肉芽肿中央可见中性粒细胞浸润,形成化脓性肉芽肿,有较多B淋巴细胞浸润。

3. 传染性单核细胞增多症 由嗜B淋巴细胞的EB病毒感染引起,病变可累及血液、淋巴结、脾脏、肝脏和中枢神经系统。周围血象的白细胞计数增高,淋巴细胞占比升高,其中可见到CD8+的异型T淋巴细胞。组织学上可见增生活跃的淋巴细胞主要分布在副皮质区,<u>滤泡增大</u>。偶见双核大细胞,有时形态与霍奇金淋巴瘤的标志性R-S细胞相似,此病容易被误诊为恶性淋巴瘤,需参考病史或做特殊检查以排除淋巴瘤的可能。

4. 组织细胞性坏死性淋巴结炎 多见于年轻女性,具体病因不明。患者颈部淋巴结轻度肿大、有轻微疼痛,常出现持续发热。组织学表现为淋巴结被膜下和副皮质区不规则的片状或灶性坏死,可见明显的核碎片,中性粒细胞稀少或缺如;在坏死灶及周边可有形态多样的巨噬细胞和前体浆细胞样树突细胞活跃增生,常见吞噬核碎片的现象;可见较多T淋巴细胞等。

第2节 淋巴瘤

一、概述

1. 淋巴组织肿瘤 淋巴组织肿瘤是指来源于淋巴细胞及其前体细胞的恶性肿瘤,包括淋巴瘤、淋巴细胞白血病、毛细胞白血病和浆细胞肿瘤等。

2. 恶性淋巴瘤 恶性淋巴瘤是指原发于淋巴结和结外淋巴组织的恶性肿瘤,简称淋巴瘤。按病理组织学的不同,可分为霍奇金淋巴瘤(HL)和非霍奇金淋巴瘤(NHL)两大类。<u>大多数</u>淋巴瘤都是<u>B细胞源性</u>,其次为T/NK细胞源性,而组织细胞性肿瘤罕见。

二、淋巴瘤分类

1. 按组织分型

分型	进一步分型	内容	昭昭老师速记
霍奇金淋巴瘤(HL)	结节性淋巴细胞为主型霍奇金淋巴瘤	—	—
	经典霍奇金淋巴瘤	结节硬化型、富于淋巴细胞型、混合细胞型、淋巴细胞消减型	—
非霍奇金淋巴瘤(NHL)	成熟B细胞来源淋巴瘤	<u>弥漫性大B细胞淋巴瘤</u>;<u>套</u>细胞淋巴瘤;Burkitt淋巴瘤;<u>边缘区</u>淋巴瘤;滤泡性淋巴瘤等	大B=B;B=Burkitt;BB=套套;B=边(bian)缘
	成熟T/NK细胞淋巴瘤	血管免疫母细胞性T细胞淋巴瘤、外周T细胞淋巴瘤、蕈样肉芽肿、<u>间变性</u>大细胞淋巴瘤等	T=变

2. 按恶性程度

分型	代表	昭昭老师速记
高度恶性	免疫母细胞型、淋巴母细胞型、小无裂细胞型	从"小无""母"，个头很"高"
中度恶性	滤泡型大裂细胞型、弥漫型小裂细胞型、弥漫型大细胞型	"大泡"正在"弥漫""中"
低度恶性	小淋巴细胞型、滤泡型小裂细胞型	"小琳"很"低""小炮"也 很"低"

【例1】下列哪种是 T 细胞淋巴瘤？
A. Burkitt 淋巴癌　　　　　　B. 滤泡性淋巴瘤　　　　　　C. 免疫母细胞淋巴瘤
D. 滤泡中心细胞型淋巴瘤　　　E. 曲折核淋巴细胞型淋巴瘤

【例2】下述哪个是 B 淋巴细胞来源的恶性淋巴瘤？
A. 多发性骨髓瘤　　　　　　B. 霍奇金病　　　　　　C. 蕈样霉菌病
D. 伯基特淋巴瘤　　　　　　E. 恶性组织细胞增生症

三、淋巴瘤的免疫学标记

肿瘤类型	免疫学标记	昭昭老师速记
B 细胞及其肿瘤	CD10、CD19、CD20、CD79a、PAX5、表面 Ig	10,19,20 的"B"
T 细胞及其肿瘤	CD2、CD3、CD4、CD7、CD8	"23478""T"
髓系肿瘤	CD13、CD14、CD15、CD33、CD117、MPO	—
NK 细胞及其肿瘤	CD16、CD56	16 岁 P"K" 56 岁
幼稚的 B、T 细胞（淋巴母细胞）	末端脱氧核苷酸转移酶（TdT）	—

【例3】男，45 岁，左颈部淋巴结进行性肿大 3 个月。淋巴结结活检病理结果示弥漫性大 B 细胞淋巴瘤，最可能出现的细胞免疫表型是
A. $CD4^+$　　B. $CD13^+$　　C. $CD20^+$　　D. $CD5^+$　　E. $CD34^+$

第3节　非霍奇金淋巴瘤

在我国，成人 NHL 以弥漫性大 B 细胞淋巴瘤最常见，儿童和青少年以急性淋巴母细胞白血病/淋巴瘤、Burkitt 淋巴瘤、间变性大细胞淋巴瘤常见。

一、Burkitt 淋巴瘤和滤泡性淋巴瘤

	Burkitt 淋巴瘤	滤泡性淋巴瘤
占淋巴瘤	3%～5%	5%～10%
好发人群	儿童、青年人 （昭昭老师速记：儿童都喜欢 hello kitty）	中老年人 （昭昭老师速记：中老年人爱泡澡）
起源	滤泡生发中心或生发中心 B 细胞	滤泡生发中心 B 细胞
恶性程度	高度侵袭性 （昭昭老师速记：老"高"的"Kitt"）	惰性 （昭昭老师速记：岁数大了就懒了）
免疫表型	CD10、CD19、CD20、CD79a、表面 Ig、Bcl-6	CD10、CD19、CD20、表面 Ig、Bcl-6、Bcl-2
染色体易位	①t(8;14)（最常见）； ②导致癌基因过度表达，促使细胞发生恶性转化而发生淋巴瘤； （昭昭老师速记：儿童 8 岁,青少年 14 岁）	①t(14;18)； ②导致 Bcl-2 基因的活化及 Bcl-2 蛋白高表达,Bcl-2 蛋白有抗细胞凋亡作用
病理特征	满天星图像,即癌细胞间散在分布着胞质丰富而透亮的吞噬有核碎片反应性增生的巨噬细胞 （昭昭老师速记："满天"的 hello"kitty"）	肿瘤细胞呈滤泡样生长方式,界限不清,生长方式从滤泡型发展为弥漫型,转化为 DLBCL
临床特点	①EB 病毒感染有关；常累及颌骨导致面部畸形,一般不累及外周淋巴结和脾；（昭昭老师速记："B=B) ②化疗效果较好,多数儿童和年轻患者可治愈	①局部和全身淋巴结肿大,腹股沟淋巴结受累多见常累及脾,40% 的病例有骨髓受累； ②约 30% 患者会转化为弥漫性大 B 细胞淋巴瘤,机制：P53 基因突变（昭昭老师速记：中老年人 53 岁）

续表

	Burkitt 淋巴瘤	滤泡性淋巴瘤
预后	多数儿童和年轻人可治愈,年长成人预后较差	较好

【例4】 关于非霍奇金淋巴瘤的描述,哪项正确?
A. 脑、肝、肾等器官不发生非霍奇金淋巴瘤
B. 非霍奇金淋巴瘤以 T 细胞源性多见
C. 滤泡及小细胞型非霍奇金淋巴瘤恶性度低
D. 蕈样霉菌病为 B 细胞源性
E. Burkitt 淋巴瘤为 T 细胞源性

【例5】 下列描述中,不符合 Burkitt 淋巴瘤的是
A. 多累及颈部淋巴结
B. B 细胞来源
C. 与 EB 病毒感染有关
D. 多见于儿童和青年
E. 化疗效果较好

二、弥漫性大 B 细胞淋巴瘤和蕈样霉菌病/Sezary 综合征

	弥漫性大 B 细胞淋巴瘤	蕈样霉菌病/Sezary 综合征
发病率	最常见的 NHL 类型	少见
好发人群	老年男性略多,平均年龄 60 岁	40~60 岁,男多于女
起源	B 细胞性	T 细胞性(昭昭老师速记:"ST"段)
原发于	淋巴结、结外任何部位	皮肤
恶性程度	侵袭性(昭昭老师速记:弥漫有侵袭性)	惰性(昭昭老师速记:"蕈"的脑子都懒"惰"了)
免疫表型	CD19、CD20、CD79a、表面 Ig	CD2、CD3、CD4、CD45RO
遗传学改变	Bcl-6 基因突变,t(14;18),Bcl-2 基因易位	多数 T 细胞受体基因重排检测呈单克隆性
病理特征	正常淋巴结结构或结外组织被弥漫性的肿瘤组织侵占取代,形态相对单一、体积较大的异型淋巴细胞弥漫浸润	①真皮内瘤细胞在表皮内聚集成堆似小脓肿:Pautrier 微脓肿(鲍氏小脓肿);②患者周围血液中出现脑回状细胞核的瘤细胞:Sezary 细胞
临床特点	短期内出现单个或多个淋巴结迅速长大,病情进展迅速,可累计肝脾,但骨髓受累少见	皮肤早期表现为湿疹样病损,逐渐发展使皮肤增厚变硬呈斑块状,形成棕色瘤样结节,可破溃
预后	①较差,未及时诊断和治疗会在短期内死亡;②抗 B 细胞 CD20 单抗(利妥昔单抗)可改善预后	①局限于皮肤者预后较好;②扩散至血液和内脏者很差

【例6】 以皮肤病变为特点的淋巴瘤是
A. 蕈样霉菌病
B. Burkitt 淋巴瘤
C. 免疫母细胞性淋巴瘤
D. 小淋巴细胞性淋巴瘤
E. 滤泡性淋巴瘤

三、前体 B/T 细胞淋巴瘤(急性淋巴细胞白血病/淋巴瘤)与外周 T 细胞淋巴瘤,非特殊类型

	前体 B/T 细胞淋巴瘤	外周 T 细胞淋巴瘤,非特殊类型
别称	急性淋巴细胞白血病/淋巴瘤	—
发病率	儿童白血病的 80%	占 NHL 的 7%~10%
好发人群	<15 岁	60~70 岁男性
起源	B、T 细胞性	T 细胞性
恶性程度	高度侵袭性	侵袭性或高度侵袭性
免疫表型	TdT、CD34、CD10、B 和 T 细胞分化抗原	CD2、CD3、CD4
遗传学改变	瘤细胞异常核型、染色体易位和重排	TCR 基因重排
病理特征	瘤细胞浸润被膜和结外软组织,核染色质细腻或呈点彩状可见"星空现象"	淋巴结结构破坏,肿瘤侵犯副皮质区,常有瘤细胞侵袭血管
临床特点	贫血、粒细胞上、血小板减少 淋巴结和脾肿大、纵隔肿块	复杂多样,全身淋巴结肿大,常伴有结外病变
预后	对化疗敏感,预后好	治疗反应差,预后不良

四、慢性淋巴细胞白血病/小淋巴细胞淋巴瘤(CLL/SLL)与 NK/T 细胞淋巴瘤

	慢性淋巴细胞白血病/小淋巴细胞淋巴瘤(CLL/SLL)	NK/T 细胞淋巴瘤
发病率	较少见	NHL 的 5%~20%
好发人群	>50 岁，男多于女	40 岁前后，男多于女
起源	B 细胞性	NK/T 细胞性
恶性程度	惰性	侵袭性强
免疫表型	B 细胞抗原 CD19、CD20 同时表达 CD5 和 CD23	CD56、CD2、CD3
遗传学改变	12q 三体，llq22 缺失 7q13 缺失、13q14 基因突变	6q21-25 缺失
病理特征	小淋巴细胞弥漫性增生浸润前淋巴细胞聚集成"假滤泡"所有 CLL 都有骨髓受累	瘤细胞分布于凝固性坏死和混合炎细胞浸润的背景上
临床特点	全身淋巴结肿大，肝脾肿大，低丙种球蛋白血症	发于中线面部(鼻腔/腔)侵袭性强，局部组织 1 坏死明显 I、II 期首选放疗
预后	预后差异大，与临床分期有关有 Ilq、17q 缺失者预后不良	预后与临床分期密切相关

第 4 节 霍奇金淋巴瘤

一、霍奇金淋巴瘤的肿瘤细胞

霍奇金淋巴瘤的肿瘤细胞是一种独特的瘤巨细胞，称为 R-S 细胞(Reed-Stemberg 细胞)。虽然只在病变组织细胞中占少数，但 R-S 细胞是霍奇金淋巴瘤具有诊断意义的细胞。R-S 细胞包括典型 R-S 细胞及其变异型细胞。

细胞	特点
典型 R-S 细胞	①典型 R-S 细胞是一种直径 15~45 pm 的双核或分叶核瘤巨细胞，瘤细胞胞质丰富，略嗜酸或嗜碱性(即嗜双性)，核圆形或椭圆形，双核或多核，核内有一大而醒目的嗜酸性核仁，核仁周围有空晕； ②双核 R-S 细胞的两个核呈现面对面排列，彼此对称，形似镜中之影，称为镜影细胞或双核 R-S 细胞，具有重要的诊断意义，故又称为诊断性 R-S 细胞
霍奇金细胞	除了典型的 R-S 细胞外，具有上述形态特征的单核瘤巨细胞称为霍奇金细胞或单核型 R-S 细胞
变异型 R-S 细胞	①陷窝细胞：又称腔隙细胞，用甲醛固定组织时瘤细胞胞质收缩至核膜附近，与周围细胞之间形成透明的空隙，好似细胞位于陷窝内； ②多核瘤巨细胞：核分裂象多见，常见多级核分裂； ③LP 细胞：又称爆米花细胞，体积大，多分叶状核，染色质稀少； ④木乃伊细胞：又称干尸细胞，即变性或凋亡的 R-S 细胞

【例7】霍奇金淋巴瘤具有诊断意义的细胞主要是
A. 霍奇金细胞　　B. 陷窝细胞　　C. 多形性细胞　　D. R-S 细胞　　E. 未分化细胞

二、组织学分型

在 WHO 分类中，将 HL 分为结节性淋巴细胞为主型霍奇金淋巴瘤(NLPHL)和经典型霍奇金淋巴瘤(CHL)两大类。后者又可分为结节硬化型、混合细胞型、富于淋巴细胞型、淋巴细胞减少型 4 型。

分类	病理特征	肿瘤细胞	免疫表型	EBV 感染/%	预后
结节性淋巴细胞为主型(NLPHL)	①大量的小 B 淋巴细胞； ②缺乏诊断性 R-S 细胞； (昭昭老师速记：以淋巴细胞为主当然缺乏 R-S 细胞)	LP 细胞(爆米花细胞) (昭昭老师速记："(姐姐)结节小"淋"喜欢"爆米花")	CD30 偶见 CD20 阳性 CD10 阳性 表达成熟 B 细胞标记	0	极好
结节硬化型(最多见的 CHL)	纤维组织大量增生，分隔病变的淋巴结为大小不等的结节	陷窝细胞、镜影细胞 (昭昭老师速记："硬"汉调入"陷"阱)	CD30 阳性 CD15 阳性	10~40	较好

续表

分类	病理特征	肿瘤细胞	免疫表型	EBV 感染/%	预后
混合细胞型	肿瘤细胞与各种炎细胞混合存在	镜影细胞、霍奇金细胞	CD30 阳性 CD15 阳性	75	较好
富于淋巴细胞型	大量反应性淋巴细胞	镜影细胞	CD30 阳性 CD15 阳性	40	好
淋巴细胞减少型	病变组织中只有极少量的淋巴细胞	镜影细胞、多形性瘤细胞	CD30 阳性 CD15 阳性	100	差

三、分期和预后

分 期	概 念	5 年生存率/%
Ⅰ期	病变局限于一组淋巴结或一个结外器官或部位	90
Ⅱ期	病变局限于膈肌同侧的两组或两组以上淋巴结,或直接蔓延至相邻的结外器官或部位	90
Ⅲ期	累及膈肌两侧的淋巴结,或再累及一个结外器官或部位	60~75
Ⅳ期	或播散性累及一个或多个结外器官,如肝、骨髓等	约 50

➤ **参考答案**如下,详细答案参见 2019 版《国家临床执业及助理医师资格考试精选真题考点精析》。

| 1. E | 2. D | 3. C | 4. C | 5. A | 6. A | 7. D | 昭昭老师提示:关注官方微信,获得第一手考试资料。 |

第9章 泌尿系统疾病

➤ **2019 考试大纲**

①肾小球肾炎;②慢性肾盂肾炎;③肾细胞癌;④肾母细胞瘤;⑤尿路上皮肿瘤。

➤ **考纲解析**

近 20 年的医师考试中,本章的考点是肾小球肾炎,执业医师每年考查分数为 1~2 分,助理医师每年考查分数为 0~1 分。

第1节 肾炎和肾病

一、急性肾小球肾炎(急性弥漫性增生性肾小球肾炎)

1. 病理变化

肉眼观	大红肾或蚤咬肾(昭昭老师速记:"大红"被跳"蚤咬"了,来"内""急")
光镜下表现	①内皮细胞或系膜细胞增生,可见中性粒细胞和单核细胞浸润; ②血管壁纤维素样坏死
电镜下	驼峰状电子沉积物,多位于脏层上皮细胞和肾小球基膜之间
免疫荧光	颗粒状 IgG、IgM 和 C3 沉积

【例1】 急性弥漫性增生性肾小球肾炎增生的细胞是

A. 肾小球壁层上皮细胞和脏层上细胞　　　B. 肾小球脏层上皮细胞和炎症细胞

C. 肾小球毛细血管内皮细胞和系膜细胞　　D. 肾小球脏层上皮细胞和系膜细胞

E. 肾小球周围纤维细胞和系膜细胞

2. 临床病理联系

急性肾炎多见于儿童,主要表现为急性肾炎综合征。通常与咽部等处感染后 10 天左右出现发热、少尿和血尿等症状。

二、急进性肾小球肾炎(新月体性肾小球肾炎)

1. 分 型

	Ⅰ型 RPGN	Ⅱ型 RPGN	Ⅲ型 RPGN
别名	抗肾小球基底膜肾炎	免疫复合物型	免疫反应缺乏型

续表

	Ⅰ型 RPGN	Ⅱ型 RPGN	Ⅲ型 RPGN
原理	抗 GBM 抗体与 GBM 抗原结合,激活补体	循环免疫复合物性疾病	50%～80% 为肾微血管炎,ANCA(＋)
病理	IgG、C3 沉积于 GBM	沉积于系膜区/毛细血管壁	无沉积
免疫	抗肾小球基底膜(GBM)抗体(＋)	血循环免疫复合物(＋)	ANCA(＋)
荧光	线性荧光(IgG、C3) (昭昭老师速记:千里姻缘"一线"牵)	颗粒荧光(IgG、C3) (昭昭老师速记:要"2粒"在一起才好)	无荧光 (昭昭老师速记:"三无"产品)
电镜	无电子致密物沉积	有电子致密物	无致密物
年龄	青中年多见	青中年多见	中老年男性多见
特点	起病多隐匿	起病多急骤、肾病综合征	起病隐匿
结果	肺出血肾炎综合征(Goodpasture 综合征)	免疫复合物,大量新月体	抗中性粒细胞胞质抗体 ANCA(＋)
速记	"膜""一"下	"2"个人"复合"	"三中"全会

2. 病理变化

组织学特征是多数肾小球囊内有新月体形成。新月体主要由增生的壁层上皮细胞和渗出的单核细胞构成,可有中性粒细胞和淋巴细胞浸润(昭昭老师速记:"单"身的他在墙"壁"上冒着"月"亮赶"进"度)。纤维素渗出是刺激新月体形成的主要原因。

【例2】男,22 岁。水肿,进行性少尿 1 周。查体:BP 155/100 mmHg,双下肢水肿。尿 RBC 20～40/HP,蛋白(＋＋)。Scr 679 μmol/L,抗 GBM 抗体阳性。肾活检病理示新月体性肾小球肾炎。其最重要的发病机制是

A. 循环免疫复合物沉积引起的体液免疫反应　　B. 原位免疫复合物形成引起的体液免疫反应
C. 高血压、蛋白质、高血脂等非免疫因素　　　D. 细胞免疫　　　　　E. 遗传因素

3. 临床病理联系

Goodpasture 综合征患者可有反复发作的咯血,严重者可致死亡。抗 GBM 抗体和 ANCA 等有助于诊断。

▶ **昭昭老师总结:急性肾炎和急进性肾炎的对比**

	急性肾小球肾炎	急进性肾小球肾炎
别名	急性弥漫性增生性肾小球肾炎	新月体性肾小球肾炎
人群	儿童,男性多于女性	Ⅰ型好发于中青年,Ⅱ、Ⅲ型好发于老年,男性多
病因	1～4 周前 A 族乙型溶血性链球菌感染	可有前驱呼吸道感染史
表现	血尿、蛋白尿、水肿、高血压	血尿、蛋白尿、水肿、高血压
肉眼观	大红肾、蚤咬肾	体积增大,色苍白(大白肾)
组织学	弥漫性毛细血管内皮细胞和系膜细胞增生	肾小球壁层上皮增生,肾小球球囊内新月体形成
光镜	①肾小球体积增大; ②内皮细胞和系膜细胞增生; ③严重处毛细血管壁发生纤维素样坏死; ④近曲小管上皮细胞变性,肾小管出现管型间质充血水肿并有炎细胞浸润	①多数肾小球球囊内有新月体形成; ②肾小管上皮细胞变性,玻璃样变; ③部分肾小管上皮细胞萎缩消失; ④肾间质水肿,炎细胞浸润,后期纤维化
电镜	驼峰状电子致密物沉积,多位于脏层上皮细胞和肾小球基底膜之间 (昭昭老师速记:"急"着找"骆驼")	①肾小球球囊内新月体形成,基底膜缺损和断裂; ②Ⅱ型电子致密物沉积,Ⅰ型、Ⅲ型无电子致密物沉积
荧光	肾小球内有颗粒状 IgG、IgM 和 C3 沉积	Ⅰ型线性荧光、Ⅱ型颗粒状荧光、Ⅲ型无免疫荧光
预后	大多预后良好,数月内临床自愈	Ⅲ型较好,Ⅰ型差,Ⅱ型居中

三、肾病综合征

1. 微小病变肾病和膜性肾病

	轻微病变性肾炎(微小病变)	膜性肾小球肾炎
别名	脂性肾病	膜性肾病

	轻微病变性肾炎（微小病变）	膜性肾小球肾炎
人群	好发于儿童（占80%）	中老年，男性
特点	儿童最常见肾病综合征	成人最常见肾病综合征
光镜	肾小球正常、肾小管脂质沉积	早期无改变，基底膜增厚
电镜	①无沉积； ②基底膜正常； ③弥漫性足突消失	①钉状突起；（昭昭老师速记："老年人""膜""钉子"） ②基底膜增厚、虫蚀样； ③上皮肿胀、足突消失
免疫	免疫荧光阴性	IgG和C_3沉积于上皮下、颗粒状荧光
表现	典型肾病综合征	肾病综合征（80%）
蛋白尿	选择性蛋白尿（小分子蛋白尿）	非选择性蛋白尿（大分子蛋白）
治疗	90%对糖皮质激素有效	激素不敏感
预后	5%肾功能衰竭	40%肾功能衰竭

例3~4共用选项

A. 微小病变肾病　　　　　　　B. 新月体性肾小球肾炎　　　　C. IgA肾病

D. 毛细血管内增生性肾小球肾炎　　E. 膜性肾病

【例3】链球菌感染后急性肾小球肾炎的病理类型为

【例4】儿童原发性肾病综合征最常见的类型为

2. 膜增生性肾炎和系膜增生性肾炎

	膜增生性肾小球肾炎	系膜增生性肾小球肾炎
别名	系膜毛细血管性肾小球肾炎	—
人群	儿童和青年	青少年，男性多于女性
病史	可有上呼吸道感染史	常有上呼吸道感染史
机制	①Ⅰ型：由循环免疫复合物引起并有补体的激活； ②Ⅱ型：补体替代途径异常激活，血清C3明显降低	病因和发病机制不明
病理	肾小球基底膜增厚、肾小球细胞增生和系膜基质增多	弥漫性系膜细胞增生和系膜基质增多
光镜	①系膜细胞增生和系膜基质增多，基底膜弥漫增厚； ②增生的系膜细胞和基质插入基底膜呈双线或双轨状	弥漫性系膜细胞增生和系膜基质增多
电镜	①Ⅰ型：系膜区及内皮细胞下出现电子致密物沉积； ②Ⅱ型：块状电子致密物在基底膜致密层呈带状沉积	部分病例可见电子致密物沉积
荧光	①Ⅰ型：C3颗粒状沉积，可出现IgG、补体C1q和C4； ②Ⅱ型：C3沉积，常无IgG、补体C1q和C4	IgG和C3颗粒状沿肾小球毛细血管壁沉积
表现	主要为肾病综合征，常伴有血尿，可仅为蛋白尿	具有多样性，可表现为肾病综合征
治疗	激素和细胞毒药物的治疗效果差	激素和细胞毒药物对病变轻者疗效好
速记	"轨道"上"生"的；"轨道"上"系"着鸡"毛"信	—

【例5】弥漫性膜性增生性肾小球肾炎时，增生的细胞主要是

A. 肾小球脏层细胞和中性粒细胞　　　　B. 肾小球壁层细胞和系膜细胞

C. 肾小球系膜细胞和基质　　　　　　　D. 肾小球毛细血管基底膜增厚和系膜细胞增生

E. 肾小球各种细胞均有较明显增生

3. 局灶性节段性肾小球硬化

发病机制	局部通透性增高，血浆蛋白和脂质在细胞外基质内沉积，激活系膜细胞，导致节段性玻璃样变和硬化
镜下观	病变局灶性分布，肾小球部分毛细血管袢内系膜基质增多，基膜塌陷，严重者管腔闭塞；部分肾小球的部分小叶发生硬化
电镜观	①弥漫性脏层上皮细胞足突消失，部分上皮细胞从肾小球基膜剥脱； ②免疫荧光：IgM和C3沉积
病理临床联系	①青少年男性，占原发性肾病综合征的50%~10%；大部分表现为肾病综合征，少数表现为蛋白尿； ②50%患者对糖皮质激素有效；治疗效果欠佳的患者，多发展为慢性肾炎

四、IgA 肾病

1. 病理变化

病理	①IgA 肾病的特点是免疫荧光显示系膜区有 IgA 沉积； ②组织学改变差异很大，最常见的是系膜增生性病变，也可表现为局灶性节段性增生或硬化；少数病例可有较多新月体形
免疫	系膜区有 IgA 沉积，常伴有 C3 和备解素，也可见少量 IgG 和 IgM，通常无补体早期成分
电镜	系膜区有电子致密物沉积

2. 临床病理联系

（1）发病特点　IgA 肾病可发生于不同年龄的个体，儿童和青年多发。发病前常有上呼吸道感染，少数发生于胃肠道或尿路感染后。

（2）临床表现　30%～40% 的患者仅出现镜下血尿，可伴有轻度蛋白尿。5%～10% 的患者表现为急性肾炎综合征。血尿常持续数天，以后消失，但每隔数月复发。

五、慢性肾小球肾炎

1. 病理改变

慢性肾炎导致程度不同的肾小球硬化，相应的肾单位的肾小管萎缩、肾间质纤维化，疾病晚期肾体积缩小、肾皮质变薄，其均可变为硬化性肾小球肾炎。

2. 临床病理联系

早期可有食欲差、贫血、呕吐、乏力等症状。有的患者表现为蛋白尿、高血压、水肿、氮质血症。晚期常表现为慢性肾炎综合征。

第 2 节　肾盂肾炎

一、急性肾盂肾炎

1. 病理变化

途　径	病变顺序
上行感染	肾盂→肾间质→肾小管→肾小球（大肠杆菌逆行感染导致）
血行感染	肾皮质→肾小球→肾间质→肾盂（肾小球就是一团毛细血管）

2. 急性肾盂肾炎和急性肾小球肾炎

（昭昭老师提示：急性肾盂肾炎是感染性炎症，而急性肾小球肾炎则是感染后的自身免疫性疾病。）

	急性肾盂肾炎	急性肾小球肾炎
定义	肾盂、肾间质和肾小管的化脓性炎症	肾小球的变态反应性疾病
特点	急性化脓性感染，无变态反应性表现	无化脓性炎表现
部位	肾盂	肾小球
病因	上行或血行的细菌化脓性感染	β 溶链感染有关的免疫性疾病
肉眼观	肾肿大，被覆黄白色脓肿	对称增大，大红肾、蚤咬肾
肾盂	黏膜充血水肿，大量炎细胞浸润	无明显变化
肾间质	可有小脓肿	毛细血管增生、渗出、坏死
肾小球	①一般无改变； ②血行感染所致的肾盂肾炎可有小脓肿	①体积增大； ②血管间质细胞增生性变化为其特征； ③肾小囊可有少量炎细胞渗出
肾小管	小脓肿，WBC 管型	无明显改变；严重时可有 RBC 管型颗粒管型
肾功能	无明显改变、无高血压、氮质血症	一过性肾功能，可有高血压、水肿等

3. 临床与病理联系

并发症：肾乳头坏死、肾盂积脓、肾周脓肿等。

二、慢性肾盂肾炎

1. 病理变化

病理特点为慢性间质性炎、纤维化和瘢痕形成。

2. 慢性肾盂肾炎和慢性肾小球肾炎

（昭昭老师提示：慢性肾盂肾炎是感染性炎症，而慢性肾小球肾炎则是感染后的自身免疫性疾病。）

	慢性肾盂肾炎	慢性肾小球肾炎
肉眼观	瘢痕肾（不对称）	颗粒状固缩肾（对称）
肾盂	肾乳头萎缩，肾盏肾盂因收缩而变形	周围脂肪组织增多
肾间质	不规则纤维化，炎细胞浸润	规则纤维化，可见淋巴细胞浸润
肾小球	①早期无变化； ②小动脉玻璃样变、硬化； ③晚期纤维化、玻璃样变； ④病变轻的地方扩张代偿	①原先肾炎的病变； ②小动脉玻璃样变、硬化； ③最终肾小球玻璃样变、纤维化； ④病变轻的地方扩张代偿
肾小管	萎缩，病变轻的地方扩张代偿胶样管型	萎缩，病变轻的地方扩张代偿

【例6】 慢性肾盂肾炎是
A. 肾小球肾炎的一种特殊类型　　　B. 一种肾小球免疫复合物性肾炎
C. 一种以增生为主的炎症　　　　　D. 一种以变质为主的炎症
E. 肾小管和肾间质的慢性化脓性炎症

【例7】 上行性感染的肾盂肾炎病变最轻的部位是
A. 肾小管　　　B. 肾间质　　　C. 肾盂黏膜　　　D. 肾乳头　　　E. 肾小球

第3节 泌尿系统肿瘤

一、肾细胞癌和膀胱癌

	肾细胞癌	膀胱癌
好发人群	>40岁男性	>50岁男性
病因	吸烟、肥胖、高血压、接触石棉等	吸烟、接触芳香胺、埃及血吸虫感染等
起源	肾小管上皮细胞	移行上皮细胞
好发部位	肾脏上、下两极，上极更常见	膀胱侧壁和膀胱三角区近输尿管开口处
病理类型	①最常见的是：透明细胞癌； （昭昭老师速记：渗透＝肾透） ②其他：乳头状肾细胞癌、嫌色性肾细胞癌、集合管癌、未分类性肾癌	①最常见的是：移行上皮癌； （昭昭老师速记："移"到"旁"边去） ②其次：鳞癌，腺癌，间叶源的肿瘤
扩散途径	转移最常发生于肺和骨	可累及邻近的前列腺、精囊和输尿管等
临床表现	无痛性血尿、腰痛、肾区肿块	无痛性血尿、膀胱刺激征
肿瘤特点	可产生异位激素，患者可出现副肿瘤综合征	手术后容易复发

二、肾母细胞癌

1. 病理

肉眼观	单个，大小不等，可出血坏死，有假被膜
病理特征	具有幼稚的肾小球或肾小管样结构，其细胞成分以间叶组织、上皮样细胞核幼稚细胞
转移	血性转移最常见，最常见的是肺部；淋巴转移少见

2. 与临床联系

肾母细胞癌最常见的临床表现是腹部包块。

➤ **昭昭老师总结：各种肾炎及记忆方法**

病理类型	疾病	昭昭老师速记
大红肾、蚤咬肾	急性肾小球肾炎	"大红"被跳"蚤咬"了很着"急"
大白肾	膜性肾病	"大白""膜"
瘢痕肾	慢性肾盂肾炎	"鱼（盂）"身上有"瘢痕"
原发性颗粒性固缩肾	原发性高血压	"高血压"导致"肾固缩"
继发性颗粒性固缩肾	慢性肾小球肾炎	"肾小球"继发性"固缩"

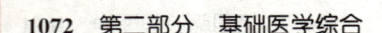

▶ 参考答案如下,详细答案参见2019版《国家临床执业及助理医师资格考试精选真题考点精析》。

| 1.C | 2.B | 3.D | 4.A | 5.D | 6.E | 7.E | 昭昭老师提示:关注官方微信。 |

第10章　内分泌系统疾病

▶ **2019考试大纲**

①弥漫性非毒性甲状腺肿;②甲状腺肿瘤。

▶ **考纲解析**

近20年的医师考试中,本章的考点是甲状腺肿瘤,执业医师每年考查分数为0~1分,助理医师每年考查分数为0~1分。

第1节　弥漫性非毒性甲状腺肿

一、概　述

弥漫性非毒性甲状腺肿,即单纯性甲状腺肿,是由于缺碘使甲状腺素分泌不足,促甲状腺素(TSH)分泌增多,甲状腺滤泡上皮增生,滤泡内胶质堆积而使甲状腺肿大。一般不伴甲状腺功能亢进。(昭昭老师速记:所谓"单纯"的意思是,仅仅有甲状腺肿大,但是没有甲亢)

二、病理变化

	增生期	胶质贮积期	结节期
别称	弥漫性增生性甲状腺肿	弥漫性胶样甲状腺肿	结节性甲状腺肿
肉眼观	甲状腺弥漫性对称性中度增表面光滑,甲状腺功能正常	甲状腺弥漫性对称性显著增大,表面光滑,半透明胶冻状	甲状腺不对称结节状增大节大小不一,多无包膜可出血坏死钙化
镜下观	滤泡上皮增生呈立方或低柱状,伴小滤泡和小假乳头形成,胶质较少,间质充血	上皮增生可有小滤泡或假乳头形成滤泡腔扩大,内有大量胶质贮积	部分滤泡上皮增生小滤泡形成,有胶质贮积节大小不一

第2节　甲状腺肿瘤

一、甲状腺腺瘤

1. 肉眼观　多为单发,圆形或类圆形肿块,有完整包膜,常压迫周围组织,直径一般3~5 cm。切面多为实性,色暗红或棕黄,可并发出血、囊性变、钙化和纤维化。

2. 镜下观　根据肿瘤组织学特点分类如下。

组织学类型	别　称	组织学变化
单纯型腺瘤	正常大小滤泡型腺瘤	肿瘤包膜完整,由形态与正常甲状腺相似的滤泡构成
胶样型腺瘤	巨滤泡型腺瘤	由大滤泡或大小不一的滤泡组成,肿瘤间质少
胎儿型腺瘤	小滤泡型腺	①肿瘤组织由刷、滤泡组成,内含少量胶质; ②间质水肿、黏液样样变
胚胎型腺瘤	梁状和实性腺瘤	①瘤细胞小,大小一致,分化好,呈条索状; ②无胶质,间质疏
嗜酸细胞型腺瘤	Hurthle细胞瘤	瘤细胞大而呈多角形,胞质丰富,嗜酸性,内含嗜酸性颗粒
非典型腺瘤	—	瘤细胞丰富,排列成索状或巢片状,间质少,无包膜和血管侵犯

二、甲状腺癌

昭昭老师速记:"乳头"最好最常见;外伤以后起"血""泡";"未"来不会"最差";"随"便"降"低标准。

	乳头状癌	滤泡状癌	未分化癌	髓样癌
发生率	约占成人60%及儿童甲状腺癌的全部	20%	15%	7%
特点	乳头状癌是最常见的甲状腺癌,与滤泡状癌统称为分化型甲状腺癌	发展迅速,高度恶性,生存率低		内分泌功能分泌降钙素

续表

	乳头状癌	滤泡状癌	未分化癌	髓样癌
镜下观	乳头分支多,间质内常见砂粒体,细胞核核常呈透明或毛玻璃状,无核仁	可见不同分化程度的滤泡,分化差的瘤细胞异型明显	①瘤细胞大小、形态、染色深浅不一,核分裂象多;②小细胞型、巨细胞型、索性细胞型、混合型（昭昭老师速记：小巨人索性瞎混）	肿瘤间质内常有淀粉样物质沉着,胞质内有神经内分泌颗粒
颈淋巴结	转移较早	10%转移	早,约50%转移	可有转移
转移方式	淋巴转移早	血行转移（昭昭老师速记："血""泡"）	早期淋巴结转移,常发生血行转移	可有淋巴结和血行转移
恶性程度	低	中	高	中
预后	最好	较好	最差	较差

【例1】甲状腺髓样癌是一种
A. 交界性肿瘤　　　　　　　B. 鳞癌　　　　　　　C. 未分化癌
D. 迷离瘤　　　　　　　　　E. 神经内分泌肿瘤

【例2】甲状腺癌预后最好的病理类型是
A. 未分化癌　　　　　　　　B. 乳头状癌　　　　　C. 髓样癌
D. 鳞状细胞癌　　　　　　　E. 滤泡状癌

➢ 参考答案如下,详细答案参见 2019 版《国家临床执业及助理医师资格考试精选真题考点精析》。

| 1. E | 2. B | 昭昭老师提示:关注官方微信。 |

第 11 章　乳腺及生殖系统疾病

➢ **2019 考试大纲**

①乳腺增生性疾病;②乳腺癌;③子宫上皮内瘤变;④子宫颈浸润癌;⑤子宫平滑肌瘤;⑥葡萄胎、侵袭性葡萄胎及绒毛膜癌;⑦卵巢肿瘤;⑧前列腺增生症;⑨前列腺癌。

➢ **考纲解析**

近 20 年的医师考试中,本章的考点是乳腺癌和葡萄胎、侵袭性葡萄胎及绒毛膜癌,执业医师每年考查分数为 1~2 分,助理医师每年考查分数为 0~1 分。

第 1 节　乳腺增生性疾病

一、乳腺纤维囊性变

1. 非增生型纤维囊性变　①肉眼观,常为双侧,多灶小结节性分布,边界不清,囊肿大小不一,多少不等,相互聚集的小囊肿和增生的间质纤维组织相间交错,可产生斑驳不一的外观。②镜下,囊肿被覆的上皮可为柱状或立方上皮,但多数为扁平上皮,上皮亦可完全缺如,仅见纤维性囊壁。腔内偶见钙化。如囊肿破裂,内容物外溢进入周围的间质,可致炎症性反应和周围纤维组织增生,纤维化的间质进一步发生玻璃样变。

2. 增生性纤维囊性变　除了囊肿形成和间质纤维增生外,增生性纤维囊性变往往伴有末梢导管和腺泡上皮的增生。上皮增生可使层次增多,并形成乳头突入囊内,乳头顶部相互吻合,构成筛状结构。囊肿伴有上皮增生,尤其是有上皮异型增生时,有演化为乳腺癌的可能,应视为癌前病变。依据上皮增生程度的轻重不同分为:①轻度增生;②旺炽性增生;③异型增生;④原位癌。

二、硬化性腺病

硬化性腺病是增生性纤维囊性变的少见类型,主要特征为小叶中央或小叶间的纤维组织增生使小叶腺泡受压而扭曲变形,一般无囊肿形成。影像学检查极易和癌混淆。

第2节 乳腺癌

一、分类

分类	内含	昭昭老师速记
非浸润性癌	导管内原位癌(又称导管内癌);粉刺癌等	"非""粉刺"不青春
	小叶原位癌	"原位癌"就是"非浸润"
	乳头Paget病伴导管原位癌	"原位癌"就是"非浸润"
浸润性癌	浸润性导管癌(最常见的乳腺癌病理类型)	类似于"支气管肺癌"
	浸润性小叶癌	—
	特殊类型癌:典型髓样癌(伴大量淋巴细胞浸润)、小管癌、黏液癌、乳头Paget病伴导管浸润癌	"小随(髓)""黏"人

二、非浸润癌

非浸润癌分为导管内原位癌和小叶原位癌,两者均来自终末导管-小叶单元上皮细胞。

1. 导管内原位癌 占所有乳腺癌的15%~30%,远比小叶原位癌多见。导管内原位癌导管明显扩张;癌细胞局限于扩张的导管内,导管基膜完整,未侵犯基底膜。组织学上分粉刺癌和非粉刺型导管内癌。

	粉刺癌	非粉刺型导管内癌
肉眼观	切面可见导管内挤出粉刺样物	无特殊
镜下观	①癌细胞体积较大,呈实性排列; ②细胞形态不规则,细胞异型性明显; ③癌灶中央总有坏死为其特征,坏死区常钙化; ④导管周围见间质纤维组织增生; ⑤慢性炎细胞浸润; ⑥易转变为浸润癌	①癌细胞体积较小,排列成实性、乳头状、筛状等; ②细胞形态比较规则,异型不明显; ③癌灶中央一般无坏死或仅有轻微坏死; ④导管周围间质纤维组织增生不明显; ⑤不易转变为浸润癌

2. 小叶原位癌 约30%累及双侧乳腺,常为多中心性。发生于乳腺小叶的末梢导管和腺泡。癌细胞呈实性排列,形态较为一致,核分裂象罕见。未突破基底膜,癌灶中央无坏死。发展为浸润瘤癌的几率和导管内原位癌相似。

三、浸润癌

1. 乳腺浸润性导管癌和浸润性小叶癌

	浸润性导管癌	浸润性小叶癌
来源	由导管内癌突破基底膜向间质浸润而来	由小叶原位癌突破基底膜向间质浸润而来
发病率	最常见	—
肉眼观	①肿瘤呈灰白色,质硬,切面有砂粒感; ②无包膜,与周围组织分界不清,活动度差	①肿瘤色灰白柔韧,切面呈橡皮样; ②与周围组织无明确界限
镜下观	①癌细胞排列成巢状、团索状,或伴有少量腺样结构; ②肿瘤间质有致密的纤维组织增生,癌细胞在纤维间质内浸润生长,常见局部肿瘤细胞坏死; ③瘤细胞大小形态各异,多形性较明显,核分裂象多见	①癌细胞呈单行串珠状(单排排列,列兵样排列)或细条索状浸润于纤维间质之间,或环形排列在正常导管周围(牛眼样结构); ②癌细胞小,大小一致,核分裂象少见
速记	"管"了一个"千"人"团",随后在"沙地""老""巢"里开始操练	①一"小""串"珠子"单排"; ②"小""兵"放"牛"

2. 特殊类型乳腺癌

分类	病理特点	预后	昭昭老师速记
髓样癌	①癌灰白、质软,边界清楚; ②癌细胞大而密集,相互融合成片,癌细胞巢之间间质少癌巢周围有明显的厚层淋巴细胞浸润	较好	"大""树""淋"里"髓"便玩,空气"清"新

续表

分类	病理特点	预后	昭昭老师速记
小管癌	①为高分化腺癌； ②癌组织主要由形态规则的腺管样结构组成，浸润于基质中，腺管上皮细胞为单层，细胞小，轻度异型，恶性程度低	较好	"高小"学历"低"
黏液癌	癌细胞分泌大量黏液释放到间质中，黏液中漂浮癌细胞团，偶在细胞内呈印戒样	较好	"戒"指"较好"
佩吉特病（Paget病）	①癌细胞沿乳腺导管向上扩散，累及乳头和乳晕，在表皮内可见大而异型、胞质透明的癌细胞； ②乳头和乳晕可见渗出和浅表溃疡，呈湿疹样改变	较好	"佩吉特"得了"湿疹"

四、扩散途径

淋巴道转移	①淋巴道转移是最常见的转移途径； ②首先转移到同侧腋窝淋巴结→锁骨下淋巴结→锁骨上淋巴结
直接蔓延	①癌细胞沿乳腺导管直接蔓延，可累及相应的乳腺小叶腺泡；也可沿导管周围组织间隙向周围扩散至脂肪组织； ②随着癌组织不断扩大，甚至可侵及胸大肌和胸壁
血道转移	晚期转移至肺、骨、肝、肾上腺、脑等组织或器官

第3节 宫颈癌

一、子宫颈上皮异型增生

原称非典型增生，属于癌前病变，是指子宫颈上皮部分被不同程度异型性的细胞所取代。表现为细胞大小形态不一，核增大深染，核质比例增大，核分裂象增多，细胞极性紊乱。病变由基底层逐渐向表层发展。根据其病变程度不同，分为三级。

CIN 分级	特点
Ⅰ级	异型细胞局限于上皮的下1/3
Ⅱ级	异型细胞累及上皮层的下1/3～2/3
Ⅲ级	增生的异型细胞超过全层的2/3，但尚未累及上皮全层＋原位癌

二、子宫颈浸润癌

1. 病理改变 子宫颈浸润癌是指癌细胞突破基底膜，向固有膜间质内浸润。根据癌细胞浸润深度的不同，分为两类。

早期浸润癌	①指癌细胞突破基底膜，向固有膜间质内浸润，但浸润深度不超过基底膜下5 mm者； ②早期浸润癌一般肉眼不能判断，只有在显微镜下才能确诊
浸润癌	指癌组织向间质内浸润性生长，浸润深度超过基底膜下5 mm

2. 分型和扩散途径

组织学类型	①最常见，鳞状细胞癌；②腺癌
扩散途径	直接蔓延和淋巴道转移(主要方式)、血道转移

【例1】子宫颈早期浸润性癌
A. 不超过基底膜下2 mm   B. 不超过基底膜下3 mm   C. 不超过基底膜下4 mm
D. 不超过基底膜下5 mm   E. 不超过基底膜下6 mm

【例2】子宫颈癌最常见的转移途径是
A. 直接蔓延   B. 子宫颈旁淋巴结   C. 血道
D. 腹腔淋巴结   E. 种植性转移

第4节 子宫平滑肌瘤

肉眼观	①多数肿瘤发生于子宫肌层，一部分可位于黏膜下或浆膜下，脱垂于子宫腔或子宫颈口； ②当肌瘤间质血管内有血栓形成时，肿瘤局部可发生梗死伴出血，肉眼呈暗红色，称为红色变性

镜下观	①瘤细胞与正常子宫平滑肌细胞相似，梭形、束状或旋涡状排列，胞质红染，核呈长杆状，两端钝圆，核分裂象少见，缺乏异型性； ②肿瘤与周围正常平滑肌界限清楚

第5节 滋养细胞肿瘤

滋养层细胞疾病包括葡萄胎、侵蚀性葡萄胎、绒毛膜癌和胎盘部位滋养细胞肿瘤，其共同特征为滋养层细胞异常增生。患者血清和尿液中绒毛膜促性腺激素（HCG）含量高于正常妊娠。

一、病因

分类	性质	病因
葡萄胎	良性肿瘤	异常受精卵的形成
侵蚀性葡萄胎	交界性肿瘤	继发于葡萄胎
绒毛膜癌	恶性肿瘤	继发于葡萄胎，也可继发于流产、正常分娩后、早产和异位妊娠

二、病理变化

	葡萄胎	侵蚀性葡萄胎	绒毛膜癌
特征改变	滋养细胞增生	水泡状绒毛浸入子宫肌层	无绒毛结构，早期血道转移
滋养细胞	不同程度增生，轻度异型性	高度增生和异型性	显著增生，异型性显著
绒毛	有	有	无
绒毛间质	高度疏松水肿	高度疏松水肿	无
间质血管	消失或少量	消失或少量	无
侵入肌层	不	常见	很常见
出血坏死	不	常见	很常见
侵入血管	有	有	有
转移	无	无	有

【例3】侵蚀性葡萄胎与绒毛癌鉴别诊断依赖于
A. 是否查见绒毛结构　　　　　B. 组织有无出血坏死　　　　　C. 病变侵入子宫肌层的深度
D. 滋养细胞增生程度　　　　　E. 有无间质及血管

【例4】女，35岁。不规则阴道流血2个月。妇科检查发现阴道壁上有一紫蓝色结节。病理检查见大量血块及坏死组织中散在一些异型的滋养层细胞团，无绒毛结构。应诊断为
A. 侵蚀性葡萄胎　　　　　　　B. 子宫颈癌　　　　　　　　　C. 绒毛膜癌
D. 子宫内膜癌　　　　　　　　E. 水泡状胎块

三、葡萄胎分类

分完全性葡萄胎和部分性葡萄胎。

	完全性葡萄胎	部分性葡萄胎
肉眼观	所有绒毛均呈葡萄状	部分绒毛呈葡萄状，部分绒毛正常
病理	绒毛因间质高度水肿，绒毛间质内血管消失，滋养层细胞不同程度增生	绒毛因间质高度水肿，绒毛间质内血管消失，滋养层细胞不同程度增生

第6节 卵巢肿瘤

一、分类

分类	概念	昭昭老师速记
上皮性肿瘤	浆液性肿瘤、黏液腺肿瘤、子宫内膜样肿瘤、透明细胞及移行细胞肿瘤	上"浆液""黏液"
生殖细胞肿瘤	畸胎瘤、无性细胞瘤、内胚窦瘤及绒毛膜癌	"无性""生殖"，"生""胚胎"、"生""畸胎"
性索-间质细胞瘤	颗粒细胞-卵泡膜细胞瘤、支持-间质细胞瘤	都带"—"

二、卵巢上皮性肿瘤

卵巢上皮性肿瘤是最常见的卵巢肿瘤（占90%），绝大多数来源于覆盖在卵巢表面的腹膜间皮细胞，可分为良性、恶性和交界性。依据上皮的类型分为浆液性、黏液性和子宫内膜样。

	卵巢浆液性肿瘤	卵巢黏液性肿瘤
发病率	最常见	低
肉眼型	①单个或多个囊腔，囊内含有清亮囊液； ②双侧卵巢发生多见	①多个囊腔，内含黏稠液体； ②双侧发生较少见
良性肿瘤	①囊腔为单层立方上皮，具有纤毛； ②乳头较宽、细胞无异型性	①囊腔为单层高柱状上皮无纤毛； ②细胞无异型性
交界性肿瘤	①囊腔上皮2~3层； ②乳头增多、细胞轻度异型，核分裂增加； ③无间质破坏和浸润	①囊腔上皮2~3层； ②乳头增多、细胞轻度异型； ③无间质和被膜浸润
恶性肿瘤	①囊腔上皮超过3层； ②乳头树枝状分布，常见砂粒体； ③细胞异型性明显； ④癌细胞间质浸润	①囊腔上皮超过三层； ②复杂的腺体和乳头结构； ③细胞异型性明显； ④癌细胞间质浸润

三、卵巢性索间质肿瘤

	颗粒性细胞瘤	卵泡膜细胞瘤	支持-间质细胞瘤
性质	低度恶性	良性	交界性
分泌	雌激素	雌激素	雄激素
肉眼观	①体积较大，囊实性伴出血； ②肿瘤呈黄色，间质呈白色	①实体状； ②肿瘤呈黄色	①室性结节、分叶状； ②肿瘤呈黄色或棕色
镜下	①瘤细胞大小一致、体积小； ②细胞核有咖啡豆样外观； ③可见 Call-Exner 小体	①瘤细胞排列成束，核卵圆形； ②胞浆富含脂质呈空泡状； ③瘤细胞呈巢状分布	①支持细胞和间质细胞按不同比例混合形成； ②不同分化程度镜下表现不一

四、卵巢生殖细胞肿瘤

约占所有卵巢肿瘤的25%，占儿童和青春期卵巢肿瘤的60%，绝经期后则很少见。

1. 畸胎瘤 指原始生殖细胞向胚胎的体壁细胞分化的肿瘤，大多数肿瘤含有至少两个或三个胚层组织成分。

	成熟畸胎瘤	未成熟性畸胎瘤
别称	良性畸胎瘤，成熟囊性畸胎瘤	恶性畸胎瘤
发病率	最常见的生殖细胞肿瘤	低
好发年龄	20~30岁	20岁以下
肉眼观	呈囊性，充满皮脂样物，囊壁上可见头节，表面上附有毛发，可见牙齿	呈实体分叶状，可见许多小囊腔，实体区域可见未成熟的骨和软骨组织
镜下观	①由三个胚层的各种成熟组织构成，常见皮肤、毛囊、汗腺、脂肪、肌肉、骨、软骨、呼吸道上皮、消化道上皮、甲状腺和脑组织等； ②皮样囊肿、卵巢甲状腺肿	①在与未成熟畸胎瘤相似的组织结构背景上，可见未成熟神经组织组成的原始神经管和菊形团，偶见神经母细胞瘤成分； ②常见未成熟的骨或软骨组织

2. 无性细胞瘤、胚胎性癌和卵黄囊瘤的比较

	无性细胞瘤	胚胎性癌	卵黄囊瘤
发病率	发病率低	发病率低	婴幼儿最常见类型
性质	恶性	高度恶性	高度恶性
肉眼观	①肿瘤体积较大，表面结节状； ②切面质软鱼肉样	①肿瘤体积较小； ②切面边界不清，可见出血坏死	①肿瘤体积较大，结节分叶状； ②切面灰黄色，实体状，可出血坏死

	无性细胞瘤	胚胎性癌	卵黄囊瘤
镜下观	①瘤细胞体积大而一致；②细胞膜清晰，胞质空亮，瘤细胞巢周围的纤维间隔，中常有淋巴细胞浸润，并可见结核样肉芽肿结构	瘤细胞排列成腺管、腺泡或乳头状瘤呈上皮样，细胞大、异型性显著 细胞之间界限不清，核大小形态不一，核仁明显，常见核分裂象和瘤巨细胞	①疏网状结构；②S－D(Schiller－Duval)小体，多泡性卵黄囊结构；③细胞外嗜酸性小体
标记物	碱性磷酸酶	—	甲胎蛋白(AFP)
速记	"无"人"捡(碱)"东西	≡	"黄""F"人

第7节　前列腺增生症与前列腺癌

	前列腺增生症	前列腺癌
病因	雄激素减少	与雄激素相关
好发部位	中央区和移行区(速记："生""意")	周围区(速记："爱"过"周"末)
病理特征	前列腺上皮和间质增生	增生腺体外层基底细胞缺如及核仁增大
转移	良性病变，不转移	①局部浸润和远处转移；②淋巴转移首先至闭孔淋巴结
肉眼观	呈结节状增大，颜色和质地与增生的成分有关	灰白结节状，质韧硬，与周围界限不清
镜下观	①增生成分主要是纤维、平滑肌和腺体；②腺体的上皮由两层细胞构成，周围有完整的基底膜包绕；腺腔内常含有淀粉小体；可见鳞状上皮化生和小灶性梗死	①多数为分化较好的腺癌，腺泡较规则，排列拥挤，可见背靠背现象；②腺体由单层细胞构成，外层基底细胞缺如

➤ 参考答案如下，详细答案参见 2019 版《国家临床执业及助理医师资格考试精选真题考点精析》。

| 1. D | 2. B | 3. A | 4. C | 昭昭老师提示：关注官方微信。 |

第 12 章　常见传染病及寄生虫病

➤ **2019 考试大纲**

①结核病；②细菌性痢疾；③伤寒；④流行性脑脊髓膜炎；⑤流行性乙型脑炎；⑥血吸虫病。

➤ **考纲解析**

近 20 年的医师考试中，本章的考点是结核病和流行性脑脊髓膜炎、流行性乙型脑炎，执业医师每年考查分数为 1~2 分，助理医师每年考查分数为 0~1 分。

第 1 节　结核病

一、病理特点

结核病的基本病理变化是渗出、增生、坏死，三种变化往往同时存在而以某一种为主，而且可以相互转化。结核典型病变为结核结节形成伴有不同程度的干酪样坏死。

结核结节	①结核结节＝上皮样细胞(类上皮细胞)＋朗汉斯巨细胞＋外周局部聚集的淋巴细胞＋少量反应性增生的成纤维细胞构成； (昭昭老师速记："上""翰""林"院就"成"功了) ②上皮样细胞：由吞噬有结核杆菌的巨噬细胞体积增大逐渐转变而来； ③朗汉斯(Langhans)巨细胞：由多数上皮样细胞互相融合或一个细胞核分裂胞质不分裂而形成的多核巨细胞
干酪样坏死	①结核坏死灶由于含脂质较多呈淡黄色、均匀细腻，质地较实，状似奶酪，故称干酪样坏死；镜下为红染无结构的颗粒状物； ②干酪样坏死对结核病病理诊断具有一定的意义

二、原发性肺结核

1. 病变特点

原发综合征	①原发性肺结核病最主要的病理改变是原发综合征； ②原发综合征表现为淋巴结肿大和干酪样坏死，包括肺的原发病灶、淋巴管炎、肺门淋巴结结核，X线呈哑铃状阴影
原发病灶	原发性肺结核病时，最初在通气较好的胸膜处形成的灰白色炎性实变灶，称原发病灶，又称为Ghon综合征

2. 发展和结局

痊愈	最初几周内有细菌通过血道或淋巴道播散到全身其他器官，但之后由于细胞免疫的建立，95%左右的病例不再发展，病灶进行性纤维化、钙化，自行痊愈
支气管淋巴结结核	有的肺门淋巴结病变继续发展，形成支气管淋巴结结核
播散	少数营养不良者病灶扩大、干酪样坏死、形成空洞，有的甚至在肺内播散形成粟粒性肺结核病、全身性粟粒性结核病

三、继发性肺结核

1. 继发性肺结核病与原发性肺结核的区别　继发性肺结核病变多样，各种类型表现亦不同，其发病部位、传播途径等与原发性肺结核差别较大，现总结如下。

	原发性肺结核病	继发性肺结核病
概念	初次感染结核杆菌所引起的肺结核	再次感染结核杆菌所引起的肺结核
好发人群	儿童	成人
免疫力	无免疫力	有免疫力
感染方式	原发感染	内源性再感染为主
病理特征	原发综合征（原发病灶、淋巴管炎、肺门淋巴结结核）	病变多样，新旧病灶并存，较局限
发病部位	上叶下部、下叶上部近胸膜处 （昭昭老师速记：上上下下）	肺上叶尖后段和下叶背段 （昭昭老师速记：两人勾"肩"搭"背"）
起始部位	上叶下部、下叶上部近胸膜处	肺尖部
播散途径	淋巴道、血道	支气管
临床表现	病程短，表现轻微	病程长、咳嗽、咯血，全身毒性症状
X线表现	哑铃状阴影	不同类型表现不一
并发症	无	干酪性坏死、空洞形成
预后	①大多自愈；②少数病灶扩大，形成干酪样坏死和空洞；③肺内播散（血源性）形成全肺粟粒性肺结核病	不同类型预后不一

【例1】胸膜组织切片见成团类上皮细胞，包绕少量郎罕斯巨细胞和干酪样坏死，周围散在多量淋巴细胞。本例考虑为

　　A．组织细胞增生症　　　　　　B．胸膜间皮瘤　　　　　　C．胸膜结核
　　D．纤维索性胸膜炎　　　　　　E．胸膜淋巴瘤

【例2】全身粟粒性结核病的常见播散途径是

　　A．淋巴道　　　　　　　　　　B．血道　　　　　　　　　C．支气管
　　D．潜伏的病菌重新繁殖　　　　E．沿组织间隙蔓延

2. 继发性肺结核病的分型

继发性肺结核病可分为：局灶型肺结核、浸润型肺结核、慢性纤维空洞型肺结核、干酪性肺炎、结核球及结核性胸膜炎。

（1）局灶型肺结核和浸润型肺结核

	局灶型肺结核	浸润型肺结核
发病率	少见	最常见的继发性肺结核

	局灶型肺结核	浸润型肺结核
病理改变	①病灶常位于肺尖下 2～4 cm 处； ②病灶境界清楚，有纤维包裹； ③病变以增生为主，中央为干酪样坏死； ④继发性肺结核的早期病变	①多发生在肺尖和锁骨下； ②多由局灶型肺结核发展而来； ③病变以渗出为主，中央有干酪样坏死，病灶周围有炎症包绕； ④可经合理治疗而愈合或引起干酪性肺炎，或发展为慢性纤维空洞型肺结核
X 线胸片	肺尖部有单个或多个结节状病灶	锁骨下边缘模糊的云絮状阴影
临床表现	常无自觉症状，多在体检时发现	常有低热、疲乏、盗汗、咳嗽等症状
活动性	非活动性结核病	活动性结核病

（2）慢性纤维空洞型肺结核、干酪性肺炎、结核球

	慢性纤维空洞型肺结核	干酪性肺炎	结核球
特点	传染性最强	病情危重	—
病变特点	①肺内厚壁空洞，多位于肺上叶； ②同侧或对侧肺组织可见新旧不一、大小不等	①镜下主要为大片干酪样坏死灶； ②肺泡腔内有大量浆液纤维蛋白性渗出物	①多为单个，直径 2～5 cm，纤维包裹的孤立的境界分明的干酪样坏死灶； ②常位于肺上叶
X 线胸片	纤维厚壁空洞和广泛纤维增生，肺门抬高和肺纹理呈垂柳样	大叶性干酪性肺炎呈磨玻璃状阴影，虫蚀样空洞	很难与周围型肺癌相鉴别
活动性	活动性结核病	活动性结核病	—

（3）结核性胸膜炎 结核性胸膜炎分干性和湿性两种。

干性胸膜炎	①又称增殖性结核性胸膜炎，是由肺膜下结核病灶直接蔓延到胸膜所致； ②常见于肺尖，病变局限，以增生为主，一般通过纤维化愈合
湿性胸膜炎	又称渗出性结核性胸膜炎，病变为浆液纤维素性炎，渗出多，不易吸收，可因机化而致胸膜增厚粘连

四、肺外结核病

1. 肠结核病 病理分原发性和继发性两型。原发性肠结核很少见，常发生于小儿，一般由饮用带有结核杆菌的牛奶或乳制品而感染。绝大多数肠结核继发于活动性空洞型肺结核，多因反复咽下含结核杆菌的痰液引起。肠结核病好发于回盲部。根据其病变特点，临床分为两型。

	溃疡型	增生型
发生率	多见	少见
特点	①结核杆菌侵入肠壁淋巴组织，形成结核结节，融合并发生干酪样坏死，破溃后形成溃疡； ②肠壁淋巴管环肠管行走，病变沿淋巴管扩散，因此典型的肠结核溃疡多呈环形，其长轴与肠腔长轴垂直； ③溃疡愈合后由于瘢痕形成和纤维收缩，可致肠腔狭窄	①肠壁大量结核性肉芽组织形成和纤维增生为特征； ②肠壁高度肥厚、肠腔狭窄

2. 结核性腹膜炎 青少年多见。以腹腔内结核灶直接蔓延为主，溃疡型肠结核是最常见的原发病灶。

3. 结核性脑膜炎 儿童多见。主要由于结核杆菌经血道播散所致，病变以脑底部最明显。

第 2 节 细菌性痢疾

一、病理变化

主要发生于大肠，尤其是乙状结肠和直肠。根据肠道病变特征、全身变化及临床经过的不同，细菌性痢疾分为急性细菌性痢疾、慢性细菌性痢疾和中毒性细菌性痢疾。

	急性细菌性痢疾	慢性细菌性痢疾	中毒性细菌性痢疾
致病菌	福氏、宋内氏、鲍氏、志贺氏痢疾杆菌	福氏痢疾杆菌	福氏、宋内氏痢疾杆菌

	急性细菌性痢疾	慢性细菌性痢疾	中毒性细菌性痢疾
临床特点	①不洁饮食史,起病较急; ②阵发性腹痛腹泻、里急后重	①由急性转变而来; ②肠道病变此起彼伏,新旧溃疡交替,肠息肉	①起病急; ②全身中毒症状重; ③肠道病变和症状轻
病程	1～2周	数月～数年	数小时
预后	多数痊愈,少数转为慢性	可痊愈,少数转为慢性带菌者	中毒性休克、呼衰而死亡

二、中毒性细菌性痢疾的特征

好发人群	多见于2～7岁儿童
病原菌	毒力较低的福氏或宋内氏痢疾杆菌
发病特点	①起病急骤、严重的全身中毒症状,但肠道病变和症状轻微; ②发病后数小时即可出现中毒性休克或呼吸衰竭而死亡
病变特点	卡他性炎(即浆液性炎,非假膜性炎)

第3节 伤 寒

一、病理变化

1. 基本变化 伤寒杆菌引起的炎症是以巨噬细胞增生为特征的急性增生性炎。增生活跃时巨噬细胞的浆内吞噬有伤寒杆菌、红细胞和细胞碎片,称为伤寒细胞。伤寒细胞常聚集成团,形成小结节称伤寒肉芽肿或伤寒小结,是伤寒的特征性病变,具有病理诊断价值。

2. 肠道病变

分 期	表 现	发生时间
髓样肿胀期	回肠下段淋巴组织略肿胀,隆起于黏膜表面,色灰红,质软	第1周
坏死期	病灶局部肠黏膜坏死	第2周
溃疡期	坏死肠黏膜脱落后形成溃疡:集合淋巴小结发生的溃疡其长轴与肠管长轴平行;孤立淋巴小结的溃疡小而圆	第3周
愈合期	肉芽组织增生填平溃疡,溃疡边缘上皮再生覆盖	第4周

二、并发症

肠穿孔	好发于溃疡期,是伤寒最严重的并发症,穿孔后可导致弥漫性腹膜炎
肠出血	好发于溃疡期,出血严重者可引起出血性休克
支气管肺炎	小儿患者多见,常因抵抗力下降,继发肺炎球菌感染所致
其他	由伤寒杆菌及其毒素借血道感染其他器官,如骨髓、脑膜、肾、关节等

【例3】伤寒最严重的并发症是
A. 中毒性脑病　　　　　　　B. 肠穿孔　　　　　　　C. 急性胆囊炎
D. 肠出血　　　　　　　　　E. 肺炎

第4节 流行性乙型脑炎和流行性脑脊髓膜炎

	流行性乙型脑炎(乙脑)	流行性脑脊髓膜炎(流脑)
本质	变质性炎症	化脓性炎症
病因	乙脑病毒、病毒感染	脑膜炎双球菌、细菌感染
传播途径	蚊虫叮咬	呼吸道传播
好发季节	夏季	冬季、秋季
发病部位	大脑皮质、基底核和视丘最严重	蛛网膜、软脑膜
镜下观	①神经细胞坏死、胶质细胞增生; ②血管套、液化灶	①蛛网膜下腔有大量脓性分泌物; ②大量中性粒细胞和炎细胞(少量淋巴细胞、单核细胞)浸润

续表

	流行性乙型脑炎(乙脑)	流行性脑脊髓膜炎(流脑)
表现	①神经细胞损伤症状(嗜睡昏迷等); ②颅内压增高(头痛、呕吐、视盘水肿); ③脑膜刺激症状轻微; ④毒血症表现(高热、全身不适等)	①脑膜刺激症状(颈项强直、kernig 征阳性); ②颅内压增高征(头痛、呕吐、视盘水肿); ③毒血症表现(高热、中毒性休克)
脑脊液	①外观清亮; ②糖、氯化物正常,蛋白质升高; ③以单核细胞为主	①外观浑浊; ②糖、氯化物降低,蛋白质升高; ③以中性粒细胞为主
临床特点	无瘀点、瘀斑	有瘀点、瘀斑(昭昭老师速记:因为是菌血症有瘀点、瘀斑)
临床诊断	IgM 抗体	细菌涂片、培养(+)

【例 4】流行性脑脊髓膜炎典型的病理变化是
A. 神经细胞变性坏死　　　　　B. 脑软化灶形成　　　　　C. 噬神经细胞现象
D. 蛛网膜下腔脓性渗出物堆积　　E. 淋巴细胞袖套状浸润

第 5 节　血吸虫病

一、基本病理变化

尾蚴、童虫、成虫及虫卵等均可对宿主造成损害,但以虫卵引起的病变最严重。造成损害的原因和机制主要是不同虫期血吸虫释放的抗原诱发宿主的免疫反应所致。虫卵主要沉着于乙状结肠、直肠和肝,也可见于回肠末段、阑尾、升结肠、肺和脑等处。成熟的虫卵含成熟毛蚴,卵内毛蚴分泌可溶性虫卵抗原,从而引起特征性虫卵结节(血吸虫性肉芽肿)。可分为急性虫卵结节和慢性虫卵结节。

1. 血吸虫各阶段所出现的病理变化

发育阶段	病理改变
尾蚴	尾蚴性皮炎
童虫	血管炎和血管周围炎;肺组织最明显
成虫	机体的损害较轻;可导致贫血、嗜酸性粒细胞增多;脾大、静脉内膜炎、静脉周围炎;肝、脾的单核巨噬细胞增多、嗜酸性脓肿
虫卵	①最严重的致病阶段;②虫卵可形成急性虫卵结节、慢性虫卵结节

2. 急性虫卵结节的病理特征

病理特征	发生机制
结节中央常有 1~2 个成熟虫卵	—
虫卵表面可见附有放射状嗜酸性的棒状体	虫卵内毛蚴释放的可溶性虫卵导致抗原-抗体复合物形成
周围是无结构的颗粒状坏死物质及嗜酸性脓肿	大量嗜酸性粒细胞浸润(嗜酸性脓肿并非脓肿)
嗜酸性脓肿间可见蛋白质晶体(Charcot-Leyden 结晶)	嗜酸性粒细胞的嗜酸性颗粒互相融合而成
虫卵周围产生肉芽组织层	肉芽组织中有以嗜酸性粒细胞为主的炎细胞浸润

3. 慢性虫卵结节的病理特征

病理特征	发生机制
假结核结节	①大量类上皮细胞+少量异物巨细胞+淋巴细胞浸润+肉芽组织; ②一般认为与Ⅳ型变态反应有关
结节纤维化玻璃样变性	①中央的卵壳碎片及钙化的死卵可长期存留; ②肉芽肿纤维化可破坏宿主正常组织并导致器官纤维化

【例 5】在血吸虫发育各阶段中,引起人体主要病理改变的是
A. 尾蚴　　　　B. 成虫　　　　C. 虫卵　　　　D. 幼虫　　　　E. 毛蚴

二、肠道及肝脾的病理改变

1. 肠道　病变常累及全部结肠,以直肠、乙状结肠、降结肠最为显著。

急性期	①虫卵沉积于结肠黏膜及黏膜下层，形成急性虫卵结节； ②随着病变的发展，虫卵结节最后纤维化，虫卵逐渐死亡和钙化
慢性期	由于虫卵反复沉着，肠黏膜反复发生溃疡和肠壁纤维化，最终导致肠壁增厚变硬，甚至肠腔狭窄和肠梗阻

2. 肝脾 虫卵沉积于汇管区，大量纤维组织增生和虫卵压迫导致窦前性门脉高压症。脾脏增大是由于成虫的代谢产物引起的单核巨噬细胞增生所致。

➤ 参考答案如下，详细答案参见 2019 版《国家临床执业及助理医师资格考试精选真题考点精析》。

1. C	2. B	3. B	4. D	5. C		昭昭老师提示：关注官方微信。

第 13 章　艾滋病、性传播疾病、免疫性疾病

➤ **2019 考试大纲**
①艾滋病；②梅毒；③淋病；④尖锐湿疣。

➤ **考纲解析**
近 20 年的医师考试中，本章的考点是艾滋病和梅毒，执业医师每年考查分数为 1～2 分，助理医师每年考查分数为 0～1 分。

第 1 节　艾滋病

一、概　述

艾滋病即获得性免疫缺陷综合征（AIDS），是由人类免疫缺陷病毒（HIV）感染引起，其特征为免疫功能缺陷伴机会性感染和（或）继发性肿瘤。

二、病理变化

1. HIV 侵犯的细胞

CD4⁺T 细胞	①HIV 进入人体后，嵌于病毒包膜上的 gp120 与 CD4⁺T 细胞膜上 CD4 受体结合，同时，HIV 又以趋化因子受体 CXCR4 和 CCR5 作为共受体进行识别，即 HIV 必须同时与 CD4 受体和共受体结合后才能进入细胞内； ②CD4⁺T 细胞在 HIV 直接和间接作用下，大量破坏，功能受损； ③CD4⁺T 细胞在免疫应答中起核心作用，故 CD4⁺T 细胞的消减会导致细胞免疫缺陷和其他免疫细胞不同程度受损，进而并发各种严重的机会性感染和肿瘤
组织中单核巨噬细胞	①存在于脑、淋巴结和肺等器官组织中的单核巨噬细胞可有 10%～50% 被感染； ②单核巨噬细胞可成为 HIV 的储存场所，并在病毒扩散中起重要作用，其可携带病毒通过血脑屏障，引起中枢神经系统感染
树突状细胞	HIV 也可感染淋巴结生发中心的滤泡树突状细胞，并成为 HIV 的储备池

【例 1】HIV 与感染细胞膜上 CD4 分子结合的病毒刺突是
A. gp120　　　　B. gp41　　　　C. P24　　　　D. P17　　　　E. gp160

2. 正常淋巴结的组织学结构

（1）组织学结构　淋巴结表面有薄层纤维被膜。淋巴结分为皮质和髓质两部分，皮质与髓质的交界区域称为淋巴结的副皮质区。皮质位于被膜下方，由淋巴滤泡和薄层的弥散淋巴组织组成，主要是 B 淋巴细胞。发育良好的淋巴滤泡正中切面可见生发中心。生发中心的顶部及周围是着色深的套区，主要是由密集的小淋巴细胞组成。位于皮质深层的副皮质区，是一片弥散的淋巴组织，主要为 T 淋巴细胞。

（2）淋巴组织的变化　艾滋病主要累及淋巴结，导致淋巴细胞进行性减少。脾脏、胸腺也表现为淋巴细胞减少。

	早期淋巴结病变	晚期淋巴结病变
淋巴结	肿大	萎缩
淋巴滤泡	明显增生、增大、融合	消失

	早期淋巴结病变	晚期淋巴结病变
淋巴小结	明显增生	消失
生发中心	明显增生、活跃	消失
副皮质区	明显增生、活跃	消失
炎细胞	髓质内出现较多浆细胞	淋巴结内残留少许巨噬细胞和浆细胞
血管及纤维组织	基本正常	大量增生（昭昭老师速记：只有纤维组织是增生）
昭昭老师速记	"增生"为主	"消失"为主

第2节 淋病

一、概述

淋病是由淋球菌引起的急性化脓性炎，是最常见的性传播疾病。多发生于15~30岁年龄段，以20~24岁最常见。成人几乎全部通过性交而传染，儿童可通过接触患者用过的衣物等传染。

二、病理变化

淋球菌主要侵犯泌尿生殖系统，对柱状上皮和移行上皮有特别的亲和力。导致化脓性炎症。

第3节 梅毒

一、概述

梅毒是由梅毒螺旋体引起的传染病。梅毒螺旋体体外活力低，不易生存，对理化因素的抵抗力极弱。绝大多数经性交传播（>95%），少数可因输血、接吻、医务人员不慎被感染、母婴传播等传播。

【例2】梅毒的病原体是
A. 沙眼衣原体　　　　　　B. 疱疹病毒　　　　　　C. 人免疫缺陷病毒
D. 苍白密螺旋体　　　　　E. HPV

二、病理变化

基本病理变化包括闭塞性动脉内膜炎、小血管周围炎及树胶样肿。

	闭塞性动脉内膜炎和小血管周围炎	树胶样肿
发病时期	见于各期梅毒	仅见于三期梅毒
病理特点	①闭塞性动脉内膜炎指小动脉及纤维细胞增生，使管壁增厚、血管腔狭窄闭塞； ②小动脉周围炎指围管性单核细胞、淋巴细胞和浆细胞浸润； ③浆细胞恒定出现是梅毒的病变特点之一	①类似结核结节，中央为凝固性坏死； ②坏死灶周围肉芽组织中富含淋巴细胞和浆细胞，而上皮样细胞和朗汉斯巨细胞较少； ③必有闭塞性小动脉炎和动脉周围炎； ④树胶样肿后期可被吸收、纤维化，但绝少钙化

三、后天性梅毒

	早期梅毒		晚期梅毒
分期	一期梅毒	二期梅毒	三期梅毒（内脏梅毒）
发生时间	螺旋体侵入人体3周左右	硬下疳发生后7~8周	常发生于感染后4~5年
传染性	有传染性	有传染性	无传染性
病理特征	硬下疳	皮肤黏膜广泛梅毒疹	形成树胶样肿
昭昭速记	"一"下子强"硬"起来	"二""皮"脸	"三"裸"树"

【例3】一期梅毒的特征病变是
A. 树胶样肿　　　　　　B. 硬下疳　　　　　　C. 软下疳
D. 梅毒疹　　　　　　　E. 闭塞性动脉内膜炎

四、晚期梅毒的内脏病变

三期梅毒病变常累及内脏，特别是心血管和中枢神经系统，引起炎症的组织破坏、变形和功能障碍。

主动脉病变	①可引起梅毒性主动脉炎、主动脉关闭不全、主动脉瘤等； ②主动脉瘤破裂常是猝死的主要原因

神经系统病变	主要累及中枢神经系统及脑脊髓膜,可导致麻痹性痴呆和脊髓痨
骨和关节损害	①鼻骨被破坏形成马鞍鼻; ②长骨、肩胛骨和颅骨也常受累
肝脏	形成树胶样肿

第4节 尖锐湿疣

一、概 述

尖锐湿疣是由 HPV 引起的性传播疾病。主要累及生殖道上皮,呈现良性增生性疣状病变。

二、病理变化

好发部位	①对人体皮肤和黏膜,尤其是生殖道上皮细胞具有高度亲嗜性; ②好发于潮湿温暖的黏膜和皮肤交界处,男性常见于阴茎冠状沟、龟头、系带、尿道口、肛门附近;女性多见于阴蒂、阴唇、会阴部、肛周
肉眼观	初起为小而尖的突起,逐渐扩大,淡红或暗红色,质软,表面凹凸不平,呈疣状颗粒,有时较大呈菜花状生长
镜下观	①表皮角质层轻度增厚,几乎全为角化不全细胞,棘层肥厚,有乳头状瘤样增生,表皮钉突增粗延长,偶见核分裂象; ②表皮浅层出现凹空细胞有助于诊断,凹空细胞较正常细胞大,胞质空泡状,细胞边缘常残存带状胞质; ③核增大,居中,圆形、椭圆形或不规则形,染色深,可见双核或多核

【例4】光镜下发现下列哪种细胞对尖锐湿疣的诊断价值最大?
A. 基底细胞　　　　　　　B. 凹空细胞　　　　　　　C. 镜影细胞
D. 泡沫细胞　　　　　　　E. 毛玻璃样细胞

▶ 参考答案如下,详细答案参见 2019 版《国家临床执业及助理医师资格考试精选真题考点精析》。

1.A	2.D	3.B	4.B	昭昭老师提示:关注官方微信。

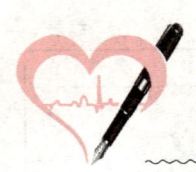

第五篇　病理生理学

学习导图

章序	章名	内容	所占分数 执业医师	所占分数 助理医师
1	疾病概论	病因学	0分	0分
		发病学		
		疾病的转归		
2	水、电解质代谢紊乱	水、钠代谢	2分	1分
		钾代谢		
3	酸碱平衡和酸碱平衡紊乱	酸碱平衡及调节	1分	1分
		单纯酸碱平衡紊乱		
4	缺氧	概述	1分	1分
		类型		
		功能与代谢改变		
5	发热	病因和机制	1分	1分
		功能与代谢改变		
6	应激	概述	1分	0分
		躯体反应		
		应激与疾病		
7	缺血-再灌注损伤	概述	0分	0分
		发病机制		
8	休克	概述、病因和分类	1分	1分
		发病机制		
		功能与代谢改变		
		几种常见休克的特点		
9	凝血与抗凝血平衡紊乱	弥散性血管内凝血	0分	0分
10	心功能不全	概述	1分	1分
		代偿反应		
		发病机制		
		功能与代谢改变		
11	呼吸功能不全	发病机制	1分	1分
		功能和代谢改变		
12	肝功能不全	肝性脑病	1分	1分
13	肾功能不全	急性肾功能不全	1分	1分
		慢性肾功能不全		

复习策略

病理生理学这门课程,为新增加的基础科目,和内科连接十分紧密。学好这门课,对你将来的内科学学习是大有裨益的。在学习本章节时候,请与临床科目一起学习,可达到事半功倍的效果。本系统执业医师考查分数为6～10分;助理医师每年考查分数为3～5分。

第1章 疾病概论

➤ **2019 考试大纲**
①病因学：病因、条件；②发病学：一般规律、基本机制；③疾病的转归：康复、死亡。

➤ **考纲解析**
近 20 年的医师考试中，本章的考点是发病学的一般规律和基本机制，执业医师每年考查分数为 0~1 分，助理医师每年考查分数为 0~1 分。

疾病是对应于健康的一种异常生命状态，在疾病与健康之间还存在一种亚健康状态。本章将围绕疾病的概念、发生发展的原因、基本机制和转归等问题，概述疾病发生发展的一些基本规律。

第1节 病因学

一、疾病发生的原因

1. 生物因素 主要包括病原微生物（如细菌、病毒、真菌、立克次体等）和寄生虫。这类病因引起各种感染性疾病，其致病性取决于病原体侵入的数量、毒性及侵袭力，亦与机体本身的防御及抵抗力强弱有关。

【例1】引起疾病发生的必要因素是指疾病发生的
A. 原因　　　B. 诱因　　　C. 条件　　　D. 外因　　　E. 内因

【例2】下列致病因素中最常见的是
A. 物理性因素　　　B. 化学性因素　　　C. 生物性因素
D. 营养性因素　　　E. 免疫性因素

2. 理化因素 主要包括高温（或寒冷）、高压（或突然减压）、电流、辐射、机械力、噪声、强酸、强碱及毒物等，其致病性主要取决于理化因素本身的作用强度、部位及持续时间，而与机体的反应性关系不大。

3. 营养因素 各种营养素（如糖、脂肪、蛋白质、维生素、无机盐等），某些微量元素（如氟、硒、锌、碘等）以及纤维素是维持生命活动必需的物质，摄入不足或过多时都可引起疾病。如脂肪、糖、蛋白质等摄入不足可致营养不良，而摄取过量又可导致肥胖或高脂血症等；维生素 D 缺乏可致佝偻病，而摄取过量又可导致中毒。

4. 遗传因素 遗传因素指染色体或基因等遗传物质畸变或变异引起的疾病。染色体畸变包括数目畸变和结构畸变两类，其中常染色体畸变通常可导致先天性智力低下，生长发育迟缓，伴五官、四肢、皮纹及内脏等多发畸形。性染色体畸变表现为性征发育不全，有时伴智力低下等。基因异常包括基因点突变、缺失、插入或倒位等突变类型。这些异常通过改变 DNA 碱基顺序或碱基类型，致使蛋白质结构、功能发生变化而致病。

5. 先天因素 先天因素指那些损害胎儿发育的因素，而由先天因素引起的疾病被称为先天性疾病。

6. 免疫因素 免疫反应过强、免疫缺陷或自身免疫反应等免疫因素均可对机体造成影响。如机体对异种血清蛋白（破伤风抗毒素）、青霉素等过敏可导致过敏性休克；某些花粉或食物可引起支气管哮喘、荨麻疹等变态反应性疾病。人类免疫缺陷病毒感染可破坏 T 淋巴细胞，导致获得性免疫缺陷综合征。当机体对自身抗原发生免疫反应时，可导致自身组织损伤或自身免疫性疾病，如系统性红斑狼疮、类风湿关节炎等。

7. 心理和社会因素 随着生物医学模式向生物-心理-社会医学模式的转换，心理和社会因素在疾病发生发展中的作用日益受到重视。心理和社会因素，如长期的紧张工作、不良的人际关系、恐惧、焦虑、悲伤、愤怒等情绪反应，以及自然灾害、生活事件的突然打击等，这些因素不但可引起精神障碍性疾病，如抑郁等；还可通过精神、心理作用导致机体功能、代谢紊乱及形态结构变化，如高血压、冠心病、溃疡病等的发生发展都与精神心理因素密切相关。

二、疾病发生的条件

1. 概　念 条件是指能促进或减缓疾病发生的某种机体状态或自然环境。条件本身不引起疾病，但可影响病因对机体的作用。例如，结核杆菌是引起结核病的病因，但在生活条件和生活习惯良好、营养充足的人群，一定量的结核杆菌侵入可不引起结核病。然而，在营养不良、居住条件恶劣、过度疲劳等"条件"下，由于机体抵抗力减弱，即使少量结核杆菌进入机体便可引起结核病。再例如，夏季天气炎热有利于细菌传播，再加上消化液分泌减少，生冷食物摄取过多，这些都可促进致病菌在胃肠道的繁殖，因此，"炎热"作为条件可促进消化道传染病的发生。此外，年龄和性别也可作为某些疾病发病的条件。例如小儿易患呼吸道和消化道传染病，这可能与小儿呼吸道、消化道的解剖生理特点和防御功能不够完善有关。妇女易患胆石病、癔病以及甲状腺功能亢进等疾病，而男子则易患动脉粥样硬化、胃癌等疾病。

2. 诱因 有些疾病的发生有明显的诱因,即能加强病因的作用而促进疾病发生发展的因素。如肝硬化患者因食管静脉曲张破裂而发生上消化道大出血时,可致血氨突然增高而诱发肝性脑病;而暴饮暴食又常常是已经曲张的食管静脉破裂的诱因;肺部感染、妊娠、过量体力活动、过度过快输液、情绪激动等常常是心脏病患者发生心力衰竭的诱因。

3. 危险因素 有些因素与特定疾病的发生发展明显相关,但又不宜归类于上述病因,被称为危险因素,如高脂血症、高血压、吸烟等是动脉粥样硬化的危险因素。

第2节 发病学

一、疾病发生发展的一般规律

1. 损伤与抗损伤 对损伤做出抗损伤反应是生物机体的重要特征,也是生物机体维持生存的必要条件。在疾病发生发展过程中,损伤与抗损伤作用常常同时出现,贯穿始终且不断变化。

2. 因果交替 因果交替指疾病发生发展过程中,由原始病因作用于机体所产生的结果又可作为病因,引起新的后果。这种因果的相互转化常常促进疾病的恶化,导致恶性循环。

3. 局部和整体 疾病可表现为局部变化或全身变化或二者兼有。局部病变可通过神经和体液途径影响整体,而机体的全身功能状态也可通过神经和体液途径影响局部病变的发展。

二、疾病发生发展的基本机制

1. 神经机制 神经系统在人体生命活动的维持和调控中起主导作用,因此,许多致病因素通过改变神经系统的功能而影响疾病的发生发展。

2. 体液机制 体液是维持机体内环境稳定的重要因素。疾病中的体液机制指致病因素通过改变体液因子的数量或活性,引起内环境紊乱而致病的过程。体液因子的种类繁多,包括全身作用的体液性因子(如胰岛素、胰高血糖素、组胺、儿茶酚胺、前列腺素、激活的补体、活化的凝血、纤溶物质等)、局部作用的体液性因子(如内皮素、某些神经肽等)、细胞因子(如白介素,肿瘤坏死因子等)。

3. 细胞机制 细胞是生物机体最基本的结构、功能单位,致病因素可损伤细胞的代谢、功能和结构,从而引起细胞的自稳调节紊乱。有些因素(如外力、高温等)对细胞的损伤无选择性;而另一些因素则有选择性地损伤细胞,如肝炎病毒侵入肝细胞、疟原虫侵犯红细胞、汞中毒时主要损伤肾脏、MPTP主要损伤多巴胺能神经元、人免疫缺陷病毒感染主要破坏T淋巴细胞等。目前,对不同致病因素如何引起细胞损伤的机制尚未完全阐明,但常常涉及细胞膜和多种细胞器的损伤和功能障碍。

4. 分子机制 细胞的生命活动由分子执行,因此,在疾病过程中细胞的损伤均涉及分子的变化。自20世纪末以来,大量研究试图从分子水平研究生命现象和揭示疾病机制,由此产生了分子生物学、分子病理学或分子医学学科,还产生了分子病的概念。

第3节 疾病的转归

一、康 复

根据康复的程度,可分为完全康复和不完全康复。

1. 完全康复 是指疾病所致的损伤完全消失,机体的功能、代谢及形态完全恢复正常。例如,由大出血性引起的急性功能性肾功能衰竭,如果能得到及时合理的处理,患者在短时间内可达到完成康复。有些感染性疾病,康复后还可使机体获得特异性免疫力,如天花可获得终身免疫能力。

2. 不完全康复 是指疾病所致的损伤得到控制,主要症状消失,机体通过代偿机制维持相对正常的生命活动。但是,此时疾病基本病理改变并未完全恢复,有些可留有后遗症。

二、死 亡

1. 心肺死亡 在临床上,医务工作者一直把心跳和呼吸的永久性停止作为死亡的标志(即心肺死亡模式)。然而,随着起搏器、呼吸机等复苏技术的普及和不断进步,使上述"心肺死亡"时间的确定面临挑战。基于上述问题以及器官移植的广泛开展,亟须一个从医学、法律和伦理方面均可被接受的死亡标准。1968年,美国哈佛大学医学院死亡定义审查特别委员会正式提出将脑死亡作为人类个体死亡的判断标准。

2. 脑死亡 脑死亡是指全脑功能(包括大脑、间脑和脑干)不可逆的永久性丧失以及机体作为一个整体功能的永久性停止。自从脑死亡概念提出以来,多个国家相继制定了脑死亡标准,其基本内容均与"哈佛标准"相同或相似,即:①自主呼吸停止。②不可逆性深度昏迷。③脑干神经反射消失。④脑电波消失。⑤脑血液循环完全停止。

3. 确定脑死亡的主要意义 ①可协助医务人员判定患者的死亡时间,适时终止复苏抢救。不但可省卫生资源,还可减轻社会和家庭的经济和情感负担。②有利于器官移植。虽然确定"脑死亡"并非器官移植的需要,然而,由于借助呼吸、循环辅助装置,可使脑死亡者在一定时间内维持器官组织的低水平血液灌注,有利于局部器官移植后的功能复苏,为更多人提供生存和健康生活的机会。

4. 脑死亡与植物人鉴别 脑死亡须与"植物状态"或"植物人"鉴别,后者是指大脑皮层功能严重受损导致主观意识丧失,但患者仍保留皮层下中枢功能的一种状态。在植物状态与脑死亡的众多差异中,最根本的区别是植物状态患者仍保持自主呼吸功能。

【例3】现代死亡的标志是
A. 心跳停止   B. 呼吸停止   C. 瞳孔散大
D. 脑死亡   E. 脑电波消失

【例4】脑死亡是指
A. 大脑皮层死亡   B. 不可逆昏迷   C. 大脑死亡
D. 心跳停止   E. 全脑机能不可逆丧失

➤ 参考答案如下,详细答案参见 2019 版《国家临床执业及助理医师资格考试精选真题考点精析》。

| 1. A | 2. C | 3. D | 4. E | — | 昭昭老师提示:关注官方微信。 |

第 2 章　水、电解质代谢紊乱

➤ **2019 考试大纲**
①水、钠代谢紊乱:正常水、钠平衡,脱水,水中毒,水肿;②钾代谢紊乱:正常钾平衡,钾代谢紊乱。

➤ **考纲解析**
近 20 年的医师考试中,本章的考点是发病学的脱水和钾代谢紊乱,执业医师每年考查分数为 0~1 分,助理医师每年考查分数为 0~1 分。

第 1 节　水、钠代谢紊乱

一、正常水、钠平衡

1. 体液的容量和分布　成人体液总量占体重的 60% 左右,其中细胞内液约占体重的 40%,细胞外液约占体重的 20%,细胞外液中的血浆约占体重的 5%,其余的 15% 为组织间液。组织间液中有极少的一部分分布于一些密闭的腔隙中,为一特殊部分,也称第三间隙液。由于这一部分是由上皮细胞分泌产生的,又称为跨细胞液。

2. 体液的电解质成分　细胞内液和细胞外液电解质成分有很大的差异。
(1) 细胞外液　细胞外液的组织间液和血浆的电解质在构成和数量上大致相等,在功能上可以认为是一个体系,阳离子主要是 Na^+,其次是 K^+、Ca^{2+}、Mg^{2+} 等;阴离子主要是 Cl^-,其次是 HCO_3^-、HPO_4^{2-}、SO_4^{2-} 及有机酸和蛋白质,两者的主要区别在于血浆含有较高浓度的蛋白质(7%),而组织间液的蛋白质含量仅为 0.05%~0.35%,这与蛋白质不易透过毛细血管进入组织间液有关。其对维持血浆胶体渗透压、稳定血管内液(血容量)有重要意义。
(2) 细胞内液　细胞内液中,K^+ 是重要的阳离子,其次是 Na^+、Ca^{2+}、Mg^{2+},Na^+ 的浓度远低于细胞外液。主要阴离子是 HPO_4^{2-} 和蛋白质,其次是 HCO_3^-、Cl^-、SO_4^{2-} 等。各部分体液中所含阴、阳离子数的总和是相等的,并保持电中性,如果以渗透压计算,细胞内外液也是基本相等的。绝大多数电解质在体液中是游离状态。

3. 体液的渗透压　溶液的渗透压取决于溶质的分子或离子的数目,体液中起渗透作用的溶质主要是电解质。
(1) 细胞外液　血浆和组织间液的渗透压 90%~95% 来源于单价离子 Na^+、Ca^{2+} 和 HCO_3^-,剩余的 5%~10% 由其他离子、葡萄糖、氨基酸、尿素以及蛋白质等构成。血浆蛋白质所产生的渗透压极小,仅占血浆总渗透压的 1/200,与血浆晶体渗透压相比微不足道,但由于其不能自由通透毛细血管壁,因此对于维持血管内外液体的交换和血容量具有十分重要的作用。通常血浆渗透压在 280~310 mmol/L 之间,在此范围内称等渗,低于此范围的称低渗,高于此范围的称高渗。
(2) 细胞内液　维持细胞内液渗透压的离子主要是 K^+ 与 HPO_4^{2-},尤其是 K^+。细胞内液的电解质若以

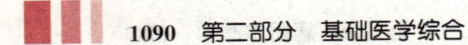

mmol/L 为单位计算,与细胞外液的渗透压基本相等。

4. 水的生理功能和水平衡

(1) 水的生理功能　水是机体中含量最多的组成成分,是维持人体正常生理活动的重要营养物质之一,水的生理功能是多方面的:促进物质代谢;调节体温;润滑作用;以结合水的形式存在(其余的以自由水的形式存在),这些结合水与蛋白质、黏多糖和磷脂等相结合,发挥其复杂的生理功能。

(2) 水平衡　正常人每天水的摄入和排出处于动态平衡之中。水的来源有饮水、食物水、代谢水。成人每天饮水量波动于 1 000～1 300 mL 之间,食物水含量约 700～900 mL。糖、脂肪、蛋白质等营养物质在体内氧化生成的水称为代谢水,每天约 300 mL(每 100 g 糖氧化时产生 60 mL,每 100 g 脂肪可产生 107 mL,每 100 g 蛋白质可产生 41 mL),在严重创伤如挤压综合征时大量组织破坏可使体内迅速产生大量内生水。每破坏 1 kg 肌肉约可释放 850 mL 水。

【例1】一般情况下,正常成人每天出入水量约为
A. 3 000 mL　　　　　　　B. 2 500 mL　　　　　　　C. 2 000～2 500 mL
D. 1 500 mL　　　　　　　E. 1 000 mL

5. 电解质的生理功能和钠平衡

(1) 电解质　机体的电解质分为有机电解质(如蛋白质)和无机电解质(即无机盐)两部分。形成无机盐的主要金属阳离子为 K^+、Na^+、Ca^{2+} 和 Mg^{2+},主要阴离子则为 Cl^-、HCO_3^-、HPO_4^{2-} 等。无机电解质的主要功能是维持体液的渗透压平衡和酸碱平衡;维持神经、肌肉和心肌细胞的静息电位并参与其动作电位的形成;参与新陈代谢和生理功能活动。

(2) 钠平衡　正常成人体内含钠总量为 40～50 mmol/kg 体重,其中 60%～70% 是可以交换的,约 40% 是不可交换的,主要结合于骨骼的基质。总钠量的 50% 左右存在于细胞外液,10% 左右存在于细胞内液。血清 Na^+ 浓度的正常范围是 135～145 mmol/L,细胞内液中的 Na^+ 浓度仅为 0 mmol/L 左右。成人每天饮食摄入钠约 100～200 mmol。天然食物中含钠甚少,故人们摄入的钠主要来自食盐。摄入的钠几乎全部由小肠吸收,Na^+ 主要经肾随尿排出。摄入多,排出亦多;摄入少,排出亦少。正常情况下排出和摄入钠量几乎相等。此外,随着汗液的分泌也可排出少量的钠,钠的排出通常也伴有氯的排出。

6. 体液容量及渗透压的调节　细胞外液容量和渗透压相对稳定是通过神经-内分泌系统的调节实现的。渗透压感受器主要分布在下丘脑视上核和室旁核。正常渗透压感受器阈值为 280 mmol/L,当成人细胞外液渗透压有 1%～2% 的变动时,就可以影响抗利尿激素的释放。非渗透性刺激,即血容量和血压的变化可通过左心房和胸腔大静脉处的容量感受器和颈动脉窦、主动脉弓的压力感受器而影响 ADH 的分泌。当机体内水分不足或摄入较多的食盐而使细胞外液的渗透压升高时,一方面刺激下丘脑的视上核渗透压感受器和侧面的口渴中枢,产生兴奋。可以反射性引起口渴的感觉,机体主动饮水而补充水的不足。另一方面促使 ADH 的分泌增多,ADH 与远曲小管和集合管上皮细胞管周膜上的 V_2 受体结合后,激活膜内的腺苷酸环化酶,促使 cAMP 升高并进一步激活上皮细胞的蛋白激酶,蛋白激酶的激活使靠近管腔膜含有水通道的小泡镶嵌在管腔膜上,增加了管腔膜上的水通道,增加了水通道的通透性,从而加强肾远曲小管和集合管对水的重吸收,减少水的排出;同时抑制醛固酮的分泌,减弱肾小管对 Na^+ 的重吸收,增加 Na^+ 的排出,降低了 Na^+ 在细胞外液的浓度,使已升高的细胞外液渗透压降至正常。反之,当体内水分过多或摄盐不足而使细胞外渗透压降低时,一方面通过抑制 ADH 的分泌,减弱肾远曲小管和集合管对水的重吸收,使水分排出增多;另一方面促进醛固酮的分泌,加强肾小管对 Na^+ 的重吸收,减少 Na^+ 的排出,从而使细胞外液中的 Na^+ 浓度增高,结果已降低的细胞外液渗透压增至正常。在正常条件下,尿量具有较大的变动范围(500～2 000 mL),说明肾在调节水的平衡上有很大的潜力。只有在肾功能严重障碍时,对水的总平衡才有较大影响。

【例2】下列哪项因素可引起 ADH 释放增加?
A. 血钠↓　　　　　　　B. 血钾↑　　　　　　　C. 血管紧张素Ⅱ释放↓
D. 血浆渗透压↑　　　　E. 有效循环血量↑

二、脱　水

1. 低渗性脱水(低容量性低钠血症)　低渗性脱水特点是失 Na^+ 多于失水,血清 Na^+ 浓度<130 mmol/L,血浆渗透压<280 mmol/L,伴有细胞外液量的减少。也可称为低容量性低钠血症。

(1) 原因和机制　常见的原因是肾内或肾外丢失大量的液体或液体积聚在"第三间隙"后处理措施不当所致,如只给水而未给电解质平衡液。

①经肾丢失　长期连续使用利尿药,如呋塞米、利尿酸、噻嗪类等,这些利尿剂能抑制髓袢升支对 Na^+ 的

重吸收;肾上腺皮质功能不全:由于醛固酮分泌不足,肾小管对钠的重吸收减少;肾实质性疾病:如慢性间质性肾疾患可使髓质正常间质结构破坏,使肾髓质不能维持正常的浓度梯度和髓袢升支功能受损等,均可使 Na^+ 随尿液排出增加;肾小管酸中毒:肾小管酸中毒是一种以肾小管排酸障碍为主的疾病。主要发病环节是集合管分泌 H^+ 功能降低,$H^+ - Na^+$ 交换减少,导致 Na^+ 随尿排出增加,或由于醛固酮分泌不足,也可导致 Na^+ 排出增多。

②肾外丢失 经消化道失液:丧失大量消化液而只补充水分,这是最常见的原因。如呕吐、腹泻导致大量含 Na^+ 的消化液丧失;或因胃、肠吸引术丢失体液而只补充水分或输注葡萄糖溶液;液体在第三间隙积聚:如胸膜炎形成大量胸水,腹膜炎、胰腺炎形成大量腹水等;经皮肤丢失:大量出汗,汗虽为低渗液,但大量出汗也可伴有明显的钠丢失(每小时可丢失 30~40 mmol/L 的钠),若只补充水分则可造成细胞外液低渗;大面积烧伤可导致液体和 Na^+ 的大量丢失,若只补充水分,可发生低渗性脱水。

(2)对机体的影响

①细胞外液减少,易发生休克 低渗性脱水的主要特点是细胞外液量减少。由于丢失的主要是细胞外液,严重者细胞外液量将显著下降,同时由于低渗状态,水分可从细胞外液向渗透压相对较高的细胞内转移,从而进一步减少细胞外液量,并且因为液体的转移,致使血容量进一步减少,故容易发生低血容量性休克。外周循环衰竭症状出现较早,患者有直立性眩晕、血压下降、四肢厥冷、脉搏细速等症状。

②血浆渗透压降低 无口渴感,故机体虽缺水,但却不思饮,难以自觉从口服补充液体。同时,由于血浆渗透压降低,抑制渗透压感受器,使 ADH 分泌减少,远曲小管和集合管对水的重吸收也相应减少,导致低比重尿和尿量无明显减少。但在晚期血容量显著降低时,ADH 释放增多,肾小管对水的重吸收增加,可出现少尿。

③有明显的失水体征 由于血容量减少,组织间液向血管内转移,使组织间液减少更为明显,因而患者皮肤弹性减退,眼窝和婴幼儿囟门凹陷。

④经肾失钠的低钠血症患者,尿钠含量增多 如果是肾外因素所致者,则因低血容量所致的肾血流量减少而激活肾素-血管紧张素-醛固酮系统,使肾小管对钠的重吸收增加,结果导致尿 Na^+ 含量减少。

【例3】伴有细胞外液量减少的低钠血症称为
A. 高渗性脱水   B. 等渗性脱水   C. 水肿
D. 低渗性脱水   E. 水中毒

【例4】低渗性脱水的早期主要临床表现有
A. 口渴、少尿、尿比重低   B. 口渴、少尿、尿比重高
C. 无口渴、少尿、尿比重正常   D. 无口渴、尿量接近正常、尿比重高
E. 无口渴、多尿、尿比重低

2. 高渗性脱水(低容量性高钠血症)

高渗性脱水的特点是失水多于失钠,血清 Na^+ 浓度 >150 mmol/L,血浆渗透压 >310 mmol/L。细胞外液量和细胞内液量均减少,又称低容量性高钠血症。

(1)原因和机制

①水摄入减少 多见于水源断绝、进食或饮水困难等情况;某些中枢神经系统损害的患者、严重疾病或年老体弱的患者也因无口渴感而造成摄水减少。

②水丢失过多 经呼吸道失水、经皮肤失水、经肾失水、经胃肠道丢失。

(2)对机体的影响

①口渴 由于细胞外液高渗,通过渗透压感受器刺激中枢,引起口渴感,循环血量减少及因唾液分泌减少引起的口干舌燥,也是引起口渴感的原因。这是重要的保护机制,但在衰弱的患者和老年人,口渴反应可不明显。

②细胞外液含量减少 由于丢失的是细胞外液,所以细胞外液容量减少,同时,因失水大于失钠,细胞外液渗透压升高,可通过刺激渗透压感受器引起 ADH 分泌增加,加强了肾小管对水的重吸收,因而尿量减少而尿比重增高。

③细胞内液向细胞外液转移 由于细胞外液高渗,可使渗透压相对较低的细胞内液向细胞外转移,这有助于循环血量的恢复,但同时也引起细胞脱水致使细胞皱缩。

④血液浓缩 由于血容量下降,可反射性地引起醛固酮分泌增加,但在早期由于血容量变化不明显,醛固酮分泌可不增多。一般在液体丢失达体重 4% 时,即可引起醛固酮分泌增加,后者增强肾小管对 Na^+ 的重吸收,它与 ADH 一起有助于维持细胞外液容量和循环血量,使其不致下降太多。ADH 的分泌增多促使水重吸

收增多,加上细胞内液向细胞外液转移,均使细胞外液得到水分的补充,既有助于渗透压回降,又使血容量得到恢复,故在高渗性脱水时细胞外液量及血容量的减少均没有低渗性脱水明显。因此,这类患者血液浓缩、血压下降及氮质血症的程度一般也比低渗性脱水轻。

⑤中枢神经系统功能障碍　严重的患者,由于细胞外液高渗使脑细胞严重脱水时,可引起一系列中枢神经系统功能障碍,包括嗜睡、肌肉抽搐、昏迷、甚至死亡。脑体积因脱水而显著缩小时,颅骨与脑皮质之间的血管张力增大,因而可导致静脉破裂而出现局部脑出血和蛛网膜下腔出血。

【例5】高渗性脱水体液丢失的主要部位是
A. 细胞外液　　　　B. 细胞内液　　　　C. 组织液　　　　D. 血浆　　　　E. 血液

3. 等渗性脱水

(1) 概念　等渗性脱水的特点是水钠成比例丢失,血容量减少,但血清 Na^+ 浓度和血浆渗透压仍在正常范围。

(2) 表现　任何等渗性液体的大量丢失所造成的血容量减少,短期内均属等渗性脱水,可见于呕吐、腹泻、大面积烧伤、大量抽放胸水、腹水等。等渗性脱水不进行处理,患者可通过不感性蒸发和呼吸等途径不断丢失水分而转变为高渗性脱水;如果补给过多的低渗溶液则可转变为低钠血症或低渗性脱水。因此,单纯性的等渗性脱水临床上较少见。

三、水中毒

1. 概　念　水中毒的特点是患者水潴留使体液量明显增多,血钠下降,血清 Na^+ 浓度<130 mmol/L,血浆渗透压<280 mmol/L,但体内钠总量正常或增多,故又称之为高容量性低钠血症。

2. 原因和机制

(1) 水的摄入过多　如用无盐水灌肠,肠道吸收水分过多、精神性饮水过量和持续性大量饮水等。另外,静脉输入含盐少或不含盐的液体过多过快,超过肾脏的排水能力。因婴幼儿对水、电解质调节能力差,更易发生水中毒。

(2) 水排出减少　多见于急性肾功能衰竭、ADH 分泌过多,如恐惧、疼痛、失血、休克、外伤等,由于交感神经兴奋性解除了副交感神经对 ADH 分泌的抑制。在肾功能良好的情况下,一般不易发生水中毒,故水中毒最常发生于急性肾功能不全的患者而又输液不恰当时。

3. 对机体的影响

(1) 细胞外液　细胞外液量增加,血液稀释。

(2) 细胞内水肿　血 Na^+ 浓度降低,细胞外液低渗,水自细胞外向细胞内转移,造成细胞内水肿,由于细胞内液容量大于细胞外液,过多的水分大都聚集在细胞内,因此,早期潴留在细胞间液中的水分尚不足以产生凹陷性水肿,在晚期或重度患者可出现凹陷症状。

(3) 中枢神经系统症状　细胞内外液容量增大对中枢神经系统产生严重后果,因中枢神经系统被限制在一定体积的颅腔和椎管中,脑细胞的肿胀和脑组织水肿使颅内压增高,脑脊液压力也增加,此时可引起各种中枢神经系统受压症状,如头痛、恶心、呕吐、记忆力减退、淡漠、神志混乱、失语、嗜睡、视神经乳头水肿等,严重病例可发生枕骨大孔疝或小脑幕裂孔疝而导致呼吸心跳停止。轻度或慢性病例,症状常不明显,多被原发病所掩盖。一般当血 Na^+ 浓度降低至 120 mmol/L 以下时,出现较明显的症状。

(4) 实验室检查　可见血液稀释,血浆蛋白和血红蛋白浓度、血细胞比容降低,早期尿量增加(肾功能障碍者例外),尿比重下降。

【例6】在水中毒的机体变化中,下列哪项错误?
A. 细胞外液量增多　　　　B. 细胞内液增多　　　　C. 细胞外液高渗
D. 细胞内液低渗　　　　　E. 尿钠可增多或降低

四、水　肿

1. 概　念　过多的液体在组织间隙或体腔内积聚称为水肿。水肿不是独立的疾病,而是多种疾病的一种重要的病理过程。如水肿发生于体腔内,则称之为积水,如心包积水、胸腔积水、腹腔积水、脑积水等。

2. 水肿的发病机制　正常人体液容量和组织液容量是相对恒定的,这种恒定依赖于机体对体内外液体交换平衡和血管内外液体交换平衡的完善调节。当平衡失调时,就为水肿的发生奠定了基础。

血管内外液体交换平衡失调　正常情况下组织间液和血浆之间不断进行液体交换,使组织液的生成和回流保持动态平衡,而这种平衡主要受制于有效流体静压、有效胶体渗透压和淋巴回流等几个因素:毛细血管流体静压增高、血浆胶体渗透压降低、微血管壁通透性增加、淋巴回流受阻可导致水肿。

2. 体内外液体交换平衡失调-钠、水潴留

（1）肾小球滤过率下降　当肾小球滤过钠水减少，在不伴有肾小管重吸收相应减少时，就会导致钠、水的潴留。

（2）近曲小管重吸收钠水增多　当有效循环血量减少时，近曲小管对钠水的重吸收增加使肾排水减少，成为某些全身性水肿发病的重要原因。

（3）远曲小管和集合管重吸收钠水增加　远曲小管和集合管重吸收钠、水受激素调节。

3. 水肿的特点及对机体的影响

（1）水肿的特点

①水肿液的性状　水肿液含血浆的全部晶体成分，根据蛋白含量的不同分为漏出液和渗出液。漏出液的特点是水肿液的比重低于 1.015；蛋白质的含量低于 25 g/L；细胞数少于 500/100 mL；渗出液的特点是水肿液的比重高于 1.018；蛋白质含量可达 30～50 g/L；可见较多的白细胞。后者由于毛细血管通透性增高所致，见于炎性水肿。但也有例外，如淋巴性水肿时虽微血管通透性不增高，水肿液比重可不低于渗出液，原因已于前述。

②水肿的皮肤特点　皮下水肿是全身或躯体局部水肿的重要体征。当皮下组织有过多的液体积聚时，皮肤肿胀、弹性差、皱纹变浅，用手指按压时可能有凹陷，称为凹陷性水肿，又称为显性水肿。实际上，全身性水肿患者在出现凹陷之前已有组织液的增多，并可达原体重的 10%，称为隐性水肿。组织间隙中已有液体的积聚而无凹陷的原因是分布在组织间隙中的胶体网状物（化学成分是透明质酸、胶原及黏多糖等）对液体有强大的吸附能力和膨胀性。只有当液体的积聚超过胶体网状物的吸附能力时，才游离出来形成游离的液体，后者在组织间隙中具有高度的移动性，当液体积聚到一定量时，用手指按压该部位皮肤，游离的液体乃从按压点向周围散开，形成凹陷，数秒钟后凹陷自然平复。

③全身性水肿的分布特点　最常见的全身性水肿是心性水肿、肾性水肿和肝性水肿。水肿出现的部位各不相同。心性水肿首先出现在低垂部位；肾性水肿先表现为眼睑或面部水肿；肝性水肿则以腹水为多见。

（2）水肿对机体的影响

①细胞营养障碍：过量的液体在组织间隙中积聚，使细胞与毛细血管间的距离增大，增加了营养物质在细胞间弥散的距离。受骨皮质坚实的包膜限制的器官和组织，急速发生重度水肿时，压迫微血管使营养血流减少，可致细胞发生严重的营养障碍。

②水肿对器官组织功能活动的影响：水肿对器官组织功能活动的影响取决于水肿发生的速度及程度。急速发展的重度水肿因来不及适应及代偿，可能引起比慢性水肿更严重的功能障碍。若为生命活动的重要器官，则可造成更为严重的后果，如脑水肿引起颅内压升高，甚至脑疝致死；喉头水肿可引起气道阻塞，严重者窒息死亡。

第 2 节　钾代谢紊乱

一、正常钾代谢

钾是体内最重要的无机阳离子之一，正常人体内的含钾量约为 50～55 mmol/kg 体重。其中约 90% 存在于细胞内，骨钾约占 7.6%，跨细胞液约占 1%，仅约 1.4% 的钾存在于细胞外液中。钾的摄入和排出处于动态平衡，且保持血浆钾浓度在正常范围内。天然食物含钾比较丰富，成人每天随饮食摄入钾 50～120 mmol。摄入钾的 90% 经肾随尿排出，排钾量与摄入量相关，即多吃多排、少吃少排，但是不吃也排，说明肾虽有保钾能力，但不如保钠能力强；摄入钾的 10% 随粪便和汗液排出。机体可通过以下几条途径维持血浆钾的平衡：①通过细胞膜 Na^+-K^+ 泵，改变钾在细胞内外液的分布；②通过细胞内外的 H^+-K^+ 交换，影响细胞内外液钾的分布；③通过肾小管上皮细胞内外跨膜电位的改变影响其排钾量；④通过醛固酮和远端小管液流速，调节肾排钾量；⑤通过结肠的排钾及出汗形式。钾具有维持细胞新陈代谢、保持细胞静息膜电位、调节细胞内外的渗透压及调控酸碱平衡等多种生理功能。

二、钾代谢紊乱

1. 概　述　按血钾浓度的高低，钾代谢紊乱通常可分为低钾血症和高钾血症两大类。测定血钾可取血浆或血清，血清钾浓度的正常范围为 3.5～5.5 mmol/L，血清钾浓度通常比血浆钾高 0.3～0.5 mmol/L，这与凝血过程中血小板释放出一定数量的钾有关。

2. 低钾血症　血清钾浓度低于 3.5 mmol/L 称为低钾血症。通常情况下，血钾浓度能反映体内总含量，但在异常情况下，两者之间并不一定呈平行关系。而且低钾血症患者的体内钾总量也不一定减少，但多数情况下，低钾血症常伴有缺钾。

（1）原因和机制

钾摄入不足	在正常饮食条件下，一般不会发生低钾血症；只有在消化道梗阻、昏迷、神经性厌食及手术后较长时间禁食的患者，在静脉补液中又未同时补钾或补钾不够，才可发生低钾血症
钾丢失过多	这是低钾血症最常见的原因，常见于下列情况：经消化道失钾、经肾失钾、经皮肤失钾
细胞外钾转入细胞内	①当细胞外液的钾较多地转入细胞内时，可引起低钾血症，但机体的总钾量并不减少； ②主要见于：碱中毒、过量胰岛素使用、β肾上腺素能受体活性增强、某些毒物中毒、低钾性周期性麻痹

【例7】下列哪项不是低钾血症的发生原因？
A. 不能进食　　　　　B. 严重腹泻　　　　　C. 代谢性酸中毒
D. 长期使用利尿剂　　E. 长期应用肾上腺皮质激素

(2) 对机体的影响

与膜电位异常相关的障碍	静息电位和动作电位都与钾平衡有密切关系，低钾血症导致膜电位异常引起的损害特别体现在可兴奋组织：神经肌肉和心肌，主要表现为细胞膜电位的变化及细胞膜离子通透性的改变
与细胞代谢障碍有关的损害	钾是细胞内的主要阳离子，与细胞代谢密切相关。因此，体内缺钾可引起细胞结构和功能的不同程度损害，比较典型的表现在骨骼肌和肾脏
对酸碱平衡的影响	低钾血症可引起代谢性碱中毒，同时发生反常性酸性尿。其发生机制是：①细胞外液 K^+ 浓度减少，此时细胞内液 K^+ 外出，而细胞外液 H^+ 内移，引起细胞外液碱中毒；②肾小管上皮细胞内 K^+ 浓度降低，H^+ 浓度增高，造成肾小管 K^+-Na^+ 交换减弱而 H^+-Na^+ 交换加强，尿排 K^+ 减少，排 H^+ 增多，加重代谢性碱中毒，且尿液呈酸性

3. 高钾血症　血清钾浓度高于 5.5 mmol/L 称为高钾血症。高钾血症时极少伴有细胞内钾含量的增高，且也未必总是伴有体内钾过多。

(1) 原因和机制

钾摄入过多	主要见于处理不当，如经静脉输入过多钾盐或输入大量库血
钾排出减少	主要是肾脏排钾减少，这是高钾血症最主要的原因。常见于： ①肾功能衰竭：急性肾功能衰竭少尿期、慢性肾功能衰竭晚期，因肾小球滤过率减少或肾小管排钾功能障碍，往往发生高钾血症； ②盐皮质激素缺乏：包括绝对和相对缺乏两种情况。前者见于肾上腺皮质功能减退，后者见于某些肾小管疾病，对醛固酮的反应低下；二者均表现为肾远曲小管、集合管排钾障碍，致使血钾升高； ③长期应用潴钾利尿剂：螺内酯和三氨蝶呤等具有对抗醛固酮保钠排钾的作用，故长期大量应用可引起高钾血症
细胞内钾转到细胞外	①细胞内钾迅速转到细胞外，当超过了肾的排钾能力时，血钾浓度升高；②主要见于：酸中毒、高血糖合并胰岛素不足、某些药物的使用：β受体阻滞剂、洋地黄类药物中毒等、组织分解、缺氧、高钾性周期性麻痹、假性高钾血症

【例8】促使细胞外液钾离子向细胞内转移的原因是
A. 酸中毒　　B. 碱中毒　　C. 缺氧　　D. 高碳酸血症　　E. 剧烈运动

(2) 对机体的影响
①高钾血症对神经-肌肉的影响

急性高钾血症	①急性轻度高钾血症(血清钾 5.5~7.0 mmol/L)时，主要表现为感觉异常、刺痛等症状，但常被原发病症状所掩盖； ②急性重度高钾血症(血清钾 7.0~9.0 mmol/L)时，表现为肌肉软弱无力乃至弛缓性麻痹，其机制在于细胞外液钾浓度急剧升高
慢性高钾血症	很少出现神经-肌肉方面的症状，主要是细胞内外钾浓度梯度变化不大

②高钾血症对心肌的影响　高钾血症对心肌的毒性作用极强，可发生致命性心室纤颤和心搏骤停。主要表现为心肌生理特性的改变及引发的心电图变化和心肌功能的损害。

心电图的变化	由于复极3期钾外流加速(心肌细胞膜的钾电导增加所致)，因而3期复极时间和有效不应期缩短，反映复极3期的T波狭窄高耸，相当于心室动作电位时间的Q-T间期轻度缩短。由于传导性降低，心房去极化的P波压低、增宽或消失；代表房室传导的P-R间期延长；相当于心室去极化的R波降低；相当于心室内传导的QRS综合波增宽
心律失常	容易易形成兴奋折返，引起严重心律失常

③高钾血症对酸碱平衡的影响　高钾血症可引起代谢性酸中毒,并出现反常性碱性尿。其发生机制是:高钾血症时,细胞外液 K^+ 升高,此时细胞外液 K^+ 内移,而细胞内液 H^+ 外出,引起细胞外液酸中毒;肾小管上皮细胞内 K^+ 浓度增高, H^+ 浓度减低,造成肾小管 H^+-Na^+ 交换减弱,而 K^+-Na^+ 交换增强,尿排 K^+ 增加,排 H^+ 减少,加重代谢性酸中毒,且尿液呈碱性。

▶ **参考答案**如下,详细答案参见 2019 版《国家临床执业及助理医师资格考试精选真题考点精析》。

| 1. C | 2. D | 3. D | 4. D | 5. B | 昭昭老师提示: |
| 6. C | 7. C | 8. B | — | — | 关注官方微信,获得第一手考试资料。 |

第 3 章　酸碱平衡和酸碱平衡紊乱

▶ **2019 考试大纲**

①酸碱平衡及其调节:概念、调节、常用指标;②单纯型酸碱平衡紊乱:代谢性酸中毒、代谢性碱中毒、呼吸性酸中毒、呼吸性碱中毒。

▶ **考纲解析**

近 20 年的医师考试中,本章的考点是发病学的常用指标和单纯型酸碱平衡紊乱,执业医师每年考查分数为 0～1 分,助理医师每年考查分数为 0～1 分。

人体的体液环境必须具有适宜的酸碱度才能维持正常的代谢和生理功能,正常人体血浆的酸碱度在范围很窄的弱碱性环境内变动,用动脉血 pH 表示是 7.35～7.45,平均值为 7.40。虽然在生命活动过程中,机体不断生成酸性或碱性的代谢产物,并经常摄取酸性食物和碱性食物,但是正常生物体内的 pH 总是相对稳定,这是依靠体内各种缓冲系统以及肺和肾的调节功能来实现的。机体这种处理酸碱物质的含量和比例、以维持 pH 值在恒定范围内的过程称为酸碱平衡,这对保证生命活动的正常进行至关重要。

第 1 节　酸碱的概念及酸碱物质的来源和调节

一、酸碱的概念

在化学反应中,凡能释放出 H^+ 的化学物质称为酸,例如 HCL、H_2SO_4、NH_4^+ 和 H_2CO_3 等;反之,凡能接受 H^+ 的化学物质称为碱,如 OH^-、NH_3、HCO_3^- 等。

二、体液中酸碱物质的来源

体液中的酸性或碱性物质可以来自体内的细胞分解代谢,也可以从体外摄入。酸性物质主要通过体内代谢产生,碱性物质主要来自食物。在普通膳食条件下,酸性物质产生量远远超过碱性物质。

1. 酸的来源

(1) 挥发酸　糖、脂肪、蛋白质在其分解代谢中,氧化的最终产物是 CO_2,CO_2 与水结合生成碳酸,是机体在代谢过程中产生最多的酸性物质。碳酸可释出 H^+,也可形成气体 CO_2,从肺排出体外,所以称之为挥发酸。

(2) 固定酸　这类酸性物质不能变成气体由肺呼出,而只能通过肾由尿排出,所以又称非挥发酸。

2. 碱的来源　体内碱性物质主要来自食物,特别是蔬菜、瓜果中所含的有机酸盐,如柠檬酸盐、苹果酸盐和草酸盐,均可与 H^+ 起反应,分别转化为柠檬酸、苹果酸和草酸,Na^+ 或 K^+ 则可与 HCO_3^- 结合生成碱性盐。

三、酸碱平衡的调节

1. 血液的缓冲作用　血液缓冲系统由弱酸(缓冲酸)及其相对应的缓冲碱组成,血液的缓冲系统主要有碳酸氢盐缓冲系统、磷酸盐缓冲系统、血浆蛋白缓冲系统、血红蛋白和氧合血红蛋白缓冲系统五种。此外,在某些特殊情况下,其他组织也可发挥一定的缓冲作用,如骨骼对慢性代谢性酸中毒的缓冲作用。

2. 肺在酸碱平衡中的调节作用　肺在酸碱平衡中的作用是通过改变 CO_2 的排出量来调节血浆碳酸(挥发酸)浓度,使血浆中 HCO_3^- 与 H_2CO_3 比值接近正常,以保持 pH 相对恒定。

3. 组织细胞在酸碱平衡中的调节作用　机体大量的组织细胞内液也是酸碱平衡的缓冲池,细胞的缓冲作用主要是通过离子交换进行的,红细胞、肌细胞和骨组织均能发挥这种作用。如 H^+-K^+、H^+-Na^+、Na^+-K^+ 交换以维持电中性,当细胞外液 H^+ 过多时,H^+ 弥散入细胞内,而 K^+ 从细胞内移出;反之,当细胞外液 H^+ 过少时,H^+ 由细胞内移出,所以酸中毒,往往伴有高血钾,碱中毒时伴有低血钾。$Cl^--HCO_3^-$ 的交换也很重要,因为 Cl^- 是可以自由交换的阴离子,当 HCO_3^- 升高时,它的排出可由 $Cl^--HCO_3^-$ 交换来完成。

4. 肾在酸碱平衡中的调节作用 机体在代谢过程中产生的大量酸性物质,需不断消耗 $NaHCO_3$ 和其他碱性物质来中和,因此,如果不能及时补充碱性物质和排出多余的 H^+,血液 pH 值就会发生变动。肾主要调节固定酸,通过排酸或保碱的作用来维持 HCO_3^- 浓度,调节 pH 值使之相对恒定。$NaHCO_3$ 可自由通过肾小球,肾小球滤液中 $NaHCO_3$ 含量与血浆相等,其中 85% 的 HCO_3^- 在近曲小管被重吸收,其余部分在远曲小管和集合管被重吸收。正常情况下,随尿液排出体外的 $NaHCO_3$ 仅为滤出量的 0.1%,即几乎无 $NaHCO_3$ 丢失。其主要作用机制是:

(1) 近曲小管泌 H^+ 和对 HCO_3^- 的重吸收 近曲小管细胞在主动分泌 H^+ 的同时,从管腔中回收 Na^+,两者转运方向相反,称 H^+-Na^+ 交换或 H^+-Na^+ 逆向转运,在这种 H^+-Na^+ 交换时常伴有 HCO_3^- 的重吸收。肾小管细胞内富含碳酸酐酶,能催化 H_2O 和 CO_2 结合生成 H_2CO_3,并解离出 H^+ 和 HCO_3^-。细胞内 H^+ 经管腔膜 Na^+-H^+ 载体与滤液中 Na^+ 交换,并与过滤的 HCO_3^- 结合成 H_2CO_3,再迅速分解成 CO_2 和 H_2O,H_2O 则随尿排出,CO_2 又弥散回肾小管上皮细胞。进入细胞内的 Na^+ 经基膜侧钠泵主动转运入血,使细胞内 Na^+ 浓度维持在 10~30 mmol/L 的低水平,有利于管腔内 Na^+ 弥散入肾小管上皮细胞,并促进 H^+ 的分泌。而肾小管上皮细胞内的 HCO_3^- 经基侧膜的 $Na^+-HCO_3^-$ 转运体进入血液循环。

(2) 远曲小管及集合管泌 H^+ 和对 $NaHCO_3$ 的重吸收 远曲小管和集合管的闰细胞也可分泌 H^+,此细胞又称泌氢细胞,它并不能转运 Na^+,是一种非 Na^+ 依赖性的泌氢,这种借助于 H^+-ATP 酶的作用向管腔泌氢,同时在基侧膜以 $Cl^--HCO_3^-$ 交换的方式重吸收 HCO_3^-,称为远端酸化作用。远曲肾小管泌 H^+ 到集合管管腔后,可与管腔滤液中的碱性 HPO_4^{2-} 结合形成可滴定酸 $H_2PO_4^-$,使尿液酸化,但这种缓冲是有限的,当尿液 pH 降至 4.8 左右时,两者比值由原来的 4:1 变为 1:99,几乎尿液中所有磷酸盐都已转变为 HPO_4^{2-},已不能进一步发挥缓冲作用了。

(3) NH_4^+ 的排出 铵(NH_4^+)的生成和排出是 pH 依赖性的,即酸中毒越严重,尿排 NH_4^+ 量越多。近曲小管上皮细胞是产 NH_4^+ 的主要场所,主要由谷氨酰胺酶水解谷氨酰胺产生,谷氨酰胺→NH_3+谷氨酸→NH_3+α-酮戊二酸。酸中毒越严重,谷氨酰胺酶的活性也越高,产生氨和 α-酮戊二酸也越多。α-酮戊二酸的代谢中去 2 个 H^+,生成 2 个 HCO_3^-,由于 NH_3 是脂溶性分子,可通过细胞膜自由扩散进入小管腔,也可通过基侧膜进入细胞间隙;而 NH_3 与细胞内碳酸解离的 H^+ 结合成 NH_4^+ 通过 $NH_4^+-Na^+$ 交换进入管腔,由尿排出。Na^+ 又与 HCO_3^- 同向转运进入血循环。酸中毒严重时,当磷酸盐缓冲系统不能缓冲时,不仅近曲小管泌 NH_4^+ 增加,远曲小管和集合管也可泌 NH_3,可中和尿液中 H^+,并结合成 NH_4^+ 从尿中排泄。

第 2 节 酸碱平衡紊乱的类型及常用指标

一、酸碱平衡紊乱的分类

尽管机体对酸碱负荷有很大的缓冲能力和有效的调节功能,但许多因素可以引起酸碱负荷过度或调节机制障碍导致体液酸碱度稳定性破坏,这种稳定性破坏称为酸碱平衡紊乱。血液 pH 值取决于 HCO_3^- 与 H_2CO_3 的浓度之比,pH 7.4 时其比值为 20/1。根据血液 pH 的高低,可将酸碱平衡紊乱分为两大类,pH 降低称为酸中毒,pH 升高称为碱中毒。HCO_3^- 浓度含量主要受代谢性因素的影响,由其浓度原发性降低或升高引起的酸碱平衡紊乱,称为代谢性酸中毒或代谢性碱中毒;H_2CO_3 含量主要受呼吸性因素的影响,由其浓度原发性增高或降低引起的酸碱平衡紊乱,称为呼吸性酸中毒或呼吸性碱中毒。另外,在单纯型酸中毒或碱中毒时,由于机体的调节,虽然体内酸性或碱性物质的含量已经发生改变,但是血液 PH 尚在正常范围之内,称为代偿性酸或碱中毒。如果血液 pH 低于或高于正常范围,则称为失代偿性酸或碱中毒,这可以反映机体酸碱平衡紊乱的代偿情况和严重程度。

二、常用检测指标及其意义

1. pH 和 H^+ 浓度 pH 和 H^+ 浓度是酸碱度的指标,由于血液中 H^+ 很少,因此广泛使用 H^+ 浓度的负对数即 pH 来表示,pH 是表示溶液中酸碱度的简明指标。从以上公式可得出 pH 或 H^+ 主要取决于 HCO_3^- 与 H_2CO_3 比值。正常人动脉血 pH 为 7.35~7.45,平均值是 7.40,凡 pH 低于 7.35 为失代偿性酸中毒,凡 pH 高于 7.45 为失代偿性碱中毒,但动脉血 pH 本身不能区分酸碱平衡紊乱的类型,不能判定是代谢性的还是呼吸性的。pH 值在正常范围内,可以表示酸碱平衡正常,也可表示处于代偿性酸、碱中毒阶段,或同时存在程度相近的混合型酸、碱中毒,使 pH 变动相互抵消。所以进一步测定 $PaCO_2$(计算出 H_2CO_3)和 HCO_3^- 是非常重要的。

2. 动脉血 CO_2 分压 动脉血 CO_2 分压是血浆中呈物理溶解状态的 CO_2 分子产生的张力。由于 CO_2 通过呼吸膜弥散快,动脉血 CO_2 分压($PaCO_2$)相当于肺泡气 CO_2 分压($PACO_2$),因此测定 $PaCO_2$ 可了解肺泡通气量的情况,即 $PaCO_2$ 与肺泡通气量成反比,通气不足 $PaCO_2$ 升高,通气过度 $PaCO_2$ 降低,所以 $PaCO_2$ 是反映呼吸性酸碱平衡紊乱的重要指标。正常值为 33~46 mmHg,平均值为 40 mmHg。$PaCO_2$<33 mmHg 表示肺通气过度,CO_2 排出过多,见于呼吸性碱中毒或代偿后的代谢性酸中毒;$PaCO_2$>46 mmHg 表示肺通气不足,有 CO_2 潴留,见于呼吸性酸中毒或代偿后代谢性碱中毒。

【例1】下列指标中反映呼吸性因素的最佳指标是
   A. BE   B. SB   C. AB   D. CO_2CP E. P_aCO_2

3. 标准碳酸氢盐和实际碳酸氢盐　标准碳酸氢盐是指全血在标准条件下,即 $PaCO_2$ 为 40 mmHg、温度 38 ℃、血红蛋白氧饱和度为 100%测得的血浆中 HCO_3^- 的量。由于标准化后 HCO_3^- 不受呼吸因素的影响,所以是判断代谢因素的指标。实际碳酸氢盐是指在隔绝空气的条件下,在实际 $PaCO_2$、体温和血氧饱和度条件下测得的血浆 HCO_3^- 浓度,因而受呼吸和代谢两方面的影响。正常人 AB 与 SB 相等,正常范围是 22~27 mmol/L,平均为 24 mmol/L。两者数值均低表明有代谢性酸中毒;两者数值均高表明有代谢性碱中毒;AB 与 SB 的差值反映了呼吸因素对酸碱平衡的影响。若 SB 正常,而 AB>SB 时,表明有 CO_2 滞留,可见于呼吸性酸中毒;反之 AB<SB,则表明 CO_2 排出过多,见于呼吸性碱中毒。SB 在慢性呼吸性酸碱中毒时,由于有肾脏代偿,也可发生继发性升高或降低。

4. 缓冲碱　缓冲碱是血液中一切具有缓冲作用的负离子碱的总和。包括血浆和红细胞中的 HCO_3^-、Hb^-、HbO_2^-、Pr^- 和 HPO_4^{2-},通常以氧饱和的全血在标准状态下测定,正常值为 45~52 mmol/L(平均值为 48 mmol/L)。缓冲碱也是反映代谢因素的指标,代谢性酸中毒时 BB 减少,而代谢性碱中毒时 BB 升高。

5. 碱剩余　碱剩余也是指标准条件下,用酸或碱滴定全血标本至 pH 7.40 时所需的酸或碱的量(mmol/L)。若用酸滴定,使血液 pH 达 7.40,则表示被测血液的碱过多,BE 用正值表示;如需用碱滴定,说明被测血液的碱缺失,BE 用负值来表示。全血 BE 正常值范围为 -3.0~+3.0 mmoL/L,BE 不受呼吸因素的影响,是反映代谢因素的指标,代谢性酸中毒时 BE 负值增加;代谢性碱中毒时 BE 正值增加。

【例2】下列指标中反映血液碱储备状况的是
   A. BE   B. SB   C. AB   D. CO_2CP E. BB

6. 阴离子间隙　阴离子间隙是一项受到广泛重视的酸碱指标。AG 是一个计算值,指血浆中未测定的阴离子与未测定的阳离子的差值,正常机体血浆中的阳离子与阴离子总量相等,均为 151 mmol/L,从而维持电荷平衡。Na^+ 占血浆阳离子总量的 90%,称为可测定阳离子。HCO_3^- 和 Cl^- 占血浆阴离子总量的 85%,称为可测定阴离子。血浆中未测定的阳离子包括 K^+、Ca^{2+} 和 Mg^{2+}。血浆中未测定的阴离子包括 Pr^-、HPO_4^{2-}、SO_4^{2-} 和有机酸阴离子,即 AG=UA-UC。临床实际测定时,限于条件及需要,一般仅测定阳离子中的 Na^+,阴离子中的 Cl^- 和 HCO_3^-。因血浆中的阴、阳离子总当量数(或总电荷数)完全相等,故 AG 可用血浆中常规可测定的阳离子与常规测定的阴离子的差算出。

AG 可增高也可降低,但增高的意义较大,可帮助区分代谢性酸中毒的类型和诊断混合型酸碱平衡紊乱。目前多以 AG>16 mmol/L,作为判断是否有 AG 增高代谢射性酸中毒的界限,常见于固定酸增多的情况:如磷酸盐和硫酸盐潴留、乳酸堆积、酮体过多及水杨酸中毒、甲醇中毒等。AG 增高还可见于与代谢性酸中毒无关的情况下,如脱水、使用大量含钠盐的药物和骨髓瘤病人释出本周氏蛋白过多的情况下。

AG 降低在诊断酸碱失衡方面意义不大,仅见于未测定阴离子减少或未测定阳离子增多,如低蛋白血症等。

【例3】AG 增大型代谢性酸中毒的原因是
   A. 呕吐   B. 腹泻   C. 盐水输入过量
   D. 应用利尿剂   E. 水杨酸中毒

第3节　单纯型酸碱平衡紊乱

【代谢性酸中毒】

代谢性酸中毒是指细胞外液 H^+ 增加和(或)HCO_3^- 丢失引起的 pH 下降,以血浆 HCO_3^- 原发性减少为特征,是临床上常见的酸碱平衡紊乱类型。

一、原因和机制

1. 肾脏排酸保碱功能障碍　①肾衰竭:在严重肾功能衰竭患者,体内固定酸不能由尿中排泄,特别是硫酸和磷酸在体内积蓄,H^+ 浓度增加导致 HCO_3^- 浓度降低,硫酸根和磷酸根浓度在血中增加;重金属(汞、铅等)及药物(磺胺类)的影响,使肾小管排酸障碍,而肾小球功能一般正常。②肾小管功能障碍:Ⅰ型肾小管性酸中毒的发病环节是由于远曲小管的泌 H^+ 功能障碍,尿液不能被酸化,H^+ 在体内蓄积导致血浆 HCO_3^- 浓度进行性下降;Ⅱ型肾小管性酸中毒由于 Na^+-H^+ 转运体功能障碍,碳酸酐酶活性降低,HCO_3^- 在近曲小管重吸收减少,尿中排出增多导致血浆 HCO_3^- 浓度降低。肾小管酸中毒可引起"反常性碱性尿"。③应用碳酸酐酶抑制剂:大量使用碳酸酐酶抑制剂如乙酰唑胺可抑制肾小管上皮细胞内碳酸酐酶活性,使化 H_2CO_3 生成减少,泌 H^+ 和重吸收 HCO_3^- 减少。

2. HCO_3^- 直接丢失过多 胰液、肠液和胆液中碳酸氢盐含量均高于血浆,严重腹泻、肠道瘘管或肠道引流等均可引起 $NaHCO_3$ 大量丢失;大面积烧伤时大量血浆渗出,也伴有 HCO_3^- 丢失。

3. 代谢功能障碍 ①乳酸酸中毒:任何原因引起的缺氧或组织低灌流时,都可以使细胞内糖的无氧酵解增强而引起乳酸增加,产生乳酸性酸中毒。常见于休克、心搏骤停、低氧血症、严重贫血、肺水肿、一氧化碳中毒和心力衰竭等。此外严重的肝疾患使乳酸利用障碍均可引起血浆乳酸过高。②酮症酸中毒:见于体内脂肪被大量动员的情况下,多发生于糖尿病、严重饥饿和酒精中毒等。糖尿病时由于胰岛素不足,使葡萄糖利用减少,脂肪分解加速,大量脂肪酸进入肝,形成过多的酮体(其中 β-羟丁酸和乙酰乙酸为酸性物质),超过了外周组织的氧化能力及肾排出能力时可发生酮症酸中毒。在饥饿或禁食情况下,当体内糖原消耗后,大量动用脂肪供能,也可出现酮症酸中毒。

4. 其他原因 ①外源性固定酸摄入过多,HCO_3^- 缓冲消耗;②高 K^+ 血症;③血液稀释,使 HCO_3^- 浓度下降。

【例4】 下列哪项**不是**代谢性酸中毒的原因?
A. 休克　　　　B. 呕吐　　　　C. 缺氧　　　　D. 饥饿　　　　E. 急性肾小管坏死

二、分 类

1. AG 增高型代谢性酸中毒 其特点是 AG 增高,血氯正常。这类酸中毒是指除了含氯以外的任何固定酸的血浆浓度增大时的代谢性酸中毒。如乳酸中毒、酮症酸中毒、水杨酸中毒、磷酸和硫酸排泄障碍等。其固定酸的 H^+ 被 HCO_3^- 缓冲,其酸根(乳酸根、β-羟丁酸根、乙酰乙酸根、$H_2PO_4^-$、SO_4^{2-}、水杨酸根)增高。这部分酸根均属没有测定的阴离子,所以 AG 值增大,而 CL^- 值正常,故又称正常血氯代谢性酸中毒。

2. AG 正常型代谢性酸中毒 其特点是 AG 正常,血氯升高。这类酸中毒是指 HCO_3^- 浓度降低,而同时伴有 CT 浓度代偿性升高时,则呈 AG 正常型或高血氯性代谢性酸中毒。常见于消化道直接丢失 HCO_3^-,轻度或中度肾功能衰竭泌 H^+ 减少,肾小管性酸中毒重吸收 HCO_3^- 减少或泌 H^+ 障碍,使用碳酸酐酶抑制剂,高钾血症、含氯的酸性盐摄入过多和稀释性酸中毒等。

三、机体的代偿调节

体液的缓冲系统、肺、细胞内外离子的交换和肾的调节是维持酸碱平衡的重要机制,也是发生酸碱平衡紊乱后机体进行代偿的重要环节。代谢性酸中毒时,机体的代偿调节主要表现为以下几点:

1. 血液的缓冲及细胞内外离子交换的缓冲代偿调节作用 代谢性酸中毒时,血液中增多的 H^+ 立即被血浆缓冲系统进行缓冲,HCO_3^- 及其他缓冲碱不断被消耗。细胞内的缓冲多在酸中毒 2~4 小时后,约 1/2 的 H^+ 通过离子交换方式进入细胞内被细胞内缓冲系统缓冲,而 K^+ 从细胞内向细胞外转移,以维持细胞内外电平衡,故酸中毒易引起高血钾。

2. 肺的代偿调节作用 血液 H^+ 浓度增加可通过刺激颈动脉体和主动脉体化学感受器,反射性引起呼吸中枢兴奋,增加呼吸的深度和频率,明显地改变肺的通气量。代谢性酸中毒当 pH 由 7.4 降到 7.0 时,肺泡通气量由正常 4 L/min 增加到 30 L/min 以上,呼吸加深加快(也称为酸中毒深大呼吸)是代谢性酸中毒的主要临床表现,其代偿意义是使血液中 H_2CO_3 浓度(或 $PaCO_2$)继发性降低,维持[HCO_3^-]/[H_2CO_3]的比值接近正常,使血液 pH 趋向正常。呼吸的代偿反应是非常迅速的,一般在酸中毒 10 分钟后就出现呼吸增强,30 分钟后即达代偿,12~24 小时达代偿高峰,代偿最大极限时,$PaCO_2$ 可降到 10 mmHg。

3. 肾的代偿调节作用 除肾功能异常引起的代谢性酸中毒外,其他原因引起的代谢性酸中毒是通过肾的排酸保碱能力加强来发挥代偿作用的。在代谢性酸中毒时,肾通过加强泌 H^+、泌 NH_4^+ 及回收 HCO_3^- 使 HCO_3^- 在细胞外液的浓度有所恢复,肾小管上皮细胞中的碳酸酐酶和谷氨酰胺酶活性增强,使尿中可滴定酸排出增加,并重新生成 HCO_3^-,肾小管泌 NH_4^+ 增加是最主要的代偿机制,因为 H^+-Na^+ 交换增加,肾小管腔内 H^+ 浓度增加,降低了肾小管细胞与管腔液 H^+ 的浓度差,使肾小管上皮细胞继续排 H^+ 受限。但管腔内 H^+ 浓度越高,NH_4^+ 的生成与排出越快,产生的 HCO_3^- 越多。通过以上反应,肾加速酸性物质的排出和碱性物质的补充,由于从尿中排出的 H^+ 增多,尿液呈酸性。但肾的代偿作用较慢,一般要 3～5 天才能达高峰。在肾功能障碍引起的代谢性酸中毒时,肾的纠酸作用几乎不能发挥。

四、对机体的影响

1. 心血管系统改变 严重的代谢性酸中毒能产生致死性室性心律失常、心肌收缩力降低以及血管对儿茶酚胺的反应性降低。

(1) 室性心律失常 代谢性酸中毒时出现的室性心律失常与血钾升高密切相关,高血钾的发生除与细胞外 H^+ 进入细胞内与 K^+ 交换,K^+ 逸出有关外,还与酸中毒时肾小管上皮细胞泌 H^+ 增加,而排 K^+ 减少有关。重度高血钾由于严重的**传导阻滞和心室纤维性颤动**,心肌兴奋性消失,可造成致死性心律失常和心跳停止。

(2) 心肌收缩力降低 酸中毒时引起心肌收缩力减弱的机制可能是由于:①H^+ 增多可竞争性抑制 Ca^{2+} 与心肌肌钙蛋白亚单位结合,从而抑制心肌的兴奋—收缩耦联,降低心肌收缩性,使心输出量减少;②H^+ 影响 Ca^{2+} 内流;③H^+ 影响心肌细胞肌浆网释放 Ca^{2+}。

(3) 血管系统对儿茶酚胺的反应性降低 H^+ 增多时,也可降低心肌和外周血管对儿茶酚胺的反应性,使血管扩张,血压下降。尤其是毛细血管前括约肌最为明显,使血管容量不断扩大,回心血量减少,血压下降,所以休克时,首先要纠正酸中毒,才能减轻血流动力学的障碍,不然会导致休克加重。

2. 中枢神经系统改变 代谢性酸中毒时引起中枢神经系统的代谢障碍,主要表现为意识障碍、乏力、知觉迟钝,甚至嗜睡或昏迷,最后可因呼吸中枢和血管运动中枢麻痹而死亡,其发生机制有:①酸中毒时生物氧化酶类的活性受到抑制,氧化磷酸化过程减弱,致使 ATP 生成减少,因而脑组织能量供应不足;②pH 值降低时,脑组织内谷氨酸脱羧酶活性增强,使 γ-氨基丁酸增多,后者对中枢神经系统具有抑制作用。

3. 骨骼系统改变 慢性肾功能衰竭伴酸中毒时,由于不断从骨骼释放钙盐以进行缓冲,故不仅影响骨骼的发育,延迟小儿的生长,而且还可以引起纤维性骨炎和肾性佝偻病。成人则可导致骨软化症。

【例 5】**酸中毒**时血清钾浓度变化为
A. 不改变　　　　　　　　B. 升高　　　　　　　　C. 降低
D. 先升高后降低　　　　　E. 先降低后升高

【呼吸性酸中毒】

呼吸性酸中毒是指 CO_2 排出障碍或吸入过多引起的 pH 下降,以血浆 H_2CO_3 浓度原发性升高为特征。

一、原因和机制

引起呼吸性酸中毒的原因不外乎外环境 CO_2 浓度过高,或外呼吸通气障碍而致的 CO_2 排出受阻,临床上以后者更为多见,常见的原因如下:

1. 呼吸中枢抑制 颅脑损伤、脑炎、脑血管意外、呼吸中枢抑制剂(吗啡、巴比妥类)及麻醉剂用量过大或酒精中毒等。

2. 呼吸道阻塞 喉头痉挛和水肿、溺水、异物堵塞气管,常造成急性呼吸性酸中毒。而慢性阻塞性肺疾病,支气管哮喘等则是慢性呼吸性酸中毒的常见原因。

3. 呼吸肌麻痹 急性脊髓灰白质炎、脊神经根炎、有机磷中毒、重症肌无力、家族性周期性麻痹及重度低血钾时,呼吸运动失去动力,可造成 CO_2 排出障碍。

4. 胸廓病变 胸部创伤、严重气胸或胸膜腔积液、严重胸廓畸形等均可严重影响通气功能,引起呼吸性酸中毒。

5. 肺部疾患 如心源性急性肺水肿、重度肺气肿、肺部广泛性炎症、肺组织广泛纤维化、通气功能障碍合并急性呼吸窘迫综合征等,均可因通气障碍而发生呼吸性酸中毒。

6. 呼吸机使用不当 人工呼吸器管理不当,通气量过小而使 CO_2 排出困难。

7. CO_2 吸入过多 较为少见,见于外环境 CO_2 浓度过高,使吸入 CO_2 过多。

二、分　　类

1. 急性呼吸性酸中毒 常见于急性气道阻塞、中枢或呼吸肌麻痹引起的呼吸暂停等。

2. 慢性呼吸性酸中毒 见于气道及肺部慢性炎症引起的 COPD 及肺广泛性纤维化或肺不张时,一般指 $PaCO_2$ 高浓度潴留持续达 24 小时以上者。

三、机体的代偿调节

当体内 CO_2 排出受阻产生大量 H_2CO_3 时,由于碳酸氢盐缓冲系统不能缓冲挥发酸,血浆其他缓冲碱含量较低,缓冲 H_2CO_3 的能力极为有限。而且呼吸性酸中毒发生的**最主要的环节是肺通气功能障碍**,所以呼吸系统往往不能发挥代偿作用,主要靠血液非碳酸氢盐缓冲系统和肾代偿。

【例6】慢性呼吸性酸中毒时机体最主要的代偿方式是
A. 细胞外液缓冲　　　　B. 细胞内液缓冲　　　　C. 呼吸代偿
D. 肾脏代偿　　　　　　E. 骨骼缓冲

四、对机体的影响

呼吸性酸中毒时,对机体的影响基本上与代谢性酸中毒相似,也可引起心律失常、心肌收缩力减弱,外周血管扩张、血钾升高等。除此之外,由于 $PaCO_2$ 升高可引起一系列血管运动和神经精神方面的障碍。

1. CO_2 直接舒张血管的作用　高浓度的 CO_2 能直接引起脑血管扩张,使脑血流增加、颅内压增高,因此常引起持续性头痛,尤以夜间和晨起时为甚。

2. 对中枢神经系统功能的影响　如果酸中毒持续较久,或严重失代偿性急性呼吸性酸中毒时可发生"CO_2 麻醉",病人可出现精神错乱、震颤、谵妄或嗜睡,甚至昏迷,临床称为肺性脑病。应该指出,CO_2 为脂溶性,能迅速通过血脑屏障,而 HCO_3^- 则为水溶性,通过屏障极为缓慢,因而脑脊液中的 pH 值的降低较一般细胞外液更为显著,这可能解释为何中枢神经系统的功能紊乱在呼吸性酸中毒时较代谢性酸中毒时更为显著。

【代谢性碱中毒】

代谢性碱中毒是指细胞外液碱增多和(或)H^+ 丢失引起的 pH 升高,以血浆 HCO_3^- 原发性增多为特征。

一、原因和机制

凡是使 H^+ 丢失或 HCO_3^- 进入细胞外液增多的因素,都可以引起血浆 HCO_3^- 浓度升高。正常情况下,当血浆 HCO_3^- 浓度超过 26 mmol/L 时,肾可减少对 HCO_3^- 的重吸收,使血浆 HCO_3^- 浓度恢复正常,具有纠正代谢性碱中毒的能力。但某些因素,例如有效循环血量不足、缺氧等,可造成肾对 HCO_3^- 的调节功能障碍,使血浆 HCO_3^- 保持在高水平,维持代谢性碱中毒的存在。

1. 酸性物质丢失过多

(1) 经胃丢失　常见于剧烈呕吐及胃液引流使富含 HCl 的胃液大量丢失。正常情况下胃黏膜壁细胞富含碳酸酐酶,能将 CO_2 和 H_2O 催化生成 H_2CO_3,H_2CO_3 解离为 H^+ 和 HCO_3^-,然后 H^+ 与来自血浆中的 Cl^- 形成 HCl,进食时分泌到胃腔中,而 HCO_3^- 则返回血液,造成血浆中 HCO_3^- 一过性增高,称为"餐后碱潮",直到酸性食糜进入十二指肠后,在 H^+ 刺激下,十二指肠上皮细胞与胰腺分泌的大量 HCO_3^- 与 H^+ 中和。病理情况下,剧烈呕吐,使胃液丢失所引起的代谢性碱中毒的机制有:①胃液中 H^+ 丢失,使来自肠液和胰腺的 HCO_3^- 得不到 H^+ 中和而被吸收入血,造成血浆浓度升高;②胃液中 Cl^- 丢失,可引起低氯性碱中毒;③胃液中 K^+ 丢失,可引起低钾性碱中毒;④胃液大量丢失引起有效循环血量减少,也可通过继发性醛固酮增多引起代谢性碱中毒。

(2) 经肾丢失

①应用利尿剂　肾小管上皮细胞富含碳酸酐酶,使用髓袢利尿剂(速尿)或噻嗪类利尿剂时,抑制了肾髓袢升支对 Cl^- 的主动重吸收,使 Na^+ 的被动重吸收减少,到达远曲小管的尿液流量增加,NaCl 含量增高,促进远曲小管和集合管细胞泌 H^+ 泌 K^+ 增加,以加强对 Na^+ 的重吸收,Cl^- 以氯化铵形式随尿排出。另外,由于肾小管远端流速增加,也有冲洗作用,使肾小管内 H^+ 浓度急剧降低,促进了 H^+ 的排泌。H^+ 经肾大量丢失使 HCO_3^- 大量被重吸收,以及因丧失大量含 Cl^- 的细胞外液形成低氯性碱中毒。

②肾上腺皮质激素过多　肾上腺皮质增生或肿瘤可引起原发性肾上腺皮质激素分泌增多,细胞外液容量减少、创伤等刺激可引起继发性醛固酮分泌增多,这些激素尤其是醛固酮可通过刺激集合管泌氢细胞的 H^+－ATP 酶(氢泵),促进 H^+ 排泌,也可通过保 Na^+ 排 K^+ 促进 H^+ 排泌,而造成低钾性碱中毒。此外糖皮质激素过多如 Cushing 综合征也可发生代谢性碱中毒,因为皮质醇也有盐皮质激素活性。

2. HCO_3^- 过量负荷　常为医源性,见于消化道溃疡病患者服用过多的 $NaHCO_3$;或矫正代谢性酸中毒时滴注过多的 $NaHCO_3$;摄入乳酸钠、乙酸钠之后或大量输入含柠檬酸盐抗凝的库存血,这些有机酸盐在体内氧化可产生 $NaHCO_3$,1升库存血所含的柠檬酸盐可产生 30 mmol HCO_3^-;脱水时只丢失 H_2O 和 NaCl 造成浓缩性碱中毒,以上均可使血浆 $NaHCO_3$ 浓度升高。但应指出,肾具有较强的排泄 $NaHCO_3$ 的能力,正常人每天摄入 1 000 mmol 的 $NaHCO_3$,两周后血浆内 HCO_3^- 浓度只是较轻微上升,只有当肾功能受损后服用大量碱性药物时才会发生代谢性碱中毒。

3. H^+ 向细胞内移动　低钾血症时因细胞外液 K^+ 浓度降低,引起细胞内 K^+ 向细胞外转移,同时细胞外的 H^+ 向细胞内移动,可发生代谢性碱中毒,此时,肾小管上皮细胞内缺钾,K^+－Na^+ 交换减少,代之 H^+－Na^+ 交换增多,H^+ 排出增多,HCO_3^- 重吸收增多,造成低钾性碱中毒。一般代谢性碱中毒尿液呈碱性,但在低钾性碱中毒时,由于肾泌 H^+ 增多,尿液反而呈酸性,称为反常性酸性尿。此外,肝功能衰竭时,尿素合成障碍,血氨过高也常导致代谢性碱中毒。

二、分 类

目前通常按给予生理盐水后代谢性碱中毒能否得到纠正而将其分为两类,即盐水反应性碱中毒和盐水抵抗性碱中毒。

1. 盐水反应性碱中毒　主要见于呕吐、胃液吸引及应用利尿剂时,由于伴随细胞外液减少、有效循环血量不足,也常有低钾和低氯存在,而影响肾排出 HCO_3^- 能力,使碱中毒得以维持,给予等张或半张的盐水来扩充细胞外液,补充 Cl^- 能促进过多的 HCO_3^- 经肾排出使碱中毒得到纠正。

2. 盐水抵抗性碱中毒　常见于全身性水肿、原发性醛固醇增多症、严重低血钾及 Cushing 综合征等,维持因素是盐皮质激素的直接作用和低 K^+,这种碱中毒病人给予盐水没有治疗效果。

三、机体的代偿调节

1. 血液的缓冲及细胞内外离子交换的缓冲代偿调节作用　代谢性碱中毒时,H^+ 浓度降低,OH^- 浓度升高,OH^- 可被缓冲系统中弱酸(H_2CO_3、$HHbO_2$、Hpr、$H_2PO_4^-$)所缓冲,但因大多数缓冲系统的组成中,碱性成分远多于酸性成分,故对碱性物质的缓冲有限。同时细胞内外离子交换,细胞内 H^+ 逸出,而细胞外液 K^+ 进入细胞内,从而产生低钾血症。

2. 肺的代偿调节　呼吸的代偿反应是较快的,往往数分钟即可出现,在 24 小时后即可达最大效应。这是由于 H^+ 浓度降低,呼吸中枢受抑制,呼吸变浅变慢,肺泡通气量减少,$PaCO_2$ 或血浆 H_2CO_3 继发性升高,以维持 HCO_3^-/H_2CO_3 的比值接近正常,使 pH 有所降低。但这种代偿是有限度的,很少能达到完全的代偿,因为随着肺泡通气量减少,不但有 $PaCO_2$ 升高,还有 PaO_2 降低,PaO_2 降低可通过对呼吸的兴奋作用,限制 $PaCO_2$ 过度升高。因而即使严重的代谢性碱中毒时,PaO_2 也极少能超过 55 mmHg,即很少能达到完全代偿。

3. 肾的代偿调节　肾的代偿作用发挥较晚,血浆 H^+ 减少使肾小管上皮的碳酸酐酶和谷氨酰胺酶活性受到抑制,故泌 H^+ 和泌 NH_4^+ 减少,HCO_3^- 重吸收减少,使血浆 HCO_3^- 浓度有所下降。肾在代谢性碱中毒时对 HCO_3^- 排出增多的最大代偿时限往往要 3~5 天,所以急性代谢性碱中毒时肾代偿不起主要作用。应注意的是在缺氧、缺钾和醛固酮分泌增多所致的代谢性碱中毒因肾泌 H^+ 增多,尿呈酸性,称为反常性酸性尿。

四、对机体的影响

轻度代谢性碱中毒患者通常无症状,或出现与碱中毒无直接关系的表现,如因细胞外液量减少而引起的无力、肌痉挛、直立性眩晕;因低钾血症引起的多尿、口渴等。但是,严重的代谢性碱中毒则可出现许多功能代谢变化。

1. 中枢神经系统功能改变　碱中毒时,因 pH 值增高,γ-氨基丁酸转氨酶活性增强,而谷氨酸脱羧酶活性降低,故 γ-氨基丁酸分解加强而生成减少,对中枢神经系统抑制作用减弱,因而患者有烦躁不安、精神错乱、谵妄、意识障碍等中枢神经系统等症状。

2. 血红蛋白氧离曲线左移　血液 pH 升高可使血红蛋白与 O_2 的亲和力增强,以致相同氧分压下血氧饱和度可以增加,血红蛋白氧离曲线左移,血红蛋白不易将结合的 O_2 释出,而造成组织供氧不足。脑组织对缺氧特别敏感,由此可出现精神症状,严重时还可以发生昏迷。

3. 对神经肌肉的影响　碱中毒时,因血 pH 值升高,使血浆游离钙减少,即使血总钙量不变,但只要血浆 Ca^{2+} 浓度下降,神经肌肉的应激性就会增高,表现为腱反射亢进、面部和肢体肌肉抽动、手足搐搦。

4. 低钾血症　碱中毒往往伴有低钾血症。这是由于碱中毒时,细胞外 H^+ 浓度降低,细胞内 H^+ 与细胞外 K^+ 交换;同时,由于肾小管上皮细胞在 H^+ 减少时,H^+-Na^+ 交换减弱而 K^+-Na^+ 交换增强,使 K^+ 大量从尿中丢失,导致低钾血症。低钾血症除可引起神经肌肉症状外,严重时还可以引起心律失常。

【例 7】<u>碱中毒</u>引起手足抽搐的主要原因是

A. 血清 Na^+ ↓ 　　B. 血清 K^+ ↓　　C. 血清 Ca^{2+} ↓

D. 血清 Mg^{2+} ↓ 　　E. 血清 CL^- ↓

【呼吸性碱中毒】

呼吸性碱中毒是指肺通气过度引起的 $PaCO_2$ 降低、pH 升高,以血浆 H_2CO_3 浓度原发性减少为特征。

一、原因和机制

肺通气过度是各种原因引起呼吸性碱中毒的基本发生机制。原因如下:

1. 低氧血症和肺疾患　初到高原地区由于吸入气氧分压过低或某些患有心肺疾患、胸廓病变的患者可因缺氧刺激呼吸运动增强，CO_2 排出增多。但外呼吸功能障碍如肺炎、肺梗死、间质性肺疾病等给 O_2 并不能完全纠正过度通气，说明还有其他因素参与。实验资料表明，牵张感受器和肺毛细血管旁感受器在肺疾患时过度通气的发生机制中具有重要意义。

2. 呼吸中枢受到直接刺激或精神性过度通气 中枢神经系统疾病如脑血管障碍、脑炎、脑外伤及脑肿瘤等均可刺激呼吸中枢引起过度通气；癔病发作时也可引起精神性通气过度；某些药物如水杨酸、铵盐类药物可直接兴奋呼吸中枢致通气增强。革兰阴性杆菌败血症也是引起过度通气的常见原因。

3. 机体代谢旺盛 见于高热、甲状腺功能亢进时，由于血温过高和机体分解代谢亢进可刺激引起呼吸中枢兴奋，通气过度使 $PaCO_2$ 降低。

4. 人工呼吸机使用不当 常因通气量过大而引起严重呼吸性碱中毒。

二、分　类

呼吸性碱中毒也可按发病时间分为急性呼吸性碱中毒和慢性呼吸性碱中毒两类。

1. 急性呼吸性碱中毒 常见于人工呼吸机使用不当引起的过度通气，高热和低氧血症时，一般指 $PaCO_2$ 在 24 小时内急剧下降而导致 pH 升高。

2. 慢性呼吸性碱中毒 常见于慢性颅脑疾病，肺部疾患，肝脏疾患，缺氧和氨兴奋呼吸中枢引起持久的 $PaCO_2$ 下降而导致 pH 升高。

三、机体的代偿调节

呼吸性碱中毒时，虽然 $PaCO_2$ 降低对呼吸中枢有抑制作用，但只要刺激肺通气过度的原因持续存在，肺的代偿调节作用就不明显。如果有效肺泡通气量超过每日产生的 CO_2 排出的需要时，可使血浆 H_2CO_3 浓度降低，pH 升高。由低碳酸血症而致的 H^+ 减少，可由血浆 HCO_3^- 浓度的降低而得到代偿。这种代偿作用包括迅速发生的细胞内缓冲和缓慢进行的肾排酸减少。

1. 细胞内外离子交换和细胞内缓冲作用 急性呼吸性碱中毒时，由于血浆 H_2CO_3 浓度迅速降低，故血浆 HCO_3^- 相对增高，约在 10 分钟内，H^+ 从细胞内移出至细胞外并与 HCO_3^- 结合，因而血浆 HCO_3^- 浓度下降，H_2CO_3 浓度有所回升。一方面细胞内的 H^+ 即与细胞外的 Na^+ 和 K^+ 交换；另一方面 HCO_3^- 进入红细胞，Cl^- 和 CO_2 逸出红细胞，促使血浆 H_2CO_3 回升，HCO_3^- 降低。进入血浆的 H^+ 来自细胞内缓冲物，也可来自细胞代谢产生的乳酸，因为碱中毒能促进糖酵解使乳酸生成增多，其机制可能与碱中毒影响血红蛋白释放氧，从而造成细胞缺氧和糖酵解增强有关。一般 $PaCO_2$ 每下降 10 mmHg，血浆 HCO_3^- 浓度降低 2 mmol/L。

2. 肾脏代偿调节 慢性呼吸性碱中毒时才会发生肾脏的代偿调节，这是由于肾的代偿调节是个缓慢的过程，需几天时间才能达到完善，故急速发生的通气过度，可因时间短促而肾脏代偿调节作用不及发挥。在持续较久的慢性呼吸性碱中毒时，低碳酸血症持续存在的情况下，$PaCO_2$ 的降低使肾小管上皮细胞代偿性泌 H^+、泌 NH_3 减少，而随尿排出却增多，因此血浆中 HCO_3^- 代偿性降低。慢性呼吸性碱中毒时，由于肾的代偿调节和细胞内缓冲，平均 $PaCO_2$ 每降低 10 mmHg，血浆 HCO_3^- 浓度下降 5 mmol/L，从而有效地避免了细胞外液 pH 发生大幅度变动。呼吸性碱中毒的血气分析参数变化如下：$PaCO_2$ 降低，pH 升高，AB＜SB，代偿后，代谢性指标继发性降低，AB、SB 及 BB 均降低，BE 负值加大。

四、对机体的影响

呼吸性碱中毒比代谢性碱中毒更易出现眩晕，四肢及口周围感觉异常，意识障碍及抽搐等。抽搐与低 Ca^{2+} 有关。神经系统功能障碍除与碱中毒对脑功能的损伤有关外，还与脑血流量减少有关，因为低碳酸血症可引起脑血管收缩。据报道，$PaCO_2$ 下降 20 mmHg 脑血流量可减少 35%～40%。当然，精神性过度换气患者的某些症状，如头痛、气急、胸闷等，属精神性的，与碱中毒无关。多数严重的呼吸性碱中毒患者血浆磷酸盐浓度明显降低。这是因为细胞内碱中毒使糖原分解增强，葡萄糖-6-磷酸盐和1,6-二磷酸果糖等磷酸化合物生成增加，结果消耗了大量的磷，致使细胞外液磷进入细胞内。此外，呼吸性碱中毒时也可因细胞内外离子交换和肾排钾增加而发生低钾血症；也可因血红蛋白氧离曲线左移使组织供氧不足。

▶ **参考答案**如下，详细答案参见 2019 版《国家临床执业及助理医师资格考试精选真题考点精析》。

1. E	2. A	3. E	4. B	5. B	昭昭老师提示：
6. D	7. C	—	—	—	关注官方微信，获得第一手考试资料。

第4章 缺 氧

2019考试大纲
①概述：常用血氧指标；②类型：低张性缺氧、血液性缺氧、循环性缺氧、组织中毒性缺氧；③功能与代谢改变：呼吸系统、循环系统、血液系统。

考纲解析
近20年的医师考试中，本章的考点是发病学的 常用血氧指标 和 血液性缺氧，执业医师每年考查分数为0～1分，助理医师每年考查分数为0～1分。

第1节 常用的血氧指标

一、血氧分压
血氧分压（PO_2）为物理溶解于血液中的氧所产生的张力，又称血氧张力。动脉血氧分压（PaO_2）正常约为100 mmHg，其高低主要取决于吸入气的氧分压和肺的通气与弥散功能。静脉血氧分压（PvO_2）正常约为40 mmHg，其变化反映组织、细胞对氧的摄取和利用状态。

二、血氧容量
血氧容量（CO_{2max}）是指在氧分压为150 mmHg，温度为38 ℃时，100 mL血液中的血红蛋白（Hb）所能结合的氧量，即Hb充分氧合后的最大携氧量，取决于血液中Hb的含量及其与O_2结合的能力。1g Hb充分氧合时可结合1.34 mL氧，正常成人Hb为15g/dL，血氧容量为20 mL/dL。

三、血氧含量
血氧含量（CO_2）为100 mL血液中实际含有的氧量，包括物理溶解的和化学结合的氧量，因正常时物理溶解的氧量仅为0.3 mL/dL，可忽略不计。血氧含量取决于血氧分压和血氧容量。正常动脉血氧（CaO_2）含量约为19 mL/dL，静脉血氧（CvO_2）含量约为14 mL/dL。动-静脉氧含量差（$CaO_2 - CvO_2$）反映组织的摄氧能力，正常时约为5 mL/dL。

四、血红蛋白氧饱和度
1. 血红蛋白氧饱和度（SO_2） 简称血氧饱和度，是指血液中氧合Hb占总Hb的百分数，约等于血氧含量与血氧容量的比值。正常动脉血氧饱和度（SaO_2）为95%～98%，静脉血氧饱和度（SvO_2）为70%～75%。

2. 氧离曲线 SO_2主要取决于PO_2，二者之间的关系曲线呈"S"形，称为氧合Hb解离曲线，简称氧离曲线。此外，SO_2还与血液PH、温度升高、CO_2分压升高或红细胞内2,3-DPG增多时，Hb与氧的亲和力降低，氧离曲线右移；反之，氧离曲线左移，表示Hb与氧的亲和力增高。

3. P_{50} Hb与氧的亲和力可用P_{50}来反映，它是指血红蛋白氧饱和度为50%时的血氧分压，正常为26～27 mmHg。P_{50}增大反映Hb与氧的亲和力降低，反之Hb与氧的亲和力增高。

【例1】氧离曲线右移的因素是
A. CO_2浓度降低　B. 体温升高　C. H^+浓度降低　D. 2,3-DPG减少　E. 以上都不是

第2节 缺氧的原因、分类和血氧变化的特点

一、低张性缺氧
以动脉血氧分压降低、血氧含量减少为基本特征的缺氧称为低张性缺氧，又称乏氧性缺氧。

1. 原 因

（1）吸入气氧分压过低　多发生于海拔3 000 m以上的高原、高空，或通风不良的坑道、矿井，或吸入低氧混合气体等。体内供氧的多少，首先取决于吸入气的氧分压。在高原，随着海拔的升高，大气压下降，吸入气氧分压也相应降低，致使肺泡气氧分压降低，弥散进入血液的氧减少，动脉血氧饱和度降低。

（2）外呼吸功能障碍　肺通气功能障碍可引起肺泡气氧分压降低；肺换气功能障碍时经肺泡弥散到血液中的氧减少，PaO_2和血氧含量降低。外呼吸功能障碍引起的缺氧又称呼吸性缺氧。

（3）静脉血分流入动脉　多见于存在右向左分流的先天性心脏病患者，如房间隔或室间隔缺损伴有肺动脉狭窄或肺动脉高压，或法洛四联症，由于右心的压力高于左心，未经氧合的静脉血掺入左心的动脉血中，导致PaO_2和血氧含量降低。

2. 血氧变化的特点及缺氧的机制 低张性缺氧发生的关键是进入血液的氧减少或动脉血被静脉血稀释，因此血氧变化的特点主要是：①进入血液的氧减少，PaO_2 降低；②血液中与血红蛋白结合的氧量减少，动脉血氧含量降低；③动脉血氧饱和度降低。氧分压在 60 mmHg 以上时，氧饱和度的变化幅度较小，当 PaO_2 降至 60 mmHg 以下时，动脉血氧含量和氧饱和度显著降低，引起组织、细胞缺氧；④血氧容量正常或增高。急性低张性缺氧时，因血红蛋白无明显变化，故血氧容量一般在正常范围；但慢性缺氧者可因红细胞和血红蛋白代偿性增多而使血氧容量增加；⑤动-静脉血氧含量差降低或正常；驱使氧从血液向组织弥散的动力是二者之间的氧分压差。低张性缺氧时，PaO_2 降低，氧弥散的驱动力减小，血液向组织弥散的氧量减少，动-静脉血氧含量差降低。但在慢性缺氧时，由于组织利用氧的能力代偿性增强，则动-静脉血氧含量差的变化可不明显。

3. 低张性缺氧与发绀 正常毛细血管血液中脱氧血红蛋白浓度约为 2.6 g/dL。低张性缺氧时，动、静脉血中的脱氧血红蛋白浓度增高。当毛细血管血液中脱氧血红蛋白浓度达到或超过 5 g/dL 时，皮肤和黏膜呈青紫色，称为发绀。在血红蛋白正常的人，发绀与缺氧同时存在，可根据发绀的程度大致估计缺氧的程度。当血红蛋白过多或过少时，发绀与缺氧常不一致。例如重度贫血患者，血红蛋白可降至 5 g/dL 以下，出现严重缺氧，但不会出现发绀。红细胞增多者，血中脱氧血红蛋白超过 5 g/dL，出现发绀，但可无缺氧症状。

【例 2】明显引起呼吸加深加快的缺氧类型是
A. 低张性缺氧　　B. 循环性缺氧　　C. 血液性缺氧　　D. 亚硝酸盐中毒　　E. 氰化物中毒

二、血液性缺氧

由于血红蛋白含量减少，或血红蛋白性质改变，使血液携氧能力降低或与血红蛋白结合的氧不易释出引起的缺氧，称为血液性缺氧。血液性缺氧时，血液中物理溶解的氧量不变，PaO_2 正常，故又称等张性缺氧。

1. 原　因

(1) 血红蛋白含量减少　见于各种原因引起的严重贫血。

(2) 一氧化碳中毒　一氧化碳(CO)可与血红蛋白结合形成碳氧血红蛋白(HbCO)。CO 与 Hb 的亲和力是氧的 210 倍。当吸入气中含有 0.1% 的 CO 时，约有 50 的血红蛋白与之结合形成 HbCO 而失去携氧能力。当 CO 与 Hb 分子中的某个血红素结合后，将增加其余 3 个血红素对氧的亲和力，使 Hb 结合的氧不易释放，氧离曲线左移。同时，CO 还可抑制红细胞内糖酵解，使 2,-DPG 生成减少，也可导致氧离曲线左移，进一步加重组织缺氧。

(3) 血红蛋白性质改变　血红素中的二价铁可在氧化剂的作用下氧化成三价铁，形成高铁血红蛋白($HbFe^{3+}OH$)，导致高铁血红蛋白血症。生理情况下，机体的氧化-还原处于动态平衡状态，血液中不断形成极少量的高铁血红蛋白，又不断被血液中的 NADH、抗坏血酸、还原型谷胱甘肽等还原剂还原为二价铁。所以正常成人血液中的高铁血红蛋白含量不超过血红蛋白总量的 1‰~2‰。当食用大量含硝酸盐的腌菜后，硝酸盐经肠道细菌作用还原为亚硝酸盐，吸收入血后，可使大量血红蛋白氧化成高铁血红蛋白。高铁血红蛋白中的 Fe^{3+} 因与羟基结合牢固，失去结合氧的能力，而且当血红蛋白分子中的四个 Fe^{2+} 中有一部分被氧化成 Fe^{3+} 后，剩余的 Fe^{2+} 虽能结合氧，但不易解离，导致氧离曲线左移，使组织缺氧。过氯酸盐及磺胺衍生物等氧化剂也可引起高铁血红蛋白血症，若高铁血红蛋白含量超过血红蛋白总量的 10%，就可出现缺氧表现。达到 30%~50%，则发生严重缺氧，全身青紫、头痛、精神恍惚、意识不清甚至昏迷。

(4) 血红蛋白与氧的亲和力异常增高　某些因素可增强血红蛋白与氧的亲和力，使氧离曲线左移，氧不易释放，引起组织缺氧。如输入大量库存血，由于库存血中 2,3-DPG 含量低，可使氧离曲线左移；输入大量碱性液体时，血液 pH 升高，可通过 Bohr 效应增强 Hb 与 O_2 的亲和力；此外，已发现 30 多种血红蛋白病，由于肽链中发生氨基酸替代，使 Hb 与 O_2 的亲和力成倍增高，从而使组织缺氧。

2. 血氧变化的特点及缺氧的机制 血液性缺氧发生的关键是血红蛋白的质或量改变，因此血氧变化的特点主要是：①外呼吸功能正常，氧的摄入和弥散正常，PaO_2 正常；②动脉血氧饱和度主要取决于 PaO_2，PaO_2 正常，故 SaO_2 正常；③贫血患者血红蛋白含量降低，或 CO 中毒患者血液中 HbCO 增多，均使血氧含量降低；④血红蛋白含量减少(贫血)或性质改变(CO 中毒、高铁血红蛋白形成)，使血氧容量降低，由于血氧容量是在体外用氧充分饱和后测得的 Hb 最大携氧量，因此 CO 中毒时，在体外测得的血氧容量虽可正常，但此时患者血液中的部分 Hb 已与 CO 结合形成 HbCO，在体内 Hb 结合的 O_2 是减少的；⑤贫血病人，毛细血管床中的平均血氧分压较低，血管-组织间的氧分压差减小，氧向组织弥散的驱动力减小，动-静脉氧含量差减小。Hb 与 O_2 亲和力增强引起的血液性缺氧较为特殊，其动脉血氧容量和氧含量可不降低，但由于 Hb 与 O_2 的亲和力较大，结合的氧不易释出，其动-静脉血氧含量差小于正常。

3. 皮肤颜色改变　贫血患者皮肤、黏膜呈苍白色；CO 中毒患者皮肤、黏膜呈樱桃红色；Hb 与 O_2 的亲和力异常增高时，皮肤、黏膜呈鲜红色；高铁血红蛋白血症患者，皮肤、黏膜呈棕褐色(咖啡色)或类似发绀的颜色,称为肠源性发绀。

【例3】CO中毒引起缺氧的原因是
  A. 氧与血红蛋白结合速度减慢　　　B. 氧合血红蛋白释放氧的速度减慢
  C. 红细胞内2,3-DPG明显减少　　　D. 氧离曲线明显右移　　　　　E. 以上都不是

三、循环性缺氧

循环性缺氧是指因组织血流量减少使组织供氧量减少所引起的缺氧,又称为低血流性缺氧或低动力性缺氧。其中,因动脉血灌流不足引起的缺氧称为缺血性缺氧,因静脉血回流障碍引起的缺氧称为淤血性缺氧。

1. 原因

（1）全身性循环障碍　见于心力衰竭和休克。心力衰竭病人心输出量减少,向全身各组织器官运送的氧量减少,同时又可因静脉回流受阻,引起组织淤血和缺氧。全身性循环障碍引起的缺氧,易致酸性代谢产物蓄积,发生酸中毒,使心肌收缩力进一步减弱,心输出量降低,加重组织缺氧,形成恶性循环。

（2）局部性循环障碍　见于动脉硬化、血管炎、血栓形成和栓塞、血管痉挛或受压等。因血管阻塞或受压,引起局部组织缺血或淤血性缺氧。

2. 血氧变化的特点及缺氧的机制　循环性缺氧发生的关键是组织血流量减少,使组织、细胞的供氧量减少引起缺氧,血氧变化的特点主要是:①外呼吸功能正常,氧的摄入和弥散正常,PaO_2正常;②动脉血氧饱和度正常;③血红蛋白的质和量没有改变,血氧容量和血氧含量正常;④循环障碍使血液流经组织毛细血管的时间延长,细胞从单位容量血液中摄取的氧量增多,同时由于血流淤滞,二氧化碳含量增加,使氧离曲线右移,释氧增加,动-静脉血氧含量差增大。缺血性缺氧时,组织器官苍白。瘀血性缺氧时,组织器官呈暗红色。由于细胞从血液中摄取的氧量较多,毛细血管中脱氧血红蛋白含量增加,易出现发绀。

3. 皮肤颜色改变　当全身性循环障碍累及到肺,如左心衰竭引起肺水肿或休克引起急性呼吸窘迫综合征时,则可因影响肺换气功能而合并呼吸性缺氧,此时,患者的动脉血氧分压、血氧含量和血氧饱和度可降低。

【例4】动-静脉氧含量差大于正常的缺氧是
  A 慢性阻塞性肺病　　　　　B. 慢性充血性心力衰竭　　　　　C. 氰化物中毒
  D. 亚硝酸盐中毒　　　　　　E. 一氧化碳中毒

四、组织性缺氧

进入细胞内的氧80%～90%在线粒体内参与由呼吸链电子传递和磷酸化相互偶联的生物氧化反应。在这一过程中,代谢物脱下的成对氢原子由呼吸链上多种酶和辅酶所催化的连锁反应逐步传递,最终与氧结合生成水,同时偶联ADP磷酸化生成ATP。在组织供氧正常的情况下,因组织、细胞利用氧的能力减弱而引起的缺氧,称为组织性缺氧或氧利用障碍性缺氧。

1. 原因

（1）药物对线粒体氧化磷酸化的抑制　氧化磷酸化是细胞生成ATP的主要途径,而线粒体是氧化磷酸化的主要场所。任何影响线粒体电子传递或氧化磷酸化的因素都可引起组织性缺氧。

（2）呼吸酶合成减少　维生素B_1是丙酮酸脱氢酶的辅酶成分,维生素B_1缺乏患者可因细胞丙酮酸氧化脱羧和有氧氧化障碍而发生脚气病。维生素B_2(核黄素)是黄素酶的组成成分,维生素pp(烟酰胺)是辅酶Ⅰ和辅酶Ⅱ的组成成分,这些维生素的严重缺乏可影响氧化磷酸化过程。

（3）线粒体损伤　高温、大剂量放射线照射和细菌毒素等可损伤线粒体,引起线粒体功能障碍和结构损伤,引起细胞生物氧化障碍,ATP生成减少。

2. 血氧变化的特点及缺氧的机制　组织性缺氧发生的关键是细胞对氧的利用障碍,此时动脉血氧分压、血氧含量、血氧容量和血氧饱和度均正常。由于组织对氧的利用减少,静脉血氧分压、血氧含量和血氧饱和度都高于正常,动-静脉血氧含量差减小。

3. 皮肤颜色　细胞用氧障碍,毛细血管中氧合血红蛋白较正常时为多,患者皮肤可呈红色或玫瑰红色。

【例5】主要引起氧利用障碍的因素是
  A. 煤气中毒　　　B. 过氯酸盐中毒　　　C. 贫血　　　D. CO_2增多　　　E. 氰化物中毒

五、混合型缺氧

在临床上有些患者常发生混合性缺氧。例如,失血性休克病人,因血液循环障碍有循环性缺氧,又可因大量失血加上复苏过程中大量输液使血液过度稀释,引起血液性缺氧,若并发急性呼吸窘迫综合征,则还可出现低张性缺氧。

第3节　缺氧时机体的功能与代谢变化

一、呼吸系统的变化

1. 肺通气量增大　PaO_2 降低可刺激颈动脉体和主动脉体化学感受器,反射性兴奋呼吸中枢,使呼吸加深加快,肺泡通气量增加,称为低氧通气反应(HVR),这是对急性缺氧最重要的代偿反应。

2. 高原肺水肿　高原肺水肿(HAPE)是指从平原快速进入 2 500 m 以上高原时,因低压缺氧而发生的一种高原特发性疾病,临床表现为呼吸困难,严重发绀,咳粉红色泡沫痰或白色泡沫痰,肺部有湿啰音等。发病高峰在进入高原后 48～72 h,多于夜间发病,起病急,进展快,救治不及时可危及生命。高原肺水肿有明显的个体易感性,寒冷、剧烈运动、上呼吸道感染等容易诱发高原肺水肿。高原肺水肿一旦形成,将明显加重机体缺氧。

3. 中枢性呼吸衰竭　当 $PaO_2 < 30$ mmHg 时,可严重影响中枢神经系统的能量代谢,直接抑制呼吸中枢,导致肺通气量减少。中枢性呼吸衰竭表现为呼吸抑制,呼吸节律和频率不规则,出现周期性呼吸甚至停止。周期性呼吸是异常的呼吸形式,表现为呼吸加强与减弱减慢甚至暂停交替出现,常见的有潮式呼吸和间停呼吸两种形式。潮式呼吸又称陈-施呼吸,其特点是呼吸逐渐增强、增快,再逐渐减弱、减慢与呼吸暂停交替出现;间停呼吸又称比-奥呼吸,其特点是在一次或多次强呼吸后继以长时间呼吸停止之后再次出现数次强的呼吸。

二、循环系统的变化

1. 心脏功能和结构变化

(1) 心率　急性轻度或中度缺氧时,低氧通气反应增强,呼吸运动增强刺激肺牵张感受器,反射性兴奋交感神经,使心率加快,有利于增加血液循环对氧的运输,是机体对缺氧的一种代偿性反应。严重缺氧可直接抑制心血管运动中枢,并引起心肌能量代谢障碍,使心率减慢。

(2) 心肌收缩力　缺氧初期,交感神经兴奋,作用于心脏 β-肾上腺素能受体,使心肌收缩力增强。以后,由于心肌缺氧可降低心肌的舒缩功能,使心肌收缩力减弱。极严重的缺氧可直接抑制心血管运动中枢,引起心肌的能量代谢障碍和心肌收缩蛋白丧失,使心肌收缩力减弱。

(3) 心输出量　进入高原初期,心输出量增加,久居高原后,心输出量逐渐回降。低张性缺氧时,心输出量增加的机制主要是交感神经兴奋使心率加快、心肌收缩力增强,以及因呼吸运动增强而致的回心血量增加。心输出量增加有利于增加对器官组织的血液供应,是急性缺氧时的重要代偿机制。极严重的缺氧可因心率减慢、心肌收缩力减弱,使心输出量降低。

(4) 心律　严重缺氧可引起窦性心动过缓、期前收缩,甚至发生心室颤动。PaO_2 过度降低可经颈动脉体反射性地兴奋迷走神经,引起窦性心动过缓。缺氧时细胞内外离子分布改变,心肌细胞内 K^+ 减少,Na^+ 增多,静息膜电位降低,心肌兴奋性和自律性增高,传导性降低,易发生异位心律和传导阻滞。

(5) 心脏结构改变　久居高原或慢性阻塞性肺疾病患者,由于持久的肺动脉压升高和血液黏滞度增加,使右心室负荷加重,右心室肥大,严重时发生心力衰竭。

2. 血流分布改变　缺氧时,全身各器官的血流分布发生改变,心和脑的血流量增多,而皮肤、内脏、骨骼肌和肾的组织血流量减少。例如,到达 3 000 m 高原 12 h 后,脑血流量可增加 33%。缺氧时血流重新分布的机制是:①所有血管均有自主神经分布,但不同器官血管的 α-肾上腺素受体密度不同,对儿茶酚胺的反应性不同。皮肤、内脏和肾脏的血管 α-肾上腺素受体密度高,缺氧时交感神经兴奋、儿茶酚胺释放增多,这些部位的血管收缩,血流量减少。②局部代谢产物对血管的调节。心脏和脑组织缺氧时产生大量的乳酸、腺苷、PGI_2 等代谢产物,这些代谢产物可引起局部组织血管扩张,从而使组织血流量增多。③不同器官血管对缺氧的反应性不同。缺氧引起心、脑血管平滑肌细胞膜的 K_{Ca} 和 K_{ATP} 开放,钾外流增多,细胞膜超极化,Ca^{2+} 内流减少,血管平滑肌松弛,血管扩张。与之相反,缺氧引起肺血管平滑肌细胞膜钾离子通道关闭,细胞膜去极化,Ca^{2+} 内流增多,血管收缩。

缺氧时血液重新分布有利于保证重要生命器官氧的供应,具有重要的代偿意义。但如果反应过于强烈,则可产生不利的影响。例如,平原人进入高原后,脑血流量增多,有利于保证脑的血液和氧供,但如果脑血流量增加过多,超过脑室和脊髓腔的缓冲能力,则可引起颅内压显著增高,成为剧烈头痛等高原反应症状发生的重要机制。

3. 肺循环的变化

(1) 缺氧性肺血管收缩　肺循环的特点是流量大、压力低、阻力小、容量大,有利于使流经肺的血液充分氧合。肺泡气 PO_2 降低可引起该部位肺小动脉收缩,称为缺氧性肺血管收缩(HPR)。HPR 在人及牛、犬、猪等多种动物普遍存在,其生理学意义在于减少缺氧肺泡周围的血流,使这部分血流转向通气充分的肺泡,有利于维持肺泡通气与血流的适当比例,从而维持较高的 PaO_2。此外,正常情况下,由于重力的作用,肺尖部的肺泡通气量较大,而血流量相对不足,该部位肺泡气中的氧不能充分被血液运走。当缺氧引起较广泛的肺血管收缩导致肺动脉压升高时,肺尖部的血流增加,使这部分的肺泡通气得到更充分的利用。由此可以看出,HPR 是对缺氧的一种代偿性反应。但过强的 HPR,则是高原肺水肿发生的重要机制。

(2) 缺氧性肺动脉高压 慢性缺氧不仅使肺小动脉长期处于收缩状态,还可引起肺血管壁平滑肌细胞和成纤维细胞的肥大和增生,导致肺血管结构改建,表现为无肌型微动脉肌化,小动脉中层平滑肌增厚,管腔狭窄,同时肺血管壁中胶原和弹性纤维沉积,血管硬化,顺应性降低,形成持续的缺氧性肺动脉高压(HPH)。持久的肺动脉高压,可因右心室后负荷增加而导致右心室肥大以致衰竭。缺氧性肺动脉高压是肺源性心脏病和高原心脏病发生的中心环节。

4. 组织毛细血管增生 慢性缺氧可引起组织中毛细血管增生,尤其是心脏和脑的毛细血管增生更为显著。缺氧时毛细血管增生的机制主要在于,缺氧诱导因子-1增多,上调血管内皮生长因子(VEGF)等基因的表达,进而促进毛细血管增生。另外,缺氧时 ATP 生成减少,腺苷增多,腺苷可刺激血管生成。组织中毛细血管增生、密度增大,缩短了氧从血管向组织细胞弥散的距离,具有代偿意义。

三、血液系统的变化

1. 红细胞和血红蛋白增多 平原人进入高原后,红细胞和血红蛋白均明显增加,增加的程度与海拔高度、居住时间、劳动强度、性别以及个体差异等因素有关。缺氧程度越重,持续时间越长,红细胞和血红蛋白增加越明显。慢性缺氧时红细胞增多主要是由骨髓造血增强所致,其机制是:缺氧引起肾小管旁间质细胞内 HIF-1 蛋白含量增多,活性增高,促进促红细胞生成素(EPO)基因表达,使 EPO 合成释放增多。EPO 主要通过调节红系的增生和分化、抑制原红细胞和早幼红细胞凋亡等途径,或使红细胞生成增加。

2. 红细胞内 2,3-DPG 增多、红细胞释氧能力增强 从平原进入高原后,红细胞内 2,3-DPG 含量迅速增高,返回平原后迅速恢复。2,3-DPG 是在红细胞内糖酵解支路中产生的,二磷酸甘油酸变位酶(DPGM)催化它的合成,二磷酸甘油酸磷酸酶(DPGP)促进它的分解,其功能主要是调节血红蛋白与氧的亲和力:①2,3-DPG 与还原血红蛋白(HHb)结合,使其空间结构稳定,从而结合氧的能力降低;②2,3-DPG 本身为酸性,2,3-DPG 增多,使红细胞内 pH 降低,通过 Bohr 效应降低血红蛋白与氧的亲和力。

缺氧时,红细胞中的 2,3-DPG 含量增多,氧离曲线右移,有利于红细胞释放出更多的氧,供组织、细胞利用。红细胞内 2,3-DPG 含量多少取决于糖酵解速度、二磷酸甘油酸变位酶(DPGM)和 2,3-DPG 磷酸酶(DPGP)的活性,以及 2,3-DPG 与血红蛋白的结合量。缺氧时,2,3-DPG 增多的机制是:①生成增多。低张性缺氧时氧合血红蛋白(HbO_2)减少,脱氧血红蛋白(HHb)增多。HbO_2 的中央孔穴小不能结合 2,3-DPG,而 HHb 的中央空穴大可结合 2,3-DPG。HHb 增多,对 2,3-DPG 的结合增加,红细胞内游离的 2,3-DPG 减少,使 2,3-DPG 对磷酸果糖激酶和 DPGM 的抑制作用减弱,从而使糖酵解增强,2,3-DPG 生成增多。另外,缺氧时代偿性过度通气引起呼吸性碱中毒,以及由于脱氧血红蛋白稍偏碱性,致使 pH 增高,激活磷酸果糖激酶使糖酵解增强,同时促进 DPGM 的活性,2,3-DPG 合成增加;②分解减少。pH 增高可抑制 DPGP 的活性,使 2,3-DPG 分解减少。

➤ **参考答案**如下,详细答案参见 2019 版《国家临床执业及助理医师资格考试精选真题考点精析》。

| 1. B | 2. A | 3. E | 4. B | 5. E | 昭昭老师提示:关注官方微信,获得第一手考试资料。 |

第5章 发 热

➤ **2019 考试大纲**
①病因和机制:发热、过热、发热激活物和内生致热原的概念,发病机制;②功能与代谢改变:代谢改变、功能改变。

➤ **考纲解析**
近 20 年的医师考试中,本章的考点是发热激活物和内生致热原的概念,执业医师每年考查分数为 0~1 分,助理医师每年考查分数为 0~1 分。

第1节 病因和发病机制

一、发热激活物

发热通常是由发热激活物作用于机体,激活内生致热原细胞使之产生和释放内生致热原再经一些后续环节引起体温升高。发热激活物又称EP诱导物,包括外致热原和某些体内产物。

1. 外致热原 来自体外的致热物质称为外致热原。

(1)细菌 ①革兰氏阳性细菌是常见的发热原因。主要有葡萄球菌、链球菌、肺炎球菌、白喉杆菌和枯草杆菌等。这类细菌全菌体,菌体碎片及释放的外毒素均是重要的致热物质,如葡萄球菌释放的可溶性外毒素、A族链球菌产生的致热外毒素以及白喉杆菌释放的白喉毒素等。②革兰氏阴性细菌其典型菌群有大肠杆菌、伤寒杆菌、淋球菌、脑膜炎球菌、志贺氏菌等。这类菌群的致热性除全菌体和胞壁中所含的肽聚糖外,其胞壁中所含的内毒素是主要的致热成分。③分枝杆菌典型菌群为结核杆菌。其全菌体及细胞壁中所含的肽聚糖、多糖和蛋白质都具有致热作用。结核病是伴有发热的典型临床疾病。结核杆菌活动性感染者多数有明显发热和盗汗,且往往在其他临床症状之前出现。

(2)病毒 病毒感染是人体常见的传染病。常见的有流感病毒、SARS病毒、麻疹病毒、柯萨奇病毒等。流感和SARS等病毒感染的最主要的症状就是发热。给动物静脉内注射病毒在引起发热的同时,循环血中出现EP;将白细胞与病毒在体外一起培育,可产生EP。病毒是以其全病毒体和其所含的血细胞凝集素致热。病毒反复注射也可导致动物产生耐受性。

(3)真菌 许多真菌感染引起的疾病也伴有发热。如白色念珠菌感染所致的鹅口疮、肺炎、脑膜炎;组织胞浆菌、球孢子菌和副球孢子菌引起的深部感染;新型隐球菌所致的慢性脑膜炎等。真菌的致热因素是全菌体及菌体内所含的荚膜多糖和蛋白质。

(4)螺旋体 螺旋体感染也是引起发热的原因之一。常见的有钩端螺旋体、回归热螺旋体和梅毒螺旋体。钩端螺旋体感染后,主要表现是发热、头痛、乏力,钩体内含有溶血素和细胞毒因子等。回归热螺旋体感染致回归热,表现为周期性高热,其代谢裂解产物入血后引起高热。梅毒螺旋体感染后可伴有低热,可能是螺旋体内所含的外毒素所致。

(5)疟原虫 疟原虫感染人体后,其潜隐子进入红细胞并发育成裂殖子,当红细胞破裂时,大量裂殖子和代谢产物(疟色素等)释放入血,引起高热。

2. 体内产物

(1)抗原抗体复合物 抗原抗体复合物对产EP细胞有激活作用。用牛血清白蛋白致敏家兔,然后将其血清转移给正常家兔,再用特异性抗原攻击受血动物,可引起后者明显的发热反应。但牛血清白蛋白对正常家兔无致热作用。这表明抗原抗体复合物可能是发热的激活物。

(2)类固醇 体内某些类固醇产物有致热作用,睾酮的中间代谢产物——本胆烷醇酮是其典型代表。某些周期性发热的病人,血浆中的本胆烷醇酮的浓度有所增高,与发热的发生有关。人体白细胞与本胆烷醇酮一起培育,经几小时激活也能产生和释放EP。石胆酸也有类似作用。此外,还有尿酸结晶等对产EP细胞也有一定的激活作用。

(3)内组织的大量破坏 严重的心脏病急性发作、大手术后、X线或核辐射等导致机体组织大量破坏,均可引起发热,严重者可持续数天。

二、内生致热原

内生致热原细胞在发热激活物的作用下,产生和释放的能引起体温升高的物质,称之为内生致热原。

1. 内生致热原的种类

(1)白细胞介素-1 由单核细胞、巨噬细胞、内皮细胞、星状细胞、角质细胞及肿瘤细胞等多种细胞在发热激活物的作用下所产生的多肽类物质,目前已发现其有两种亚型:IL-1α和IL-1β。

(2)肿瘤坏死因子 也是重要的EP之一。多种外致热原,如葡萄球菌、链球菌、内毒素等都可诱导巨噬细胞、淋巴细胞等产生和释放TNF。

(3)干扰素 是一种具有抗病毒、抗肿瘤作用的蛋白质,主要由单核细胞和淋巴细胞所产生,有IFNα、IFNβ和IFNγ三种类型,均与发热有关。

(4)白细胞介素-6 是一种由184个氨基酸组成的蛋白质,分子量为21kD,是由单核细胞、纤维细胞和内皮细胞等分泌的细胞因子,ET、病毒、IL-1、TNF、血小板生长因子等都可诱导其产生和释放。

(5) 巨噬细胞炎症蛋白-1　是内毒素作用于巨噬细胞所诱生的肝素-结合蛋白质。它包括两种类型,即 MIP-1α 和 MIP-1β,两者同源性很高。已证明用纯化 MIP-1 给家兔静脉注射引起剂量依赖性单相热。

2. 内生致热原的产生和释放　内生致热原的产生和释放是一个复杂的细胞信息传递和基因表达调控的过程。这一过程包括产 EP 细胞的激活、EP 的产生和释放。所有能够产生和释放 EP 的细胞都称之为产 EP 细胞,包括单核细胞、巨噬细胞、内皮细胞、淋巴细胞、星状细胞以及肿瘤细胞等。当这些细胞与发热激活物如 LPS 结合后,即被激活,从而始动 EP 的合成。经典的产内生致热原细胞活化方式主要包括以下两种:

(1) Toll 样受体　①介导的细胞活化首先 LPS 与血清中 LPS 结合蛋白结合,形成复合物。LBP 将 LPS 转移给可溶性 CD14(sCD 14),形成 LPS-sCD 14 复合物再作用于上皮细胞和内皮细胞上的受体,使细胞活化。在单核/巨噬细胞,LPS 与 LBP 形成复合物后,再与细胞表面 CD14(mCD 14)结合,形成三重复合物,从而启动细胞内激活机制。较大剂量的 LPS 可不通过 CD14 途径直接激活单核巨噬细胞产生 EP。②LPS 信号转入细胞内可能尚须另一种跨膜蛋白参与。TLR 将信号通过类似 IL-1 受体活化的信号转导途径,激活核转录因子(NF-KB),启动 IL-1、TNF、IL-6 等细胞因子的基因表达、合成内生致热原。EP 在细胞内合成后即可释放入血。

(2) T 细胞受体介导的 T 淋巴细胞活化途径　主要为革兰氏阳性细菌的外毒素如 SE 和 TSST-1 以超抗原(SAg)形式活化细胞,此种方式亦可激活 B 淋巴细胞及单核/巨噬细胞。SAg 与淋巴细胞的 TCR 结合后导致多种蛋白酪氨酸激酶的活化,胞内多种酶类及转录因子参与这一过程。在 T 淋巴细胞活化过程中,磷脂酶 C 和鸟苷酸结合蛋白 P_{21}ras(Ras)途径具有重要作用。PLC 途径:PTKs 活化使细胞内 PLC 磷酸化后,分解细胞膜上的磷脂酰肌醇二磷酸(PIP$_3$)生成三磷酸肌醇(IP$_3$)和甘油二酯(DAG);IP$_3$ 可促使胞外 Ca^{2+} 内流及肌浆网 Ca^{2+} 释放进而活化核因子 NF-AT;DAG 可激活蛋白激酶 C(PKC)进而促使多种核转录因子如 NF-KB 等活化。Ras 途径:活化的 PTKs 使 Ras 转化为活性形式后,可经 raf-1 激活 MAPK,使 Fos 和 Jun 家族转录因子活化。以上这些核转录因子活化入核后即可启动 T 淋巴细胞活化与增殖,并大量合成和分泌 TNFJL-1 和 IFN 等。

【例1】发热发生机制中,共同的基本因素是
A. 外源性致热原　　　　　B. 内源性致热原　　　　　C. 前列腺素
D. 精氨酸加压素(AVP)　　E. 环磷酸腺苷

三、发热时的体温调节机制

1. 体温调节中枢　体温调节中枢位于 POAH,该区含有温度敏感神经元,对来自外周和深部温度信息起整合作用。损伤该区可导致体温调节障碍。另外一些部位,如中杏仁核、腹中隔和弓状核则对发热时的体温产生负向影响。因此,目前倾向于认为,发热时的体温调节涉及中枢神经系统的多个部位。李楚杰等在此基础上提出了发热体温正负调节学说,认为发热体温调节中枢可能有两部分组成,一个是正调节中枢,主要包括 POAH 等,另一个是负调节中枢,主要包括 VSA、MAN 等。当外周致热信号通过这些途径传入中枢后,启动体温正负调节机制,一方面通过正调节介质使体温上升,另一方面通过负调节介质限制体温升高。正负调节相互作用的结果决定调定点上移的水平及发热的幅度和时程。因此,发热体温调节中枢是由正、负调节中枢构成的复杂的功能系统。

2. 致热信号传入中枢的途径　血液循环中的 EP 进入脑内到达体温调节中枢引起发热的途径,目前认为可能存在几种:

(1) EP 通过血脑屏障转运入脑　这是一种较直接的信号传递方式。研究中观察到,在血脑屏障的毛细血管床部位分别存在有 IL-1、IL-6、TNF 的可饱和转运机制,推测其可将相应的 EP 特异性地转运入脑。另外,作为细胞因子的 EP 也可能从脉络丛部位渗入或者易化扩散入脑,通过脑脊液循环分布到 POAH。但这些推测还缺乏有力的证据,需待进一步证实。

(2) EP 通过终板血管器作用于体温调节中枢　终板血管位于视上隐窝上方,紧靠 POAH,是血脑屏障的薄弱部位。该处存在有孔毛细血管,对大分子物质有较高的通透性。EP 可能由此入脑。但也有人认为,EP 并不直接进入脑内,而是被分布在此处的相关细胞(巨噬细胞、神经胶质细胞等)膜受体识别结合,产生新的信息介质,将致热原的信息传入 POAH。

3. 发热中枢调节介质　研究证实,进入脑内的 EP 不是引起调定点上升的最终物质,EP 可能首先作用于体温调节中枢,引起发热中枢介质的释放,从而使调定点改变。发热中枢介质可分为两类:正调节介质和负调节介质。

(1) 正调节介质　前列腺素E、环磷酸腺苷、Na⁺/Ca²⁺比值、促肾上腺皮质激素释放素、一氧化氮。

(2) 负调节介质　由于各种感染性疾病引起的发热很少超过41℃。因此,发热时体温上升的幅度被限制在特定范围内的现象称为热限。这就意味着体内必然存在自我限制发热的因素,包括:精氨酸加压素、黑素细胞刺激素、膜联蛋白A1、白细胞介素-10。

4. 发热时体温调节的方式及发热的时相　调定点的正常设定值在37℃左右。发热时,来自体内外的发热激活物作用于产EP细胞,引起EP的产生和释放,EP再经血液循环到达颅内,在POAH或OVLT附近,引起中枢发热介质的释放,后者相继作用于相应的神经元,使调定点上移。此时由于调定点高于中心温度,体温调节中枢对产热和散热进行调整,从而把体温升高到与调定点相适应的水平。在体温上升的同时,负调节中枢也被激活,产生负调节介质,进而限制调定点的上移和体温的上升。正负调节相互作用的结果决定体温上升的水平。发热持续一定时间后,随着激活物被控制或消失,EP及增多的介质被清除或降解,调定点迅速或逐渐恢复到正常水平,体温也相应被调控下降至正常。这个过程大致分为三个时相。

(1) 体温上升期　在发热的开始阶段,由于正调节占优势,调定点上移,此时原来的正常体温变成了"冷刺激",中枢对"冷"信息起反应,发出指令经交感神经到达散热中枢,引起皮肤血管收缩和血流减少,导致皮肤温度降低和散热减少,同时指令到达产热器官,引起寒战和物质代谢加强,产热随之增加。

(2) 高温持续期(高峰期)

①特点　当体温升高到调定点的新水平时,便不再继续上升,而是在这个与新调定点相适应的高水平上波动,所以称高温持续期,也称高峰期或稽留期。由于此期中心体温已与调定点相适应,所以寒战停止并开始出现散热反应。

②热代谢特点　产热与散热在高水平保持相对平衡。

③临床表现　患者有酷热感,因散热的反应皮肤血管扩张、血流量增加,皮温高于正常,病人不再感到寒冷,皮肤的"鸡皮疙瘩"也消失。此外,皮肤温度的升高加强了皮肤水分的蒸发,因而皮肤和口唇比较干燥。此期持续时间因病因不同而异,从几小时(如疟疾)、几天(如大叶性肺炎)到1周以上(如伤寒)。

(3) 体温下降期(退热期)

①特点　经历了高温持续期后,由于激活物、EP及发热介质的消除,体温调节中枢的调定点返回到正常水平。这时由于血温高于调定点,POAH的温敏神经元发放频率增加,通过调节作用使交感神经的紧张性活动降低,皮肤血管进一步扩张。

②热代谢特点　散热增强,产热减少,体温开始下降,逐渐恢复到正常调定点相适应水平。

③临床表现　大量出汗,严重者可致脱水,此期由于高血温及皮肤温度感受器传来的热信息对发汗中枢的刺激,汗腺分泌增加。退热期持续几小时或一昼夜(骤退),甚至几天(渐退)。

【例2】发热是体温调定点
A. 上移,引起的主动性体温升高　　　B. 下移,引起的主动性体温升高
C. 上移,引起的被动性体温升高　　　D. 下移,引起的被动性体温升高
E. 不变,引起的主动性体温升高

【例3】内源性致热原的作用部位是
A. 中性粒细胞　　　B. 下丘脑体温调节中枢　　　C. 骨骼肌
D. 皮肤血管　　　E. 汗腺

【例4】高热持续期热代谢特点是
A. 散热减少,产热增加,体温↑　　　B. 产热减少,散热增加,体温↓
C. 散热减少,产热增加,体温保持高水平　　　D. 产热与散热在高水平上相对平衡,体温保持高水平
E. 产热减少,散热增加,体温恒定

第2节　代谢与功能的改变

一、物质代谢的改变

1. 糖代谢　发热时由于产热的需要,能量消耗大大增加,因而对糖的需求增多,糖的分解代谢加强,糖原贮备减少。尤其在寒战期糖的消耗更大,乳酸的产量也大增。因此在正常情况下,肌肉主要依靠糖和脂肪的有氧氧化供给能量。寒战时肌肉活动量加大,对氧的需求大幅度增加口,超过机体的供氧能力,以致产生氧债,此时肌肉活动所需的能量大部分依赖无氧代谢供给。据粗略计算,肌肉剧烈活动时,从有氧氧化得到的能量只及糖酵解供给能量的1/5,因而产生大量乳酸。当寒战停止后,由于氧债的偿还,乳酸又被逐渐消除。

2. 脂肪代谢　发热时因能量消耗的需要,脂肪分解也明显加强。由于糖原贮备不足,加上发热病人食欲较差,营养摄入不足,机体动员脂肪贮备。另外,交感-肾上腺髓质系统兴奋性增高,脂解激素分泌增加,也促进脂肪加速分解。

3. 蛋白质代谢　正常成人每日约需摄入30~45 g蛋白质才能维持总氮平衡。发热时由于高体温和EP的作用(EP→PGE↑→骨骼肌蛋白分解),病人体内蛋白质分解加强,尿氮比正常人增加约2~3倍。此时如果未能及时补充足够的蛋白质,将产生负氮平衡,蛋白质分解加强可为肝脏提供大量游离氨基酸,用于急性期反应蛋白的合成和组织修复。

4. 水、盐及维生素代谢　在发热的体温上升期,由于肾血流量的减少,尿量也明显减少,Na^+和Cl^-的排泄也减少。但到退热期因尿量的恢复和大量出汗,Na^+、Cl^-排出增加。高温持续期的皮肤和呼吸道水分蒸发的增加及退热期的大量出汗可导致水分的大量丢失,严重者可引起脱水。因此,高热病人退热期应及时补充水分和适量的电解质。

二、生理功能改变

1. 中枢神经系统功能　改变发热使神经系统兴奋性增高,特别是高热(40~41 ℃)时,病人可能出现烦躁、谵妄、幻觉。有些病人出现头痛(机制不明)。在小儿,高热比较容易引起抽搐(热惊厥),这可能与小儿中枢神经系统尚未发育成熟有关。有些高热病人神经系统可处于抑制状态出现淡漠、嗜睡等,可能与IL-1的作用有关。已有实验证明,注射IL-1能够诱导睡眠。

2. 循环系统功能改变　发热时心率加快,体温每上升1 ℃,心率约增加18次/分(1 °F,增加10次/分),儿童可增加得更快。心率加快主要是由于热血对窦房结的刺激所致。LPS导致的发热引起血浆中IL-1和TNF升高,它们可直接增加外周交感神经的兴奋引起心率加快。此外,下丘脑的PGE水平增加诱导CRF的分泌,CRF可引起MPO的交感神经兴奋性增加导致心率加快。另外,代谢加强,耗O_2量和CO_2生成量增加也是影响因素之一。在一定限度内(150次/分)心率增加可增加心输出量,但如果超过此限度,心输出量反而下降。在寒战期间,心率加快和外周血管的收缩,可使血压轻度升高;高温持续期和退热期因外周血管舒张,血压可轻度下降。少数病人可因大汗而致虚脱,甚至循环衰竭,应及时预防。

3. 呼吸功能改变　发热时血温升高可刺激呼吸中枢并提高呼吸中枢对CO_2的敏感性,再加上代谢加强、CO_2生成增多,共同促使呼吸加快加强,从而有更多的热量从呼吸道散发。

4. 消化功能改变　发热时消化液分泌减少,各种消化酶活性降低,因而产生食欲减退、口腔黏膜干燥、腹胀、便秘等临床征象。这些可能与交感神经兴奋、副交感神经抑制以及水分蒸发较多有关。也有实验证明IL-1和TNF能引起食欲减退。

三、防御功能改变

1. 抗感染能力的改变　一些研究表明,有些致病微生物对热比较敏感,一定高温可将其灭活。如淋球菌和梅毒螺旋体,就可被人工发热所杀灭。一定高温也可抑制肺炎球菌。许多微生物生长繁殖需要铁,EP可使循环内铁的水平降低,因而使微生物的生长繁殖受到抑制。

2. 对肿瘤细胞的影响　发热时产EP细胞所产生的大量EP(IL-1、TNF、IFN等)除了引起发热以外,大多具有一定程度的抑制或杀灭肿瘤细胞的作用。另外,肿瘤细胞长期处于相对缺氧状态,对高温比正常细胞敏感,当体温升高到41 ℃左右时,正常细胞尚可耐受,肿瘤细胞则难以耐受,其生长受到抑制并可被部分灭活。因此,目前发热疗法已被用于肿瘤的综合治疗,尤其是那些对放疗或化疗产生抵抗的肿瘤,发热疗法仍能发挥一定的作用。

3. 急性期反应　急性期反应是机体在细菌感染和组织损伤时所出现的一系列急性时相的反应。EP在诱导发热的同时,也引起急性期反应。

▶ **参考答案**如下,详细答案参见2019版《国家临床执业及助理医师资格考试精选真题考点精析》。

| 1. B | 2. A | 3. B | 4. D | — | 昭昭老师提示:关注官方微信。 |

第6章　应　激

> **2019考试大纲**

①概述:应激、应激原的概念,全身适应综合征的概念;②躯体反应:神经内分泌反应,急性期反应,细胞反应;③应激与疾病:应激性溃疡;创伤后应激障碍(PTSD)。

> 考纲解析

近20年的医师考试中,本章的考点是应激的神经内分泌反应,执业医师每年考查分数为0~1分,助理医师每年考查分数为0~1分。

第1节 概 述

一、应激概念

应激或应激反应是指机体在受到一定强度的应激原(躯体或心理刺激)作用时所出现的全身性非特异性适应反应。适度应激有利于机体在变动的环境中维持自身稳态,提高机体应对不利环境的能力,但过强或持续时间过长的应激可导致器官功能障碍和代谢紊乱,产生身心疾病。

二、应激原和应激反应的分类

1. 概念 应激原是能导致应激的因素,包括理化和生物学因素以及社会心理因素。

2. 分类 根据应激原的种类、作用的强度和时间,可将应激分为以下类型:

(1)躯体性应激和心理性应激 导致躯体性应激的应激原有外环境的理化和生物学因素,如温度的剧变、射线、噪声、强光、电击、低压、低氧、中毒、创伤、感染等以及导致机体内环境紊乱或自稳态失衡的因素,如血液温度或成分的改变、心功能低下、心律失常、器官功能紊乱以及性压抑等。而引发心理性应激的应激原主要是心理和社会因素,是机体在遭遇不良事件或者主观感觉到压力和威胁时产生的一种伴有生理、行为和情绪改变的心理紧张状态。当然,一些应激原既可导致躯体应激,也可导致心理应激。如严重创伤和长期的疾病能使患者产生对残疾、治疗和愈后的焦虑,引发心理改变,导致心理性应激。

(2)急性应激和慢性应激 急性应激指机体受到突然刺激,如突发的天灾人祸、意外受伤等所致的应激。过强的急性应激原可诱发心源性猝死、急性心肌梗死(如在原有冠心病的基础上)以及精神障碍等。慢性应激则是由应激原长时间作用(如长期处于高负荷的学习和工作状态)所致。慢性应激可导致消瘦、影响生长发育,并可引发抑郁和高血压等疾病。

(3)生理性应激和病理性应激 根据应激原对机体影响的程度和导致的结果,可将应激分为生理性应激和病理性应激。前者指适度的,持续时间不长的应激,如体育竞赛、适度的工作压力。这种应激可促进体内的物质代谢和调动器官的储备功能,增加人的活力,提高机体的认知、判断和应对各种事件的能力,故也称为良性应激。后者指由强烈的或作用持续时间过长的应激原(如大面积烧伤或严重的精神创伤)导致的应激。这种应激可造成代谢紊乱和器官功能障碍,进而导致疾病,故也称为劣性应激。

第2节 应激时的躯体反应

一、应激的神经内分泌反应

1. 交感-肾上腺髓质系统兴奋 应激时重要的神经内分泌反应之一是交感-肾上腺髓质系统的兴奋,表现为血浆去甲肾上腺素和肾上腺素浓度迅速升高。在强烈应激时,血浆去甲肾上腺素可升高10~45倍,肾上腺素升高4~6倍。交感-肾上腺髓质系统的强烈兴奋主要参与调控机体对应激的急性反应。介导一系列的代谢和心血管代偿机制以克服应激原对机体的威胁或对内环境的干扰。其防御意义(对机体有利)主要表现在以下四个方面:①使心率增快、心肌的收缩力增强和外周阻力增加,从而提高心输出量和血压;②使皮肤、腹腔内脏及肾等的血管收缩,而脑血管口径无明显变化、冠状血管和骨骼肌血管扩张,通过使血液重新分布保证心脏、脑和骨骼肌的血液供应,使应激时的组织供血更充分、合理;③有利于改善肺泡通气,以向血液提供更多的氧;④促进糖原、脂肪分解,通过生物氧化以增加应激时机体组织增加的能源供应需要。上述作用促使机体紧急动员,使机体处于一种唤起状态,有利于应付各种变化了的环境。但强烈的交感-肾上腺髓质系统的兴奋也引起明显的能量消耗和组织分解,导致血管痉挛和促进血小板凝聚,引发某些部位组织缺血和致死性心律失常等。

【例1】参加应激反应的关键性器官是
A. 甲状腺　　B. 肾上腺　　C. 前列腺　　D. 心脏　　E. 肺脏

【例2】应激反应中对免疫起抑制作用的最主要的激素是
A. 肾上腺素　　　　　　B. 去甲肾上腺素　　　　　　C. 糖皮质激素
D. β-内啡肽　　　　　　E. 生长激素

【例3】下列哪种激素的大量分泌不会引起应激性溃疡?

A. 糖皮质激素　　　　　　B. 儿茶酚胺　　　　　　　C. β-内啡肽
D. 血管紧张素-Ⅱ　　　　　E. 前列腺素

2. 下丘脑-垂体-肾上腺皮质激素系统激活

（1）一般变化　应激时无论是从躯体直接来的应激传入信号；或是经边缘系统整合的下行应激信号，皆可使下丘脑的促肾上腺皮质激素释放激素分泌增多。CRH 是 HPA 轴激活的关键环节，能通过促进垂体分泌促肾上腺皮质激素，使肾上腺皮质分泌糖皮质激素增多。

（2）有利方面　GC 分泌增多对机体抵抗有害刺激起着极为重要的作用。应激时 GC 提高机体抵抗力的机制迄今未完全阐明，但至少和以下因素有关：①促进蛋白质分解和糖异生，使应激时肝糖原得到补充，从而将血糖维持在高水平。肾上腺皮质功能不全的动物，应激时很容易发生低血糖。②有些激素，如儿茶酚胺只有在 GC 存在时才能发挥其效应，这被称为 GC 的允许作用。GC 对儿茶酚胺的允许作用表现为去肾上腺后，循环系统对儿茶酚胺的反应性减弱甚至不反应，因此去肾上腺动物应激时容易发生低血压和循环衰竭。儿茶酚胺、胰高血糖素和生长素引起脂肪动员增加、糖原分解增加等代谢效应也必须要有 GC 的存在。③稳定溶酶体膜，防止或减轻溶酶体酶对组织细胞的损害。④抑制嗜中性白细胞的活化，抑制炎症介质和细胞因子的生成，具有抗炎、抑制免疫的自稳作用。

（3）不利方面　GC 持续增加也会对机体产生一系列不利影响，表现为：①可明显抑制免疫系统，使机体的免疫力下降，易发生感染；②可产生一系列代谢改变，如血脂升高、血糖升高，并参与形成胰岛素抵抗等；③能通过抑制甲状腺轴和性腺轴，导致内分泌紊乱和性功能减退，对儿童可导致其生长发育的迟缓。

3. 中枢神经系统的变化

（1）概述　CNS 是应激反应的调控中心，机体对大多数应激原的感受都包含有认知的因素，丧失意识的动物在遭受躯体创伤时，可不出现应激时的多数神经内分泌改变；昏迷病人对大多数应激原包括许多躯体损伤的刺激也不出现应激反应，表明 CNS，特别是 CNS 的皮层高级部位在应激反应中具有调控整合作用。与应激最密切相关的 CNS 部位包括：大脑皮层、边缘系统、杏仁体、海马、下丘脑、脑桥的蓝斑等结构。这些部位在应激时可出现活跃的神经传导、神经递质和神经内分泌的变化，并出现相应的功能改变。

（2）脑干蓝斑　脑干蓝斑及其相关的去甲肾上腺素神经元是交感-肾上腺髓质系统的中枢位点，上行主要与大脑边缘系统有密切的往返联系，成为应激时情绪/认知/行为变化的结构基础。下行则主要至脊髓侧角，行使调节交感-肾上腺髓质系统的功能。应激时蓝斑区 NE 神经元激活和反应性增高，持续应激还使该脑区的酪氨酸羟化酶（NE 合成限速酶）活性升高，蓝斑投射区（下丘脑、海马、杏仁体）的 NE 水平升高，机体出现紧张、兴奋和专注程度的升高；过度时则会产生焦虑、害怕或愤怒等情绪反应。此外，脑干的去甲肾上腺素能神经元还与室旁核分泌 CRH 的神经元有直接的纤维联系，该通路可能是应激启动 HPA 轴的关键结构之一。

（3）下丘脑的室旁核　下丘脑的室旁核是 HPA 轴的中枢位点，其上行主要与杏仁复合体、海马、边缘皮层有广泛的往返联系，与蓝斑亦有丰富的交互联络，其分泌的 CRH 是应激反应的核心神经内分泌因素之一，其重要功能是调控应激时的情绪行为反应，大鼠脑室内直接注入 CRH 可引起剂量依赖的行为情绪反应。目前认为，适量的 CRH 增多可促进适应，使机体兴奋或有愉快感；但大量的 CRH 增加，特别是慢性应激时的持续增加则造成适应机制的障碍，出现焦虑、抑郁、食欲和性欲减退等。这是重症慢性病人几乎都会出现的共同表现。

4. 其他神经内分泌变化

（1）胰高血糖素和胰岛素　应激时，交感神经兴奋，可以通过作用于胰岛的 α 细胞使胰高血糖素分泌增多，作用于胰岛的 β 细胞抑制胰岛素的分泌，其结果使血糖水平明显增加，有助于满足机体在应激时对能量的需求。应激时外周组织还可表现对胰岛素的反应性降低，出现胰岛素抵抗，其机制尚不完全清楚，可能与应激时大量产生的应激激素（如糖皮质激素）和细胞因子（如 TNF-α）能干扰胰岛素的信号转导途径及效应有关。胰岛素抵抗的生理意义在于减少胰岛素依赖组织（如骨骼肌）对糖的利用，以保证创伤组织和胰岛素非依赖组织（如脑、外周神经等）能获得充分的葡萄糖。

（2）调节水盐平衡的激素　运动、情绪紧张、创伤、疼痛、手术等应激原可引起抗利尿激素分泌增加。而这些应激原也可激活肾素－血管紧张素－醛固酮系统，使血浆中醛固酮增多。增多的 ADH 和醛固酮可促进肾小管上皮细胞对水和钠的重吸收，减少尿量，从而有利于维持血容量。

（3）β-内啡肽　β-内啡肽主要在腺垂体合成，也可在其他组织细胞（如免疫细胞）中产生。多种应激原（创伤、休克、感染等）可使其分泌增多。β-内啡肽有很强的镇痛作用，可减轻创伤患者的疼痛及由此诱发的其他不良应激反应。β-内啡肽和 ACTH 都来自阿黑皮素原（POMC）这一共同的前体，因此血中 β-内啡肽水平增高能抑制 ACTH 和 GC 的分泌,此外还能抑制交感-肾上腺髓质系统的活性,以避免这两个系统在应激过程中被过度激活,因此在应激反应的调控中发挥重要作用。

二、急性期反应和急性期蛋白

急性期反应是感染、烧伤、大手术、创伤等应激原诱发机体产生的一种快速的防御反应。除了表现为体温升高、血糖升高、补体增高、外周血吞噬细胞数目增多和活性增强等非特异性免疫反应外,还表现为血浆中一些蛋白质浓度的迅速变化。这些蛋白被称为急性期反应蛋白(APP)。AP 属于分泌型蛋白,种类很多,主要由肝细胞合成。单核吞噬细胞、成纤维细胞亦可产生少数急性期反应蛋白。正常血浆中 AP 蛋白含量一般较低或甚微。在急性期反应过程中有些 AP 蛋白可增加 20~1 000 倍。急性期反应时也有浓度减少的血浆蛋白,称为负性 AP,如白蛋白,运铁蛋白等。AP 的主要功能为:

1. 抑制蛋白酶的作用 创伤、感染等引起的应激时,体内蛋白水解酶增多,过多的蛋白水解酶可引起组织的损害。多种 AP 为蛋白酶抑制物,如 α1-抗胰蛋白酶、α1-抗糜蛋白酶、Cl 酯酶抑制因子、α2-抗纤溶酶等,它们增多能抑制蛋白酶对组织细胞的损伤,产生保护作用。

2. 参与凝血和纤溶 增加的凝血因子,如凝血因子Ⅷ和纤维蛋白原可在组织损伤早期促进凝血。此外,纤维蛋白原在凝血酶作用下形成的纤维蛋白在炎症区组织间隙构成网状物或凝块,有利于阻止病原体及其毒性产物的扩散。而增加的纤溶酶原在凝血后期能促进纤溶系统的激活,有利于纤维蛋白凝块的溶解。

3. 抗感染、抗损伤 如 C-反应蛋白容易与细菌细胞壁结合,起抗体样调理作用。又可激活补体经典途径,促进大、小吞噬细胞的功能。这就使得与 C-反应蛋白结合的细菌能被迅速地清除。此外 C-反应蛋白还能抑制血小板的磷脂酶,减少炎症介质的释放等。由于在各种炎症、感染,组织损伤等疾病中都可见 C 反应蛋白的迅速升高,且其升高程度常与炎症、组织损伤的程度成正相关,因此临床上常将 C 反应蛋白作为炎症性疾病活动性的指标。此外补体成分也具有抗感染作用,而纤维连接蛋白能促进单核细胞、巨噬细胞和成纤维细胞趋化性,促进单核细胞膜上 Fc 受体和 C_{3b} 受体的表达,并激活补体旁路,从而促进单核细胞的吞噬功能等。

4. 其他 如铜蓝蛋白能活化超氧化物歧化酶,故有清除氧自由基的作用。结合珠蛋白、铜蓝蛋白、血红素结合蛋白等可与相应的物质结合,避免过多的游离 Cu^{2+}、血红素等对机体的危害,并可调节它们的体内代谢过程和生理功能。

【例4】急性期蛋白的主要来源是
A. 巨噬细胞　　　　　　　B. 内皮细胞　　　　　　　C. 肝细胞
D. 成纤维细胞　　　　　　E. 多形核白细胞

四、细胞对应激原的反应

1. 热休克反应

(1) 概念　指生物体在热刺激或其他应激原作用下所表现出的以基因表达改变和热休克蛋白生成增多为特征的反应。是最早发现的细胞应激。许多对机体有害的应激因素,如低氧、缺血、活性氧、基因毒物质、ATP 缺乏、酸中毒、炎症以及感染等也可快速诱导 HSP 的生成。故 HSP 又名应激蛋白,但习惯上仍称 HSP。

(2) HSP 的功能　HSP 是生物体中广泛存在的一组高度保守的细胞内蛋白质。按其分子量分成若干个家族,如 HSP 90、HSP 70 和 HSP 27 等,按其生成方式又可分为组成性的和诱导性的。其中与应激关系最为密切的是 HSP 70 家族。它们在应激时的表达明显增加。在应激时不仅有多种新合成的蛋白质,还存在被应激原作用后变性的蛋白质,这些变性蛋白的疏水区域可暴露在分子表面,通过其疏水基团互相结合,这些蛋白可聚集而失去活性。蛋白质聚集物还可对细胞造成严重损伤。热休克蛋白具有分子伴侣的作用,能通过其 C 末端的疏水区与新合成的尚未折叠的肽链或变性蛋白暴露的疏水区域结合,并依赖其 N 端的 ATP 酶活性,帮助新合成的蛋白质正确折叠和运输;促进变性蛋白复性,防止它们凝聚;而当蛋白质损伤严重不能复性时,则协助蛋白酶系统对它们进行降解。已有证据表明热休克蛋白可增强机体对多种应激原,如热、内毒素、病毒感染、心肌缺血等的耐受能力,对细胞产生非特异性保护作用。

(3) HSP 表达调节　应激能促进诱导性 HSP 生成,这是因为多种损伤性应激能使原来存在于胞质的热休克因子激活。热休克因子是一种转录因子。在非应激细胞中,HSF 以单体形式存在于胞质中,与 HSP70 结合,不表现转录活性。多种应激原能导致蛋白质(特别是合成中的蛋白和正在穿膜过程中的蛋白)变性,变性蛋白通过与 HSP 70 结合使 HSF 游离并激活,激活的 HSF 形成活性的三聚体转入核内,与热休克蛋白基因上游的热休克元件结合,促进一系列热休克蛋白的表达,使热休克蛋白增多。

2. 其他类型的细胞应激　除了热刺激导致的热应激外,其他能导致细胞应激的环境因子或应激原有射线、紫外线、低氧、营养缺乏、温度或渗透压改变、过量的活性氧等。此外感染细胞的病毒、细菌毒素、进入生物体内的药物和毒物(如抗癌剂、蛋白质和 RNA 合成抑制剂)也都可导致细胞应激反应。

细胞应激分为热应激、氧化应激、基因毒应激、低氧应激、渗透性应激和内质网应激等。上述分类不是绝对的,因为一些应激原,如氧自由基可同时攻击脂质、蛋白质和核酸,既可导致氧化应激,也能引发基因毒应激;而 DNA 损伤剂除了能引起基因毒应激外,还可损伤蛋白质,并能增加 ROS 的生成而导致氧化应激。所以一种应激原常可导致两种甚至多种细胞应激反应。

细胞的应激反应包括一系列高度有序事件,如细胞对应激原的感知,应激原诱发的细胞内信号转导和激活特定转录因子,导致基因表达的改变,诱导多种特异性和非特异性的对细胞具有保护作用的蛋白质,同时细胞内一些正常基因的表达受到抑制,以去除有害刺激,保护细胞防止损伤,或修复已发生的损伤。若细胞的损伤比较严重,则可通过诱导细胞凋亡或导致细胞死亡来清除损伤细胞,以维护内环境的稳定。以氧化应激为例。氧化应激是一种由活性氧增多和(或)清除减少导致 ROS 相对超负荷引起的细胞应激反应。已证明 ROS 能通过激活多条细胞内的信号转导通路和转录因子,诱导含锰离子的超氧化物歧化酶、过氧化氢酶和谷胱甘肽过氧化物酶等的表达,从而清除 ROS,产生对细胞特异性的保护作用。此外 NF-KB 还能增强多种抗凋亡基因,如 Bcl-XL、c-FLIP、cIAPS 等的表达,增加细胞在活性氧作用下的抗凋亡能力,促进细胞的存活。但是若活性氧生成过多,或者细胞抗氧化的能力不足,氧化应激激活的一些信号分子和通路也可以诱导细胞凋亡。

【例 5】关于热休克蛋白(HSP)的**错误**说法是
A. HSP 亦称为应激蛋白　　　　　　B. HSP 的生成普遍存在整个生物界
C. HSP 首先在果蝇体发现　　　　　D. HSP 在进化过程中的保守性很小
E. HSP 可提高细胞的应激能力

第 3 节　应激与疾病

一、应激性溃疡

应激性溃疡是一种典型的应激性疾病,它是指机体在遭受严重应激,如严重创伤、大手术、重病等情况下,出现胃、十二指肠黏膜的急性病变,主要表现为胃、十二指肠黏膜的糜烂、浅溃疡、渗血等。严重时可致穿孔和大出血。据内镜检查,重伤重病时应激性溃疡发病率相当高,可达 75%~100%。此外还有调查表明长期慢性精神应激者(如人事纠纷、婚姻危机、恐惧忧郁等)十二指肠溃疡的发生率明显高于对照组,表明精神因素亦是导致应激性溃疡的重要因素。应激性溃疡的发生被认为与以下因素有关:

1. 胃肠黏膜缺血　由于交感-肾上腺髓质系统的强烈兴奋,胃肠血管收缩,血流量减少,特别是胃肠黏膜的缺血缺氧,可造成胃肠黏膜的损害。黏膜的缺血以及应激时明显增加的糖皮质激素导致的蛋白质合成减少而分解增加,使得胃肠黏膜上皮细胞再生和修复能力降低,这些成为应激时出现胃黏膜糜烂、溃疡、出血的基本原因。

2. 黏膜屏障功能降低　黏膜缺血使上皮细胞能量不足,不能产生足量的碳酸氢盐和黏液,而糖皮质激素可使盐酸和胃蛋白酶的分泌增加,胃黏液分泌减少,致使黏膜上皮细胞间的紧密连接和覆盖于黏膜表面的碳酸氢盐-黏液层所组成的胃黏膜屏障遭到破坏。黏液减少使黏膜屏障功能降低,胃酸中的 H$^+$ 反向逆流入黏膜增多,而碳酸氢盐减少,又导致中和胃酸的能力减弱。已知在胃黏膜血流灌注良好的情况下,反向弥散至黏膜内的过量 H$^+$ 可被血流中的 HCO$_3^-$ 所中和或被血流及时运走,从而防止 H$^+$ 对细胞的损害。而在应激的状况下,因黏膜血流量的减少不能及时将弥散入黏膜的 H$^+$ 运走,可使 H$^+$ 在黏膜内积聚而造成损伤。

3. 其他损伤因素　如胆汁逆流在胃黏膜缺血的情况下可损害黏膜的屏障功能,使黏膜通透性升高,H$^+$ 反向逆流入黏膜增多。此外,一些损伤性应激时氧自由基对黏膜上皮的损伤也与应激溃疡的发生有关。

【例 6】应激性溃疡发生的**最主要机制**是
A. 黏膜缺血　　　　　B. 糖皮质激素分泌增多　　　　　C. 胃黏膜合成前列腺素增多
D. 全身性中毒　　　　E. 血浆 β-内啡肽增多

二、创伤后应激障碍

主要表现为遭受异乎寻常的创伤性事件或处境(如天灾人祸等)。反复重现创伤性体验(病理性重现),可表现为不由自主地回想受打击的经历,反复发生错觉、幻觉,反复出现触景生情的精神痛苦。持续的警觉性增高,可出现入睡困难或睡眠不深、易激怒、注意力集中困难、过分地担惊受怕。

➤ **参考答案**如下,详细答案参见 2019 版《国家临床执业及助理医师资格考试精选真题考点精析》。

1. B	2. C	3. E	4. C	5. D
6. A	—	—	—	—

第7章 缺血-再灌注损伤

> **2019考试大纲**
> ①概述;②发病机制:自由基的作用、钙超载的作用、白细胞的作用。

> **考纲解析**
> 近20年的医师考试中,本章的考点是应激自由基的作用,执业医师每年考查分数为0~1分,助理医师每年考查分数为0~1分。

第1节 缺血-再灌注损伤的原因及条件

凡是在组织器官缺血基础上的血液再灌注都可能成为缺血-再灌注损伤的发生原因。值得注意的是,并非所有缺血的器官在血流恢复后都会发生缺血-再灌注损伤,许多因素可以影响其发生、发展的严重程度。

第2节 缺血-再灌注损伤的发生机制

缺血-再灌注损伤的发生机制尚未彻底阐明。目前认为自由基的作用、细胞内钙超载和白细胞的激活是缺血-再灌注损伤的重要发病学环节。

一、自由基的作用

1. 自由基的概念 自由基是外层电子轨道上含有单个不配对电子的原子、原子团和分子的总称。由氧诱发的自由基称为氧自由基。自由基的种类很多,可分为:非脂性自由基、脂性自由基、活性氧、其他自由基。

2. 自由基的代谢 氧分子属于双自由基,因其两个外层电子轨道中的每一个轨道都带有一个未配对电子,但两者自旋方向相同。氧分子与还原剂反应即得到两个电子,形成自旋方向相反的电子对。氧分子还原能力有限,反应活性也较低,所以氧在基态情况下是一种相对较弱的氧化剂。生理情况下,体内两大抗氧化防御系统(酶性抗氧化剂和非酶性抗氧化剂)可以及时清除它们,所以对机体并无有害影响。在病理条件下,由于活性氧产生过多或抗氧化酶类活性下降,则可引发氧化应激反应损伤细胞,进而使细胞死亡。

3. 缺血-再灌注导致自由基生成增多的机制

(1) 黄嘌呤氧化酶形成增多 黄嘌呤氧化酶的前身是黄嘌呤脱氢酶,这两种酶主要存在于毛细血管内皮细胞内。正常时只有10%以XO的形式存在,90%为XD。缺血时,一方面由于ATP减少,膜泵功能障碍,Ca^{2+}进入细胞激活Ca^{2+}依赖性蛋白水解酶使XD大量转变为XO;另一方面因氧分压降低,ATP依次降解为ADP、AMP和次黄嘌呤,以致缺血组织内次黄嘌呤大量堆积。再灌注时,大量分子氧随血液进入缺血组织,黄嘌呤氧化酶再催化次黄嘌呤转变为黄嘌呤,并进而催化黄嘌呤转变为尿酸的两步反应中都同时以分子氧为电子接受体,从而产生大量的O_2^-和H_2O_2,后者再在金属离子参与下形成更为活跃的·OH。

【例1】黄嘌呤脱氢酶主要存在于
A. 血管平滑肌细胞 B. 血管内皮细胞 C. 心肌细胞
D. 肝细胞 E. 白细胞

(2) 中性粒细胞聚集及激活 中性粒细胞在吞噬活动时耗氧量显著增加,所摄取的氧绝大部分经细胞内NADPH氧化酶和NADH氧化酶的催化,接受电子形成氧自由基,用以杀灭病原微生物。如果氧自由基生成过多或机体清除自由基的酶系统活性不足或抗氧化剂不足时,中性粒细胞形成的氧自由基就可损伤组织细胞。缺血-再灌注时,由黄嘌呤氧化酶的作用所产生的自由基起着原发的、主要的作用,这些自由基作用于细胞膜后产生的物质如白三烯(LT)以及补体系统激活产生的C_3片段等,具有很强的趋化活性,可吸引大量中性粒细胞聚集并激活。尤其再灌注期间组织重新获得O_2,激活的中性粒细胞耗氧量显著增加,产生大量氧自由基,即呼吸爆发或氧爆发,而进一步造成组织细胞的损伤。

(3) 线粒体膜损伤 线粒体是细胞氧化磷酸化反应的主要场所。缺氧时细胞内氧分压降低及ATP生成减少,Ca^{2+}进入线粒体增多,线粒体氧化磷酸化功能障碍,细胞色素氧化酶系统功能失调,电子传递链受损,以致进入细胞内的氧经单电子还原而形成的氧自由基增多,而经4价还原形成的水减少。此外,Ca^{2+}进入线粒体内可使锰-超氧化物歧化酶(Mn-SOD)减少,对自由基的清除能力降低,进而使自由基水平升高。

(4) 儿茶酚胺自氧化增加　在各种应激包括缺氧的条件下,交感-肾上腺髓质系统可分泌大量的儿茶酚胺,具有重要的代偿调节作用。但过多的儿茶酚胺,尤其是它的氧化产物,往往成为对机体作用的有害因素。实验证明,大量的异丙肾上腺素、去甲肾上腺素、肾上腺素均能引起组织细胞损伤。已证明,造成细胞损害的是儿茶酚胺的氧化产物,而非儿茶酸胺本身。因为儿茶酚胺的氧化能产生具有细胞毒性的氧自由基,如肾上腺素代谢产生肾上腺素红的过程中有 O_2^- 产生。

4. 自由基引起缺血-再灌注损伤的机制　自由基性质极为活泼,一旦形成,即可经其中间代谢产物不断生成新的自由基,形成连锁反应。自由基可与各种细胞成分,如膜磷脂、蛋白质、核酸等发生反应,造成细胞结构损伤和功能代谢障碍。

(1) 膜脂质过氧化增强　膜脂质微环境的稳定是保证膜结构完整和膜蛋白功能正常的基本条件,而膜损伤是自由基损伤细胞的早期表现。自由基同膜脂质不饱和脂肪酸作用引发脂质过氧化反应,使膜结构受损、功能障碍。表现为:

①破坏膜的正常结构　脂质过氧化使膜不饱和脂肪酸减少,以致不饱和脂肪酸/蛋白质的比例失调;细胞膜及细胞器膜如线粒体、溶酶体等液态性、流动性降低及通透性升高,可使膜外 Ca^{2+} 内流增加。

②促进自由基及其他生物活性物质的生成　膜脂质过氧化可激活磷脂酶 C 和磷脂酶 D,进一步分解膜磷脂,催化花生四烯酸代谢反应;在增加自由基生成和增强脂质过氧化的同时,形成多种生物活性物质如前列腺素、血栓素 A_2(TXA$_2$)、LT 等,促进再灌注损伤。

③改变血管的正常功能　自由基可促进白细胞黏附到血管壁,生成趋化因子和白细胞激活因子;可灭活一氧化氮,影响血管舒缩反应;自由基可促进组织因子的生成和释放,加重 DIC。

④减少 ATP 生成　线粒体膜脂质过氧化导致线粒体功能抑制,ATP 生成减少,细胞能量代谢障碍加重。

(2) 蛋白质功能抑制　自由基对细胞蛋白质功能的抑制包括直接和间接两方面。①直接抑制作用:在自由基作用下,细胞结构蛋白和酶的巯基氧化形成二硫键;氨基酸残基氧化,胞质及膜蛋白和某些酶交联形成二聚体或更大的聚合物,直接损伤蛋白质的功能。例如,膜离子通道蛋白的抑制与膜磷脂微环境的改变共同导致跨膜离子梯度异常;肌纤维蛋白的损伤引起心肌收缩力减弱;肌浆网钙转运蛋白的受损可导致钙调节功能异常。②间接抑制作用:脂质过氧化可使膜脂质发生交联、聚合,从而间接抑制钙泵、钠泵及 Na^+/Ca^{2+} 交换系统等的功能,导致胞质 Na^+、Ca^{2+} 浓度升高,造成细胞肿胀、Ca^{2+} 超载;另外,脂质过氧化可抑制膜受体、G 蛋白与效应器的偶联,引起细胞信号转导功能障碍。

(3) 核酸及染色体破坏　自由基对细胞的毒性作用主要表现为染色体畸变、核酸碱基改变或 DNA 断裂。这种作用 80% 为 ·OH 所致,因 ·OH 易与脱氧核糖核酸及碱基反应并使其结构改变。

【例2】再灌注时自由基引起蛋白质损伤的<u>主要环节</u>是
A. 抑制磷酸化　　　　　　B. 氧化巯基　　　　　　C. 抑制蛋白质合成
D. 增加蛋白质分解　　　　E. 促进蛋白质糖基化

二、钙超载的作用

钙超载系指各种原因引起的细胞内钙含量异常增多并导致细胞结构损伤和功能代谢障碍的现象,严重时可造成细胞死亡。正常条件下,细胞外钙浓度高出细胞内约万倍,这种细胞内外的钙浓度差的维持是由于:①细胞膜对 Ca^{2+} 的低通透性;②钙与特殊配基形成可逆性复合物;③细胞膜钙泵(Ca^{2+}-Mg^{2+}-ATP 酶)逆电化学梯度 Ca^{2+} 主动转运至细胞外;④通过肌浆网和线粒体膜上的 Ca^{2+} 泵和 Na^+-Ca^{2+} 交换将胞质 Ca^{2+} 贮存至细胞器内;⑤通过细胞膜 Na^+-Ca^{2+} 交换,将胞质 Ca^{2+} 转运到细胞外等。再灌注损伤发生时,再灌注区细胞内有过量 Ca^{2+} 积聚,而且 Ca^{2+} 浓度升高的程度往往与细胞受损的程度成正相关。

1. 缺血-再灌注导致钙超载的机制

(1) Na^+-Ca^{2+} 交换异常　Na^+/Ca^{2+} 交换蛋白是心肌细胞膜钙转运蛋白之一,在跨膜 Na^+、Ca^{2+} 梯度和膜电位驱动下对细胞内外 Na^+、Ca^{2+} 进行双向转运,交换比例为 3 Na^+:1Ca^{2+}。生理条件下,Na^+/Ca^{2+} 交换蛋白以正向转运的方式将细胞内 Ca^{2+} 转移至细胞外,与肌浆网和细胞膜钙泵共同维持细胞静息状态时的低钙浓度。病理条件下,如细胞内 Na^+ 明显升高或膜正电位等,Na^+/Ca^{2+} 交换蛋白则以反向转运的方式将细胞内 Na^+ 排出,细胞外 Ca^{2+} 进入细胞。现已证实,Na^+/Ca^{2+} 交换蛋白的反向运转增强是导致缺血再灌注时 Ca^{2+} 超载的主要途径。

(2) 蛋白激酶 C(PKC)　PKC 激活组织缺血、再灌注时,内源性儿茶酚胺释放增加,一方面作用 $α_1$ 肾上腺素能受体,激活 G 蛋白-磷脂酶 C(PLC)介导的细胞信号转导通路,促使磷脂酰肌醇(PIP_2)分解,生成三磷酸肌醇(IP_3)和甘油二酯(DG)。其中 IP_3 促使肌浆网释放 Ca^{2+};DG 经激活 PKC 促进 H^+-Na^+ 交换,进而增加

Na^+-Ca^{2+}交换,促进胞外Ca^{2+}内流,共同使胞质Ca^{2+}浓度升高。另一方面儿茶酚胺作用于β肾上腺素能受体,通过激活腺苷酸环化酶增加L型钙通道的开放,从而促进胞外Ca^{2+}内流,进一步加重细胞内钙超载。

(3) 生物膜损伤　细胞膜和细胞内膜性结构是维持细胞内、外以及细胞内各间区离子平衡的重要结构。生物膜损伤可使其通透性增强,细胞外Ca^{2+}顺浓度差进入细胞,或使细胞内Ca^{2+}分布异常,加重细胞功能紊乱与结构破坏。

①细胞膜损伤　正常情况下,细胞膜外板多糖包被由Ca^{2+}紧密连接在一起。再灌注时细胞膜损伤的机制是:a. 缺血造成细胞膜正常结构的破坏,使细胞膜对Ca^{2+}通透性增强;b. 再灌注时生成大量的自由基,使细胞膜的脂质过氧化,加重膜结构的破坏;c. 细胞内Ca^{2+}增加激活磷脂酶,使膜磷脂降解,进一步增加细胞膜对Ca^{2+}的通透性,共同促使胞质Ca^{2+}浓度升高。

②线粒体膜损伤　正常时线粒体内Ca^{2+}含量为胞质的500倍,因此将线粒体称之为细胞的"钙库"。缺血-再灌注时,线粒体膜损伤的机制是:a. 由于细胞膜损伤,膜功能障碍,Ca^{2+}内流增多,大量钙盐沉积于线粒体,可造成呼吸链中断、氧化磷酸化障碍;b. 再灌注使线粒体渗透性转导孔开放,既可使线粒体呼吸功能抑制,又可导致细胞色素C释放及凋亡蛋白酶激活,启动细胞凋亡途径;c. 自由基的损伤及膜磷脂的降解可使线粒体膜受损,抑制氧化磷酸化,使ATP生成进一步减少,又加重膜损伤。

③溶酶体膜损伤　溶酶体含有多种水解酶,如酸性磷酸酶、组织蛋白酶、核糖核酸酶等,一旦被释放便处于激活状态。溶酶体膜损伤的机制:a. 严重缺血时,溶酶体膜破裂,溶酶体内蛋白水解酶逸出引起细胞自溶;b. 钙超载可激活磷脂酶,分解膜磷脂,使溶酶体膜的稳定性降低,通透性增高;c. 溶酶体酶进入血液循环可破坏多种组织,造成广泛的细胞损伤。

④肌浆网膜损伤　肌浆网钙摄取均是水解ATP的主动转运过程。自由基的作用及膜磷脂的降解可造成肌浆网膜损伤,使其钙泵功能障碍,对Ca^{2+}摄取减少,引起胞质Ca^{2+}浓度升高。

在缺血期间细胞内Ca^{2+}开始增高,再灌注时又通过上述机制,既可加重细胞Ca^{2+}转运障碍,又随血流运送来大量Ca^{2+},使细胞内Ca^{2+}增多,最终导致钙超载。

2. 钙超载导致缺血-再灌注损伤的机制

(1) 细胞膜损伤　细胞内Ca^{2+}增加可激活磷脂酶类,促使膜磷脂降解,造成细胞膜结构受损。由于膜磷脂降解产物花生四烯酸、溶血磷脂增多,可加重细胞功能紊乱。钙超载既是缺血-再灌注的结果,又是缺血-再灌注细胞损伤的原因。细胞内Ca^{2+}聚积不仅激活磷脂酶,使膜磷脂降解,又进一步增加细胞膜对Ca^{2+}的通透性,促进膜损伤。

(2) 线粒体膜损伤　聚集于胞质内的Ca^{2+}被线粒体摄取时可消耗大量ATP,同时进入线粒体的Ca^{2+}与含磷酸根的化合物结合,形成不溶性磷酸钙,既干扰线粒体的氧化磷酸化,使ATP生成减少,又损伤线粒体膜而加重细胞能量代谢障碍。

(3) 蛋白酶激活　细胞内Ca^{2+}增多可增强钙依赖性蛋白酶活性,从而促使黄嘌呤脱氢酶转变为黄嘌呤氧化酶,使氧自由基生成增多。如激活蛋白酶,促进细胞膜和结构蛋白的分解;激活核酶,引起染色体的损伤。

(4) 加重酸中毒　细胞内Ca^{2+}浓度升高可激活某些ATP酶,导致细胞高能磷酸盐水解,释放出大量H^+,加重细胞内酸中毒。此外,在心肌缺血-再灌注期间,细胞内钙超载尚可引起心肌纤维过度收缩;并通过心肌动作电位后延迟后除极的形成引发再灌注性心律失常,共同促使心肌缺血-再灌注损伤的发生。

三、白细胞的作用

1. 缺血-再灌注时白细胞增多的机制　实验研究和临床观察证明:缺血-再灌注时,白细胞(主要是中性粒细胞)明显增加。以犬心肌缺血为例,再灌注仅5分钟,心内膜中性粒细胞即增加25%,而缺血较轻的组织白细胞聚较少。组织缺血-再灌注时白细胞浸润增加的机制尚不十分清楚,可能是:

(1) 黏附分子生成增多　黏附分子,又称细胞黏附分子,指由细胞合成的、可促进细胞与细胞之间、细胞与细胞外基质之间黏附的一类大分子物质的总称(如整合素、选择素、细胞间黏附分子、血管细胞黏附分子等),在维持细胞结构完整和细胞信号转导中起重要作用。缺血和再灌注时中性粒细胞和血管内皮细胞的多种黏附分子表达增强,引起中性粒细胞与受损血管内皮细胞之间的广泛黏附、聚集。临床观察发现,体外循环手术后,患者血管内皮细胞选择素、细胞间黏附分子的表达增强;经皮腔内冠脉血管成形术患者再灌注后中性粒细胞整合素的表达增加,并与球囊扩张持续时间呈明显正相关。

(2) 趋化因子生成增多　组织损伤时,细胞膜磷脂降解,花生四烯酸代谢产物如LT、血小板活化因子(PAF)、补体及激肽等增多,具有很强的趋化作用,因而能吸引大量白细胞进入组织或黏附于血管内皮。同时,中性粒细胞与血管内皮细胞本身也可释放许多具有趋化作用的炎性介质,如LTB_4使微循环中白细胞进一步增加。

2. 白细胞介导缺血-再灌注损伤的机制

（1）微血管损伤　缺血-再灌注时,激活的白细胞释放自由基和溶酶体酶,可损伤内皮细胞,促进细胞的损伤。激活的中性粒细胞与血管内皮细胞之间的相互作用,是造成微血管损伤的决定因素。

①微血管血液流变学改变　正常情况下,血管内皮细胞与血液中流动的中性粒细胞的相互排斥作用,是保证微血管血液灌流的重要条件。实验表明,白细胞的流变学和形态学特点与微血管血流阻塞有密切关系,其机制主要包括:a. 与红细胞相比,白细胞体积大,变形能力弱;b. 在黏附分子参与下,白细胞容易黏附在血管内皮细胞上,而且不易分离,极易嵌顿、堵塞微循环血管;c. 加之内皮损伤、血小板黏附、微血栓形成和组织水肿等,更易形成无复流现象。缺血-再灌注时中性粒细胞激活及其致炎细胞因子的释放是引起无复流现象的病理生理学基础。

②微血管口径的改变　再灌注时,血管内皮细胞肿胀,可导致管腔狭窄,使血流灌流减少,其机制主要包括:a. 缩血管物质增多:激活的中性粒细胞和血管内皮细胞可释放大量缩血管物质,如内皮素、TXA$_2$、血管紧张素Ⅱ等使微血管收缩而使口径缩小;b. 扩血管物质减少:由于血管内皮细胞受损,以致扩血管物质,如一氧化氮、前列环素等的合成与释放减少,导致微血管舒张障碍而使口径变小;c. 微血栓形成:血管内皮细胞受损使PGI$_2$生成减少,而儿茶酚胺等因素可刺激血小板使TXA$_2$合成增多,从而促使血栓形成和血管堵塞。血管内皮细胞肿胀使微血管受压,也可促进无复流现象的发生,并加重细胞的缺血性损伤。

③微血管通透性增高　微血管通透性增高既能引发组织水肿,又可导致血液浓缩,有助于形成无复流现象。动物实验显示,水肿组织的含水量及血细胞比容与白细胞密度成正相关。由此表明,缺血及再灌注时微血管通透性的增高可能与白细胞释放的某些炎性介质有关,而中性粒细胞自血管内游出并释放细胞因子又使微血管通透性进一步增高。

（2）细胞损伤　激活的中性粒细胞与血管内皮细胞可释放大量的致炎物质,如自由基、蛋白酶、溶酶体酶等,不但改变了自身的结构和功能,而且造成周围组织细胞损伤。如血管内皮细胞和中性粒细胞表面的黏附分子暴露,两者的亲和力增强,可促使中性粒细胞穿过血管壁趋化游走,使白细胞的浸润进一步加重。氧自由基可使细胞内蛋白质交联,使蛋白质结构改变并丧失活性;还可引起核酸碱基改变或 DNA 断裂,使整个细胞丧失功能。

> 参考答案如下,详细答案参见 2019 版《国家临床执业及助理医师资格考试精选真题考点精析》。

| 1. B | 2. B | — | — | — | 昭昭老师提示:关注官方微信。 |

第 8 章　休　克

> **2019 考试大纲**

①概述、病因和分类;②功能与代谢改变;③几种常见休克的特点。

> **考纲解析**

近 20 年的医师考试中,本章的考点是休克的病因、分类和发病机制,执业医师每年考查分数为 0～1 分,助理医师每年考查分数为 0～1 分。

休克是指机体在严重失血失液、感染、创伤等强烈致病因素的作用下,有效循环血量急剧减少,组织血液灌流量严重不足,引起组织细胞缺血、缺氧、各重要生命器官的功能、代谢障碍及结构损伤的病理过程。

第 1 节　病因和分类

一、病　因

1. 失血和失液

（1）失血　大量失血可引起休克,称为失血性休克。其常见于创伤失血、胃溃疡出血、食管静脉出血、宫外孕、产后大出血和 DIC 等。

（2）失液　剧烈呕吐或腹泻、肠梗阻、大汗淋漓以及糖尿病时的多尿等均可导致大量的体液丢失,使有效循环血量锐减而引起休克,过去称为虚脱。

2. 烧　伤　严重的大面积烧伤常伴有血浆的大量渗出而丢失,可造成有效循环血量减少,使组织灌流量不足引起烧伤性休克。其早期与低血容量和疼痛有关,晚期则常因继发感染而发展为感染性休克。

3. 创　伤　严重的创伤可因剧烈的疼痛、大量失血和失液、组织坏死而引起休克,称为创伤性休克。

4. 感　染　细菌、病毒、真菌、立克次体等病原微生物的严重感染可引起休克,称为感染性休克。感染是指微生物侵入正常组织,并在体内定植和产生炎性病灶的病理过程。临床上,与感染有关的名词术语较多,如循环血液中存在活体细菌,且血培养呈阳性时称为菌血症;而由感染引起的全身炎症反应综合征,称为脓毒症。严重脓毒症患者,如给予足量液体复苏仍无法纠正其持续性低血压时,称为脓毒性休克。事实上,感染性休克与脓毒性休克或败血症休克这几个概念并没有本质区别。

5. 过　敏　某些过敏体质的人可因注射某些药物(如青霉素)、血清制剂或疫苗后,甚至进食某些食物或接触某些物品(如花粉)后,发生Ⅰ型超敏反应而引起休克,称为过敏性休克。

6. 心脏功能障碍　大面积急性心肌梗死、急性心肌炎、心室壁瘤破裂、严重的心律失常(房颤、室颤)等心脏病变和心包填塞、肺栓塞、张力性气胸等影响血液回流和心脏射血功能的心外阻塞性病变,均可导致心排血量急剧减少、有效循环血量严重不足而引起休克,称为心源性休克。

7. 强烈的神经刺激　剧烈疼痛、高位脊髓损伤或麻醉、中枢镇静药过量可抑制交感缩血管功能,使阻力血管扩张,血管床容积增大,有效循环血量相对不足而引起休克,称为神经源性休克。这种休克微循环灌流正常并且预后较好,常不需治疗而自愈。有人称这种状况为低血压状态,并非休克。

二、分　类

1. 按病因分类　可按上述病因将休克分为失血性休克、烧伤性休克、创伤性休克、感染性休克、过敏性休克、心源性休克、神经源性休克等。这种分类方法有利于及时认识并清除病因,是目前临床上常用的分类方法。

2. 按始动环节分类　尽管引起休克的病因各异,但大多数休克的发生都存在有效循环血量减少的共同发病学环节。而机体有效循环血量的维持,是由三个因素决定的:①足够的血容量;②正常的血管舒缩功能;③正常的心泵功能。各种病因均可通过这三个因素中的一个或几个,来影响有效循环血量,使微循环功能障碍导致组织灌流量减少而引起休克。因此,将血容量减少、血管床容量增加、心泵功能障碍这三个因素称为休克的三个始动环节。按此方法一般可将休克分为三类:

(1) 低血容量性休克　是指机体血容量减少所引起的休克。常见病因为失血、失液、烧伤、创伤等。当大量体液丢失或血管通透性增加时,可导致血容量急剧减少,静脉回流不足,心排出量减少和血压下降。这类休克主要包括失血失液性休克、烧伤性休克和创伤性休克。低血容量性休克的典型临床表现为三低一高:即中心静脉压、心排血量及动脉血压降低,而外周阻力增高。

(2) 血管源性休克　是指由于外周血管扩张,血管床容量增加,大量血液游滞在扩张的小血管内,使有效循环血量减少且分布异常,导致组织灌流量减少而引起的休克,故又称低阻力性休克或分布异常性休克。机体的血管床总量很大,血管全部舒张开放时的容量,远远大于血液量。如肝毛细血管全部开放时,就能容纳全身血量。正常时机体毛细血管仅有20%开放,80%呈闭合状态,并不会因血管床容量大于血液量而出现有效循环血量不足的现象;体内微血管的开放闭合交替进行,不会导致组织细胞缺血缺氧。某些感染性休克或过敏性休克时,内源性或外源性血管活性物质可使小血管特别是腹腔内脏小血管扩张,血管床容量明显增加,大量血液淤滞在扩张的小血管内,有效循环血量减少而导致微循环障碍。神经源性休克时,严重脑部、脊髓损伤或麻醉,以及创伤患者的剧痛等,可抑制交感缩血管功能,使动静脉血管张力难以维持,引起一过性血管扩张,使静脉血管容量明显增加,有效循环血量明显减少,血压下降。

(3) 心源性休克　是指由于心脏排血功能障碍,心血排出量急剧减少,使有效循环血量和微循环灌流量显著下降所引起的休克。其病因可分为心肌源性和非心肌源性两类。心肌源性病因常见于大面积心肌梗死、心肌病、严重的心律失常、瓣膜性心脏病及其他严重心脏病的晚期。非心肌源性病因包括压力性或阻塞性的病因,如急性心包填塞、心脏肿瘤和张力性气胸,或心脏射血受阻如肺血管栓塞、肺动脉高压等。这些原因最终导致血液回流受阻,心舒张期充盈减少,心排血量急剧下降,致使有效循环血量严重不足,组织血液灌注不能维持。这种由非心肌源性原因引起的心源性休克又被称为心外阻塞性休克。

第2节　发生机制

一、微循环机制

1. 微循环缺血期

(1) 微循环变化特点　微循环缺血期为休克早期或休克代偿期。此期微循环血液灌流减少,组织缺血缺氧,故又称缺血性缺氧期。全身小血管,包括小动脉、微动脉、后微动脉、毛细血管前括约肌和微静脉、小静脉都持续收缩痉挛,口径明显变小,尤其是毛细血管前阻力血管收缩更明显,前阻力增加,大量真毛细血管网关闭,微循环内血流流速减慢,轴流消失,血细胞出现齿轮状运动。因开放的毛细血管数减少,血流主要通过直捷通路或动-静脉短路回流,组织灌流明显减少。所以,此期微循环灌流特点是:少灌少流,灌少于流,组织呈缺血缺氧状态。

【例1】微循环经常开放的通路是
A. 微动脉→后微动脉→真毛细血管→微静脉
B. 微动脉→后微动脉→直捷毛细血管→微静脉
C. 微动脉→后微动脉→直捷毛细血管→真毛细血管→微静脉
D. 微动脉→动静脉吻合支→真毛细血管→微静脉
E. 微动脉→动静脉吻合支→微静脉

【例2】休克期微循环灌流特点是
A. 多灌少流,灌少于流　　　B. 多灌多流,灌少于流　　　C. 多灌少流,灌多于流
D. 少灌少流,灌多于流　　　E. 少灌少流,灌少于流

(2) 微循环变化机制　此期微循环变化的主要机制是交感-肾上腺髓质系统强烈兴奋和缩血管物质增多。

①交感神经兴奋　当血容量急剧减少、疼痛、内毒素等各种致休克病因作用于机体时,机体最早最快的反应是交感-肾上腺髓质系统兴奋,儿茶酚胺大量释放入血。如感染性休克时的内毒素刺激、创伤性休克和烧伤性休克时的疼痛刺激等可直接引起交感神经兴奋;低血容量性休克和心源性休克时,心排出量减少,动脉血压下降,使减压反射受抑而引起交感神经兴奋。现已证明,各种休克时血中儿茶酚胺含量比正常高几十倍,甚至几百倍。儿茶酚胺主要发挥以下作用:a. α受体效应:皮肤、腹腔脏器和肾脏的小血管收缩,外周阻力升高,组织器官血液灌流不足,微循环缺血缺氧,但对心脑血管影响不大。b. β受体效应:微循环动-静脉短路开放,血液绕过真毛细血管网直接进入微静脉,使组织灌流量减少,组织缺血缺氧;肺微循环的动-静脉短路大量开放,则可影响静脉血的氧合,使 PaO_2 降低,加重组织缺氧。

②其他缩血管体液因子释放　a. 血管紧张素Ⅱ(AngⅡ):交感-肾上腺髓质系统兴奋和血容量减少,可激活肾素-血管紧张素系统,产生大量血管紧张素,其中 AngⅡ 的缩血管作用最强,比去甲肾上腺素约强 10 倍。b. 血管升压素:又称抗利尿激素,在血量减少及疼痛刺激时分泌增加,对内脏小血管有收缩作用。c. 血栓素 A_2:是细胞膜磷脂的分解代谢产物,具有强烈的缩血管作用。d. 内皮素:由血管内皮细胞产生,具有强烈而持久的收缩小血管和微血管的作用;e. 白三烯类物质:为白细胞膜磷脂分解时由花生四烯酸在脂加氧酶作用下生成,具有收缩腹腔内脏小血管的作用。

【例3】休克早期引起微循环变化的体液因素主要是
A. 酸性代谢产物　　　B. 组胺　　　C. 激肽
D. TNF　　　E. 儿茶酚胺

(3) 微循环变化的代偿意义　休克早期交感神经强烈兴奋及缩血管物质的大量释放,既可引起皮肤、腹腔内脏及肾脏等许多器官缺血缺氧,也具有重要的代偿意义。

①有助于动脉血压的维持　动脉血压的维持主要通过以下三方面机制来实现。a. 回心血量增加:静脉血管属容量血管,可容纳总血量的 60%～70%。上述缩血管反应,形成了休克时增加回心血量的两道防线:肌性微静脉、小静脉和肝脾等储血器官的收缩,可减少血管床容量,迅速而短暂地增加回心血量。这种代偿变化起到了"自身输血"的作用,有利于动脉血压的维持,是休克时增加回心血量和循环血量的"第一道防线"。由于毛细血管前阻力血管比微静脉收缩强度更大,致使毛细血管中流体静压下降,组织液进入血管。这种代偿变化起到了"自身输液"的作用,是休克时增加回心血量的"第二道防线"。有学者测定发现,中度失血的患者,进入毛细血管的组织液每小时达 50～120 mL,成人 24 小时最多可有 1 500 mL 的组织液进入血液。b. 心排出量增加:休克早期,心脏尚有足够的血液供应,在回心血量增加的基础上,交感神经兴奋和儿茶酚胺的增多可使心率加快,心收缩力加强,心输出量增加,有助于血压的维持。c. 外周阻力增高:在回心血量和心输出量增加的基础上,全身小动脉痉挛收缩,可使外周阻力增高,血压回升。

②有助于心脑血液供应　不同器官血管对交感神经兴奋和儿茶酚胺增多的反应性是不一致的。皮肤、骨骼肌以及内脏血管的 α 受体分布密度高,对儿茶酚胺的敏感性较高,收缩明显。而冠状动脉则以 β 受体为主,激活时引起冠状动脉舒张;脑动脉则主要受局部扩管物质影响,只要血压不低于 60 mmHg,脑血管可通过自身调节维持脑血流量的相对正常。因此,在微循环缺血性缺氧期,心、脑微血管灌流量能稳定在一定水平,其血流量能维持基本正常。这种不同器官微循环反应的差异性,导致了血液的重新分布,保证了心、脑重要生命

器官的血液供应。

(4) 临床表现　此期患者表现为脸色苍白、四肢湿冷、出冷汗、脉搏加快、脉压减小、尿量减少、烦躁不安。由于血液的重新分配，心、脑灌流量此时仍可维持正常。因此，患者在休克代偿期间神志一般是清楚的，但常显得烦躁不安。该期患者血压可骤降（如大失血），也可略降，甚至因代偿作用可正常或轻度升高，但是脉压会明显缩小，患者脏器血液灌流量明显减少。所以，不能以血压下降与否作为判断早期休克的指标。根据上述症状，结合脉压变小及强烈的致休克病因，即使血压不下降，甚至轻微升高，也可考虑为早期休克。微循环缺血期是机体的代偿期，应尽早去除休克病因，及时补充血容量，恢复有效循环血量，防止休克向失代偿的微循环淤血期发展。

2. 微循环淤血期

(1) 微循环变化特点　微循环淤血期为可逆性休克失代偿期或称休克进展期。此期微循环血液流速显著减慢，红细胞和血小板聚集，白细胞滚动、贴壁、嵌塞，血黏度增大，血液"泥化"淤滞，微循环淤血，组织灌流量进一步减少，缺氧更为严重。故又称微循环淤血性缺氧期。这是因为微动脉、后微动脉和毛细血管前括约肌收缩性减弱甚至扩张，大量血液涌入真毛细血管网。微静脉虽也表现为扩张，但因血流缓慢，细胞嵌塞，使微循环流出道阻力增加，毛细血管后阻力大于前阻力而导致血液淤滞于微循环中。此期微循环灌流特点是：灌而少流，灌大于流，组织呈淤血性缺氧状态。

(2) 微循环变化机制　此期微循环改变的主要机制是组织细胞长时间缺氧，导致酸中毒、扩血管物质生成增多和白细胞黏附。

①微血管扩张机制　进入微循环淤血期后，尽管交感-肾上腺髓质系统持续兴奋，血浆儿茶酚胺浓度进一步增高，但微血管却表现为扩张。微血管扩张与下面二个因素有关：a. 酸中毒使血管平滑肌对儿茶酚胺的反应性降低；微循环缺血期长时间的缺血缺氧引起二氧化碳和乳酸堆积，血液中[H^+]增高，致使微血管对儿茶酚胺反应性下降，收缩性减弱。b. 扩血管物质生成增多　长期缺血缺氧、酸中毒可刺激肥大细胞释放组胺增多；ATP分解增强，其代谢产物腺苷在局部堆积；细胞分解破坏后大量释出K^+；激肽系统激活，使缓激肽生成增多。当发生感染性休克或其他休克引起肠源性内毒素或细菌移位入血时，诱导型一氧化氮合酶表达明显增加，产生大量一氧化氮和其他细胞因子。

②血液淤滞机制　白细胞黏附于微静脉：在缺氧、酸中毒、感染等因素的刺激下，炎症细胞活化，TNF、IL-1、LTB$_4$、血小板活化因子等炎症因子和细胞表面黏附分子大量表达，白细胞滚动、黏附于内皮细胞。其中选择素介导白细胞与血管内皮细胞的起始黏附，白细胞在血管内皮细胞上黏附、脱落、再黏附交替进行，称白细胞滚动。白细胞的牢固黏附及向血管外移动是在β_2整合素如（CD11/CD18）与其内皮细胞上的受体细胞间黏附分子-1相互作用下完成的。白细胞黏附于微静脉，增加了微循环流出通路的血流阻力，导致毛细血管中血流淤滞。血液浓缩：组胺、激肽、降钙素基因相关肽等物质生成增多，可导致毛细血管通透性增高，血浆外渗，血液浓缩，血细胞比容增高，血液黏度增加，红细胞和血小板聚集，进一步减慢微循环血流速度，加重血液泥化淤滞。

(3) 失代偿及恶性循环的产生　因微血管反应性下降，血液大量淤滞在微循环内，导致整个循环系统功能恶化，形成恶性循环。

①回心血量急剧减少　小动脉、微动脉扩张，真毛细血管网大量开放，血液被分隔并淤滞在内脏器官内，以及细胞嵌塞、静脉回流受阻等，均可使回心血量急剧减少，有效循环血量进一步下降。

②自身输液停止　由于毛细血管后阻力大于前阻力，血管内流体静压升高，使组织液进入毛细血管的缓慢"自身输液"停止，甚至有血浆渗出到组织间隙。血浆外渗导致血液浓缩，血黏度增加，红细胞聚集，微循环淤滞加重，使有效循环血量进一步减少，形成恶性循环。

③心脑血液灌流量减少　由于回心血量及有效循环血量进一步减少，动脉血压进行性下降。当平均动脉血压低于50 mmHg时，心、脑血管对血流量的自身调节作用丧失，导致冠状动脉和脑血管血液灌流量明显减少。

(4) 临床表现　此期患者的临床表现与其微循环变化特点密切相关，主要表现为：①血压和脉压进行性下降，血压常明显下降，脉搏细速，静脉萎陷。②大脑血液灌流明显减少导致中枢神经系统功能障碍，患者神志淡漠，甚至昏迷。③肾血流量严重不足，出现少尿甚至无尿。④微循环淤血，使脱氧血红蛋白增多，皮肤黏膜发绀或出现花斑。

3. 微循环衰竭期　微循环衰竭期又称难治期、DIC期。有学者认为休克进入此期便不可逆，故又称不可逆期。尽管采取输血补液及多种抗休克措施，仍难以纠正休克状态。此期微循环淤滞更加严重，但不像休克由微循环缺血期进入微循环淤血期那样,具有明显的微循环变化特征。

(1) 微循环变化特点　此期微血管发生麻痹性扩张,毛细血管大量开放,微循环中可有微血栓形成,血流停止,出现不灌不流状态,组织几乎完全不能进行物质交换,得不到氧气和营养物质供应,甚至可出现毛细血管无复流现象,即指在输血补液治疗后,血压虽可一度回升,但微循环灌流量仍无明显改善,毛细血管中淤滞停止的血流也不能恢复流动的现象。

(2) 微循环变化机制　长期严重的酸中毒、大量一氧化氮和局部代谢产物的释放以及血管内皮细胞和血管平滑肌的损伤等,均可使微循环衰竭,导致微血管麻痹性扩张或 DIC 的形成。

①微血管麻痹性扩张　其机制目前尚不完全清楚,可能既与酸中毒有关,也与一氧化氮和氧自由基等炎症介质生成增多有关。近年来研究发现,休克难治期血管平滑肌细胞内 ATP 减少,H^+ 及一氧化氮的生成增多,可引起 VSMC 膜上 ATP 敏感性钾通道开放,细胞内 K^+ 外流增多,膜超极化,电压依赖性钙通道受抑制,Ca^{2+} 内流减少,使血管平滑肌对儿茶酚胺失去反应而扩张,血压进行性下降。

②DIC 形成　微循环衰竭期易发生 DIC,其机制涉及以下三个方面:血液流变学的改变:血液浓缩、血细胞聚集使血黏度增高,使血液处于高凝状态。凝血系统激活:严重缺氧、酸中毒或脂多糖等损伤血管内皮细胞,使组织因子大量释放,启动外凝系统;内皮细胞损伤还可暴露胶原纤维,激活因子 M,启动内凝血系统;同时,在严重创伤、烧伤等引起的休克,组织大量破坏可导致组织因子的大量表达释放;各种休克时红细胞破坏释放的 ADP 等可启动血小板的释放反应,促进凝血过程。平衡失调:休克时内皮细胞的损伤,既可使 PGI_2 生成释放减少,也可因胶原纤维暴露,使血小板激活、黏附、聚集,生成和释放 TXA_2 增多。因为 PGI_2 具有抑制血小板聚集和扩张小血管的作用,而 TXA_2 则具有促进血小板聚集和收缩小血管的作用,上述 $TXA_2 - PGI_2$ 的平衡失调,可促进 DIC 的发生。

(3) 微循环变化的严重后果　微循环的无复流及微血栓形成,导致全身器官的持续低灌流,内环境受到严重破坏,特别是溶酶体酶的释放以及细胞因子、活性氧等的大量产生,造成组织器官和细胞功能的损伤,严重时可导致多器官功能障碍甚至死亡。

(4) 临床表现　本期休克病情危重,患者濒临死亡,其临床表现主要体现在三个方面:

循环衰竭	患者出现进行性顽固性低血压,甚至测不到,采用升压药难以恢复;心音低弱,脉搏细弱而频速,中心静脉压下降;浅表静脉塌陷,静脉输液十分困难
并发 DIC	①本期常可并发 DIC,出现出血、贫血、皮下瘀斑等典型临床表现; ②但由于休克的原始病因和机体自身反应性的差异,并非所有休克患者都会发生 DIC
重要器官功能障碍	持续严重低血压及 DIC 引起血液灌流停止,加重细胞损伤,使心、脑、肺、肝、肾等重要器官功能代谢障碍加重,可出现呼吸困难、少尿或无尿、意识模糊,甚至昏迷等多器官功能不全或多器官功能衰竭的临床表现

【例 4】休克的本质是
A. 血压下降　　　　　　　　B. 中心静脉压降低　　　　　　C. 组织因微循环障碍而缺氧
D. 交感神经兴奋　　　　　　E. 心肌收缩力降低

二、细胞分子机制

1. 细胞损伤　细胞损伤是休克时各器官功能障碍的共同基础。其损伤首先发生在生物膜(包括细胞膜、线粒体膜、溶酶体膜等),继而细胞器发生功能障碍或结构破坏,直至细胞凋亡或坏死。

(1) 细胞膜的变化　细胞膜是休克时细胞最早发生损伤的部位。缺氧、ATP 减少、酸中毒、高血钾、溶酶体酶、氧自由基以及其他炎症介质和细胞因子等都可损伤细胞膜,引起膜离子泵功能障碍或通透性增高,使 K^+ 外流而 Na^+、Ca^{2+} 内流,膜电位下降,细胞水肿。如内皮细胞肿胀可使微血管管腔狭窄,组织细胞肿胀可压迫微血管,加重微循环障碍。

(2) 线粒体的变化　休克时最先发生变化的细胞器是线粒体,表现为肿胀、致密结构和嵴消失,钙盐沉着,甚至膜破裂。由于线粒体是细胞氧化磷酸化的部位,其损伤可使 ATP 合成减少,细胞能量生成严重不足,进一步影响细胞功能。

(3) 溶酶体的变化　休克时缺血缺氧和酸中毒等,可致溶酶体肿胀、空泡形成并释放溶酶体酶。溶酶体酶包括酸性蛋白酶(组织蛋白酶)和中性蛋白酶(胶原酶和弹性蛋白酶)以及 β 葡萄糖醛酸酶等,其主要危害是水解蛋白质引起细胞自溶。溶酶体酶进入血液循环后,可损伤血管内皮细胞、消化基底膜、扩大内皮窗,增加微血管通透性;可激活激肽系统、纤溶系统,并促进组胺等炎症介质的释放。因此,溶酶体酶的大量释放加重了休克时微循环障碍,导致组织细胞损伤和多器官功能障碍,在休克发生发展和病情恶化中起着重要作用。

(4) 细胞死亡　休克时的细胞死亡是细胞损伤的最终结果,包括凋亡和坏死两种形式。休克原发致病因素的直接损伤，或休克发展过程中所出现的缺血缺氧、酸中毒、代谢障碍、能量生成减少、溶酶体酶释放、炎症介质产生等，均可导致细胞凋亡或坏死。细胞凋亡和坏死是休克时器官功能障碍或衰竭的病理基础。

2. 炎症细胞活化及炎症介质表达增多 休克的原发致病因素或休克发展过程中所出现的内环境和血流动力学的改变等，都可刺激炎症细胞活化，使其产生大量炎症因子，引起全身炎症反应综合征而加速休克的发生发展。各种休克都可引起全身炎症反应，但以感染、创伤性休克更为明显。

第3节 机体代谢与功能变化

休克时，微循环灌流障碍、能量生成减少、神经内分泌功能紊乱和炎症介质的泛滥等，可使机体发生多方面的代谢与功能紊乱。

一、物质代谢紊乱

休克时物质代谢变化一般表现为氧耗减少，糖酵解加强、糖原、脂肪和蛋白分解代谢增强，合成代谢减弱。休克早期由于休克病因引起的应激反应，可出现一过性高血糖和糖尿。这与血浆中胰高血糖素，皮质醇及儿茶酚胺浓度升高有关。上述激素促进脂肪分解及蛋白质分解，导致血中游离脂肪酸、甘油三酯、极低密度脂蛋白和酮体增多，血中氨基酸特别是丙氨酸水平升高，尿氮排出增多，出现负氮平衡。特别在脓毒性休克、烧伤性休克时，骨骼肌蛋白分解增强，氨基酸从骨骼肌中溢出向肝脏转移，促进急性期蛋白合成。

休克过程中机体因高代谢状态，能量消耗增高，所需氧耗量增大而导致组织氧债增大。氧债指机体所需的氧耗量与实测氧耗量之差。氧债增大说明组织缺氧，主要原因有：①组织利用氧障碍：微循环内微血栓形成使血流中断，组织水肿导致氧弥散到细胞的距离增大，使细胞摄取氧受限。②能量生成减少：休克时由于线粒体的结构和功能受损，使氧化磷酸化发生障碍，ATP生成减少。

二、器官功能障碍

休克过程中由于微循环功能障碍及全身炎症反应综合征，常引起肺、肾、肝、胃肠、心、脑等器官受损，甚至导致多器官功能障碍综合征或多器官衰竭。

1. 肺功能障碍 肺是休克引起MODS时最常累及的器官，其发生率可高达83%～100%。在休克早期，创伤、出血和感染等刺激呼吸中枢，使呼吸加快，通气过度，可表现为呼吸性碱中毒。随着休克的进展，可出现以动脉血氧分压进行性下降为特征的急性呼吸衰竭。一般在脉搏、血压和尿量都趋于平稳之后突然发生，尸检时可发现肺重量增加，呈褐红色，镜下可见严重的间质性肺水肿、肺泡水肿、充血、出血、局部性肺不张、微血栓形成和肺泡透明膜形成，称为急性呼吸窘迫综合征或休克肺。休克肺的发生机制主要与致休克因子和泛滥的炎症介质直接或间接损伤肺泡毛细血管膜有关。

2. 肾功能障碍 肾脏是休克时易受损害的重要器官。各类休克常伴发急性肾功能不全，严重时发生肾功能衰竭，称为休克肾。临床表现为少尿或无尿、氮质血症、高钾血症和代谢性酸中毒。在休克早期，肾小管上皮细胞没有缺血性坏死，表现为急性功能性肾衰。发生机制是：①有效循环血量减少引起交感神经兴奋，儿茶酚胺增多，使肾小动脉收缩，导致肾缺血；②肾缺血激活肾素-血管紧张素-醛固酮系统，血管紧张素Ⅱ使小动脉收缩，肾血流量更加减少，导致尿量减少；③醛固酮和抗利尿激素分泌增多，使肾小管对钠水的重吸收增多，尿量进一步减少。如果能够及时恢复肾血液灌流量，就可能使肾功能恢复，尿量增加。如果休克时间延长，将会导致肾小管发生缺血性坏死，引起器质性肾功能衰竭，即使再恢复肾血液供给，肾功能在短时间内也难以恢复正常。

3. 胃肠道功能障碍 胃肠道也是休克时易受损害的器官之一。休克早期有效循环血量减少，机体因代偿而进行血液重新分布，使胃肠道最早发生缺血和酸中毒，继而引起肠壁淤血水肿、消化液分泌减少、胃肠运动减弱、黏膜糜烂甚至形成溃疡。此时，肠黏膜上皮受损，肠道屏障功能削弱，肠道细菌大量繁殖，大量内毒素甚至细菌移位进入血液循环和淋巴系统，启动全身性炎症反应，引起肠源性内毒素血症或肠源性菌血症和脓毒性休克。细菌透过肠黏膜侵入肠外组织的过程称为细菌移位。有些患者血中细菌培养阴性，有感染症状，但找不到感染灶，可能是肠源性内毒素血症所引起，称为"非菌血症性临床脓毒症"。

4. 肝功能障碍 休克引起肝功能障碍常继发于肺、肾功能障碍之后，但有时也可最先发生。休克时有效循环血量减少和微循环功能障碍，都可引起肝血流量减少，影响肝实质细胞和库普弗细胞的能量代谢；细菌内毒素移位入血首先经门脉循环到达肝脏，可直接损害肝实质细胞，也可活化肝库普弗细胞，后者表达释放TNF-α、IL-1等多种炎症介质而损伤肝细胞，使肝对毒素的清除功能削弱，蛋白合成能力下降。这些变化反过来又加重内毒素血症对机体的损伤，形成恶性循环。此外，肝功能障碍还可使乳酸代谢受阻，加重休克微循环障碍引起的酸中毒。在感染引起的多器官功能障碍综合征中,如若发生了严重的肝损伤,患者死亡率几乎可达100%。

5. 心功能障碍　在心源性休克,心功能障碍是原发性改变。在其他类型休克早期,由于机体的代偿,能够维持冠状动脉血流量,心泵功能一般不会受明显影响。但如果血压进行性下降,也会并发心泵功能障碍,使心排出量降低,甚至出现急性心力衰竭,其机制与下列因素有关:①休克时交感神经兴奋,心肌收缩力增强,心肌耗氧量增加,氧债增大而加重心肌缺氧,最终导致心肌收缩力下降;交感兴奋也会使心率加快,心室舒张期缩短而减少冠状动脉灌流时间,使冠脉血流量减少而导致心肌供血不足。②休克时常出现代谢性酸中毒和高钾血症,增多的H^+通过影响心肌兴奋-收缩耦联而使心肌收缩力减弱;高钾血症时易出现严重的心律失常,使心排出量下降。③休克时炎症介质增多,TNF等可损伤心肌细胞。④细菌感染或出现肠源性内毒素血症时,内毒素也可直接或间接损伤心肌细胞,抑制心功能。⑤休克并发DIC时,心脏微循环中有微血栓形成,可能导致局灶性坏死和出血,加重心功能障碍。

6. 免疫系统功能障碍　休克时免疫器官(脾、胸腺、淋巴结)会出现巨噬细胞增生、中性粒细胞浸润、淋巴细胞变性、凋亡和坏死等改变。一般来说,在休克早期,免疫系统被激活。患者血浆补体C3a和C5a升高。C3a和C5a均可增加微血管通透性,激活白细胞和组织细胞。在革兰阴性菌所致别的感染性休克,细菌内毒素可与血浆中抗体形成免疫复合物,后者激活补体,产生过敏毒素等一系列血管活性物质。免疫复合物可沉积于多个器官微血管内皮上,吸引、活化多形核白细胞,使各系统器官产生非特异性炎症反应,导致器官功能障碍。而在休克晚期,机体免疫系统处于全面抑制状态,体内中性粒细胞的吞噬和杀菌功能下降,单核吞噬细胞功能受抑制,辅助性T细胞/抑制性T细胞比例降低,B淋巴细胞分泌抗体能力减弱,炎症反应无法局限化,使感染容易扩散或易引发新的感染。上述免疫系统功能障碍与IL-4、IL-10、IL-13等抗炎介质大量表达有关。

7. 脑功能障碍　脑组织只能通过糖的有氧氧化获取能量且耗氧量高,但脑的糖原含量很少,主要靠血液供应葡萄糖。因此,脑组织对缺血缺氧非常敏感。在休克早期,由于血液重新分布和脑循环的自身调节,脑的血液供应能基本保证,除了应激引起的烦躁不安之外,没有明显的脑功能障碍。但随着休克的发展,当平均动脉压低于50 mmHg或脑循环出现DIC时,脑组织会因缺血、缺氧、能量供应不足和酸性代谢产物的积聚而严重受损,患者可出现神志淡漠,甚至昏迷。脑细胞水肿可引起颅内压升高,严重者形成脑疝。脑疝时延髓生命中枢受压,可导致患者死亡。

8. 多器官功能障碍综合征　休克严重时,可同时或先后引起机体多个器官功能受损,导致多器官功能障碍综合征。

第4节　几种常见休克的特点

一、失血性休克

失血后是否引起休克,取决于失血量和失血速度:一般15~20分钟内失血少于全身总量的10%~15%时,机体可通过代偿使血压和组织灌流量基本保持在正常范围内;若在15分钟内快速大量失血超过总血量的20%(约1 000 mL),则超出了机体的代偿能力,即可引起心排血量和平均动脉压下降而发生失血性休克。如果失血量超过总血量的45%~50%,会很快导致死亡。

失血性休克分期较明显,临床症状典型,是休克研究的基础模型。其发展过程基本上遵循缺血性缺氧期、淤血性缺氧期、微循环衰竭期逐渐发展的特点,具有"休克综合征"的典型临床表现。失血性休克易并发急性肾衰和肠源性内毒素血症。大量失血后,血容量迅速减少。为保证心脑血液供应,血液发生重新分配,故休克早期就出现肾血流灌注不足,导致急性肾衰,即休克肾;同时,肠血流灌注减少而使肠屏障功能降低,引起肠源性内毒素移位及细菌移位,导致肠源性内毒素血症或感染性休克。这是失血性休克向休克难治期发展的重要原因之一。

二、感染性休克

感染性休克是指病原微生物(如细菌、病毒、真菌、立克次体等)感染所引起的休克,即脓毒性休克,是临床上常见的休克类型之一,可见于流行性脑脊髓膜炎、细菌性痢疾、大叶性肺炎和腹膜炎等严重感染性疾病。G^-菌感染引起的脓毒性休克在临床最为常见,细菌所释放的内毒素即脂多糖是其重要的致病因子。如给动物直接注射LPS,可引起脓毒性休克类似的表现,称为内毒素性休克。

1. 高动力型休克　高动力型休克指病原体或其毒素侵入机体后,引起高代谢和高动力循环状态,即出现发热、心排出量增加、外周阻力降低、脉压增大等临床特点,又称为高排低阻型休克或暖休克。患者临床表现为皮肤呈粉红色,温热而干燥,少尿,血压下降及乳酸酸中毒等。其机制如下:①β受体激活。感染性休克时交感-肾上腺髓质系统兴奋,儿茶酚胺分泌增多,后者作用于β受体使心收缩力增强,动-静脉短路开放,回心血量增多,心排出量增加。②外周血管扩张。感染性休克时机体产生大量 TNFα、IL-1、一氧化氮或其他扩血管性物质(如 PGE$_2$、PGI$_2$、IL-2、缓激肽等),使外周血管扩张,外周阻力下降。此外,细胞膜上的 K$_{ATP}$ 通道被激活,Ca^{2+} 内流减少也是导致外周血管扩张的重要原因。高动力型休克时,虽然心排出量增加,但由于动-静脉短路开放,真毛细血管网血液灌流量仍然减少,组织仍然缺血缺氧。感染性休克一般首先表现为高动力型休克,可继续发展为低动力型休克。

2. 低动力型休克 低动力型休克具有心排出量减少、外周阻力增高、脉压明显缩小等特点,又称低排高阻型休克或称冷休克。临床上表现为皮肤苍白、四肢湿冷、尿量减少、血压下降及乳酸酸中毒,类似于一般低血容量性休克。其发生与下列因素有关:①病原体毒素、酸中毒及某些炎症介质可直接抑制或损伤心肌,使心肌收缩力减弱;微循环淤血液淤滞导致回心血量减少,心排出量下降。②严重感染使交感-肾上腺髓质系统强烈兴奋,缩血管物质生成增多,致使外周阻力增加。

三、过敏性休克

过敏性休克又称变应性休克,属Ⅰ型变态反应,即速发型变态反应,常伴有荨麻疹以及呼吸道和消化道的过敏症状,发病急骤,如不紧急使用缩血管药,可导致死亡。它的发生主要与休克的两个始动环节有关:①过敏反应使血管广泛扩张,血管床容量增大;②毛细血管通透性增高使血浆外渗,血容量减少。当过敏原(如青霉素或异种蛋白等)进入机体后,可刺激机体产生抗体 IgE。IgE 的 Fc 段能持久地吸附在微血管周围的肥大细胞以及血液中嗜碱性粒细胞和血小板等靶细胞表面,使机体处于致敏状态;当同一过敏原再次进入机体时,可与上述吸附在细胞表面的 IgE 结合形成抗原抗体复合物,引起靶细胞脱颗粒反应,释放大量组胺、5-HT、激肽、补体 C3a/C5a、慢反应物质、PAF、前列腺素类等血管活性物质。这些活性物质可导致后微动脉、毛细血管前括约肌舒张和血管通透性增加,外周阻力明显降低,真毛细血管大量开放,血容量和回心血量急剧减少,动脉血压迅速而显著地下降。

四、心源性休克

心源性休克的始动环节是心泵功能障碍导致的心输出量迅速减少。此型休克特点表现为血压在休克早期就显著下降,其微循环变化发展过程,基本与低血容量性休克相同,死亡率高达80%。根据血流动力学的变化,心源性休克亦可分为两型:

低排高阻型	大多数患者表现为外周阻力增高。这与血压下降、减压反射受抑而引起交感-肾上腺髓质系统兴奋和外周小动脉收缩有关
低排低阻型	少数患者表现为外周阻力降低,这可能是由于心肌梗死或心室舒张末期容积增大和压力增高,刺激了心室壁的牵张感受器,反射性抑制了交感中枢,导致外周阻力降低所致

➢ 参考答案如下,详细答案参见 2019 版《国家临床执业及助理医师资格考试精选真题考点精析》。

| 1. B | 2. C | 3. E | 4. C | — | 昭昭老师提示:关注官方微信,获得第一手考试资料。 |

第9章 凝血与抗凝血平衡紊乱

➢ **2019 考试大纲**

①病因和发病机制;②影响因素;③功能与代谢改变。

➢ **考纲解析**

近20年的医师考试中,本章的考点是弥散性血管内凝血的功能与代谢改变,执业医师每年考查分数为0~1分,助理医师每年考查分数为0~1分。

弥散性血管内凝血是指在某些致病因子的作用下,大量促凝物质入血,凝血因子和血小板被激活,使凝血酶增多,微循环中形成广泛的微血栓,继而因凝血因子和血小板大量消耗,引起继发性纤维蛋白溶解功能增强,机体出现以止、凝血功能障碍为特征的病理生理过程。主要临床表现为出血、休克、器官功能障碍和微血管病性溶血性贫血等,是一种危重的综合征。

第1节 DIC的病因和发病机制

一、DIC的常见病因

类型	所占比例/%	主要疾病/%
感染性疾病	31~43	革兰阴性或阳性菌感染、败血症等;病毒性肝炎、流行性出血热、病毒性心肌炎等
肿瘤性疾病	24~34	胰腺癌、结肠癌、食管癌、胆管癌、肝癌、胃癌、白血病、前列腺癌、肾癌、膀胱癌、绒毛膜上皮癌、卵巢癌、子宫颈癌、恶性葡萄胎等
妇产科疾病	4~12	流产、妊娠中毒症、子痫及先兆子痫、胎盘早期剥离、羊水栓塞、子宫破裂、宫内死胎、腹腔妊娠、剖宫产手术等
创伤及手术	1~5	严重软组织创伤、挤压伤综合征、大面积烧伤、前列腺、肝、脑、肺、胰腺等脏器大手术、器官移植术等

二、DIC的发生机制

1. 组织因子释放,外源性凝血系统激活,启动凝血过程 严重的创伤、烧伤、大手术、产科意外等导致的组织损伤、肿瘤组织坏死、白血病及、化疗后所致的白血病细胞大量破坏等情况下,可释放大量组织因子(Ⅲ)入血,激活外源性凝血系统,启动凝血过程。同时,FⅦa激活FⅨ和FX产生的凝血酶又可反馈激活FⅨ、FX、FⅪ、FⅫ等,扩大凝血反应,促进DIC的发生。

【例1】以下情况中最易发生DIC的是
A. 产科意外　　　　　B. 感染性疾患　　　　　C. 外伤
D. 恶性肿瘤　　　　　E. 休克

【例2】组织严重受损启动DIC的是
A. 因子Ⅻ被激活　　　B. 释放膜磷脂　　　　　C. 因子Ⅲ入血
D. 释放ADP　　　　　E. 激活血小板

2. 血管内皮细胞损伤,凝血、抗凝调控失调 缺氧、酸中毒、抗原-抗体复合物、严重感染、内毒素等原因,均可损伤血管内皮细胞,产生如下作用:①损伤的血管内皮细胞释放组织因子,启动外源性凝血系统。②血管内皮细胞的抗凝作用降低。主要表现在:血栓调节蛋白-蛋白C和肝素-AT-Ⅲ系统功能降低及产生的TFPI减少。③血管内皮细胞产生组织型纤溶酶原激活物减少,PAI-1增多,使纤溶活性降低。④血管内皮细胞损伤使一氧化氮、前列腺素、ADP酶等产生减少,其抑制血小板黏附、聚集的功能降低,而且由于血管内皮细胞损伤,基底膜胶原暴露,血小板的黏附、活化和聚集功能增强。⑤胶原暴露后,可激活FⅫ,启动内源性凝血系统,并可激活激肽和补体系统,促进DIC的发生。

3. 血细胞大量破坏,血小板被激活 ①红细胞大量破坏、②白细胞的破坏或激活、③血小板的激活。

4. 促凝物质进入血液 急性坏死性胰腺炎时,大量胰蛋白酶入血,可激活凝血酶原,促进凝血酶生成。蛇毒,如斑蝰蛇毒含有的两种促凝成分或在Ca^{2+}参与下激活FX,或可加强FV的活性,促进DIC的发生;锯鳞蝰蛇毒可直接将凝血酶原变为凝血酶。某些肿瘤细胞也可分泌促凝物质,激活FX等,羊水中含有组织因子样物质。此外,内毒素可损伤血管内皮细胞,并刺激血管内皮细胞表达组织因子,促进DIC的发生。

第2节 影响DIC发生发展的因素

一、单核吞噬细胞系统功能受损

单核吞噬细胞系统具有吞噬功能,可吞噬、清除血液中的凝血酶、纤维蛋白原及其他促凝物质;也可清除纤溶酶、纤维蛋白降解产物及内毒素等。当其吞噬功能严重障碍或由于吞噬了大量坏死组织、细菌等,使其功能"封闭"时,可促进DIC发生。

二、肝功能严重障碍

主要的抗凝物质,如蛋白C、AT-Ⅲ以及纤溶酶原等均在肝脏合成。FⅨa、FXa、FⅪa等凝血因子也在肝脏灭活。当肝功能严重障碍时,可使凝血、抗凝、纤溶过程失调。病毒、某些药物等,既可损害肝细胞,引起肝功能障碍,也可激活凝血因子。此外,肝细胞大量坏死时可释放组织因子等,启动凝血系统,促进DIC的发生。

三、血液高凝状态

妊娠第三周开始,孕妇血液中血小板及凝血因子(Ⅰ、Ⅱ、Ⅴ、Ⅶ、Ⅸ、Ⅹ、Ⅻ等)逐渐增多;而AT-Ⅲ、组织型纤溶酶原激活物、尿激酶型纤溶酶原激活物降低;胎盘产生的PAI增多。随着妊娠时间的增加,血液渐趋高凝状态,妊娠末期最明显。故当产科意外(胎盘早期剥离、宫内死胎、羊水栓塞等)时,易发生 DIC。

酸中毒所致的血液高凝状态,是促进 DIC 发生发展的重要原因之一。一方面,酸中毒可损伤血管内皮细胞,启动凝血系统,引起 DIC 的发生。另一方面,由于血液 pH 值降低,使凝血因子的酶活性增高,肝素的抗凝活性减弱,并促进血小板的聚集,这些均使血液处于高凝状态,促进 DIC 的发生发展。

四、微循环障碍

休克等原因导致微循环严重障碍时,血液淤滞,甚至"泥化"。此时,红细胞聚集,血小板黏附、聚集。微循环障碍所致的缺血、缺氧可引起酸中毒及血管内皮细胞损伤等,这也可促进 DIC 的发生发展。巨大血管瘤时,由于微血管中血流缓慢,甚至出现涡流,以及伴有的血管内皮细胞损伤等可促进 DIC 的发生、发展。低血容量时,由于肝、肾血液灌流减少,使其清除凝血及纤溶产物功能降低,也可促进 DIC 的发生发展。

第3节 DIC 的功能代谢变化

一、出 血

出血常为 DIC 患者最初的症状,可有多部位出血,如皮肤瘀斑、紫癜、呕血、黑便、咯血、血尿、牙龈出血、鼻出血及阴道出血等。严重者可同时多部位大量出血,轻者只有伤口或注射部位渗血不止等。DIC 导致出血的机制可能与下列因素有关:

1. 凝血物质被消耗而减少 在 DIC 发生、发展过程中,大量血小板和凝血因子被消耗,虽然肝脏和骨髓可代偿性产生增多,但若其消耗过多,代偿不足,则使血液中纤维蛋白原、凝血酶原、FV、FⅧ、FX 及血小板明显减少,使凝血过程发生障碍,导致出血。

2. 纤溶系统激活 ①血液中 FⅫ激活的同时,激肽系统也被激活,产生激肽释放酶,使纤溶酶原变成纤溶酶,激活纤溶系统。有些器官富含纤溶酶原激活物,如子宫、前列腺、肺等,当大量微血栓形成,导致这些器官缺血、缺氧、变性坏死时,可释放大量纤溶酶原激活物。应激时,交感-肾上腺髓质系统兴奋,肾上腺素等增多可促进血管内皮细胞合成、释放纤溶酶原激活物。缺氧等原因使血管内皮细胞损伤时,也可使纤溶酶原激活物释放增多,从而激活纤溶系统,导致大量纤溶酶生成。②纤溶酶是活性较强的蛋白酶,除可使纤维蛋白降解外,还可水解凝血因子,如:FV、FⅧ、凝血酶、FⅫ等,使凝血功能发生障碍,引起出血。

【例3】DIC 患者发生明显出血,提示
A. 凝血系统激活 　　　　B. 纤溶系统激活 　　　　C. 凝血与纤溶系统同时激活
D. 血管容易破裂 　　　　E. 纤溶活性超过凝血活性

3. 纤维蛋白(原)降解产物形成 如前所述,在凝血过程中,凝血酶使纤维蛋白原转变为纤维蛋白单体,最终形成交联的纤维蛋白多聚体。纤溶系统激活后,纤溶酶分解纤维蛋白原,裂解出纤维肽 A(FPA)和纤维肽 B(FPB),余下为 X 片段,继续被分解为 D 片段和 Y 片段,Y 片段可继续分解为 D 和 E 片段。如果纤维蛋白原先经凝血酶作用为纤维蛋白,纤溶酶再分解纤维蛋白,则可使其分解为 X'、Y'、D、E' 及各种二聚体、多聚体等片段。纤溶酶水解纤维蛋白(原)产生的各种片段,统称为纤维蛋白降解产物(FDP)。这些片段有明显的抗凝作用,如:X、Y、D 片段可妨碍纤维蛋白单体聚合,Y、E 片段有抗凝血酶作用。此外,多数碎片可与血小板膜结合,降低血小板的黏附、聚集、释放等功能。因此,FDP 形成是导致 DIC 出血的一种非常重要的机制。各种 FDP 片段检查在 DIC 的诊断中具有重要意义。其中主要有"3P"试验和 D-二聚体的检查。

(1) "3P"试验 即血浆鱼精蛋白副凝试验。其原理是:鱼精蛋白可与 FDP 结合,将其加入患者血浆后,血浆中原与 FDP 结合的纤维蛋白单体与 FDP 分离后彼此聚合,形成不溶的纤维蛋白多聚体。DIC 患者呈阳性反应。

(2) D-二聚体检查 D-二聚体是纤溶酶分解纤维蛋白多聚体的产物。原发性纤溶亢进时,因血中没有纤维蛋白多聚体形成,故 D-二聚体并不增高。换言之,只有在继发性纤溶亢进时,血液中才会出现 D-二聚体。因此,D-二聚体是反映继发性纤溶亢进的重要指标。

【例4】3P 实验是检测
A. 纤溶酶原含量 　　　　B. 凝血酶原含量 　　　　C. 纤维蛋白原含量
D. 纤维蛋白降解产物 　　E. 纤溶酶原激活物含量

4. 微血管损伤 在 DIC 的发生、发展过程中,各种原发病因和继发性的缺氧、酸中毒、细胞因子和自由基产生增多等可引起微血管损伤,导致微血管壁通透性增强,这也是 DIC 出血的机制之一。

二、器官功能障碍

DIC 时,大量微血栓引起微循环障碍,可导致缺血性器官功能障碍。尸检常可见微血栓,典型的微血栓为纤维蛋白血栓,亦可为血小板血栓。这些微血栓既可在局部形成,亦可来自别处。但有时因血栓尚未形成或继发性纤溶使血栓溶解等原因,患者虽有典型的临床表现,病理检查却未见微血栓。微血栓主要阻塞局部的微循环,造成器官缺血、局灶性坏死。严重或持续时间较长可致器官功能衰竭。不同脏器受累可有不同的临床表现。由于DIC的累及范围、病程及严重程度不同,轻者可影响个别器官的部分功能,重者可累及多个器官,同时或相继出现两种或两种以上脏器功能障碍,即发生多器官功能衰竭,这也是DIC引起患者死亡的重要原因之一。

【例5】下列哪项不是DIC的主要临床表现?
A. 水肿　　　　　　　　B. 贫血　　　　　　　　C. 出血
D. 呼吸困难　　　　　　E. 肾功能衰竭少尿等

【例6】DIC患者出现脏器功能障碍,下列哪项不易发生?
A. 急性肾功能衰竭　　　B. 肝功能衰竭　　　　　C. 骨髓造血功能障碍
D. 华-佛氏综合症　　　　E. 席汉综合症

三、休　克

1. **概　述**　急性DIC时常伴有休克。DIC和休克可互为因果,形成恶性循环。
2. **病　因**　DIC导致休克的原因如下:①大量微血栓形成,阻塞微血管,使回心血量明显减少。②广泛出血可使血容量减少。③心肌损伤使心输出量减少。④FⅫ的激活可激活激肽系统、补体系统和纤溶系统,产生一些血管活性物质,如激肽、补体成分(C3a、C5a)。C3a、C5a可使嗜碱性粒细胞和肥大细胞释放组胺等,激肽、组胺均可使微血管平滑肌舒张,管壁通透性增强,外周阻力降低,回心血量减少。⑤FDP的某些成分可增强组胺、激肽的作用,促进微血管的扩张。这些因素均可导致全身微循环障碍,促进休克的发生、发展。

四、贫　血

DIC患者可出现微血管病性溶血性贫血。患者外周血涂片中可见一些特殊的形态各异的红细胞,其外形呈盔形、星形、新月形等,称为裂体细胞或红细胞碎片。由于该碎片脆性高,易发生溶血。

DIC是产生这些碎片的主要原因。这是因为在凝血反应的早期,纤维蛋白丝在微血管腔内形成细网,当血流中的红细胞通过网孔时,被黏着、滞留或挂在纤维蛋白丝上,然后这些红细胞在血流不断的冲击下发生破裂。当微循环受阻时,红细胞还可通过血管内皮细胞间的裂隙,被挤压到血管外,出现扭曲、变形、破碎。除机械作用外,某些DIC的病因(如内毒素等)也可使红细胞变形能力降低,容易破碎。但是,某些DIC患者的血涂片也可见不到裂体细胞。

▷ **参考答案**如下,详细答案参见2019版《国家临床执业及助理医师资格考试精选真题考点精析》。

| 1. B | 2. C | 3. E | 4. D | 5. A | 昭昭老师提示: |
| 6. C | — | — | — | — | 关注官方微信,获得第一手考试资料。 |

第10章　心功能不全

▷ **2019考试大纲**

①概述:病因与诱因;②代偿反应:神经-体液调节机制,心脏本身的代偿,心脏以外的代偿;③发病机制:心肌细胞数量减少与心肌结构改变,心肌能量代谢障碍,心肌兴奋-收缩耦联障碍,心肌顺应性降低,心室壁舒缩活动不协调;④功能与代谢改变:心排血量减少,静脉淤血。

▷ **考纲解析**

近20年的医师考试中,本章的考点是心功能不全的神经-体液调节机制,执业医师每年考查分数为0~1分,助理医师每年考查分数为0~1分。

心脏最主要的功能是泵功能,为推动血液循环提供动力,以满足全身组织细胞的代谢需要。此外,心脏的细胞还能分泌多种生物活性物质,调节自身和远隔器官的功能。完整的心脏泵血过程包括收缩期射血和舒张期充盈两部分,心排血量是每搏输出量与心率的乘积,而心室前负荷、后负荷和心肌收缩性是影响每搏输出量的基本因素。

第1节　心功能不全的病因与诱因

一、心功能不全的病因

1. **心肌收缩性降低**　心肌收缩性是指不依赖于心脏前负荷与后负荷变化的心肌本身的收缩特性,主要受神经-体液因素的调节,如交感神经、儿茶酚胺、电解质(特别是 Ca^{2+}、K^+)及某些药物均可通过改变心肌收缩性来调节心肌收缩的强度和速度。心肌的结构或代谢性损伤可引起心肌的收缩性降低,这是引起心力衰竭特别是收缩性心力衰竭最主要的原因。例如,心肌梗死、心肌炎和心肌病时,心肌细胞发生变性、坏死及组织纤维化,导致收缩性降低。而心肌缺血和缺氧首先引起心肌能量代谢障碍,久之亦合并有结构异常,导致心脏泵血能力降低。阿霉素等药物和酒精亦可以损害心肌的代谢和结构,抑制心肌的收缩性。

【例1】心肌缺血引起心肌收缩性减弱与下列哪个因素无关?
A. ATP 生成减少　　　　　B. 心肌肥大　　　　　　　C. 酸中毒
D. 心肌细胞凋亡　　　　　E. 肌浆网钙摄取能力降低

2. 心室负荷过重　心室的负荷过重可引起心肌发生适应性改变,以承受增高的工作负荷,维持相对正常的心排血量。但长期负荷过重,超过心肌的代偿能力时,会导致心肌的舒缩功能降低。

(1) 前负荷过重　心室的前负荷是指心脏收缩前所承受的负荷,相当于心室舒张末期容量或压力,又称容量负荷。左心室前负荷过重主要见于二尖瓣或主动脉瓣关闭不全引起的心室充盈量增加;右心室前负荷过重主要见于房室间隔缺损出现左向右分流时,以及三尖瓣或肺动脉瓣关闭不全。严重贫血、甲状腺功能亢进、动-静脉瘘及维生素 B_1 缺乏引起的脚气性心脏病时,由于外周血管阻力降低,回心血量增加,左、右心室容量负荷都增加。

【例2】反映左心室前负荷的指标是
A. 主动脉压　　　　　　　B. 肺动脉压　　　　　　　C. 中心静脉压
D. 左心室收缩期压力　　　E. 左心室舒张末期压力

【例3】反映右心室前负荷的指标是
A. 主动脉压　　　　　　　B. 中心静脉压　　　　　　C. 肺动脉压
D. 右心室舒张末期压力　　E. 右心室收缩期压力

【例4】左心室容量负荷增加见于
A. 主动脉瓣关闭不全　　　B. 心肌梗死　　　　　　　C. 肺动脉高压
D. 心肌炎　　　　　　　　E. 肥厚性心肌病

(2) 后负荷过重　后负荷是指心室射血时所要克服的阻力,又称压力负荷。测量左心收缩期室壁张力可以准确反映左心后负荷的大小,但通常用动脉血压来代替。左心室后负荷过重主要见于高血压、主动脉缩窄和主动脉瓣狭窄等;而肺动脉高压和肺动脉瓣狭窄则加重右心室后负荷。慢性阻塞性肺疾病时肺循环阻力增加,久之因右心后负荷过重引起肺源性心脏病。

3. 心室舒张及充盈受限　指在静脉回心血量无明显减少的情况下,因心脏本身的病变引起的心脏舒张和充盈障碍。例如,急性心肌缺血可引起能量依赖性舒张功能异常。左心室肥厚、纤维化和限制性心肌病使心肌的顺应性减退,心室舒张期充盈障碍。二尖瓣狭窄导致左心室充盈减少,肺循环淤血和压力升高;三尖瓣狭窄导致右心室充盈减少,体循环淤血。心包炎时,虽然心肌本身的损伤不明显,但急性心包炎时可因心包腔内大量炎性渗出限制心室充盈;慢性缩窄性心包炎时由于大量的瘢痕粘连和钙化使心包伸缩性降低,心室充盈减少,均造成心排血量降低。

二、心功能不全的诱因

1. 概　述　凡是能增加心脏负荷,使心肌耗氧量增加和(或)供血供氧减少的因素皆可能成为心力衰竭的诱因。

2. 常见诱因　引起心力衰竭较常见的诱因是感染,特别是呼吸道感染。除致病微生物及其产物可以直接损伤心肌外,感染引起的发热可导致交感神经兴奋,增加心率和心肌耗氧量。如果合并呼吸道病变,如支气管痉挛、黏膜充血和水肿等,还使肺循环阻力增加,加重右心室负荷。心律失常尤其是快速型心律失常,如室上性心动过速、伴有快速心室律的心房颤动和心房扑动等可诱发心力衰竭。心率增快可使心肌耗氧量增加,亦可使舒张期缩短,既减少冠脉供血,又引起心室充盈不足。此外,快速型心律失常引起的房、室收缩不协调,也可导致心排血量下降。缓慢型心律失常,如高度房室传导阻滞等,当每搏心排血量的增加不能弥补心率减少造成的心排血量降低时可诱发心力衰竭。妊娠期血容量增加,至临产期可比妊娠前增加 20% 以上,且血浆容量增加超过红细胞数量的增加,因此易出现稀释性贫血及心脏负荷加重。妊娠特别是分娩时疼痛、精神紧张,使交感-肾上腺髓质系统兴奋,除增加心率外,还引起外周小血管收缩,加重心脏后负荷。

3. 其　他　由于心力衰竭多呈慢性过程,需要长期治疗。因患者或医生的原因引起的治疗不当也是诱发心力衰竭的重要原因。例如,使用某些可抑制心肌收缩力的药物,如钙通道拮抗剂和抗心律失常药等;洋地黄中毒、使用可促进钠水潴留的非甾体类抗炎药等。过量或过快输液可加重心脏前负荷而诱发心力衰竭,对于老年患者及原有心功能损伤者应特别注意。电解质代谢紊乱,特别是钾离子可通过干扰心肌兴奋性、传导性和自律性引起心律失常,酸中毒主要通过干扰心肌钙离子转运而抑制心肌的收缩性。此外,劳累、气温变化、情绪波动、外伤与手术等均可加重心脏负荷,诱发心力衰竭。认识和防止这些诱因可以减缓或阻止心功能的恶化。

第2节 心功能不全时机体的代偿

一、神经-体液调节机制激活

1. 交感神经系统激活 心功能不全时,心排血量减少可以激活颈动脉窦和主动脉弓的压力感受器,进而激活交感-肾上腺髓质系统,表现为交感神经活性升高,血浆儿茶酚胺浓度升高。在短期内,交感神经兴奋不但可使心肌收缩性增强、心率增快,心排血量增加,提高心脏本身的泵血功能,而且通过对外周血管的调节在血流动力学稳态中起着极为重要的支持作用。

【例5】心脏哪一种变化不具有代偿意义?
A. 心率加快小于130次/分　　B. 正性肌力作用　　C. 心肌肥大
D. 心肌紧张源性扩张　　E. 心交感神经活动抑制

2. 肾素-血管紧张素-醛固酮系统激活 肾脏低灌流、交感神经系统兴奋和低钠血症等都可以激活肾素-血管紧张素-醛固酮系统。AngⅡ增加可以通过直接的缩血管作用及与去甲肾上腺素的协同作用对血流动力学稳态产生明显影响。AngⅡ可以升高肾灌注压,通过肾内血流重分布维持肾小球血流量,从而维持肾小球滤过率。醛固酮增加可引起钠潴留,通过维持循环血量保持心排血量正常。但是,肾素-血管紧张素-醛固酮系统的过度激活也有明显的副作用。例如,过度的血管收缩加重左心室后负荷;钠潴留引起的血容量增加可使已经升高的心室充盈压进一步升高。AngⅡ还可直接促进心肌和非心肌细胞肥大或增殖。醛固酮增加除可促进远曲小管和集合管上皮细胞对钠水的重吸收,引起水钠潴留外,还可以作用于心脏成纤维细胞,促进胶原合成和心室纤维化。总体来说,肾素-血管紧张素-醛固酮系统激活在心功能不全的代偿及失代偿调节中的作用是弊大于利。

心房肌主要合成和分泌心房钠尿肽,心室肌主要合成和分泌B型钠尿肽,它们都是钠尿肽家族的成员。BNP基因转录生成由134个氨基酸残基构成的B型钠尿肽原,随后被蛋白酶在N端切掉26个氨基酸残基的片段,在分泌或进入血液循环的过程中,被蛋白水解酶裂解成由32个氨基酸残基组成的具有生物学活性的BNP和由76个氨基酸残基组成无生物学活性的N末端B型钠尿肽。NT-proBNP比BNP具有更长的半衰期及更高的稳定性,其浓度可反映短暂时间内新合成的而不是贮存的BNP释放,因此能更好地反映BNP通路的激活。钠尿肽类激素具有利钠排尿,扩张血管和抑制肾素及醛固酮的作用。生理状态下,循环血中可检测到少量BNP/NT-proBNP。心功能不全时,心脏负荷增加或心室扩大,心肌细胞受牵拉而合成并释放BNP/NT-proBNP入血,血浆BNP/NT-proBNP含量升高,并与心功能分级呈显著正相关。目前,动态监测血中BNP/NT-proBNP浓度已成为心力衰竭诊断和鉴别诊断、风险分层以及评估预后的重要生化指标。

心功能不全还会激活肿瘤坏死因子等炎性介质的释放;引起内皮素和一氧化氮等血管活性物质的改变,这些因素都在不同程度上参与了心功能不全的代偿以及失代偿过程。

在神经-体液机制的调控下,机体对心功能降低的代偿反应可以分为心脏本身的代偿和心外代偿两部分。

二、心脏本身的代偿反应

1. 心率加快 心排血量是每搏输出量与心率的乘积,在一定的范围内,心率加快可提高心排血量,并可提高舒张压,有利于冠脉的血液灌流,对维持动脉血压,保证重要器官的血流供应有积极意义。当组织细胞对血供的需求增加时,正常的心脏可通过增加每搏输出量和心率增加心排血量。而心功能不全时,由于损伤的心脏每搏输出量相对固定,难以增加,心率加快成为决定心排血量的主要因素。心率加快的机制主要是:①由于心排血量减少,对主动脉弓和颈动脉窦压力感受器的刺激减弱,经窦神经传到中枢的抑制性冲动减少,引起心率加快;②心脏泵血减少使心腔内剩余血量增加,心室舒张末期容积和压力升高,可刺激右心房和大静脉的容量感受器,经迷走神经传入纤维至中枢,使迷走神经抑制,交感神经兴奋;③如果合并缺氧,可以刺激主动脉体和颈动脉体化学感受器,反射性引起心率加快。

但是,心率加快的代偿作用也有一定的局限性,其原因是:①心率加快增加心肌耗氧量;②心率过快(成人>180次/分)明显缩短心脏舒张期,不但减少冠脉灌流量,使心肌缺血、缺氧加重,而且缩短心室充盈时间,减少充盈量,心排血量反而降低。

2. 心脏紧张源性扩张　静脉回心血量可以在一定程度上调控心肌的收缩能力。根据 Frank-Starling 定律,肌节长度在 1.7~2.2 μm 的范围内,心肌收缩能力随心脏前负荷(心肌纤维初长度)的增加而增加。左室舒张末期压在 0~6 mmHg 的范围内,肌节长度约为 1.7~1.9 μm。随着左室舒张末期充盈量增力口,肌节长度增长,心肌收缩力逐渐增大。当肌节长度达到 2.2 μm 时,粗、细肌丝处于最佳重叠状态,形成有效横桥的数目最多,产生的收缩力最大,这个肌节长度称为最适长度。当心脏收缩功能受损时,心脏本身会发生快速的、应急性的调节反应。由于每搏出量降低,使心室舒张末期容积增加,前负荷增加导致心肌纤维初长度增大(肌节长度不超过 2.2 μm),此时心肌收缩力增强,代偿性增加每搏输出量,这种伴有心肌收缩力增强的心腔扩大称为心脏紧张源性扩张,有利于将心室内过多的血液及时泵出。

【例6】心肌肌节长度超过下列哪一数值,心肌收缩力反而降低?
A. 1.6 μm　　　　　　　　B. 1.8 μm　　　　　　　　C. 2.0 μm
D. 2.2 μm　　　　　　　　E. 2.4 μm

3. 心肌收缩性增强　心功能受损时,由于交感-肾上腺髓质系统兴奋,儿茶酚胺增加,通过激活 β 肾上腺素受体,增加胞质 cAMP 浓度,激活蛋白激酶 A,使肌膜钙通道蛋白磷酸化,导致心肌兴奋后胞质 Ca^{2+} 浓度升高而发挥正性变力作用。在心功能损害的急性期,心肌收缩性增强对于维持心排血量和血流动力学稳态是十分必要的代偿和适应机制。当慢性心力衰竭时,心肌 β 肾上腺素受体减敏,血浆中虽存在大量儿茶酚胺,但正性变力作用的效果显著减弱。

4. 心室重塑
(1) 心肌细胞重塑　心肌细胞重塑包括心肌细胞肥大和心肌细胞表型的改变。
①心肌肥大特点　心肌肥大是指心肌细胞体积增大,在细胞水平上表现为细胞直径增宽,长度增加;在器官水平表现为心室质(重)量增加,心室壁增厚。临床上可用超声心动图等无创性方法检测心室壁厚度,因此心肌肥大又称为心室肥厚。当部分心肌细胞丧失时,残余心肌可以发生反应性心肌肥大;长期负荷过重可引起超负荷性心肌肥大,按照超负荷原因和心肌反应形式的不同又可将超负荷性心肌肥大分为:向心性肥大和离心性肥大。

【例7】心肌向心性肥大形成的主要原因是
A. 心肌收缩力增强　　　　B. 冠脉血流量增加　　　　C. 心率加快
D. 心输出量增加　　　　　E. 长期压力负荷增大

【例8】心肌离心性肥大形成的主要原因
A. 心肌能量代谢障碍　　　B. 心肌前负荷长期加重　　C. 心肌结构破坏
D. 心输出量增加　　　　　E. 长期压力负荷增大

②心肌细胞表型改变　指由于心肌所合成的蛋白质的种类变化所引起的心肌细胞"质"的改变。在引起心肌肥大的机械信号和化学信号刺激下,可使在成年心肌细胞中处于静止状态的胎儿期基因被激活,如心房钠尿肽基因、脑钠肽基因和 β 球蛋白重链基因等,合成胎儿型蛋白质增加;或是某些功能基因的表达受到抑制,发生同工型蛋白之间的转换,引起细胞表型改变。表型转变的心肌细胞在细胞膜、线粒体、肌浆网、肌原纤维及细胞骨架等方面均与正常心肌有差异,从而导致其代谢与功能发生变化。转型的心肌细胞分泌活动增强,还可以通过分泌细胞因子和局部激素,进一步促进细胞生长、增殖及凋亡,从而改变心肌的舒缩能力。

(2) 非心肌细胞及细胞外基质的变化　成纤维细胞占人心脏细胞总数的 60%~70%,是细胞外基质的关键来源。细胞外基质是存在于细胞间隙、肌束之间及血管周围的结构糖蛋白、蛋白多糖及糖胺聚糖的总称,其中最主要的是 I 和 III 型胶原纤维。I 型胶原是与心肌束平行排列的粗大胶原纤维的主要成分,III 型胶原则形成了较细的纤维网状结构。胶原网络与细胞膜上的结合蛋白质连接,维系心肌细胞的有序排列,为心肌提供了高强度的抗牵拉能力,同时又将心肌收缩和舒张时伴随的张力变化传递至心肌的各个部分。胶原纤维的量和成分是决定心肌伸展及回弹性能(僵硬度)的重要因素。

三、心脏以外的代偿

1. 增加血容量　慢性心功能不全时的主要代偿方式之一是增加血容量,进而使静脉回流及心排血量增加。血容量增加的机制有:①交感神经兴奋。心功能不全时,心排血量和有效循环血量减少,引起交感神经兴奋,肾血管收缩,肾血流量下降,近曲小管重吸收钠水增多,血容量增加。②肾素-血管紧张素-醛固酮系统激活,促进远曲小管和集合管对水钠的重吸收。③抗利尿激素释放增多。随着钠的重吸收增加,以及 AngⅡ 的刺激,ADH 的合成与释放增加;加上淤血的肝脏对 ADH 的灭活减少,使血浆 ADH 水平增高,促进远曲小管和集合管对水的重吸收。④抑制钠水重吸收的激素减少：PGE_2 和心房钠尿肽可促进钠水排出。心力衰竭时 PGE_2 和心房钠尿肽的合成和分泌减少，促进钠水潴留。一定范围内的血容量增加可提高心排血量和组织灌流量，但长期过度的血容量增加可加重心脏负荷，使心排血量下降而加重心力衰竭。

2. 血流重新分布　心功能不全时，交感-肾上腺髓质系统兴奋，使外周血管选择性收缩，引起全身血流重新分布，主要表现为皮肤、骨骼肌与内脏器官的血流量减少，其中以肾血流量减少最明显，而心、脑血流量不变或略增加。这样既能防止血压下降，又能保证重要器官的血流量。但是，若外周器官长期供血不足，亦可导致该脏器功能减退。另外，外周血管长期收缩，也会导致心脏后负荷增大而使心排血量减少。

3. 红细胞增多　心功能不全时，体循环淤血和血流速度减慢可引起循环性缺氧，肺淤血和肺水肿又可引起乏氧性缺氧。缺氧刺激肾间质细胞分泌促红细胞生成素增加，后者促进骨髓造血功能，使红细胞和血红蛋白生成增多，以提高血液携氧的能力，改善机体缺氧。但红细胞过多又可使血液黏度增大，加重心脏后负荷。

4. 组织利用氧的能力增加　心功能不全时，低灌注导致组织细胞的供氧量减少，引起一系列代谢、功能与结构的改变。例如，慢性缺氧时细胞线粒体数量增多，表面积增大，细胞色素氧化酶活性增强等，这些变化可改善细胞的内呼吸功能；细胞内磷酸果糖激酶活性增强可以使细胞从糖酵解中获得一定的能量补充；肌肉中肌红蛋白的含量增多，可改善肌肉组织对氧的储存和利用。通过组织细胞自身代谢、功能与结构的调整，使细胞利用氧的能力增强，以克服供氧不足带来的不利影响。

第3节　心力衰竭的发生机制

一、心肌收缩功能降低

心肌收缩能力降低是造成心脏泵血功能减退的主要原因，可以由心肌收缩相关的蛋白改变、心肌能量代谢障碍和心肌兴奋-收缩耦联障碍分别或共同引起。

1. 心肌收缩相关的蛋白改变

（1）心肌细胞数量减少　多种心肌损害（如心肌梗死、心肌炎及心肌病等）可导致心肌细胞变性、萎缩，严重者因心肌细胞死亡而使有效收缩的心肌细胞数量减少，造成原发性心肌收缩力降低。心肌细胞死亡可分为坏死与凋亡两种形式。

（2）心肌结构改变　①在分子水平上，肥大心肌的表型改变，胎儿期基因过度表达；而一些参与细胞代谢和离子转运的蛋白质，如肌浆网钙泵蛋白和细胞膜 L 型钙通道蛋白等合成减少。②在细胞水平，心肌肥大的初期，心肌的组织结构基本正常。可见一定程度的线粒体数目增多、体积增大，肌原纤维增多和细胞核增大。但心肌过度肥大时，尤其是增粗时，肌丝相比于与线粒体呈不成比例的增加，肌节不规则叠加，加上显著增大的细胞核对邻近肌节的挤压，导致肌原纤维排列紊乱，心肌收缩力降低。值得注意的是，损伤心脏各部分的变化并不是均一的。重构心脏不同部位的心肌肥大、坏死和凋亡共存，心肌细胞和非心肌细胞的肥大与萎缩、增殖与死亡共存。③在器官水平上，与代偿期的心腔扩大和心室肥厚不同，衰竭时的心室表现为心腔扩大而室壁变薄，扩张的心室几何结构发生改变，横径增加使心脏由正常的椭圆形变成球状。心室扩张使乳头肌不能锚定房室瓣，主动脉和肺动脉瓣环扩大，可造成功能性瓣膜反流，导致心室泵血功能进一步降低，而血流动力学紊乱进一步加重并参加心室重塑的进展。

2. 心肌能量代谢障碍　ATP 是心肌唯一能够直接利用的能量形式，心肌细胞必须不断合成 ATP 以维持正常的泵血功能和细胞活动。心肌的能量代谢包括能量产生、储存和利用三个环节。其中任何一个环节发生障碍，都可导致心肌收缩性减弱。

（1）能量生成障碍　生理状态下，维持心脏收缩功能和基础代谢所必需的 ATP 主要来自线粒体的氧化代谢，极少量来源于糖酵解。供给心肌能量的底物包括脂肪酸、葡萄糖、乳酸、酮体和氨基酸等。在有氧条件下，正常心肌优先利用脂肪酸，心肌 60%～90% 的 ATP 来源于游离脂肪酸的 β-氧化，仅 10%～40% 由乳酸氧化及葡萄糖等分解产生。在心力衰竭早期，心肌能量底物代谢基本保持正常。而在衰竭晚期或终末阶段，心肌脂肪酸氧化明显下调，底物代谢从优先利用脂肪酸向利用葡萄糖转变，心肌有氧氧化能力受损，糖酵解加速，造成心肌能量生成减少。

（2）能量储备减少　心肌以 ATP 和磷酸肌酸的形式储存能量，肌酸分子量小且在心肌内的浓度比 ADP 大 100 倍，故磷酸肌酸是心肌细胞内储存能量的主要形式。在磷酸肌酸激酶的催化下，肌酸与 ATP 之间发生高能磷酸键转移而生成磷酸肌酸，迅速将线粒体中产生的高能磷酸键以贮存形式转移至胞质。心肌肥大初期，细胞内磷酸肌酸与 ATP 含量可在正常范围。随着心肌肥大的发展，产能减少而耗能增加，尤其是磷酸肌酸激酶同工型发生转换，导致磷酸肌酸激酶活性降低，使储能形式的磷酸肌酸含量减少，作为能量储备指数的

CP/ATP 比值明显降低。

(3) 能量利用障碍 心肌对能量的利用是指把 ATP 储存的化学能转化成为心肌收缩的机械做功的过程。在收缩期，Ca^{2+} 与肌钙蛋白 C 结合，横桥形成与滑动需要位于肌球蛋白头部的 $Ca^{2+}-Mg^{2+}-ATP$ 酶水解 ATP。因此，$Ca^{2+}-Mg^{2+}-ATP$ 酶活性是决定心肌收缩速率的内在因素，即 $Ca^{2+}-Mg^{2+}-ATP$ 酶活性是决定心肌细胞对 ATP 进行有效利用的物质基础。在人类衰竭的心肌中 $Ca^{2+}-Mg^{2+}-ATP$ 酶活性降低，其机制主要与心肌调节蛋白改变有关。如肌球蛋白轻链-1 的胎儿型同工型增多；肌钙蛋白 T 亚单位的胎儿型同工型 (TnT4) 增多等，使肥大心肌肌球蛋白头部的 ATP 酶活性降低，利用 ATP 产生机械功障碍，心肌收缩性降低。

3. 心肌兴奋-收缩耦联障碍 心肌的兴奋是电活动，而收缩是机械活动，Ca^{2+} 在把心肌兴奋的电信号转化为收缩的机械活动中发挥了极为重要的中介作用。Ca^{2+} 可通过多个机制影响心肌的兴奋-收缩耦联，进而调控心肌的收缩与舒张。心肌细胞兴奋时，膜去极化激活细胞膜 L 型钙通道开放，少量细胞外 Ca^{2+} 迅速进入胞质，触发肌浆网内储存的 Ca^{2+} 释放入胞质，胞质 Ca^{2+} 浓度快速上升，Ca^{2+} 与肌钙蛋白 C 结合，引起心肌收缩。当心肌开始舒张时，肌浆网 $Ca^{2+}-ATP$ 酶（又称钙泵）消耗 ATP 将 Ca^{2+} 转运至肌浆网内储存。此外，还有少量胞质内 Ca^{2+} 经细胞膜上的 Na^+-Ca^{2+} 交换蛋白与钙泵转运到细胞外。在这一过程中，Ca^{2+} 与肌钙蛋白 C 的结合是横桥形成的启动环节。而肌浆网 $Ca^{2+}-ATP$ 酶是调控心肌舒张的重要靶点。任何影响心肌对 Ca^{2+} 转运和分布的因素都会影响钙稳态，导致心肌兴奋-收缩耦联障碍。

二、心肌舒张功能障碍

1. 主动性舒张功能减弱 发生于舒张早期。心肌收缩后，产生正常舒张的首要因素是胞质中 Ca^{2+} 浓度要迅速从 10^{-5} mol/L 降至 10^{-7} mol/L，Ca^{2+} 与肌钙蛋白解离，肌钙蛋白恢复原来的构型。胞质内 Ca^{2+} 大部分被 $Ca^{2+}-ATP$ 酶摄取入肌浆网，少量运出细胞外，故心脏舒张也是能量依赖性的。肥大和衰竭心肌细胞由于缺血缺氧，ATP 供应不足，肌浆网或心肌细胞膜上 $Ca^{2+}-ATP$ 酶活性降低，不能迅速将胞质内 Ca^{2+} 摄取入肌浆网或向细胞外排出，使心肌收缩后胞质内 Ca^{2+} 浓度不能迅速降低并与肌钙蛋白解离，导致心室舒张迟缓和不完全，从而使心肌舒张功能降低。缺血心肌的舒张功能障碍可以出现在收缩功能障碍之前。另外，肌球-肌动蛋白复合体的解离也是一个需要消耗 ATP 的主动过程。损伤的心肌由于 ATP 缺乏及 Ca^{2+} 与肌钙蛋白亲和力增加，使肌球-肌动蛋白复合体解离困难，肌动蛋白难以恢复原有的构型，影响心室的舒张和充盈。

2. 被动性舒张功能减弱 见于舒张晚期，指心室顺应性降低及充盈障碍。心室顺应性是指心室在单位压力变化下所引起的容积改变 (dV/dp)，其倒数 dp/dV 即为心室僵硬度。高血压及肥厚性心肌病时心室壁增厚，心肌炎症、纤维化及间质增生等均可引起心室壁成分改变，导致心室顺应性下降，心室在舒张末期容量减少，每搏输出量减少，而心室收缩末期容量无明显变化。此时，需提高心室的充盈压以维持心室的充盈量。当左室舒张末期压力过高时，肺静脉压随之上升，从而出现肺淤血、肺水肿等左心衰竭的临床表现。此时，心肌的收缩功能尚无明显损伤，心排血量无明显降低。心室舒张末期压力-容积 (P-V) 曲线可反映心室的顺应性和僵硬度。当顺应性下降（僵硬度增大）时，压力-容积曲线左移。由于冠心病和高血压已经成为心力衰竭的主要病因，因舒张功能障碍引起的心功能不全也日益受到重视。

【例9】下列哪项与心室舒张功能障碍无关？
A. 肌浆网钙释放减少　　B. 心室舒张势能减弱　　C. 心室僵硬度增大
D. 心肌顺应性降低　　E. 甲状腺机能亢进

三、心脏各部分舒缩活动不协调

为保持心功能的稳定，心脏各部，左-右心之间，房-室之间，心室本身各区域的舒缩活动处于高度协调的工作状态。也就是说，心排血量的维持除受心肌舒缩功能的影响外，还需要心房和心室、左心和右心舒缩活动的协调一致。一旦心脏舒缩活动的协调性被破坏，将会引起心脏泵血功能紊乱而导致心排血量下降。在心肌炎、甲状腺功能亢进、严重贫血、高血压性心肌病、肺心病时，由于病变呈区域性分布，病变轻的区域心肌舒缩活动减弱，病变重的心肌完全丧失收缩功能，非病变心肌功能相对正常，甚至代偿性增强，不同功能状态的心肌共处一室，特别是病变面积较大时必然使整个心脏的舒缩活动不协调，导致心排血量下降。特别是心肌梗死患者，心肌各部分的供血是不均一的，梗死区、边缘缺血区和非病变区的心肌在兴奋性、自律性、传导性、收缩性方面都存在差异，在此基础上易发生心律失常，使心脏各部分舒缩活动的协调性遭到破坏。度过心肌梗死的急性期后，坏死心肌被纤维组织取代，该处室壁变薄，收缩时可向外膨出，形成室壁瘤，影响心脏泵血。无论是房室活动不协调还是两侧心室不同步舒缩，心排血量均有明显地降低。

第4节　功能与代谢改变

一、心排血量减少

心排血量随组织细胞代谢需要而增加的能力称为心力储备，这反映心脏的代偿能力。由心肌收缩性降低和心室负荷过重引起的收缩性心功能不全，在临床上表现为心排血量减少的综合征，又称为前向衰竭。

1. 心脏泵血功能降低

（1）心排血量减少及心脏指数降低　　心排血量是评价心脏泵血功能的重要指标之一，但在不同个体之间横向可比性较差。心脏指数是心排血量经单位体表面积标准化后的心脏泵血功能指标，横向可比性较好。心脏泵血功能受损的早期阶段，心力储备减少。随着心力衰竭的发展，心排血量显著降低，心室功能曲线趋于低平，心排血量常常依赖升高的充盈压或（和）增快的心率才能达到满足组织代谢需求的水平。严重心力衰竭时，卧床静息时的心排血量也显著降低，多数患者心排血量<3.5 L/min，心脏指数<2.2 L/(min·m²)。

（2）左室射血分数降低　　左室射血分数（LVEF）是每搏输出量占左心室舒张末容积（VEDV）的百分比，在静息状态下正常值为55%～65%，是评价左心室射血效率的常用指标，能较好地反映心肌收缩功能的变化。心力衰竭时，每搏输出量降低而左心室舒张末容积增大，射血分数降低。一般认为，当左室射血分数大于50%～55%时，左心室的收缩功能尚可；射血分数40%～55%表示收缩功能轻度损伤；30%～40%时表示中度损伤，小于30%为收缩功能严重抑制，患者预后差。

（3）心室充盈受损　　通常以肺毛细血管楔压反映左心房压和左心室舒张末压；以中心静脉压反映右心房压和右心室舒张末压。由于射血分数降低，心室射血后剩余血量增多，使心室收缩末容积增多，心室容量负荷增大，心室充盈受限。在心力衰竭早期阶段即可出现心室舒张末压升高。

（4）心率增快　　由于交感神经系统兴奋，患者在心力衰竭早期即有明显的心率增快。随心搏出量的进行性降低，心排血量的维持对心率增快的依赖程度增大。因此心悸常是心力衰竭患者最早的和最明显的症状。而过快的心率不但可使心排血量转而降低，且可造成心肌缺血、缺氧而加重心肌损害。

2. 器官血流重新分配

（1）动脉血压的变化　　心力衰竭对血压的影响依心力衰竭发生的速度和严重程度而定。急性心力衰竭时（如急性心肌梗死），由于心排血量锐减，导致动脉血压下降，甚至发生心源性休克。慢性心力衰竭时，由于交感-肾上腺系统神经兴奋，外周阻力增大、心率加快以及血容量增多等，动脉血压可维持在正常范围。而在因慢性心力衰竭出现心功能急剧恶化而入院的患者中，由于交感神经-体液调节系统的过度激活，约50%的患者出现动脉血压升高。

（2）器官血流重新分配　　器官血流量取决于灌注压及灌注阻力。心力衰竭时，各组织器官的灌注压降低和阻力血管收缩的程度不一，导致器官血流量重新分配。一般而言，心力衰竭较轻时，心、脑血流量可维持在正常水平，而皮肤、骨骼肌、肾脏及内脏的血管床因含α肾上腺素受体较多，在交感神经兴奋时收缩较为明显，故血流量显著减少。当心力衰竭发展到严重阶段，心、脑血流量亦可减少。

①肾血流量减少　　心力衰竭时，心排血量减少通过对压力感受器和肾球旁装置的刺激使肾血流量明显减少，肾小球滤过率减少和肾小管重吸收增加，患者尿量减少，出现钠水潴留，亦可伴有氮质血症。患者的尿量在一定程度上可以反映心功能的状况，随心功能的改善，尿量增加。在慢性心力衰竭时，压力感受器和肾球旁装置对心排血量减少的敏感性降低，尚可维持一定的肾血流量。

②骨骼肌血流量减少　　在轻度心力衰竭时，患者在静息状态下无明显不适，而在体力活动时器官血液灌注与组织代谢需求的失衡较为显著。由于骨骼肌血流量减少，心力衰竭患者的早期症状之一是易疲乏，对体力活动的耐受力降低，这是通过减少骨骼肌耗氧量以适应组织的低灌流状态，在早期具有一定的保护意义。然而由于心力衰竭患者的血管内皮功能受损，缺血或运动时引起的扩血管反应减弱，难以抗衡神经-体液调节机制激活所致的外周血管收缩，骨骼肌的血液灌注不足。长期低灌注可导致骨骼肌萎缩、氧化酶活性降低及线粒体数减少等，这是心力衰竭患者承受体力活动能力降低的主要机制。

③脑血流量减少　　随着心排血量的进一步减少，脑血流量也可以减少。脑供血不足可引起头晕、头痛、失眠、记忆力减退和烦躁不安等表现。部分患者在变换体位时出现头晕、晕厥等直立性低血压的表现。当心排血量急性减少时，可导致脑缺血发生短暂性意识丧失，称为心源性晕厥。严重者晕厥发作可持续数秒并伴有四肢抽搐、呼吸暂停、发绀等临床表现，称为阿斯综合征。

④皮肤血流量减少　　心力衰竭时，皮肤血流量减少，表现为皮肤苍白、皮肤温度降低。如果合并缺氧，可出现发绀。

二、静脉淤血

1. 体循环淤血 体循环淤血见于右心衰竭及全心衰竭，主要表现为体循环静脉系统的过度充盈、静脉压升高、内脏充血和水肿等。

（1）静脉淤血和静脉压升高 右心衰竭时因钠、水潴留及右室舒张末期压力升高，使上下腔静脉回流受阻，静脉异常充盈，表现为下肢和内脏的淤血。右心淤血明显时出现颈静脉充盈或怒张。按压肝脏后颈静脉异常充盈，称为肝颈静脉反流征阳性。静脉淤血和交感神经兴奋引起的容量血管收缩，可使静脉压升高。

（2）肝肿大及肝功能损害 由于下腔静脉回流受阻，肝静脉压升高，肝小叶中央区淤血，肝窦扩张、出血及周围水肿，导致肝脏肿大，局部有压痛。长期右心衰竭，还可造成心源性肝硬化。因肝细胞变性、坏死，患者可出现转氨酶水平增高及黄疸。

（3）肠功能改变 慢性心力衰竭时，由于胃肠道淤血及动脉血液灌流不足，可出现消化系统功能障碍，表现为消化不良、食欲不振、恶心、呕吐、腹泻等。

（4）水肿 水肿是右心衰竭以及全心衰竭的主要临床表现之一，称为心源性水肿。受重力的影响，心性水肿在体位低的下肢表现最为明显，严重者还可伴发腹水及胸水等。毛细血管血压增高是心性水肿的始发因素，而肾血流量减少可引起肾小球滤过率降低和醛固酮增加，造成钠、水潴留，促进水肿的发展。此外，由于胃肠道淤血引起的食物消化吸收障碍、肝淤血造成的肝功能损伤可导致低蛋白血症，又进一步加重心性水肿。

2. 肺循环淤血 肺循环淤血主要见于左心衰竭患者。当肺毛细血管楔压升高，首先出现肺循环淤血，严重时可出现肺水肿。肺淤血、肺水肿的共同表现是呼吸困难，为患者气短及呼吸费力的主观感觉，具有一定的限制体力活动的保护意义，也是判断肺淤血程度的指标。

（1）呼吸困难发生的基本机制 ①肺淤血、肺水肿导致肺顺应性降低，要吸入同样量的空气，需要增加呼吸肌做功，消耗更多的能量，故患者感到呼吸费力；②支气管黏膜充血、肿胀及气道内分泌物导致气道阻力增大；③肺毛细血管压增高和间质水肿使肺间质压力增高，刺激肺毛细血管旁J受体，引起反射性浅快呼吸。

（2）呼吸困难的表现形式 根据肺淤血和肺水肿的严重程度，呼吸困难可有不同的表现形式。

①劳力性呼吸困难 轻度左心衰竭患者仅在体力活动时出现呼吸困难，休息后消失，称为劳力性呼吸困难，为左心衰竭最早的表现。其机制是：体力活动时四肢血流量增加，回心血量增多，肺淤血加重；体力活动时心率加快，舒张期缩短，左心室充盈减少，肺循环淤血加重；体力活动时机体需氧量增加，但衰竭的左心室不能相应地提高心排血量，因此机体缺氧进一步加重，刺激呼吸中枢，使呼吸加快加深，出现呼吸困难。

②夜间阵发性呼吸困难 夜间阵发性呼吸困难亦是左心衰竭早期的典型表现。患者夜间入睡后（多在入睡1~2小时后）因突感气闷、气急而惊醒，被迫坐起，可伴有咳嗽或泡沫样痰，发作较轻者在坐起后有所缓解，经一段时间后自行消失。严重者可持续发作，咳粉红色泡沫样痰，甚至发展为急性肺水肿。夜间阵发性呼吸困难的发生机制是：a. 患者入睡后由端坐位改为平卧位，下半身静脉回流增多，水肿液吸收入血液循环也增多，加重肺淤血；b. 入睡后迷走神经紧张性增高，使小支气管收缩，气道阻力增大；c. 熟睡后中枢对传入刺激的敏感性降低，只有当肺淤血程度较为严重，动脉血氧分压降低到一定程度时，方能刺激呼吸中枢，使患者感到呼吸困难而惊醒。若患者在气促咳嗽的同时伴有哮鸣音，则称为心性哮喘。

③端坐呼吸 患者在静息时已出现呼吸困难，平卧时加重，故需被迫采取端坐位或半卧位以减轻呼吸困难的程度，称为端坐呼吸。其机制是：a. 端坐位时下肢血液回流减少，肺淤血减轻；b. 膈肌下移，胸腔容积增大，肺活量增加，通气改善；c. 端坐位可减少下肢水肿液的吸收，使血容量降低，减轻肺淤血。端坐呼吸是左心衰竭造成严重肺淤血的表现。

④急性肺水肿 为急性左心衰竭的主要临床表现。由于突发左心室排血减少，引起肺静脉和肺毛细血管压力急剧升高，毛细血管壁通透性增大，血浆渗出到肺间质与肺泡而引起急性肺水肿。此时，患者可出现发绀、气促、端坐呼吸、咳嗽、咳粉红色（或无色）泡沫样痰等症状和体征。

➤ 参考答案如下，详细答案参见 2019 版《国家临床执业及助理医师资格考试精选真题考点精析》。

| 1. B | 2. E | 3. D | 4. A | 5. E | 昭昭老师提示： |
| 6. D | 7. E | 8. B | 9. A | — | 关注官方微信，获得第一手考试资料。 |

第11章 呼吸功能不全

▶ **2019考试大纲**
①发病机制:肺通气功能障碍、弥散功能障碍、肺泡通气-血流比例失调、解剖分流增加;②功能与代谢改变:酸碱平衡及电解质紊乱、肺源性心脏病、肺性脑病。

▶ **考纲解析**
近20年的医师考试中,本章的考点是呼吸功能不全的发病机制,执业医师每年考查分数为0~1分,助理医师每年考查分数为0~1分。

第1节 病因和发病机制

外呼吸包括肺通气和肺换气,前者指肺泡气与外界气体交换的过程,后者是肺泡气与血液之间的气体交换过程。呼吸衰竭则是肺通气或(和)肺换气功能严重障碍的结果。

【例1】呼吸功能不全通常是
A. 外呼吸功能严重障碍的后果
B. 内、外呼吸功能严重障碍的后果
C. 内呼吸功能严重障碍的后果
D. 血液不能携带氧的后果
E. 组织细胞不能利用氧的后果

一、肺通气功能障碍

1. 限制性通气不足 指吸气时肺泡的扩张受限引起的肺泡通气不足。通常吸气运动是呼吸肌收缩引起的主动过程,呼气则是肺泡弹性回缩和肋骨与胸骨借重力作用复位的被动过程。主动过程更易发生障碍。其原因有:

(1)呼吸肌活动障碍 中枢或周围神经的器质性病变如脑外伤、脑血管意外、脑炎、脊髓灰质炎、多发性神经炎等;由过量镇静药、安眠药、麻醉药所引起的呼吸中枢抑制;呼吸肌本身的收缩功能障碍如由长时间呼吸困难和呼吸运动增强所引起的呼吸肌疲劳、由营养不良所致的呼吸肌萎缩;由低钾血症、缺氧、酸中毒等所致的呼吸肌无力等,均可累及呼吸肌收缩功能而引起限制性通气不足。

(2)胸廓的顺应性降低 严重的胸廓畸形、胸膜纤维化等可限制胸部的扩张。

(3)肺的顺应性降低 如严重的肺纤维化或肺泡表面活性物质减少可降低肺的顺应性,使肺泡扩张的弹性阻力增大而导致限制性通气不足。

(4)胸腔积液和气胸 胸腔大量积液或张力性气胸压迫肺,使肺扩张受限。

【例2】出现严重胸膜病变时,病人可发生
A. 弥散障碍
B. 限制性通气不足
C. 阻塞性通气不足
D. 死腔样通气
E. 肺表面活性物质受破坏

2. 阻塞性通气不足 指气道狭窄或阻塞所致的通气障碍。呼气时略高于吸气时。影响气道阻力的因素有:气道内径、长度和形态、气流速度和形式等,其中最主要的是气道内径。气管痉挛、管壁肿胀或纤维化,管腔被黏液、渗出物、异物等阻塞,肺组织弹性降低以致对气道管壁的牵引力减弱等,均可使气道内径变窄或不规则而增加气流阻力,从而引起阻塞性通气不足。

3. 肺泡通气不足时的血气变化 总肺泡通气量不足会使肺泡气氧分压(P_AO_2)下降和肺泡气二氧化碳分压(P_ACO_2)升高,因而流经肺泡毛细血管的血液不能被充分动脉化,导致 PaO_2 降低和 $PaCO_2$ 升高,最终出现Ⅱ型呼吸衰竭。此时,$PaCO_2$ 增值与 PaO_2 降值成一定比例关系,其比值相当于呼吸商(R)。

二、肺换气功能障碍

肺换气功能障碍包括弥散障碍、肺泡通气与血流比例失调以及解剖分流增加。

1. 弥散障碍 ①弥散障碍的常见原因 肺泡膜面积减少:正常成人肺泡总面积约为 $80 m^2$。静息时参与换气的面积为 $35\sim40 m^2$,运动时增大。由于储备量大,只有当肺泡膜面积减少一半以上时,才会发生换气功能障碍。肺泡膜面积减少见于肺实变、肺不张、肺叶切除等。肺泡膜厚度增加时肺膜的薄区,为气体交换的部位,它是由肺泡上皮、毛细血管内皮和两者共有的基底膜所构成,其厚度不到 $1 \mu m$,是气体交换的部位。虽然气体从肺泡腔到达红细胞内还需经过肺泡表面的液体层、血管内血浆和红细胞膜,但总厚度不到 $5 \mu m$,故正常气体交换很快。当肺水肿、肺泡透明膜形成、肺纤维化及肺泡毛细血管扩张等导致血浆层变厚时,可因弥散距离增宽使弥散速度减慢。②弥散障碍时的血气变化 肺泡膜病变患者在静息时一般不出现血气异常。因为正常静息时,血液流经肺泡毛细血管的时间约为 0.75 s,而血液氧分压只需 0.25 s 就可升至肺泡气氧分压水平。肺泡膜病变时虽然弥散速度减慢,但在静息时气体交换在 0.75 s 内仍可达到血气与肺泡气的平衡,因而不发生血气的异常。在体力负荷增加等使心输出量增加和肺血流加快时,血液和肺泡接触时间过于缩短,导致低氧血症。肺泡膜病变加上肺血流增快只会引起 PaO_2 降低,不会使 $PaCO_2$ 增高。因为 CO_2 在水中的溶解度比 O_2 大,故弥散速度比 O_2 快,能较快地弥散入肺泡使 $PaCO_2$ 与 P_ACO_2 取得平衡。只要患者肺泡通气量正常,就可保持 $PaCO_2$ 与 P_ACO_2 正常。如果存在代偿性通气过度,则可使 P_ACO_2 与 $PaCO_2$ 低于正常。

【例3】一般情况下,弥散障碍主要导致动脉血中
A. 氧分压升高,二氧化碳分压升高
B. 氧分压降低,二氧化碳分压降低
C. 氧分压不变,二氧化碳分压不变
D. 氧分压不变,二氧化碳分压升高
E. 氧分压降低,二氧化碳分压不变

【例4】单纯弥散障碍时血气变化的特点是
A 氧分压升高
B. 氧分压降低
C. 二氧化碳分压降低
D. 二氧化碳分压升高
E. 氧分压降低伴二氧化碳升高

2. 肺泡通气与血流比例失调　血液流经肺泡时能否获得足够的氧和充分地排出 CO_2,使血液动脉化,还取决于肺泡通气量与血流量的比例。如肺的总通气量和总血流量正常,但肺通气或(和)血流不均匀,造成部分肺泡通气与血流比例失调,也可引起气体交换障碍,导致呼吸衰竭。这是肺部疾患引起呼吸衰竭最常见和最重要的机制。正常成人在静息状态下,肺泡每分通气量(V_A)约为 4L,每分钟肺血流量(Q)约为 5 L,两者的比率(V_A/Q)约为 0.8。当肺发生病变时,由于肺病变轻重程度与分布的不均匀,使各部分肺的通气与血流比例不平衡,可能造成严重的肺泡通气与血流比例失调,导致换气功能障碍。

(1) 部分肺泡通气不足　支气管哮喘、慢性支气管炎、阻塞性肺气肿等引起的气道阻塞,以及肺纤维化、肺水肿等引起的限制性通气障碍的分布往往是不均匀的,可导致肺泡通气的严重不均。病变重的部分肺泡通气明显减少,而血流未相应减少,甚至可因炎性充血等使血流增多(如大叶性肺炎早期),使 V_A/Q 显著降低,以致流经这部分肺泡的静脉血未经充分动脉化便掺入动脉血内。这种情况类似动-静脉短路,故称功能性分流,又称静脉血掺杂。正常成人由于肺内通气分布不均匀形成的功能性分流约占肺血流量的 3%,慢性阻塞性肺疾患严重时,功能性分流可增加到肺血流量的 30%～50%,从而严重地影响换气功能。

(2) 部分肺泡血流不足　肺动脉栓塞、弥散性血管内凝血、肺动脉炎、肺血管收缩等,都可使部分肺泡血流减少,V_A/Q 可显著大于正常,患部肺泡血流少而通气多,肺泡通气不能充分被利用,称为死腔样通气。正常人的生理死腔约占潮气量的 30%,疾病时功能性死腔可显著增多,使 V_D/V_T 高达 60%～70%,从而导致呼吸衰竭。

【例5】死腔样通气可见于
A. 支气管哮喘
B. 肺不张
C. 声带麻痹
D. 胸腔积水
E. 肺动脉栓塞

3. 解剖分流增加　生理情况下,肺内也存在解剖分流,即一部分静脉血经支气管静脉和极少的肺内动静脉交通支直接流入肺静脉。这些解剖分流的血流量正常约占心输出量的 2%～3%。支气管扩张症可伴有支气管血管扩张和肺内动-静脉短路开放,使解剖分流增加,静脉血掺杂异常增多,而导致呼吸衰竭。解剖分流的血液完全未经气体交换过程,故称为真性分流。在肺实变和肺不张时,病变肺完全失去通气功能,但仍有血流,流经的血液完全未进行气体交换而掺入动脉血,类似解剖分流。吸入纯氧可有效地提高功能性分流的 PaO_2,而对真性分流的 PaO_2 则无明显作用,用这种方法可对二者进行鉴别。

第2节　功能与代谢变化

一、酸碱平衡及电解质紊乱

Ⅰ型和Ⅱ型呼吸衰竭时均有低氧血症,因此均可引起代谢性酸中毒;Ⅱ型呼吸衰竭时低氧血症和高碳酸血症并存,因此可有代谢性酸中毒和呼吸性酸中毒;ARDS 患者由于代偿性呼吸加深加快,可出现代谢性酸中毒和呼吸性碱中毒;若给呼衰患者应用人工呼吸机、过量利尿剂或 $NaHCO_3$ 等则可引起医源性呼吸性或代谢性碱中毒。一般而言,呼吸衰竭时常发生混合性酸碱平衡紊乱。

1. 代谢性酸中毒　严重缺氧时无氧代谢加强,乳酸等酸性产物增多,可引起代谢性酸中毒。此外,呼吸衰竭时可能出现功能性肾功能不全,肾小管排酸保碱功能降低,以及引起呼吸衰竭的原发疾病或病理过程,如感染、休克等均可导致代谢性酸中毒。此时血液电解质主要有以下变化:①血清钾浓度增高:由于酸中毒可使细

胞内 K^+ 外移及肾小管排 K^+ 减少,导致高血钾;②血清氯浓度增高:代谢性酸中毒时由于 HCO_3^- 降低,可使肾排 Cl^- 减少,故血 Cl^- 常增高。

2. 呼吸性酸中毒 Ⅱ型呼吸衰竭时,大量二氧化碳潴留可引起呼吸性酸中毒,此时可有高血钾和低血氯。造成低血氯的主要原因是:高碳酸血症使红细胞中 HCO_3^- 生成增多,后者与细胞外 Cl^- 交换使 Cl^- 转移入细胞;酸中毒时肾小管上皮细胞产生 NH_3 增多,$NaHCO_3$ 重吸收增多,使尿中 NH_4Cl 和 $NaCl$ 的排出增加,均使血清 Cl^- 降低。当呼吸性酸中毒合并代谢性酸中毒时,血 Cl^- 可正常。

3. 呼吸性碱中毒 Ⅰ型呼吸衰竭时,因缺氧引起肺过度通气,可发生呼吸性碱中毒。此时病人可出现血钾降低,血氯增高。

【例6】呼吸衰竭时影响全身各系统代谢和功能变化的根本原因是
　A. 交感神经兴奋　　　　　　B. 血压升高　　　　　　C. 弥散性血管内凝血
　D. 酸中毒　　　　　　　　　E. 低氧血症和高碳酸血症

【例7】呼吸衰竭引起的酸碱平衡紊乱的类型多为
　A. 呼吸性酸中毒　　　　　　B. 代谢性酸中毒　　　　C. 混合型酸碱平衡紊乱
　D. 代谢性碱中毒　　　　　　E. 呼吸性碱中毒

二、肺源性心脏病和肺心脑病的发病机制

1. 肺源性心脏病的发病机制 ①肺血管阻力增加的功能性因素:缺氧是肺动脉高压形成的最关键因素,缺氧可以使血管平滑肌细胞膜对 Ca^{2+} 离子通透性增加,功能性因素可通过治疗使病情恢复;②机械解剖因素如肺血管重塑;③血容量增多和血液黏稠度增加:慢性缺氧产生继发性红细胞增多,血液黏稠度增加。

2. 肺心脑病的发病机制 其发病机制较为复杂,主要是肺部损害致二氧化碳潴留及缺氧,引起高碳酸血症及低氧血症,加之因肺部循环障碍及肺动脉高压更进一步诱发或加重组织的损害,而引起肺心脑病。

➤ 参考答案如下,详细答案参见 2019 版《国家临床执业及助理医师资格考试精选真题考点精析》。

| 1. A | 2. B | 3. E | 4. B | 5. E | 昭昭老师提示: |
| 6. E | 7. C | — | — | — | 关注官方微信,获得第一手考试资料。 |

第12章　肝功能不全

➤ **2019 考试大纲**
　①概念;②发病机制;③诱因。

➤ **考纲解析**
　近 20 年的医师考试中,本章的考点是肝性脑病的发病机制,执业医师每年考查分数为 0~1 分,助理医师每年考查分数为 0~1 分。

一、概念

肝性脑病是指在排除其他已知脑疾病前提下,继发于肝功能障碍的一系列严重的神经精神综合征,可表现为人格改变、智力减弱、意识障碍等特征,并且这些特征是可逆的。肝性脑病晚期发生不可逆性肝昏迷,甚至死亡。

二、肝性脑病的发病机制

1. 氨中毒学说
　(1) 血氨增高的原因　①尿素合成减少,氨清除不足;②氨的产生增多。
　(2) 氨对脑的毒性作用　NH_3 属弱碱性,血中仅占 1%,且主要以铵离子(NH_4^+)形式存在,NH_4^+ 不易通过血脑屏障,而 NH_3 可自由通过血脑屏障进入脑内。血氨增高,氨入脑增多。血脑屏障通透性增高时,即使血氨不升高,进入脑内的氨也可增多。

【例1】氨对脑的毒性作用不包括
　A. 干扰脑的能量代谢　　　　　　B. 使脑内兴奋性递质产生减少
　C. 使脑内抑制性递质产生增多　　D. 使脑的敏感性增高
　E. 抑制脑细胞膜的功能

2. 假性神经递质学说 ①食物中蛋白质在消化道中经水解产生氨基酸。其中芳香族氨基酸-苯丙氨酸和

酪氨酸,经肠道细菌释放的脱羧酶的作用,分别被分解为苯乙胺和酪胺。正常情况下,苯乙胺和酪胺进入肝脏,在单胺氧化酶作用下,被氧化分解而解毒。当肝功能严重障碍时,由于肝脏的解毒功能低下,或苯乙胺和酪胺经侧支循环绕过肝脏直接进入体循环,使其血中浓度增高。尤其是当门脉高压时,由于肠道淤血,消化功能降低,使肠内蛋白分解过程增强时,将有大量苯乙胺和酪胺入血。②脑干网状结构的主要功能是保持清醒状态或维持唤醒功能,因而又称为脑干网状结构上行激动系统。去甲肾上腺素和多巴胺等为脑干网状结构中的主要神经递质。肝功能严重障碍时,苯乙胺和酪胺入脑增加。在脑干网状结构的神经细胞内,苯乙胺和酪胺分别在羟化酶作用下,生成苯乙醇胺和羟苯乙醇胺。苯乙醇胺和羟苯乙醇胺在化学结构上与正常(真性)神经递质-去甲肾上腺素和多巴胺相似,但生理效应极弱,被称为假性神经递质。当假性神经递质增多时,可取代去甲肾上腺素和多巴胺被神经元摄取,并贮存在突触小体的囊泡中。但其被释放后的生理效应则远较去甲肾上腺素和多巴胺弱,脑干网状结构上行激动系统的唤醒功能不能维持,从而发生昏迷。

【例2】假性神经递质引起肝性脑病的机制是
A. 干扰脑的能量代谢　　　　　　B. 使脑细胞产生抑制性突触后电位
C. 干扰脑细胞膜的功能　　　　　D. 与正常递质竞争受体,但其效应远较正常递质为弱
E. 引起血浆氨基酸失衡

3. 氨基酸失衡学说

(1) 血浆氨基酸失衡的原因　　肝脏功能严重障碍时,肝细胞灭活胰岛素和胰高血糖素能力降低,使二者浓度增高,但胰高血糖素升高更显著,导致血中胰岛素/胰高血糖素比值降低,分解代谢增强。其中胰高血糖素使组织蛋白分解代谢增强,大量芳香族氨基酸由肝和肌肉释放入血,而肝功能严重障碍时,芳香族氨基酸的降解能力降低;同时因肝脏的糖异生途径障碍,使芳香族氨基酸转变为糖的能力降低。这些均可使血中芳香族氨基酸含量增高。

支链氨基酸主要在骨骼肌中进行代谢,胰岛素可促进肌肉组织摄取和利用支链氨基酸。肝功能严重障碍,血中胰岛素水平增高,支链氨基酸进入肌肉组织增多,因而使其血中含量减少。此外,在骨骼肌及脑组织,血氨增高可增强支链氨基酸代谢。当血氨水平升高时,支链氨基酸的氨基通过转氨基作用与α-酮戊二酸结合生成谷氨酸,进而与自由氨结合生成谷氨酰胺而发挥解毒作用。这一解毒过程中,由于大量支链氨基酸提供氨基而转化为相应的酮酸,造成支链氨基酸水平降低。

(2) 芳香族氨基酸与肝性昏迷　　①生理情况下,芳香族氨基酸与支链氨基酸同属电中性氨基酸,借同一载体转运系统通过血脑屏障并被脑细胞摄取。血中芳香族氨基酸的增多和支链氨基酸的减少,则必然使芳香族氨基酸主要是苯丙氨酸、酪氨酸进入脑内增多。②当进入脑内的苯丙氨酸和酪氨酸增多时,高水平苯丙氨酸可抑制酪氨酸羟化酶的活性,从而使正常神经递质生成减少。苯丙氨酸可在芳香族氨基酸脱羧酶作用下,生成苯乙胺,进一步在β-羟化酶作用下生成苯乙醇胺。而高水平酪氨酸也可在芳香族氨基酸脱羧酶作用下生成酪胺,进一步在羟化酶作用下生成羟苯乙醇胺。因而,苯丙氨酸和酪氨酸进入脑内增多使脑内产生大量假性神经递质,抑制正常神经递质的合成及作用。

4. GABA学说　　GABA属于抑制性神经递质,GABA能神经元活动变化与肝性脑病的发生发展密切相关。GABA-A受体(又称GABA/BZ受体,GABA/苯二氮䓬类受体)为亲离子型受体,由两个α亚单位和两个β亚单位组成,其中β亚单位含GABA受体,而α亚单位含苯二氮䓬类(BZ)受体,GABA和苯二氮䓬类物质作为GABA-A受体复合物激动剂,可活化GABA-A受体。当突触前神经元兴奋时,GABA从囊泡中释放,通过突触间隙与突触后神经元胞膜上的GABA受体结合,使细胞膜对Cl⁻通透性增高,由于细胞外的Cl⁻浓度比细胞内高,因而,Cl⁻由细胞外进入细胞内,产生超极化,从而发挥突触后抑制作用。GABA也具有突触前抑制作用,当GABA作用于突触前的轴突末梢时,也可使轴突膜对Cl⁻通透性增高,但由于轴浆内的Cl⁻浓度比轴突外高,因而,Cl⁻反由轴突内流向轴突外,进而产生去极化,使末梢在冲动到来时,释放神经递质的量减少,从而产生突触前抑制作用。

5. 其他神经毒质在肝性脑病发病中的作用　　研究发现许多神经毒质可能参与肝性脑病的发生发展过程。其中主要有:锰、硫醇、脂肪酸、酚等物质。锰由肝胆管排除,肝功能不全时血锰升高,锰中毒可导致星形胶质细胞病变,影响谷氨酸摄取及能量代谢。含硫的蛋氨酸经肠道细菌作用后,可产生毒性较强的一些含硫化合物,正常时可被肝脏解毒,肝功能严重障碍时,可产生毒性作用。硫醇可抑制尿素合成而干扰氨的解毒;抑制线粒体的呼吸过程等。肝脏功能严重障碍所致脂肪代谢障碍,肝脏清除脂肪酸不足,可使血中短链脂肪酸增多,短链脂肪酸可抑制脑能量代谢及氨的分解代谢。酪氨酸经肠道细菌作用可产生酚,正常时经肝解毒,肝脏解毒功能降低,则血中酚增多。此外,色氨酸经肠道细菌作用可产生吲哚、甲基吲哚等,由于肝解毒功能障碍而

产生毒性作用,此与肝性脑病的发生也可能有一定关系。

三、肝性脑病的诱因

1. 氮的负荷增加 氮的负荷过度是诱发肝性脑病最常见的原因。肝硬化病人常见的上消化道出血、过量蛋白饮食、输血等外源性氮负荷过度,可通过促进血氨增高而诱发肝性脑病。由于肝肾综合征等所致的氮质血症、低钾性碱中毒或呼吸性碱中毒、便秘、感染等内源性氮负荷过重等,也常诱发肝性脑病。

2. 血脑屏障通透性增强 ①一些神经毒质正常时不能通过血脑屏障,血脑屏障通透性的增高,可使神经毒质入脑增多,参与肝性脑病发病过程。②细胞因子水平增高、能量代谢障碍等可使血脑屏障通透性增高。严重肝病患者合并的高碳酸血症、脂肪酸以及饮酒等也可使血脑屏障通透性增高。

3. 脑敏感性增高 严重肝病患者,体内各种神经毒质增多,在毒性物质的作用下,脑对药物或氨等毒性物质的敏感性增高,因而,当使用止痛、镇静、麻醉以及氯化铵等药物时,则易诱发肝性脑病。感染、缺氧、电解质紊乱等也可增强脑对毒性物质的敏感性而诱发肝性脑病。

➢ **参考答案**如下,详细答案参见 2019 版《国家临床执业及助理医师资格考试精选真题考点精析》。

| 1. C | 2. D | — | — | — | 昭昭老师提示:关注官方微信,获得第一手考试资料。 |

第 13 章 肾功能不全

➢ **2019 考试大纲**
①急性肾功能不全:病因、发病机制、功能与代谢改变;②慢性肾功能不全:发病机制、功能与代谢改变。

➢ **考纲解析**
近 20 年的医师考试中,本章的考点是急性和慢性肾功能不全的发病机制,执业医师每年考查分数为 0~1 分,助理医师每年考查分数为 0~1 分。

第 1 节 急性肾功能不全

一、分类和病因

1. 肾前性急性肾功能衰竭 ①肾前性肾功能衰竭是指肾脏血液灌流量急剧减少所致的急性肾功能衰竭。肾脏无器质性病变,一旦肾灌流量恢复,则肾功能也迅速恢复。所以这种肾功能衰竭又称功能性肾功能衰竭或肾前性氮质血症。②常见于各型休克早期。由于血容量减少、心泵功能障碍或血管床容积增大,引起有效循环血量减少和肾血管强烈收缩,导致肾血液灌流量和 GFR 显著降低,出现尿量减少和氮质血症等内环境紊乱。

【例1】下列属于肾前性因素的有
A. 汞中毒　　　　　　　　B. 急性肾小球肾炎　　　　　　C. 肾盂肾炎
D. 休克　　　　　　　　　E. 尿路阻塞

2. 肾性急性肾功能衰竭 肾性肾功能衰竭是由于各种原因引起肾实质病变而产生的急性肾功能衰竭,又称器质性肾功能衰竭。肾性肾功能衰竭是临床常见的危重病症,根据损伤的组织学部位可分为:肾小球、肾间质、肾血管和肾小管损伤,其主要病因概括如下。

(1) 肾小球、肾间质和肾血管疾病 见于急性肾小球肾炎、狼疮性肾炎、多发性结节性动脉炎和过敏性紫癜性肾炎等引起的肾小球损伤;急性间质性肾炎、药物过敏及巨细胞病毒感染等导致的肾间质损伤;肾小球毛细血管血栓形成和微血管闭塞等微血管疾病,以及肾动脉粥样栓塞和肾动脉狭窄等大血管病变。

(2) 急性肾小管坏死 急性肾小管坏死(ATN)是引起肾性 ARF 的最常见、最重要原因。导致 ATN 的因素主要包括:

① 肾缺血和再灌注损伤 肾前性肾功能衰竭的各种病因(如休克),在早期未能得到及时的抢救,因持续的肾缺血而引起 ATN,即由功能性肾功能衰竭转为器质性肾功能衰竭。此外,休克复苏后的再灌注损伤也是导致 ATN 的主要因素之一。

② 肾中毒 引起肾中毒的毒物很多,可概括为外源性肾毒物和内源性肾毒物两类。常见的外源性肾毒物包括:a. 药物:如氨基苷类抗生素、四环素族和两性霉素 B 等,静脉注射或口服 X 线造影剂也可直接损伤肾小管;b. 有机溶剂:如四氯化碳、乙二醇和甲醇等;c. 重金属:如汞、铋、铅、锑、砷等化合物;d. 生物毒素:如生鱼胆、蛇毒、蜂毒等。内源性肾毒物主要包括:血红蛋白、肌红蛋白和尿酸等。如输血时血型不合或疟疾等引起的溶

血,挤压综合征等严重创伤引起的横纹肌溶解症、过度运动、中暑等引起的非创伤性横纹肌溶解症,从红细胞和肌肉分别释出的血红蛋白和肌红蛋白,经肾小球滤过而形成肾小管色素管型,堵塞并损害肾小管,引起 ATN。在许多病理条件下,肾缺血与肾毒物常同时或相继发生作用。例如肾毒物可引起局部血管痉挛而致肾缺血;反之,肾缺血时也常伴有毒性代谢产物在体内蓄积。

3. 肾后性急性肾功能衰竭 由肾以下尿路(从肾盏到尿道口)梗阻引起的肾功能急剧下降称肾后性急性肾功能衰竭,又称肾后性氮质血症。常见于双侧输尿管结石、盆腔肿瘤和前列腺肥大等引起的尿路梗阻。尿路梗阻使梗阻上方的压力升高,引起肾盂积水,肾间质压力升高,肾小球囊内压升高,导致肾小球有效滤过压下降而引起 GFR 降低,出现少尿、氮质血症和酸中毒等。肾后性 ARF 早期并无肾实质损害,如及时解除梗阻,肾泌尿功能可迅速恢复。

二、发病机制

1. 肾血管及血流动力学异常 虽然 ATN 时细胞损伤以肾小管上皮细胞为主,但引起肾功能障碍和内环境持续紊乱的中心环节仍是 GFR 降低。临床和动物实验研究表明,在急性肾功能衰竭的初期,有肾血流量减少和肾内血液分布异常,而且肾缺血的程度与形态学损害及功能障碍之间存在着平行关系。肾血管及血流动力学的异常是 ARF 初期 GFR 降低和少尿的主要机制。

【例2】失血性休克引起急性肾功能不全的最主要发病机制是
A. 肾血流量减少和肾内血流分布异常　　B. 儿茶酚胺增多　　C. 白细胞流变特性改变
D. 肾小管阻塞　　E. 原尿回漏

(1) 肾灌注压降低　当动脉血压低于 80 mmHg,有效循环血量减少程度超过肾脏自身调节的范围时,肾脏血液灌流量即明显减少,GFR 降低。

(2) 肾血管收缩 肾皮质血管收缩的机制主要与以下因素有关　①交感-肾上腺髓质系统兴奋:在 ATN 时,因有效循环血量减少或毒物的作用,致使交感-肾上腺髓质系统兴奋,血中儿茶酚胺水平升高,通过刺激 α-肾上腺素受体使肾血管收缩,肾血流量减少,GFR 降低。皮质肾单位分布在肾皮质外 1/3,其入球小动脉对儿茶酚胺敏感,因而皮质呈缺血改变。②肾素-血管紧张素系统激活:有效循环血量减少使肾血管灌注压降低,入球小动脉壁受牵拉程度减小,可刺激肾小球球旁细胞分泌肾素;交感神经兴奋时释放肾上腺素和去甲肾上腺素,亦可刺激球旁细胞释放肾素。肾素产生增多,促使肾内血管紧张素 Ⅱ (Ang Ⅱ)生成增加,引起入球小动脉及出球小动脉收缩。因肾皮质中的肾素含量丰富,故 RAS 系统激活,致使肾皮质缺血更甚。③肾内收缩及舒张因子释放失衡:肾缺血或肾中毒使肾血管内皮细胞受损,可引起血管内皮源性收缩因子(ET)分泌增多以及血管内皮源性舒张因子(如一氧化氮,NO)释放减少。此外,急性肾衰时,肾内前列腺素产生减少。肾内产生的具有抑制血管平滑肌收缩,扩张血管的作用。收缩与舒张因子释放的失衡可加强肾血管的持续收缩,使 GFR 降低。

【例3】急性肾功能衰竭时肾素-血管紧张素系统活性增强的机制是
A. 近曲小管对钠重吸收减少　　B. 远曲小管钠浓度改变　　C. 远曲小管钾浓度降低
D. 近曲小管钙浓度改变　　E. 远曲小管氯浓度改变

(3) 肾毛细血管内皮细胞肿胀　肾缺血、缺氧及肾中毒时,肾脏细胞代谢受影响,使 ATP 生成不足,Na^+-K^+-ATP 酶活性减弱,细胞内钠、水潴留,细胞发生水肿。随着细胞水肿的发生,细胞膜通透性改变,大量的 Ca^{2+} 涌入细胞内,形成细胞内 Ca^{2+} 超载。同时,$Ca^{2+}-ATP$ 酶活性减弱也使肌浆网摄取 Ca^{2+} 受限以及细胞内钙泵出减少,引起细胞质内游离钙增加。细胞内游离钙增加又可妨碍线粒体的氧化磷酸化功能,使 ATP 生成更加减少,从而形成恶性循环。此外,由于缺氧时大量增加的 ADP 可由线粒体进入胞质并直接抑制 Na^+-K^+-ATP 酶的活性,而且肾毒物(如氨基苷类抗生素)也可直接使 Na^+-K^+-ATP 酶活性减弱,这更加重了细胞内 Na^+、水潴留及细胞水肿,妨碍细胞的代谢与功能。当肾细胞水肿,特别是肾毛细血管内皮细胞肿胀,可使血管管腔变窄,血流阻力增加,肾血流量减少。

【例4】下列哪项不是急性肾功能衰竭的临床表现?
A. 高钙血症　　B. 高钾血症　　C. 代谢性酸中毒
D. 氮质血症　　E. 少尿

(4) 肾血管内凝血　急性肾功能衰竭患者血液黏度升高,血和尿中纤维蛋白降解产物(FDP)增多,部分病人的肾小球毛细血管内有纤维蛋白和血小板沉积。应用抗凝剂对某些急性肾功能衰竭患者有一定疗效。这些,都提示肾内 DIC 可能在急性肾功能衰竭的发病机制中起一定作用。

2. 肾小管损伤

(1) **肾小管阻塞** 肾缺血、肾毒物引起肾小管坏死时的细胞脱落碎片,异型输血时的血红蛋白,挤压综合征时的肌红蛋白,均可在肾小管内形成各种管型,阻塞肾小管管腔,使原尿不易通过,引起少尿。同时,由于管腔内压升高,使肾小球囊内压增加,有效滤过压降低,导致 GFR 减少。目前一般认为,肾小管阻塞可能在某些急性肾功能衰竭持续少尿中是导致 GFR 降低的重要因素。

(2) **原尿回漏** 在持续肾缺血和肾毒物作用下,肾小管上皮细胞变性、坏死、脱落,原尿通过受损肾小管壁处回漏入周围肾间质,除直接造成尿量减少外,还引起肾间质水肿,压迫肾小管,造成囊内压升高,使 GFR 减少,出现少尿。受损肾小管上皮细胞的通透性增高,在 ^{14}C-菊粉、辣根过氧化酶显微穿刺直接注入的动物实验中得到证实。

(3) **管-球反馈机制失调** 管-球反馈(TGF)是在肾单位水平上的自身调节,即当肾小管液中的溶质浓度和流量改变时,其信号通过致密斑和肾小球旁器感受、放大和传递,从而改变肾小球的灌流和 GFR,达到平衡。一般认为,致密斑感受的信息可能与致密斑处 Na^+-K^+-$2Cl^-$ 共同转运的变化导致 Na^+ 和 Cl^- 等离子转运率的改变有关,但其详细的机制尚不明确。采用微穿刺灌注方法的研究证实,增加致密斑的 NaCl 浓度可使单个肾单位 GFR 下降 50%。在 ATN 时,近曲小管对 Na^+ 和 Cl^- 的重吸收减少,使远曲小管内液中的 NaCl 浓度持续升高,可导致管-球反馈异常激活,使入球小动脉收缩,GFR 持续降低。

3. 肾小球滤过系数降低

GFR 的大小不仅取决于肾小球有效滤过压,其与肾小球滤过系数也密切相关。肾小球滤过率=滤过系数×有效滤过压。Kf 代表肾小球的通透能力,与滤过膜的面积及其通透性的状态有关。肾缺血和肾中 Kf 降低,也是导致 GFR 降低的机制之一。Kf 的降低与肾小球毛细血管内皮细胞肿胀、足细胞足突结构变化、滤过膜上的窗孔大小及密度减少有关。

【例5】急性肾功能衰竭的发病机制中原尿回漏是由于

A. 肾小管阻塞　　　　　　B. 原尿流速过慢　　　　　　C. 肾小管上皮细胞坏死脱落
D. 肾间质水肿　　　　　　E. 肾小球滤过率降低分。

三、发病过程及功能代谢变化

1. 少尿型急性肾功能衰竭 少尿型 ARF 的发病过程包括少尿期、移行期、多尿期和恢复期四个阶段。

少尿期	病情最危重阶段,可持续数天至数周,持续愈久,预后愈差。此期不仅尿量显著减少,而且还伴有严重的内环境紊乱,常有以下主要的功能代谢变化: 患者出现少尿或无尿、低比重尿、尿钠高、血尿、蛋白尿、管型尿;水中毒;高钾血症;代谢性酸中毒;氮质血症
移行期	①当尿量增加到每日大于 400 mL 时标志着病人已度过危险的少尿期进入移行期,提示肾小管上皮细胞已开始修复再生,是肾功能开始好转的信号; ②在移行期,由于肾功能尚处于刚开始修复阶段,肾脏排泄能力仍低于正常,因此,氮质血症、高钾血症和酸中毒等内环境紊乱还不能立即改善
多尿期	每日尿量可达 3 000 mL 或更多。一般而言,少尿期体内蓄积的水分和尿素氮等代谢产物越多,多尿期尿量也越多
恢复期	多尿期过后,肾功能已显著改善,尿量逐渐恢复正常,血尿素氮和血肌酐基本恢复到正常水平,水、电解质和酸碱平衡紊乱得到纠正

2. 非少尿型急性肾功能衰竭 非少尿型 ARF,系指患者在进行性氮质血症期内每日尿量持续在 400 mL 以上,甚至可达 1 000~2 000 mL。近年来,非少尿型 ARF 有增多趋势,其原因在于:①血、尿生化参数异常的检出率提高;②药物中毒性 ARF 的发病率升高,如氨基苷类抗生素肾中毒常引起非少尿型 ARF;③大剂量强效利尿药与肾血管扩张剂的预防性使用,使此类患者尿量不减;④危重患者的有效抢救与适当的支持疗法;⑤与过去的诊断标准不同,过去常把内环境严重紊乱并需透析治疗作为诊断标准,目前采用血肌酐进行性增高来判断 ARF。由于上述综合因素使非少尿型 ARF 的发病率或检出率明显增加。

【例6】急性肾功能衰竭少尿期,输入大量水分可导致

A. 低渗性脱水　　　　　　B. 高渗性脱水　　　　　　C. 等渗性脱水
D. 水中毒　　　　　　　　E. 水肿

【例7】急性肾功能少尿期中,对患者危害最大的变化是

A. 水中毒　　　　　　　　B. 少尿　　　　　　　　　C. 高钾血症
D. 代谢性酸中毒　　　　　E. 氮质血症

【例8】急性肾功能不全少尿期,患者最常见的酸碱平衡紊乱类型是

A. 代谢性酸中毒　　　　　B. 代谢性碱中毒　　　　　C. 呼吸性酸中毒
D. 呼吸性碱中毒　　　　　E. 呼吸性碱中毒合并代谢性碱中毒

第2节　慢性肾功能衰竭

一、发病机制

1. 原发病的作用　各种慢性肾脏疾病和继发于全身性疾病的肾损害导致肾单位破坏、使其功能丧失的机制不尽相同,有些疾病以损伤肾小球为主,有些疾病则以损害肾小管及破坏肾间质为主。主要包括以下几个方面:①炎症反应:如慢性肾小球肾炎、慢性肾盂肾炎、肾结核等;②缺血:如肾小动脉硬化症、结节性动脉周围炎等;③免疫反应:如膜性肾小球肾炎、肾毒性血清性肾炎、系统性红斑狼疮等;④尿路梗阻:如尿路结石、前列腺肥大等;⑤大分子沉积:如淀粉样变性等。

2. 继发性进行性肾小球硬化　①健存肾单位血流动力学的改变。1960年,Bricker提出健存肾单位假说,认为各种损害肾脏的因素持续不断地作用于肾脏,造成病变严重部分的肾单位功能丧失,而另一部分损伤较轻或未受损伤的"残存"或"健存"肾单位加倍工作以进行代偿,从而适应机体需要。当代偿不足以完成肾脏的排泄和调节等功能时,机体则表现出代谢废物和毒物潴留,水、电解质及酸碱平衡紊乱等CRF的症状。②系膜细胞增殖和细胞外基质产生增多。肾小球系膜细胞是产生与分泌细胞外基质的主要细胞之一,系膜细胞增殖及细胞外基质增多和聚集是肾小球硬化机制的关键。体内外多种物质包括内毒素、免疫复合物、糖基化终末产物、各种炎性介质和细胞因子均可导致肾小球系膜细胞增殖和释放多种细胞因子,使细胞外基质产生增加并沉积,从而导致肾小球纤维化和硬化。

3. 肾小管-间质损伤　肾小管间质损伤的主要病理变化为肾小管肥大或萎缩,肾小管腔内细胞显著增生、堆积、堵塞管腔,间质炎症与纤维化。肾小管间质损伤是多种病理因素综合作用的结果,其机制主要包括:①慢性炎症;②慢性缺氧;③肾小管高代谢。另外,还有许多因素可加重CRF的进展,主要包括:①蛋白尿;②高血压;③高脂血症。其他,如尿毒症毒素、营养不良和高血糖等也与CRF的进展相关。

二、功能代谢变化

1. 尿的变化

(1) 尿量的改变　慢性肾功能衰竭的早期和中期主要表现为夜尿和多尿,晚期发展成为少尿。患者出现夜尿、多尿、少尿。

(2) 尿渗透压的变化　低渗尿、等渗尿。

(3) 尿成分的变化　蛋白尿、血尿、管型尿。

2. 氮质血症　CRF时,由于肾小球滤过下降导致含氮的代谢终产物在体内蓄积,进而引起血中非蛋白氮含量增高,称为氮质血症。其中最常见的NPN包括血浆尿素氮、血浆肌酐以及血浆尿酸氮。

3. 水、电解质和酸碱平衡紊乱

(1) 水钠代谢障碍　CRF时,由于功能肾单位的减少以及肾浓缩与稀释功能障碍,肾脏对水代谢的调节适应能力减退。如果此时水负荷突然发生变化,易引起水代谢紊乱,表现为两个方面:①在摄水不足或由于某些原因丢失水过多时,由于肾尿浓缩功能障碍,易引起血容量降低和脱水等;②当摄水过多时,由于肾稀释能力障碍,又可导致水潴留、水肿和水中毒等。

(2) 钾代谢障碍　CRF时,虽然GFR降低,但由于早期和中期患者尿量没有减少,而且醛固酮代偿性分泌增多、肾小管上皮和集合管泌钾增多以及肠道代偿性排钾增多,可使血钾长期维持在相对正常的水平。但是CRF时,机体对钾代谢平衡的调节适应能力减弱,在内源性或外源性钾负荷剧烈变化的情况下可出现钾代谢失衡。

(3) 镁代谢障碍　CRF晚期由于尿量减少,镁排出障碍,引起高镁血症。若同时用硫酸镁降低血压或导泻,更易造成严重的血镁升高。高镁血症常表现为恶心、呕吐、血管扩张、全身乏力、中枢神经系统抑制等。此时若不进行治疗,当血清镁浓度>3 mmd/L时可导致反射消失、呼吸麻痹、神志昏迷和心跳停止等严重症状。

(4) 钙磷代谢障碍　高磷血症、低钙血症。

(5) 代谢性酸中毒　CRF患者发生代谢性酸中毒的机制主要包括:①肾小管排NH_4^+减少:CRF早期,肾小管上皮细胞产NH_3减少,泌NH_4^+减少使H^+排出障碍;②GFR降低:当GFR降至10 mL/min以下时,硫酸、磷酸等酸性产物滤过减少而在体内蓄积,血中固定酸增多;③肾小管重吸收HCO_3^-减少;继发性PTH分泌增多可抑制近曲小管上皮细胞碳酸酐酶活性,使近曲小管泌H^+和重吸收HCO_3^-减少。

4. 肾性骨营养不良　肾性骨营养不良又称肾性骨病，是指 CRF 时，由于钙磷及维生素 D 代谢障碍、继发性甲状旁腺功能亢进、酸中毒和铝积聚等所引起的骨病，包括儿童的肾性佝偻病和成人的骨质软化、纤维性骨炎、骨质疏松和骨囊性纤维化等。

5. 肾性高血压　因肾实质病变引起的高血压称为肾性高血压，为继发性高血压中最常见的一种类型。慢性肾衰患者伴发高血压的机制主要与下列因素有关。

6. 出血倾向　CRF 患者常伴有出血倾向，表现为皮下瘀斑和黏膜出血，如鼻衄、胃肠道出血等。这主要是由于体内蓄积的毒性物质（如尿素、胍类、酚类化合物等）抑制血小板的功能所致。血小板功能障碍表现为：①血小板第Ⅲ因子（磷脂，是Ⅸ、Ⅹ、凝血酶原活化场所）的释放受到抑制，因而凝血酶原激活物生成减少；②血小板的黏着和聚集功能减弱，因而出血时间延长。

7. 肾性贫血　CRF 患者大多伴有贫血，且贫血程度与肾功能损害程度往往一致。肾性贫血的发生机制：①促红细胞生成素生成减少，导致骨髓红细胞生成减少；②体内蓄积的毒性物质（如甲基胍）对骨髓造血功能的抑制；③毒性物质抑制血小板功能所致的出血；④毒性物质使红细胞破坏增加，引起溶血；⑤肾毒物可引起肠道对铁和叶酸等造血原料的吸收减少或利用障碍。

➢ **参考答案**如下，详细答案参见 2019 版《国家临床执业及助理医师资格考试精选真题考点精析》。

| 1. D | 2. A | 3. B | 4. A | 5. C | 昭昭老师提示： |
| 6. D | 7. C | 8. A | — | — | 关注官方微信，获得第一手考试资料。 |

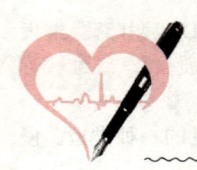

第六篇　药理学

学习导图

章 序	章 名	内 容	所占分数 执业医师	所占分数 助理医师
1	药物效应动力学	不良反应	1分	1分
		药物剂量与效应关系		
		药物与受体		
2	药物代谢动力学	吸收	1分	1分
		分布		
		代谢		
		药物消除动力学		
		药物代谢动力学的重要参数		
3	胆碱受体激动药	乙酰胆碱	0分	0分
		毛果芸香碱		
4	抗胆碱酯酶药和胆碱酯酶复活药	易逆性抗胆碱酯酶药	1分	0分
		难逆性抗胆碱酯酶药		
		胆碱酯酶复活药		
5	M胆碱受体阻滞剂	阿托品	0分	0分
6	肾上腺素受体激动药	去甲肾上腺素	1分	0分
		肾上腺素		
		多巴胺		
		异丙肾上腺素		
7	肾上腺素受体阻滞剂	α肾上腺素受体阻滞剂	0分	0分
		β肾上腺素受体阻滞剂		
8	局部麻醉药	局麻作用及作用机制	0分	0分
		常用局麻药		
9	镇静催眠药	苯二氮卓类药	0分	0分
10	抗癫痫药和抗惊厥药	苯妥英钠	0分	0分
		卡马西平		
		苯巴比妥、扑米酮		
		乙琥胺		
		丙戊酸钠		
		硫酸镁		
11	抗帕金森药	左旋多巴	0分	0分
		卡比多巴		
		苯海索		
12	抗精神失常药	氯丙嗪	1分	0分
		丙咪嗪		
		碳酸锂		
		氯氮平		
		氟西汀		

续表

章 序	章 名	内 容	所占分数 执业医师	所占分数 助理医师
13	镇痛药	吗啡 哌替啶 纳洛酮	0分	0分
14	解热镇痛抗炎药	阿司匹林 对乙酰氨基酚 布洛芬 塞来昔布	0分	0分
15	钙拮抗剂	钙拮抗剂的分数和药名 药物作用与不良反应	1分	0分
16	抗心律失常药	抗心律失常药物分类 利多卡因 普纳洛尔 胺碘酮 维拉帕米	2分	1分
17	治疗充血性心力衰竭的药物	β肾上腺素受体阻滞剂 血管紧张素转化酶抑制剂 利尿剂 强心苷	1分	1分
18	抗心绞痛药	硝酸甘油 β肾上腺素受体阻滞剂 钙拮抗剂	1分	1分
19	抗动脉粥样硬化药	HMG-CoA还原酶抑制剂 贝特类药物	0分	0分
20	抗高血压药	利尿剂 钙拮抗剂 β肾上腺素受体阻滞剂 血管紧张素转化酶抑制剂 血管紧张素Ⅱ受体阻滞剂	2分	1分
21	利尿剂和脱水剂	袢利尿剂 噻嗪类 保钾利尿剂 碳酸酐酶抑制剂 渗透性利尿药	0分	0分
22	作用于血液及造血器官的药物	肝素 香豆素类抗凝血药 抗血小板药 纤维蛋白溶解药 促凝血药 抗贫血药 血容量扩张剂	0分	0分
23	组胺受体阻滞剂	H_1受体阻滞剂 H_2受体阻滞剂	0分	0分

续表

章序	章名	内容	所占分数 执业医师	所占分数 助理医师
24	作用于呼吸系统的药物	抗炎平喘药 支气管扩张药 抗过敏平喘药	1分	0分
25	作用于消化系统的药物	抗消化性溃疡药物	1分	0分
26	肾上腺皮质激素类药物	糖皮质激素类药物	0分	0分
27	抗甲状腺药物	抗甲状腺药物	1分	0分
28	胰岛素和口服降糖药物	胰岛素和口服降糖药物	0分	0分
29	子宫平滑肌兴奋药	子宫平滑肌兴奋药	0分	0分
30	β-内酰胺类抗生素	青霉素类 头孢菌素类	1分	0分
31	大环内酯类抗生素	红霉素 阿奇霉素 林克霉素	0分	0分
32	氨基糖苷类抗生素	氨基糖苷类抗生素 常用氨基糖苷类药物	0分	0分
33	四环素类	四环素类	0分	0分
34	人工合成抗菌药	喹诺酮类 磺胺类 其他类	0分	0分
35	抗真菌药和抗病毒药物	抗真菌药和抗病毒药物	0分	0分
36	抗结核药物	异烟肼 利福平 乙胺丁醇 吡嗪酰胺	1分	1分
37	抗疟疾药	用于控制症状的抗疟药 用于控制远期复发和传播的抗疟药 用于病因性预防的抗疟药	1分 0分 0分	1分 0分 0分
38	抗恶性肿瘤药	抗肿瘤药物的分类 常用药物	0分	0分

复习策略

药理学这门课程和内科学连接十分紧密,大部分用药内容在内科学中都学到过。所以基本上本系统的知识属于回顾性内容,比较陌生的章节是药理学的总论,请重点掌握。本系统在执业医师考试中所占分数为10~15分;助理医师考试中所占分数为5~10分。

第1~2章 药物效应动力学及药物代谢动力学

> **2019 考试大纲**

①不良反应;②药物剂量与效应关系;③药物与受体;④吸收;⑤分布;⑥代谢;⑦药物消除动力学;⑧药物

代谢动力学重要参数。

> **考纲解析**

近20年的医师考试中,第1～2章的考点是 不良反应 及 药物消除动力学,执业医师每年考查分数为0～1分,助理医师每年考查分数为0～1分。

一、吸 收

1. 概念　药物自用药部位进入血液循环的过程,称为 吸收。血管外给药途径均存在吸收过程。

2. 首关消除　口服是 最常见 的给药途径。从胃肠道吸收入门静脉系统的药物在到达全身血循环之前必须通过肝,如果肝对其代谢能力很强,或由于胆汁的排泄量大,则使进入全身血液循环内的有效药物量明显减少,这种作用称为 首关消除,也称首关代谢或首关效应。

【例1】引起药物首过消除 最主要 的器官是

A. 肝　　　　　　　　　B. 肾　　　　　　　　　C. 肺

D. 肠黏膜　　　　　　　E. 门静脉

二、分 布

1. 概念　药物被吸收进入血液循环以后,便可分布到机体的各个部位和组织。药物吸收后从血液循环到机体各个部位和组织的过程,称为 分布。

2. 血-脑屏障与胎盘屏障

	部位	结构特点	屏障作用	转运方式	生理意义
血-脑屏障	血浆-脑脊液之间	脑组织内的Cap内皮细胞紧密相连,内皮细胞间无间隙,且Capi外几乎均被星形胶质细胞包绕	只允许脂溶性高的药物通过,阻滞许多大分子、水溶性或解离型药物通过	简单扩散	脑膜炎患者,血-脑屏障对青霉素通透性增大,使青霉素在血液中可达到有效治疗浓度,但健康人则不能
胎盘屏障	胎盘绒毛-子宫血窦	胎盘对药物的通透性与一般的药物无明显差别。药物进入胎盘后即可在胎儿体内循环	胎盘对药物的转运无屏障作用,几乎所有的药物都能穿透胎盘进入胎儿体内	无屏障作用	胎儿血液的药物浓度通常与母亲的血液浓度相似,因此孕妇应禁用有致畸作用或有毒性的药物

三、体内药量变化的时间过程

1. 概念　经任何给药途径给予一定剂量的药物后到达全身血液循环内药物的百分率称为生物利用度。生物利用度是评价药物制剂质量的一个重要指标。

2. 生物利用度　生物利用度＝A/D×100%。(注:A为体内药物总量,D为用药总量)

四、药物消除动力学

1. 一级消除动力学与零级消除动力学的比较

	一级消除动力学	零级消除动力学
别称	线性动力学过程	非线性动力学过程
概念	体内药物在单位时间内消除的药物百分率不变,即单位时间内消除的药物剂量与血浆浓度呈正比,血浆浓度越高,单位时间内消除的药物越多	药物在体内以恒定的速率消除,即不论血浆药物浓度高低,单位时间内消除的药物量不变
药-时曲线	在常规坐标图上呈曲线,在半对数坐标图上为直线,呈指数衰减	在常规坐标图上呈直线,在半对数坐标图上下降部分呈曲线

2. 一级消除动力学的特点

(1) **概念**　体内药物按瞬时血药浓度(或体内药量)以 恒定的百分比消除,但单位时间内实际消除的药量随时间递减。

(2) **半衰期**　药物消除半衰期恒定,与剂量或药物浓度无关。绝大多数药物都按一级动力学消除,这些药物在体内 经5个 $t_{1/2}$ 后,体内药物可基本消除干净。

(3) **稳态**　每隔一个 $t_{1/2}$ 给药一次,则体内药量(或血药浓度)可逐渐累积,经过5个 $t_{1/2}$ 后,消除速度和给药浓度相等,达到 稳态。

【例2】一级消除动力学的特点是
A. 药物的半衰期不是恒定值
B. 为少数药物的消除方式
C. 单位时间内实际消除的药量随时间递减
D. 为一种恒速消除动力学
E. 其消除速度与初始血药浓度高低有关

【例3】按一级动力学消除的药物特点是
A. 药物的半衰期随剂量而改变
B. 并非为大多数药物的消除方式
C. 单位时间内实际消除的药量递减
D. 酶学中的米-曼公式与动力学公式相似
E. 以固定的间隔给药,体内血药浓度难以达到稳态

五、不良反应

凡是与用药目的无关,并给患者带来不适或造成痛苦的反应,统称为药物的不良反应。多数不良反应是药物固有的效应,在一般情况下是可以预知的,但不一定能避免。少数较严重的不良反应较难恢复,称为药源性疾病,如庆大霉素引起的神经性耳聋、肼屈嗪引起的红斑狼疮等。

副反应 (副作用)	①由于药物选择性低,药理效应涉及多个器官,当某一效应用作治疗目的时,其他效应就称为副反应。如阿托品用于解除胃肠痉挛时,可引起口干、心悸、便秘等副反应。 ②副反应是在治疗剂量下发生的,是药物本身固有的作用,多数较轻微并可以预知
毒性反应	①剂量过大或药物在体内蓄积过多时发生的危害性反应,一般较严重。 ②毒性反应一般是可预知的,应该避免发生
后遗效应	药物停用后,血药浓度已降至阈浓度以下时,药物仍残存的药理效应,如服用巴比妥类催眠药后,次晨出现的乏力、困倦等现象
停药反应 (回跃反应)	①长期用药的患者,突然停药后原有疾病加剧。 ②如长期服用可乐定降压,停药后次日血压明显回升
变态反应	①是一类免疫反应,也称过敏反应,常见于过敏体质的患者,反应性质与药物原有效应无关,用药理性拮抗剂解救无效。 ②反应的严重程度差异很大,与剂量无关,停药后反应逐渐消失,再用时可能再发。 ③临床用药前虽常做皮肤过敏试验,但仍有少数假阳性或假阴性反应
特异质反应	①少数特异质患者对某些药物反应特别敏感,反应性质也可能与常人不同,但与药物固有的药理作用基本一致,反应严重程度与剂量成比例,药理性拮抗药救治可能有效。 ②这种反应不是免疫反应,而是一类先天性遗传异常所致的反应。 ③例如,对骨骼肌松弛药琥珀酰胆碱发生的特异质反应是由于先天性血浆胆碱酯酶缺乏所致

【例4】药物的副反应是
A. 难以避免的
B. 较严重的药物不良反应
C. 剂量过大时产生的不良反应
D. 药物作用选择性
E. 与药物治疗目的有关的效应

六、药物剂量与效应关系

1. 半数有效量

(1) 概念　量-效关系药理效应与剂量在一定范围内成比例,这就是剂量-效应关系,简称量-效关系。

(2) 分类　药理效应按性质分为量反应和质反应。

量反应	药理效应的强弱呈连续增减的变化,可用具体数量或最大反应的百分率表示者称为量反应
质反应	药理效应不随剂量或浓度的增减而呈连续性量的变化,而表现为反应性质的变化

(3) 半数有效量(ED_{50})　质反应中,能引起50%的实验动物出现阳性反应时的药物剂量,称为半数有效量(median effective dose,ED_{50})。

(4) 半数致死量(LD_{50})　质反应中,能引起50%的实验动物死亡的药物剂量,称为半数致死量(median lethal dose,LD_{50})。

2. 治疗指数(TI)　通常将药物的LD_{50}/ED_{50}的比值称为治疗指数(TI),用以表示药物的安全性。治疗指数大的药物相对较安全。但以治疗指数来评价药物的安全性,并不完全可靠。为此,有人用1%致死量(LD_1)与99%有效量(ED_{99})的比值或5%致死量(LD_5)与95%有效量(ED_{95})之间的距离来衡量药物的安全性。

【例5】治疗指数是

A. 比值越大就越安全　　　　B. ED_{50}/LD_{50}　　　　C. ED_{50}/TD_5
D. 比值越大,药物毒性越大　　E. LD_{50}/ED_{50}

七、药物与受体

	激动药	拮抗剂(阻滞剂)
概念	与受体既有亲和力,又有内在活性的药物	与受体有亲和力,而无内在活性的药物
作用	①完全激动药:较强亲和力,较强内在活性;②部分激动药:较强亲和力、内在活性不强,与激动药合用时还可拮抗激动药的部分效应	拮抗剂本身不产生作用,但因占据受体而拮抗激动药的效应。少数拮抗剂以拮抗效应为主,同时尚有较弱的内在活性,故有较弱的激动受体作用
举例	吗啡为完全激动药,喷他佐辛为部分激动药	纳洛酮、普萘洛尔均属拮抗剂,β拮抗剂氧烯洛尔具有较弱的激动效应

【例6】受体拮抗剂的特点是
A. 与受体有亲和力,有内在活性　　B. 与受体有亲和力,无内在活性
C. 与受体无亲和力,有内在活性　　D. 与受体有亲和力,有弱的内在活性
E. 与受体有弱亲和力,有强的内在活性

▶ **参考答案**如下,详细答案参见2019版《国家临床执业及助理医师资格考试精选真题考点精析》。

1. A	2. C	3. C	4. A	5. E	昭昭老师提示:
6. B	—	—	—	—	关注官方微信,获得第一手考试资料。

第3~5章　胆碱受体激动药、抗胆碱酯酶药和胆碱酯酶复活药及M胆碱受体阻滞剂

▶ **2019考试大纲**
①乙酰胆碱;②毛果芸香碱;③易逆性抗胆碱酯酶药;④难逆性抗胆碱酯酶药;⑤胆碱酯酶复活药;⑥阿托品。

▶ **考纲解析**
近20年的医师考试中,第3~5章考点是毛果芸香碱和易逆性抗胆碱酯酶药,执业医师每年考查分数为0~1分,助理医师每年考查分数为0~1分。

一、乙酰胆碱

1. 作用机制　乙酰胆碱(ACh)为胆碱能神经递质,其性质不稳定,极易被体内乙酰胆碱酯酶(AChE)水解,且作用广泛,选择性差,故无临床实用价值。

2. 药理作用

心血管系统	①舒张血管;②负性肌力作用(减弱心肌收缩力);③负性频率作用(减慢心率);④减慢房室结和浦肯野纤维传导;⑤缩短心房不应期
胃肠道	ACh可兴奋胃肠道平滑肌,使其收缩幅度、张力和蠕动增加,能促进胃、肠分泌,引起恶心、嗳气、呕吐、腹痛及排便等症状
泌尿道	ACh使泌尿道平滑肌蠕动增加,膀胱逼尿肌收缩,降低膀胱容积,导致膀胱排空
其他	①腺体:ACh可使泪腺、气管和支气管腺体、唾液腺、消化道腺体和汗腺分泌增加;②眼:瞳孔括约肌收缩(瞳孔缩小)、睫状体收缩(调节近视);③神经节和骨骼肌:交感、副交感神经节兴奋及骨骼肌收缩;④支气管:支气管收缩;⑤兴奋颈动脉体和主动脉体化学感受器;⑥中枢:ACh不易通过血-脑屏障,故外周给药很少产生中枢作用

二、毛果芸香碱(匹鲁卡品)

1. 作用机制　毛果芸香碱能直接作用于副交感神经节后纤维支配的效应器官的M胆碱受体,对眼和腺

体的作用较明显。

2. 药理作用和临床应用

药理作用	①眼：缩瞳、降低眼内压、调节痉挛； ②腺体：增加汗腺和唾液腺的分泌，也可使泪腺、胃腺、胰腺、小肠腺体和呼吸道黏膜分泌增加
临床应用	①青光眼；②虹膜睫状体炎； ③其他：口服治疗口腔干燥，但在增加唾液分泌的同时，汗腺分泌液明显增加，还可用作阿托品中毒的解救

【例1】毛果芸香碱的作用是
A. 缩瞳、降压、调节痉挛　　　B. 扩瞳、降压、调节痉挛　　　C. 缩瞳、升压、调节痉挛
D. 扩瞳、升压、调节痉挛　　　E. 缩瞳、降压、加重痉挛

【例2】毛果芸香碱临床上主要用于治疗
A. 重症肌无力　　　　　　　　B. 青光眼　　　　　　　　　　C. 术后腹胀气
D. 房室传导阻滞　　　　　　　E. 有机磷农药中毒

三、易逆性抗胆碱酯酶药

1. 作用机制　易逆性抗 AChE 药与 AChE 结合，酶的活性暂时消失。

2. 药理作用

骨骼肌神经肌肉接头(N受体)	①抑制神经肌肉接头 AChE； ②直接兴奋作用； ③增强内源性释放的 ACh 作用，导致骨骼肌收缩力增强
胃肠道(M受体)	①促进胃的收缩及增加胃酸分泌； ②兴奋食管下段，促进食管蠕动； ③促进小肠、大肠的活动，促进肠内容物排出
平滑肌纤维(M受体)	细支气管和输尿管平滑肌纤维收缩
心脏(M受体)	心率减慢、心输出量下降，大剂量尚见血压下降
眼	瞳孔缩小；调节痉挛，调节近视状态；眼内压下降

3. 新斯的明的临床应用　重症肌无力(N受体)；对抗竞争性神经肌肉阻滞药过量时的毒性反应(N受体)；手术或其他原因引起的腹气胀及尿潴留(M受体)；阵发性室上性心动过速(M受体)。

【例3】治疗重症肌无力首选
A. 毛果芸香碱　　　　　　　　B. 乙酰胆碱　　　　　　　　　C. 毒扁豆碱
D. 新斯的明　　　　　　　　　E. 肾上腺素

四、难逆性抗胆碱酯酶药

1. 毒理作用机制

M受体	心脏抑制、血管扩张、腺体分泌、平滑肌收缩、瞳孔缩小
N受体	N_1 受体；N_2 受体出现骨骼肌收缩

2. 急性中毒

（1）M样症状　①吸入或经眼接触毒物蒸气或雾剂后，首先是眼和呼吸道出现症状：瞳孔明显缩小、眼球疼痛、结膜充血、睫状肌痉挛、视力模糊、眼眉疼痛；泪腺、汗腺、鼻腔腺体、唾液腺、支气管和胃肠道腺体分泌增加；其次是呼吸系统症状：胸腔紧缩感、呼吸困难(由于支气管平滑肌收缩、呼吸道腺体分泌增加所致)。②由胃肠道摄入，胃肠道首先出现症状：厌食、恶心、呕吐、腹痛、腹泻。③经皮肤吸收，首先是与吸收部位最邻近区域出现出汗及肌束颤动。严重中毒出现自主神经节先兴奋、后抑制，表现为：心率减慢、血压下降、大汗淋漓、口吐白沫、流泪、呼吸困难、大小便失禁、阴茎勃起。

（2）N样症状　不自主肌束抽搐、震颤，并可导致明显的肌无力和麻痹，严重时可引起呼吸肌麻痹。呼吸衰竭、继发性心血管功能障碍。

（3）中枢神经系统　先兴奋后抑制。先兴奋、不安，继而出现惊厥，后可转为抑制，出现意识模糊、共济失调、谵语、反射消失、昏迷、中枢性呼吸麻痹及中枢抑制性血压下降。

【例4】有机磷酸酯类急性中毒表现为
A. 腺体分泌减少、胃肠平滑肌兴奋　　　　　B. 膀胱逼尿肌松弛、呼吸肌麻痹

C. 支气管平滑肌松弛、唾液腺分泌增加　　D. 神经节兴奋、血压升高
E. 脑内乙酰胆碱水平下降、瞳孔扩大

【例5】有机磷酸酯类中毒症状中,<u>不属于</u>M样症状的是:
A. 瞳孔缩小　　　　　　　B. 流涎流泪　　　　　　　C. 腹痛腹泻
D. 小便失禁　　　　　　　E. 肌肉震颤

五、胆碱酯酶复活药

1. 毒理作用机制
（1）恢复AChE的活性　使胆碱酯酶游离而复活。
（2）直接解毒作用　直接与体内游离的有机磷酸酯类结合,形成无毒的磷酰化碘解磷定,最终从尿中排出。

2. 临床应用　明显减轻N样症状,对骨骼肌痉挛的抑制作用最为明显,能迅速抑制肌束颤动;对中枢神经系统的中毒症状也有一定改善作用;对M样症状影响较小,应与阿托品合用。

六、阿托品

1. 药理作用

抑制腺体分泌	①唾液腺与汗腺的作用最敏感; ②剂量增大,泪腺及呼吸道腺体分泌也明显减少; ③较大剂量也减少胃液分泌,但对胃酸影响较小
眼	①扩瞳,松弛瞳孔括约肌,使去甲肾上腺素能神经支配的瞳孔扩大肌功能占优势,瞳孔扩大; ②眼内压升高; ③调节麻痹,睫状肌松弛而退向外缘,使悬韧带拉紧,晶状体变为扁平,其折光度减低,只适合看远物
心脏	①加快心率; ②拮抗房室传导阻滞和心律失常,增加房颤或房扑患者的心室率
松弛内脏平滑肌	①尤其对过度活动或痉挛的平滑肌作用更为显著,缓解胃肠绞痛; ②可降低尿道和膀胱逼尿肌的张力和收缩幅度; ③对胆管、支气管平滑肌的解痉作用较弱
血管与血压	①治疗量,无显著影响; ②大剂量导致皮肤血管扩张、皮肤潮红、温热,尤其当微循环的血管痉挛时,有明显的解痉作用,可改善微循环; ③机制可能是机体对阿托品引起的体温升高后的代偿性散热反应,也可能是直接扩血管作用
中枢神经系统	①治疗量,兴奋; ②中毒剂量（10 mg以上）,明显中枢中毒症状; ③持续大剂量,由兴奋转为抑制,发生昏迷与呼吸麻痹,最后死于循环与呼吸衰竭

【例6】阿托品<u>不能引起</u>
A. 心率加快　　　　　　　B. 眼内压下降　　　　　　C. 口干
D. 视力模糊　　　　　　　E. 扩瞳

2. 临床应用

解除平滑肌痉挛	①适用于各种内脏绞痛,对胃肠绞痛、膀胱刺激症状如尿频、尿急等疗效较好; ②对胆绞痛或肾绞痛疗效较差,需与阿片类镇痛药合用
抑制腺体分泌	①用于全身麻醉前给药,减少呼吸道腺体及唾液腺分泌,防止分泌物阻塞呼吸道及吸入性肺炎的发生; ②严重的盗汗及流涎症
眼科	①虹膜睫状体炎,与缩瞳药交替应用,预防粘连; ②验光、检查眼底,儿童验光
缓慢型心律失常	心率过慢的心律失常
有机磷酸酯类中毒	解救有机磷酸酯类中毒
抗休克	①大剂量阿托品能解除血管痉挛,舒张外周血管,改善微循环; ②用于暴发型流行性脑脊髓膜炎、中毒性菌痢、中毒性肺炎等所致的感染性休克

3. 不良反应及中毒　口干、视力模糊、心率加快、瞳孔扩大及皮肤潮红等;随剂量增大,逐渐加重,甚至出现明显中枢中毒症状;严重中毒时:中枢由兴奋转化为抑制,引起昏迷和呼吸麻痹等。

【例7】 阿托品禁用于
A 胃痉挛　　　　　　　　　B 虹膜睫状体炎　　　　　　　C 青光眼
D 胆绞痛　　　　　　　　　E 缓慢型心律失常

> **参考答案**如下,详细答案参见 2019 版《国家临床执业及助理医师资格考试精选真题考点精析》。

1. A	2. B	3. D	4. D	5. E	昭昭老师提示:
6. B	7. C	—	—	—	关注官方微信,获得第一手考试资料。

第6～7章　肾上腺素受体激动药及肾上腺素受体阻滞剂

> **2019 考试大纲**

①去甲肾上腺素;②肾上腺素;③多巴胺;④异丙肾上腺素;⑤α 肾上腺素受体阻滞剂;⑥β 肾上腺素受体阻滞剂。

> **考纲解析**

近 20 年的医师考试中,第 6～7 章的考点是肾上腺素和 β 肾上腺素受体阻滞剂,执业医师每年考查分数为 0～1 分,助理医师每年考查分数为 0～1 分。

一、去甲肾上腺素

1. 药理作用

血管	①α 受体(作用较强):皮肤黏膜血管收缩最明显,其次是肾血管。脑、肝、肠系膜、骨骼肌的血管也收缩。 ②β₂ 受体(作用较弱):心脏兴奋,心肌的代谢产物增加,同时因血压升高,提高了冠状血管的灌注压,增加冠脉流量增加
心脏	β₁ 受体(作用较弱):心肌收缩性加强,心率加快,传导加速,心排出量增加;在整体情况下,心率由于血压升高而反射性减慢;另外,由于药物的强烈血管收缩作用,总外周阻力增加,心排出量不变或下降
血压	①小剂量激动 β₁ 受体(作用较弱),可心脏兴奋,收缩压升高,而舒张压升高不明显,致脉压加大。 ②较大剂量,可兴奋 α 受体作用较强,血管强烈收缩使外周阻力明显增加,收缩压升高的同时舒张压也明显升高,脉压变小
其他	大剂量导致血糖升高;对于孕妇,可增加子宫收缩的频率

2. 临床应用　早期神经源性休克;铬细胞瘤切除后或药物中毒时的低血压;稀释后口服,食管和胃内血管收缩,局部止血。

3. 不良反应及禁忌证

(1) 局部组织缺血坏死　静脉滴注时间过长、浓度过高或药液漏出血管,注射部位皮肤苍白。处理:停止注射或更换注射部位;热敷;用普鲁卡因或 α 受体阻滞剂酚妥拉明,做局部浸润注射,扩张血管。

(2) 急性肾衰竭　肾血管剧烈收缩,导致少尿、无尿和肾实质损伤。用药期间尿量应保持在 25 mL/h 以上。

(3) 禁忌证　高血压、动脉硬化症、器质性心脏病及少尿、无尿、严重微循环障碍患者及孕妇。

二、肾上腺素

1. 药理作用

(1) 兴奋心脏　β₁ 及 β₂ 受体:加强心肌收缩性,加速传导,加快心率,提高心肌的兴奋性,心排出量增加。同时提高心肌代谢,使心肌耗氧量增加,加之心肌兴奋性提高,心律失常,出现期前收缩,甚至室颤。

(2) 舒缩血管

α 受体	皮肤、黏膜血管收缩最强烈;肾血管也显著收缩;小动脉及毛细血管前括约肌血管收缩较明显
β₂ 受体	骨骼肌血管、冠状血管舒张

(3) 血压　双相反应,给药后迅速出现明显的升压作用,而后出现微弱的降压反应。

皮下小剂量注射	①激动 β₁ 受体心脏兴奋,心排出量增加,收缩压升高。 ②激活 β₂ 受体,骨骼肌血管舒张,抵消或超过皮肤黏膜血管收缩作用(α₁)的影响,对外周阻力的影响不大,舒张压不变甚至略下降

较大剂量静脉注射	激动α占优势,血管收缩,外周阻力增加,收缩压和舒张压均升高
肾上腺素升压效应的翻转	①如先给α受体阻滞剂,再给肾上腺素,血压不升反降。 ②酚妥拉明(α受体阻滞剂)选择性地阻断了与血管收缩有关α受体,而肾上腺素可同时激动α受体和β受体,因此β受体未被阻断,β受体与血管舒张有关,导致血压下降

(4) 平滑肌

$β_2$ 受体	舒张支气管;抑制肥大细胞释放组胺。
α受体	激动支气管黏膜血管的α受体,使其收缩,降低毛细血管的通透性,有利于消除支气管黏膜水肿(与异丙肾上腺素的区别)
β受体	导致胃肠平滑肌张力降低、自发性收缩频率和幅度减少,导致尿潴留;抑制妊娠末期的子宫张力和收缩

(5) 提高机体代谢 可使耗氧量升高 20%～30%;显著升高血糖和游离脂肪酸。

(6) 中枢神经系统

治疗量	无明显兴奋(不易透过血-脑屏障)
大剂量	中枢兴奋:激动、呕吐、肌强直,甚至惊厥

2. 临床应用

(1) 心脏骤停 用于溺水、麻醉和手术过程中的意外、药物中毒、传染病和心脏传导阻滞等所致的心脏骤停;对电击所致的心脏骤停:肾上腺素+心脏除颤器或利多卡因等除颤。

(2) 过敏性疾病

过敏性休克	①过敏性休克的首选药; ②作用:可收缩小动脉和毛细血管前括约肌,降低毛细血管的通透性;改善心功能;缓解支气管痉挛;减少过敏介质释放,扩张冠状动脉
支气管哮喘	数分钟内奏效。仅用于急性发作者,不良反应多(心脏兴奋等)

(3) 与局麻药配伍及局部止血 加入局麻药注射液中,可延缓局麻药的吸收;延长局麻药的麻醉时间;将浸有本药的棉球或纱布置于局部:鼻黏膜或牙龈出血。

(4) 血管神经性水肿及血清病 可迅速缓解血管神经性水肿、血清病、荨麻疹、枯草热等变态反应性疾病的症状。

(5) 治疗青光眼 促进房水流出以及使β受体介导的眼内反应脱敏感化;降低眼内压。

三、多巴胺

1. 药理作用

(1) 心血管

① 心脏:激动 $β_1$ 及间接促进去甲肾上腺素释放,导致心肌收缩力增强,心排出量增加。

② 血管:与用药浓度有关。

浓度	激活受体	作用
低浓度	激动肾、肠系膜和冠脉的多巴胺受体(D_1)	血管舒张
高浓度	兴奋心脏 $β_1$ 受体	增加收缩压和脉压,但对舒张压无明显影响或轻微增加
继续增加浓度	激动血管α受体	血管收缩,血压升高

(2) 肾 增加肾血流量。

低浓度	改善肾功能,激动肾的 D_1 受体,导致肾血管舒张,肾血流量和肾小球的滤过率增加;直接对肾小球 D_1 受体的作用,促进排钠利尿
大剂量	肾血管明显收缩

【例1】多巴胺药理作用不包括

A. 减少肾血流量,使尿量减少　　B. 对血管平滑肌 $β_2$ 受体作用很弱

C. 直接激动心脏 $β1$ 受体　　　　D. 激动血管平滑肌多巴胺受体

E. 间接促进去甲肾上腺素释放

【例2】明显舒张肾血管,增加肾血流的药是
A. 肾上腺素   B. 异丙肾上腺素   C. 麻黄碱
D. 多巴胺   E. 去甲肾上腺素

2. 临床应用

各种休克	感染中毒性休克、心源性休克及出血性休克等。必须补足血容量,纠正酸中毒
急性肾衰竭	与利尿药联合应用;对急性心功能不全,具有改善血流动力学的作用

四、异丙肾上腺素
1. 药理作用

兴奋心脏	①β_1 受体:正性肌力和正性频率。 ②对窦房结有显著兴奋作用,加快心率;加速传导,心肌耗氧量明显增加,也能引起心律失常
血管和血压	①β_2 受体:骨骼肌血管、冠状血管舒张。 ②静脉滴注,心脏兴奋和外周血管舒张,收缩压升高而舒张压略下降,冠脉流量增加。 ③静脉注射,舒张压明显下降,降低了冠状血管的灌注压,冠脉有效血流量不增加
舒张支气管平滑肌(β_2)	①并抑制组胺等过敏性物质释放,治疗哮喘。 ②但对支气管黏膜的血管无收缩作用,故消除黏膜水肿的作用不如肾上腺素

2. 临床应用

支气管哮喘	控制支气管哮喘急性发作
房室传导阻滞	各型房室传导阻滞
心脏骤停	与去甲肾上腺素或间羟胺合用作心室内注射
感染性休克	适用于中心静脉压高、心排出量低的感染性休克,但要注意补液及心脏毒性

【例3】肾上腺与异丙肾上腺素共同的适应证是
A. 过敏性休克   B. 房室传导阻滞   C. 局部止血
D. 支气管哮喘   E. 与局麻药配伍,延长局麻药的作用时间

【例4】治疗严重房室传导阻滞宜选用
A. 肾上腺素   B. 去甲肾上腺素   C. 异丙肾上腺素
D. 阿托品   E. 氨茶碱

五、α肾上腺素受体阻滞剂
1. 酚妥拉明   竞争性阻断α受体。
(1) 舒张血管   血压下降,静脉和小静脉扩张明显,舒张小动脉使肺动脉压下降,外周血管阻力降低。
(2) 兴奋心脏   由于直接扩张血管及阻断 α_1 受体,血压下降反射性引起心脏兴奋,使心肌收缩力加强、心率加快、心排出量增加;也可通过阻断去甲肾上腺素能神经末梢突触膜 α_2 受体,促使神经末梢释放去甲肾上腺素引起兴奋。
(3) 其他   与不良反应有关,拟胆碱作用,导致胃肠平滑肌兴奋;组胺样作用,导致胃酸分泌增加。

2. 临床应用

外周血管痉挛性疾病	如肢端动脉痉挛的雷诺综合征、血栓闭塞性脉管炎等
皮下浸润注射治疗	静脉滴注去甲肾上腺素外漏导致的皮肤缺血、苍白和剧烈疼痛,甚至坏死
肾上腺嗜铬细胞瘤	可降低嗜铬细胞瘤所致的高血压;用于肾上腺嗜铬细胞瘤的鉴别诊断、骤发高血压危象以及术前准备
抗休克	①可舒张血管,降低外周阻力,使心排出量增加,并能降低肺循环阻力,防止肺水肿的发生,从而改善休克状态; ②适用于感染性、心源性和神经源性休克。但给药前必须补足血容量
急性心肌梗死和顽固性充血性心力衰竭	扩张血管,降低外周阻力
肾上腺素等拟交感药物过量所致的高血压	亦可用于突然停用可乐定后出现的高血压危象

六、β肾上腺素受体阻滞剂

1. 药理作用

(1) β受体阻断

心血管系统	①阻断β₁受体,抑制心脏,导致心率减慢,心肌收缩力减弱,心排出量减少,心肌耗氧量下降,血压略降,延缓心房和房室结的传导,延长心电图的P-R间期; ②阻断β₂受体,导致肝、肾和骨骼肌血流减少
支气管平滑肌	收缩支气管平滑肌,阻断β₂受体,导致支气管平滑肌收缩,诱发或加重哮喘
抑制肾素释放	阻断肾小球旁器细胞的β₁受体,抑制肾素的释放
代谢	①阻断β₁受体,抑制脂肪代谢:增加血浆中VLDL、TG,降低HDL,增加冠心病危险; ②阻断β₂受体,抑制糖代谢:拮抗肾上腺素的升高血糖作用;延缓用胰岛素血糖水平的恢复,降血糖; ③甲状腺功能亢进时,抑制T₄转变为T₃,有效控制症状

(2) 内在拟交感活性(ISA)　部分激动β受体,这种作用通常被β受体阻断作用所掩盖,其意义在于:ISA较强的药物在临床应用时,其抑制心脏和收缩支气管作用较弱。

(3) 膜稳定作用　降低细胞膜对离子的通透性。

(4) 其他　抗血小板聚集;尚能降低眼内压。

【例5】β受体阻滞剂
A. 可使心率加快、心排量增加
B. 有时可诱发或加重哮喘发作
C. 促进脂肪分解
D. 促进肾素分泌
E. 升高眼压作用

【例6】哮喘患者最不宜选用的降压药为
A. 利尿剂
B. α受体阻滞剂
C. β受体阻滞剂
D. 血管紧张素转换酶抑制剂
E. 二氢吡啶类钙离子通道阻滞剂

2. 临床应用

心律失常	快速型心律失常,尤其对运动或情绪紧张、激动所致心律失常或因心肌缺血、强心苷中毒引起的心律失常疗效好
心脏疾病	心绞痛、心肌梗死、高血压、充血性心力衰竭(扩张型心肌病所致)
其他	焦虑状态;甲状腺功能亢进及甲状腺中毒危象;嗜铬细胞瘤和肥厚性心肌病,噻吗洛尔、美托洛尔、左布诺洛尔,导致降低眼内压,治疗青光眼

3. 不良反应及禁忌证

不良反应	①一般:恶心、呕吐、轻度腹泻; ②严重:心血管反应:心脏抑制;外周血管收缩甚至痉挛,四肢发冷、皮肤苍白或发紫,出现雷诺症状或间歇跛行,甚至脚趾溃烂和坏死;诱发或加重支气管哮喘;反跳现象
禁忌证	①禁用:严重左室心功能不全、窦缓、重度房室传导阻滞和支气管哮喘; ②慎用:心梗及肝功能不良者

4. 代表药物　普萘洛尔、美托洛尔、吲哚洛尔、阿替洛尔等。

▶ 参考答案如下,详细答案参见2019版《国家临床执业及助理医师资格考试精选真题考点精析》。

| 1. A | 2. D | 3. D | 4. C | 5. B | 昭昭老师提示: |
| 6. C | — | — | — | — | 关注官方微信,获得第一手考试资料。 |

第8~10章　局部麻醉药、镇静催眠药、抗癫痫药和抗惊厥药

▶ **2019考试大纲**

①局麻作用及作用机制;②常用局麻药;③苯二氮䓬类药;④苯妥英钠;⑤卡马西平;⑥苯巴比妥、扑米酮;⑦乙琥胺;⑧丙戊酸钠;⑨硫酸镁。

▶ **考纲解析**

近20年的医师考试中,第8~10章的考点是常用局麻药和抗癫痫药,执业医师每年考查分数为2~3分,

助理医师每年考查分数为1~2分。

一、局麻作用及作用机制

1. 局麻作用

(1) 机制　提高产生神经冲动所需的阈电位,抑制动作电位去极化上升的速度,延长动作电位的不应期,甚至使神经细胞丧失兴奋性及传导性。

(2) 对混合神经　首先消失的是持续性钝痛,其次是短暂性锐痛,继之为冷觉、温觉、触觉、压觉消失,最后发生运动麻痹。

2. 作用机制　阻断神经细胞膜上的电压门控性 Na^+ 通道,引起 Na^+ 通道蛋白构象变化, Na^+ 通道闸门关闭,阻滞 Na^+ 内流,阻止神经动作电位产生和神经冲动的传导:局麻作用。

二、常用局麻药

普鲁卡因	①主要用于:浸润麻醉、传导麻醉、蛛网膜下腔麻醉和硬膜外麻醉。也可用于局部封闭。 ②不适用于:表面麻醉,因为黏膜穿透力弱
利多卡因	①应用最多,起效快、作用强而持久,穿透力强,安全。 ②"全能麻醉药",可传导麻醉、硬膜外麻醉;抗室性心律失常
丁卡因	①常用于:表面麻醉,主要因为其渗透力强。 ②不用于:浸润麻醉,主要因为其毒性大

【例1】主要用于表面麻醉的是
　A. 丁卡因　　　　　　　　B. 普鲁卡因　　　　　　　C. 苯妥英钠
　D. 利多卡因　　　　　　　E. 奎尼丁

【例2】丁卡因的作用是
　A. 可用于浸润麻醉　　　　B. 脂溶性低　　　　　　　C. 穿透力低
　D. 作用较普鲁卡因弱　　　E. 可用于表面麻醉

【例3】局麻作用起效快、作用强维持时间长且安全范围大的药物是
　A. 普鲁卡因　　　　　　　B. 利多卡因　　　　　　　C. 丁卡因
　D. 布比卡因　　　　　　　E. 依替卡因

三、苯二氮䓬类

1. 药理作用及临床应用

抗焦虑	①苯二氮䓬类抗焦虑作用的选择性较高,小剂量即可明显改善上述症状,对各种原因引起的焦虑都有显著疗效; ②抗焦虑作用可能是通过边缘系统中的BZ受体的作用而实现的
镇静催眠	明显缩短入睡时间,显著延长睡眠持续时间,减少觉醒次数;主要延长非快动眼睡眠(NREMS)的第2期,缩短3期和4期的NREMS睡眠,减少夜惊或梦游症,对快动眼睡眠(REMS)的影响较小
抗惊厥、抗癫痫	辅助治疗破伤风、子痫、小儿高热惊厥等;治疗癫痫持续状态的首选药
中枢性肌肉松弛	缓解动物的去大脑僵直,及人类大脑损伤所致的肌肉僵直
其他	较大剂量可致暂时性记忆缺失、轻度抑制肺泡换气功能、降低血压、减慢心率等,用于心脏电击复律及内窥镜检查前用药

【例4】苯二氮苯抗焦虑药物的主要作用为
　A. 精神松弛　　　　　　　B. 肌肉松弛　　　　　　　C. 精神和肌肉都松弛
　D. 阻断多巴胺受体　　　　E. 阻断5-羟色胺受体

2. 作用机制　加强中枢抑制性神经递质:γ-氨基丁酸(GABA)功能,与GABAA受体复合物上的BZ(苯二氮䓬)受体结合,增强GABA能神经传递和突触抑制,诱导受体发生构象变化,增加 Cl^- 通道开放的频率而增加 Cl^- 内流,产生中枢抑制效应。

【例5】苯二氮䓬类药物的催眠机制是
　A. 增强GABA功能　　　　 B. 减弱GABA功能　　　　 C. 促进GABA的释放
　D. 减慢GABA的降解　　　 E. 增加神经细胞膜的 Cl^- 外流

四、苯妥英钠

1. 药理作用　膜稳定作用:降低细胞膜对 Na^+ 和 Ca^{2+} 的通透性,抑制 Na^+ 和 Ca^{2+} 的内流,导致动作电位不易产生,抗癫痫、治疗三叉神经痛和抗心律失常;不能抑制癫痫病灶异常放电,但可阻止它向正常脑组织扩散。

2. 临床应用

抗癫痫	大发作和局限性发作,对小发作(失神发作)无效,甚至恶化
中枢疼痛综合征	三叉神经痛和舌咽神经痛
抗心律失常	对抗洋地黄导致的室性期前收缩

五、卡马西平

1. 药理作用　类似苯妥英钠,阻滞 Na^+ 通道,抑制癫痫灶及其周围神经元放电。

2. 临床应用

抗癫痫作用	广谱,是单纯性局限性发作和大发作的首选药物之一,还能抗复合性局限性发作和小发作;对癫痫并发的精神症状有效
治疗神经痛	优于苯妥英钠
其他	尿崩症,抗抑郁

六、苯巴比妥、扑米酮

1. 苯巴比妥　均不作为首选。

2. 扑米酮　因费用昂贵,只用于其他药物不能控制者。

七、乙琥胺

1. 药理作用　癫痫失神发作(小发作)首选药物;失神发作常伴有大发作,因此应与治疗大发作药物合用。

2. 不良反应　胃肠道反应;中枢神经系统症状,易引起精神行为异常。

【例6】治疗癫痫小发作的首选药物是

A. 乙琥胺　　　　　　　　B. 硫酸镁　　　　　　　　C. 苯巴比妥
D. 扑米酮　　　　　　　　E. 苯妥英钠

八、丙戊酸钠

1. 药理作用　广谱抗癫痫药物,大发作合并小发作的首选。

2. 不良反应　一过性消化系统症状;中枢神经系统症状;肝损害出现转氨酶升高。

【例7】对各型癫痫都有一定疗效的药物是

A. 乙琥胺　　　　　　　　B. 苯妥英钠　　　　　　　C. 卡马西平
D. 丙戊酸钠　　　　　　　E. 苯巴比妥

九、硫酸镁

1. 药理作用　Mg^{2+} 影响神经冲动传递和维持肌肉的应激性;注射硫酸镁,抑制中枢及外周神经系统,使骨骼肌、心肌、血管平滑肌松弛,肌松和降压作用。

2. 临床应用　缓解子痫、破伤风等惊厥;高血压危象。

▶ **参考答案**如下,详细答案参见 2019 版《国家临床执业及助理医师资格考试精选真题考点精析》。

| 1. A | 2. E | 3. B | 4. A | 5. A | 昭昭老师提示: |
| 6. A | 7. D | — | — | — | 关注官方微信,获得第一手考试资料。 |

第11~12章　抗帕金森药和抗精神失常药

▶ **2019考试大纲**

①左旋多巴;②卡比多巴;③苯海索;④氯丙嗪;⑤丙米嗪;⑥碳酸锂;⑦氯氮平。

▶ **考纲解析**

近20年的医师考试中,第11~12章的考点是抗帕金森药和抗精神失常药,执业医师每年考查分数为2~3分,助理医师每年考查分数为1~2分。

一、左旋多巴

1. 体内代谢过程 口服后极大部分在外周组织成为多巴胺,仅1%左右能进入中枢发挥疗效。

2. 药理作用及临床应用 轻症或较年轻者疗效好,重症或年老体弱者较差;对肌肉僵直和运动困难疗效好,对肌肉震颤差;起效慢,用药1~6个月后疗效最强。

【例1】左旋多巴体内过程的特点是
A. 口服后主要在胃内吸收
B. 口服后大部分在肾内被吸收
C. 其在外周不能代谢为多巴胺
D. 其进入中枢后经多巴脱羧酶代谢失活
E. 口服后进入中枢的药物量很少

【例2】用左旋多巴或M受体阻滞剂治疗震颤麻痹(帕金森病),不能缓解的症状是
A. 肌肉强直
B. 随意运动减少
C. 动作缓慢
D. 面部表情呆板
E. 静止性震颤

3. 不良反应
(1)早期反应

胃肠道反应	厌食、恶心、呕吐,腹胀、腹痛和腹泻。原因在于L-DOPA在外周和中枢脱羧成DA,刺激胃肠道和兴奋延脑催吐化学感受区D_2受体
心血管反应	①直立性低血压;②原因在于外周形成的DA一方面作用于交感神经末梢,反馈性抑制交感神经末梢释放NA,另一方面作用于血管壁的DA受体,舒张血管

(2)长期反应

运动过多症	也称运动障碍,是由于大量服用多巴胺,受体过度兴奋,导致手足、躯体和舌的不自主运动
症状波动	①服药3~5年后,出现症状快速波动,重则出现"开-关反应";②"开"时活动正常或几近正常,而"关"时突然出现严重的PD症状
精神症状	有逼真的梦幻、幻想、幻视等,也有抑郁症等

二、卡比多巴

卡比多巴不能通过血-脑屏障,与左旋多巴合用时,仅能抑制外周AADC。可减少外周DA生成,使左旋多巴更多地进入脑内,增加血和脑内左旋多巴达3~4倍,使用量可减少75%,而不良反应明显减少,症状波动减轻。

【例3】卡比多巴治疗帕金森病的机制是
A. 抑制中枢氨基酸脱羧酶的活性
B. 抑制外周氨基酸脱羧酶的活性
C. 抑制多巴胺的再摄取
D. 激动中枢多巴胺受体
E. 激动外周多巴胺受体

三、苯海索

1. 药理作用 通过拮抗胆碱受体,而减弱黑质-纹状体通路中ACh的作用。

2. 临床应用 抗震颤效果好,也能改善运动障碍和肌肉强直;适用于少数不能接受左旋多巴或多巴胺受体激动药者。

【例4】对苯海索的叙述,哪项是错误的?
A. 阻断中枢胆碱受体
B. 对帕金森病疗效不如左旋多巴
C. 对氯丙嗪引起的震颤麻痹无效
D. 对僵直和运动困难疗效差
E. 外周抗胆碱作用比阿托品弱

四、氯丙嗪

1. 药理作用
(1)对中枢神经系统的作用

抗精神病作用	通过阻断中脑-边缘系统和中脑-皮层系统的D_2样受体,抑制中枢神经系统,神经安定作用
镇吐作用	①小剂量:阻断延脑第四脑室底部的催吐化学感受区的D_2受体;②大剂量:直接抑制呕吐中枢
体温调节作用	①抑制下丘脑体温调节中枢,不但降低发热机体的体温,也能降低正常体温;②降温作用随外界环境温度而变化,与物理降温同时应用,有协同降温作用;在炎热天气,可使体温升高

【例5】抗精神病药物的治疗作用与下列通路有关的是
A. 结节漏斗系统通路　　B. 黑质纹状体通路　　C. 中脑-边缘系统
D. 小脑大脑皮质通路　　E. 小脑-颞叶系统通路

（2）对内分泌系统的影响　阻断结节-漏斗系统中的 D_2 亚型受体，后者的功能，可促进下丘脑释放催乳素释放抑制因子、促卵泡激素释放因子、黄体生成释放因子和肾上腺皮质激素（ACTH）；抑制垂体分泌，生长激素。

2. 临床应用

精神分裂症	显著缓解阳性症，状如进攻、亢进、妄想、幻觉等；但对阴性症状，如冷漠等，效果不显著
呕吐和顽固性呃逆	晕动症除外
低温麻醉与人工冬眠	物理降温配合氯丙嗪可降低体温；与其他中枢抑制剂合用于"人工冬眠"；有利于机体度过危险的缺氧缺能阶段，如严重创伤、感染性休克、高热惊厥、中枢性高热及甲状腺危象等

3. 不良反应

（1）一般不良反应　中枢抑制症状（嗜睡、淡漠、无力等）；α受体阻断症状（鼻塞、血压下降、体位性低血压及反射性心悸等）；M受体阻断症状（视力模糊、口干、无汗、便秘、眼压升高等）。

（2）锥体外系反应　阻断黑质-纹状体通路的 D_2 样受体，使纹状体中的DA功能减弱、ACh的功能增强而引起。

帕金森综合征	肌张力增高、面容呆板、动作迟缓、肌肉震颤、流涎等
静坐不能	坐立不安、反复徘徊
急性肌张力障碍	强迫性张口、伸舌、斜颈、呼吸运动障碍及吞咽困难
迟发性运动障碍	口-面部不自主的刻板运动，广泛性舞蹈样手足徐动症，停药后仍长期不消失

（3）心血管和内分泌系统反应　体位性低血压，持续性低血压休克；心电图异常，心律失常；高催乳素血症，溢乳、闭经及妊娠试验假阳性。

（4）精神异常　如意识障碍、淡漠、兴奋、躁动、消极、抑郁、幻觉、妄想等。

（5）急性中毒　一次吞服大剂量，急性中毒，导致昏睡、血压下降至休克水平，心肌损害，如心动过速、心电图异常。

（6）其他　惊厥与癫痫、过敏反应。

【例6】不属于氯丙嗪不良反应的是
A. 帕金森综合征　　B. 抑制体内催乳素分泌　　C. 急性肌张力障碍
D. 患者出现坐立不安　　E. 迟发性运动障碍

五、丙米嗪

1. 药理作用

对中枢神经系统的作用	①正常人可产生安静、思睡、血压稍降，抗胆碱反应，抑郁症可产生精神振奋；②机制：阻断NA、5-HT在神经末梢的再摄取，从而使突触间隙的递质浓度增高，促进突触传递功能
对自主神经系统的作用	显著阻断M受体，导致视力模糊、口干、便秘和尿潴留等
对心血管系统的作用	降低血压，心律失常；对心肌有奎尼丁样直接抑制效应

2. 临床应用　抑郁症、强迫症；遗尿症；焦虑和恐惧症。

六、碳酸锂

1. 药理作用　抑制去极化和 Ca^{2+} 依赖的NA和DA从神经末梢释放，而不影响5-HT释放；摄取突触间隙中儿茶酚胺，并增加其灭活；抑制腺苷酸环化酶和磷脂酶C所介导的反应；影响 Na^+、Ca^{2+}、Mg^{2+} 的分布，影响葡萄糖的代谢。

2. 临床应用　主要用于躁狂症。

七、氯氮平

1. 药理作用　本品系苯二氮䓬类抗精神病药。对脑内5-羟色胺（5-HT_{2A}）受体和多巴胺（DA_1）受体的阻滞作用较强，对多巴胺（DA_4）受体的也有阻滞作用，对多巴胺（DA_2）受体的阻滞作用较弱，此外还有抗胆碱（M_1）、抗组胺（H_1）及抗α-肾上腺素受体作用，锥体外系反应及迟发性运动障碍较轻，一般不引起血中泌乳素增高。能直接抑制脑干网状结构上行激活系统，具有强大镇静催眠作用，用于治疗多种类型的神经分裂症。

2. **临床应用** 氯氮平在临床上广泛用于失眠、抑郁症、癫痫等神经系统疾病的控制。

> **参考答案**如下,详细答案参见 2019 版《国家临床执业及助理医师资格考试精选真题考点精析》。

1. E	2. E	3. B	4. C	5. C	昭昭老师提示:
6. B	—	—	—	—	关注官方微信,获得第一手考试资料。

第 13~14 章　镇痛药及解热镇痛抗炎药

> **2019 考试大纲**
①吗啡;②哌替啶;③纳洛酮;④阿司匹林;⑤对乙酰氨基酚;⑥布洛芬。

> **考纲解析**
近 20 年的医师考试中,第 13~14 章的考点是**吗啡和阿司匹林**,执业医师每年考查分数为 2~3 分,助理医师每年考查分数为 1~2 分。

一、吗　啡

1. 药理作用

(1) 中枢神经系统

镇痛	可能与其激动中枢的阿片受体有关。对持续性慢性钝痛>间断性锐痛;对神经性疼痛的效果较差
镇静、致欣快作用	镇痛效果良好,也造成强迫用药
抑制呼吸	①降低脑干呼吸中枢对血液 CO_2 张力的敏感性,以及抑制桥脑呼吸调节中枢。呼吸频率减慢尤为突出。 ②呼吸抑制是吗啡急性中毒致死的主要原因
镇咳	直接抑制延髓咳嗽中枢
缩瞳	瞳孔缩小,降低眼内压。针尖样瞳孔为其中毒特征
其他中枢作用	①下丘脑体温调节中枢,即体温略低;兴奋延髓呕吐化学感受器,出现恶心、呕吐。 ②抑制促性腺激素释放激素(GnRH)和促肾上腺皮质激素释放激素(CRH),可降低 ACTH、LH、FSH 浓度

【例 1】吗啡镇痛作用机制是
A. 阻断脑室,导水管周围灰质的阿片受体
B. 激动脑室,导水管周围灰质的阿片受体
C. 抑制前列腺素合成,降低对致痛物质的敏感性
D. 阻断大脑边缘系统的阿片受体
E. 激动中脑盖前核的阿片受体

(2) 平滑肌

胃肠道	①提高胃窦部及十二指肠上部的张力,减慢胃蠕动,使胃排空延迟,易致食物反流; ②提高小肠及大肠平滑肌张力,延缓肠内容物通过,促使水分吸收增加,并抑制消化腺的分泌; ③提高回盲瓣及肛门括约肌张力,便秘
膀胱	提高膀胱外括约肌张力和膀胱容积,导致尿潴留
胆道	胆道平滑肌胆道奥狄括约肌痉挛,出现上腹不适甚至胆绞痛
子宫	子宫平滑肌降低张力、收缩频率和收缩幅度,产程延长
支气管平滑肌	大剂量导致支气管平滑肌收缩,诱发或加重哮喘

(3) 心血管系统

扩张血管	降低外周阻力,导致直立性低血压
心脏	减小心肌梗死病灶,减少心肌细胞死亡
脑血管	抑制呼吸,导致体内 CO_2 蓄积,脑血管扩张和阻力降低,脑血流增加和颅内压增高

(4) 免疫系统　抑制免疫,所以吗啡吸食者易感 HIV。

2. 作用机制　激动中枢阿片受体,模拟内源性阿片肽对痛觉的调制功能而产生镇痛作用。

3. 临床应用

(1) 镇痛　易成瘾,除癌症剧痛外,仅短期用于其他镇痛药无效时。严重创伤、烧伤、手术等引起的剧痛和

晚期癌症疼痛;内脏平滑肌痉挛引起的绞痛:与M受体阻滞剂如阿托品合用;心肌梗死引起的剧痛:缓解疼痛和减轻焦虑,其扩血管作用可减轻心脏负担;神经压迫性疼痛:疗效较差。

(2) 心源性哮喘　静脉注射,迅速缓解。

扩张外周血管	减轻心脏前、后负荷,有利于消除肺水肿
镇静	消除焦虑、恐惧情绪
呼吸抑制	使急促浅表的呼吸得以缓解

(3) 止泻。

【例2】吗啡不用于慢性钝痛是因为:
A. 治疗量就能抑制呼吸　　　B. 对钝痛的效果欠佳　　　C. 连续多次应用易成瘾
D. 引起体位性低血压　　　　E. 引起便秘和尿潴留

4. 不良反应

(1) 一般反应　眩晕、恶心、呕吐、便秘、呼吸抑制、尿少、排尿困难、胆绞痛、直立性低血压和免疫抑制等。

(2) 耐受性及依赖性

耐受性	长期用药后敏感性降低,需要增加剂量才能达到原来的药效
依赖性	停药后出现戒断症状,甚至意识丧失,出现病态人格,有明显强迫性觅药行为,即成瘾性
急性中毒	①昏迷、深度呼吸抑制以及瞳孔极度缩小(针尖样),常伴有血压下降、严重缺氧以及尿潴留;②致死的主要原因:呼吸麻痹

二、哌替啶

1. 药理作用　激动μ型阿片受体,与吗啡基本相同;不同于吗啡的3个方面:较少引起便秘和尿潴留;无中枢性镇咳作用;有轻微的子宫兴奋作用,但不延缓产程。

2. 临床应用

镇痛	①成瘾性较吗啡轻,已取代吗啡; ②新生儿对哌替啶的呼吸抑制作用极为敏感,产妇临产前2~4小时内不宜使用
心源性哮喘	对心源性哮喘有一定帮助
麻醉前给药及人工冬眠	与氯丙嗪、异丙嗪组成冬眠合剂,可降低基础代谢

3. 不良反应　剂量过大可明显抑制呼吸;久用产生耐受性和依赖性。

【例3】心源性哮喘宜选用
A. 肾上腺素　　　　　　　B. 去甲肾上腺素　　　　　C. 异丙肾上腺素
D. 哌替啶　　　　　　　　E. 多巴胺

三、纳洛酮

1. 药理作用　竞争性拮抗阿片受体,强度依次为μ>κ>δ受体。

2. 临床应用　阿片类药物急性中毒;解除阿片类药物麻醉的术后呼吸抑制及其他中枢抑制症状;阿片类药物成瘾者的鉴别诊断;肌注可诱发严重戒断症状;试用于急性酒精中毒、休克、脊髓损伤、卒中及脑外伤的救治;研究疼痛与镇痛的工具药。

四、阿司匹林

1. 药理作用　对COX-1和COX-2的抑制作用基本相当。

抗炎	抑制环氧酶COX合成,从而抑制PGs合成
镇痛	①抑制PGs的合成,从而使局部痛觉感受器对缓激肽等致痛物质的敏感性降低; ②部分能产生中枢神经系统镇痛作用
解热	抑制下丘脑PG的生成,促使升高的体温恢复到正常水平,而对正常的体温没有明显影响
其他	抑制血小板聚集,通过抑制环氧化酶,而对血小板聚集有强大的、不可逆的抑制作用

【例4】非甾体抗炎药引起急性胃炎的主要机制是
A 激活磷脂酶A　　　　　　B. 抑制弹性蛋白酶　　　　C. 抑制前列腺素合成
D. 促进胃液素合成　　　　　E. 抑制脂肪酶

2. 临床应用

解热镇痛及抗风湿	用于头痛、牙痛、肌肉痛、痛经及感冒发热等，迅速缓解风湿性关节炎的症状
影响血小板的功能	低浓度能减少血小板中血栓素 A_2（TXA₂）的生成，影响血小板的聚集及抗血栓形成，抗凝治疗各种原因导致的血栓形成
儿科	皮肤黏膜淋巴结综合征（川崎病）

3. 不良反应

胃肠道反应	①口服：直接刺激胃黏膜，引起上腹不适、恶心、呕吐； ②血药浓度高，刺激延髓催吐化学感应区（CTZ），导致恶心呕吐； ③较大剂量口服（抗风湿治疗）可引起胃溃疡及无痛性胃出血，原有溃疡病者，症状加重
加重出血倾向	①抑制环氧酶，对血小板合成血栓素 A_2（TXA₂）有强大而持久抑制作用，抑制血小板凝集； ②大剂量可抑制凝血酶原形成，导致凝血障碍，加重出血倾向
水杨酸反应	①剂量过大（5 g/d）时，出现头痛、眩晕、恶心、呕吐、耳鸣、视、听力减退，即水杨酸反应； ②严重者出现过度呼吸、高热、脱水、酸碱平衡失调，甚至精神错乱
过敏反应	部分患者出现荨麻疹、血管神经性水肿和过敏性休克；某些哮喘患者服用后可诱发哮喘，称为"阿司匹林哮喘"
瑞氏综合征	儿童感染病毒性疾病，使用阿司匹林退热时，偶可引起急性肝脂肪变性、脑病综合征（瑞氏综合征），以肝衰竭合并脑病为突出表现，预后恶劣
肾损害	见于少数人，特别是老年人，伴有心、肝、肾功能损害者

【例5】下列哪一项不是阿司匹林的不良反应？
A. 胃黏膜糜烂及出血　　B. 出血时间延长　　C. 溶血性贫血
D. 诱发哮喘　　E. 血管神经性水肿

五、对乙酰氨基酚

1. 药理作用　与阿司匹林类似。

2. 临床应用　解热镇痛作用与阿司匹林相当，但抗炎作用极弱（外周组织对环氧酶没有明显的作用）。无明显胃肠刺激作用，故适用于不宜使用阿司匹林的头痛发热患者。

3. 不良反应　过量中毒导致肝损害；长期大量用药导致"镇痛药性肾病"。

【例6】解热镇痛作用强而抗炎作用很弱的药物是
A. 吲哚美辛　　B. 吡罗昔康　　C. 布洛芬
D. 双氯芬酸　　E. 对乙酰氨基酚

六、布洛芬

1. 药理作用　非选择性COX抑制剂，抗炎、解热、镇痛。

2. 临床应用　风湿性关节炎、骨关节炎、强直性关节炎、急性肌腱炎、滑液囊炎等；痛经。

> 参考答案 如下，详细答案参见2019版《国家临床执业及助理医师资格考试精选真题考点精析》。

1. B	2. C	3. D	4. C	5. C	昭昭老师提示： 关注官方微信，获得第一手考试资料。
6. E	—	—	—	—	

第15～16章　钙拮抗剂及抗心律失常药

> **2019 考试大纲**

①钙拮抗药的分类及药名，如硝苯地平，维拉帕米，尼莫地平；②抗心律失常药的分类，如利多卡因，普萘洛尔，胺碘酮，维拉帕米。

> **考纲解析**

近20年的医师考试中，第15～16章的考点是硝苯地平和利多卡因，执业医师每年考查分数为2～3分，助理医师每年考查分数为1～2分分。

一、钙拮抗剂的分类及药名

1. 选择性钙拮抗剂

二氢吡啶类	硝苯地平等
苯并噻氮䓬类	地尔硫䓬、克仑硫䓬、二氯呋利
苯烷胺类	维拉帕米

2. 非选择性钙拮抗剂 普尼拉明、苄普地尔、卡罗维林和氟桂利嗪。

【例1】非选择性的钙拮抗剂是
A. 氟桂利嗪 B. 维拉帕米 C. 硝苯地平
D. 尼莫地平 E. 地尔硫䓬

二、硝苯地平

1. 药理作用

（1）心肌

负性肌力	明显降低心肌收缩性，降低心肌耗氧量
负性频率和负性传导	窦房结和房室结等慢反应细胞的传导速度和自律性由 Ca^{2+} 内流所决定，因而钙通道阻滞药能减慢房室结的传导速度，降低窦房结自律性，而减慢心率

（2）平滑肌

血管平滑肌	明显舒张血管，主要舒张动脉，以冠状血管较为敏感。舒张脑血管作用较强的药物是尼莫地平，能增加脑血流量，舒张外周血管，解除其痉挛
其他平滑肌	松弛支气管平滑肌；松弛胃肠道、输尿管及子宫平滑肌

（3）抗动脉粥样硬化：可干扰其病理过程。
（4）对红细胞和血小板结构与功能的影响。
（5）对肾功能的影响。

2. 临床应用

（1）高血压 二氢吡啶类适用于严重高血压；维拉帕米和地尔硫䓬适用于轻度及中度高血压。
（2）心绞痛 变异型心绞痛：硝苯地平最佳；稳定型（劳累型）心绞痛；不稳定型心绞痛：维拉帕米和地尔硫䓬。
（3）心律失常 如室上性心动过速。
（4）脑血管疾病 首选尼莫地平、氟桂利嗪。
（5）其他 外周血管痉挛性疾病。支气管哮喘、偏头痛。预防动脉粥样硬化。

三、维拉帕米

1. 药理作用 维拉帕米属IV类抗心律失常药，为一种钙离子内流的抑制剂（慢通道阻滞剂），在心脏，钙离子内流受抑制使窦房结和房室结的自律性降低，传导减慢，但很少影响心房、心室减低，影响收缩蛋白的活动，心肌收缩减弱，心脏做功减少，心肌氧耗减少。对血管，钙离子内流动脉压下降，心室后负荷降低。

2. 临床应用 阵发性室上性心动过速的首选药；室上性和房室结折返引起的心律失常；急性心肌梗死、心肌缺血及洋地黄中毒引起的室性早搏。

四、尼莫地平

1. 药理作用 尼莫地平是1,4-二氢吡啶类钙离子拮抗剂，对脑组织受体有高度选择，容易透过血-脑屏障。通过有效地阻止钙离子进入细胞内、抑制平滑肌收缩，达到解除血管痉挛之目的，从而保护了脑神经元，稳定其功能及增进脑血灌流，改善脑供血，提高对缺氧的耐受力。

2. 临床应用 舒张脑血管作用较强；主要用于高血压和冠心病伴有脑血管病者，并可预防由蛛网膜下腔出血引起的脑血管痉挛及脑栓塞；严重的高血压。

【例2】选择性扩张脑血管的药物是
A. 尼莫地平 B. 硝苯地平 C. 地尔硫䓬
D. 维拉帕米 E. 氨氯地平

五、抗心律失常药的分类

I类（钙通道阻断）	Iα类	奎尼丁、普鲁卡因胺
	Ib类	利多卡因、苯妥英钠
	Ic类	普罗帕酮、氟卡尼

Ⅱ类(β肾上腺素受体阻滞剂)	普萘洛尔
Ⅲ类(选择性延长复极的药物)	胺碘酮
Ⅳ类(钙拮抗剂)	维拉帕米、地尔硫卓

六、利多卡因

1. **药理作用** 缩短普肯耶纤维和心室肌的 APD。
2. **临床应用** 室性心律失常,如室性心动过速或室颤。

七、普萘洛尔

1. **药理作用** 能降低窦房结、心房和普肯耶纤维自律性,在运动及情绪激动时作用明显。
2. **临床应用** 主要用于室上性心律失常,尤其是交感神经兴奋性过高、甲状腺功能亢进及嗜铬细胞瘤、窦性心动过速等;还可用于运动或情绪变动所引发的室性心律失常。

【例3】具有抗心律失常、抗高血压及抗心绞痛作用的药物是
A. 可乐定　　　　　　　B. 普萘洛尔　　　　　　C. 利多卡因
D. 硝酸甘油　　　　　　E. 氢氯噻嗪

【例4】关于普萘洛尔,抗心律失常的机制,错误的是
A. 阻断心肌β受体　　　B. 降低窦房结的自律性　　C. 降低浦氏纤维的自律性
D. 治疗量就延长浦氏纤维的有效不应期　　E. 延长房室结的有效不应期

八、胺碘酮

1. **药理作用** 对心脏多种离子通道均有抑制作用,降低窦房结、普肯耶纤维的自律性和传导性,明显延长 APD 和 ERP,延长 QT 间期和 QRS 波。
2. **临床应用** 广谱抗心律失常药物,可用于心房扑动、心房颤动、室上性心动过速和室性心动过速。

九、维拉帕米

阵发性室上性心动过速的首选药;室上性和房室结折返引起的心律失常;急性心肌梗死、心肌缺血及洋地黄中毒引起的室性早搏。

【例5】阵发性室上性心动过速并发变异型心绞痛,宜采用下述何种药物治疗?
A. 维拉帕米　　　　　　B. 利多卡因　　　　　　C. 普鲁卡因胺
D. 奎尼丁　　　　　　　E. 普萘洛尔

▶ **参考答案**如下,详细答案参见 2019 版《国家临床执业及助理医师资格考试精选真题考点精析》。

1. A	2. A	3. B	4. D	5. A	昭昭老师提示:关注官方微信。

第17～19章　治疗充血性心力衰竭的药物、抗心绞痛药及抗动脉粥样硬化药

▶ **2019 考试大纲**

①治疗充血性心力衰竭药物:β肾上腺素受体阻断药,血管紧张素转化酶抑制药,利尿药,强心苷;②抗心绞痛药:硝酸甘油,β肾上腺素受体阻断药,钙拮抗剂;③抗动脉粥样硬化药:HMG-CoA 还原酶抑制剂,贝特类药物,胆汁酸结合树脂。

▶ **考纲解析**

近 20 年的医师考试中,第17～19章的考点是血管紧张素转化酶抑制药和贝特类药物,执业医师每年考查分数为 2～3 分,助理医师每年考查分数为 1～2 分。

一、β受体阻滞剂

1. **拮抗交感活性**　阻断心脏β受体,避免心肌细胞坏死;改善心肌重构;减少肾素释放,抑制 RAAS;上调心肌β受体的数量;改善β受体敏感性。卡维地洛兼有阻断 α₁ 受体、抗氧化作用。
2. **抗心律失常与抗心肌缺血作用**。

二、血管紧张素转化酶抑制剂

(1)降低外周血管阻力　降低心脏后负荷。其机制是首先抑制 Ang Ⅰ 向 Ang Ⅱ 的转化,减弱 Ang Ⅱ 的

缩血管作用;抑制缓激肽的降解,使血中缓激肽增加,扩血管。

(2) 减少醛固酮生成　减轻钠水潴留,降低心脏前负荷。

(3) 抑制心肌及血管重构。

(4) 对血流动力学的影响　降低全身血管阻力,降低室壁张力、改善心脏的舒张功能;增加肾血流量。

(5) 降低交感神经活性。

三、利尿药

1. 药理作用　拮抗 RAAS 激活所致的醛固酮水平的升高,增强利尿效果及防止失钾,还可抑制心肌细胞胶原增生和防止纤维化(螺内酯的作用)。

2. 临床应用

(1) 大剂量　加重心力衰竭。

(2) 利尿药　电解质平衡紊乱,尤其是排钾利尿药引起的低钾血症,诱发心律失常,特别是与强心苷类合用时。

四、强心苷

1. 药理作用和作用机制

(1) 正性肌力

正性肌力作用	①加快心肌纤维缩短速度,使心肌收缩敏捷,舒张期相对延长;加强衰竭心肌收缩力,增加心搏出量,但不增加心肌耗氧量。②强心苷正性肌力作用的机制:抑制心肌细胞膜上的强心苷受体 Na^+-K^+-ATP 酶活性,导致钠泵失灵;Na^+-Ca^{2+} 双向交换机制,最终导致心肌细胞内 Ca^{2+} 增加,心肌的收缩加强
减慢心率	对心率加快及伴有房颤者可显著减慢心率
对传导组织和心肌电生理特性的影响	①降低窦房结自律性、减慢房室传导。②使心房肌细胞静息电位加大、加快心房的传导速度

(2) 对神经和内分泌系统的作用　中毒剂量可兴奋延脑极后区催吐化学感受区,导致呕吐;降低肾素活性,减少血管紧张素Ⅱ及醛固酮。

(3) 利尿作用　心功能改善后增加了肾血流量和肾小球的滤过功能。

(4) 对血管的作用　直接收缩血管平滑肌,使外周阻力上升。

【例1】<u>强心苷</u>心脏毒性的发生机制是

A. 激活心肌细胞膜 Na^+-K^+-ATP 酶　　B. 抑制心肌细胞膜 Na^+-K^+-ATP 酶

C. 增加心肌细胞中的 K^+　　　　　　　D. 增加心肌细胞中的 Ca^{2+}

E. 增加心肌细胞中的 Na^+

2. 临床应用

(1) 心力衰竭　①最佳适应证是房颤伴心室率快的心力衰竭;②疗效较差,且容易发生中毒,肺心病、活动性心肌炎(如风湿活动期)或严重心肌损伤;③<u>扩张性心肌病</u>、<u>心肌肥厚</u>、舒张性心力衰竭者<u>不宜选用</u>。

(2) 心律失常　①<u>心房纤颤</u>:强心苷减慢房室传导、减慢心室率、增加心排血量,从而改善循环障碍,但对多数患者并不能终止心房纤颤;②<u>心房扑动</u>;③阵发性室上性心动过速。

(3) 不良反应　①心脏反应:<u>最严重、最危险</u>,快速型心律失常:最多见和最早见,室性早搏,也可发生二联律、三联律及心动过速,甚至室颤;房室传导阻滞;窦性心动过缓:停药指征之一。②胃肠道反应:厌食、恶心、呕吐及腹泻等,是最常见的早期中毒症状;③中枢神经系统反应:眩晕、头痛、失眠、疲倦和谵妄等症状及视觉障碍;视觉异常是强心苷中毒的先兆,是停药指征。

五、硝酸甘油

1. 药理作用

(1) 降低心肌耗氧量

最小剂量	明显扩张静脉血管,特别是较大的静脉血管,可降低心脏前负荷
稍大剂量	舒张动脉,可降低心脏后负荷

(2) 扩张冠状动脉,增加缺血区血液灌注　选择性扩张较大的心外膜血管、输送血管及侧支血管,尤其在冠状动脉痉挛时更为明显;血液顺压力差从输送血管经侧支血管流向缺血区,增加缺血区的血液供应。

(3) 降低左室充盈压,增加心内膜供血,改善左室顺应性　扩张静脉,减少回心血量,降低心室内压;扩张动脉,降低心室壁张力,从而增加心外膜心内膜的有效灌注压,有利于血液从心外膜流向心内膜缺血区。

(4) 保护缺血的心肌细胞,减轻缺血损伤　释放 NO,促进内源性的 PGI_2、降钙素基因相关肽生成与释放,直接保护心肌细胞。

2. 作用机制　在平滑肌细胞内释放出 NO,与受体结合后激活鸟苷酸环化酶,增加 cGMP 的含量,减少细胞内 Ca^{2+} 释放和外 Ca^{2+} 内流,松弛血管平滑肌。

【例2】硝酸甘油舒张血管平滑肌的机制是

A. 激活腺苷酸环化酶,增加 cAMP　　B. 直接作用于血管平滑肌　　C. 激动 $β_2$ 受体

D. 被硝酸酯受体还原成 NO 起作用　　E. 阻断 Ca^{2+} 通道

六、β 肾上腺素受体阻滞剂

1. 药理作用

(1) 降低心肌耗氧量　拮抗 β 受体:心肌收缩力减弱、心率减慢及血压降低,明显减少心肌耗氧量。

(2) 改善心肌缺血区供血　促使血液流向已代偿性扩张的缺血区;心率减慢,心舒张期相对延长,有利于血液从心外膜血管流向易缺血的心内膜区;增加缺血区侧支循环。

2. 临床应用　心绞痛,对伴有心律失常及高血压者尤为适用。

七、钙拮抗剂

1. 药理作用　通过阻滞 Ca^{2+} 通道,抑制 Ca^{2+} 内流。

降低心肌耗氧量	使心肌收缩力减弱,心率减慢,血压下降,心脏负荷减轻,心肌耗氧量减少
舒张冠状血管	扩张冠脉中较大的输送血管及小阻力血管,特别是痉挛状态的血管;还可增加侧支循环,改善缺血区的供血和供氧
保护缺血心肌细胞	抑制外钙内流,减轻缺血心肌细胞的 Ca^{2+} 超负荷而保护心肌细胞
抑制血小板聚集	阻滞 Ca^{2+} 内流,降低血小板内 Ca^{2+} 浓度,抑制血小板聚集

2. 临床应用　变异型心绞痛,最佳适应证;对稳定型心绞痛及急性心肌梗死也有效;伴支气管哮喘者;伴外周血管痉挛性疾病者。

八、HMG-CoA 还原酶抑制剂

1. 药理作用

(1) 调血脂机制　降低 LDL-C 的作用最强,TC 次之。竞争性抑制羟甲基戊二酸单酰辅酶 A (HMG-CoA)还原酶,使胆固醇合成受阻。

(2) 非调血脂作用　改善血管内皮功能;抑制血管平滑肌细胞的增殖和迁移;减少动脉壁巨噬细胞及泡沫细胞的形成,使动脉粥样硬化斑块稳定和缩小;降低血浆 CRP,减轻 AS 过程的炎性反应;抑制单核-巨噬细胞的黏附和分泌;抑制血小板聚集和提高纤溶活性。

2. 临床应用　高脂血症;2 型糖尿病和肾病综合征引起的高胆固醇血症;肾病综合征、血管成形术后再狭窄、心脑血管急性事件的预防及器官移植后的排异反应和骨质疏松症。

3. 不良反应　胃肠反应、肌痛、皮肤潮红、头痛;偶有横纹肌溶解症。

4. 代表药物　他汀类药物如洛伐他汀等。

九、贝特类药物

降低 TC 和 LDL-C,但 HDL 几乎无改变,对 TG 和 VLDL 的影响较小。

十、胆汁酸结合树脂

考来烯胺的药理作用:口服后在肠道与胆酸结合后随粪便排出,可使胆酸排出量比正常高 3~4 倍,对高胆固醇血症可作为首选药物。用药后 1 周内 LDL-胆固醇水平开始下降,2 周内达最大效应,可使血浆总胆固醇水平下降 20% 以上,LDL-胆固醇水平下降 25%~35%,TG 水平可有所升高,但在连续用药中可逐渐恢复至正常水平。

▶ 参考答案如下,详细答案参见 2019 版《国家临床执业及助理医师资格考试精选真题考点精析》。

1. B	2. D	—	—	—	昭昭老师提示:关注官方微信。

第 20~21 章　抗高血压药及利尿剂和脱水剂

▶ **2019 考试大纲**

①抗高血压药:利尿剂,钙拮抗剂,β 肾上腺素受体阻滞剂,血管紧张素转化酶抑制剂,血管紧张素Ⅱ受体

阻滞剂;②利尿剂:袢利尿剂、噻嗪类、保钾利尿剂、碳酸酐酶抑制剂、渗透性利尿剂。

> 考纲解析

近20年的医师考试中,第20~21章的考点是 β肾上腺素受体阻断药和血管紧张素转化酶抑制药,执业医师每年考查分数为2~3分,助理医师每年考查分数为1~2分。

一、利尿药

1. **用药初期** 减少细胞外液容量及心输出量。
2. **长期使用** 平滑肌细胞内 Na^+ 浓度降低,细胞内 Ca^{2+} 浓度降低,血管平滑肌对缩血管物质的反应性减弱,降低血管阻力。

二、钙拮抗剂

1. **药理作用** 抑制钙离子的跨膜转运,细胞内游离钙浓度下降,松弛血管平滑肌,降低血压。
2. **不良反应** 钙通道阻滞、血管扩张以及心肌抑制,导致颜面潮红、头痛、眩晕、恶心、便秘。

三、β肾上腺素受体阻滞剂

抗高血压的作用机制:阻断心脏 $β_1$ 受体,抑制心肌收缩力及减慢心率,减少心排血量;阻断肾小球球旁细胞 $β_1$ 受体,抑制肾素分泌;阻断中枢 β 受体,降低外周交感神经活性;阻断交感神经突触前膜 $β_2$ 受体,抑制正反馈的调节,减少去甲肾上腺素的释放。

四、血管紧张素转化酶抑制剂

1. **药理作用及作用机制** 抑制 ACE 活性,使血管紧张Ⅱ(AngⅡ)的生成减少;缓激肽的降解减少,扩张血管,降低血压。
2. **临床应用** 伴有糖尿病、左心室肥厚、左心功能障碍及急性心肌梗死的高血压是首选适应证。
3. **不良反应** 轻度潴留 K^+、顽固性咳嗽、血管神经性水肿。
4. **代表药物** 最常用的药物是卡托普利。

【例1】血管紧张素转换酶抑制剂最适用的临床情况是

A. 高血压伴主动脉瓣狭窄 B. 妊娠期高血压 C. 高血压伴左心室肥厚
D. 高血压伴高钾血症 E. 高血压伴双侧肾动脉狭窄

【例2】糖尿病、高血压伴有肾功不全者最好选用

A. 氢氯噻嗪 B. 利血平 C. 卡托普利
D. 胍乙啶 E. 哌唑嗪

五、血管紧张素Ⅱ受体阻滞剂

氯沙坦作用机制:阻断 AT_1 受体,对抗 AngⅡ。

六、袢利尿剂

1. **药理作用** 抑制髓袢升支管腔膜侧的 $Na^+-K^+-2Cl^-$ 共转运子,抑制 NaCl 的重吸收,降低肾的稀释与浓缩功能,排出大量接近于等渗的尿液;对心力衰竭患者,迅速减少全身静脉血容量,降低左室充盈压,减轻肺淤血;增加肾血流量。
2. **临床应用** 急性肺水肿和脑水肿、其他严重水肿、急慢性肾衰竭、高钙血症、经肾排泄药物中毒的抢救。
3. **不良反应** 水与电解质紊乱:过度利尿到低血钠、低血容量、低血钾、低氯性碱血症,长期应用,出现低血镁;耳毒性;高尿酸血症。
4. **其他** 高血糖可升高 LDH 胆固醇和甘油三酯、降低 HDL 胆固醇;过敏反应。

【例3】利尿剂初期的降压机制为

A. 降低血管壁细胞内 Ca^{2+} 的含量 B. 降低血管壁细胞内 Na^+ 的含量
C. 降低血管壁对缩血管物质的反应性 D. 排 Na^+ 利尿,降低细胞外液和血容量
E. 诱导动脉壁产生扩张血管的物质

【例4】最适于治疗肺水肿的药物是

A. 呋塞米 B. 氢氯噻嗪 C. 氨苯蝶啶
D. 螺内酯 E. 乙酰唑胺

【例5】最易引起电解质紊乱的药物是

A. 氢氯噻嗪 B. 螺内酯 C. 呋塞米
D. 氨苯蝶啶 E. 乙酰唑胺

七、噻嗪类

1. 药理作用

（1）利尿作用　抑制远曲小管近端 Na^+-Cl^- 共转运子，抑制 NaCl 的重吸收；与袢利尿剂相反，本类药物还促进远曲小管 Ca^{2+} 重吸收，减少尿 Ca^{2+}。

（2）抗利尿作用　排 Na^+ 使血浆渗透压降低而减轻口渴感，减少尿崩症患者的尿量及口渴症状。

（3）降压　早期会出现利尿、血容量减少；长期用药会出现扩张外周血管。

2. 临床应用　水肿、高血压、尿崩症、高尿钙伴有肾结石者。

3. 不良反应　电解质紊乱（低钾血症）、高尿酸血症、高血糖、高脂血症、过敏反应。

【例6】某心源性水肿患者，用地高辛和氢氯噻嗪治症，2周后患者出现多源性室性期前收缩，其主要原因是

A. 低血钾　　　　　　　　B. 低血钙　　　　　　　　C. 低血钠

D. 高血镁　　　　　　　　E. 低氯碱血症

八、保钾利尿剂

1. 药理作用　醛固酮受体拮抗剂，作用是保钾排钠。

2. 临床应用　肝硬化和肾病综合征水肿、充血性心力衰竭。

3. 不良反应　高血钾；性激素样副作用；头痛、困倦与精神紊乱等。

【例7】可引起男子乳房女性化和妇女多毛症的药物是

A. 甘露醇　　　　　　　　B. 螺内酯　　　　　　　　C. 呋塞米

D. 糖皮质激素　　　　　　E. 氢氯噻嗪

九、碳酸酐酶抑制剂

1. 药理作用　抑制碳酸酐酶的活性而抑制 HCO_3^- 的重吸收，尿中 HCO_3^-、K^+ 和水增多；参与集合管酸的分泌。

2. 临床应用　青光眼：应用最广的适应证；急性高山病：减少脑脊液的生成和降低脑脊液及脑组织的 pH，改善机体功能；碱化尿液；纠正代碱。

3. 不良反应　过敏反应、高氯性酸中毒、尿结石、失钾。

十、渗透性利尿剂

1. 药理作用

（1）脱水作用　静脉注射，提高血浆渗透压，使组织间液向血浆转移；口服，渗透性腹泻，用于从胃肠道消除毒物。

（2）利尿作用　静脉注射，通过稀释血液而增加循环血容量及肾小球滤过率；在肾小球滤过后不易被重吸收，使水在髓袢升支和近曲小管的重吸收减少，起到利尿作用，用于预防急性肾衰竭。

2. 临床应用　治疗脑水肿、降低颅内压：首选药物；青光眼急性发作及患者术前应用以降低眼内压。

【例8】治疗脑水肿的首选药是

A. 甘露醇　　　　　　　　B. 螺内酯　　　　　　　　C. 呋塞米

D. 氯噻嗪　　　　　　　　E. 氢氯噻嗪

▶ **参考答案**如下，详细答案参见 2019 版《国家临床执业及助理医师资格考试精选真题考点精析》。

| 1. C | 2. C | 3. D | 4. A | 5. C | 昭昭老师提示： |
| 6. A | 7. B | 8. A | — | — | 加入官方微信，获得第一手考试资料。 |

第22～23章　作用于血液及造血器官的药物、组胺受体阻滞剂

▶ **2019 考试大纲**

①作用于血液及造血器官的药物：肝素、香豆素类抗凝血药、抗血小板药、纤维蛋白溶解药、促凝血药、抗贫血药、血容量扩充剂；②组胺受体阻断剂：H_1 受体阻断剂、H_2 受体阻断剂。

▶ **考纲解析**

近20年的医师考试中，第22～23章的考点是抗血小板药，执业医师每年考查分数为2～3分，助理医师每年考查分数为1～2分。

一、肝素

1. 药理作用

(1) 体内、体外均有强大抗凝作用,可使多种凝血因子灭活。

(2) 机制:依赖于抗凝血酶Ⅲ(AT-Ⅲ),肝素可加速AT-Ⅲ-凝血酶复合物的形成,使酶失活。

【例1】肝素抗凝血作用的主要机制是

A. 阻碍凝血因子Ⅱ、Ⅶ、Ⅸ、Ⅹ的合成　　B. 抑制血小板聚集　　C. 增强ATⅢ对凝血因子的灭活作用

D. 降低血中钙离子浓度　　E. 促进纤维蛋白溶解

【例2】具有体内、外抗凝血作用的药物是

A. 肝素　　B. 阿司匹林　　C. 香豆素类

D. 链激酶　　E. 右旋糖酐

2. 临床应用　血栓栓塞性疾病;弥散性血管内凝血(DIC);防治心肌梗死、脑梗死、心血管手术及外周静脉术后血栓形成;体外抗凝:如心导管检查、体外循环及血液透析。

二、香豆素类抗凝血药

1. 药理作用　阻止维生素K的反复利用,影响凝血过程。在体内需在原有的凝血因子Ⅱ、Ⅶ、Ⅸ、Ⅹ耗竭后才发挥抗凝作用。

2. 药物相互作用

增强本药抗凝作用	阿司匹林、保泰松;广谱抗生素抑制肠道产生维生素K的菌群,减少维生素K生成;肝病时,凝血因子合成减少
降低本药抗凝作用	肝药酶诱导剂如苯巴比妥、苯妥英钠、利福平

三、抗血小板药

1. 阿司匹林的作用、作用机制及临床应用

主要机制	抑制血小板聚集。抑制COXZQ1的活性,从而抑制血小板和血管内膜TXA$_2$的合成
临床应用	防治冠状动脉性疾病、心肌梗死、脑梗死、深静脉血栓形成和肺梗死等

2. 双嘧达莫的作用机制和临床应用　抑制血小板聚集,在体内外均有抗血栓作用。

机制	抑制磷酸二酯酶活性,增加细胞内cAMP含量;增强PGI$_2$活性;使cAMP增多;使TXA$_2$合成减少;促进血管内皮细胞PGI$_2$的生成
临床应用	血栓栓塞性疾病、人工心脏瓣膜置换术后

四、纤维蛋白溶解药

1. 作用机制　与内源性纤维蛋白溶解原结合成复合物,促使纤维蛋白溶酶原转变为纤溶酶,水解血栓中纤维蛋白,血栓溶解。

2. 临床应用　血栓栓塞性疾病。

【例3】链激酶属于

A. 促凝血药　　B. 纤维蛋白溶解药　　C. 抗贫血药

D. 抗血小板药　　E. 补血药

五、促凝血药

1. 临床应用　凝血酶原过低而引起的出血;预防长期应用广谱抗菌药继发的维生素K缺乏症。

2. 不良反应　静脉注射维生素K$_1$,血压下降,甚至虚脱。一般以肌内注射为宜。维生素K$_3$、维生素K$_4$,胃肠道反应,较大剂量可致新生儿、早产儿溶血性贫血,高胆红素血症及黄疸;也可诱发急性溶血性贫血。

六、抗贫血药

1. 铁剂的临床应用　慢性失血(如月经过多、痔疮出血和子宫肌瘤等)、营养不良、妊娠儿童生长发育所引起的贫血。

2. 叶酸的药理作用和临床应用　叶酸在人体内,参与体内多种生化代谢。当叶酸缺乏时:代谢障碍导致巨幼红细胞性贫血;消化道上皮增殖受抑制,导致舌炎、腹泻。

3. 维生素B$_{12}$的药理作用和临床应用　当维生素B$_{12}$缺乏时,叶酸代谢循环受阻,进而导致叶酸缺乏症;当维生素B$_{12}$缺乏时,甲基丙二酰辅酶A蓄积合成了异常脂肪酸,并进入中枢神经系统,出现神经损害症状。

七、血容量扩充剂

1. 右旋糖酐的药理作用

分子量较大	提高血浆胶体渗透压,从而扩充血容量,维持血压
分子量较小	降低血液黏滞性,并抑制凝血因子Ⅱ,改善微循环;渗透性利尿

2. 右旋糖酐的临床应用

大分子	低血容量性休克,包括急性失血、创伤和烧伤性休克
低分子和小分子	改善微循环,用于中毒性、外伤性及失血性休克,防止休克后期DIC。也用于防治心肌梗死、心绞痛、脑血栓形成、血管闭塞性脉管炎和视网膜动静脉血栓等

八、H_1 受体阻滞剂

1. 氯苯那敏的药理作用

（1）药理作用　抗 H_1 受体作用:完全对抗组胺引起的支气管、胃肠道平滑肌收缩作用;对抗组胺引起的局部毛细血管扩张和通透性增加(水肿);部分对抗组胺的全身作用如血管扩张和血压降低;中枢抑制作用:镇静、嗜睡等;其他。

（2）临床应用　皮肤黏膜变态反应性疾病:荨麻疹、过敏性鼻炎是首选药物;昆虫咬伤所致的皮肤瘙痒和水肿;血清病、药疹和接触性皮炎;防晕止吐;晕动病、放射病等引起的呕吐,常用苯海拉明和异丙嗪;其他:与氨茶碱配伍,以对抗氨茶碱中枢兴奋、失眠的副作用。

2. 氯雷他定的药理作用、临床应用及不良反应

药理作用	选择性阻断外周 H_1 受体,还减少 IgE 中介的组胺释放。没有中枢镇静作用和抗胆碱作用
临床应用	过敏性鼻炎、慢性荨麻疹及其他过敏性皮肤病
不良反应	乏力、嗜睡、头痛、口干,哺乳期慎用

九、H_2 受体阻滞剂

阻断壁细胞 H_2 受体,对以基础胃酸分泌为主的夜间胃酸分泌有良好的抑制作用,可用于十二指肠溃疡,亦可用于胃食管反流、应激性溃疡。

例4～5共用选项
　A. 中和胃酸　　　　　　　　B. 促进胃排空　　　　　　　　C. 抑制胃酸分泌
　D. 黏膜保护作用　　　　　　E. 阻断促胃液素受体

【例4】雷贝拉唑的主要作用是
【例5】雷尼替丁的主要作用是

▶ 参考答案如下,详细答案参见 2019 版《国家临床执业及助理医师资格考试精选真题考点精析》。

1. B	2. A	3. B	4. C	5. C	昭昭老师提示:关注官方微信

第24～26章　作用于呼吸系统的药物、作用于消化系统的药物及肾上腺皮质激素类药物

▶ **2019 考试大纲**

①作用于呼吸系统的药物:抗炎平喘药,支气管扩张药,抗过敏平喘药;②作用于消化系统的药物:抗消化性溃疡药物;③糖皮质激素类药物。

▶ **考纲解析**

近20年的医师考试中,第24～26章的考点是抗炎平喘药、奥美拉唑和糖皮质激素,执业医师每年考查分数为2～3分,助理医师每年考查分数为1～2分。

一、抗炎平喘药

1. 糖皮质激素的药理作用和机制　抑制参与哮喘发病的炎性细胞因子和黏附分子的生成;诱导炎症抑制蛋白和某些酶;抑制免疫系统功能和抗过敏作用;抑制气道高反应性;增强支气管以及血管平滑肌对儿茶酚胺的敏感性。

2. 糖皮质激素的临床应用　慢性哮喘患者;气雾吸入;不宜应用于哮喘持续状态。

二、支气管扩张药

1. 沙丁胺醇、特布他林的药理作用和临床应用　选择性激动 β_2 受体,可松弛支气管平滑肌;主要用于支气管哮喘、喘息型支气管炎、伴有支气管痉挛的呼吸道病。

2. 氨茶碱的药理作用、作用机制及临床应用　抑制磷酸二酯酶(PDE),使细胞内 cAMP、cGMP 水平升高,可舒张支气管平滑肌;阻断腺苷受体,预防腺苷所致的哮喘患者的气道收缩作用;干扰气道平滑肌的钙离子转运,松弛气道平滑肌;可用于心源性哮喘和支气管哮喘。

【例1】氨茶碱的主要平喘机制为
A. 直接舒张支气管　　　　　B. 抑制磷酸二酯酶　　　　　C. 激活鸟苷酸环化酶
D. 抑制腺苷酸环化酶　　　　E. 促进肾上腺素的释放

三、抗过敏平喘药

色甘酸钠的药理作用及临床应用:能抑制肥大细胞过敏介质的释放,从而阻断速发型过敏反应,主要用于预防哮喘的发作。

四、抗消化性溃疡药

1. 奥美拉唑的药理作用及机制、临床应用、不良反应

（1）药理作用及机制　通过抑制胃壁细胞上的质子泵(H^+-K^+-ATP 酶)活性,起到强大持久的抑制胃酸分泌作用;抗幽门螺杆菌。

（2）临床应用　主要用于消化性溃疡疾病。

（3）不良反应　头痛、头晕、失眠、外周神经炎等;口干、恶心、呕吐、腹胀;其他如男性乳腺发育、皮疹、溶血性贫血等。

【例2】通过抑制 H^+-K^+-ATP 酶而用于治疗消化性溃疡的药物是
A. 异丙嗪　　　　　　　　　B. 肾上腺皮质激素　　　　　C. 雷尼替丁
D. 奥美拉唑　　　　　　　　E. 苯海拉明

【例3】治疗反流性食管炎效果最好的药物是
A. 苯海拉明　　　　　　　　B. 肾上腺皮质激素　　　　　C. 奥美拉唑
D. 雷尼替丁　　　　　　　　E. 异丙嗪

2. 雷尼替丁的药理作用及临床应用

（1）药理作用　雷尼替丁为一过性的 H_2 受体拮抗剂,能有效地抑制组胺、五肽胃泌素及食物刺激后引起的胃酸分泌,降低胃酸和胃蛋酶的活性,但对胃泌素及性激素的分泌无影响。

（2）临床应用　可用于消化性溃疡、胃食管反流病等。

五、糖皮质激素类药

1. 药理作用

（1）对物质代谢的影响

糖	促进糖原异生,减慢葡萄糖分解
脂肪	增高血浆胆固醇,促使皮下脂肪分解,重新分布在面部、上胸部、颈背部、腹部和臀部,即向心性肥胖
蛋白质	加速分解;大剂量还能抑制合成
水和电解质代谢	较弱的盐皮质激素样保钠排钾作用;骨质脱钙

（2）允许作用　对有些组织细胞虽无直接活性,但可给其他激素发挥作用创造有利条件。

（3）抗炎作用　炎症早期,可减轻渗出、水肿,从而改善红、肿、热、痛症状;炎症后期,可防止粘连及瘢痕形成,减轻后遗症。

（4）免疫抑制与抗过敏。

（5）抗休克　严重休克,特别是感染中毒性休克。

（6）其他　退热;血液与造血系统会出现"三多一少":红细胞和血红蛋白增多;血小板增多;中性粒细胞数增多,但却降低其游走、吞噬、消化及糖酵解等功能,因而减弱对炎症区的浸润与吞噬活动。淋巴细胞减少。中枢神经系统:兴奋,偶可诱发精神失常;癫痫发作。骨骼:骨质疏松——腰背痛,甚至发生压缩性骨折、鱼骨样及楔形畸形;心血管系统里面,会增强血管对其他活性物质的反应性,此即允许作用。

2. 临床应用

（1）严重感染或炎症　严重急性感染;抗感染及防止炎症后遗症;减少炎性渗出,减轻愈合过程中纤维组织过度增生及粘连。眼科疾病防止角膜混浊和瘢痕粘连。

(2) 自身免疫性疾病、器官移植排斥反应和过敏性疾病　自身免疫性疾病：多发性皮肌炎等疾病首选药物；过敏性疾病：吸入型糖皮质激素，防治哮喘；器官移植排斥反应。

(3) 抗休克作用。

(4) 血液病　儿童急性淋巴细胞性白血病；再障，粒细胞减少症，血小板减少症、过敏性紫癜。

(5) 局部应用　湿疹、肛门瘙痒、接触性皮炎、牛皮癣。注入韧带压痛点或关节腔内以消炎止痛。

(6) 替代疗法　用于急、慢性肾上腺皮质功能不全者，脑腺垂体功能减退及肾上腺次全切除术后。

【例4】糖皮质激素药物可用于治疗

A. 原发性血小板增多症　　B. 急性淋巴细胞白血病　　C. 慢性粒细胞白血病
D. 真性红细胞增多症　　　E. 骨质疏松

【例5】糖皮质激素不用于

A. 急性粟粒性肺结核　　　B. 血小板减少症　　　　　C. 中毒性休克
D. 骨质疏松　　　　　　　E. 脑(腺)腺垂体功能减退

3. 不良反应及停药反应

(1) 不良反应　诱发或加剧溃疡；诱发或加重感染；引起高血压和动脉粥样硬化(水、钠潴留、血脂升高)；糖耐量受损或糖尿病；骨质疏松、肌肉萎缩、伤口愈合迟缓；高脂血症导致脂肪栓子，易发生股骨头无菌性缺血坏死；癫痫或精神病史者禁用；医源性肾上腺皮质功能亢进。

(2) 停药反应

医源性肾上腺皮质功能不全	长期大剂量使用糖皮质激素，反馈性抑制垂体-肾上腺皮质轴致肾上腺皮质萎缩
反跳现象	患者对激素产生了依赖性或病情尚未完全控制，突然停药或减量过快而致原病复发或恶化

4. 代表药物　可的松、泼尼松、氢化可的松和泼尼松龙。

【例6】长期应用糖皮质激素后，突然停药所产生的反跳现象是由于患者

A. 对糖皮质激素产生耐药　　　　B. 对糖皮质激素产生了依赖或病情未能完全控制
C. 肾上腺皮质功能亢进　　　　　D. 肾上腺皮质功能减退
E. ACTH 分泌减少

➢ 参考答案如下，详细答案参见 2019 版《国家临床执业及助理医师资格考试精选真题考点精析》。

1. B	2. D	3. C	4. B	5. D	昭昭老师提示：
6. B	—	—	—	—	加入官方微信，获得第一手考试资料。

第27～29章　抗甲状腺药物、胰岛素和口服降糖药物、子宫平滑肌兴奋药

➢ 2019 考试大纲

①抗甲状腺药；②胰岛素及口服降血糖药；③子宫兴奋药。

➢ 考纲解析

近20年的医师考试中，第27～29章的考点是抗甲状腺药、胰岛素及口服降血糖药，执业医师每年考查分数为2~3分，助理医师每年考查分数为1~2分。

一、抗甲状腺药

1. 硫脲类的药理作用、临床应用及不良反应

(1) 药理作用　抑制甲状腺激素的合成，对已合成的甲状腺激素无效；抑制外周组织的 T_4 转化为 T_3，可治疗重症甲状腺功能亢进、甲状腺危象患者的首选药物；免疫抑制：降低血循环中 TSI，用于甲状腺功能亢进病因治疗。

(2) 临床应用　甲状腺功能亢进；甲状腺手术前准备；甲状腺危象：大剂量碘剂(抑制甲状腺激素释放)，并立即应用硫脲类(阻止甲状腺素合成)。

(3) 不良反应

过敏反应	最常见,皮肤瘙痒、药疹,一般不需停药
粒细胞缺乏症	最严重,应定期检查血象
消化道反应	厌食、呕吐、腹痛、腹泻等
甲状腺肿及甲状腺功能减退	反馈性增加 TSH 分泌而引起腺体增大、充血;还可诱导甲状腺功能减退

【例1】硫脲类用于治疗甲状腺功能亢进的药理机制主要是抑制
A. 甲状腺过氧化物酶　　B. 甲状腺激素的释放　　C. T_4 转化为 T_3
D. TSI　　E. 原料碘的活化

【例2】硫脲类药物最常见的不良反应是
A. 消化道反应　　B. 过敏反应　　C. 粒细胞缺乏症
D. 甲状腺肿　　E. 甲状腺功能减退

2. 碘及碘化物药理作用、临床应用及不良反应
(1) 药理作用

小剂量碘	合成甲状腺激素的原料,预防单纯性甲状腺肿,对早期患者疗效显著
大剂量碘	抑制甲状腺激素的释放,拮抗 TSH 促进激素释放作用,抗甲状腺作用

(2) 临床应用　甲状腺功能亢进的手术前准备:大剂量碘使腺体缩小变韧、血管减少,利于手术进行及减少出血;甲状腺危象。

(3) 不良反应

过敏反应	用药后立即或几小时内发生,表现为发热、皮疹、皮炎、血管神经性水肿,严重者有喉头水肿,可致窒息
诱发甲状腺功能紊乱	长期或过量服用可能诱发甲状腺功能亢进、甲减和甲状腺肿。碘能进入乳汁和通过胎盘,孕妇和哺乳期妇女应慎用
一般反应	咽喉不适、口内金属味等

二、胰岛素

1. 药理作用

糖	促进糖原的合成和贮存,加速葡萄糖的氧化和酵解,并抑制糖原分解和异生,降低血糖
脂肪	促进合成,减少游离脂肪酸和酮体的生成,增加脂肪酸和葡萄糖的转运,使其利用增加
蛋白质	增加氨基酸转运和核酸、蛋白质合成,抑制分解
加快心率	加强心肌收缩力和减少肾血流

2. 作用机制　作用于膜受体,通过第二信使而产生生物效应;胰岛素与胰岛素受体的 α 亚基结合后迅速引起 β 亚基的自身磷酸化,进而激活 β 亚基上的酪氨酸蛋白激酶,对其他细胞内活性蛋白的连续磷酸化反应,可降血糖。

3. 临床应用

胰岛素注射剂	①1 型糖尿病; ②2 型糖尿病,经饮食控制或用口服降血糖药未能控制者; ③发生各种急性或严重并发症的糖尿病; ④合并重度感染、消耗性疾病、高热、妊娠、创伤以及手术的各型糖尿病; ⑤细胞内缺钾者,胰岛素与葡萄糖同用可促使钾内流
胰岛素吸入剂	缓解长期反复注射胰岛素的痛苦和不便,提高用药的依从性和生活质量

三、口服降血糖药

1. 胰岛素增敏剂罗格列酮的药理作用及临床应用

药理作用	改善胰岛素抵抗;改善脂肪代谢紊乱;血管并发症的防治,抑制血小板聚集、炎症反应和内皮细胞的增生,抗动脉粥样硬化;改善胰岛 B 细胞功能
作用机制	改善胰岛素抵抗
临床应用:	主要用于治疗胰岛素抵抗和 2 型糖尿病

2. 磺酰脲类的药理作用及临床应用

(1) 药理作用

降糖机制	刺激胰岛 B 细胞释放胰岛素;降低血清糖原水平;增加胰岛素与靶组织的结合能力
对水排泄的影响	格列本脲、氯磺丙脲,促进 ADH 分泌和增强其作用,抗利尿作用可用于尿崩症
第三代磺酰脲类	减弱血小板黏附力,刺激纤溶酶原的合成

【例3】磺酰脲类药物药理作用为
A. 可使电压依赖性钾通道开放　B. 可促进胰岛素释放而降血糖　C. 不改变体内胰高血糖素水平
D. 可使电压依赖性钠通道开放　E. 能抑制抗利尿激素的分泌

【例4】磺酰脲类药物可用于治疗
A. 糖尿病合并高热　B. 胰岛功能尚存的非胰岛素依赖型糖尿病
C. 糖尿病并发酮症酸中毒　D. 胰岛素依赖型糖尿病
E. 重症糖尿病

(2) 临床应用　2型糖尿病、尿崩症。

3. 双胍类的药理作用及临床应用

药理作用及作用机制	促进脂肪组织摄取葡萄糖,降低葡萄糖在肠的吸收及糖原异生,抑制胰高血糖素释放
临床应用	轻症糖尿病,尤适用于肥胖及单用饮食控制无效者

4. α葡萄糖苷酶抑制剂阿卡波糖的药理作用及临床应用

药理作用	在小肠上皮刷状缘与碳水化合物竞争水解碳水化合物的糖苷水解酶,减慢碳水化合物水解及产生葡萄糖的速度并延缓葡萄糖的吸收
临床应用	降低餐后血糖

四、缩宫素

1. 临床应用　①可用于催产、引产、产后及流产后因子宫收缩无力或子宫收缩复位不良引起的子宫出血;②其药液滴鼻可用于促进排乳。

2. 不良反应　缩宫素过量可引起子宫高频率甚至持续性强直收缩,从而可能导致胎儿宫内窒息或子宫破裂等严重后果。

五、垂体后叶素

1. 临床应用　临床上可以用于治疗尿崩症及肺出血。

2. 不良反应　不良反应主要有面色苍白、心悸、胸闷、恶心、腹痛及过敏反应等。

六、麦角生物碱

1. 临床应用

(1) 子宫出血　麦角新碱和甲基麦角新碱主要用于预防和治疗产后或流产后由于子宫收缩无力等造成的子宫出血。

(2) 子宫复原　也可以应用于子宫复原缓慢时,加速子宫复原。

(3) 偏头痛　麦角胺能使脑血管收缩,可用于偏头痛的诊断及其发作时的治疗。

(4) 人工冬眠　氢化麦角碱对中枢神经系统有抑制作用,可以与异丙嗪、哌替啶组成冬眠合剂,用于人工冬眠。

2. 不良反应　注射麦角新碱可引起恶心、呕吐及血压升高等症状,伴有妊娠毒血症的产妇应谨慎使用此药。用药过程中偶见过敏反应,严重者可出现呼吸困难、血压下降。

七、前列腺素

1. 临床应用　可以用于终止早期或中期妊娠,还可以用于足月或过期妊娠引产,发生良性葡萄胎时可用于排除宫腔内的异物。

2. 不良反应　不良反应主要为恶心、呕吐、腹痛等消化道平滑肌兴奋的现象。不宜用于支气管哮喘患者和青光眼患者。

> 参考答案如下,详细答案参见2019版《国家临床执业及助理医师资格考试精选真题考点精析》。

| 1. A | 2. B | 3. B | 4. B | — | 昭昭老师提示:关注官方微信。 |

第30～33章 β-内酰胺类抗生素、大环内酯类抗生素、氨基糖苷类抗生素及四环素类

> **2019考试大纲**

①β-内酰胺类抗生素:青霉素类,头孢菌素类;②大环内酯类及林可霉素类抗生素:红霉素,林可霉素类;③氨基苷类抗生素:氨基苷类抗生素的共性,常用氨基苷类;④四环素类及氯霉素。

> **考纲解析**

近20年的医师考试中,第30～33章的考点是 头孢菌素类,执业医师每年考查分数为1～2分,助理医师每年考查分数为1～2分。

一、青霉素类

1. 青霉素G的抗菌作用、临床应用及不良反应

(1) 抗菌作用 大多数革兰阳性球菌、革兰阳性杆菌、革兰阴性球菌,少数革兰阴性杆菌、螺旋体、放线杆菌。

(2) 临床应用 治疗敏感革兰阳性球菌和杆菌、革兰阴性球菌及螺旋体的首选药。

溶血性链球菌	蜂窝织炎、丹毒、猩红热、咽炎、扁桃体炎、心内膜炎
肺炎球菌	大叶性肺炎、脓胸、支气管肺炎
草绿色链球菌	亚急性感染性心内膜炎
淋病奈瑟菌	淋病
金黄色葡萄球菌	疖、痈、败血症
脑膜炎奈瑟菌	流脑

【例1】对 青霉素G 最敏感的病原体是

A. 立克次体 B. 钩端螺旋体 C. 衣原体
D. 支原体 E. 真菌

(3) 不良反应

变态反应	最常见,以皮肤过敏(荨麻疹、药疹)和血清病样反应较多见;最严重的是 过敏性休克
赫氏反应	治疗梅毒、钩端螺旋体、雅司、鼠咬热或炭疽时,可有症状加剧现象
其他	大剂量青霉素钾盐或钠盐,水、电解质紊乱

2. 氨苄西林、阿莫西林的抗菌作用及临床应用

氨苄西林	革兰阴性杆菌所致疾病如伤寒沙门菌、副伤寒沙门菌、百日咳鲍特菌、大肠埃希菌、痢疾志贺菌
阿莫西林	用于肺炎球菌、肠球菌、沙门菌属、幽门螺杆菌。用于敏感菌感染、伤寒、慢性活动性胃炎和消化性溃疡

二、头孢菌素类

1. 各代产品的特点及常用药物

一代头孢	主要针对革兰阳性菌强,对革兰阴性作用弱,对铜绿假单胞菌无效,对β-内酰胺酶的稳定性不稳定
二代头孢	主要针对革兰阳性菌较强,对革兰阴性作用强,对铜绿假单胞菌无效,对β-内酰胺酶的稳定性稳定
三代头孢	主要针对革兰阳性菌较弱,对革兰阴性作用强,对β-内酰胺酶的稳定性较高稳定
四代头孢	主要针对革兰阳性菌、革兰阴性菌作用强,对β-内酰胺酶的稳定性高度稳定

【例2】不属于 第三代头孢菌素特点的是

A. 对革兰阴性菌有较强的作用 B. 对革兰阳性菌的作用不如第一、二代
C. 对多种β内酰胺酶的稳定性弱 D. 对肾基本无毒性
E. 作用时间长、体内分布广

2. 临床应用 三代头孢用于危及生命的败血症、脑膜炎、肺炎、骨髓炎及尿路严重感染的治疗,能有效控制严重的铜绿假单胞菌感染;四代头孢用于对三代药耐药者。

三、红霉素

1. 抗菌作用

（1）革兰阳性菌　金黄色葡萄球菌（包括耐药菌）、表皮葡萄球菌、链球菌。

（2）革兰阴性菌　脑膜炎、淋病、流感杆菌、百日咳、布鲁斯菌、军团菌、螺旋体、肺炎支原体、立克次体和螺杆菌。

2. 临床应用

（1）耐青霉素的金黄色葡萄球菌和对青霉素过敏者。

（2）厌氧菌引起的口腔感染和肺炎支原体、肺炎衣原体、溶脲脲原体等感染。

四、林可霉素类

（1）最针对厌氧菌。对需氧革兰阳性菌有显著活性。

（2）金黄色葡萄球菌引起的骨髓炎的首选药。

五、氨基苷类抗生素的共性

（1）抗菌作用　革兰阴性杆菌包括大肠埃希菌、铜绿假单胞菌、变形杆菌属、克雷伯菌属等。

（2）作用机制　主要是抑制细菌蛋白质合成；破坏细菌胞浆膜的完整性，导致细菌死亡。与细菌体内核糖体70S亚基形成始动复合物；与细菌体内核糖体30S亚基结合，使mRNA在翻译时出现错误；阻滞肽链释放因子入位；抑制核糖体70S亚基的解离。

【例3】氨基糖苷类抗生素的抗菌机制是

A. 抑制细菌蛋白质合成　　B. 抑制细菌细胞壁合成　　C. 影响细菌细胞膜通透性

D. 抑制细菌RNA合成　　　E. 抑制细菌DNA合成

3. 不良反应

（1）耳毒性　能影响子宫内胎儿。

前庭神经功能损伤	①头晕、视力减退、眼球震颤、眩晕、恶心、呕吐和共济失调； ②发生率：新霉素＞卡那霉素＞链霉素＞西索米星＞阿米卡星＞庆大霉素＞妥布霉素＞奈替米星
耳蜗听神经功能损伤	①耳鸣、听力减退和永久性耳聋； ②发生率：新霉素＞卡那霉素＞阿米卡星＞西索米星＞庆大霉素＞妥布霉素＞奈替米星＞链霉素

（2）肾毒性　①引起肾小管肿胀，甚至急性坏死，表现为蛋白尿、管型尿、血尿等，严重时无尿、氮质血症和肾衰竭；②发生率：新霉素＞卡那霉素＞庆大霉素＞妥布霉素＞阿米卡星＞奈替米星＞链霉素。

（3）神经肌肉麻痹　最常见于大剂量腹膜内或胸膜内给药或静脉滴注速度过快、心肌抑制、血压下降、肢体瘫痪和呼吸衰竭。

（4）过敏反应　皮疹、发热、血管神经性水肿、口周发麻。新霉素最常见的不良反应是接触性皮炎。链霉素最常见的不良反应是过敏性休克，发生率仅次于青霉素。

六、常用氨基苷类

1. 庆大霉素的临床应用　与青霉素协同用于严重感染；术前预防和术后感染。

2. 妥布霉素的临床应用　主要用于铜绿假单胞菌的感染。

3. 阿米卡星的临床应用　突出优点：对肠道革兰阴性杆菌和铜绿假单胞菌所产生的多种氨基苷类灭活酶稳定，故对氨基糖苷类耐药菌是首选药；与β内酰胺类联合应用可获协同作用，粒细胞缺乏或其他免疫缺陷患者合并严重革兰阴性杆菌感染。

七、四环素类

1. 四环素、多西环素、米诺环素的抗菌作用及临床应用

（1）四环素　因为其毒副作用现已少用。

（2）多西环素　适合于肾外感染伴肾衰竭者以及胆道系统感染；也用于酒糟鼻、痤疮、前列腺炎和呼吸道感染。

（3）米诺环素　酒糟鼻、痤疮，沙眼衣原体所致的性传播疾病。

2. 不良反应

（1）二重感染　敏感菌被抑制，不敏感菌乘机大量繁殖，由原来的劣势菌群变为优势菌群，造成新的感染。较常见的有真菌和难辨梭菌所致的假膜性肠炎。

(2) 骨骼和牙齿生长　恒齿永久性棕色色素沉着(牙齿黄染)，还可抑制胎儿、婴幼儿骨骼发育。
(3) 局部刺激　口服可引起恶心、呕吐、腹泻等症状。静脉滴注易引起静脉炎。
(4) 其他　严重肝损伤或加重肾损伤。

八、氯霉素

1. 抗菌作用及临床应用　眼科局部用药。

2. 不良反应

(1) 血液系统毒性　可逆性血细胞减少如贫血、白细胞或血小板减少症；大剂量对骨髓造血细胞亦有抑制作用。部分可能发展成致死性再障或白血病、再生障碍性贫血。

(2) 灰婴综合征　早产儿和新生儿,肝对氯霉素解毒能力差,循环衰竭、呼吸困难、进行性血压下降、皮肤苍白和发绀。

【例4】可引起灰婴综合征的抗生素是
A. 卡那霉素　　　　　　B. 庆大霉素　　　　　　C. 链霉素
D. 氯霉素　　　　　　　E. 四环素

▶ 参考答案如下,详细答案参见 2019 版《国家临床执业及助理医师资格考试精选真题考点精析》。

| 1. B | 2. C | 3. A | 4. D | — | 昭昭老师提示:关注官方微信。 |

第34～38章　人工合成抗菌药、抗真菌药和抗病毒药物、抗结核药物、抗疟疾药及抗恶性肿瘤药

▶ **2019考试大纲**
①人工合成抗菌药:喹诺酮类,磺胺类,其他类;②抗真菌药和抗病毒药物:抗真菌药,抗病毒药;③抗结核药物:异烟肼,利福平,乙胺丁醇,吡嗪酰胺;④抗疟疾药:主要用于控制症状的抗疟疾药,主要用于控制远期复发和传播的抗疟疾药,主要用于病因性预防的抗疟疾药;⑤抗恶性肿瘤药:抗肿瘤药的分类,常用药物。

▶ **考纲解析**
近20年的医师考试中,第34～38章的考点是抗疟药,执业医师每年考查分数为1～2分,助理医师每年考查分数为1～2分。

一、第三代喹诺酮类药物

1. 抗菌作用
(1) 氟喹诺酮类　革兰阴性菌、革兰阳性菌、结核分枝杆菌、军团菌、支原体及衣原体；厌氧菌。
(2) 环丙沙星　铜绿假单胞菌。

2. 作用机制
(1) DNA回旋酶　抗革兰阴性菌的重要靶点。
(2) 拓扑异构酶Ⅳ　抗革兰阳性菌的重要靶点。

3. 临床应用
(1) 泌尿生殖道感染　环丙沙星、氧氟沙星与β内酰胺类同为首选。环丙沙星是铜绿假单胞菌性尿道炎的首选药物。氟喹诺酮类药物是前列腺炎的首选药物。
(2) 呼吸系统感染　左氧氟沙星、莫西沙星与万古霉素合用:对青霉素高度耐药的肺炎链球菌感染是首选药物。氟喹诺酮类:支原体肺炎、衣原体肺炎、军团菌。
(3) 肠道感染与伤寒　首选用于治疗志贺菌导致的细菌性痢疾,以及鼠伤寒沙门菌、猪霍乱沙门菌、肠炎沙门菌引起的胃肠炎。伤寒或副伤寒:首选氟喹诺酮类或头孢曲松药物。
(4) 氟喹诺酮类　鼻咽部脑膜炎奈瑟菌带菌者的根除治疗。囊性纤维化患儿感染铜绿假单胞菌是环丙沙星。

4. 不良反应　胃肠道反应、中枢神经系统毒性、光敏反应(光毒性)、紫外线导致药物氧化出现皮炎症、心脏毒性、软骨损害。

二、磺胺类

1. 抗菌作用　磺胺米隆和磺胺嘧啶银,主要用于铜绿假单胞菌的感染。

2. 作用机制 抑制二氢蝶酸合酶,阻止细菌二氢叶酸合成。

三、抗真菌药

氟康唑对隐球菌属、念珠菌属和球孢子菌属有良好的疗效。对艾滋病引起的隐球菌性脑膜炎是首选药。

四、抗病毒药

呼吸道合胞病毒肺炎和支气管炎是利巴韦林的主要药物;利巴韦林也可以用于甲肝、丙肝病毒、腺病毒、疱疹病毒和呼吸道合胞病毒的感染。

五、异烟肼

1. 临床应用 主要用于结核病的治疗。
2. 不良反应
(1) 神经系统 周围神经炎最常见,补充维生素 B_6;大剂量可用于头痛、头晕、兴奋和视神经炎,严重时可导致中毒性脑病和精神病。
(2) 肝毒性。

【例1】可引起周围神经炎的药物是
 A. 利福平   B. 异烟肼   C. 阿昔洛韦
 D. 吡嗪酰胺   E. 卡那霉素

六、利福平

1. 临床应用 结核病、麻风病、耐药金黄色葡萄球菌所致感染和重症胆道感染;局部用于沙眼、急性结膜炎及病毒性角膜炎。
2. 不良反应 胃肠道反应、肝毒性、流感综合征。
3. 药物相互作用 可加速自身及许多药物的代谢,如洋地黄毒苷、奎尼丁、抗凝药及磺酰脲类降糖药、口服避孕药、糖皮质激素和茶碱等。

七、乙胺丁醇

1. 药理作用 与二价金属离子络合,干扰结核杆菌 RNA 的合成。
2. 临床应用
(1) 初治患者 乙胺丁醇+异烟肼+利福平。
(2) 复治患者 乙胺丁醇+利福平+卷曲霉素。

八、吡嗪酰胺

1. 药理作用 在酸性环境下抑制和杀灭结核杆菌。
2. 临床应用 与异烟肼和利福平合用。

九、氯 喹

1. 抗疟疾 杀灭红细胞内期裂殖体,迅速控制疟疾发作。
2. 抗阿米巴 抗肠道外阿米巴病(阿米巴肝脓肿)。
3. 免疫抑制 类风湿关节炎、系统性红斑狼疮。

十、青蒿素

杀灭红细胞内期裂殖体,治疗恶性疟,可透过血-脑屏障对脑性疟进行抢救。

十一、伯氨喹

1. 作用 杀灭肝中的休眠子,防治疟疾远期复发;杀灭配子体,阻止疟疾传播。
2. 不良反应 剂量依赖性的胃肠道反应;高铁血红蛋白血症伴有发绀;红细胞内缺乏葡萄糖6-磷酸脱氢酶的个体可发生急性溶血。

十二、乙胺嘧啶

1. 机制 乙胺嘧啶的作用是疟原虫二氢叶酸还原酶抑制剂,可阻止二氢叶酸转变为四氢叶酸,从而阻碍核酸的合成。
2. 作用 主要用于预防。

例2~3 共用选项
 A. 乙胺嘧啶   B. 氯喹   C. 奎宁
 D. 哌喹   E. 伯氨喹

【例2】控制普通型疟疾发作多选用的药物是
【例3】防止疟疾复发选用的药物是

十三、抗肿瘤药的分类

1. 干扰核酸合成

二氢叶酸还原酶抑制剂	甲氨蝶呤
胸苷酸合成酶抑制剂	氟尿嘧啶
嘌呤核苷酸互变抑制剂	巯嘌呤
核苷酸还原酶抑制剂	羟基脲
DNA多聚酶抑制剂	阿糖胞苷

2. 破坏DNA结构与功能

DNA交联剂	氮芥、环磷酰胺和噻替派
破坏DNA的铂类配合物	顺铂
破坏DNA的抗生素	丝裂霉素和博莱霉素
拓扑异构酶抑制剂	喜树碱类衍生物

3. 嵌入DNA及干扰转录RNA　多柔比星和放线菌素D。

4. 干扰蛋白质合成

微管蛋白活性抑制剂	长春碱类和紫杉醇类
干扰核蛋白体功能	三尖杉生物碱类
影响氨基酸供应	L-门冬酰胺酶

十四、常用药物

甲氨蝶呤	儿童急性白血病和绒癌;鞘内注射治疗中枢神经系统白血病(急性淋巴细胞白血病)
巯嘌呤	急淋,大剂量可治疗绒癌
羟基脲	慢性淋巴细胞白血病
环磷酰胺	淋巴瘤多发性骨髓瘤、急淋、肺癌、乳腺癌、卵巢癌、神经母细胞瘤和睾丸肿瘤
氟尿嘧啶	消化系统癌(食管癌、胃癌、肠癌、胰腺癌、肝癌)和乳腺癌
多柔比星	急性白血病、淋巴瘤、乳腺癌、卵巢癌、小细胞肺癌、胃癌、肝癌及膀胱癌

➤ 参考答案如下,详细答案参见2019版《国家临床执业及助理医师资格考试精选真题考点精析》。

| 1.B | 2.B | 3.E | — | — | 昭昭老师提示:关注官方微信。 |

第七篇 医学免疫学(助理医师不要求)

学习导图

章序	章名	内容	所占分数 执业医师	所占分数 助理医师
1	绪论	0分	0分	0分
2	抗原	1分	0分	0分
3	免疫器官	0分	0分	0分
4	免疫细胞	0分	0分	0分
5	免疫球蛋白	1分	0分	0分
6	补体系统	0分	0分	0分
7	细胞因子及受体	1分	0分	0分
8	白细胞分化抗原和黏附因子	0分	0分	0分
9	主要组织相容性复合体及其编码分子	0分	0分	0分
10	免疫应答	0分	0分	0分
11	黏膜免疫	0分	0分	0分
12	免疫耐受	0分	0分	0分
13	抗感染免疫	0分	0分	0分
14	超敏反应	2分	0分	0分
15	自身免疫和自身免疫性疾病	1分	0分	0分
16	免疫缺陷病	1分	0分	0分
17	肿瘤免疫	0分	0分	0分
18	移植免疫	0分	0分	0分
19	免疫学检测技术	0分	0分	0分
20	免疫学防治	0分	0分	0分

复习策略

免疫学属于执业医师考试的范畴,助理医师考试不涉及。本科目包括一些微观的医学知识,如细胞表位、补体的途径等,较为抽象,考生需要通过图形,做到理解并详细记忆。本篇内容占执业医师考试分数的5～10分。

第1～2章 绪论及抗原

> **2019 考试大纲**
> ①绪论;②抗原:基本概念,抗原的分类,超抗原,佐剂。

> **考纲解析**
> 近20年的医师考试中,第1～2章的考点是绪论及抗原的基本概念,执业医师每年考查分数为0～1分,助理医师每年考查分数为0分。

一、基本概念

免疫是机体识别"自身"与"非己"抗原,并由此产生的一系列生理或病理性反应。在正常情况下,对自身抗原形成天然免疫耐受,对"非己"抗原产生排异作用,对机体有益,可产生抗感染、抗肿瘤等维持机体生理平衡和稳定的免疫保护作用。

二、免疫系统的组成

免疫系统是执行固有性免疫和适应性免疫功能的机构，由免疫器官、免疫细胞和免疫分子组成。

免疫器官	中枢免疫器官	胸腺、骨髓、法氏囊（禽类）
	外周免疫器官	脾脏、淋巴结、黏膜相关淋巴组织、皮肤相关淋巴组织
免疫细胞	固有免疫的组成细胞	吞噬细胞、树突状细胞、NK细胞、NKT细胞、嗜酸性或嗜碱性粒细胞
	适应性免疫的组成细胞	T细胞、B细胞
免疫分子	膜型分子	TCR、BCR、CD分子、黏附分子、MHC分子、细胞因子受体
	分泌型分子	免疫球蛋白、补体、细胞因子

三、免疫系统的主要功能

功能名称	生理功能	病理表现
免疫防御	清除病原微生物及其他抗原性异物	超敏反应（强），免疫缺陷病（弱）
免疫自稳	清除损伤或衰老的细胞	自身免疫性疾病
免疫监视	清除突变或畸变的细胞，防止肿瘤发生，杀伤病毒感染细胞	肿瘤或持续性感染

【例1】免疫系统的三大功能为
A．免疫防御、免疫应答、免疫记忆　　B．免疫应答、免疫记忆、免疫监视
C．免疫防卸、免疫记忆、免疫监视　　D．免疫防御、免疫自稳、免疫监视
E．免疫应答、免疫自稳、免疫监视

四、固有免疫和适应性免疫

	固有免疫	适应性免疫
获得形式	固有性（或先天性），无需抗原激发	获得性免疫，需抗原激发
发挥作用时间	早期，快速（数分钟至4天）	4~5天后发挥效应
免疫原识别受体	模式识别受体（PRR）	特异性抗原识别受体，由于细胞发育中基因重排产生多样性
免疫记忆	无	有，产生记忆细胞
举例	抑菌、杀菌物质，补体，炎症因子，吞噬细胞、NK细胞、NKT细胞	T细胞（细胞免疫-效应T细胞等）B细胞（体液免疫-抗体）

五、抗原基本概念

1. 抗原及其特性

（1）抗原　是指能够刺激机体免疫系统发生免疫应答，产生抗体和（或）致敏淋巴细胞，并能与相应抗体和（或）致敏淋巴细胞在体内或体外特异性结合、发生免疫反应的物质。

（2）抗原通常具有两种性能　①免疫原性：系指抗原能够刺激机体免疫系统发生免疫应答、产生抗体和（或）致敏淋巴细胞的性能；②免疫反应性或反应原性：指抗原能与相应抗体和（或）致敏淋巴细胞特异性结合、发生免疫反应的性能。

2. 抗原表位

（1）概念　抗原表位是存在于抗原分子表面的能够决定抗原特异性的特殊化学基团。

（2）特性　抗原特异性取决于抗原表位，即由抗原表位的种类、性质、数目和空间构型所决定。

3. T细胞抗原表位和B细胞抗原表位

	T细胞抗原表位	B细胞抗原表位
识别表位受体	TCR	BCR
MHC分子参与	必需	无需
表位性质	蛋白多肽	蛋白多肽、多糖、脂多糖、核酸等
表位大小	8~10个氨基酸（$CD8^+$ T细胞表位）13~17个氨基酸（$CD4^+$ T细胞表位）	5~15个氨基酸
表位类型	线性表位	构象表位或线性表位
表位位置	抗原分子任意部位	通常位于抗原分子表面

4. 共同抗原与交叉反应 某些抗原分子含多个抗原表位,而不同抗原间可能含相同或相似的抗原表位,称为共同抗原表位。因此,某些抗原诱生的特异性抗体或致敏淋巴细胞,不仅可与自身抗原表位特异性结合,还可与其他抗原中相同或相似的表位反应,称为交叉反应。

5. 耐受原与变应原 ①能诱导免疫耐受的抗原称为耐受原。由自身抗原诱导的免疫耐受称为天然耐受或自身耐受。②变应原即能诱导变态反应的抗原。

六、抗原的分类

1. 完全抗原和半抗原

（1）抗原的两大基本特性

免疫原性	抗原刺激产生免疫应答,诱导产生抗体或致敏淋巴细胞的能力
抗原性（免疫反应性）	抗原与其所诱导产生的抗体或致敏淋巴细胞特异性结合的能力

（2）根据抗原的两大基本特性可将其分为

完全抗原	既有免疫原性,又有抗原性（免疫反应性）
不完全抗原（半抗原）	只有抗原性（免疫反应性）,无免疫原性

2. 胸腺依赖性抗原（TD-Ag）和胸腺非依赖性抗原（TI-Ag） 均是完全抗原。

	TD-Ag	TI-Ag
结构特点	复杂,含多种表位	含单一表位
表位组成	B细胞和T细胞表位	重复B细胞表位
T细胞辅助	必需	无需
MHC限制性	有	无
激活的B细胞	B_2	B_1
免疫应答类型	体液免疫和细胞免疫	体液免疫
抗体类型	IgM、IgG、IgA等	IgM
免疫记忆	有	无
举例	病原微生物、血细胞、血清蛋白	细菌脂多糖（LPS）、肺炎球菌荚膜多糖

3. 异嗜性抗原、异种抗原、同种异型抗原、自身抗原和独特型抗原 根据抗原与机体的亲缘关系分类,可分为：

异嗜性抗原	①指存在于人、动物及微生物等不同种属之间的共同抗原。最初由Forssman发现,又名Forssman抗原；②例如溶血性链球菌的表面成分与肾小球基底膜及心肌组织存在共同抗原,故链球菌感染可导致肾小球肾炎或心肌炎
异种抗原	指来源于另一物种的抗原,如病原微生物及其产物、植物蛋白、治疗用动物抗血清（抗体）,对人而言都是异种抗原
同种异型抗原	①指同一种属不同个体间所存在的不同抗原,亦称同种异型或同种异体抗原；②常见的人类同种异型抗原有血型抗原和人主要组织相容性抗原,即人白细胞抗原（HLA）；HLA是人体最复杂的同种异型抗原
自身抗原	正常情况下,机体对自身组织细胞表达的抗原不会产生免疫应答,即自身耐受
独特型抗原	抗体中独特的氨基酸序列所组成的抗原表位称为独特型抗原

【例2】完全抗原
  A. 只有免疫原性,无免疫反应性   B. 只有免疫反应性,无免疫原性
  C. 既无免疫原性,又无免疫反应性   D. 既有免疫原性,又有免疫反应性
  E. 不能激发细胞免疫应答

例3～6 共用选项
  A. 完全抗原   B. 共同抗原   C. 抗原决定簇
  D. 胸腺依赖性抗原   E. 胸腺非依赖性抗原

【例3】既有免疫原性又有抗原性的物质是
【例4】可引起交叉反应的抗原是
【例5】决定抗原特异性的是
【例6】直接刺激B细胞产生抗体的是

七、超抗原

1. 概念 某些抗原物质只需极低浓度（1～10 ng/mL）即可非特异性激活2‰～20‰的某些亚型的T细胞克隆，产生极强的免疫应答，这类抗原称为超抗原（SAg）。

2. 种类 外源性超抗原——金黄色葡萄球菌肠毒素A～E；内源性超抗原——小鼠乳腺肿瘤病毒蛋白。

3. 与普通抗原的区别

	超抗原	普通抗原
化学性质	细菌外毒素、反转录病毒蛋白等	普通蛋白质、多糖等
MHC结合部位	α螺旋外侧	抗原肽结合槽内部（其氨基酸序列具高度多态性）
TCR结合部位	Vβ链	Vα、Jα及Vβ、Jβ
MHC限制性	无	有
应答特点	直接激活大量T细胞	APC处理后激活特异性T细胞
反应细胞	$CD4^+$ T细胞	T、B细胞
T细胞库反应频率	1/20～1/5	$1/10^6$～$1/10^4$

4. 与临床疾病的关系 SAg所诱导的细胞应答，其效应并非针对超抗原本身，而通过非特异性激活免疫细胞，分泌大量炎症性细胞因子，导致中毒性休克、多器官衰竭等严重病例过程的发生。

八、佐 剂

1. 概念 与抗原一起或预先注入机体可增强机体对抗原免疫应答或改变免疫应答类型的非特异性免疫增强剂称为佐剂。

2. 种类 生物型制剂，如卡介苗（BCG）、短小棒状杆菌（CP）、脂多糖（LPS）等；无机化合物，氢氧化铝；人工合成物；有机物、矿物油、脂质体，如免疫刺激复合物（ISCOM）等。

3. 作用机制 佐剂是一种非特异性免疫增强剂，其作用机制如下：改变抗原物理性状，延缓抗原降解，增加抗原在体内停留时间；刺激抗原提呈细胞，增强其对抗原的加工和提呈；刺激淋巴细胞的增殖分化，增强和扩大免疫应答。

【例7】关于佐剂作用机制的描述不正确的是
A. 延缓抗原降解　　　　B. 改变抗原物理性状　　　　C. 特异性增强免疫功能
D. 改变免疫应答的类型　　E. 刺激淋巴细胞的增殖分化

➤ 参考答案如下，详细答案参见2019版《国家临床执业及助理医师资格考试精选真题考点精析》。

1. D	2. D	3. A	4. B	5. C	昭昭老师提示：
6. E	7. C	—	—	—	关注官方微信，获得第一手考试资料。

第3～4章　免疫器官及免疫细胞

➤ **2019考试大纲**

①免疫器官：中枢免疫器官，外周免疫器官；②免疫细胞：T淋巴细胞，B淋巴细胞，自然杀伤（NK）细胞，抗原提呈细胞，其他免疫细胞。

➤ **考纲解析**

近20年的医师考试中，第3～4章的考点是免疫器官及T淋巴细胞，执业医师每年考查分数为0～1分，助理医师每年考查分数为0分。

一、中枢免疫器官

中枢免疫器官	概念	也称初级淋巴器官,是免疫细胞发生、发育、分化和成熟的场所
	组成	骨髓和胸腺(人和其他哺乳动物);法氏囊(禽类特有)
	主要功能	骨髓:①各类血细胞和免疫细胞发生的场所;②B细胞和NK细胞分化成熟的场所;③体液免疫应答发生的场所,骨髓是发生再次体液免疫应答和长生抗体的主要部位
		胸腺:①T细胞分化、成熟的场所;②免疫调节作用;③自身耐受的建立与维持

二、外周免疫器官

外周免疫器官	概念	也称次级淋巴器官,是成熟淋巴细胞(T、B细胞)定居的场所,也是淋巴细胞对外来抗原产生免疫应答的主要部位
	组成	淋巴结、脾和黏膜相关淋巴组织(MLAT)
	主要功能	淋巴结,结构最完备的外周免疫器官:①T细胞和B细胞定居的场所;②免疫应答发生的场所;③参与淋巴细胞再循环;④过滤作用
		脾,胚胎时期的造血器官,自骨髓开始造血后,脾演变成人体最大的外周免疫器官:①T细胞和B细胞定居的场所;②免疫应答发生的场所;③合成生物活性的物质,如补体成分和细胞因子等;④过滤作用
		黏膜相关淋巴组织(MALT)亦称黏膜免疫系统(MIS):①行使黏膜局部免疫应答;②产生分泌型IgA

【例1】免疫应答发生的<u>主要场所</u>是
A. 淋巴管　　　　　　　　B. 肝　　　　　　　　C. 胸腺
D. 外周血　　　　　　　　E. 淋巴结

【例2】机体受外源性抗原刺激后,发生<u>免疫应答的部位</u>是
A. 骨髓　　　　　　　　B. 淋巴结　　　　　　　　C. 胸腺
D. 腔上囊　　　　　　　　E. 外周血

三、T淋巴细胞

1. T淋巴细胞的表面标志

(1) 概念　T淋巴细胞来源于胸腺,故称T细胞。

(2) T淋巴细胞表面标志　T细胞分化抗原(CD3、CD4、CD8、CD28)、T细胞抗原受体(TCR)。

分子	特点	作用
CD3	只有T细胞才具有的表面标志	转导T细胞活化信号
CD4	与MHCⅡ类分子相结合;HIV gp120的受体	辅助TCR识别抗原
CD8	与MHCⅠ类分子相结合	细胞毒性T细胞
CD28	配体:B7(CD80/CD86)	诱导产生共刺激信号
CD152	活化T细胞	抑制T细胞活化信号的转导
CD154	参与TD-Ag诱发的B细胞应答	促进APC/T细胞活化

2. T淋巴细胞亚群及其功能

(1) T细胞亚群及功能

按增殖分化阶段	初始、活化、效应、记忆的T细胞
按TCR类型	αβT细胞、γδT细胞

(2) T细胞亚群分类　按表面标志物和功能——$CD4^+$T细胞、$CD8^+$T细胞。

类别	包含细胞	作用
$CD4^+$T细胞($CD3^+CD4^+CD8^-$)	分化$CD4^+$幼稚T细胞、Th1细胞、Th2细胞	识别抗原受MHCⅡ类分子限制
$CD8^+$T细胞($CD3^+CD8^+CD4^-$)	介导细胞免疫的效应T细胞	识别抗原受MHCⅠ类分子限制

3. 调节性 T 细胞

特　点	自然调节性 T 细胞	诱导型调节 T 细胞
诱导部位	胸腺	外周
CD25 表达	+++	—/+
转录因子 Foxp3	+++	+
抗原特异性	自身抗原(胸腺中)	组织特异性抗原和外来抗原
发挥效应的机制	细胞接触,分泌细胞因子	分泌细胞因子,细胞接触
功能	抑制自身反应性 T 细胞介导的病理性应答	抑制自身损伤性炎症反应和移植排斥反应,利于肿瘤生长
举例	$CD4^+CD25^+$ T 细胞	$CD4^+$ 的 Tr1 和 Th3

【例 3】只有 T 细胞才具有的表面标记为

A. 识别抗原受体　　　　B. C3 受体　　　　C. 细胞因子受体
D. CD3 分子　　　　　　E. 有丝分裂原受体

四、B 淋巴细胞

1. B 细胞表面标志　BCR 复合物、B 细胞共受体、协同刺激分子、其他表面分子。

BCR 复合物	mIg(膜型免疫球蛋白),B 细胞表面最重要的标志;Igα/Igβ,传递抗原刺激信号
B 细胞共受体	CD19/CD21/CD81 复合物,提高 B 细胞对抗原刺激的敏感性
协同刺激分子	CD40、CD80/86 黏附分子,提供细胞活化第二信号
其他表面分子	CD20:B 细胞特异性标志;CD22:B 细胞抑制性受体;CD32:负反馈调节 B 细胞活化及抗体分泌

2. B 细胞亚群及其功能

	B1 细胞	B2 细胞
主要分布	胸膜腔、腹膜腔、肠壁固有层	外周免疫器官
识别抗原	多糖抗原为主	蛋白质抗原为主
抗体类型	以 IgM 为主	以 IgG 为主
特异性	低(多反应性)	高(单特异性)

【例 4】B 细胞表面标志是

A. CD3　　　　　　　　B. CD4　　　　　　　　C. CD8
D. CD20　　　　　　　 E. CD28

【例 5】B 细胞表面最重要的标志为

A. mIg　　　　　　　　B. FcγR　　　　　　　C. CD40
D. CD5　　　　　　　　E. CD80

五、自然杀伤(NK)细胞

1. NK 细胞的表面标志　自然杀伤(NK)细胞来源于骨髓淋巴样干细胞,其分化、发育依赖于骨髓微环境,主要分布于骨髓、外周血、肝、脾脏、肺和淋巴结。

2. NK 细胞的受体　与功能 NK 细胞不表达特异性抗原识别受体,而是通过表面活化性受体和抑制性受体对"自身"与"非己"进行识别,并直接杀伤某些肿瘤细胞和病毒感染的靶细胞。NK 细胞表面有 IgG Fc 受体,也可通过 ADCC 作用杀伤肿瘤和病毒感染等靶细胞。

【例 6】可通过 ADCC 作用介导细胞毒作用的细胞是

A. 浆细胞　　　　　　　B. CTL　　　　　　　　C. B 细胞
D. NK 细胞　　　　　　 E. 肥大细胞

六、抗原提呈细胞

1. 抗原提呈细胞的概念　抗原呈递细胞(APC)是指能够摄取、加工处理抗原,并将处理过的抗原呈递给 T 巴细胞的一类免疫细胞,在机体的免疫识别、免疫应答与免疫调节调节中起重要作用。

2. 抗原提呈细胞的种类

(1) 专职性 APC　树突状细胞、单核/巨噬细胞和 B 淋巴细胞,具有摄取、加工和提呈抗原的功能;

(2) 非专职性 APC　内皮细胞、上皮细胞、成纤维细胞,加工和提呈抗原能力较弱。

3. 外源性和内源性抗原递呈过程　根据抗原的性质和来源不同,APC 通过四种途径进行抗原的加工和提呈,MHC Ⅰ 类分子途径(内源性抗原提呈途径或胞质溶胶抗原提呈途径)、MHC Ⅱ 类分子途径(外源性抗原提呈途径或溶酶体抗原提呈个途径)、非经典的抗原提呈途径(MHC 分子对抗原的交叉提呈)、脂类抗原的 CD1 分子提呈途径。

	MHC Ⅰ 类分子途径	MHC Ⅱ 类分子途径
抗原来源	内源性抗原	外源性抗原
降解抗原的胞内位置	胞质蛋白酶体	MⅡC、溶酶体
抗原与 MHC 结合部位	内质网	MⅡC
提呈抗原肽的 MHC	MHC Ⅰ 类分子	MHC Ⅱ 类分子
伴侣分子和抗原肽转运分子	钙联蛋白、TAP	Ii 链、钙联蛋白
加工和提呈抗原的细胞	所有有核细胞	专职性抗原提呈细胞
识别和应答细胞	$CD8^+$ T 细胞(CTL)	$CD4^+$ T 细胞(Th)

4. 抗原的交叉提呈

(1) 非经典的抗原提呈途径(MHC 分子对抗原的交叉提呈)　抗原的交叉提呈也称为交叉致敏,是指 APC 能将摄取、加工的外源性抗原通过 MHC Ⅰ 类分子途径提呈给 $CD8^+$ T 细胞;或将内源性抗原通过 MHC Ⅱ 类分子途径提呈给 $CD4^+$ T 细胞。

(2) 抗原的交叉提呈　参与机体对病毒、细菌感染和大多数肿瘤的免疫应答,但不是抗原提呈的主要方式,也不涉及 MHC 分子的合成。

例 7~9 共用选项

A. B 细胞　　　　　　　　B. NK 细胞　　　　　　　　C. 肥大细胞
D. 细胞毒性 T 细胞　　　　E. 浆细胞

【例 7】特异性细胞毒是

【例 8】分泌抗体是

【例 9】提呈抗原是

▶ **参考答案**如下,详细答案参见 2019 版《国家临床执业及助理医师资格考试精选真题考点精析》。

1. E	2. B	3. D	4. D	5. A	昭昭老师提示:
6. D	7. D	8. E	9. A	—	关注官方微信,获得第一手考试资料。

第 5~7 章　免疫球蛋白、补体系统、细胞因子及受体

▶ **2019 考试大纲**

①免疫球蛋白:基本概念,免疫球蛋白的结构,免疫球蛋白的类型,免疫球蛋白的功能,各类免疫球蛋白的特性和功能,抗体的制备;②补体系统:基本概念,补体系统的激活,补体激活的调节,补体的生物学功能,补体与临床疾病;③细胞因子:基本概念,细胞因子的种类,细胞因子受体,细胞因子的功能,细胞因子与疾病。

▶ **考纲解析**

近 20 年的医师考试中,第 5~7 章的考点是免疫球蛋白的类型,执业医师每年考查分数为 1~2 分,助理医师每年考查分数为 0 分。

一、免疫球蛋白的基本概念

1. 免疫球蛋白　免疫球蛋白是指具有抗体活性或化学结构与抗体相似的球蛋白,主要存在于血液和体液中,也可作为抗原受体表达于 B 细胞表面,称为膜表面免疫球蛋白(SmIg)。

2. 抗体　抗体是免疫系统在抗原刺激下,由 B 淋巴细胞或记忆 B 细胞增殖分化成的浆细胞所产生的、可与相应抗原发申通特异性结合的免疫球蛋白(immunoglobulin,Ig)。抗体是重要的免疫分子,存在于血液和体

液中,因此将抗体介导的免疫称为体液免疫。

(两者的区别联系:抗体都是免疫球蛋白,但免疫球蛋白不都是抗体,免疫球蛋白涵盖的范围大)

二、免疫球蛋白的结构

1. 基本结构

(1) 组成　两条相同的重链(H)和两条相同的轻链(L)通过二硫键连接而呈"Y"形单体。

(2) 分类　根据免疫球蛋白重链恒定区抗原特异性的不同,可将 Ig 分为 IgG(γ)、IgA(α)、IgM(μ)、IgD(δ)、IgE(ε)。

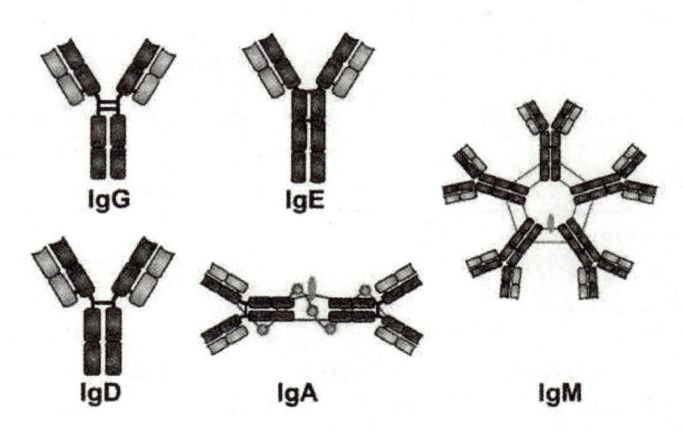

2. 功能区

重链可变区(VH)、轻链可变区(VL)	与抗原特异性结合部位
重链恒定区(CH)、轻链恒定区(CL)	遗传标志所在
IgG 的 CH2 和 IgM 的 CH3	激活补体
IgG 的 CH2/CH3 和 IgE 的 CH4	结合细胞

三、免疫球蛋白的类型

1. 类与亚类

(1) 分类　根据 H 链抗原性的差异可将抗体分为 5 类:γ 链、α 链、μ 链、δ 链、ε 链。

(2) 亚类　即使是同一类抗体,铰链区氨基酸组成和重链二硫键的数目、位置也不同,据此将其分为不同的亚类。如人 IgG 可分为 IgG1～IgG4;IgA 可分为 IgA1 和 IgA2。IgM、IgD 和 IgE 尚未发现有亚类。

2. 型和亚型

(1) 根据轻链可将抗体分为两型　κ 型和 λ 型。

(2) 根据 λ 链恒定区个别氨基酸的差异　又可分为 λ1、λ2、λ3 和 λ4 四个亚型。

四、免疫球蛋白的功能

V 区功能	特异性识别、结合抗原表位。有免疫防御功能
C 区功能	H 和 L 近 C 端的氨基酸序列相对稳定
HVR(CDR)功能	①H 和 VL 各有 3 个区域的氨基酸组成和排列顺序高度可变 ②独特型抗原决定簇的氨基酸差异主要在此区

【例1】决定免疫球蛋白类别的结合区是

　A. 轻链可变区　　　　　　B. 轻链恒定区　　　　　　C. 重链恒定区

　D. 铰链区　　　　　　　　E. 重链可变区

五、各类免疫球蛋白的特性和功能

类　型	特　性	功　能
IgG	①血清中含量最高、半衰期最长; ②唯一能够通过胎盘的抗体	结合抗原、激活补体、调理吞噬、介导 ADCC 效应。是再次免疫应答的效应分子,最重要的抗感染性抗体

续表

类型	特性	功能
IgM	①分子量最大的抗体分子,天然的免疫球蛋白; ②最早产生的抗体,胚胎晚期即可生成(脐带血或新生儿血清中 IgM 水平升高,提示胎儿曾有宫内感染); ③单体 IgM 以膜结合型(mIgM)表达于 B 细胞表面,构成 BCR	初次免疫应答的主要效应分子; 结合抗原、激活补体、调理吞噬
IgA	①外分泌液中主要的抗体,分两型:血清型和分泌型; ②婴儿出生后 4~6 个月开始合成; ③不能通过胎盘,婴儿可从母乳中获得 sIgA	分泌型 IgA 由黏膜相关淋巴组织产生,是黏膜局部免疫的主要抗体
IgE	血清中含量最低的抗体,为亲细胞抗体	介导 I 型超敏反应,与抗寄生虫感染有关
IgD	易被蛋白酶水解,半衰期最短	膜结合型 IgD(m IgD)是 BCR 的重要组成部分,为 B 细胞分化成熟的标志

【例2】参与黏膜免疫的免疫球蛋白是
A. IgA　　　B. IgM　　　C. IgD　　　D. IgE　　　E. IgG

【例3】血清中含量最高的 Ig 是
A. IgA　　　B. IgD　　　C. IgG　　　D. IgM　　　E. IgE

【例4】患者感染病原微生物后,血清中最早出现的特异性免疫球蛋白是
A. IgM　　　B. IgD　　　C. IgG　　　D. IgA　　　E. IgE

六、抗体的制备

1. 多克隆抗体

(1) 获得途径　动物免疫血清、恢复期患者血清或免疫接种人群。

(2) 优点　作用全面,具有中和抗原、免疫调理、介导补体依赖的细胞毒作用,来源广泛、制备容易。

(3) 缺点　特异性不高、易发生交叉反应、不易大量制备,从而应用受限。

2. 单克隆抗体

(1) 获得途径　杂交瘤细胞。

(2) 优点　结构均一、纯度高、特异性强、少或无血清交叉反应、制备成本低。

3. 人源化抗体　利用 DNA 重组技术和基因工程手段生产的抗体称为基因工程抗体。基因工程抗体包括人-鼠嵌合抗体、改型抗体、双特异性抗体、小分子抗体等。既能保持单克隆抗体均一性、特异性强的优点,又能克服其为鼠源性的弊端。

七、补体系统的基本概念

1. 补体的概念　是一组存在于血清、体液及细胞表面,有精密调控机制的蛋白质反应系统,包括 30 余种组分。

2. 补体系统的组成　补体固有组分、补体调节蛋白和补体受体。

八、补体系统的激活

途径	经典途径	替代(旁路)途径	MBL 途径
激活物质	IgM、IgG3、IgG1、IgG2	IgA、IgG4	相关的丝氨酸蛋白酶 MASP
C3 转化酶	C4b2a	C3bBb	C4b2a、C3bBb
C5 转化酶	C4b2a3b	C3bBb3b	C4b2a3b、C3bBb3b
参与的补体成分	C1~C9	C3、B 因子、D 因子、P 因子、C5~C9	BL、MASP-1/2、C2~C9
所需离子	Ca^{2+}、Mg^{2+}	Mg^{2+}	Ca^{2+}
生物学作用	协助抗体产生免疫效应,在感染的后期发挥作用,并参与抵御相同病原体再次感染机体	参与非特异免疫,在感染早期或初次感染发挥作用	参与非特异免疫,在感染初期发挥作用

【例5】参与经典途径激活补体的是
A. IgE　　　B. LPS　　　C. IgD　　　D. IgA　　　E. IgM

九、补体激活的调节

(1) 补体的自身调控。

(2)补体调节因子的调控:可溶性调节蛋白;膜结合调节蛋白。

十、补体的生物学功能

1. 膜攻击复合物介导的生物学作用 补体激活后,最终在靶细胞表面形成膜攻击复合物(MAC)从而使细胞内外渗透压失衡,导致细胞溶破。该效应的意义为参与宿主抗细菌(主要是革兰阴性细菌)、抗病毒及抗寄生虫等防御机制;参与机体抗肿瘤免疫效应机制;某些病理情况下引起机体自身细胞破坏,导致组织损伤与疾病(如血型不合后的溶血反应以及自身免疫病)。

【例6】补体系统在激活后可以
A. 诱导免疫耐受　　　　B. 抑制超敏反应　　　　C. 裂解细菌
D. 启动抗体的类别转换　E. 结合细胞毒性T细胞

2. 补体活性片段介导的生物学作用

(1)细胞毒作用　补体活化的共同终末效应是在细胞膜上组装MAC,介导细胞溶解效应。同时,补体活化过程中生成多种裂解片段,通过与细胞膜相应受体结合而介导多种生物功能。

(2)调理作用　血清调理素与细菌及其他颗粒物质结合,可促进吞噬细胞的吞噬作用。补体激活过程中产生的C3b、C4b和iC3b均是重要的调理素,可与中性粒细胞或巨噬细胞表面相应受体结合,促进吞噬细胞黏附、吞噬及杀伤微生物。

(3)炎症介质作用　补体活化过程可产生多种具有炎症介质作用的活性片段,如C3a、C4a和C5a等,又被称为过敏毒素,它们作为配体与细胞表面相应受体结合,激发细胞脱颗粒,释放组胺之类的血管活性介质,从而增强血管通透性并刺激内脏平滑肌收缩。过敏毒素也可与平滑肌结合并刺激其收缩。三种过敏毒素中,以C5a的作用最强。C5a还是一种有效的趋化因子。

(4)清除免疫复合物　体内中等分子量的循环免疫复合物(IC)可沉积于血管壁,通过激活补体而造成周围组织损伤。补体成分通过与IgFc段结合,一方面可改变Ig的空间构象,抑制新的IC形成,并插入免疫复合物的网格结构,溶解已沉积的IC;另一方面C3b与IC中的抗体结合,再与表达CR1和CR3的血细胞(主要为红细胞)结合,并通过血流运送至肝而被清除。

十一、细胞因子的基本概念

细胞因子是由免疫细胞和组织细胞分泌在细胞间发挥相互调控作用的一类小分子可溶性多肽蛋白,通过结合相应受体调节细胞生长分化和效应,调控免疫应答。

十二、细胞因子的种类

根据结构和功能分为白细胞介素(IL)、干扰素(IFN)、肿瘤坏死因子(TNF)、集落刺激因子(CSF)、趋化性细胞因子和生长因子六类。

1. 白细胞介素(IL) 介导白细胞间或白细胞与其他细胞间相互作用的细胞因子。已发现IL-1~IL-37。其中IL-1、IL-6可引起发热。

名称	主要产生细胞	主要生物学作用
IL-1	单核巨噬细胞 血管内皮细胞	①促进T、B淋巴细胞活化、增殖; ②增强NK细胞、单核-巨噬细胞活化; ③刺激下丘脑体温调节中枢,引起发热; ④参与炎症反应,刺激肝细胞合成急性期蛋白
IL-2	Th1细胞 NK细胞	①促进T细胞增殖分化和产生细胞因子; ②促进B细胞增殖分化和产生抗体; ③增强NK细胞、巨噬细胞杀伤活化功能
IL-4	Th2细胞 肥大细胞	①促进活化B细胞增殖分化,诱导产生IgE类抗体; ②促进嗜酸性粒细胞增殖分化
IL-5	Th2细胞 肥大细胞	①促进B细胞增殖分化,诱导产生IgA; ②促进嗜酸性粒细胞增殖分化
IL-6	单核巨噬细胞 Th2细胞	①促进B细胞增殖分化,合成分泌型Ig; ②参与炎症反应,刺激肝细胞合成急性期蛋白; ③刺激下丘脑体温调节中枢,引起发热

名称	主要产生细胞	主要生物学作用
IL-8	单核吞噬细胞 血管内皮细胞 活化T细胞	①吸引中性粒细胞、嗜酸性粒细胞、T细胞作定向趋化运动； ②激活中性粒细胞、嗜碱性粒细胞，使之脱颗粒释放生物活性介质，增强炎症和过敏反应
IL-10	Th2细胞 单核ZQ巨噬细胞	①抑制巨噬细胞功能，降低抗原递呈作用，减少单核因子生成； ②抑制Th1细胞分泌IL-2、IFN-γ、TNF-β等细胞因子，下调细胞免疫应答； ③促进B细胞增殖和抗体生成，上调体液免疫应答
IL-12	单核巨噬细胞	①促进Th0细胞分化为Th1细胞，增强细胞免疫功能； ②促进Tc、NK细胞增殖分化，增强其杀伤活性

【例7】单核—巨噬细胞产生的主要细胞因子是
A. IL-1　　　B. IL-2　　　C. IL-4　　　D. IL-5　　　E. IL-10

【例8】细胞因子不包括
A. IL-2　　B. 干扰素　　C. 肿瘤坏死因子　　D. 血管内皮生长因子　　E. 过敏毒素

2. 干扰素（IFN） 具有干扰病毒感染和复制的功能。其中IFN-α已被成功用于慢性乙肝的治疗。重组α干扰素治疗人毛细胞白血病。

Ⅰ型干扰素（IFN-α、β）	Ⅱ型干扰素（IFN-γ）
主要由白细胞、成纤维细胞和病毒感染细胞产生	主要由活化的Th1细胞产生
抗病毒、抗肿瘤作用为主	免疫调节作用为主

3. 肿瘤坏死因子（TNF） 能使肿瘤发生出血坏死的物质。包括TNF-α和TNF-β。目前肿瘤坏死因子超家族（TNFSF）成员有至少有19个，在调节适应性免疫、杀伤靶细胞和诱导细胞凋亡等过程中发挥重要作用。

4. 集落刺激因子（CSF） 能够刺激多能造血干细胞和不同发育分化阶段的造血祖细胞增殖分化，在半固体培养基中形成相应细胞集落的细胞因子。

5. 趋化因子 由多种细胞分泌的对不同细胞具有趋化作用的细胞因子，统称为趋化因子。

十三、细胞因子受体

细胞因子受体均为跨膜分子，由胞膜外区、跨膜区和胞质区组成，具有一般膜受体的特性。细胞因子通过与靶细胞表面的相应细胞因子受体结合后启动细胞内信号转导途径从而调节细胞的功能。

十四、细胞因子与疾病

1. 疾病的发生 细胞因子与其他免疫分子一样，也是"双刃剑"，既可参与免疫应答，发挥抗感染、抗肿瘤、诱导凋亡等功能，在一定条件下也可参与多种疾病的发生。

（1）细胞因子风暴　也称高细胞因子血症。

（2）致热与炎症病理损害　IL-1、TNF-α和IL-6均为内源性致热源，引起发热；TNF-α、IL-1导致组织损伤和弥散性血管内凝血。

（3）肿瘤的发生与逃逸　TGF-β、IL-10可抑制机体免疫功能，有助于肿瘤逃逸。

（4）免疫系统相关疾病　超敏反应，IL-4促进IgE合成；IL-5和IL-6可协同IL-4促进IgE产生；IFN-γ可抑制IL-4诱生IgE的作用。可导致自身免疫病、免疫缺陷病、器官移植排斥反应。

2. 疾病的治疗 IFN治疗肿瘤及病毒感染；GM-CSF刺激造血；IFN-α治疗人毛细胞白血病（第一个临床应用商品化细胞因子类药物）；IFN-α治疗艾滋病患者发生的Kaposi肉瘤、尖锐湿疣、丙型肝炎等疾病；抗TNF抗体治疗类风湿性关节炎；抗IL-2R抗体防治抑制排斥反应。

例9~11共用选项
A. 抗CD3单克隆抗体　　　　B. 抗肿瘤坏死因子抗体　　　　C. β干扰素
D. α干扰素　　　　　　　　E. EPO

【例9】治疗多发性硬化症的是

【例10】治疗贫血的是

【例11】治疗类风湿关节炎的是

> **参考答案**如下,详细答案参见 2019 版《国家临床执业及助理医师资格考试精选真题考点精析》。

1. C	2. A	3. C	4. A	5. E	
6. C	7. A	8. E	9. C	10. E	昭昭老师提示: 关注官方微信,获得第一手考试资料。
11. B	—	—	—	—	

第 8~9 章 白细胞分化抗原和黏附因子、主要组织相容性复合体及其编码分子

> **2019 考试大纲**

①白细胞分化抗原和黏附因子:白细胞分化抗原,黏附因子;②主要组织相容性复合体及其编码分子:基本概念,HLA 复合体及其产物,HLA-Ⅰ类抗原,HLA-Ⅱ类抗原,HLA 在医学上的意义。

> **考纲解析**

近 20 年的医师考试中,第 8~9 章的考点是 HLA-Ⅰ类抗原和 HLA-Ⅱ类抗原,执业医师每年考查分数为 0~1 分,助理医师每年考查分数为 0 分。

一、白细胞分化抗原

1. CD 分子的概念 目前以分化群代替白细胞分化抗原的命名。以单克隆抗体鉴定为主的方法,将来自不同实验室的单克隆抗体所识别的同一种分化抗原归为同一个分化群,简称 CD。

2. CD 分子的应用 介导病原体感染;作为疾病诊断的标志;抗 CD 单克隆抗体用于临床治疗。

二、黏附因子

1. 概念 细胞黏附因子(CAM)是众多介导细胞间或细胞与细胞外基质相互接触和结合分子的统称。黏附因子以受体-配体结合的形式发挥作用。

2. 功能 参与免疫细胞之间的相互作用和活化;介导白细胞与血管内皮细胞的黏附;介导淋巴细胞归巢。

三、主要组织相容性复合体的基本概念

1. 主要组织相容性抗原 在组织细胞表面存在的一组能引起强烈而迅速移植排斥反应的抗原系统。

2. 主要组织相容性复合体(MHC)

(1) 位于同一染色体上的编码主要组织相容性抗原的一群紧密连锁的基因群。具有控制同种移植排斥反应、免疫应答和免疫调节等复杂功能。

(2) 人类主要组织相容性抗原又称人类白细胞抗原(HLA);人类 MHC 又称为 HLA 复合体。小鼠 MHC 称为 H-2 复合体。

四、HLA 复合体及其产物

1. HLA 复合体的结构 HLA 复合体分为三个基因区:Ⅰ类基因区、Ⅱ类基因区和Ⅲ类基因区。

2. HLA 复合体的分类

(1) 经典 HLA 基因 包括经典Ⅰ类基因和经典Ⅱ类基因。

(2) 免疫功能相关基因 包括传统的Ⅲ类基因和新近确认的多种基因。它们主要参与调控固有免疫应答,不显示或仅显示有限的多态性。

3. HLA 复合体的遗传特征 (多基因性、多态性、单元型遗传、共显性遗传、连锁不平衡)

多基因性	指同一个个体中,MHC 复合体由多个紧密相邻的基因座位所组成
多态性	指群体中不同个体在 MHC 的每个基因座位上存在多个等位基因
单元型遗传	HLA 复合体同一染色体上紧密连锁的等位基因很少发生同源染色体间的交换,以一个完整的遗传单元型由亲代传给子代
共显性遗传	同源染色体上的一个 MHC 基因座位上的两个等位基因均表达相应的 MHC 分子,因此一个免疫细胞的表面常可检测到分别来自父母双方 6 对共 12 种 HLAⅠ类和Ⅱ类抗原
连锁不平衡	指分属两个或两个以上的基因座位的等位基因,同时出现在一条染色体上的几率高于随机出现的频率

4. HLA 编码的产物 经典 HLA 基因经典 HLAⅠ类基因编码Ⅰ类分子的 α 链。经典 HLAⅡ类基因编码Ⅱ类分子的 α 链和 β 链。其多态性极为丰富,具有抗原提呈功能,直接参与 T 细胞的激活。免疫功能相关基因

包括Ⅲ类基因和新近确认的多种基因,主要参与调控固有免疫应答,多态性有限。

五、HLA-Ⅰ、HLA-Ⅱ类抗原的结构、分布及主要功能

	Ⅰ类(A、C、B)	Ⅱ类(DP、DQ、DR)
分子结构	α、β2-m	α、β链
肽结合结构域	α1+α2	α1+β1
表达特点	共显性	共显性
组织分布	有核细胞	专职APC、活化T细胞
功能	识别提呈内源性抗原肽,与CD8结合,对CD8$^+$T细胞的识别起限制作用	识别提呈外源性抗原肽,与CD4结合,对Th识别起限制作用

【例1】关于HLA-Ⅱ类抗原分子,正确的是
A. 由α链和β2-m链组成　　　B. 提呈外源性抗原　　　C. 分布在所有有核细胞的表面
D. 由HLA A、B、C等基因编码　　　E. 可与CD8分子结合

六、HLA在医学上的意义

1. HLA与同种器官移植的关系　器官移植的成败主要取决于供、受者之间的组织相容性,其中HLA等位基因的匹配程度尤为重要。

2. HLA与输血反应的关系　多次输血可致非溶血性输血反应,表现为发热和白细胞减少。发病机制与血清中存在抗白细胞和抗血小板HLA抗原的抗体有关。

3. HLA与疾病的相关性　强直性脊柱炎,HLA B27;多发性硬化症,HLA DR2;乳糜泻,HLA DR3;类风湿关节炎,HLA DR4。

4. HLA的生理学意义　作为抗原提呈分子参与适应性免疫应答;作为调节分子参与固有免疫应答;HLA是对人体疾病易感的主要免疫遗传学成分。

【例2】与强直性脊柱炎密切相关的HLA分子是
A. HLA-A5　　　B. HLA-B5　　　C. HLA-B7
D. HLA-B27　　　E. HLA-DR3

▶ 参考答案如下,详细答案参见2019版《国家临床执业及助理医师资格考试精选真题考点精析》。

1. B	2. D	—	—	昭昭老师提示:关注官方微信。

第10~12章　免疫应答、黏膜免疫及免疫耐受

▶ **2019考试大纲**

①免疫应答:基本概念,固有免疫应答,适应性免疫应答,B细胞介导的体液免疫应答,T细胞介导的细胞免疫应答;②黏膜免疫:基本概念,黏膜免疫系统的组成,黏膜免疫系统的功能;③免疫耐受:基本概念,免疫耐受的形成与维持,免疫耐受与临床。

▶ **考纲解析**

近20年的医师考试中,第10~12章的考点是T细胞介导的细胞免疫应答和黏膜免疫系统的组成,执业医师每年考查分数为0~1分,助理医师每年考查分数为0分。

一、免疫应答的基本概念

1. 免疫应答　指机体的免疫系统识别并清除有害生物及其成分的过程。
2. 免疫应答的类型　固有免疫应答(非特异性免疫);适应性免疫应答(特异性免疫)。
3. 免疫应答的过程　包括识别、活化增殖和分化、效应三个阶段。

二、固有免疫应答

1. 概念　生物在长期种系进化过程中形成的、对入侵病原体迅速发挥非特异抗感染效应,并通过递呈抗原参与适应性免疫应答,亦可清除体内损伤、衰老或畸变细胞的一系列防御机制。

2. 固有免疫识别　固有免疫通过巨噬细胞等的表面固有免疫受体识别来自病原体的配体,进行固有免疫识别。

3. 组成与功能

组织屏障	皮肤黏膜及其附属成分;体内屏障
固有免疫细胞	吞噬细胞(单核吞噬细胞和中性粒细胞)、树突状细胞、NK 细胞、肥大细胞、嗜碱性粒细胞和嗜酸性粒细胞等
固有免疫分子	补体系统、细胞因子、抗菌肽及酶类等

三、适应性免疫应答

1. 概念 T、B 淋巴细胞经 TCR、BCR 特异性识别结合抗原表位后,诱导的特异性免疫应答。

2. 分类 T 细胞介导的细胞免疫应答;B 细胞介导的体液免疫应答。

3. 特点 个体差异大,有特异性;发生较晚;对抗体有记忆性,有放大效应;体内维持时间较长。

四、固有免疫应答和适应性免疫应答的鉴别点

	固有免疫应答	适应性免疫应答
参与细胞	皮肤黏膜上皮细胞、吞噬细胞、树突状细胞、NK 细胞、NKT 细胞、γδT 细胞、B1 细胞	αβT 细胞、B2 细胞
效应分子	补体、细胞因子、抗菌蛋白、酶类物质等,穿孔素、颗粒酶、FasL	特异性抗体、细胞因子等,穿孔素、颗粒酶、FasL
作用时相	即刻~96 小时	96 小时后
识别受体	模式识别受体,有限多样性抗原识别受体,胚系基因直接编码产生,较少多样性	特异性抗原识别受体,胚系基因重排后产生,具有高度多样性
识别特点	直接识别病原体及其感染的组织细胞或衰老损伤、畸变细胞所共有的某些高度保守的分子	识别 APC 表面 APC 分子提呈的抗原肽或 FDC 表面捕获的抗原分子,具有高度特异性
作用特点	募集活化后迅速产生免疫效应,没有免疫记忆功能,不发生再次应答	经克隆增殖和分化,称为效应细胞后发挥作用,具有免疫记忆功能,可发生再次应答
维持时间	较短	较长

五、B 细胞介导的体液免疫应答

1. TD 抗原诱导的体液免疫应答

(1) B 细胞受体(BCR)对抗原的识别。

(2) B 细胞活化 BCR 与特异性抗原表位直接结合,由穿膜的 Igα、Igβ 把 B 细胞激活的第一信号传入细胞内。CD40 分子与活化 Th 细胞表面的 CD40L 结合产生第二信号。Th$_2$ 细胞分泌 IL-4、IL-5 向 B 细胞传递第三信号。

(3) B 细胞分化增殖 在 TD-Ag 刺激下和 Th 细胞辅助下,B 细胞被激活,进一步增殖、分化,分化成产生大量特异性抗体的浆细胞和记忆性 B 细胞。

2. TI 抗原诱导的体液免疫应答 TI-Ag(如细菌多糖、脂多糖、多聚蛋白质等)可激活初始 B 细胞而无需 Th 细胞辅助。根据激活 B 细胞方式的不同,TI-Ag 又分为 TI-1 抗原和 TI-2 抗原。

3. 体液免疫应答的一般规律

(1) 分类 抗原进入机体后诱导 B 细胞活化并产生特异性抗体,发挥重要的体液免疫作用。抗原初次刺激机体所引发的应答称为初次应答;初次应答中所形成的记忆细胞再次接触相同抗原刺激后产生迅速、高效、持久的应答,即再次应答,或称回忆应答。

(2) 初次应答的特点 初次应答中,B 细胞产生的抗体数量少,亲和力低。

(3) 再次应答的特点 再次应答抗体产生过程的特征:①潜伏期短,大约为初次应答潜伏期的一半;②血清抗体浓度增加快,快速达到平台期;③抗体维持时间长;④诱发再次应答所需抗原剂量小;⑤再次应答主要产生高亲和力的抗体 IgG,初次应答主要产生低亲和力的 IgM。

六、T 细胞介导的细胞免疫应答

1. T 细胞活化的双识别、双信号

(1) 双识别 T 细胞必须同时识别抗原表位和 MHC 分子的沟槽两端,才能被活化,称为 T 细胞活化的双识别。

(2) 双信号 第一信号来自抗原表位;第二信号来自共刺激分子;第三信号来自细胞因子。

2. Th1、Th2 细胞的效应，CTL 的细胞毒效应

	Th1 细胞	Th2 细胞	CTL
表达	$CD4^+$	$CD4^+$	$CD8^+$
TCR识别的配体	抗原肽—MHC Ⅱ 复合物	抗原肽—MHC Ⅱ 复合物	抗原肽—MHC Ⅰ 复合物
诱导分化	IL-12、IFN-γ	IL-4	IL-2
分泌	IFN-γ、LTα、TNF-α、IL-2、IL-3、GM-CSF、FasL	IL-4、IL-5、IL-10、IL-13、GM-CSF	IFN-γ、LTα、TNF-α 穿孔素、颗粒酶、FasL
主要参与	特异性细胞免疫应答	体液免疫应答	细胞免疫应答
免疫保护	胞内感染病原体	清除蠕虫感染	肿瘤细胞、病毒感染细胞
主要机制	通过活化巨噬细胞而增强抗胞内病原体感染	促进B细胞增殖分化成浆细胞，产生抗体	CTL可高效、特异杀伤靶细胞，而不损害正常细胞
参与病理应答	迟发型超敏反应，类风湿性关节炎，炎症性肠病	哮喘等变态反应性疾病	Ⅳ型变态反应 抑制排斥反应

3. Th17 细胞的效应 Th17 分泌 IL-17、IL-22、IL-21 等，刺激上皮细胞、内皮细胞、成纤维细胞和巨噬细胞等分泌多种细胞因子：①IL-8、MCP-1 等趋化因子，募集和活化中性粒细胞和单核细胞；②G-CSF 和 GM-CSF 等集落刺激因子，活化中性粒细胞和单核细胞；③IL-1β、IL-6、TNF-α 和 PGE2 等诱导局部炎症反应。因此，Th17 在固有免疫中发挥重要作用。另外，Th17 还参与了炎症反应、感染性疾病以及自身免疫病的发生。

【例1】Th2 细胞主要分泌
A. IFN-α   B. IL-4   C. IFN-γ   D. IFN-β   E. IL-2

【例2】Th1 细胞主要分泌
A. IFN-γ   B. IL-4   C. IL-5   D. IL-6   E. IL-10

【例3】免疫系统消除病毒感染细胞的主要机制是
A. 诱导免疫抑制   B. 诱导特异性 CTL 产生   C. 上调 IL-10
D. 诱导免疫耐受   E. 下调 HLA 分子的表达

七、黏膜免疫的基本概念

1. 黏膜免疫 黏膜是病原体侵入人体的最初部位，黏膜是病原体进入人体的主要门户。黏膜免疫主要参与早期和局部抗感染免疫，特别是对于结核杆菌、流感病毒、HIV 等的清除至关重要。

2. 黏膜相关淋巴组织 亦称黏膜免疫系统，主要指呼吸道、消化道、泌尿生殖道黏膜固有层和上皮下散在的无被膜淋巴组织，以及某些带有生发中心的器官化的淋巴组织，如扁桃体、小肠的派尔集合淋巴结及阑尾等，是发生黏膜免疫应答的部位。

八、黏膜免疫系统的组成

1. 细胞

（1）M 细胞 又名微皱褶细胞，是一种特化的抗原转运细胞，无微绒毛，不能分泌消化酶和黏液。便于肠腔中的抗原由此进入派尔集合淋巴结。

（2）上皮内淋巴细胞（IEL） IEL 位于肠黏膜上皮细胞之间，主要为 T 细胞。IEL 在免疫监视和细胞介导的黏膜免疫中具有重要作用。

2. 分子 黏膜局部 B 细胞受抗原刺激后，可产生大量分泌型 IgA（SIgA）。

九、黏膜免疫的功能

诱导免疫耐受；抗感染；与肠道菌群的关系，黏膜栖息微生物可诱导 SIgA 的合成，对机体具有保护作用；参与免疫调节。

【例4】属于黏膜免疫系统的免疫器官是
A. 胸腺   B. 脾脏   C. 扁桃体   D. 骨髓   E. 肝

十、免疫耐受的基本概念

1. 免疫耐受 生理条件下，机体免疫系统对外来抗原刺激产生一系列应答以清除抗原物质，但对体内组织细胞表达的自身抗原却表现为"免疫无应答"，从而避免自身免疫病。机体免疫系统对特定抗原的这种"免

疫无应答"状态称为免疫耐受。

2. 中枢免疫耐受 是指在胚胎发育阶段及出生后免疫细胞在中枢免疫器官发育的过程中，尚未成熟的 T 细胞及 B 细胞接受自身抗原的刺激，形成了对自身抗原的免疫耐受。

3. 外周免疫耐受 指成熟的 T 和 B 淋巴细胞在外周遇到自身抗原或外来抗原，无免疫应答。

十一、免疫耐受的形成与维持

1. 影响因素

抗原因素	抗原的持续存在是维持免疫耐受的重要条件
机体因素	胚胎期最易诱导，新生期次之，成年期较难

2. 形成机制

中枢	克隆清除；克隆无能
外周	克隆清除及免疫忽视、克隆无能及不活化、免疫抑制细胞的作用、抑制性细胞因子的作用、信号转导障碍、免疫隔离部位的抗原在生理条件下不致免疫应答等。

3. 维持与终止

免疫耐受的维持	耐受原持续存在是维持免疫耐受的首要因素
免疫耐受的终止	使用各种模拟抗原物质，可特异地破坏已建立的耐受性

【例5】诱导免疫耐受形成的<u>最佳时期</u>是
A. 成年期　　　　B. 幼年期　　　　C. 老年期　　　　D. 胚胎期　　　　E. 青年期

十二、免疫耐受与临床

1. 建立免疫耐受 防治超敏反应、自身免疫病、移植排斥反应。

2. 打破免疫耐受 治疗肿瘤和慢性病毒感染。

▶ **参考答案**如下，详细答案参见 2019 版《国家临床执业及助理医师资格考试精选真题考点精析》。

| 1. B | 2. A | 3. B | 4. C | 5. D | 昭昭老师提示：关注官方微信。 |

第13~14章　抗感染免疫及超敏反应

▶ **2019 考试大纲**

①抗感染免疫：概念，机制，病原体的免疫逃逸机制；②超敏反应：基本概念，Ⅰ型超敏反应，Ⅱ型超敏反应，Ⅲ型超敏反应，Ⅳ型超敏反应。

▶ **考纲解析**

近 20 年的医师考试中，第 13~14 章的考点是<u>超敏反应</u>，执业医师每年考查分数为 1~2 分，助理医师每年考查分数为 0 分。

一、抗感染免疫的概述

免疫系统针对感染性病原体（细菌、病毒等）诱导的旨在清除病原体的免疫应答。根据寄生的部位可将感染性病原体分为：胞内感染病原体和胞外感染病原体。

二、抗感染免疫的机制

1. 抗感染固有免疫 主要依靠单核巨噬细胞、肥大细胞、补体、中性粒细胞等。

2. 抗感染适应性免疫 树突状细胞吞噬细菌后，淋巴结的树突状细胞捕获抗原，并在 Th 辅助下激活 B 细胞分泌特异性抗体，中和游离的细菌及毒素。分泌型 SIgA 可阻断细菌的黏膜黏附。

三、病原体的免疫逃逸机制

1. 抗原性的变化 高频突变导致病原体抗原不断变异，如流感病毒的抗原变异。

2. 持续性感染 HBV 通过典型的持续性感染逃避免疫攻击。

3. 免疫抑制。

四、超敏反应的基本概念

1. 超敏反应 机体受到某些抗原刺激时，出现生理功能紊乱或组织损伤等异常的适应性免疫应答。

2. 超敏反应的分型 超敏反应可分为Ⅰ型、Ⅱ型、Ⅲ型、Ⅳ型等 4 型。

五、Ⅰ型超敏反应

1. Ⅰ型超敏反应概述 由 IgE 介导,肥大细胞和嗜碱性粒细胞释放生物活性介质引起的局部或全身反应;发生快,消退也快;常引起生理功能紊乱,几乎不发生组织细胞严重损伤;具有明显个体差异和异常倾向。

2. 临床常见的Ⅰ型超敏反应性疾病

全身过敏反应	药物过敏性休克,青霉素最常见
	血清过敏性休克,见于用动物免疫血清如破伤风抗毒素治疗时
局部过敏反应	呼吸道过敏反应,因吸入花粉、尘螨、真菌和毛屑等引起,常见的是过敏性鼻炎和过敏性哮喘
	消化道过敏反应,因进食鱼虾、蟹、蛋等引起
	皮肤过敏反,荨麻疹、特应性皮炎和血管神经性水肿

【例1】属于Ⅰ型超敏反应的是
A. 血清病　　　　　　　B. 过敏性休克　　　　　　C. 免疫复合物性肾小球肾炎
D. 类风湿关节炎　　　　E. 感染性迟发性超敏反应

六、Ⅱ型超敏反应

1. Ⅱ型超敏反应概述 Ⅱ型超敏反应是由 IgG 或 IgM 抗体与靶细胞表面相应抗原结合后,在补体、吞噬细胞和 NK 细胞参与作用下,引起的以细胞溶解和组织损伤为主的病理性免疫反应。

2. 临床常见的Ⅱ型超敏反应性疾病

(1) 输血反应　多发生于 ABO 血型不符的输血。

(2) 新生儿溶血症　母子间 Rh 血型不符引起。血型为 Rh⁻ 的母亲因输血、流产或分娩过 Rh⁺ 的胎儿时,Rh⁺ RBC 进入体内产生了抗 Rh 抗体(IgG 类)。当再次妊娠且胎儿血型为 Rh⁺ 时,母体内 Rh 抗体通过胎盘进入胎儿,引起流产或发生新生儿溶血症。

(3) 自身免疫性溶血性贫血　抗红细胞抗体产生。

(4) 药物过敏性血细胞减少症　药物性溶血性贫血、粒细胞减少症、血小板减少性紫癜。

(5) 肺出血-肾炎综合征　由抗基底膜Ⅳ型胶原自身抗体引起。

(6) 甲状腺功能亢进(Graves 病)　抗体刺激型。患者血清中含有 TSH 受体的自身抗体,作用类似于 TSH,引起甲状腺功能亢进。

【例2】Ⅱ型超敏反应性疾病是
A. 过敏性休克　　B. 溶血　　C. 变态反应性鼻炎　　D. 血清病　　E. 荨麻疹

【例3】参与Ⅱ型超敏反应的免疫球蛋白(Ig)是
A. IgM/IgD　　B. IgM/IgG　　C. IgA/IgE　　D. IgM/IgA　　E. IgE/IgD

七、Ⅲ型超敏反应

1. Ⅲ型超敏反应概述 是由免疫复合物沉积于局部或全身多处毛细血管基底膜后,通过激活补体,并在中性粒细胞、血小板、嗜碱性粒细胞等效应细胞参与下,引起的以充血水肿、局部坏死和中性粒细胞浸润为主要特征的炎症反应和组织损伤。

2. 临床常见的Ⅲ型超敏反应性疾病

(1) 局部免疫复合物反应　局部反复注射胰岛素、抗毒素等可在局部出现红肿、出血和坏死等炎症反应。

(2) 链球菌感染后肾小球肾炎　发生于 A 族溶血性链球菌感染后 2～3 周。

例4～5 共用选项
A. 支气管哮喘　　　　　B. 血清病　　　　　　　C. 药物过敏性休克
D. 接触性皮炎　　　　　E. 自身免疫性溶血性贫血

【例4】属于Ⅱ型超敏反应的疾病是

【例5】属于Ⅲ型超敏反应的疾病是

八、Ⅳ型超敏反应

1. Ⅳ型超敏反应概述 是由抗原诱导的 T 细胞免疫应答。效应 T 细胞与特异性抗原结合后引起的以单个核细胞浸润和组织损伤为主要特征的炎症反应。常在接触相同抗原后 24～72 h 出现炎症反应,又称迟发型超敏反应。

2. 临床常见的Ⅳ型超敏反应性疾病 结核菌素反应;接触性皮炎。

【例6】佩戴金属首饰后局部皮肤出现炎症反应,其免疫病理基础可能是

A. Ⅰ型超敏反应　　　　B. Ⅱ型超敏反应　　　　C. Ⅲ型超敏反应
D. Ⅳ型超敏反应　　　　E. arthus 反应

➢ **参考答案**如下，详细答案参见 2019 版《国家临床执业及助理医师资格考试精选真题考点精析》。

| 1. B | 2. B | 3. B | 4. E | 5. B | 昭昭老师提示： |
| 6. D | — | — | — | — | 关注官方微信，获得第一手考试资料。 |

第 15～17 章　自身免疫和自身免疫性疾病、免疫缺陷病及肿瘤免疫

➢ **2019 考试大纲**

①自身免疫和自身免疫性疾病：基本概念，自身免疫的组织损伤机制，自身免疫性疾病的诱因，自身免疫性疾病治疗；②免疫缺陷病：基本概念，原发性免疫缺陷病，获得性免疫缺陷病；③肿瘤免疫：肿瘤抗原，机体抗肿瘤免疫的效应机制，肿瘤的免疫逃逸机制，肿瘤的免疫治疗。

➢ **考纲解析**

近 20 年的医师考试中，第 15～17 章的考点是<u>免疫缺陷病</u>，执业医师每年考查分数为 1 分，助理医师每年考查分数为 0 分。

一、自身免疫和自身免疫性疾病的基本概念

1. 自身免疫的概念　是机体对自身细胞或自身成分发生的免疫应答，存在于所有个体。

2. 自身免疫性疾病的概念　是自身免疫应答导致的疾病状态。

二、自身免疫的组织损伤机制

| 自身抗体介导 | Ⅱ型、Ⅲ型超敏反应 |
| 自身反应性 T 细胞介导 | 自身反应性 $CD8^+$ CTL 和 $CD4^+$ Th 细胞造成自身细胞免疫损伤 |

三、自身免疫病的分类

1. 器官特异性自身免疫病　自身抗原存在于某一特定的靶器官(如胰腺、脑、甲状腺、消化道等)，代表疾病有：慢性淋巴性甲状腺炎、甲状腺功能亢进、胰岛素依赖型糖尿病、重症肌无力。

2. 非器官特异性自身免疫病　自身抗原(如线粒体、细胞核等)存在的组织分布全身，例如系统性红斑狼疮、类风湿性关节炎、干燥综合征、混合性结缔组织病。

【例 1】下列<u>不属于</u>器官特异性自身免疫病的是

A. 慢性甲状腺炎　　　　　　　B. 恶性贫血　　　　　　　C. 重症肌无力
D. 特发性血小板减少性紫癜　　E. 类风湿性关节炎

四、自身免疫性疾病的诱因

1. 隐蔽抗原的释放　隐蔽抗原主要指脑、睾丸、眼球、心肌和子宫抗原。

2. 自身抗原的改变　生物、物理、化学以及药物等因素可以使自身抗原发生改变，从而产生针对改变自身抗原的自身抗体和 T 细胞，引起自身免疫病。如青霉素、头孢菌素等，可吸附到红细胞表面，刺激机体产生抗体，引起药物相关性溶血性贫血。

3. 分子模拟　有些微生物与人体细胞或细胞外成分有相同或相似的抗原表位，在感染人体后激发针对微生物抗原的免疫应答，也能攻击含有相同或相似表位的人体细胞或细胞外成分，这种现象被称为是分子模拟。如 EB 病毒——引发多发性硬化症；A 型溶血性链球菌——引发急性肾小球肾炎和风湿性心脏病；科萨奇病毒——引发糖尿病；肺炎衣原体——引发冠状血管疾病。

4. 表位扩展　指免疫系统先针对抗原的优势表位发生免疫应答，如果未能及时清除抗原，可相继对隐蔽表位发生免疫应答。表位扩展是自身免疫病发生发展的机制之一。系统性红斑狼疮(SLE)、类风湿关节炎、多发性硬化症和胰岛素依赖型糖尿病均可观察到表位扩展现象。

5. 淋巴细胞的多克隆激活　EB 病毒可刺激机体产生抗 T 细胞抗体、抗 B 细胞抗体、抗核抗体和类风湿因子抗体等多种自身抗体。

6. 免疫调节异常　Th1 功能亢进——胰岛素依赖型糖尿病；Th2 功能亢进——SLE。

7. 遗传相关因素

HLA-DR2	肺出血-肾炎综合征(Good pasture syndrome)、多发性硬化症
HLA-DR3	重症肌无力、SLE、胰岛素依赖型糖尿病、突眼性甲状腺肿
HLA-DR4	类风湿关节炎、寻常性天疱疮、胰岛素依赖型糖尿病
HLA-DR5	桥本甲状腺炎
HLA-B27	强直性脊柱炎

【例2】下列哪种抗原为隐蔽的自身抗原?
A. HLA抗原　　　　　　　B. 肿瘤抗原　　　　　　　C. ABO血型抗原
D. Rh血型抗原　　　　　　E. 眼葡萄膜色素抗原

五、自身免疫性疾病治疗

1. 去除引起免疫耐受异常的因素　预防和控制微生物感染;谨慎使用药物。

2. 抑制对自身抗原的免疫应答　应用免疫抑制剂;应用抗细胞因子及其受体的抗体或阻滞剂,如TNF-α单抗治疗类风湿关节炎;应用抗免疫细胞表面分子抗体;应用单价抗原或表位肽。

3. 重建对自身抗原的特异性免疫耐受　通过口服自身抗原诱导免疫耐受;通过模拟胸腺阴性选择诱导免疫耐受。

六、免疫缺陷病的基本概念

1. 免疫缺陷病的概念　免疫缺陷病是免疫系统先天发育不全或后天损害而使免疫细胞的发育、分化、增殖和代谢异常,并导致免疫功能障碍所出现的临床综合征。

2. 免疫缺陷病的分类

| 病因不同 | ①原发性免疫缺陷病;②获得性免疫缺陷病 |
| 免疫系统成分不同 | ①体液免疫缺陷; ②细胞免疫缺陷; ③联合免疫缺陷;
④吞噬细胞缺陷; ⑤补体缺陷 |

七、原发性免疫缺陷病

	B细胞缺陷	T细胞缺陷	联合免疫缺陷	吞噬细胞缺陷	补体系统缺陷
发病原因	B细胞发育和(或)功能异常,以Ig减少或缺乏为特征	T细胞发生、分化和功能障碍	T、B细胞均出现发育障碍	吞噬细胞数量减少和功能异常	补体成分缺陷
常见疾病	X-性连锁低丙球血症、选择性IgA/G缺陷	DiGeorge综合征、T细胞活化和功能缺陷	X-性连锁重症联合免疫缺陷病、腺苷脱氨酶缺陷、MHCⅠ类或Ⅱ类分子缺陷	粒细胞减少症、慢性肉芽肿病、白细胞黏附缺陷	遗传性血管神经性水肿、阵发性夜间血红蛋白尿
临床表现	外周血B细胞减少或缺乏,T细胞数目正常,反复化脓菌感染	不仅影响效应T细胞,还可间接影响单核-巨噬细胞和B细胞,常有体液免疫缺陷	多见于新生儿和婴幼儿,T、B细胞均受损,易反复出现感染	反复化脓菌、真菌感染	抗感染功能低下

【例3】下列关于德乔治综合征(DiGeorge综合征)的叙述,哪项是不正确的?
A. 患者抗病毒免疫力降低　　　B. 患者先天性胸腺发育不全　　C. 患者结核菌素试验阴性
D. 患者细胞免疫功能缺陷　　　E. 患者体液免疫功能不受影响

八、获得性免疫缺陷病

1. 概念　获得性免疫缺陷病是后天因素造成的,继发于某些疾病或使用药物后产生的免疫缺陷病。

2. 种类　药物(主要是免疫抑制剂)、肿瘤、感染、营养不良及遗传因素等引起的免疫缺陷病。

九、肿瘤抗原

1. 肿瘤抗原的概念　细胞癌变过程中出现的新抗原或肿瘤细胞异常或过度表达的抗原物质。

2. 肿瘤抗原的分类
（1）根据肿瘤抗原特异性分类

肿瘤特异性抗原(TSA)	仅表达于肿瘤细胞表面,不存在于正常组织细胞的新抗原
肿瘤相关抗原(TAA)	胚胎抗原、组织特异性分化抗原和过量表达的抗原均属此类,如肝癌——甲胎蛋白(AFP);胃肠癌——癌胚抗原(CEA)

（2）根据肿瘤细胞产生的机制分类　突变基因或癌基因的表达产物;异常表达的细胞蛋白;致癌病毒表达的肿瘤抗原;胚胎抗原;组织特异性分化抗原;糖基化等原因导致异常的细胞蛋白及其产物。

十、机体抗肿瘤免疫的效应机制

1. 体液免疫机制　激活补体系统溶解肿瘤细胞;IgG可介导巨噬细胞、NK细胞发挥ADCC效应;抗体的调理作用;抗体封闭肿瘤细胞上的某些受体,如封闭肿瘤细胞表面转铁蛋白受体,抑制肿瘤细胞生长。

2. 细胞免疫机制　$CD8^+$ CTL细胞介导的细胞免疫应答最重要;$CD4^+$ Th1细胞分泌细胞因子如IL-2、IFN-γ等协调和促进细胞免疫。

【例4】介导ADCC的是
A. CD3　　　B. IgG　　　C. IFN-γ　　　D. IL-4　　　E. CD4

十一、肿瘤的免疫逃逸机制

1. 与肿瘤细胞有关的因素　肿瘤细胞的抗原缺失和抗原调变;肿瘤细胞MHC I 类分子表达低下;肿瘤细胞共刺激信号异常;肿瘤细胞表达或分泌免疫抑制分子;肿瘤细胞的抗凋亡作用;某些肿瘤细胞表面可表达FasL和抑制性分子;肿瘤细胞还可通过主动诱导荷瘤机体产生Treg和髓源性抑制细胞抑制机体的免疫应答。

2. 与宿主免疫系统有关的因素　宿主免疫功能低下;宿主抗原提呈细胞功能低下或缺陷;宿主体内存在一定量的"增强抗体"或"封闭因子"。

十二、肿瘤的免疫治疗

1. 非特异性免疫治疗　免疫调节剂(如卡介苗、短小棒状杆菌、酵母多糖、香菇多糖、OK432)非特异性地增强宿主的免疫功能,激活宿主的抗肿瘤免疫应答。

2. 主动免疫治疗　利用肿瘤抗原的免疫原性,采用各种有效手段使宿主免疫系统产生针对肿瘤抗原的抗肿瘤免疫应答。如灭活的瘤苗、异构的瘤苗、抗独特型抗体瘤苗等。

3. 被动免疫治疗　是给机体输注外源性的免疫效应物质,包括抗体、细胞因子、免疫效应细胞等。

➤ **参考答案**如下,详细答案参见2019版《国家临床执业及助理医师资格考试精选真题考点精析》。

1. D	2. E	3. E	4. B	—	昭昭老师提示:关注官方微信。

第18～20章　移植免疫、免疫学检测技术及免疫学防治

➤ **2019考试大纲**

①移植免疫:基本概念,同种移植排斥反应的类型及机制,延长移植物存活的措施;②免疫学检测技术:抗体的检测及应用抗体进行的检测,免疫细胞的分离,免疫细胞的特异性、数量和功能检测;③免疫学防治:免疫治疗,免疫预防。

➤ **考纲解析**

近20年的医师考试中,第18～20章的考点是同种移植排斥反应的类型及机制,执业医师每年考查分数为1分,助理医师每年考查分数为0分。

一、移植免疫的基本概念

自体移植	指将受者自身的组织移植到受者
同种异基因移植	同一动物种属内遗传背景不同个体间移植。临床移植多属此类
异种移植	指不同动物种属个体间的移植
宿主抗移植物反应	受者对供者移植物发生的免疫应答称为排斥,也称为宿主抗移植物反应(HVGR)
移植物抗宿主反应	同种异基因移植物中的免疫细胞对宿主细胞产生排斥反应(GVHR)

二、同种移植排斥反应的类型及机制

	超急性排斥反应	急性排斥反应	慢性排斥反应
时间	移植术后24 h内	移植后数天、数周左右	移植后数周、数月至数年
机制	当移植物与受者血管接通后,受者体内预存的针对供者同种异型抗原的抗体(ABO血型抗体或HLA抗体)与移植物血管内皮细胞表面抗原结合,引发反应	①最常见的排斥反应;②以细胞免疫应答为主,移植物中出现大量巨噬细胞和淋巴细胞浸润,CD4$^+$Th1细胞介导的迟发型超敏反应	由于对血管内皮细胞的慢性排斥损伤,导致移植物发生纤维化,进行性功能减退
病理	移植物血管内凝血和血栓形成,移植器官缺血、变性和坏死	急性血管炎,急性间质性炎	血管内皮损伤

【例1】与急性同种异基因移植排斥关系最密切的细胞是
A. NK细胞　　　　　　　　　B. B细胞　　　　　　　　　C. CD8$^+$T细胞
D. 肥大细胞　　　　　　　　E. 嗜酸性粒细胞

例2～3共用选项
A. 供体内预存有抗受体的ABO血型抗体　　　B. 供体内预存有抗受体的HLA-I类抗原的抗体
C. 受体内预存有抗供体的ABO血型抗体　　　D. 受体内有针对供体组织器官的Tc细胞
E. 移植物中言有足够数量的免疫细胞
【例2】移植器官超急排斥反应是由于
【例3】引起移植物抗宿主反应是由于

三、延长移植物存活的措施

组织配型	①ABO血型和HLA配型交叉配型:将供者和受者细胞互为反应细胞,进行单向混合淋巴细胞培养,检测同种抗原的差异; ②HLA型别匹配程度是决定供、受者组织相容性的关键因素; ③HLA-DR对移植排斥的影响最重要
免疫抑制剂	防治移植排斥反应最有效的措施是给予免疫抑制剂。 ①化学类:糖皮质激素＋环孢素A(CsA,应用最广泛)＋环磷酰胺; ②生物制剂:抗CD3、CD4、CD8单抗,抗IL-2Rα链单抗
诱导耐受	诱导受者产生针对移植物的免疫耐受是彻底克服移植排斥反应的理想策略

四、抗体的检测及应用抗体进行的检测

1. 概念　利用抗原和抗体特异性结合的特性,对抗原或抗体进行定性、定量检测。

2. 血凝抑制　可定量检测流感病毒中和抗体。流感病毒包膜上血凝集素可凝集红细胞,血凝集素中和抗体可抑制这种凝集。

3. 凝集反应和血型的鉴定　颗粒性抗原＋相应抗体→凝集。
(1) 直接凝集反应

玻片法	菌种鉴定或ABO血型的鉴定
试管法	肥达试验诊断伤寒或副伤寒;瑞特实验诊断布氏菌病

(2) 间接凝集反应　将溶血毒素"O"抗原吸附于凝胶颗粒上的抗"O"实验;类风湿因子检测实验。

4. 免疫荧光　用荧光素标记的抗体/抗原分子检测相对应的抗原/抗体分子的技术。用于鉴定CD分子及自身免疫病的抗核抗体等。

5. 放射免疫　最敏感。用于激素、药物等微量物质的检测,敏感性可达pg/mL水平。

6. 酶免疫(ELISA和免疫组化)　应用最广泛的技术。酶免疫检测技术可用于激素、药物等半抗原的检测,也可用于大分子蛋白质、病毒和细胞性抗原成分的检测。

7. 免疫电镜　可在亚细胞水平上对蛋白进行定位。

8. 免疫沉淀　可用于激酶活性的测定。

9. 免疫印迹　又称Western blotting,鉴定蛋白质的敏感性为1~5 ng,不但能用已知抗体检测膜上的蛋白

质,也能用膜上的蛋白质检测样品中是否有相应的抗体。在分子生物学领域应用最为广泛的蛋白定性定量技术。

五、免疫细胞的分离

外周血单个核细胞（PBMC）的分离	①PBMC是免疫学实验最常用的细胞,也是分离纯化T、B细胞的第一步； ②常用葡聚糖-泛影葡胺密度梯度离心法
淋巴细胞及其亚群的分离和分析	①免疫吸附分离法； ②免疫磁珠法(IMB),一种特异性分离所需淋巴细胞的方法； ③流式细胞术(FCM),可进行细胞分选、细胞周期、细胞凋亡等分析； ④抗原肽-MHC四聚体技术分析CTL

六、免疫细胞的特异性、数量和功能检测

流式细胞术	FACS又称流式细胞术(FCM),可对细胞进行多参数定量测定和综合分析的方法。可进行细胞分选、细胞周期、细胞凋亡等分析
增殖试验	T细胞受特异性抗原或有丝分裂原刺激后发生增殖,可通过以下三种方法检测:形态计数法；^{3}H-TdR或^{125}I-UdR掺入法；MTT比色法
细胞毒试验	①细胞毒实验是检测CTL、NK细胞等细胞杀伤靶细胞活性的一种细胞学技术； ②主要用于肿瘤免疫、移植排斥反应和病毒感染等方面的研究
细胞凋亡检测	凋亡是一种重要的生理和病理过程,已有多种方法检测细胞凋亡：形态学检测法；梯状凝胶电泳法；流式细胞术(FACS,也即FCM)；TUNEL法
芯片技术	将各种蛋白有序地固定在介质载体上作为待检芯片,用标记特定荧光物质的抗体样本与芯片作用,与芯片上匹配的蛋白质抗体将与之结合。芯片技术可实现快速、准确、高通量地检测抗体
细胞因子的生物活性检测	细胞增殖或增殖抑制法；细胞病变抑制法

【例4】ABO血型鉴定试验属于
A. 间接凝集反应　　　　　B. 直接凝集反应　　　　　C. 间接凝集抑制反应
D. 沉淀反应　　　　　　　E. ELISA

【例5】免疫学实验中,若要从单个核细胞中分选T淋巴细胞,最佳的试验方法是
A. 流式细胞术　　　　　　B. ELISA　　　　　　　　C. 免疫电泳
D. 双相琼脂扩散　　　　　E. 葡聚糖-泛影葡胺密度梯度离心法

七、免疫治疗

1. 概念　　免疫治疗是利用免疫学原理,针对疾病的发生机制,人为地干预或调整机体的免疫功能,达到治疗疾病目的所采取的措施。

2. 分类

免疫增强疗法	感染、肿瘤、免疫缺陷病的治疗
免疫抑制疗法	移植排斥、自身免疫病、超敏、炎症治疗
主动免疫治疗	免疫原性的制剂,机体主动产生特异免疫力
被动免疫治疗	提供现成免疫效应物质,直接发挥免疫效应
特异性免疫治疗	调整免疫功能,制剂的作用具有抗原特异性
非特异性免疫治疗	调整免疫功能,制剂的作用无抗原特异性

3. 应用

分子治疗	分子疫苗；抗体；细胞因子
细胞治疗	细胞疫苗；过继免疫细胞治疗；干细胞移植
生物应答调节剂	微生物制剂；胸腺肽
免疫抑制剂	化学合成药物(糖皮质激素、环磷酰胺、硫唑嘌呤)；微生物制剂(环孢素A、西罗莫司等)

八、免疫预防

1. **人工免疫的概念** 人为地使机体获得适应性免疫。
2. **人工免疫的分类**

人工主动免疫	用疫苗接种机体,使之主动产生适应性免疫应答,从而预防或治疗疾病的措施
人工被动免疫	给人体注射含特异性抗体如抗毒素等制剂,使之被动获得适应性免疫应答,以治疗或紧急预防疾病的措施

3. **疫苗的种类及应用**

灭活疫苗	伤寒、百日咳、乙脑等灭活疫苗
减毒活疫苗	卡介苗、麻疹病毒、脊髓灰质炎病毒减毒活疫苗
类毒素疫苗	破伤风类毒素、白喉类毒素
亚单位疫苗	采用病原体能引起保护性免疫应答成分制成的疫苗。如乙肝亚单位疫苗、口蹄疫疫苗和莱姆病疫苗
结合疫苗	将细菌荚膜多糖(TI-Ag)化学连接于白喉类毒素(蛋白质载体),能引起T、B细胞的联合识别,产生IgG,提高免疫效果。如b型流感杆菌疫苗、脑膜炎球菌疫苗和肺炎球菌疫苗等
DNA疫苗	采用重组DNA技术和细菌发酵或细胞培养技术生产的蛋白多肽类疫苗
重组载体疫苗	目前使用最广的载体是痘苗病毒,因其表达的外源基因很多,已用于甲型和异型肝炎、麻疹、单纯疱疹和肿瘤等疫苗的研究

> **参考答案**如下,详细答案参见2019版《国家临床执业及助理医师资格考试精选真题考点精析》。

1. C	2. C	3. E	4. B	5. A		昭昭老师提示:关注官方微信。

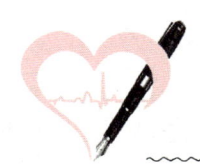

第八篇　医学微生物学(助理医师不要求)

学习导图

章　序	章　名	所占分数 执业医师	所占分数 助理医师
1	微生物的基本概念	1分	0分
2	细菌的形态与结构	1分	0分
3	细菌的生理	0分	0分
4	消毒与灭菌	0分	0分
5	噬菌体	0分	0分
6	细菌的遗传与变异	0分	0分
7	细菌的感染和免疫	0分	0分
8	细菌感染的检查方法与防治原则	0分	0分
9	病原性球菌	2分	0分
10	肠道杆菌	1分	0分
11	弧菌属	0分	0分
12	厌氧性杆菌	0分	0分
13	分枝杆菌	0分	0分
14	动物源性细菌	0分	0分
15	其他细菌	0分	0分
16	放线菌	0分	0分
17	支原体	0分	0分
18	立克次体	0分	0分
19	衣原体	0分	0分
20	螺旋体	0分	0分
21	真菌	0分	0分
22	病毒的基本性状	0分	0分
23	病毒的感染和免疫	0分	0分
24	病毒感染的检查方法和防治原则	0分	0分
25	呼吸道病毒	0分	0分
26	肠道病毒	0分	0分
27	肝炎病毒	1分	0分
28	黄病毒	0分	0分
29	出血热病毒	0分	0分
30	疱疹病毒	0分	0分
31	反转录病毒	0分	0分
32	其他病毒	0分	0分
33	朊粒	0分	0分

复习策略

免疫学属于执业医师的考试范畴,助理医师考试不涉及。本科目涉及一些病原微生物的基本概念、特点及所致疾病。考生需重点掌握导致内科、外科常见疾病的细菌的特点,如肺炎链球菌、金黄色葡萄球菌及大肠埃希菌等。考试所占分数为5~10分。

第1章 微生物的基本概念

> **2019 考试大纲**

微生物的基本概念、定义与分类。

> **考纲解析**

近20年的医师考试中，本章的考点是微生物的分类，执业医师每年考查分数为0~1分，助理医师每年考查分数为0分。

定义与分类

1. 微生物和医学微生物的定义 是存在于自然界的一大群体形微小、结构简单、肉眼直接看不见，必须借助光学显微镜或电子显微镜放大数百倍、数千倍，甚至数万倍才能观察到的微小生物。

2. 三大类微生物及其特点

	非细胞型微生物	原核细胞型微生物	真核细胞型微生物
细胞结构	是最小的一类微生物，大小以nm为测量单位	大小以μm为测量单位	大小不等
细胞器	无典型细胞结构，无细胞器	很不完善，只有核糖体	有各种细胞器
细胞核	无细胞核，核酸仅为传染性蛋白粒子	无核膜，无核仁	胞核高度分化，有细胞核
核酸类型	为DNA或RNA，两者不能同时存在	DNA和RNA同时存在	DNA和RNA同时存在
生存繁殖	无产生能量的酶系统，只能在活细胞内生长繁殖	具有独特的代谢方式可在极端环境下生存	易在体外生长繁殖
举例	病毒、朊粒	细菌、支原体、衣原体、立克次体、螺旋体、放线菌	真菌

【例1】有完整细胞核的微生物是

A. 立克次体　　B. 放线菌　　C. 细菌　　D. 真菌　　E. 衣原体

【例2】不属于原核细胞型微生物的是

A. 细菌　　B. 病毒　　C. 支原体　　D. 立克次体　　E. 衣原体

> **参考答案**如下，详细答案参见2019版《国家临床执业及助理医师资格考试精选真题考点精析》。

1. D	2. B	—	—	昭昭老师提示：关注官方微信。

第2~3章 细菌的形态与结构及细菌的生理

> **2019 考试大纲**

①细菌的形态与结构：细菌的形态，细菌的基本结构，细菌的特殊结构，细菌的形态与结构的检查法；②细菌的生理：细菌生长繁殖的条件，细菌的分解和合成代谢，细菌的人工培养。

> **考纲解析**

近20年的医师考试中，第2~3章的考点是细菌的基本结构，执业医师每年考查分数为0~1分，助理医师每年考查分数为0分。

一、细菌的形态

细菌是属原核生物界的一种单细胞微生物。一般以μm为测量单位，主要有球菌、杆菌和螺形菌等三种形态。

二、细菌的基本结构

1. 细菌的基本结构的构成 细菌的基本结构包括细胞壁、细胞膜、细胞浆和核质。特殊结构为：荚膜、鞭毛、菌毛和芽孢。

	结构特点	功能
细胞壁	包绕细胞膜周围的膜状结构,主要成分是肽聚糖	保持菌体固有形态,维持菌体内外渗透压
细胞膜	为包绕细胞质的结构,由磷脂和多种蛋白质组成,不含胆固醇	物质转运,呼吸和分泌,生物合成,参与细菌分裂
细胞质	为细胞膜包裹的溶胶状物质,含核糖体、质粒、胞质颗粒等结构	核糖体为蛋白质合成场所,质粒为染色体外的遗传物质,胞质颗粒多为贮藏的营养物质
核质	细菌的遗传物质称核质(拟核),无核膜、核仁和有丝分裂器	功能与真核细胞的染色体相似,故也称细菌的染色体

2. 肽聚糖的结构

(1) 不同细菌细胞壁组成及结构不同,主要成分为肽聚糖,为细菌细胞壁特有。

(2) 肽聚糖也称黏肽或胞壁质,是细菌细胞壁的主要成分。聚糖骨架由 N-乙酰葡萄糖胺与 N-乙酰胞壁酸借 β-1,4 糖苷键连接为聚糖骨架,再与四肽侧链及五肽交联桥共同构成。各种细菌细胞壁的聚糖骨架结构均相同。

【例1】细菌细胞壁的特有成分是

A. 肽聚糖　　　B. 外膜　　　C. 脂蛋白　　　D. 脂多糖　　　E. 类脂 A

3. 革兰阳性菌和阴性菌细胞壁的结构和医学意义　　革兰阳性和革兰阴性菌细胞壁结构显著不同,导致这两类细菌在染色性、抗原性、致病性及对药物的敏感性方面有很大差异。

细胞壁	革兰阳性菌	革兰阴性菌
强度	较坚韧	较疏松
厚度	厚,20~80 nm	薄,10~15 nm
肽聚糖层数	多,可达50层	少,1~2层
肽聚糖含量	多,占细胞壁干重50%~80%	少,占细胞壁干重5%~20%
糖类含量	多,约45%	少,15%~20%
脂类含量	少,1%~4%	多,11%~22%
磷壁酸	+	—
外膜	—	+

4. 细菌胞质内与医学有关的重要结构与意义

(1) 核质或称拟核核质,由裸露的双链 DNA 盘绕成松散的网状结构与 RNA 构成,无组蛋白包绕。它相当于细胞核的功能,决定细菌的生物学性状和遗传特征。

(2) 核蛋白体或称核糖体核蛋白体或称核糖体,每个细菌可含有万余个。它由占 70% 的 RNA 及占 30% 的蛋白质构成,是菌体蛋白质合成的场所。

(3) 质粒质粒种类繁多,由闭合环状双链 DNA 构成,可自我复制,是核质以外的遗传物质能携带多种遗传性状并通过结合、转化等方式在菌间传递质粒而获得新的生物学性状。主要的质粒有耐药性 R 质粒,产生性菌毛的 F 质粒等。由于质粒的结构简单,被广泛地用作分子生物学研究的载体。

(4) 胞质颗粒为细菌贮存的营养物质多糖、脂类及多磷酸盐等。异染颗粒为白喉棒状杆菌、鼠疫杆菌和结核分枝杆菌等所特有的胞质颗粒,它由 RNA 和偏磷酸盐构成,美兰染色呈紫色。此着色特点用于鉴别诊断。

三、细菌的特殊结构

1. 荚膜及其与细菌致病性的关系　　有荚膜菌在其细胞壁外有一层较厚、较黏稠的结构,其化学成分在多数菌为多糖,少数菌为多肽,称荚膜。荚膜具有抗原性及抗吞噬作用,使细菌具有侵袭力的结构成分,是病原菌的重要毒力因子,可作为细菌的鉴别指征之一。

2. 鞭毛的定义、分类及其与医学的关系　　许多细菌在菌体上附有细长并呈波状弯曲的丝状物,称为鞭毛,是细菌的运动器官。分类:①单毛菌——霍乱弧菌;②双毛菌——空肠弯曲菌;③丛毛菌——铜绿假单胞菌;④周毛菌——伤寒沙门菌。

3. 菌毛的定义、分类及其与医学的关系　　许多革兰阴性菌和少数革兰阳性菌体表面存在着一种直的、比鞭毛更细、更短的丝状物,称为菌毛。菌毛蛋白具有抗原性。菌毛在普通光学显微镜下看不到,必须用电子显微镜观察。根据功能不同,菌毛可分为普通菌毛(细菌的黏附结构,菌毛与细菌的致病性密切相关)和性菌毛(仅见于少数革兰阴性菌)两类。

4. 芽孢及其与医学的关系

(1) 某些细菌在一定的环境条件下,胞质脱水浓缩,在菌体内部形成一个圆形或卵圆形小体,是细菌的休眠形式,称为芽孢。产生芽孢的细菌都是革兰阳性菌,芽孢杆菌属(炭疽芽孢杆菌)和梭菌属(破伤风梭菌等)是主要形成芽孢的细菌。

(2) 细菌的芽孢对热力、干燥、辐射、化学消毒剂等理化因素均有强大的抵抗力。

(3) 细菌芽孢并不直接引起疾病,仅当发芽称为繁殖体后,才能迅速大量繁殖而致病。

(4) 芽孢最显著的特点是耐热性,杀灭芽孢最可靠的方法是高压蒸汽灭菌。

(5) 进行消毒灭菌时,以芽孢是否被杀死作为判断灭菌效果的指标。

四、细菌形态与结构的检查法

革兰染色的步骤为细菌涂片经结晶紫初染→碘液媒染→95%乙醇脱色→复红或沙黄复染。凡未被95%乙醇脱色,菌体着紫色者为革兰阳性菌。否则被染成红色的细菌为革兰阴性菌。

五、细菌生长繁殖的条件

1. 细菌生长繁殖的基本条件与方式 细菌以简单的二分裂方式进行无性繁殖。细菌分裂数量倍增所需要的时间,称为代时。多数细菌的代时为20~30分钟,而结核分枝杆菌则达18~20小时。对数期细菌繁殖最快、代谢活跃,细菌形态、染色、生物活性都很典型,对外界环境因素的作用十分敏感,因此研究细菌的生物学性状以此期细菌最好。

2. 根据对氧需求进行细菌分类

专性需氧菌	有氧氧化
微需氧菌	介于有氧氧化与无氧酵解之间
兼性厌氧菌	介于有氧氧化与无氧酵解之间
专性厌氧菌	无氧酵解

六、细菌的分解和合成代谢

由细菌产生并与医学有关的主要合成及分解代谢产物:细菌利用分解代谢中的产物和能量不断合成菌体自身成分,如细胞壁、多糖、蛋白质、脂肪酸、核酸等,同时还合成一些有重要意义的代谢产物。

热原质	①或称致热原,是细菌合成的一种注入人体或动物体内能引发热反应的物质; ②产生细菌大多是革兰阴性菌,热原质即其细胞壁的脂多糖; ③蒸馏法除去热原质效果最好
毒素	①外毒素:多数革兰阳性菌和少数革兰阴性菌释放到体外的蛋白质; ②内毒素:革兰阴性菌细胞壁的脂多糖,当菌体死亡崩解后游离出来,外毒素毒性强于内毒素
侵袭酶	能损伤机体组织,促使细菌的侵袭与扩散,是细菌重要的致病物质
色素	有助于鉴别细菌,可分为水溶性和脂溶性两类
抗生素	某些微生物代谢过程中产生的一类能抑制或杀死其他微生物或肿瘤细胞的物质,称为抗生素。抗生素大多由放线菌和真菌产生,细菌产生的少,只有多粘菌素、杆菌肽等
细菌素	可用于细菌分型和流行病学调查
维生素	大肠埃希菌合成的维生素B和维生素K也可被人体吸收利用

【例2】在流行病学调查时,可作为细菌分型依据的代谢产物是

A. 抗生素   B. 细菌素   C. 热原质   D. 毒素   E. 色素

七、细菌的人工培养

1. 培养基的概念 培养基是由人工方法配制而成的,专供微生物生长繁殖使用的混合营养制品。培养基pH一般为7.2~7.6。

2. 细菌在液体和固体培养基中的生长现象

(1) 在液体培养基中的生长现象:液体培养基主要用于细菌的增菌。细菌在液体培养基中生长可呈现为均匀混浊状态;少数链状的细菌则呈沉淀生长;枯草芽孢杆菌、结核分枝杆菌等专性需氧菌呈表面生长,常形

成菌膜。

(2) 在固体培养基中的生长现象：固体培养基用于细菌的分离，试管固体培养基用于菌种的保存。菌落是单个细菌在固体培养基上生长繁殖后形成一堆肉眼可见的细菌集团，是纯种细菌。细菌的菌落分为三型：光滑型菌落（S 型菌落）、粗糙型菌落（R 型菌落）和黏液型菌落（M 型菌落）。

3. 细菌人工培养在医学中的应用 细菌培养对疾病的诊断、预防、治疗和科学研究都具有重要意义。对细菌进行鉴定和研究，根据药敏试验的结果，选择合适的药物进行治疗。生物制品的制备，如菌体疫苗、类毒素、抗血清等都需要培养细菌。

➢ **参考答案**如下，详细答案参见 2019 版《国家临床执业及助理医师资格考试精选真题考点精析》。

| 1. A | 2. B | — | — | — | 昭昭老师提示：关注官方微信。 |

第4章　消毒与灭菌

➢ **2019 考试大纲**
①基本概念；②物理灭菌法；③化学消毒灭菌法。

➢ **考纲解析**
近 20 年的医师考试中，本章的考点是化学消毒灭菌法，执业医师每年考查分数为 0～1 分，助理医师每年考查分数为 0 分。

一、基本概念

消毒	杀死物体上或环境中的病原微生物，不一定能杀死细菌芽胞或非病原微生物的方法
灭菌	杀灭物体上所有微生物的方法，包括杀灭细菌芽胞、病毒和真菌在内的全部病原微生物和非病原微生物
无菌	无菌是不存在活菌的意思，多是灭菌的结果
防腐	防止或抑制皮肤表面细菌生长繁殖的方法。细菌一般不死亡。常用的防腐剂有醇类、碘伏、氯己定等

【例1】杀灭所有微生物的方法是
A. 抑菌　　　B. 消毒　　　C. 灭菌　　　D. 防腐　　　E. 无菌

二、物理灭菌法

1. 热力灭菌法的种类及其应用 高温对细菌有明显的致死作用，因此最常用于消毒和灭菌。热力灭菌法包括干热灭菌与湿热灭菌法。干热灭菌可使菌体蛋白质变性及电解质浓缩。湿热灭菌可使菌体蛋白质变性、核酸降解及损伤细菌的细胞膜。湿热灭菌的优越性有穿透力强，菌体吸收水分易变性凝固及蒸汽有潜在热能。

（1）干热灭菌法　主要有焚烧法、烧灼法和干烤法 3 种。

焚烧法	是一种较彻底的灭菌方法，在焚烧炉内焚烧尸体及废弃物，可杀灭细菌芽胞
烧灼法	为直接用火焰灭菌，例如在微生物学实验室内，利用火焰对接种环、试管口等灭菌
干烤法	为利用烤箱加热至 160～170 ℃，2 小时，适用于耐高温的玻璃、陶瓷或金属器皿的灭菌

（2）湿热灭菌法　包括巴氏消毒法、煮沸法和加压蒸汽灭菌法等。

巴氏消毒法	加热 61.1～62.8 ℃，30 分钟或 71.7 ℃，15～30 秒，不使蛋白质变性，但可杀灭常见致病菌，常用于牛奶和酒类的消毒
煮沸法	在 1 个大气压下，将水煮沸（100 ℃）5 分钟，可杀灭细菌繁殖体，如加入 2% 碳酸氢钠，可提高沸点至 105 ℃ 并可防锈，常用于餐具及一些医疗器皿的消毒
加压蒸汽灭菌法	应用高压蒸汽灭菌器，加压至 1.05 kg/cm^2 即温度达 121.3 ℃，15～20 分钟，可杀灭包括细菌芽胞在内的所有微生物，常用于培养基、生理盐水、敷料及耐湿物品的灭菌

【例2】普通培养基最适宜的灭菌方法是
A. 巴氏消毒法　　　　　　B. 煮沸法　　　　　　C. 高压蒸气灭菌法
D. 流通蒸气灭菌法　　　　E. 间歇灭菌法

2. 射线灭菌法的原理和应用

（1）原理　紫外线杀菌的原理为使细菌 DNA 链上相邻的嘧啶碱基形成嘧啶二聚体，从而干扰 DNA 正常碱基配对，导致细菌死亡或突变。

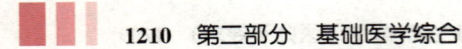

（2）应用　紫外线杀菌的最佳波长为 265～266 nm,其特点是穿透力差,故一般用于手术室、传染病房、无菌实验室的空气消毒,或用于不耐热物品的表面消毒。

三、化学消毒灭菌法

高效消毒剂	可杀灭包括细菌芽孢在内的所有微生物。适用于不能耐受热力灭菌,但要进入人体内部的物品,如内镜、外科器材的消毒	含氯消毒剂	①次氯酸钠、二氯异氰酸尿酸钠和漂白粉; ②对金属制品有腐蚀作用
		过氧化物消毒剂	①过氧化氢和过氧乙酸; ②可用于物品表面和皮肤消毒,二氧化氯是当前新型的安全无毒、光谱高效的空气消毒净化剂
		醛类消毒剂	①戊二醛和甲醛,具有光谱、高效、快速的杀菌作用; ②甲醛对人体有潜在毒性,主要用于 HEPA 滤器的消毒
		环氧乙烷	有穿透力,杀菌光谱高效,杀灭芽孢能力强,对多数物品无损害作用
中效消毒剂	不能杀灭细菌芽孢,但能杀灭细菌繁殖体（包括结核分枝杆菌）、真菌和大多数病毒	含碘消毒剂	①碘酊和碘伏; ②多用于皮肤黏膜、体温计以及物品表面的消毒
		醇类消毒剂	①乙醇或异丙醇最为常用; ②多用于医疗护理器材、皮肤的消毒和浸泡体温计
低效消毒剂	可杀灭多数细菌繁殖体,但不能杀灭细菌芽孢、结核分枝杆菌及某些抵抗力较强的真菌和病毒	季铵盐类消毒剂	使用最普遍的是苯扎溴铵（商品名新洁尔灭）,可用于皮肤、黏膜、物品表面、地面消毒
		氯己定	①商品名洗必泰; ②可用于皮肤、黏膜、物品表面、地面消毒
		高锰酸钾	具有氧化杀毒作用,多用于皮肤、黏膜冲洗、浸泡消毒及食（饮）具、蔬菜、水果的消毒

▌参考答案如下,详细答案参见 2019 版《国家临床执业及助理医师资格考试精选真题考点精析》。

| 1. C | 2. C | — | — | — | 昭昭老师提示:关注官方微信。 |

第5～6章　噬菌体及细菌的遗传与变异

▶ **2019 考试大纲**

①噬菌体的生物学性状;②毒性噬菌体和温和噬菌体;③细菌遗传与变异的物质基础;④细菌遗传与变异的机制。

▶ **考纲解析**

近 20 年的医师考试中,第 5～6 章的考点是噬菌体的生物学性状,执业医师每年考查分数为 0～1 分,助理医师每年考查分数为 0 分。

一、噬菌体的生物学性状

1. 噬菌体　是感染细菌、真菌、放线菌或螺旋体等微生物的病毒。噬菌体具有病毒的基本特性,即个体微小,可通过细菌滤器;无细胞结构,主要由蛋白质构成的衣壳和包含于其中的核酸组成;只能在活的细胞内以复制方式进行繁殖,是一种专性胞内寄生的微生物。

2. 宿主　噬菌体有严格的宿主特异性,只寄居于易感宿主菌内,故可用于细菌的鉴定和分型,以追查感染源。

3. 特点　结构简单,基因数目少,其宿主细胞（细菌）易于培养,是基因工程和分子生物学研究的重要工具。

二、毒性噬菌体和温和噬菌体

1. 毒性噬菌体的概念 根据噬菌体与宿主菌的相互关系,可将噬菌体分为毒性噬菌体和温和噬菌体两种类型。毒性噬菌体在宿主菌细胞内复制增殖,产生许多子代噬菌体,并最终裂解细菌。毒性噬菌体在宿主菌内移复制方式进行增殖,增殖过程包括吸附、穿入、生物合成、成熟与释放等四个阶段。

2. 温和噬菌体的概念及其与细菌遗传物质转移的关系 噬菌体基因组整合于宿主染色体中,不产生子代噬菌体,也不引起细菌裂解,但噬菌体DNA随细菌基因组的复制而复制,并随细菌的分裂而分配至子代细菌的基因组中,称为温和噬菌体或溶原性噬菌体。发生整合的噬菌体基因可随细菌基因的复制而将噬菌体基因传给子代细菌,该过程称之为噬菌体的溶原性周期。在一定条件下,细菌的溶原状态可自发停止,噬菌体进入溶菌周期,产生许多子代噬菌体,导致细菌裂解。因此,温和噬菌体可有溶原性周期和溶菌性周期。

三、细菌遗传与变异的物质基础

1. 遗传和变异 是细菌的基本属性之一。细菌遗传物质包括细菌核质DNA和质粒。

2. 质粒 是细菌染色体外遗传物质,存在于细胞质中的环状闭合或线性dsDNA,具有自我复制的能力,一个质粒即为一个复制子。

四、细菌遗传与变异的机制

1. 转化、接合、转导、溶原性转换的概念

转化	①指受体菌直接摄取供体菌游离DNA片段,而获得新的遗传性状; ②如活的无毒力的肺炎球菌可摄取死的有毒力的肺炎球菌DNA片段,从而转化为有毒株
接合	①指细菌通过性菌毛相互连接沟通,将遗传物质从供体菌转给受体菌的方式; ②质粒是最常被传递的遗传物质。能通过接合方式转移的质粒称为接合性质粒,主要包括F质粒、R质粒等
转导	①是由噬菌体介导,将供体菌的DNA片段转入受体菌,使受体菌获得供体菌的部分遗传性状; ②转导可分为普遍性转导和局限性转导
溶原性转换	①某些前噬菌体可导致细菌基因型和形状发生改变,称为溶原性转换; ②例如白喉棒状杆菌产生白喉毒素的机制

2. 耐药质粒及其与耐药性的关系 通过接合方式进行基因传递的称接合性耐药质粒又称R质粒,R质粒即是细菌产生耐药性的主要原因。

【例1】与细菌耐药性有关的结构是
A. 性菌毛　　B. 细菌染色体　　C. 质粒　　D. 鞭毛　　E. 异染颗粒

▶ 参考答案如下,详细答案参见2019版《国家临床执业及助理医师资格考试精选真题考点精析》。

| 1. C | — | — | — | — | 昭昭老师提示:关注官方微信。 |

第7~8章　细菌的感染和免疫、细菌感染的检查方法与防治原则

▶ **2019考试大纲**

①正常菌群与机会致病菌;②医院感染;③细菌的致病性;④宿主的固有免疫;⑤感染的发生与发展;⑥细菌感染的检查方法与防治原则:细菌学诊断,血清学诊断,细菌感染的防治原则。

▶ **考纲解析**

近20年的医师考试中,第7~8章的考点是正常菌群与机会致病菌,执业医师每年考查分数为0~1分,助理医师每年考查分数为0分。

一、正常菌群与机会致病菌

1. 正常菌群、机会性致病菌、菌群失调、菌群失调症的概念

正常菌群	指正常寄居于宿主体内,对宿主无害而有利的微生物群的总称
机会性致病菌	当正常菌群与宿主间的平衡失调时,一些正常菌群会成为机会致病菌而引起宿主发病,故机会致病菌也称条件致病菌

菌群失调	①在应用抗生素治疗感染性疾病的过程中,导致宿主某部位寄居细菌的种群发生改变或各种群的数量比例发生大幅度变化从而导致的疾病称为菌群失调; ②菌群失调可表现为二重感染或重叠感染
菌群失调症	①由于菌群失调引起的疾病,称为菌群失调症; ②主要诱因为抗生素的滥用,原因为正常菌群的组成和数量明显改变

2. 机会性致病菌的致病条件

（1）正常菌群的寄居部位改变　如大肠埃希菌在肠道通常是不致病的,但如果进入泌尿道即可引发尿道炎、肾盂肾炎。

（2）宿主免疫功能低下　大剂量皮质激素、抗肿瘤药物及 AIDS 患者晚期,可造成患者免疫功能降低。

（3）菌群失调　菌群失调可表现为二重感染或重叠感染。

【例1】引起菌群失调症的原因是
A. 正常菌群的遗传特性明显改变　　B. 正常菌群的耐药性明显改变
C. 正常菌群的增殖方式明显改变　　D. 正常菌群的组成和数量明显改变
E. 大量使用生态制剂

【例2】引起肠道菌群失调的最主要病因是
A. 正常菌群异位　　　　　　B. 宿主免疫力低下　　　　　　C. 黏膜表面损伤
D. 滥用抗生素　　　　　　　E. 长期大剂量应用糖皮质激素

二、医院感染

1. 医院感染的来源　医院感染是指医务人员在医院环境内发生的感染。可分为内源性和外源性医院感染两大类。

（1）内源性医院感染　亦称自身感染,是指患者在医院内由于某种原因,自身体内寄居的微生物大量繁殖而导致的感染。

（2）外源性医院感染　外源性医院感染是指患者遭受医院内非自身存在的微生物侵袭而发生的感染。根据感染的来源和方式又可分为交叉感染和环境感染。

交叉感染	由患者之间及患者与医护人员之间通过咳嗽、交谈,特别是经手等方式密切接触而发生的直接感染,或通过生活用品等物质而发生的间接感染
环境感染	因使用消毒不严或污染的医护用品、诊疗设备,以及通过外环境如微生物气溶胶而获得的感染

2. 医院感染的控制　消毒灭菌、隔离预防、合理使用抗菌药物。

三、细菌的致病性

1. 细菌的毒力　细菌对宿主感染致病的能力称为致病性。毒力用于表示细菌致病性强弱的程度。一般常用半数致死量(LD 50)或半数感染量(ID 50)表示。细菌侵入机体能否致病取决于三个因素:细菌的毒力、细菌侵入的数量及侵入的部位。

2. 细菌内、外毒素的主要区别

区别要点	外毒素	内毒素
来源	革兰阳性菌与部分革兰阴性菌	革兰阴性菌
编码基因	质粒或前噬菌体或染色体基因	染色体基因
存在部位	从活菌分泌出,少数菌崩解后释出	细胞壁组分,菌裂解后释出
化学成分	蛋白质	脂多糖
稳定性	60～80 ℃,30 min 被破坏	160 ℃,2～4 h 才被破坏
毒性作用	强,对组织器官有选择性毒害效应,引起特殊临床表现	较弱,各菌的毒性效应大致相同,引起发热、白细胞增多、微循环障碍、休克、DIC 等全身反应
抗原性	①强,刺激机体产生抗毒素 ②甲醛液处理脱毒形成类毒素	①弱,刺激机体产生的中和抗体作用弱 ②甲醛液处理不形成类毒素

【例3】下列关于内毒素性质的叙述,不正确的是
A. 来源于革兰阴性菌　　　B. 用甲醛脱毒可制成类毒素　　　C. 其化学成分是脂多糖

D. 性质稳定,耐热　　　　　　　　E. 菌体死亡裂解后释放

【例4】内毒素的主要成分是
A. 肽聚糖　　　B. 蛋白质　　　C. 脂蛋白　　　D. 脂多糖　　　E. 核酸

四、宿主的固有免疫

1. 固有免疫的组成

固有免疫(天然免疫)	屏障结构	皮肤与黏膜	①阻挡和排除作用; ②分泌多种杀菌物质; ③正常菌群的拮抗作用
		血-脑屏障	①阻挡病原体及其毒性产物进入脑组织或脑脊液; ②婴幼儿易发生中枢神经系统感染
		胎盘屏障	防止母体内的病原微生物进入胎儿体内,保护胎儿免受感染
	吞噬细胞:中性粒细胞,单核吞噬细胞系统	吞噬细胞对病原菌的识别	通过模式识别来实现对病原菌的识别
		吞噬和杀菌过程	①趋化;　②识别与黏附; ③吞入;　④杀灭与消化
		吞噬作用的后果	①完全吞噬;　②不完全吞噬; ③组织损伤;　④抗原提呈
	体液因素	补体	补体活化产物 C3a、C5a 具有趋化作用;C3b、C4b 具有调理作用
		溶菌酶	①作用于革兰阳性菌的胞壁肽聚糖,使之裂解而溶菌; ②革兰阴性对溶菌酶不敏感
		抗微生物肽	杀菌机制是破坏细菌细胞膜的完整性,使菌细胞溶解死亡,构成了天然免疫的重要方面

2. 吞噬细胞吞噬作用的后果　完全吞噬;不完全吞噬;组织损伤;抗原提呈。

3. 胞外菌感染、胞内菌感染及外毒素致病的免疫特点　绝大部分细菌寄居在细胞外,属于胞外菌感染。胞内菌主要被单核巨噬细胞吞噬,抗胞内菌感染的细胞免疫主要是通过 Th1 细胞和 CTL 细胞来完成。

五、感染的发生与发展

1. 细菌感染的来源

细菌感染的来源	外源性感染	患者是传染源的主要来源、带菌者、病畜及带菌动物
	内源性感染	老年人、癌症晚期患者、艾滋病患者、器官移植使用免疫抑制剂者

2. 菌血症、败血症、脓毒血症的概念

菌血症	①致病菌由局部侵入血流,但未在血流中生长繁殖,只是短暂的一过性通过血液循环到达体内适宜部位后再进行繁殖而致病; ②如伤寒早期有菌血症期
败血症	①致病菌侵入血流后,在其中大量繁殖并产生毒性产物,引起全身性中毒症状,例如高热、皮肤黏膜瘀斑、肝脾大等; ②例如:鼠疫耶尔森菌、炭疽芽孢杆菌等可引起败血症
脓毒血症	①指化脓性病菌侵入血流后,在其中大量繁殖,并通过血流扩散至其他器官或组织,产生新的化脓性病灶; ②例如金黄色葡萄球菌的脓毒血症,常导致多发性肝脓肿

六、细菌学诊断

1. 标本的采集原则　早期采集。无菌采集。采集适当标本。采集双份血清。尽快送检。标本做好标记,详细填写标本种类、检验目的和临床诊断。

2. 检验程序　依次是标本的采集、直接镜检、分离培养(同时可以做药敏试验或动物试验)、生化反应和血

清学鉴定。

七、血清学诊断

直接凝集实验	诊断伤寒、副伤寒的肥达试验，检测立克次体的外斐试验，诊断钩端螺旋体病的显微镜凝集实验
补体结合实验	检测 Q 热柯克斯体等抗体
中和试验	诊断链球菌性风湿热的抗 O 实验等
酶联免疫吸附实验（ELISA）	ELISA 具有技术简便、特异性强、敏感性高、重复性好、易于自动化等特点，已广泛应用于细菌、病毒等多种病原体的微生物学诊断和流行病学调查

八、细菌感染的防治原则

1. 细菌类疫苗

减毒活菌(疫)苗	如卡介苗、布氏杆菌减毒活菌苗等
死菌(疫)苗	如伤寒、百日咳及霍乱死疫苗等

2. 人工被动免疫制剂

抗毒素	如破伤风、白喉、肉毒、炭疽等抗毒素
胎盘球蛋白和丙种球蛋白	用于某些病毒性疾病（如麻疹、甲型肝炎）的紧急预防接种
细胞免疫制剂	如细胞因子等

> **参考答案**如下，详细答案参见 2019 版《国家临床执业及助理医师资格考试精选真题考点精析》。

| 1. C | 2. A | 3. B | 4. D | — | 昭昭老师提示：关注官方微信。 |

第 9～10 章　病原性球菌、肠道杆菌

> **2019 考试大纲**

①病原性球菌：葡萄球菌属，链球菌属，肺炎链球菌，脑膜炎奈瑟氏菌，淋病奈瑟氏菌；②肠道杆菌：肠道杆菌的共同特征，埃希氏菌属，志贺氏菌属，沙门氏菌属。

> **考纲解析**

近 20 年的医师考试中，第 9～10 章的考点是<u>葡萄球菌属和大肠杆菌</u>，执业医师每年考查分数为 0～1 分，助理医师每年考查分数为 0 分。

一、葡萄球菌属

1. 生物学性状和分类

（1）性状　为革兰染色阳性球菌，成葡萄状排列，无鞭毛，无芽孢，不形成荚膜。

（2）分类　根据色素及生化反应等不同，葡萄球菌可分为金黄色葡萄球菌（金黄色葡萄球菌）、表皮葡萄球菌和腐生葡萄球菌 3 种。金黄色葡萄球菌为血浆凝固酶阳性菌，表皮、腐生葡萄球菌为血浆凝固酶阴性菌，其中金黄色葡萄球菌多为致病菌。

2. 致病物质的种类和所致疾病

（1）致病物质的种类

血浆凝固酶	血浆凝固酶以能否产生此酶作为鉴定菌株致病性的指标
葡萄球菌溶血素	葡萄球菌溶血素能破坏多种细胞，故又称为溶细胞毒素
杀白细胞素	杀白细胞素可损伤中性粒细胞和巨噬细胞
肠毒素	直接或间接刺激呕吐中枢，引起以呕吐为主的食物中毒
表皮溶解毒素	裂解表皮组织的棘状颗粒层，使表皮与真皮脱离
毒性休克综合征毒素	可抑制内毒素脱毒，使毛细血管通透性增加，引起低血压性休克
葡球菌表面蛋白 A（SPA）	可与 IgG 抗体的 Fc 段非特异性结合，竞争性抑制吞噬细胞对细菌的吞噬作用

（2）所致疾病

侵袭性疾病（化脓性感染）	化脓性炎症，伤口化脓性感染、中耳炎、肺炎、脓胸、脑膜炎、心内膜炎、疖、痈等
毒素性疾病	食物中毒（1~6小时潜伏期，可出现恶心、呕吐、腹泻等急性胃肠炎症状）、烫伤样皮肤综合征（多见于婴幼儿和免疫力低下的成人）、中毒性休克综合征

3. 致病性葡萄球菌的鉴别要点 镜检符合葡萄球菌的形态学特征，菌落色素为金黄色，并有透明溶血环，能分解甘露醇产酸，血浆凝固酶阳性，耐热核酸酶检测阳性。

二、链球菌属

1. 生物学性状和分类 革兰染色阳性，呈链状排列，无芽孢，无鞭毛，培养早期可有透明质酸形成的荚膜。根据溶血现象不同，将此属细菌分为甲型溶血性链球菌、乙型溶血性链球菌、丙型溶血性链球菌。

细菌	特性
甲型溶血性链球菌	菌落周围有1~2 mm宽的草绿色溶血环，称甲型溶血或α溶血
乙型溶血性链球菌	菌落周围有2~4 mm宽、无色透明溶血环，称乙型溶血β溶血
丙型溶血性链球菌	不产生溶血素，菌落周围无溶血环

2. 致病物质的种类和所致疾病

（1）致病物质的种类

脂磷壁酸	使细菌易于吸附易感细胞
M蛋白	具有抗吞噬作用
侵袭性酶	包括透明质酸酶、链激酶（SK）、DNA酶等，可促进细菌在组织间扩散
链球菌溶血素	包括对氧敏感的链球菌溶血素O和对氧稳定的链球菌溶血素S
致热外毒素	又称红疹毒素，是人类猩红热的主要毒性物质

（2）所致疾病

化脓性感染	淋巴管炎、扁桃体化脓、中耳炎、痈、脓疱疮等
中毒性疾病	猩红热、链球菌毒素休克综合征
超敏反应性疾病	风湿热和急性肾小球肾炎等

3. 链球菌溶血素和临床检测的关系 链球菌溶血素O（SLO）抗原性强，可刺激机体产生抗体。风湿热尤其是活动期病例血清SLO抗体升高更显著，≥1:400。临床上常应用测定SLO抗体含量作为风湿热活动性的辅助诊断。

三、肺炎链球菌

1. 形态和染色 革兰染色阳性，矛头状成双排列，无鞭毛，无芽孢，有些毒株形成荚膜，在血琼脂平皿上形成α-溶血环。

2. 主要致病物质与所致疾病

主要致病物质	荚膜（具有抗吞噬作用，主要毒力因子）；肺炎球菌溶血素O；脂磷壁酸；神经氨酸酶
所致疾病	主要为大叶性肺炎，其次为支气管炎

四、脑膜炎奈瑟球菌

1. 生物学性状 革兰染色阴性，肾形或豆形成双排列，无鞭毛，无芽孢，大多有荚膜和菌毛。营养要求较高，常用巧克力培养基培养。

2. 主要致病物质和所致疾病

致病物质	荚膜（具有抗吞噬作用）、菌毛（吸附易感细胞）、LOS（脑膜炎奈瑟菌的主要致病物质）、IgA1蛋白酶（帮助细菌黏附于细胞黏膜）
所致疾病	流行性脑脊髓膜炎，简称流脑，人类是其唯一易感宿主

3. 标本采集和分离鉴定 采集患者的脑脊液、血液或刺破出血斑取出的渗出物，直接涂片染色后镜检，如发现中性粒细胞内、外有革兰阴性双球菌，可做出初步诊断。脑膜炎奈瑟菌对低温和干燥极为敏感，标本采取

后应注意保暖、保湿并立即送检。

五、淋病奈瑟球菌

1. 形态、染色、致病物质及所致疾病
（1）特点　革兰染色呈阴性,咖啡豆状成双排列,无鞭毛,无芽孢,大多有荚膜和菌毛。
（2）致病物质　①菌毛;②外膜蛋白;③脂寡糖;④IgA1蛋白酶。人类是淋病奈瑟菌唯一宿主。淋球菌可经性接触传播,引起泌尿生殖系统感染。

2. 防治原则　取缔娼妓,加强性病知识宣传教育,提高人民道德素质是防治包括淋病在内的性传播疾病的根本措施。对患者治疗首选青霉素,对新生儿用氯霉素链霉素合剂滴入双眼,预防新生儿淋球菌性结膜炎。

【例1】下列属于淋病奈瑟菌特征的是
A. 离开人体可存活4小时　　　　B. 为革兰染色阴性双球菌
C. 对移行上皮无亲和力　　　　　D. 一般消毒剂不易将其杀灭
E. 对复层鳞状上皮有亲和力

【例2】对淋病奈瑟菌（淋球菌）的叙述,唯一正确的是
A. 主要经呼吸道传播　　　B. 为革兰阳性球菌　　　C. 人是淋菌的唯一宿主
D. 淋菌可产生自溶酶　　　E. 大多无荚膜和菌毛

六、肠道杆菌的共同特征

1. 形态、染色和结构　呈中等大小的杆状,革兰染色阴性,多数有菌毛、鞭毛,少数有荚膜,不形成芽孢。有三种抗原:菌体O抗原:存在于细胞壁的脂多糖的最外层,具有属特异性;鞭毛H抗原:为细菌的鞭毛蛋白,失去鞭毛的细菌,O抗原暴露(此为H-O变异);荚膜抗原,具有型特异性。

2. 生化反应的特点　在肠杆菌科中,乳糖发酵试验可初步鉴别志贺菌、沙门菌等致病菌和其他大部分非致病肠道杆菌,前两者不发酵乳糖。

七、埃希菌属

1. 致病性大肠埃希菌的种类

菌　株	作用部位	疾病与症状	致病机制	备　注
ETEC,肠产毒性大肠埃希菌	小肠	旅行者腹泻;婴幼儿腹泻;水样便,恶心,呕吐,腹痛,低热	质粒介导LT和ST肠毒素,大量分泌液体和电解质;黏附素	污染的水和食品是ETEC最重要的传播媒介
EIEC,肠侵袭性大肠埃希菌	大肠	水样便,继以少量血便,腹痛,发热	质粒介导侵袭和破坏结肠黏膜上皮细胞	—
EPEC,肠致病性大肠埃希菌	小肠	婴儿腹泻;水样便,恶心,呕吐,发热	质粒介导A/E组织病理变化,伴上皮细胞绒毛结构破坏,导致吸收受损和腹泻	是最早发现的引起腹泻的大肠埃希菌,是婴幼儿腹泻的主要病原菌,严重可致死
EHEC,肠出血性大肠埃希菌	大肠	水样便,继以大量出血,剧烈腹痛,低热或无,可并发HUS（溶血性尿毒综合征）、血小板减少性紫癜	溶原性噬菌体编码Stx-I或II,中断蛋白质合成;A/E损伤,伴小肠绒毛结构破坏,吸收受损	为出血性结肠炎和溶血性尿毒综合征的病原体,1982年首先在美国发现,血清型主要为O157:H7。EHEC常由污染的肉类和未消毒的牛奶引起
EAEC,肠聚集性大肠埃希菌	小肠	婴儿腹泻;持续性水样便,呕吐,脱水,低热	质粒介导积聚性黏附上皮细胞,伴绒毛变短,单核细胞浸润和出血,液体吸收下降	—

2. 大肠埃希菌在卫生细菌学检查中的应用　大肠菌群是指温度37℃下,24小时内发酵乳糖产酸产气的肠道杆菌,包括埃希菌属、枸橼酸杆菌属、克雷伯菌属及肠杆菌属等。大肠菌群数及细菌总数,已列为水、食物和药品的卫生检测指标。我国《生活饮用水卫生标准》(GB5749-2006)规定,每100 mL饮用水中,不得检出大肠菌群。

【例3】引起急性出血性结肠炎的病原体是
A. 志贺菌　　　　　　　　　　B. 伤寒沙门菌　　　　　C. 新型肠道病毒70型
D. 大肠埃希菌$O_{157}:H_7$型　　E. 轮状病毒A组

【例4】大肠埃希菌O157:H7引起的腹泻特点是

A. 脓性便　　　　B. 血样便　　　　C. 米泔水样便　　　D. 蛋花样便　　　　E. 黏液便

八、志贺菌属

1. 种类、致病物质及所致疾病

菌种	群	甘露醇	鸟氨酸脱羧酶	所致疾病
痢疾志贺菌	A	—	—	病情较重，易引起小儿急性中毒性菌痢和溶血性尿毒综合征以及痢疾的流行
福氏志贺菌	B	+	—	感染易转变为慢性，病程迁延
鲍氏志贺菌	C	+	—	
宋内志贺菌	D	+	+	多引起轻型感染

2. 分型　我国常见的流行型别主要为福氏志贺菌和宋内志贺菌。志贺菌感染几乎只局限于肠道，一般不入侵血液。

3. 标本采集、分离培养与鉴定　标本可采集患者粪便和（或）肛拭子。采样后立即接种于 GN 增菌液中，增菌后转种于 SS 选择性培养基，37℃，培养 18～24 小时后，挑取无色半透明菌落，接种于鉴别培养基，符合典型反应者，再行生化试验和血清学鉴定，以确定菌群和菌型。

九、沙门菌属

1. 主要致病菌种类、致病物质、所致疾病　伤寒沙门菌、甲型副伤寒沙门菌、肖氏沙门菌和希氏沙门菌是人的病原菌，对人类有直接的致病作用，引起肠热症。

（1）肠热症包括伤寒沙门菌引起的伤寒，以及甲型副伤寒沙门菌、肖氏沙门菌（原称乙型副伤寒沙门菌）、希氏沙门菌引起的副伤寒。沙门菌是胞内寄生菌。

（2）胃肠炎（食物中毒）是 最常见 的沙门菌感染，约占 70%。常见的食物主要为畜、禽肉类食品，其次为蛋类、奶和奶制品。细菌对肠黏膜的侵袭以及细菌释放的内毒素可能是主要的致病机制。该病潜伏期 6～24 小时，主要临床症状为发热、恶寒、呕吐、腹痛、水样腹泻、偶有黏液或脓性腹泻。

（3）无症状带菌者也可能是感染后唯一的临床表现。

2. 肠热症的标本采集及分离鉴定　根据病程选择采集标本，初感染时的病毒血症期，粪检阳性率低，因此发病 1 周内应取外周血，第 2 周期取粪便，第 3 周起还可取尿液，第 1～3 周均可取骨髓液。标本应先增菌，然后接种于 SS 等选择培养基，37℃，24 小时后，挑取无色半透明的菌落，接种至双糖或三糖铁培养基鉴别，再作生化反应和血清学凝集试验进一步确定。

3. 肥达试验和结果判断　肥达试验 的实质为直接凝集试验。用伤寒菌体 O 抗原、鞭毛 H 抗原和甲、乙副伤寒 H 抗原，与患者系列稀释血清进行定量凝集试验。正常人因隐性感染和接种伤寒三联疫苗，血清中可存在一定的抗体，O 凝集价≤1:80，H 凝集价≤1:160。若 O 和 H 效价均增高且超过上述水平，或患者恢复期抗体效价增高 4 倍以上，则具有诊断意义。若 O 和 H 效价的增高不平行，O 效价增高而 H 效价不高，可能为早期感染或者其他沙门菌的交叉感染；H 效价增高而 O 效价不高，可能是预防接种或者非特异性回忆反应。

▶ 参考答案如下，详细答案参见 2019 版《国家临床执业及助理医师资格考试精选真题考点解析》。

| 1. B | 2. C | 3. D | 4. B | — | 昭昭老师提示：关注官方微信。 |

第 11～13 章　弧菌属、厌氧性杆菌、分枝杆菌

▶ **2019 考试大纲**

①弧菌属：霍乱弧菌、副溶血性弧菌；②厌氧性细菌：厌氧芽孢梭菌、无芽孢厌氧菌；③棒状杆菌属：白喉棒状杆菌；④分枝杆菌属：结核分枝杆菌、麻风分枝杆菌。

▶ **考纲解析**

近 20 年的医师考试中，第 11～13 章的考点是 厌氧芽孢梭菌和结核分枝杆菌，执业医师每年考查分数为 0～1 分，助理医师每年考查分数为 0 分。

一、霍乱弧菌

1. 生物学性状　该菌的典型形态为弧形或逗点状，革兰染色阴性，有菌毛和单鞭毛，运动非常活泼，但无荚膜，亦不形成芽孢。取患者米泔水样粪便或培养物做悬滴观察，细菌呈穿梭样或流星状运动。粪便直接涂

片染色镜检,可见其相互排列如"鱼群"状。

2. 致病物质及所致疾病 霍乱弧菌的致病物质有菌毛、鞭毛和霍乱肠毒素。菌毛和鞭毛与其穿过肠黏液层、黏附并定居于肠上皮细胞有关。霍乱肠毒素作用于腺苷酸化酶,使细胞内 cAMP 浓度增高,肠黏膜细胞分泌增多,致水样便。其所致疾病霍乱以剧烈腹泻呕吐、严重脱水、电解质紊乱为临床特征,严重者可因肾衰竭、休克而死亡。霍乱属于甲类烈性传染病。

【例1】关于霍乱弧菌的生物学性状,错误的描述是
A. 革兰染色为阴性
B. 有菌毛和单鞭毛
C. 悬滴观察呈"穿梭"样运动
D. El-Tor 生物型可形成芽孢
E. 增菌培养基通常为碱性蛋白胨水

二、副溶血性弧菌

该菌主要存在于近海的海水、海底沉积物和鱼类、贝壳等海产品中,在含 35 g/L NaCl 的培养基中生长良好,故又称为嗜盐性细菌,主要引起食物中毒,常因食用带菌的鱼、蟹等海产品所致。

【例2】导致食物中毒的非溶血性弧菌最容易污染的食品是
A. 剩米饭
B. 罐头
C. 海产品和盐渍食品
D. 家庭自制豆制品
E. 禽肉类及其制品

【例3】耐盐细菌是
A. 痢疾志贺菌
B. 破伤风梭菌
C. 副溶血弧菌
D. 白喉棒状杆菌
E. 结核分枝杆菌

三、厌氧芽孢梭菌

1. 特性

(1) 生物学性状 革兰阳性细长杆菌,专性厌氧,有鞭毛,无荚膜。破伤风梭菌芽孢与菌体形成鼓槌状。血琼脂平板上形成羽毛样菌落,菌落周边有轻度 β-溶血。细菌繁殖体抵抗力与一般细菌相似,芽孢的抵抗力强。在干燥的土壤和尘埃中可存活数年。

(2) 致病物质 产生两种外毒素,即破伤风溶血素(对氧敏感)和破伤风痉挛毒素(引起破伤风的主要致病物质)。

(3) 所致疾病 典型的症状是咀嚼肌痉挛所造成的苦笑貌、牙关紧闭及持续性背部痉挛(角弓反张)。

(4) 防治原则 非特异性预防措施正确处理伤口清创并对伤口用过氧化氢(H_2O_2)冲洗创面以消除厌氧环境。局部或全身应用抗生素如大剂量使用青霉素,防止伤口局部细菌的生长繁殖。特异性预防措施百白破三联疫苗;伤口严重未经过基础免疫者,可立即注射伤风抗毒素(TAT)。

2. 产气荚膜梭菌的生物学性状、致病物质、所致疾病、微生物学检查和防治原则

(1) 生物学性状 革兰阳性粗大杆菌,专性厌氧,有荚膜无鞭毛。芽孢在菌体次极端,椭圆形,但很少形成。产气荚膜梭菌在血平皿上形成双溶血环,在牛乳培养基中形成"汹涌发酵"。若在培养基中加入 α-毒素的抗血清,则不出现浑浊,此现象称为 Nagler 反应,为本菌的特点。

(2) 致病物质及所致疾病 能产生多种外毒素,如肠毒素等。致病条件与破伤风相似,引起气性坏疽(触摸有捻发感)、食物中毒、厌氧性蜂窝织炎。

(3) 微生物学检查和防治原则 主要针对气性坏疽。因气性坏疽一旦发生,病情凶险,需尽快做出诊断。直接图片镜检,是极具价值的快速诊断法。及时处理伤口,清创、扩创、局部使用 H_2O_2 冲洗,对所有的器械和敷料严格消毒灭菌。必要时截肢以防止病变扩散。可使用高压氧舱治疗。

3. 肉毒梭菌形态、致病物质和所致疾病

(1) 形态 革兰阳性短粗杆菌,有鞭毛,无荚膜。肉毒梭菌芽孢位于菌体次极端,与菌体形成汤匙状或网球拍状。

(2) 致病物质 肉毒梭菌产生剧烈的神经外毒素—肉毒毒素。肉毒毒素是已知最剧烈的毒物,毒性比氰化钾强 1 万倍。

(3) 所致疾病 食物中毒(单纯性毒素中毒,而非细菌感染);婴儿肉毒病;创伤感染中毒。

(4) 艰难梭菌的致病性 艰难梭菌是人类肠道中正常菌群之一,当患者长期使用或不规范使用某些抗生素以后,可引起肠道内的菌群失调,耐药的艰难梭菌能导致抗生素相关性腹泻和假膜性结肠炎等疾病。

四、无芽孢厌氧菌

无芽孢厌氧菌	致病条件	①寄居部位改变; ②宿主免疫力下降; ③菌群失调; ④局部厌氧微环境的形成
	感染特征	①内源性感染,为其主要感染形式; ②无特定病型,大多为化脓性感染; ③分泌物或脓液黏稠,有恶臭; ④使用氨基糖苷类抗生素长期无效; ⑤分泌物直接涂片可见细菌,但普通培养法无细菌生长
	所致疾病种类	①败血症; ②中枢神经系统感染,最常见的为脑脓肿; ③口腔感染,大多起源于牙齿感染; ④呼吸道感染,可感染上下呼吸道的任何部位; ⑤腹部和会阴部感染; ⑥女性生殖道及盆腔感染; ⑦其他,无芽孢厌氧菌尚可引起皮肤和软组织感染和心内膜炎等

【例4】在下述情况中,排除**无芽孢厌氧菌**的依据是
A. 机体多个部位的脓肿　　　　　B. 血性分泌物,恶臭或有气体
C. 分泌物直接涂片可见细菌　　　D. 在普通肉汤培养基中呈表面生长
E. 在无氧环境下的血平板中长出微小菌落

五、白喉棒状杆菌

1. 形态、染色、致病物质及所致疾病　白喉棒状杆菌菌体细长略弯,末端膨大呈棒状,排列不规则,成"V"或"L"字形,无菌毛、鞭毛和荚膜,不产生芽孢。革兰染色为阳性,用 Albert 或 Neisser 染色,在胞体内可见深染的异染颗粒,对鉴定细菌有重要意义。在含有凝固血清的吕氏培养基(Loeffler medium)上生长迅速。致病物质主要为白喉外毒素。人类是白喉杆菌的唯一宿主,普遍易感,而且最易感是儿童。细菌主要通过飞沫传播,最常侵犯的部位是咽、喉、气管和鼻腔黏膜。白喉是一种常见的急性呼吸道传染病,患者喉部灰白色的假膜为其病理学特征。该菌能产生强烈的外毒素,进入血液可引起全身中毒症状。

【例5】白喉棒状杆菌最主要的**致病物质**是
A. 外毒素　　B. 内毒素　　C. 芽孢　　D. 荚膜　　E. 索状因子

2. 微生物检查和防治原则　白喉的微生物学检查,包括细菌学检查和细菌毒力鉴定。标本采集用无菌拭子从鼻腔、咽部采集标本。直接涂片镜检将鼻咽拭子标本直接涂片,用革兰、亚甲蓝或 Albert 染色后镜检。分离培养将标本接种于吕氏血清上,培养6～12小时后镜检。毒力实验是鉴别白喉棒状杆菌与其他棒状杆菌的重要方法,如体内法通过豚鼠体内中和试验测定毒力,体外法常用 Elek 平板毒力试验。防治原则:白喉已被列为我国计划免疫预防疾病。注射白喉类毒素是预防白喉的重要措施。应用白喉类毒素、百日咳菌苗、破伤风类毒素的混合制剂进行主动免疫预防,效果良好。

【例6】白喉杆菌的**毒力**鉴定根据
A. 菌体的异染颗粒特征　　　　　B. 吕氏血清培养基上快速生长特点
C. 亚碲酸钾平板上菌落特征　　　D. Elek平板试验　　E. 锡克试验

六、结核分枝杆菌

1. 形态、染色、培养特性和抵抗力　结核分枝杆菌简称结核杆菌,菌体细长略弯曲,聚集呈分枝状排列增殖,齐-尼氏(Ziehl-Neelsen)抗酸染色呈红色,无菌毛、鞭毛,不形成芽孢。该菌为专性需氧菌,营养要求较高,培养常用罗氏培养基,内含蛋黄、甘油、马铃薯和孔雀绿等,生长缓慢,2周之后可形成颗粒状或菜花形、不透明、乳白色的粗糙型菌落。该菌对酸、碱、自然环境和干燥有抵抗力,但对湿热、酒精和紫外线敏感,对抗结核药物易产生耐药性。

2. 结核分枝杆菌感染的免疫特点　带菌免疫、细胞免疫、抗结核免疫与机体迟发型变态反应同时并存,因此测定机体对结核杆菌有无变态反应即可判定其有无免疫力。

3. 结核菌素实验的原理、结果判断和应用
(1)结核菌素(OT)试验原理　是测定机体对结核杆菌的迟发型超敏反应,以此判断机体有无抗结核免疫

力。取OT(结核杆菌培养液的浓缩物)或PPD(结核杆菌纯蛋白衍生物)5单位,注射于前臂皮内,48~72小时观察结果,局部出现红肿和硬结,且大于5 mm者,为阳性,表示机体细胞免疫功能正常,曾感染过结核杆菌。红肿硬结超过15 mm者为强阳性;小于5 mm者为阴性反应。

(2)结合菌素试验可用于 诊断婴幼儿的结核病;测定接种卡介苗后的免疫效果;在未接种卡介苗的人群中进行结核分枝杆菌感染的流行病学调查;用于测定肿瘤患者的细胞免疫功能。

4. 微生物学检查和防治原则 根据感染部位,采取可疑的标本,直接涂片或集菌后涂片,抗酸染色后镜检。同时接种于罗氏培养基中进行分离培养,亦可直接感染动物后观察发病情况。卡介苗(减毒活菌苗)的接种已列为我国国家计划免疫,对结核菌感染者,使用抗生素治疗剂量要足够大,疗程足够长,以防复发再燃。目前国内外结核病疫情回升,我国正在加强防治工作。

【例7】 结核分枝杆菌形态学诊断最常用的染色方法是
A. 革兰染色　　　　　B. 抗酸染色　　　　　C. 美兰染色
D. 镀银染色　　　　　E. 荚膜染色

【例8】 结核分枝杆菌化学组成最显著的特点是含有大量的
A. 蛋白质　　B. 脂类　　C. 多糖　　D. RNA　　E. 磷壁酸

七、麻风分枝杆菌

麻风杆菌的形态酷似结核杆菌,菌体细长略弯,常呈束状排列,革兰染色和抗酸染色均为阳性。该菌是典型的胞内寄生菌。麻风杆菌是至今唯一不能人工培养的细菌。该菌可通过接触传播和呼吸道传播感染易感者。在临床上,其所致疾病麻风主要有瘤型麻风和结核型麻风。

➤ **参考答案**如下,详细答案参见2019版《国家临床执业及助理医师资格考试精选真题考点精析》。

1. D	2. C	3. C	4. D	5. A	昭昭老师提示:
6. D	7. B	8. B	9. E	—	关注官方微信,获得第一手考试资料。

第14~19章 动物源性细菌、其他细菌、放线菌、支原体、立克次体及衣原体

➤ **2019考试大纲**

①动物源性细菌:细菌学诊断,血清学诊断,细菌感染的防治原则;②其他细菌:流感嗜血杆菌,百日咳鲍特氏菌,幽门螺杆菌,嗜肺军团菌,铜绿假单胞菌,弯曲菌属;③放线菌属;④支原体:生物学性状,主要病原性支原体;⑤立克次氏体:生物学性状,主要病原性立克次氏体;⑥衣原体:生物学性状,主要病原性衣原体。

➤ **考纲解析**

近20年的医师考试中,第14~19章的考点是幽门螺杆菌,执业医师每年考查分数为0~1分,助理医师每年考查分数为0分。

一、布鲁氏菌属

1. 特点 布鲁菌为革兰阴性短小杆菌。无芽孢、无鞭毛。

2. 分类 布鲁菌属细菌是一类引起人兽共患传染病的病原菌。其中羊布鲁菌、牛布鲁菌、猪布鲁菌与犬布鲁菌可引起人类疾病。在我国流行的主要是羊布鲁菌,其次为牛布鲁菌。

3. 治病过程 人类感染布鲁菌主要通过接触病畜及其分泌物或接触被污染的畜产品,病菌经皮肤、眼结膜、消化道、呼吸道等不同途径进入体内。入侵的布鲁菌被中性粒细胞和巨噬细胞吞噬,但不被杀灭,成为胞内寄生菌,沿淋巴管到达局部淋巴结后生长繁殖,侵入血液,出现菌血症,由于内毒素作用,导致患者发热,随后细菌进入肝、脾、骨髓、淋巴结等形成新的感染灶,再进入血液,又出现菌血症而致体温升高。如此反复形成菌血症,使患者的热型呈波浪式,临床上称为波浪热。感染易转变为慢性及反复发作。孕期动物对布鲁菌最易感,感染后常引起流产。

【例1】 能引起人畜共患病的病原体是
A. 梅毒螺旋体　　B. 霍乱弧菌　　C. 布氏杆菌　　D. 淋球菌　　E. 白喉杆菌

二、耶尔森菌属

鼠疫耶尔森氏菌简称鼠疫杆菌,呈两端钝圆,两极浓染的卵圆形的短小杆菌,革兰染色阴性。鼠疫是一种

自然疫源性烈性传染病,人类鼠疫由带菌鼠蚤叮咬而受染。人患鼠疫后,又可通过人蚤或呼吸道等途径在人群中流行。临床常见有腺鼠疫、肺鼠疫和败血症鼠疫。

【例2】耶尔森菌可引起的疾病是
A. 波浪热　　　B. 皮肤炭疽　　　C. 鼠疫　　　D. 白喉　　　E. 肠热症

三、炭疽芽孢杆菌

1. 特点　炭疽芽孢杆菌俗称炭疽杆菌,是人类历史上第一个发现的病原菌。牛羊等食草动物的发病率最高,人可通过摄食或接触患炭疽病的动物及畜产品而感染。炭疽杆菌是致病菌中最大的革兰阳性粗大杆菌,两端截平,无鞭毛。可形成竹节样排列的长链。在有氧条件下形成椭圆形芽孢。细菌芽孢在干燥土壤或皮毛中能存活数年至20余年,牧场一旦被污染,传染性可持续数十年。对青霉素、红霉素、氯霉素均敏感。

2. 所致疾病　皮肤炭疽,肠炭疽,肺炭疽。

3. 防治原则　重点应放在控制家畜感染和牧场的污染。病畜应严格隔离或处死深埋,死畜严禁剥皮或煮食,必需焚毁或深埋。特异性预防用炭疽减毒活疫苗,皮上划痕接种,免疫力可持续1年。

四、流感嗜血杆菌

形态、染色	革兰阴性小杆菌或球杆菌。有毒菌株在含脑心浸液的血琼脂培养基上6~18小时形成明显的荚膜
培养特性	需氧或兼性厌氧,培养较困难,最适生长温度为35~37 ℃。在巧克力色血平板上生长良好,需要"X""V"两种辅助因子。"卫星现象"有助于流感嗜血杆菌的鉴定
所致疾病	原发性感染(外源性):急性化脓性感染,化脓性脑膜炎、鼻咽炎等,小儿常见; 继发性感染(内源性):慢性支气管炎、鼻窦炎、中耳等,成人多见
预防	b型流感嗜血杆菌荚膜多糖疫苗;b型荚膜多糖疫苗与白喉类毒素或脑膜炎奈瑟菌外膜蛋白制成联合菌苗

五、百日咳鲍特菌

百日咳鲍特菌俗称百日咳杆菌,是人类百日咳的病原体。人类是百日咳鲍特菌唯一宿主。

形态与染色	革兰阴性短杆状或椭圆形菌。用苯酚甲苯胺蓝染色,两端浓染。无鞭毛,不形成芽孢
所致疾病	主要侵犯婴幼儿呼吸道,该病的主要威胁是肺部继发感染、癫痫发作、脑病和死亡。病程分为三期:①卡他期:类似普通感冒;②痉咳期:阵发性痉挛性咳嗽,常伴吸气吼声(鸡鸣样吼声);③恢复期:阵咳逐渐减轻,完全恢复需数周至数月不等。因病程较长,故称百日咳
防治原则	主要依靠疫苗接种,目前应用的有全菌体百日咳菌苗和仅含抗原的无菌体菌苗两种。我国采用Ⅰ相百日咳死菌苗与白喉、破伤风类毒素制成三联疫苗进行预防。治疗首选红霉素、氨苄西林

六、幽门螺杆菌

形态、染色	是一种单极、多鞭毛、末端钝圆、螺旋形弯曲的细菌,有1~2个微小弯曲。革兰阴性菌
培养特点	需5%~10%的CO_2和5%的O_2,营养要求较高,最适温度37 ℃,另外还需相对湿度98%,培养3~6天可见针尖状无色透明菌落
所致疾病	传染源主要是人,传播途径是粪-口途径。导致胃部的炎症,胃酸产生的改变和组织的破坏

【例3】幽门螺杆菌是
A. 无鞭毛　　　　　　　B. 革兰染色阳性　　　　　　C. 营养要求低
D. 微需氧　　　　　　　E. 呈球形

七、军团菌

嗜肺军团菌生活在水中,通过微风和阵风传播,然后被吸入呼吸道,主要引起军团病,也可引起医院感染。

八、铜绿假单胞菌

铜绿假单胞菌俗称绿脓杆菌,广泛分布于自然界及人和动物体表及肠道中,是一种常见的机会致病菌。

形态、染色	革兰阴性杆菌,无芽孢,有荚膜,单端有1~3根鞭毛,运动活泼。临床分离的菌株常有菌毛。
色素	4 ℃不生长而在42 ℃可生长是其一个特点。产生带荧光素的水溶性色素青脓素与绿脓素,使培养基变为亮绿色。
所致疾病	局部化脓性炎症,也可引起中耳炎、角膜炎、尿道炎、胃肠炎、心内膜炎和脓胸等。

九、弯曲菌属

生物学性状	形态细长,呈弧形、螺旋形、S形或海鸥状,革兰阴性菌。运动活泼,一端或两端有单鞭毛。无芽孢、无荚膜。最适生长温度为42℃
致病性	空肠弯曲菌是散发性细菌性胃肠炎最常见的菌种之一。该菌常通过污染饮食、牛奶、水源等被食入。发展中国家,50%以上感染由污染的肌肉引起。临床表现为痉挛性腹痛、腹泻、血便或果酱样便
防治原则	粪便标本涂片镜检,查找革兰阴性弧形或海鸥状弯曲菌,或用悬滴法观察鱼群样运动或螺旋式运动。预防主要饮水和食品卫生,加强人、畜、禽类粪便的管理。治疗可用红霉素、氨基糖苷类抗生素、氯霉素等

十、放线菌属

1. 主要致病性放线菌及其致病性　放线菌属与奴卡菌属同属放线菌目,此二属细菌为原核细胞型微生物,多为正常菌群或条件致病菌,对人体致病的主要有:衣氏放线菌,引起龋齿和牙周炎;星形奴卡菌,可引起肺部化脓性炎症及坏死,症状与结核相似。

2. 硫黄样颗粒及其临床意义　在患者病灶组织和瘘管流出的脓汁中,可找到肉眼可见的黄色小颗粒,称硫黄样颗粒,这种颗粒是放线菌在组织中形成的菌落。将颗粒制成压片,革兰染色,在显微镜下观察特征性的放射状排列的菊花状菌丝,即可确定放线菌感染的诊断。

【例4】放线菌感染的主要特征是
A. 常是局部感染,不扩散　　　　B. 脓液黏稠有异味　　　　C. 常呈急性过程
D. 是内源性感染　　　　　　　　E. 病灶常伴有多发性瘘管形成并排出硫黄样颗粒

十一、诺卡菌属

1. 分类　诺卡菌属不属于正常菌群。对人致病的主要有星形诺卡菌、巴西诺卡菌和鼻疽诺卡菌,其中星形诺卡菌致病力最强,在我国最常见。

2. 星形诺卡菌　主要由呼吸道或创口侵入机体,引起化脓性感染,肺炎、肺脓肿、脑膜炎、脑脓肿。

3. 巴西诺卡菌　慢性化脓性肉芽肿,表现为肿胀、脓肿及多发性瘘管。感染好发于腿部和足,称足分枝菌病。

十二、支原体生物学性状

支原体的概念	支原体是一类缺乏细胞壁、呈高度多形性、能通过滤菌器、在无生命培养基中能生长繁殖的最小原核细胞型微生物
培养特性	①支原体对营养物质的需求高于一般细菌,需加入10%~20%人或动物血清以提供胆固醇与其他长链脂肪酸; ②多数支原体还需添加酵母浸液、组织浸液、核酸提取物、辅酶等才能生长; ③"油煎蛋"样菌落
与细菌L型的区别	有许多特性与L型细菌相似,如无细胞壁呈多形性、能通过滤菌器、对低渗敏感、"油煎蛋"样菌落,但L型细菌在无抗生素等诱导因素作用下易返祖为原菌,支原体则在遗传上与细菌无关

十三、主要病原性支原体

1. 肺炎支原体所致疾病　多次传代后,生长加快,菌落呈"油煎蛋"状。肺炎支原体主要经飞沫传播,大多发生于夏末秋初。引起的病理改变以间质性肺炎为主,又称原发性非典型性肺炎,临床症状较轻,以咳嗽、发热、头痛、咽喉痛和肌肉痛为主。

2. 解脲脲原体所致疾病　在固体培养基上,48小时后长出"油煎蛋"样菌落。解脲脲原体为条件致病菌,主要通过性接触传播,引起非淋菌性尿道炎、尿路结石等。

十四、立克次体的生物学性状

概念	立克次体是一类以节肢动物为传播媒介、严格细胞内寄生的革兰阴性细菌。共同特点:①为革兰阴性小细菌;②有细胞壁,但形态多样;③专性细胞内寄生,以二分裂方式繁殖;④以节肢动物作为传播媒介或储存宿主;⑤多数人兽共患病的病原体,在人类引起发热出疹性疾病;⑥对多种抗生素敏感
形态、染色	形态多样,以球杆状或杆状为主。有细胞壁,革兰染色阴性,但不易着色,常用Giemsa染色法,立克次体被染成紫色或蓝色,常有两极浓染

培养特性	由于酶系统不完善,缺乏细胞器,故为专性细胞内寄生;以二分裂方式繁殖,9～12小时分裂一代,最适生长温度为34℃。可用细胞培养法和鸡胚卵黄囊接种进行培养。也可接种动物

十五、主要病原性立克次体

	传染源	传播媒介	所致疾病
普氏立克次体	患者	人蚤(体虱)	流行性斑疹伤寒或虱传斑疹伤寒
斑疹伤寒立克次体	啮齿类动物(主要为鼠)	鼠蚤和鼠虱	地方性斑疹伤寒或鼠型斑疹伤寒
恙虫病立克次体	鼠类	恙螨	恙虫病或丛林斑疹伤寒
伯氏考克斯氏体(Q热柯克斯体)	牛、绵羊等	蜱	Q热

【例5】立克次体的共同特点**不包括**
A. 专性细胞内寄生　　B. DNA和RNA两种核酸　　C. 对抗生素不敏感
D. 大多是人畜共患病的病原体　　E. 以二分裂法繁殖

十六、衣原体的生物学性状

概念	是一类严格真核细胞内寄生,具有独特发育周期,并能通过细菌滤器的原核细胞型微生物,归属于细菌范畴。共同特性:①有细胞壁,革兰阴性,呈圆形或椭圆形;②具有独特的发育周期,以二分裂方式繁殖;③有DNA和RNA两种核酸;④含有核糖体;⑤具有独立的酶系统,但不能产生代谢所需的能量,具有严格的胞内寄生性;⑥对多种抗生素敏感
形态、染色	在宿主细胞内生长繁殖,具有独特的发育周期,两种形态:一种是小而致密的颗粒结构,称为原体,呈球形、椭圆形或梨形,原体具有强感染性;另一种是大而疏松的结构,称为网状体,亦称始体,体积较大,圆形或椭圆形,以二分裂方式繁殖。Giemsa染色呈紫色,Macchiavello染色呈红色
培养特性	衣原体为专性细胞内寄生,大多数衣原体能在6～8日龄鸡胚卵黄囊中繁殖,于感染后3～6天致鸡胚死亡,并可在鸡胚卵黄囊膜中找到包涵体、原体和网状体颗粒

【例6】以下哪种微生物具有**独特发育周期**?
A. 支原体　　B. 衣原体　　C. 病毒　　D. 立克次体　　E. 螺旋体

十七、主要病原性衣原体

1. 沙眼衣原体的亚种和所致疾病　根据侵袭力和引起人类疾病的部位不同,将沙眼衣原体分为三个生物型:沙眼生物型、生殖生物型和性病淋巴肉芽肿生物型。

沙眼	由沙眼生物型引起,在流行区,主要通过眼-眼或眼-手-眼传播
包涵体结膜炎	由沙眼生物型和生殖生物型引起。包括婴儿结膜炎及成人结膜炎两种。前者系婴儿经产道感染,引起急性化脓性结膜炎(包涵体脓漏眼),不侵犯角膜,能自愈;后者可经两性接触或经污染的游泳池水感染,引起滤泡性结膜炎,又称游泳池结膜炎
泌尿生殖道感染	经性接触传播,由生殖生物型引起。男性多表现为非淋菌性尿道炎,不经治疗可缓解
婴幼儿肺炎	生殖生物型D～K血清型均可引起婴幼儿肺炎
性病淋巴肉芽肿	由沙眼衣原体LGV生物型引起。主要通过性接触传播。衣原体侵犯男性腹股沟淋巴结,引起化脓性淋巴结炎和慢性淋巴肉芽肿

2. 肺炎嗜衣原体所致疾病　肺炎嗜衣原体跻身于人类,在人与人之间经飞沫或呼吸道分泌物传播。扩散较为缓慢,具有散发和流行交替出现的特点。肺炎嗜衣原体是呼吸道疾病的重要病原体,易引起肺炎、支气管炎、咽炎和鼻窦炎等。

3. 鹦鹉热嗜衣原体所致疾病　鹦鹉热是由鹦鹉热嗜衣原体引起的一种自然疫源性疾病。人类主要经呼吸道吸入病鸟粪便、分泌物或羽毛的气雾或尘埃而感染,也可经破损皮肤、黏膜或眼结膜感染。临床表现多为非典型性肺炎,以发热、头痛、干咳、间质性肺炎为主要症状,可并发心肌炎。

▶ **参考答案**如下,详细答案参见2019版《国家临床执业及助理医师资格考试精选真题考点精析》。

1. C	2. C	3. D	4. E	5. C	6. B	昭昭老师提示:关注官方微信。

第20～21章 螺旋体及真菌

> **2019考试大纲**

①螺旋体：钩端螺旋体，密螺旋体，疏螺旋体；②真菌：概述，主要病原性真菌。

> **考纲解析**

近20年的医师考试中，第20～21章的考点是钩端螺旋体，执业医师每年考查分数为0～1分，助理医师每年考查分数为0分。

一、钩端螺旋体

形态、染色	菌体纤细，呈C、S或8字形。可见特征性的沿菌体长轴的旋转运动。革兰染色阴性，但不易着色。Fontana镀银染色效果较好，菌体被染成金黄色或棕褐色。常用暗视野显微镜观察
培养特性	需氧或微需氧。营养要求较高，常用培养基为含10%兔血清的Korthof培养基，也可用无血清的EMJH培养基培养。最适温度28～30℃，最适pH 7.2～7.4。生长缓慢
所致疾病	钩端螺旋体病，患者主要是农民、渔民、屠宰工人以及一些临时进入疫区工作或旅行的人群。出现中毒性败血症状和体征，如发热、乏力、头痛、肌痛、眼结膜充血等
防治原则	防鼠、灭鼠，加强对带菌家畜的管理，保护水源。疫区人群接种钩端螺旋体多价疫苗是防控的主要措施。治疗首选青霉素

二、密螺旋体

苍白密螺旋体苍白亚种称梅毒螺旋体，是人类梅毒病原体。梅毒是对人类危害较严重的性传播疾病。

形态、染色	有8～14个致密而规则的螺旋，两端尖直，运动活泼。革兰染色阴性，但不易着色。Fontana镀银染色呈棕褐色。常用暗视野显微镜观察悬滴标本中的梅毒螺旋体
所致疾病	梅毒螺旋体只感染人类引起梅毒，梅毒患者是唯一的传染源
防治原则	加强性卫生教育和性卫生是减少梅毒发病率的有效措施。梅毒确诊后，应尽早以彻底治疗，多采用青霉素类药物治疗3个月至1年

三、疏螺旋体

形态、染色	伯道疏螺旋体运动活泼，有扭转、翻滚、抖动等多种运动方式。革兰染色阴性，但不易着色。镀银染色、Giemsa或Wright染色效果较好
所致疾病	莱姆病，一种慢性全身感染性疾病

四、真菌概述

真菌是一大类真核细胞型微生物。细胞核高度分化，有核膜和核仁，胞浆内有完整的细胞器。分为单细胞真菌和多细胞真菌两大类。

真菌的分类	单细胞真菌	酵母型真菌	不产生菌丝，以芽生方式繁殖
		类酵母型真菌	以芽生方式繁殖，可见假菌丝
	多细胞真菌	菌丝	菌丝形态多样，如螺旋状、球拍状、结节状、鹿角状及破梳状，可作为鉴别和分类的依据
		孢子	是真菌的生殖结构，也是真菌鉴定和分类的主要依据

五、主要病原性真菌

1. 皮肤癣真菌常见的种类和致病性 皮肤癣是寄生于皮肤角蛋白组织的浅部真菌。引起的皮肤癣，是世界上感染最普遍的真菌病，以手足癣最常见。皮肤癣有三个属，即表皮癣菌属、毛癣菌属和小孢子菌属。

表皮癣菌属	可侵犯人类的皮肤和甲板，但不侵犯毛发。临床上可致体癣、足癣、手癣、股癣及甲癣等
毛癣菌属	可侵犯皮肤、毛发及甲板
小孢子菌属	主要侵犯皮肤和毛发。直接镜检可见孢子及菌丝

2. 白假丝酵母菌(白色念珠菌)的生物学性状、致病性和微生物学检查

生物学性状	①菌体呈圆形或卵圆形,革兰染色阳性,以芽生方式繁殖。组织内易形成芽生孢子及假菌丝。厚膜孢子是本菌特征之一。可见类酵母菌落。 ②在玉米粉琼脂培养基上可形成假菌丝
致病性	①皮肤黏膜感染,"鹅口疮"最常见。②内脏感染。③中枢神经系统感染
微生物学检查	①直接镜检,观察到出芽的酵母型细胞与假菌丝,方可确定为白假丝酵母菌感染。 ②分离培养。③鉴定,芽管形成实验,厚膜孢子形成实验,动物实验

【例1】病原为真核细胞型微生物的疾病是
A. 传染性单核细胞增多症　　B. 水痘　　　　　　　　　C. 结核
D. 霍乱　　　　　　　　　　E. 鹅口疮

3. 新生(型)隐球菌的生物学性状、致病性和微生物学检查

生物学性状	①圆形的酵母样细胞,菌体外周有一层肥厚的胶质样荚膜。 ②用墨汁负染后镜检,可见透亮菌体。以芽生方式繁殖,常呈单芽
致病性	隐球菌病,多数引起外源性感染,也可引起内源性感染,也可引起慢性脑膜炎
微生物学检查	①直接镜检:见到圆形或卵圆形的有折光性的菌体,外围一层透明的肥厚荚膜即可确诊。 ②分离培养。③其他检查法,检查尿素酶可鉴定该菌

【例2】根据微生物的分类,新生隐球菌属于
A. 细菌　　B. 立克次体　　C. 真菌　　D. 放线菌　　E. 支原体

4. 卡氏肺孢子菌致病性　肺孢子菌经呼吸道吸入肺内,多为隐性感染。对于免疫缺陷或免疫功能低下者,可引起机会感染,即肺孢子菌肺炎。近年来已经成为艾滋病患者常见的并发症。发病初期为间质性肺炎。

➤ 参考答案如下,详细答案参见2019版《国家临床执业及助理医师资格考试精选真题考点精析》。

1. E	2. C	—	—	—	昭昭老师提示:关注官方微信。

第22~24章　病毒的基本性状、病毒的感染和免疫及病毒感染的检查方法和防治原则

➤ **2019考试大纲**

①病毒的基本性状:病毒的形态,病毒的结构和化学组成,病毒的增殖,理化因素对病毒的影响;②病毒的感染和免疫:病毒的传播方式,病毒的感染类型,致病机制,病毒的感染与免疫;③病毒感染的检查方法和防治原则,病毒感染的检查方法。

➤ **考纲解析**

近20年的医师考试中,第22~24章的考点是病毒的结构和化学组成,执业医师每年考查分数为0~1分,助理医师每年考查分数为0分。

一、病毒的形态

病毒是形态最微小、结构最简单的微生物。只含有一种类型的核酸DNA或RNA,必须寄生在活的和敏感的细胞内,以复制方式进行增殖的非细胞型微生物。测量单位为纳米或毫微米。

二、病毒的结构和化学组成

1. 病毒的结构和对称性

病毒的结构	核衣壳	①核心,位于病毒的中心,主要成分为核酸,构成病毒的基因组,为病毒的复制、遗传和变异提供遗传信息; ②衣壳,包绕在核酸外面的蛋白质外壳。衣壳具有抗原性,是病毒体的主要抗原成分。可保护病毒核酸免受破坏,并能介导病毒进入宿主细胞
	包膜	是某些病毒在成熟过程中穿过宿主细胞,以芽生方式向宿主细胞外释放是获得的,含有宿主细胞膜或核膜成分,包括脂质、多糖和少许蛋白质
	其他辅助结构	腺病毒有触须样纤维,亦称纤维刺突或纤突

2. 病毒的化学组成与功能

化学组成与功能	病毒核酸	①单一核酸组分,DNA 或 RNA; ②病毒核酸是主导病毒感染、增殖、遗传和变异的物质基础
	病毒蛋白质	①蛋白质是病毒的重要组成部分。可分为结构蛋白和非结构蛋白; ②能与宿主表面受体结合的蛋白称为病毒吸附蛋白(VAP)
	脂类和糖	①病毒的脂质主要存在于包膜中,有些病毒含少量糖类,以糖蛋白形式存在,也是包膜的表面成分之一; ②包膜的主要功能是维护病毒体结构的完整性

【例1】对病毒生物学性状的描述,不正确的是
A. 测量大小的单位为纳米(nm)　　B. 含有 DNA 和 RNA 两种核酸
C. 以复制方式增殖　　　　　　　　D. 必须寄生于活细胞内
E. 属于非细胞型微生物

三、病毒的增殖

1. 以病毒核酸分子为模板进行复制的方式称为自我复制。
2. 病毒的增殖过程　吸附、穿入、脱壳、生物合成及装配与释放等 5 个阶段。

【例2】以核酸为模板进行增殖的微生物是
A. 细菌　　　B. 病毒　　　C. 衣原体　　　D. 立克次体　　　E. 真菌

【例3】不属于病毒复制周期的是
A. 吸附　　　B. 脱壳　　　C. 组装　　　D. 扩散　　　E. 成熟

四、病毒的传播方式

	水平传播	垂直传播
概念	是指病毒在人群不同个体之间的传播,也包括从动物到动物再到人的传播	病毒由宿主的亲代传给子代的传播方式
比例	大多数病毒的传播方式	少数
表现形式	经呼吸道、消化道、直接接触、性接触、虫媒传播、输血传播	胎盘传播(母婴传播) 产道传播、父子传播
举例	流感病毒、腺病毒、鼻病毒、轮状病毒	巨细胞病毒、风疹病毒、HIV、HBV

五、病毒的感染类型

隐性和显性感染	①隐性感染病毒进入机体不引起临床症状的感染称隐性感染或亚临床感染; ②隐性感染者也称为病毒携带者,如脊髓灰质炎病毒、流行性乙型脑炎病毒
	①显性感染病毒感染后出现临床症状和体征,称为显性感染或临床感染; ②如天花病毒、麻疹病毒
急性感染	也称为病原消灭型感染,病毒侵入机体后,在细胞内增殖,经数日至数周的潜伏期后发病
持续性感染	①潜伏感染某些病毒在显性或隐性感染后,病毒基因存在细胞内,有的病毒潜伏于某些组织器官内而不复制; ②疱疹病毒属的全部病毒均可引起潜伏感染
	慢性感染 HBV、HCV 感染
	①慢发病毒感染指显性或隐性感染后,病毒有很长的潜伏期,可达数月、数年甚至数十年,在症状出现后呈进行性加重,最终死亡; ②如 HIV 引起的艾滋病、麻疹病毒引起的亚急性硬化型全脑炎、狂犬病及朊粒感染引起的疾病等

六、致病机制

1. **病毒对宿主细胞的直接作用**　杀细胞效应;稳定状态感染;包涵体形成;细胞凋亡;基因整合与细胞转化。
2. **病毒感染的免疫病理作用**　抗体介导的免疫病理作用;细胞介导免疫病理作用;致炎性细胞因子的病理作用;免疫抑制作用。

七、病毒的感染与免疫

1. 抗病毒感染的免疫

（1）固有免疫　是针对病毒感染的第一道防线。干扰素、巨噬细胞和 NK 细胞起主要作用。

（2）适应性免疫　免疫应答是宿主清除病毒感染或防止再次感染的最好方式。体液免疫抗体可清除细胞外的病毒，并可有效抑制病毒通过病毒血症向靶组织扩散。细胞免疫细胞免疫在抗病毒感染中起重要作用。

2. 干扰素的概念、抗病毒机制及应用

（1）概念　干扰素是病毒或其他干扰素诱生剂刺激人或动物细胞所产生的一种糖蛋白，具有抗病毒、抗肿瘤和免疫调节等多种生物学活性。

（2）机制和应用　干扰素具有光谱抗病毒作用，但只能抑制病毒而无杀灭病毒的作用。干扰素不能直接灭活病毒，而是通过诱导细胞合成抗病毒蛋白发挥效应。干扰素发挥作用迅速，在感染的几个小时内就能起作用，抗病毒状态可持续 2～3 天。IFN 合成后很快释放到细胞外，扩散至邻近细胞发挥抗病毒作用。因此，干扰素既能中断受感染细胞的病毒感染，又能限制病毒扩散。

【例4】关于干扰素抗病毒机制的叙述，正确的是
A. 滤过灭活血液中的病毒颗粒　　B. 激活巨噬细胞　　C. 激活 NK 细胞
D. 直接灭活病毒　　E. 诱导宿主细胞合成 AVP

3. 中和抗体的概念及作用机制　中和抗体是指针对某些病毒表面抗原的抗体。此类抗体能与细胞外游离的病毒结合从而消除病毒的感染能力。其作用机制主要是直接封闭与细胞受体结合的病毒抗原表位，或改变病毒表面构型，阻止病毒吸附、侵入易感细胞。中和抗体不能直接灭活病毒。

八、病毒感染的检查方法

1. 标本的采集和送检　采集急性期样本；使用抗生素；冷藏保存、快速送检；采集双份血清。

2. 病毒分离培养方法

（1）动物接种　是最早的病毒分离方法，目前用得不多。

（2）鸡胚培养　鸡胚对流感病毒最敏感。

（3）细胞培养　病毒分离鉴定中最常用的方法。

【例5】病毒分离培养最常用的方法是
A. 肉汤培养基培养　　B. 鸡胚培养　　C. 动物接种
D. 细胞培养　　E. 人体接种

3. 病毒感染的血清学诊断方法

中和试验	病毒在细胞培养中被特异性抗体中和而失去感染性的一种实验。常用于检测患者血清中抗体的消长情况，也可用来鉴定病毒或对病毒进行半定量
血凝抑制试验	①具有血凝素的病毒能凝集鸡、豚鼠和人等的红细胞，称血凝现象，这种现象能被相应抗体抑制，称血凝抑制；②常用于黏病毒、乙型脑炎病毒感染的辅助诊断
特异性 IgM 抗体检测	检测病毒 IgM 抗体可辅助诊断急性病毒感染

4. 病毒感染的防治原则

（1）人工主动免疫常用生物制品　①灭活疫苗；②减毒活疫苗；③亚单位疫苗；④基因工程疫苗；⑤重组载体疫苗；⑥核酸疫苗。

（2）人工被动免疫常用生物制品　①免疫球蛋白，主要是血清丙种球蛋白；②细胞免疫制剂。

➤ 参考答案如下，详细答案参见 2019 版《国家临床执业及助理医师资格考试精选真题考点精析》。

| 1. B | 2. B | 3. D | 4. E | 5. D | 昭昭老师提示：关注官方微信。 |

第 25～28 章　呼吸道病毒、肠道病毒、肝炎病毒及黄病毒

➤ **2019 考试大纲**

①呼吸道病毒：正黏病毒，副黏病毒，冠状病毒，其他病毒；②肠道病毒：概述，脊髓灰质炎病毒，柯萨奇病毒、埃可病毒和新型肠道病毒，急性胃肠炎病毒；③肝炎病毒：甲型肝炎病毒，乙型肝炎病毒，丙型肝炎病毒，丁

型肝炎病毒,戊型肝炎病毒;④黄病毒属:流行性乙型脑炎病毒,登革病毒。

> **考纲解析**

近20年的医师考试中,第25~28章的考点是<u>柯萨奇病毒和肝炎病毒</u>,执业医师每年考查分数为0~1分,助理医师每年考查分数为0分。

一、主要呼吸道病毒及其所致呼吸道感染性疾病

病毒科	病毒种类	所致呼吸道感染性疾病
正黏病毒	甲、乙、丙型流感病毒	流行性感冒
副黏病毒	副流感病毒1~5型	普通感冒、支气管炎等
	呼吸道合胞病毒	婴儿支气管炎、支气管肺炎
	麻疹病毒	麻疹
	腮腺炎病毒	流行性腮腺炎
	亨德拉病毒	脑炎、呼吸道感染
	尼帕病毒	脑炎、呼吸道感染
	人偏肺病毒	毛细支气管炎、肺炎、上呼吸道感染
披膜病毒	风疹病毒	小儿风疹、胎儿畸形或先天性风疹综合征
小RNA病毒	鼻病毒	普通感冒、急性上呼吸道感染
冠状病毒	SARS冠状病毒	SARS(严重急性呼吸综合征)
	人其他型别冠状病毒	普通感冒、急性上呼吸道感染
腺病毒	腺病毒	小儿肺炎

二、甲型流感病毒

容易变异,变异的成分为 HA(血凝素)和 NA(神经氨酸酶)。

【例1】 甲型流感病毒<u>最容易</u>发生变异的结构是
A. 包膜脂类　　　　　　　B. 血凝素(HA)和神经氨酸酶(NA)　C. 衣壳蛋白
D. 基质蛋白　　　　　　　E. 核蛋白

三、副黏病毒

不容易变异,包括副流感病毒、麻疹病毒、呼吸道合胞病毒、腮腺炎病毒、尼帕病毒、人偏肺病毒等。

【例2】 <u>不属于</u>副黏病毒科的是
A. 呼吸道合胞病毒　　　　B. 麻疹病毒　　　　　　　　C. 腮腺炎病毒
D. 禽流感病毒　　　　　　E. 副流感病毒

四、风疹病毒

孕妇在孕期4个月内感染风疹病毒,易引起垂直感染;预防接种风疹疫苗的人群为育龄期的女青年,禁忌人群为孕妇。

【例3】 为预防风疹和先天性风疹综合征,<u>禁忌</u>接种风疹减毒活疫苗的人群是
A. 育龄期女青年　　　　　B. 结婚登记时的女青年　　　C. 1岁以上的少年儿童
D. 妊娠妇女(孕妇)　　　　E. 注射过抗风疹人血清免疫球蛋白孕妇

五、腺病毒

主要通过呼吸道传播,引起呼吸道感染和腺病毒性肺炎;通过手的触摸、共用毛巾及不洁水域游泳,引起流行性角膜结膜炎(俗称红眼病)及咽结合膜热;少数经胃肠道传播,可引起婴幼儿胃肠炎等。

六、肠道病毒概述

1. 种类 <u>脊髓灰质炎病毒</u>;科萨奇病毒;人肠道致细胞病变孤儿病毒(ECHO),简称埃可病毒;新型肠道病毒。

2. 共同特点 为无包膜的小RNA病毒。能在相应病毒识别受体的易感细胞中增殖,迅速产生细胞病变。对理化因素的抵抗力较强,在污水、粪便中能存活数月,对酸有一定抵抗力。主要经粪-口途径传播,以隐性感染多见。

七、脊髓灰质炎病毒

病毒基因组为<u>单正链RNA</u>。脊髓灰质炎病毒是脊髓灰质炎的病原体,主要侵犯脊髓前角运动细胞,导致

急性迟缓性肢体麻痹,患者以儿童多见,故亦称小儿麻痹症。传染源是脊髓灰质炎患者或无症状带菌者。主要通过粪—口途径传播。

八、柯萨奇病毒、埃可病毒及新型肠道病毒

A组病毒,肌肉松弛型麻痹,多数不能在培养细胞中生长;B组病毒,肌肉痉挛型麻痹,能在多种培养细胞中生长。

疾 病	病原体
疱疹性咽峡炎	科萨奇A组病毒引起
手足口病	科萨奇病毒A16和新肠道病毒71(EV71)引起
流行性胸痛	科萨奇B组病毒引起
心肌炎和心包炎	科萨奇B组病毒引起
急性结膜炎	科萨奇病毒A24引起
急性出血性结膜炎(俗称红眼病)	新肠道病毒70型引起

例4~6 共用选项

A. 炭疽芽孢杆菌　　　　　B. 解脲脲原体　　　　　　C. 柯萨奇B组病毒
D. 伯氏疏螺旋体　　　　　E. 汉坦病毒

【例4】人类病毒性心肌炎的重要病原体是
【例5】人类非淋病性尿道炎的重要病原体是
【例6】肾综合征出血热的病原体是

九、急性胃肠炎病毒

1. 特点　轮状病毒是因为电镜下的病毒颗粒形态酷似"车轮状"而被命名的。

2. A组轮状病毒　感染最常见,世界范围内婴幼儿腹泻最常见的病原体,也是婴幼儿(6个月~2岁)死亡的主要原因之一。

3. B组轮状病毒　引起成人腹泻,病死率低。轮状病毒腹泻多发于深秋和秋冬季节,在我国常被称为"秋季腹泻"。

例7~8 共用选项

A. 腺病毒　　　　　　　　B. 新型肠道病毒71型　　　C. 埃可病毒
D. 轮状病毒　　　　　　　E. 脊髓灰质炎病毒

【例7】目前最常见的导致手足口病的病原体是
【例8】可导致流行性角结膜炎的病原体是

十、人类肝炎病毒的主要特征

名称	分类	传播途径	主要疾病	生物学性状	致癌性
HAV	小RNA病毒科,嗜肝病毒属	粪—口	急性甲型肝炎	病毒呈球形,无包膜,单正链RNA	否
HBV	嗜肝DNA病毒科,正嗜肝DNA病毒属	血源性垂直传播	急慢性乙型肝炎,重型肝炎,肝硬化	大球形颗粒(Dane颗粒)	是
HCV	黄病毒科,丙型肝炎病毒属	血源性垂直传播	急慢性丙型肝炎,重型肝炎,肝硬化	有包膜,单正链RNA	是
HDV	未确定,丁型肝炎病毒属	血源性	急慢性丁型肝炎,重型肝炎,肝硬化	缺陷(defective)病毒,必须在其他嗜肝DNA病毒存在下才能复制。球形,有包膜,基因组在已知动物病毒中最小	是
HEV	肝炎病毒科,戊型肝炎	粪—口	急性戊型肝炎	单正链RNA病毒,无包膜	否

十一、甲型肝炎病毒

甲型肝炎一般为自限性疾病,预后良好,不会发展为慢性肝炎和慢性病毒携带者。

| 抗-HAVIgM | 出现早,消失快,是甲型肝炎早期诊断最可靠的血清学指标 |
| 抗-HAVIgG | 检测主要用于了解既往感染史或流行病学调查 |

十二、乙型肝炎病毒

1. 乙肝各种标记物

HBsAg	HBV感染的主要标志,具有抗原性,是制备疫苗最主要的成分
HBcAg	存在于Dane颗粒的核心和乙肝患者肝细胞核内,血清中常规检查检测不到
HBeAg	是可溶性抗原,可作为体内HBV复制及具有强传染性的指标之一
HBcAbIgM	感染早期的标志,表示体内有病毒复制,有传染性
HBcAbIgG	既往感染的标志
HBeAg	体内有病毒复制和血液传染性强的标志,消失标志机体已产生免疫力
HBeAb	见于急性乙肝的恢复期,病毒复制和传染性降低标志

2. HBV抗原、抗体检测结果的临床分析

HBsAg	HBeAg	抗-HBs	抗-HBe	抗-HBc IgM	抗-HBc IgG	结果分析
+	−	−	−	−	−	HBV感染者或无症状携带者
+	+	−	−	+	−	急性或慢性乙型肝炎(传染性强,俗称"大三阳")
+	−	−	+	−	+	急性感染趋向恢复(俗称"小三阳")
+	−	−	−	−	+	急性或慢性乙型肝炎或无症状携带者
−	−	+	+	−	+	既往感染
−	−	−	−	−	+	既往感染
−	−	+	−	−	−	既往感染或接种过疫苗

【例9】"诊断逃逸"现象见于
A. HAV感染 B. HBV感染 C. HCV感染 D. HDV感染 E. HEV感染

【例10】Dane颗粒是
A. 甲型肝炎病毒   B. 乙型肝炎病毒   C. 丙型肝炎病毒
D. 丁型肝炎病毒   E. 戊型肝炎病毒

十三、丙型肝炎病毒

人类是HCV的天然宿主。传染源主要为急慢性丙型肝炎患者和慢性HCV携带者。传播途径主要为输血或血制品传播。HCV感染极易慢性化。

【例11】输血作为主要传播途径的病毒性疾病是
A. 甲型肝炎   B. 乙型肝炎   C. 丙型肝炎   D. 丁型肝炎   E. 戊型肝炎

十四、丁型肝炎病毒

HDV是一种不能独立复制的缺陷病毒,必须在HBV或其他嗜肝DNA病毒的辅助下才能复制。HDV感染有联合感染和重叠感染两种类型。联合感染是指从未感染过HBV的正常人同时发生HBV和HDV感染;重叠感染是指已受HBV感染的乙型肝炎患者或无症状的HbsAg携带者又继发HDV感染。

十五、戊型肝炎病毒

1. 治病特点　HEV的传染源为戊型肝炎患者和亚临床感染者。主要经粪－口途径传播。潜伏期末和急性期初的患者粪便排毒量最大,传染性最强,是本病的主要传染源。

2. 结局　戊型肝炎为自限性疾病,多数患者于发病后6周左右即好转并痊愈,不会发展成为慢性肝炎或病毒携带者。

十六、流行性乙型脑炎病毒

传播途径	①传播媒介三带喙库蚊，蚊子即是传播媒介又是储存宿主； ②传染源是带毒的猪、牛、马、羊等家畜和鸟类； ③幼猪是最重要的传染源； ④病毒通过蚊-猪-蚊不断循环
致病性	①引起流行性乙型脑炎，简称乙脑； ②乙脑是一种严重的急性传染病，病毒主要侵犯中枢神经系统
免疫性	乙脑病毒抗原稳定，病后免疫力稳定而持久，隐性感染也可获得牢固的免疫力
防治原则	疫苗接种，防蚊灭蚊，动物宿主管理

【例12】乙型脑炎（简称乙脑）的主要传染源是
A. 猪　　　　B. 乙脑病毒携带者　　　　C. 乙脑患者　　　　D. 蚊虫　　　　E. 野鼠

十七、登革病毒

1. 特点　登革病毒是登革热、登革出血热/登革休克综合征的病原体。埃及伊蚊和白纹伊蚊是登革病毒的主要传播媒介，人类和灵长类动物是登革病毒的自然宿主。目前，登革热已成为世界上分布最广、发病最多的虫媒病毒病。小白鼠乳鼠是登革病毒最敏感、最常用的实验动物。

2. 表现　登革热表现为双峰热或马鞍热。少数患者疼痛剧烈，因此，登革热也被称为"断骨热"。

▶ **参考答案**如下，详细答案参见2019版《国家临床执业及助理医师资格考试精选真题考点精析》。

1. B	2. D	3. D	4. C	5. B	昭昭老师提示： 关注官方微信，获得第一手考试资料。
6. E	7. B	8. A	9. B	10. A	
11. C	12. A	—	—	—	

第29～33章　出血热病毒、疱疹病毒、反转录病毒、其他病毒及朊粒

▶ **2019 考试大纲**

①出血热病毒：汉坦病毒；②疱疹病毒：单纯疱疹病毒，水痘－带状疱疹病毒，巨细胞病毒，EB病毒；③反转录病毒：人类免疫缺陷病毒；④其他病毒：狂犬病毒，人乳头瘤病毒；⑤朊粒：朊病毒。

▶ **考纲解析**

近20年的医师考试中，第29～33章的考点是人乳头瘤病毒，执业医师每年考查分数为0～1分，助理医师每年考查分数为0分。

一、汉坦病毒

形态、结构	汉坦病毒属于布尼亚病毒科汉坦病毒属。核酸类型为单股负链RNA，分为L、M、S三个片段。病毒颗粒具有多形性，多数呈圆形或卵圆形
培养特性	常用非洲绿猴肾细胞来分离培养该病毒。生长缓慢，7～14天才达到高峰
主要型别	汉坦病毒、汉城病毒、多布拉伐病毒等
流行环节	宿主动物和传染源均为啮齿类动物，动物源性传播是主要的传播途径
致病性	①肾综合征出血热（HFRS）：发热、出血、急性肾功能损害和免疫功能紊乱； ②汉坦病毒肺综合征（HPS）：肺浸润及肺间质水肿，迅速发展为呼吸窘迫、衰竭
免疫性	①HFRS患者发热1～2天即可检出IgM抗体，第7～10天达高峰；第2～3天可检出IgG抗体，第14～20天达高峰； ②中和抗体和细胞免疫均起重要保护作用

【例1】引起肾综合征出血热的病原体是
A. 黄热病毒　　　　　　　　　B. 登革热病毒　　　　　　　　　C. 新疆出血热病毒
D. 汉坦病毒　　　　　　　　　E. HIV 病毒

二、单纯疱疹病毒

单纯疱疹病毒（HSV）有两种血清型，即HSV－1(HHV－1)和HSV－2(HHV－2)。

HSV	传播途径	所致疾病
HSV-1	密切接触感染	①龈口炎;②唇疱疹;③疱疹性角膜结膜炎;④脑炎
HSV-2	性接触传播或新生儿经母体生殖道感染	①生殖系统疱疹;②新生儿疱疹

三、水痘-带状疱疹病毒

HSV-1 水痘-带状疱疹病毒(VZV,HHV-3)是引起水痘和带状疱疹的病原体。在儿童原发感染时,引发水痘,病愈后潜伏在体内,潜伏病毒激活后引起带状疱疹。人类是 VZV 的唯一宿主,皮肤是其主要靶组织。

四、巨细胞病毒

1. 特点 人巨细胞病毒(HCMV,HHV-5)感染的宿主范围较窄,人类是其唯一宿主,可导致人类疾病,是引起先天性畸形的最常见病原。

2. 常见疾病 ①先天性感染;②围生期感染;③儿童和成人原发感染;④免疫功能低下者感染,HCMV 是导致艾滋病患者最常见机会感染的病原体之一,常导致视网膜炎。

五、EB 病毒

传染性单核细胞增多症,是一种急性全身淋巴细胞增生性疾病,见于青春期初次感染大量 EBV。非洲儿童恶性淋巴瘤。EB 病毒与鼻咽癌,多发生在 40 岁以上人群中。淋巴组织增生性疾病。

例 2~3 共用选项
A. EBV　　B. HTLV　　C. HBV　　D. VZV　　E. HPV

【例2】与白血病有关的病毒是
【例3】可引起潜伏感染的病毒是

六、人类免疫缺陷病毒

1. 生物学特点 HIV 呈球形,直径约 100~120 nm。病毒体外层为包膜镶嵌有 gp120 和 gp41 构成的刺突。gp120 易发生变异,有利于病毒逃避免疫清除。gp41 为跨膜糖蛋白,介导病毒包膜与宿主细胞膜的融合。

2. 感染过程和致病机制

(1) 感染过程　AIDS 的传染源是 HIV 感染者和 AIDS 患者。主要的传播途径有:①性传播;②血液传播;③垂直传播。

(2) 致病机制　HIV 感染的主要特点是 CD4+T 淋巴细胞的损耗:①CD4+T 破坏增加;②CD4+T 产生减少;③CD4+T 功能受损。

3. 微生物学检查

检测病毒抗体筛查(ELISA 法)	确认实验——蛋白质印迹法(western blot)
检测病毒抗原	HIV p24 抗原可用于早期诊断
检测病毒核酸定量	RT-PCR 法
病毒分离共培养法	耗时长

4. 防治原则 药物治疗,鸡尾酒疗法。HIV 疫苗目前尚无有效的 HIV 疫苗上市,多种疫苗正处于研发之中。

【例4】可作为人免疫缺陷病毒(HIV)受体的表面分子是
A. CD3　　B. CD4　　C. CD8　　D. CD20　　E. CD21

【例5】HIV 与感染细胞膜上 CD4 分子结合的病毒刺突是
A. gp120　　　　　　　　B. gp41　　　　　　　　C. p24
D. P17　　　　　　　　　E. gp160

七、人乳头瘤病毒

人乳头瘤病毒(HPV)主要引起皮肤黏膜的增生性病变,其中,子宫颈癌等恶性肿瘤为高危型 HPV(16 型、18 型);生殖器尖锐湿疣为低危型 HPV(6 型、11 型)。

【例6】与宫颈癌有关的病毒是
A. HEV　　B. HIV　　C. HAV　　D. HBV　　E. HPV

八、朊粒(朊病毒)

1. 生物学性状 朊粒的本质是一种异常折叠的朊蛋白(PrP),其相对分子质量为 27~30 kDa。这种异常蛋白称为羊瘙痒病相关纤维。发病原因:α 螺旋→β 折叠。朊粒对理化因素有很强的抵抗力,能抵抗蛋白酶 K 的消化作用;对热有很强的抗性,标准的压力蒸汽灭菌(121.3 ℃、20 分钟)不能破坏朊粒,需压力蒸汽灭菌 134 ℃、至少 2 小时,才能使其失去传染性。目前灭活朊粒的方法是室温 20 ℃、用 1 mol/L NaOH 溶液处理 1 小时后,再压力蒸汽灭菌 134 ℃至少 2 小时。

2. 致病性 朊粒病是一种人和动物的慢性退行性、致死性中枢神经系统疾病,即传染性海绵状脑病(TSE)。其所致疾病:羊瘙痒病;牛海绵状脑病(疯牛病;库鲁病;克一雅病(CJD),人类最常见的传染性海绵状脑病;变异型克雅病。

【例 7】引起疯牛病和人类克雅病、库鲁病等的病原因子是
A. 病毒　　　B. 类病毒　　　C. 拟病毒　　　D. 朊病毒(朊粒)　　　E. 衣原体

➤ 参考答案如下,详细答案参见 2019 版《国家临床执业及助理医师资格考试精选真题考点精析》。

| 1. D | 2. B | 3. D | 4. B | 5. A | 昭昭老师提示: |
| 6. E | 7. D | — | — | — | 加入官方微信,获得第一手考试资料。 |

第三部分 人文医学

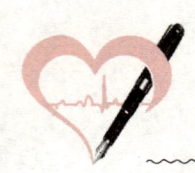

第一篇　医学心理学

学习导图

章序	章名	内容	所占分数 执业医师	所占分数 助理医师
1	绪论	医学心理学的概述	2分	1分
		医学心理学的任务与观点		
		医学心理学的研究方法		
2	医学心理学基础	心理学的概述	3分	1分
		认识过程		
		情绪过程		
		意志过程		
		需要与动机		
		人格		
3	心理健康	心理健康概述	3分	1分
		不同年龄阶段的心理卫生		
4	心理应激及心身疾病	心理应激	2分	1分
		心身疾病		
5	心理评估	心理评估概述	2分	1分
		心理测验的分类和应用		
		应用心理测验的一般原则		
		信度、效度和常模		
		常用的心理测验		
		临床评定量表		
6	心理治疗与心理咨询	心理治疗概述	3分	2分
		心理治疗的理论基础		
		心理治疗的主要方法及其应用		
		心理治疗的原则		
		临床心理咨询		
7	医患关系	医患关系的心理方面	2分	1分
		医患交往的两种形式和两个水平		
		医患沟通的理论、技术及其应用		
		医患关系模式的临床应用		
8	患者心理问题	患者角色和求医行为	3分	2分
		患者的一般心理问题		
		不同年龄阶段患者的心理活动特征		
		特殊患者的心理问题		

复习策略

医学心理学属于医学中的人文科学，考生对此类内容只需"死记硬背"即可。考试题目一般是针对其中的观点、原则进行考试，相对简单。

第1章 绪 论

> **2019 考试大纲**
> ①医学心理学的概述;②医学心理学的任务与观点;③医学心理学的研究方法。

> **考纲解析**
> 近20年的医师考试中,本章的考试重点是**医学心理学的任务与观点**,执业医师每年考查分数为1~2分,助理医师每年考查分数为0~1分。

第1节 医学心理学概述

一、医学心理学的概念与性质

1. 概念 医学心理学是心理学与医学相结合的学科,是将心理学的理论和技术应用于医学领域,研究心理社会因素对人类健康与疾病的影响及其相互转化过程中的作用及规律的一门科学。

2. 性质 医学心理学与医学的四大分支学科(基础医学、临床医学、医学心理学和康复医学)联系紧密。医学工作者更好地掌握医学心理学的理论和技术,才能在医疗实践中体现新的整体医学模式的作用。我们国家在学科门类上将其列入应用心理学。

【例1】医学心理学的研究对象为
 A. 心理活动的规律的学科 B. 人类行为的科学发展 C. 疾病的发生发展的规律
 D. 影响健康的有关心理问题和行为 E. 疾病的预防和治疗的原则

二、医学心理学在现代医学中的意义

1. 适应医学模式的转变 医学心理学的出现是医学和心理学学科交叉发展到一定阶段的必然结果,是伴随新的医学模式—生物、心理、社会医学模式而诞生的。由于医学心理学的发展,使医学界更重视心理社会因素的致病作用及其疾病预防和康复中的影响,并使现代医学更加人性化,从而提高了临床工作效能。

2. 适应疾病谱的转变 ①随着人类的进步和科学技术的发展,人们的环境和生活方式发生了巨大的变化。由之而来的生活节奏加快、竞争加剧、环境污染、生态失衡等一系列因素越来越严重地威胁着人类的健康。②疾病谱中对人类威胁最大的已由昔日的传染病和营养不良转变为心脑血管病、精神疾病、恶性肿瘤和意外伤害。故医学心理学提出心身疾病的概念,并重视预防和提倡健康的生活方式。③改善临床诊疗工作:医务人员需要对患者做整体评估并改善医患关系,需要掌握心理学的知识和技能,对患者的心理问题要有敏锐的觉察并能做相应的干预。

第2节 医学心理学的任务与观点

一、医学心理学的任务

将心理学的理论和技术应用于医学领域,以达到防病、治病和增进健康的目的。具体可概括成以下几项:研究心理因素在健康和疾病相互转化中的作用;研究疾病过程带来的心理行为变化及干预措施;研究心理与生理、精神与躯体相互作用的机制;研究不同的人格素质在健康和疾病及其转化中的作用;研究如何将心理学的理论和技术应用于医学领域;研究社会文化因素对人心理与生理的影响。

二、医学心理学的基本观点

我国医学心理学工作者根据多年的工作实践和科学研究,并引进最新自然科学的思想和概念,已经对医学研究领域中人在健康和疾病的若干关系问题上建立了自己的理论体系。概括起来,大致有6个基本观点,也成为研究的基本出发点。

(1) **心身统一**的观点 完整的个体应包括心、身两者。对外界环境的刺激,心身是作为一个整体来反应的。

(2) **社会影响**的观点 人是社会的人,生活在特定环境、在不同层次的人际关系网中。各层次之间不可避免有纵横交错的相互作用和影响。

(3) **认知评价**的观点 心理社会因素能否影响健康或导致疾病,不完全取决于该因素的性质和意义,还取决于个体对外界刺激怎样认知和评价,有时后者占主导地位。

(4) **主动调节**的观点 人在成长中逐渐对外界事物形成特定的反应模式个性特点。这些模式使人在与周围人和事的交往中,保持着动态平衡。心理的主动适应和调节是人与外界保持相对和谐一致的主要因素,是

个体保持健康和抵御疾病的重要力量。

(5) 情绪作用的观点　情绪与健康特别是人的心身疾病有着十分密切的关系。良好的情绪是健康的基础,不良的情绪是疾病的原因。

(6) 个性特征的观点　面对同样的社会应激,有的人得病,难以适应,有的人则"游刃有余",很快度过"难关",这之中与个性特征有着十分密切的关系。

【例2】面对同样的社会应激,有人难以适应而得病;有人很快渡过难关。医学心理学解释此现象的基本观点为

　　A. 社会影响的观点　　　　B. 情绪作用的观点　　　　C. 人格特征的观点
　　D. 心身统一的观点　　　　E. 主动调节的观点

【例3】心理学的基本观点不包括

　　A. 个性特征作用的观点　　B. 认知评价的观点　　　　C. 主动适应与调节的观点
　　D. 情绪因素作用的观点　　E. 遗传决定论的观点

第3节　医学心理学的研究对象与方法

一、研究对象

研究人的疾病和健康及其相互转化过程中所涉及的各种心理行为问题以及解决这些问题的方法和措施。

二、研究方法

1. 根据研究涉及的时间分类

横断研究	通常选取几组在某些方面匹配的受试者在同一时间内进行观察和评定,或者进行不同的处理及治疗,以比较其后果、效果和副作用
纵向研究	①指对同一个或同一组对象在指定的时间内进行追踪研究; ②可用于一个人的个案研究,亦可用来观察、测量和评定被选取的一组人在一段时间内所发生的变化
回顾研究	①是由现在看过去,将现在同过去联系起来; ②这种研究可用于深入细致的个案研究,也可用来回顾性地评定某种变量或因素在一组人或一种疾病中的作用
前瞻研究	①是由现在开始追访未来,其目的是预见。 ②该种研究操作性较强,花费较大。由于科学真理的核心是可重复的预见,因此前瞻研究是很有价值和很有意义的研究

2. 根据研究的手段分类

(1) 观察法　一般是指在自然条件下,对人可观察到的行为进行观测记录。例如,可以通过单向玻璃来观察。该法的优点是简便易行,可得到基本的、真实的资料;不足的是不适于准确评定人内心的认知情感,常带有主观性和偶然性。

(2) 调查法　借助于会见和调查表了解一组人的意见和行为的方法。调查可以面对面,除了可收集到患者的自我报告资料外,还可以直接观察。该法的局限是需投入较多的人力和时间。现在借助网络可节约人力和时间,但带来其他问题。

(3) 测验法　是用标准化的心理测验工具来评定人的能力、态度、性格和情绪等的诊断方法。它要求某种统一的情景、问题,对被试的自我报告做统一的标准计分,从而比较个体间的差别。临床中常用来对比不同人群或治疗前后的差异。

(4) 个案法　是对某现象的一个特例进行详细深入的调查研究的一种方法。主要用于了解和帮助有心理问题或障碍的患者。个案研究者往往希望通过研究一个个案,从中推出有关现象的一般原则。

(5) 相关法　是考察两个变量间是否有联系的一种研究方法与统计技术。两个变量间有相关关系,意味着当其中一个变量的值改变时,另一个变量的值也发生某种变化。但并不意味着因果关系。相关关系只表明一起变化,至于造成变化的原因,相关研究一般不能回答。

(6) 实验法　是在控制的条件下测量和记录个体行为的一种研究方法,也是科学研究中应用最广的方法。它常被用于实验室中,也可用于临床中。主要特点是在控制的条件下,实验者系统地操纵或改变一个或几个变量,观察、测量和记录对其他变量的影响。

三、主要心理学流派及观点

现代医学心理学包括构造主义、功能主义、行为主义、完形心理学、精神分析、皮亚杰学派、人本主义心理学、认知心理学。

1. 构造主义 德国心理学家冯特认为,心理现象可以分为不同性质的元素;即感觉和情感;心理过程与大脑的生理过程是两个独立系统,这种心身平衡论属于唯心主义的二元论。

2. 功能主义 美国心理学家詹姆士,主张心理学的研究对象是具有适应性的心理活动,他反对构造主义的观点,主张意识(感觉和情感)是一个连续的整体。

3. 行为主义 美国心理学家华生,认为心理学研究的对象是人和动物的行为或对现实的顺应。他把S(刺激)-R(反应)作为解释行为的公式。否认遗传和本能,导致了他的环境决定论。只研究行为,只研究他是怎么做的,不研究他是怎么想的。行为是由环境刺激引起的。

4. 完形心理学 德国心理学家韦特墨,反对构造主义和行为主义,强调经验和行为的整体性。他认为整体不等于部分之和,内部意识和外在行为是结合在一起的。

5. 精神分析 弗洛伊德,主张把无意识(潜意识)作为精神分析心理学的主要对象,并提出人格结构的理论、人的"性欲"理论。意识:目前意识到的东西;前意识:目前没有的,通过提示、回想;无意识(潜意识):根本没有。

6. 皮亚杰学派 儿童思维发展。

7. 人本主义心理学 美国心理学家罗杰斯、马斯洛,以人为中心,研究人的本质、价值、创造了和自我实现。

8. 认知心理学 美国心理学家奈瑟尔,主张用信息加工、综合整体的观点研究人的复杂认知过程。

学 派	代表人物	观 点
构造主义	德国,冯特	感觉、情感,二元论
功能主义	美国,詹姆士	意识是一个连续的整体
行为主义	美国,华生	行为由环境决定
完形心理学	德国,韦特墨	强调经验和行为的整体性
精神分析	奥地利,弗洛伊德	潜意识-无意识幼年受到压抑
皮亚杰学派	瑞士,皮亚杰	儿童思维发展
人本主义心理学	美国,罗杰斯、马斯特	以人为中心,人的价值、尊严、第三方势力
认知心理学	美国,奈瑟尔	信息加工、综合整体,所有人

➤ **参考答案**如下,详细答案参见2019版《国家临床执业及助理医师资格考试精选真题考点精析》。

1. D	2. E	3. E	—	—	昭昭老师提示:关注官方微信。

第2章 医学心理学基础

➤ **2019考试大纲**

①心理学的概述;②认识过程;③情绪过程;④意志过程;⑤需要与动机;⑥人格。

➤ **考纲解析**

近20年的医师考试中,本章的考试重点是需要与动机,执业医师每年考查分数为2~3分,助理医师每年考查分数为1~2分。

第1节 心理学的概述

一、心理学的概念

心理学是研究心理现象发生、发展规律的科学。心理学是一门既古老又年轻的学科。直到19世纪后半叶,在自然科学和实验技术迅速发展的影响下,心理学才从哲学中独立出来成为一门科学。

二、心理现象的分类

1. 心理现象 心理现象是心理活动的表现形式。心理现象分为心理活动过程和人格两个方面。心理活动过程又包括认知过程(感觉、知觉、注意、记忆、思维和想象等心理活动);情绪、情感过程(情绪、情感体验和表情);意志过程(自觉确定目的、克服困难、调控行为的心理活动)三部分。人格(又称个性)包括人格倾向性(需要、动机、兴趣、信念和世界观等);人格特征(能力、气质和性格)、自我意识系统(自我认识、自我体验和自我调控)三部分内容。

2. 心理过程 人的心理过程和人格既有区别又密切联系在一起不可分割。心理过程从心理现象的组成来看,它有发生、变化的过程并具有共性规律。人格则从心理现象在个体的表现来分析,它较稳定地、经常地表现出有别于他人的特征,并具有差异性规律。对它们的分析研究是为了深入了解人的各种心理现象,将它们结合起来考察则为了掌握人的心理全貌。

人的心理现象	心理过程	认知过程
		情感过程
		抑制过程
	个性	个性心理特征
		个性倾向性
		自我意识系统

三、心理实质的内容

1. 心理是脑的功能 神经系统和脑是心理发生的器官,心理是在神经反射活动中实现的,脑在反射活动中起着复杂的整合作用。

2. 心理是人脑对客观现实主观能动的反映 客观现实是心理活动的源泉。心理的主动性的最基本表现是反映的选择性。动物的选择性是由它的生物性决定其需要;人的选择性不只取决于生物性,还取决于人的社会需要。尽管社会需要使人的心理有了高度复杂的主观能动性.也不是可以主观任意的。归根到底,人的需要本身还是由社会存在决定的。人的心理同时具有社会制约性。

第2节 认知过程

一、感觉与知觉的概念

1. 感觉的概念 感觉是人脑对直接作用于感觉器官的客观事物<u>个别属性</u>的反映。感觉现象有感受性、适宜刺激、感觉适应、感觉对比、相互作用、联觉等。

2. 知觉的概念 知觉是人脑对直接作用于感觉器官的客观事物<u>整体属性</u>的反映。

3. 知觉的特征

(1) 选择性 人在纷繁众多的环境刺激作用下,只能对部分事物清晰感知,其他事物作为知觉的背景。人的知觉对象受注意指向和知觉定势的影响。

(2) 整体性 在知觉过程中,人们不是孤立地反映客观事物的个别特征,而是反映事物的整体和关系。

(3) 理解性 人们以既往的知识经验为依据,力求对知觉对象做出某种解释,赋予一定的意义。

(4) 恒常性 人们对于变化着的事物的知觉具有一定的稳定性。知觉条件发生一定范围变化时,知觉对象会保持相对不变。

感 觉	知 觉	思 维
直接性	选择性(相对)	间接性
个别性	整体性	概括性
感受性	理解性	—
瞬间性	恒常性	—
个别属性	整体属性	本质属性

【例1】反映直接作用于感觉器官的客观事物的<u>个别属性</u>的心理过程是

A. 感觉　　　　B. 知觉　　　　C. 记忆　　　　D. 思维　　　　E. 想象

二、记忆的概念

1. 学习 是<u>个体经验的获得而引起行为发生相对持久变化的过程</u>。学习(建立条件反射)的规律有强化、泛化、消退、恢复等特点。

2. 记忆 ①记忆是已有经验在头脑中的反映,是个体对其经验的识记、保持及以后再现(回忆或再认)的<u>心理过程</u>。②记忆作为一种重要的心理过程,贯穿在人的各种心理活动之中,它对保证人的正常生活起着重要的作用。记忆不仅可使人积累经验,使人的心理活动的过去和现在连成一个整体。③记忆的基本过程:包括识记、保持和再现。

3. 识记　识记是反复感知事物。在大脑中留下印象的过程,是记忆过程的开始和前提。人们识记事物具有选择性,根据人在识记时有无明确目的性,识记可分为无意识记和有意识记。

4. 保持　保持是过去经历过的事物在脑中存储和得到巩固的过程。随着时间的推移以及后来经验的影响,保持的内容会在数量和质量上发生明显的变化。艾宾豪斯的研究发现了遗忘的发展变化的规律。即在时间进程上,遗忘是一个先快后慢的过程。这种变化趋势可得出如下结论:①遗忘的数量随时间的推移而增加;②变化的速度是先快后慢,识记后1小时遗忘的数量最多(所以至少1天内要及时复习;随后逐渐减慢,遗忘数量也随之减少;③以后虽然时间间隔很长,但所剩的记忆内容基本上不再有明显减少而趋于平稳。

5. 再现　再现包括再认和回忆,它们都是对长时记忆所储存的信息提取的过程。通常是能够回忆的内容都可以再认,而可以再认的内容不一定能够回忆。再认和回忆的正确程度一般取决于两方面因素,一方面是对原识记材料的巩固程度,另一方面是积极的思维活动,在回忆或再认时的思维活动越积极,回忆或再认的效果越好。

三、思维的概念与特征

1. 概念　思维是人脑借助语言实现的,以已有知识为中介,对客观现实间接的和概括的反映。

2. 思维的特征　间接性和概括性。

3. 思维的基本过程　思维是人类所具有的一种高级心理现象,思维的过程是人们运用概念、判断、推理的形式对外界信息不断进行分析、综合、比较、抽象和概括的过程。

4. 想象与创造想象的概念

(1) 想象　人脑对已有表象进行加工改造形成新形象的心理过程。

(2) 创造想象　创造想象是不依据现成的描述而独立地创造新形象的过程。它是通过思维揭示或建立许多形象之间的合乎逻辑的联系而产生新的表象组合。

第3节　情绪过程

一、情绪与情感的概念

1. 概念　人对客观事物是否符合自身的需要而产生的态度的体验。

2. 情绪与情感的区别

(1) 对需要的满足　情绪与生理性需要相联系;情感是与人的社会性需要相联系的体验。

(2) 从进化上看　情绪代表感情的种系发展的原始方面,人与动物共有;情感是人才有的高级心理现象,是人类社会历史发展的产物。

3. 从发生上看　情绪受情境影响大,不稳定;情感受情境影响小,较稳定。

4. 从反应上看　情绪反应强烈,外部表现明显;情感反应较深沉,外部表现不明显。

	情　绪	情　感
对需要的满足	与生理性相联系	与人类的社会性需要相联系的体验
从进化上看	人与动物共有	人才有的高级心理现象
从发生上看	情绪受情境影响大,不稳定	较稳定、持久
从反应上看	情绪反应强烈,外部表现明显	反应较深刻,多不伴生理和行为变化
状态	心境、激情、应激	道德感、理智感、美感

二、情绪与情感的分类

1. 情绪状态　情绪状态可分为心境、激情和应激三种状态。心境是指微弱、持久、带有渲染性的情绪状态。激情是一种迅猛暴发、激动短暂的情绪状态。应激是指人对某种意外的环境刺激所做出的适应性反应。

2. 高级情感　高级情感分为道德感、理智感和美感。道德感是在评价人的思想、意图和行为是否符合道德标准时产生的情感。理智感是在认识和评价事物过程中所产生的情感。它是人们学习科学知识、认识和掌握事物发展规律的动力。美感是根据一定的审美标准评价事物时所产生的情感。

三、情绪的作用

情绪是适应生存的心理工具;激发心理活动和行为的动机;是心理活动的组织者;是人际交往的重要手

段；情绪与健康有密切的关系。

第4节　意志过程

一、意志的概念与特征

1. 意志的概念　意志是指一个人能自觉地确定目的、克服困难、调节行动以实现目的的心理过程。

2. 意志的特征　①意志的第一个特征是具有明确的目的性，这是意志活动的前提。②人的这种自觉的目的性表现在能发动符合于目的的行动和制止不合目的的行动。③第二个特征是意志与克服困难相联系，这是意识活动的核心。有的行动虽然也有明确的目的，如果不与克服困难相联系，就不属于意志行动。④意志的第三个特征是以随意活动为基础。随意运动是指可以由人的主观意识控制的运动，主要是由支配躯体骨骼肌的体神经控制的躯干四肢的运动。意志行动是有目的的行动，这就决定了人可以通过意志行动调控行为、改变环境。

【例2】自觉的确定目的，并根据目的支配自己的行为，克服困难以实现目的的心理过程是

A. 认识　　　　B. 意志　　　　C. 情感　　　　D. 感知　　　　E. 思维

二、意志品质

1. 自觉性　自觉性是指个体具有明确的行动目的，能主动地支配自己的行动，使其能达到既定目标的心理过程。与意志的自觉性相反的是盲从和独断。

2. 果断性　果断性是指人善于明辨是非，迅速而合理地采取决断，并实现目的的品质。和意志的果断性品质相反的是武断和优柔寡断。

3. 坚韧性　坚韧性是指一个人能长期保持充沛的精力，战胜各种困难，不屈不挠地向既定目的前进的品质，与意志的坚韧性品质相反的是动摇和执拗。

4. 自制力　自制力是指一种能够自觉地、灵活地控制自己的情绪和动机，约束自己的行动和语言的品质。和意志的自制力品质相反的是任性。

第5节　需要与动机

一、概　述

需要是人的生理和社会的客观需求在头脑中的反映，表现为对某种目标的渴求和欲望。其可分为生物性需要、社会性需要、物质需要、精神需要等。

二、需要层次论

马斯洛提出人的主要需要依其发展顺序与层次高低分为五个层次。当低层次的需要满足以后才会进一步满足高层次的需要。

生理的需要	空气、食物、水、性等
安全的需要	回避危险和恐惧感
归属和爱的需要	社交、归属、爱等
尊重的需要	成就、权利、名誉、地位等
自我实现的需要	理想、抱负的实现

【例3】按马斯洛的需要层次理论，人的最高需要是

A. 爱与被爱　　　B. 生理　　　　C. 安全　　　　D. 自我实现　　　E. 尊重

三、动机的定义与分类

1. 动机的定义　动机是为满足需要而产生并维持行动，以达到目的的内部驱动力。动机有三个主要功能：始动功能、指引功能和激励功能。产生动机的条件需要与诱因。

2. 动机的分类　与需要相对应，可以把动机分为生理性动机和社会性动机。

四、动机冲突的类型

驱动人的行动都是由动机结构中最强的主导动机所决定的。但是，主导动机的确立常常不那么顺利。因为在其动机结构中同时有一些性质和强度非常相似或相互矛盾的动机，使人难以取舍。这就形成了动机冲突。其基本类型有：

分类	概念	举例
趋-趋冲突	又称"双趋冲突",是指在一个人的面前同时有两个具有同样吸引力的目标,而引起同样程度的动机,但必须从中抉择其一时发生的心理冲突	鱼与熊掌不可兼得
避-避冲突	又称"双避冲突",指一个人同时面临着两件不欢迎或令人讨厌的事物,产生同等的逃避动机,要回避其一就必然遭遇另一件时产生的心理冲突	"前遇断崖,后有追兵"
趋-避冲突	指一个人对同一目标采取矛盾的态度,既向往(喜欢),又拒绝(厌恶)时发生的心理冲突。趋-避冲突是最常见的心理冲突	对婚姻的向往和婚后社会责任义务的惧怕
双重或多重趋-避冲突	指必须在两个或两个以上的各有优缺点的事物或目标间抉择时产生的心理冲突	多个女朋友既有好处又有坏处,无法选择

【例4】"想吃糖,又怕胖",或对婚姻的向往和婚后社会责任义务的惧怕。这种动机冲突是
A. 双趋冲突　　　　　　B. 双避冲突　　　　　　C. 趋避冲突
D. 双重趋避冲突　　　　E. 双重双避冲突

【例5】年轻人不享受父母控制,又不想做房奴。这种动机冲突是
A. 双趋冲突　　　　　　B. 双避冲突　　　　　　C. 趋避冲突
D. 双重趋避冲突　　　　E. 双重双避冲突

例6~8 共用题干

女,18岁。近几个月来常因琐事与父母发生激烈争吵,闷闷不乐,被诊断为抑郁症而入院治疗。两周后,其父母去探视,患者起初表现为既想见又不想见的矛盾心理,但最终还是决定拒绝见其父母。医生根据病情同意了患者的决定。

【例6】该患者起初的心理状态属于
A. 双重趋避冲突　　　　B. 趋避冲突　　　　　　C. 回避冲突
D. 双避冲突　　　　　　E. 双趋冲突

【例7】是否允许患者父母探视应首先遵循的伦理原则是
A. 协同一致原则　　　　B. 患者家属自主原则　　C. 患者利益至上原则
D. 公正原则　　　　　　E. 公益原则

【例8】根据《精神卫生法》,医生可以限制患者父母会见患者的理由是
A. 医疗机构尚未做出再次诊断结论　　B. 未取得医疗机构负责人同意
C. 为了避免妨碍治疗　　　　　　　　D. 患者父母要求见面的理由不充分
E. 未取得当地卫生计生行政部门批准

第6节　人　格

一、人格的定义

1. 概念　人格是决定一个人适应环境的独特的行为模式和思维方式,是个人具有一定倾向性比较稳定的心理特征的总和。

2. 人格结构　人格结构主要由个性倾向性、个性心理特征和自我意识三部分构成。

3. 组成部分　在个性心理特征中,能力、气质与性格是其主要组成部分。能力是直接影响活动效率,使活动顺利完成的个性心理特征。可分为一般能力(观察、记忆、思维、想象、言语)和特殊能力(画家色彩识别、音乐家乐感、打字员手指敲击速度)等。

二、气质的概念、类型与意义

1. 概念　气质是与人的生物学素质有关的,不依活动目的和内容为转移的典型的、稳定的心理活动的动力特性。

2. 分型　巴甫洛夫关于条件反射的实验研究发现,神经系统最基本的过程是兴奋和抑制过程。这一神经活动过程具有三种特性:强度、均衡性和灵活性。强度是神经细胞和整个神经系统承受强烈刺激或持久工作的能力,均衡性指神经系统兴奋与抑制两种神经过程的相对关系;灵活性指兴奋与抑制两种神经过程相互转化的速度。这三种神经活动特性在人与人之间存在着个体差异,其不同的组合就形成了高级神经活动的不同

类型。巴甫洛夫从中找出四种最主要的类型,即活泼型、安静型、兴奋型和抑制型。古希腊希波克拉底的命名至今沿用,分为多血质、胆汁质、黏液质和抑郁质。

	多血质	黏液质	胆汁质	抑郁质
高级神经活动类型	活泼	安静	兴奋	抑制
强度	强	强	强	弱
均衡性	均衡	均衡	不均衡	不均衡
灵活性	灵活	不灵活	灵活	不灵活
感受性	低	低	低	高
耐受性	高	高	高	低
敏捷性	快	迟缓	快	慢
可塑性	可塑	稳定	不稳定	刻板
兴奋性	高而不强	低而强烈	高而强烈	高而体验深
倾向性	外倾	内倾	外倾明显	严重内倾

【例9】 胆汁质气质的人,其高级神经活动类型属于
A. 强、均衡而灵活的活泼型　　　　B. 强、均衡而不灵活的安静型
C. 强、不均衡而灵活的兴奋型　　　　D. 弱、不均衡、不灵活的抑制型
E. 弱、均衡、灵活的灵活型

3. 意义　气质主要表现为心理活动的动力和方式,而不涉及其方向和内容。因此就一个人活动的社会价值和成就来说,气质无好坏之分。任何气质都有其积极方面和消极方面,任何气质类型的人都可以在事业上获得成功。在特定的条件下,选择气质特征合适的人员从事某项工作,可提高工作效率,减少失误。这对于职业选择和工作调配等具有一定的意义。不同的气质类型对人的心身健康有不同的影响。情绪不稳定、易伤感、过分性急、冲动等特征不利于心理健康,有些可成为心身疾病的易感素质。

三、性格的概念、特征与分型

1. 概念　性格是指人对客观现实所持的稳固的态度及与之相适应的习惯化的行为方式。性格是人格的核心部分。

2. 性格特征　对现实的态度特征、情绪特征、理智特征、意志特征。

态度特征	对各种社会关系的处理上,包括对社会、集体、他人的态度(如爱集体:善交际、有礼貌,还是孤僻、粗暴等)及对自己的态度(如自信或自卑、羞怯或大方等)
情绪特征	包括情绪活动的强度、情绪的稳定性、情绪的持久性及主导心境
意志特征	个体对自己行为自觉调整和控制的水平特点
理智特征	指人们在感知觉、记忆、思维和想象等认知过程中所表现出来的个体差异

3. 性格分型　由于性格的复杂性。

【例10】 人对客观现实稳定的态度和与之相适应的习惯化的行为方式是指
A. 态度　　　　B. 行为　　　　C. 性格　　　　D. 气质　　　　E. 能力

【例11】 男,22岁,大学生。平常乐于助人、尊师爱校。不仅在学习上经常帮助同学,而且在生活上也常常照顾他人,并能积极组织班级的集体活动。这种行为方式在性格的特征中属于
A. 行为特征　　　　　　　B. 意志特征　　　　　　　C. 态度特征
D. 情绪特征　　　　　　　E. 理智特征

四、人格形成的标志

人格形成的标志是自我意识的确立和社会化的完善。前者标志着形成了个体有别于他人的心理内涵;后者标志着完成了社会角色的认同。

1. 自我意识的确立　自我意识也叫自我概念,是个人对自己的认识、评价、归属感(角色认同)、形象感等。自我意识的确立是在与自然和社会的交往中逐渐形成的。自我常常借助于他人的眼睛为"镜子",以别人的评价为间接依据来形成对自己的认识。自我意识的真正确立是在青春期以后。

2. 社会化　社会化指个体的观念及行为纳入到社会规范的过程。社会化的形式常常以各种禁忌和赞许的方式出现。社会要求其成员接受相应的文化、风俗和习惯;遵从一定的价值观、道德观;遵守各种规章、制度、纪律和法律。当一个人从小到大接受了父母的养育、家庭的熏陶、学校的教育、经历了各种直接和间接的

奖惩,社会文化就已潜移默化地渗透到他的观念和行为之中,其人格也就必然与社会需求紧密联系起来了。

【例12】自我意识和自然人成为社会人 标志着
A. 情绪成熟　　　　　B. 人格形成　　　　　C. 自我实现
D. 性格成熟　　　　　E. 理想的形成

▶ 参考答案如下,详细答案参见 2019 版《国家临床执业及助理医师资格考试精选真题考点精析》。

1. A	2. B	3. D	4. C	5. B	昭昭老师提示:
6. B	7. C	8. C	9. C	10. C	关注官方微信,获得第一手考试资料。
11. C	12. B	—	—	—	

第3章　心理健康

▶ **2019 考试大纲**
①心理健康的概念、心理健康的简史、心理健康的研究角度及其应用、心理健康的标准及其应用;②不同年龄阶段的心理卫生。

▶ **考纲解析**
近 20 年的医师考试中,本章的考试重点是心理健康的标准,执业医师每年考查分数为 2~3 分,助理医师每年考查分数为 0~1 分。

第1节　心理卫生概述

一、心理卫生的概念

1. 心理卫生　心理卫生也称心理健康,是指以积极的、有效的心理活动、平稳正常的心理状态,对当前和发展着的社会和自然环境以及自我内环境的变化保持良好的适应和调节能力。

2. 心理卫生的意义
(1) 有助于心理疾病的防治　心理卫生运动的开展,将使人们更好地适应社会,从而减少心理疾病的发生,有助于心理疾病的防治。
(2) 有助于人们的心理健康的发展　心理健康的人学习、工作效率高于心理不健康者;心理健康的人更能耐受挫折和逆境,更易平稳渡过变故和灾难。
(3) 有助于推动精神文明的建设　心理卫生事业的发展和每个人的心理健康有助于推进整个社会的精神文明。

二、心理健康的简史

1. 初始阶段　关于维护人类健康要注重预防、注意心理健康的思想源远流长。早在 2000 多年前的《黄帝内经》中就已强调"圣人不治已病治未病"。1792 年皮纳尔医生提出要使精神病患者得到康复,除了不受束缚外,他们应该从事有益的劳动。人们要以关心的态度来倾听他们的诉说,并且在他所管辖的精神病院中迈出了解放患者的第一步。这是从如何认识精神病和给患者以人道主义待遇开始的当代心理卫生运动的起点。后来 1908 年比尔斯以自己患精神病后又恢复健康的亲自体验所著的《一颗失而复得的心》,又一次使心理卫生运动得到迅速发展。他使人们了解到当时精神病患者被当作疯子,在近乎监狱的精神病院中所遭受的非人的待遇。从而最终结束了这样的"看护"和"管理"。这次心理卫生运动迅速得到医生、心理学家、精神病学家及社会各界的广泛支持。并于 1908 年 5 月成立了世界第一个心理卫生协会"康涅狄格州心理卫生协会"。协会宗旨有 5 项。保持心理健康;防治心理疾病;提高精神病患者的待遇;普及关于心理疾病的正确认识与心理卫生有关的机构合作。

2. 发展阶段　心理卫生运动迅速发展,于 1930 年 5 月 5 日在华盛顿成立了国际心理卫生委员会。其宗旨是"完全从事于慈善的、科学的、文艺的、教育的活动。尤其美心世界各国人民的心理健康的保持和增进,对心理疾病、心理缺陷的研究、治疗和预防以及全世界人类幸福的增进。"中国也有代表参加,并于 1936 年 4 月在南京成立了"中国心理卫生协会"。后因日军侵华使活动停顿。在 1985 年我国学者在山东泰安召开了中国心理卫生协会成立大会。从此,心理卫生工作和各类学术活动在我国如雨后春笋般普及推广开来,对维护人民健康起到了不可低估的作用。

【例1】世界第一届心理卫生协会成立于

A. 1905年　　B. 1908年　　C. 1910年　　D. 1915年　　E. 1935年

第2节　心理健康的研究与标准

一、概　述

心理健康是指人们以积极有效的心理活动、平稳正常的心理状态,对当前和发展着的自然与社会环境保持良好的适应。

二、心理健康的研究角度

任何事物都有对立面,因而对其判断也都是相对的。健康心理的对立面是变态心理,或者说心理异常,都是指心理和行为偏离正常而言,但"变态"与"常态","异常"与"正常"都是相对的,人世间也无所谓"标准人格"或"绝对正常"。心理学家研究心理健康与否常从以下几个方面观察:

1. 病理学角度　例如出现幻觉、妄想等症状,也可认定有心理异常存在。

2. 统计学角度　许多在变态心理学看来是属于异常的现象,在正常人身上也会或多或少地有所表现,与心理异常患者之间的差别只是程度上差异而已。

3. "文化学"角度　人总是在一定的社会文化环境中生活。因此,可以从人的心理和行为是否符合其生活环境所提出的要求,是否符合社会行为规范、道德准则等方面来判断。

三、心理健康的标准

我国的心理学家从适应能力、耐受力、控制力、意识水平、社会交往能力、康复力、愉快胜于痛苦的道德感等方面阐述了心理健康的标准。智力正常、情绪良好、人际和谐、社会适应、人格完整。心理健康的评价是一个动态而又复杂的问题。想获得一个绝对客观的划分标准是不现实的。

【例2】心理健康的标准**不包括**
A. 智力正常　　　　　　B. 行为健康　　　　　　C. 情绪乐观
D. 意识清晰　　　　　　E. 人格健全

【例3】心理健康标准**不包括**
A. 人格健全　　　　　　B. 思想内容健康和意识清晰　　　　　　C. 情绪乐观稳定
D. 行为和生活方式健康　　E. 智力正常

第3节　不同年龄阶段的心理卫生

一、儿童阶段的心理健康常见问题与维护

优生优育,进行科学胎教;抓住"关键期",促进心理发展;为儿童提供充满关爱的生活环境;端正家长的养育态度,创建健康的社会环境。

二、青少年阶段心理健康的常见问题与维护

重视青春期发育和性教育;帮助青少年度过"危机期",促进健康人格的形成;树立正确人生观、价值观;尊重他人,学会建立良好的人际关系。

三、中年人心理健康的常见问题与维护

担负好自身角色,保持家庭稳定和幸福;量力而行,避免过多压力和超负荷工作;矫正不良行为,培养健康行为。

四、老年人心理健康的常见问题与维护

老有所养,老有所为;保持乐观精神,适当参加各种活动;保持健康的生活习惯。

▶ **参考答案**如下,详细答案参见2019版《国家临床执业及助理医师资格考试精选真题考点精析》。

| 1. B | 2. D | 3. B | — | — | 昭昭老师提示:关注官方微信。 |

第4章　心理应激及心身疾病

▶ **2019考试大纲**

①心理应激:心理应激的概念、应激源的概念与种类、心理应激的中介机制、心理应激反应、心理应激对健康的影响、心理应激的应对方法;②心身疾病:心身疾病的定义、特征与范围,心身疾病的发病原因与机制,几

种常见的心身疾病,心身疾病的诊断与治疗。

> 考纲解析

近20年的医师考试中,本章的考试重点是医疗事故的行政处理与监督,执业医师每年考查分数为1~2分,助理医师每年考查分数为0~1分。

第1节　心理应激与应对

一、心理应激的概念

心理应激是人在察觉(认知评价)到环境刺激构成威胁时,产生的生理、心理及行为的适应性反应。

二、心理应激源的概念和种类

应激源是引起应激的刺激,也就是应激的原因。通常是指向机体提出适应和应对要求并进而导致充满紧张性的生理和心理反应的刺激物。分类如下:

1. 按应激源性质分类

躯体性应激源	指对人的躯体直接发生刺激作用的刺激物,包括各种物理的、化学的和生物学的刺激物
心理性应激源	指来自人们头脑中的紧张性信息,主要指冲突、挫折和各种原因导致的自尊感降低
社会性应激源	指能导致个人生活风格变化,并要求人们对其做出调整或适应的事件
文化性应激源	指因语言、风俗和习惯的改变而引起应激,最为常见的是"文化性迁移",如由一种语言环境进入另一种语言环境,或由一个民族聚居区、一个国家迁入另一个民族聚居区、一个国家

2. 按生活事件的现象学分类

工作事件	指工作环境或工作性质具备紧张性和刺激性,易使人产生不同程度的应激
家庭事件	日常生活中最多见的应激源
人际关系事件	包括与领导、同事、邻里、朋友之间的意见分歧和矛盾冲突等
经济事件	包括经济上的困难或变故,如负债、失窃、亏损和失业等
社会和环境事件	人都生活在特定的自然环境和社会环境当中,无数自然和社会的变化,包括各种自然灾害、战争和动乱等都会成为某些人的应激源
个人健康事件	指疾病或健康变故给个人造成的心理威胁,如癌症诊断、健康恶化、心身不适等
自我实现和自尊方面事件	指个人在事业和学业上的失败或挫折,以及涉及案件、被审查、被判罚等
喜庆事件	指结婚、再婚、晋升、晋级等,需个体做出相应心理调整

3. 按事件对个体的影响分类

正性生活事件	指个人认为对自己具有积极作用的事件
负性生活事件	指个人认为对自己产生消极作用的不愉快事件

4. 按生活事件的主观和客观属性分类

客观事件	某些生活事件的发生是不以人们的主观意志为转移的,是无法掌握无法控制的
主观事件	生活事件人为可以控制的

三、心理应激的中介机制

1. 应激的心理中介

(1)认知评价　评价是指个体对遇到的生活事件的性质、程度和可能的危害情况做出估计。认知评价在生活事件到应激反应的过程中起重要的中介作用。

(2)应对方式　由于应对可以被直接理解成是个体解决生活事件和减轻事件对自身影响的各种策略,故又称为应对策略。目前一般定义为,应对是个体对生活事件以及因生活事件而出现的自身不稳定状态所采取的认知和行为措施。

(3)社会支持系统　指个体与社会各方面包括亲属、朋友、同事、伙伴等以及家庭、单位、党团、工会等社团组织所产生的精神上和物质上的联系程度。

(4)个性特征　个性与生活事件、认知评价、应对方式、社会支持和应激反应等因素之间均存在相关性。因此,应激系统模型将个性看成是应激系统中的核心因素。

2. 应激的生理中介 应激的生理中介是指参与介导或调节应激源和应激生理反应的生理解剖结构和功能系统。早期的研究关注功能系统,最近的研究则指向更微观的水平。

(1) 概念 应激系统是应激综合征的效应器。"应激系统"包括促皮质素释放激素、蓝斑-去甲肾上腺素/自主神经系统,以及它们的外周效应器(垂体-肾上腺皮质轴和自主神经系统支配的组织)。应激系统的概念强调应激相关的生理基础是一个复杂的、互动的整体,应激反应通常是通过神经系统、内分泌系统和免疫系统的中介途径而发生的。

(2) 应激生理中介相关成分

交感-肾上腺髓质系统	机体面对急性应激时,尤其是个体认为具有威胁性的情形时发生反应的功能系统
自主神经系统	自主神经系统经由下丘脑的调节,通过交感神经和副交感神经的平衡调节机体的放松和应激水平
下丘脑-垂体-肾上腺皮质轴	受中枢神经系统调控
内源性阿片系统	在应激时起到积极应对的作用,通过减少恐惧、镇痛,以及抑制与疼痛有关的退缩行为,对搏击和其他应对反应有一定意义
性腺轴	对性腺轴的功能产生影响,可导致促性腺激素释放的减少,繁殖能力受损
肾素-血管紧张素-醛固酮系统	应激时肾脏可分泌肾素,肾素-血管紧张素-醛固酮系统激活,使血压升高,通过肾脏排泄水、钠减少
免疫系统	免疫系统对不同应激的反应有所差别。如当暴露于不可控制的应激刺激(如丧偶、睡眠剥夺)时,一开始使人体免疫功能抑制,对疾病的易感性提高,而随后可能反应为免疫功能增强或紊乱
关于"情绪脑区"	下丘脑内存在防御反应带,位于下丘脑中线两旁的腹内侧区,该区与情绪反应有关的生理活动的控制有关

四、心理应激反应

1. 情绪性应激反应

焦虑	最常出现的情绪性应激反应,当个体预感危机来临或预期事物的不良后果时出现紧张不安、急躁、担忧的情绪状态
抑郁	消极、悲观的情绪状态,表现为兴趣活动减退,言语活动减少,无助感、无望感强烈,自我评价降低,严重者出现自杀行为
恐惧	企图摆脱有特定危险的情境或对象时的情绪状态
愤怒	与健康和疾病关系最直接的是应激的情绪反应

2. 认知性应激反应

偏执	个体在应激后出现认知狭窄、偏激、钻牛角尖,平日非常理智的人变得固执、蛮不讲理
灾难化	个体经历应激事件后,过分强调事件的潜在即消极后果,引发了整日惶惶不安的消极情绪和行为障碍
反复沉思	不由自主对应激事件反复思考,阻碍了适应性应对策略如升华、宽恕等机制的出现,使适应受阻
闪回与闯入性思维	经历严重的灾难性事件后,生活中常不由自主的闪回灾难的影子,活生生的,就好像重新经历一样;或者是脑海中突然闯入一些灾难痛苦情境或思维内容,表现为挥之不去

3. 行为性应激反应 当个体经历应激源刺激后,常自觉或不自觉在行为上发生改变,以摆脱烦恼,减轻内在不安,恢复与环境的稳定性。积极的行为性应激可为病人减少压力,甚至可以激发主体的能动性,激励主体克服困难,战胜挫折。而消极的行为性应激则会使个体出现回避、退缩等行为。

(1) 积极的行为应激反应 包括问题解决策略及情绪缓解策略。前者发挥主观能动性改变不利环境,后者改变自己对事件的情绪反应强度。

(2) 适应不良的行为性应激反应 早期常可减轻人们的应激反应,但长远观察,常常引发不良的后果。包括:①逃避与回避;②退化与依赖;③敌对与攻击;④无助与自怜;⑤物质滥用。

五、心理应激对健康的影响

心理应激对健康的影响既有积极意义,也会产生消极作用。

1. 积极意义 适度的心理应激是人成长和发展的必要条件。早年的心理应激经历,可以丰富个体应对资源,提高在后来生活中的应对和适应能力,更好地耐受各种紧张性刺激物和致病因素的影响。人离不开刺激,适当的刺激和心理应激有助于维持人的生理、心理和社会功能。

2. 消极作用　长期的或强烈的应激反应会引起心身疾病和心理障碍。心理应激下的心理和生理反应,特别是较强烈的消极反应,可加重一个人已有的疾病,或造成复发。应激的生理与心理反应是作为一个整体,同时发生的,塞里用一般适应综合征描述生理反应过程,主要涉及神经-内分泌-免疫系统。生活事件对人有不同的意义和刺激强度,其刺激强度以生活事件单位为标志。当一个人所遇到的生活事件刺激过强、持续时间过久时,可引起疾病。

六、应对心理应激的方法

调整对刺激事件的认识态度;提高自身应对能力;学会放松和自我调节;取得社会支持,利用各种有效的应对资源。

第2节　心身疾病的概述

一、心身疾病的定义

心身疾病是心理社会因素在发病、发展过程中起重要作用的躯体器质性疾病。如原发性高血压、冠状动脉硬化性心脏病、胃溃疡、十二指肠溃疡、神经性厌食症、支气管哮喘、偏头痛、甲状腺功能亢进、糖尿病、痛经、月经不调、更年期综合征、癌症、肥胖症等。

二、心身疾病的分类

系　　统	常见心身疾病
心血管系统的心身疾病	冠状动脉粥样硬化性心脏病、阵发性心动过速、心律不齐、原发性高血压、原发性低血压、雷诺病等
呼吸系统的心身疾病	支气管哮喘、过度换气综合征、神经性咳嗽等
消化系统的心身疾病	胃、十二指肠溃疡、溃疡性结肠炎、肠易激惹综合征、神经性厌食、神经性呕吐等
内分泌系统的心身疾病	甲状腺功能亢进、糖尿病、艾迪生病等
泌尿生殖系统的心身疾病	夜尿症、神经性尿频、勃起功能障碍、性欲减退、早泄、痛经、月经紊乱、经前期紧张症、功能失常性子宫出血、功能性不孕症等
肌肉骨骼系统的心身疾病	类风湿关节炎、慢性疼痛、痉挛性斜颈等
神经系统的心身疾病	紧张性头痛、血管性头痛等
皮肤系统的心身疾病	神经性皮炎、慢性荨麻疹、多汗症、瘙痒症、湿疹等
外科的心身疾病	器官移植综合征、整形术后综合征等
儿科的心身疾病	遗尿、口吃等
眼科的心身疾病	原发性青光眼、眼睑痉挛等
耳鼻喉科的心身疾病	梅尼埃病、咽异感综合征等
口腔科的心身疾病	特发性舌痛症、颞下颌关节紊乱综合征等
恶性肿瘤	—

【例1】下列疾病中,不属于心身疾病的是
A. 十二指肠溃疡　　　　　　B. 抑郁症　　　　　　　　C. 癌症
D. 糖尿病　　　　　　　　　E. 支气管哮喘

【例2】内科的心身疾病一般不包括
A. 冠心病　　　　　　　　　B. 高血压　　　　　　　　C. 支气管哮喘
D. 肺结核　　　　　　　　　E. 消化性溃疡

三、心身疾病的诊断标准

有明确的临床症状、体征和病理学改变;有明确的心理社会因素,并且与上述改变构成因果关系;排除神经症、精神病和理化、生物学因素引起的疾病;用单纯生物医学治疗措施收效甚微。

四、心身疾病的发病原因和机制

1. 心理学机制

（1）心理动力学理论　心理动力学理论重视潜意识心理冲突在心身疾病发生中的作用，认为个体特异的潜意识特征决定了心理冲突引起的特定的心身疾病。

（2）心理行为学理论　巴甫洛夫经典条件反射的著名的狗的唾液分泌反射实验说明条件反射是一种独立的生理反应。行为学习理论认为某些社会环境刺激引发个体习得性心理和生理反应，表现为情绪紧张、呼吸加快、血压增高等，由于个体素质的问题，或特殊环境因素的强化，或通过泛化作用，导致这些习得性心理和生理反应可被固定下来，最终演变成症状和疾病。

（3）心理认知理论　认知是心理过程的重要方面，认知是指个体通过感觉器官对外部信息的接受、传导、编码储存、提取，以及不断加工、反复利用，形成经验的过程。认知理论认为，事物本身的意义在于个体对它的认知和评价。认知不仅与行为关系密切，同时也是情绪产生的必要条件。

2. 生物学机制

（1）神经生理学机制

大脑皮层	心理活动依赖于大脑，是脑的功能以及外部世界的反映
大脑皮质联合区的信息加工	传出信息触发应激系统引起生理反应，渐而致心身疾病的发生
神经递质	应激状态可以明显地影响脑内神经递质的生化合成与代谢过程并发挥反馈调节作用，如在应激状态下，脑内儿茶酚胺浓度增加
自主神经系统	包括交感和副交感神经系统，它们与内脏功能的调节密切相关。正常情况下，交感和副交感神经处于相互平衡和制约中，共同协调和控制身体的生理活动，如心率、呼吸、血压、消化以及新陈代谢等

（2）神经内分泌机制　内分泌系统在维护机体内部环境稳定以及机体适应环境中起着重要的作用，激素分泌过多或过少都会引起机体生理代谢的改变。

（3）神经免疫学机制　目前有充分证据表明心理应激可改变免疫调节影响人体健康，临床免疫失调可导致疾病风险增加。当下丘脑-垂体-外周靶腺处于持久激活状态时，可导致激素分泌紊乱、失调，引起机体一系列免疫功能障碍。

（4）生活方式、遗传和环境的作用机制　心身疾病的发生，与生活方式的改变以及遗传和环境因素息息相关，如高血压、糖尿病、肥胖症等均与不良的生活方式直接相关。

五、常见的心身疾病

1. 原发性高血压　流行病学调查表明，原发性高血压发病率总的趋势为发达国家高于发展中国家，城市居民高于农村，知识阶层高于非知识阶层，老年高于非老年，这里重点强调与心理社会因素相关的因素。

2. 粥样硬化性心脏病　A型性格的容易导致冠心病。

3. 雷诺现象　精神创伤、心理冲突、情绪应激、一般的突发生活事件可以直接诱发本病，原有偏头痛、变异性心绞痛和周围血管狭窄性疾病病人更容易出现交感神经功能增强而发作此病。有些病人性格特征属于神经质类型，情绪易于激动，对疾病常有忧虑或恐惧心理；而精神紧张又是诱发此病发作的内在因素。

4. 糖尿病和哮喘　应急事件、负性情绪和精神障碍等可导致糖尿病及哮喘的发生。

5. 消化性溃疡和功能性胃肠病　①焦虑、抑郁等情绪障碍是否是消化性溃疡的病因仍然缺乏直接证据，情绪障碍可能通过危害健康的不良行为如吸烟、酗酒、缺乏饮食规律等影响消化性溃疡的形成和病程。尽管如此，抗菌治疗和生活行为改变已经治愈了大部分消化性溃疡。②目前与消化系统相关的心身疾病研究聚焦于神经内分泌、神经递质是如何在脑与胃肠道间交互作用的，更加关注功能性胃肠病。功能性胃肠病是一组胃肠道功能紊乱综合征，具有腹痛、腹胀、腹泻等消化系统症状，常常伴有头痛、头昏、失眠、焦虑、抑郁等神经精神症状，常常反复发作并慢性化，临床上无法找到可解释症状的阳性发现，涉及的部位包括咽、食管、胃、胆道、Oddi 括约肌、小肠、大肠和肛门等。

6. 经前期情绪障碍　经前期情绪障碍较常见，发病率为5%～10%，其特征是在妇女月经周期的黄体期后期，至少有一种心境障碍症状的严重发作，且在卵泡期早期开始缓解，月经后一周消失。其主要症状有显著的抑郁、无望和自责，显著的焦虑、紧张，显著的情绪不稳定，显著的烦恼、易激惹和人际冲突增加等，次要症状为兴趣下降、注意力集中困难、精力缺乏、食欲和睡眠改变、躯体不适等，这些症状明显影响到病人的生活、工作和人际关系。

7. 神经性皮炎　性情急躁、思虑过多、精神紧张、情绪忧郁、疲劳过度、睡眠不佳、生活环境突然变化等，饮食、胃肠道功能障碍、内分泌失调以及其他感染性病灶的致敏，局部刺激也可成为致病诱因，而搔抓是诱发本病导致苔藓样变的重要条件，造成越抓越痒、越痒越抓、越抓越厚的恶性循环。

8. 肿瘤及其心理问题　迄今为止，绝大部分肿瘤的发病原因及机制尚不清楚。综合因素包括个体的生物、心理、社会等因素共同作用的因素。

六、心身疾病的诊断与防治原则

1. 诊断原则　①疾病的发生包括心理社会因素，其与躯体症状有明确的时间关系；②躯体症状有明确的器质性病理改变，或存在已知的病理生理学变化；③排除精神、心理障碍。

2. 心身疾病的诊断程序　心身疾病的诊断程序包括：躯体诊断和心理诊断，躯体诊断的方法、原则与诊断学相同，心理诊断主要包括：病史采集→体格检查→心理行为检查→综合分析。

3. 心身疾病的治疗原则　对心身疾病实施心理干预应围绕消除心理社会刺激因素、消除心理学病因和消除生物学症状为主要目标。主要原则是心、身同治，但对于具体病例应有所侧重，主要包括：①对于急性发病而又躯体症状严重的病人，应以躯体对症治疗为主，辅以心理治疗。例如对于急性心肌梗死的病人，综合的生物性救助措施是解决问题的关键，而那些存在严重焦虑和恐惧反应的病人应实施及时的心理干预。②对于以心理症状为主，辅以躯体症状的疾病，或虽然以躯体症状为主但已呈慢性化的心身疾病，则可在实施常规躯体治疗的同时，重点安排好心理治疗。

4. 心身疾病的预防　心身疾病是心理因素和生物因素综合作用的结果，因而心身疾病的预防也应兼顾心、身两个方面。心理社会因素大多需要较长的时间作用才会引起心身疾病，因此心身疾病应尽早进行心理学预防。具体的预防措施应包括个人和社会两个方面：①个人预防：心身疾病的预防应从个体预防做起。个体预防表现为应该积极学习现代科学知识，加强个人修养，提高辨识能力，学会从不同角度观察和分析问题，培养健全的人格；有目的的完善个人生活经历，学会缓解心理压力的方法，提高个体的社会适应能力；积极建立和谐的人际关系，和谐的人际关系对于社会支持的获得，改善个体认知能力以及宣泄负性情绪方面具有重要意义；提高个体应对挫折的能力，能够在较强的应激下，学会运用成熟的心理防御机制，及时的消除应激的情绪反应，尽早恢复内心的平静。②社会预防：社会预防是以预防心身疾病为目的，并通过改善个体社会生活环境而实现。

➢ 参考答案如下，详细答案参见 2019 版《国家临床执业及助理医师资格考试精选真题考点精析》。

| 1.B | 2.D | — | — | — | 昭昭老师提示：关注官方微信。 |

第 5 章　心理评估

➢ **2019 考试大纲**
①心理评估概述；②心理测验的分类及应用；③应用心理测验的一般原则；④信度、效度和常模；⑤常用的心理测验；⑥临床评定量表。

➢ **考纲解析**
近 20 年的医师考试中，本章的考试重点是心理测验的一般原则及常用的心理测验，执业医师每年考查分数为 1~2 分，助理医师每年考查分数为 0~1 分。

第 1 节　心理评估概述

一、心理评估的概念及作用

1. 心理评估的概念　心理评估是依据心理学的理论和方法对人的心理品质及水平所做出的鉴定，如情绪状态、记忆、智力、气质、性格等。在医学心理中有时用"心理诊断"的概念。主要是对有心理问题或心理障碍的人做出心理方面的判断和鉴别。心理评估的范畴比心理诊断更广。

2. 心理评估的作用　心理评估在医学心理中的作用是非常重要的，医学心理的一个大的领域是临床心理学，而临床心理学的两个基本任务：一个是临床心理评估，另一个是心理干预。心理评估是心理干预的重要前提和依据，同时心理评估还可对心理干预的效果做出判定。

二、心理评估的基本程序

心理评估的目的不同，其一般程序也有所区别。但无非是根据评估的目的收集资料、对资料和信息进行加工处理，最后做出判断这样一个过程。以临床心理评估为例，它与医学诊断的过程十分相似，包括：

1. 确定评估目的 首先要确定来访者或提出评估要求的人首要的问题是什么，进而确定评估目的。如要了解学习困难的原因就需要鉴别学生的智力水平或人格特征；在临床进行心理咨询时首先也要对来访者做出有无心理障碍的判定。

2. 明确评估问题与方法 详细了解被评估者的当前心理问题；问题的起因及发展；可能的影响因素；被评估者早年的生活经历、家庭背景、以及当前的适应、人际关系等。这与医学病历的书写包括主诉、现病史、既往史、家族史等内容很相似。当然关注的中心是心理问题，所涉及的内容也更广泛。在这一过程中，主要应用心理评估的调查法、观察法和会谈法。

3. 了解特殊问题 对一些特殊问题、重点问题的深入了解和评估这类似于医学诊断过程中的生理生化检查。除进一步应用上述方法外，还主要借助于心理测验的方法，有时还用"作品"分析法。

4. 结果描述与报告 将前面所收集资料进行分析、处理。要写出评估报告、作出结论，并对当事人及有关人员进行解释，以确定下一步对问题处理的目标。

三、心理评估的方法

1. 观察法 通过对被评估者行为表现直接或间接（通过摄录像设备等）观察进行心理评估的方法。

2. 会谈法 会谈也称"交谈法""晤谈法"。是主试者与被评估者面对面的语言交流，也是心理评估中最常用的一种基本方法。会谈的形式包括自由式会谈和结构式会谈两种。

3. 调查法 调查的含义是当有些资料不可能从当事人那里获得时，就要从相关的人或材料那里得到。因此，调查是一种间接的、迂回的方式。

4. 作品分析法 指对被评估者的日记、书信、图画、工艺等文化性创作和生活中做的事进行分析，也可以有效地评估其心理水平和状态，并且可以作为一个客观依据留存。

5. 心理测验法及临床评定量表 在心理评估中，心理测验占有十分重要的地位。因为测验可对心理现象的某些特定方面进行系统评定，并且测验一般采用标准化、数量化的原则，所得到的结果可以参照常模进行比较，避免了一些主观因素的影响，使结果评定更为客观。

【例1】对于初诊患者，评估者采用与被评估者面对面的谈话方式，此种评估方法是
A. 调查法　　　　　　B. 作品分析法　　　　　　C. 心理测验法
D. 会谈法　　　　　　E. 观察法

【例2】心理评估常用的方法不包括
A. 会谈法　　　　　　B. 调查法　　　　　　　　C. 实验法
D. 作品分析法　　　　E. 心理测验法

第2节　心理测验的分类

一、根据功用分类

1. 智力测验 临床上主要应用于儿童智力发育的鉴定以及作为脑器质性损害及退行性病变的参考指标，此外也有作为特殊教育或职业选择时的咨询参考。常用的工具有比奈-西蒙智力量表、韦克斯勒成人和儿童智力量表、丹佛发育筛选测验（DDST）等。

2. 人格测验 常用的量表有明尼苏达多项人格调查表（MMPI）、洛夏墨迹测验、主题统觉测验（TAT）以及艾森克人格问卷（EPQ）等。这些测验目前在临床上多用于某些心理障碍患者的诊断和病情预后的参考，也有用于科研或心理咨询时对人格的评价等。

3. 神经心理学测验 主要包括一些个别能力测验，如感知运动测验、记忆测验、联想思维测验等。还有一些成套测验，以H-R神经心理学测验为代表。这些测验可用于脑器质性损害的辅助诊断和对脑与行为的关系研究。

此外，目前在临床和心理卫生工作中，还应用一些精神症状及其他方面的评定量表，如抑郁量表（SDS量表）、焦虑量表（SAS量表）、适应行为量表、生活事件量表、认知功能量表、生活质量综合评定量表、心身健康调查表等，这些量表对临床工作以及科研等具有特殊的意义和价值。

二、根据测验方法分类

1. 问卷法 测验多采用结构式的问题的方式，让被试者以"是"或"否"，或对有限几种选择做回答。这种方法评分容易，易统一处理。一些人格测验如MMPI、EPQ及评定量表等都是采用问卷法的形式。

2. 作业法　测验形式是非文字的,让受试者进行实际操作。多用于测量感知和运动等操作能力。对于婴幼儿及文化限制的受试者(如文盲或有语言残障的人等),也主要采用这种形式。

3. 投射法　测验材料无严谨结构,如一些意义不明的图像、墨迹或不完整的句子。要求受试者根据自己的理解随意做出回答,借以诱导出受试者的经验、情绪或内心冲突。投射法多用于测量人格,如洛夏墨迹测验、TAT 等,也有用于异常思维的发现,如自由联想测验、填词测验等。

三、其他分类

根据一次测验的人数,可分为个别测验和团体测验。根据沟通方式,可以分为言语测验和非言语(或称操作)测验等。

第3节　应用心理测验的一般原则

1. 标准化原则　因为心理学测验是一种数量化手段,因此这一原则必须贯彻于始终。测量应采用公认的标准化的工具;施测方法要严格根据测验指导手册的规定执行;要有固定的施测措施;标准化的指导语;要有良好的信、效度。

2. 保密原则　这也是心理测验的一条道德标准。关于测验的内容、答案及计分方法只有作此项工作的有关人员才能掌握,决不允许随意扩散,更不允许在出版物上公开发表。保密原则的另一个方面是对受试者测验结果的保护,这涉及个人的隐私权。有关工作人员应尊重受试者的利益。

3. 客观性原则　心理测验的结果要"实事求是",对结果的解释要符合受试者的实际情况。如两个智力测验的结果,智商同样是85,一个受试者是山民,可考虑他的智力水平基本上是正常的;而另一个是大学教授,考虑到该人的大脑有退行性改变的可能。此外,还要注意不要以一两次心理测验的结果来下结论,尤其是对于年龄小的儿童作智能发育障碍的诊断时更要注意这一点。总之,在下结论时不要草率从事,在做结果评价时应结合受试者的生活经历、家庭、社会环境以及通过会谈、观察法所获得的各种资料全面考虑。

【例3】 某单位女职工,在一家医院接受过心理评估与心理治疗。其所在单位领导获悉后想了解该患者的心理问题现状,遂向医院索要心理评估的结果,但被患者的心理医生拒绝。该心理医生所遵循的原则是

A. 耐心原则　　　　　B. 真诚原则　　　　　C. 客观原则

D. 回避原则　　　　　E. 保密原则

第4节　心理测验的标准化

强调心理测验的标准化是因为在测验中由于测量误差的影响会极大地干扰测量结果的正确性和可靠性。所谓测量误差是指与测验目的无关的因素所引起的测验结果不稳定或不准确的效应。由于心理测验所要测量的是人的复杂的心理现象,因此能够带来测量误差的因素较物理、化学测量和生理学测量更多、更复杂,应该引起我们的注意。由此可见,心理测验的标准化是减少测量误差,使测量结果可靠和有效的必要保证。测验的标准化涉及几个方面:①在测验的编制过程中需要按照一套标准的程序建立测验内容、制定评分标准、固定实施方法(包括指导语);②所编制的测验需要具备心理测量学的技术指标,并且达到一定标准;③在测验实施过程中施测人员要严格按照测验的操作规程执行。标准化心理测验的技术指标主要包括:

(1) **信度**　信度是指一个测验工具在对同一对象的几次测量中所得结果的一致程度。它反映工具的可靠性和稳定性。在相同情况下,同一受试者在几次测量中所得结果变化不大,便说明该测量工具性能稳定,信度高。

(2) **效度**　效度指一个测量工具能够测量出其所要测东西的真实程度。它反映工具的有效性、正确性。如测量一个人的智力,如果选用的工具不是一种公认的智力测验量表,而是某门功课的考题,这样几次测量,虽然得分可能一致(信度高),但得到的却是一个人掌握某门功课的知识而不是智力(尽管二者有些关系)。

(3) **常模**　常模是测验取样的平均值,即正常的或平均的成绩。有了常模,一个人的测验成绩才能通过比较而得出优劣,是正常还是异常。如正常人的体温一般不超过 37 ℃,血压范围在 120/80 mmHg 左右,这些参数可以称作为生理常模。由于人的心理现象较生理活动更为复杂,甚至同一量表在不同国家、地区应用或随着时代的变迁,都要重新修订,建立新的常模。

【例4】 反映标准化心理测验可靠的技术指标是

A. 样本量　　　B. 常模　　　C. 标准差　　　D. 信度　　　E. 效度

第5节　常用的心理测验与临床评定量表

一、智力测验

1. 智力的一般概念与智力单位

（1）智力一词应用广泛，尚无公认的标准定义。目前许多心理学家倾向于认为智力是人的一般心理因素的总合。智力与人的生物学遗传因素有关，也受后天环境及学习因素的影响。

（2）智力单位是在智力测验中衡量智力水平高低的尺度。目前常用的有三种表示法，分别为智商（IQ）表示法、百分位法和智力等级水平划分。最常用的是智商。智商有两种计算方式：一种是"年龄智商"，也称为"比率智商"，它是以一个人的年龄为参照标准来对智力进行衡量。年龄智商最早是由美国心理学家特曼在对比奈量表进行修订时提出来的，其计算方法为：IQ=MA/CA×100。其中，MA为智力年龄，指一个人的智力发展所达到的水准，在智力测验中以取得的成绩为标志；CA为受试者测验时的实际年龄。由于一个人的智力在成年时不会随着实际年龄持续增长，因此年龄智商在实际应用中会受到很大限制，它不适合用于成年人。后来韦克斯勒（Wechsler）在编制智力测验时发展了"离差智商"来取代"年龄智商"，这是第二种计算方式。离差智商的计算公式为：IQ=100+15(x−X)/SD。100指每个年龄组的IQ均值为100，标准差为15；x为受试者的成绩，X为常模样本成绩的平均数，SD为常模样本成绩的标准差，(x−X)/SD实际上是标准分（Z分数）的计算公式，离差智商公式是标准分的变换形式。

2. 常用的智力测验

韦克斯勒智力量表　韦克斯勒于1939年编制 Wechsler-Bellevue 量表（简称 W-BI），1995年 W-BI 经修订后成为目前使用的韦克斯勒成人智力量表（WAIS）。按照 WAIS 的格局，韦克斯勒于1949年和1967年先后编制了韦克斯勒儿童智力量表（WISC）和韦克斯勒学龄前儿童智力量表（WPPSI）。这样，三个量表相互衔接，可以对一个人从幼年到老年的智力进行测量，便于前后比较。1981年以后，我国龚耀先、林传鼎、张厚粲等先后对上述三个量表进行了修订，产生了便于我国文化背景使用的韦克斯勒量表。韦克斯勒智力量表包括言语和操作两个分量表，而每个分量表又含5~6个分测验，每一分测验集中测量一种智力功能。这与比奈量表将测查不同智力功能的混合排列是不同的。言语分量表包括常识、领悟（对一些问题的理解）、算术、相似性（测抽象概括能力）、词汇和数字广度等一些分测验，这些方面构成了一个人的言语能力，根据测验结果可以得出言语智商。操作分量表包括数字符号（译码）、图画补缺、木块图形、图片排列、物体拼凑、迷津等分测验，测验结果可以得出操作智商，而两个分量表合并还可以得出总智商。韦克斯勒智力量表与比奈量表一样也是一种个别测验，测验程序比较复杂，但因量表的分类较细，较好地反映了一个人智力全貌和各个侧面，临床上对于鉴别脑器质性障碍与功能性障碍的患者也有一定作用。此外，一些分测验（如数字广度、数字符号、木块图等）成绩随衰老而降低，可作为脑功能退化的参数。

【例5】男孩，8岁，上课反应迟钝，一般的学习任务难以完成，家长带其来心里门诊就诊。心理治疗师应该首先考虑使用的心理评估工具是

　A. WISC　　　B. SDS　　　C. 16PF　　　D. EPQ　　　E. SAS

二、人格测验

人格指人的个别性，包括能力、兴趣、气质和性格方面的差异，而尤以后两方面起主导作用。人格测验的形式比较庞杂。大体分客观性测验和投射性测验两大类。

客观性测验　这类测验主要采用问卷法，测验由一些问题或命题组成，要求受试者根据自己的实际情况在标准答题纸上做出选择。结果按标准记分键计分（可通过机读方式或套板）。通常这类测验也可采用团体测验方式进行。常用的客观性测验如下：

（1）明尼苏达多项人格调查表（MMPI）　MMPI是由美国明尼苏达大学 Hathaway 和 MeNinley 两人根据精神病临床需要于1943年编制而成的。广泛应用于人类学、心理学及医学（主要是精神病临床）等方面。MMPI临床中常用其中399个题目。测验分为14个分量表，其中4个是效度量表，10个为临床量表，主要从精神病学角度测量人格结构。

【例6】对于一位就诊的精神疾病患者，我们可以使用评估其人格特点的测验为

　A. WAIS　　　B. SCI-90　　　　　　　　　　　C. MMPI
　D. SAS　　　　E. Halstead Reitan 成套测验

【例7】明尼苏达多项人格调查表最初是根据什么需要编制的

A. 心理学应用　　　　　B. 职业选择　　　　　　　　C. 临床医学
D. 人类学研究　　　　　E. 精神病临床

(2) 卡特尔16项人格因素问卷(16PF)　16PF为卡特尔(Cattell)于1949年编制,通过因素分析法得出16个人格因素,含180多个题目。量表包含乐群、聪慧、稳定、恃强、兴奋、有恒、敢为、敏感、怀疑、幻想、世故、忧虑、实验、独立、自律和紧张16个因素的内容,可对人的多个侧面的特征进行评估。此外,16PF还有8个二级因素,可对其他方面的内容进行测量,16PF已在我国试用,对于选拔人才和职业咨询等有一定的参考价值。

(3) 艾森克人格问卷(EPQ)　EPQ最早由英国心理学家艾森克(Eysenck)于1952年在伦敦编制,目前在国际上的应用也十分广泛。EPQ分为成人和儿童两个版本,可分别对成人(16岁以上)和儿童(7~15岁)的人格特征进行测评。测验包含三个维度四个分量表,共90多个题目。20世纪80年代我国心理学家龚耀先、陈仲庚等教授分别对EPQ进行了修订,形成了+88个项目(龚耀先,湖南)和85个项目(陈仲庚,北京)的两种EPQ版本(成人)。龚耀先教授还修订了儿童版的EPQ。EPQ的四个分量表分别为:①E量表(内-外向量表),主要测量人格的外显或内隐倾向。②N量表(神经质量表),测情绪稳定性。高分者对外界的刺激敏感,容易产生焦虑、紧张等情绪反应。③P量表(精神质量表),测潜在的精神特质,或称倔强。艾森克认为精神质在每个人身上都存在,只不过程度不同而已。分数高者表现为比较孤独、不合群,具有一定的攻击倾向,社会适应水平较低。④L量表(掩饰量表),也称"测谎",为效度量表。测受试者的掩饰或防御倾向,分数过高则表示测量的可靠性较差,影响结果评定。

三、临床评定量表

关于"评定量表"概念的界定尚无统一认识。有人认为"评定量表"仅限于那些不能合作进行测验的受试者(如严重的智残者、精神患者、重病患者和婴幼儿等)而必须采用由主试者进行评定的量表。从这意义上说、评定量表不是严格的"心理测验"。由于评定量表强调实用和简便易作,如对患者的检查常用筛查工具(而不作诊断用),评价也多采用原始分直接评定。非专业工作者稍加训练就可掌握。有他评的,也有自评的(如SCL-90)。在医学心理中常用的评定量表有许多种类,包括适应行为量表、精神症状评定量表、与心理应激有关的生活事件量表、应对方式量表和社会支持量表等。下面分别加以介绍。

1. 适应行为量表　适应行为是指个体维持生存的能力以及对周围环境和社会所提出要求的满足程度。适应行为与智力具有较大的相关,前者可以说是后者在实际活动中的具体体现。对于一些婴幼儿、老年人、智残者和重症患者,进行适应行为的评定有时具有特别重要的意义。

2. 精神症状评定量表　多应用于精神科。这是因为采用量表化的评定具有客观性、数量化和全面等优点。目前这类量表也越来越多地应用于门诊心理咨询和治疗,心身疾病的调查以及科研等领域。前面已述,这类量表分为自评的和他评的两类。

(1) 90项症状自评量表(SCL-90)　由Parloff等编制。标准版本因有90题而命名。测查10个范畴的内容:躯体化、强迫症状、人际关系敏感、抑郁、焦虑、敌意、恐怖、偏执和精神质,此外,还有一个附加因子,用于反映有无各种心理症状及其严重程度。每个项目后按"没有、很轻、中等、偏重、严重"等级,以1~5(0~4)5级选择评分,由被试者根据自己最近的情况和体会对各项目选择恰当的评分。最后评定以总平均水平了解患者问题的范围程度等。SCL-90可前后几次测查以观察病情发展或评估治疗效果。

(2) 抑郁自评量表(SDS)　由Zung于1965年编制。量表各包含20个项目,分四级评分,特点是使用简便,能直观反映患者抑郁或焦虑的主观感受及严重程度。使用者也不需经特殊训练。目前多用于门诊患者的粗筛、情绪状态评定以及调查、科研等。

(3) 焦虑自评量表(SAS)　由Zung于1971年编制,由20个与焦虑症状有关的条目组成,用于反映有无焦虑症状及其严重程度。适用于焦虑症状的成人,也可用于流行病学调查。

3. 应激和应对有关评定量表　生活事件量表国内外有多种生活事件量表。这里介绍由杨德森、张亚林编制的生活事件量表(LES)。由48条我国较常见的生活事件组成,包括三个方面的问题。家庭生活方面(28条),工作学习方面(13条),社交及其他方面(7条),另外有2条空白项目,供被试者填写已经经历而表中并未列出的某些事件。特质应对方式问卷应对是心理应激过程的重要中介因素,与应激事件性质以及应激结果均有关系。近十年来应对方式受到广泛的重视,出现许多应对方式量表,特质应对式问卷(TCSQ)是其中之一。

> 参考答案如下，详细答案参见 2019 版《国家临床执业及助理医师资格考试精选真题考点精析》。

| 1. D | 2. C | 3. E | 4. D | 5. A | 昭昭老师提示： |
| 6. C | 7. E | — | — | — | 关注官方微信，获得第一手考试资料。 |

第6章　心理治疗与心理咨询

> **2019考试大纲**
> ①心理治疗概述；②心理治疗的理论基础；③心理治疗的主要方法；④心理治疗的原则；⑤临床心理咨询。

> **考纲解析**
> 近20年的医师考试中，本章的考试重点是心理治疗的原则，执业医师每年考查分数为1～2分，助理医师每年考查分数为0～1分。

第1节　心理治疗概述

一、心理治疗的概念与发展状况

心理治疗是以临床心理学的理论体系为指导，以良好的医患关系为桥梁，应用心理学方法影响或改变患者的认识、情绪及行为，调整个体与环境之间的平衡，从而达到治疗目的的一种方法。心理咨询与心理治疗将会成为中国21世纪的一个热门行业，其原因：

1. 健康与医学模式的转变　健康与医学模式的三维观念的转变，必然促进心理治疗的迅速发展。否则，人们的心理社会的完满状态是难以达到的。

2. 社区医疗的发展　随着WHO提出的2000年"人人享有健康"目标的实现，社区医疗有了长足的发展，全科医生、家庭医生将成为重要的培养方向。心理咨询与心理治疗知识与技术成为全科医生或家庭医生知识结构重要的组成部分。

3. 脑科学的研究　心理学是研究人脑运动规律的科学。人类要实现脑科学研究的突破离不开心理治疗的参与。此外，心理治疗本身具有交叉科学的性质，也促进了其迅速发展。

二、心理治疗的性质及原理、区分与适应证

1. 性质及原理　心理治疗要完成对人的思维、行为以及人格的改造与纠正，其治疗过程不同于传统的医学治疗。主要的治疗过程具有以下的特点：

（1）**自主性**　心理治疗的关键是帮助患者自己改变自己。在心理治疗过程中的医患关系是同盟的关系。患者始终要发挥主动的作用。通过治疗，会变得更有自主性和自我导向能力，对自己的情感和行为更负责任。

（2）**学习性**　心理治疗的过程就是一个学习的过程。心理治疗的基本假设就是个体的情感、认识以及行为都是过去生活经历的产物，是"学习"而来的。因此心理治疗需要具备三个条件：一是患者自愿、主动参加治疗，应有强烈的动机；二是提供转变的外环境；三是能克服学习的内部阻碍，放弃其"面具"与治疗师密切配合。

（3）**实效性**　心理治疗是一项有实效的工作。治疗实践表明，心理治疗后人体有确切的生理、生化改变；心理治疗同时是有益且人道的。

2. 区　分

（1）**心理治疗与思想政治工作的异同**　相同点，都是做人的工作。不同点在于学科性质、理论基础、人员要求、内容方法、目标要求等方面均有差别。特别在心理治疗师的被动与思想政治工作者的主动是一个特别的差异。

（2）**心理治疗与心理咨询的异同**　相同点在于二者的理论与方法相同；差异是非本质的。

3. 适应证　心理治疗可广泛用于临床的许多疾病与问题。最常用在神经症、行为障碍，包括性心理障碍、应激后的情绪反应、重型精神病恢复期、心身疾病的辅助治疗、学习问题、个性问题以及某些慢性病患者的康复治疗等。

三、心理治疗的分类

1. 按理解分　心理治疗可以分为广义的心理治疗和狭义的心理治疗。

（1）**广义的心理治疗**　指医疗全过程，通过各种方式和途径积极地影响患者的心理状态而达到治疗目的。其中包括医护人员对患者的接触、谈话、检查的过程以及医院优美舒适的环境，方便合理的医疗制度，工作效率等，无一不在对患者进行心理治疗。

(2) 狭义的心理治疗　指医生运用心理学的理论和方法,对患者进行有针对性的治疗,如精神分析法、行为疗法、以人为中心疗法等。

2. 按形式分　心理治疗可分为个别心理治疗和集体心理治疗。

(1) 个别心理治疗　通过治疗者与患者的个别谈话或其他方法的治疗。

(2) 集体心理治疗　把数人或十几个病情相似或不同的患者编成小组,由治疗者分次向集体实施的治疗。在集体心理治疗中,阻抗的解除与凝聚力的适中是关键的两个因素。

3. 按患者意识范围的大小分　心理治疗可以分为觉醒治疗和催眠治疗。

(1) 觉醒治疗　是指患者的神志处于清醒状态,根据医生表达的信息,患者能自觉地进行积极的思考,有意识地调整自己的情绪,这是心理治疗最常采用的。

(2) 催眠治疗　是指患者处于意识极度狭窄的状态下,患者可接受医生的言语指导,可将在意识中已经忘却的心理创伤回忆起来。

4. 按学派的理论分　心理治疗可以分为心理动力学派、行为主义学派和人本主义学派等治疗方法。

第2节　心理治疗的理论基础

一、精神分析学派

1. 概述　奥地利精神病学家弗洛伊德于19世纪末创立了精神分析学派,它在心理治疗的历史上具有非常重要的地位。

2. 心理结构　弗洛伊德将心理活动分为三个层次:

(1) 潜意识　又名无意识,是人的心理活动的深层结构,是不能被人意识到的。它包括人类的本能及原始冲动。潜意识是人类心理原动力所在,其活动是遵循"享乐原则"的。

(2) 前意识　即当前未曾注意到,但一经他人提醒或自己集中注意力、努力回忆即可进入意识的心理活动,介于意识与潜意识之间。潜意识内的观念首先进入前意识才能到达意识层。

(3) 意识　意识是心理结构的表层,是当前注意到的感知外界各种刺激的心理活动。意识活动是遵循"现实原则"来行事的,即合乎社会规范和道德标准的各种观念才能进入意识层。

3. 人格结构　弗洛伊德将人从精神功能上把人格的结构分为三个部分,即本我(原我)、自我及超我。

(1) "本我"　追求生物本能欲望的满足,是人格结构的基础,是无意识的最深层,是生来即有的。"本我"的内容除带有原始的、人类共有的特性外,还具有个体的特征。"本我"不顾及"现实标准",它只能通过自我间接地表现出来。"本我"的活动遵循"快乐原则"。

(2) "自我"　是意识状态下的自己。"自我"的功能主要有检查现实、适应环境、区分主观与客观的界线、控制情感及本能活动以及对体验进行综合判断。"自我"可以按"现实原则"确定是否应该满足"本我"的各种要求。

(3) "超我"　是在后天教育中形成的,具有自我控制与道德监察的功能。"超我"代表良心或道德力量的人格结构部分,"超我"的活动遵循"道德原则"。

4. 心理发展　弗洛伊德强调幼年阶段不利的心理发展或挫折对人格特征及成年后心理疾病形成有重要影响。从婴儿到成年性本能可以分为以下不同阶段:

(1) 婴儿期(口欲望)　婴儿通过口部的吸吮获取营养,满足本能欲望。

(2) 幼儿期(肛欲期)　此时的儿童在学习控制自己的排便,并由此接触到一些新的体验,例如自主与克制、占有与给出,也包括干净及条理性等体验。

(3) 学前期(崇拜性器期)　此期的儿童发现了自己和别人的性标志,并感受到父亲和母亲有一个共同的成年人的生活区域。

(4) 青少年期(潜伏期)　儿童的注意力从自己的身体转移到外界—学习和游戏。儿童的性本能大大降低,进入一个"性的沉寂"时期。这时尽管性本能受到了压抑,在过去阶段中的性方面的记忆仍对他们的人格发展产生影响。

(5) 成年期(生殖期)　开始对异性、社交活动、婚姻和成家以及职业感兴趣。这一阶段中是通过亲吻、爱抚以及性交等活动来满足潜伏期阶段中的性冲动。这一阶段会一直延续到更年期,直到生命的终结。

【例1】心理障碍大多为幼年压抑的潜意识冲突而引起,持这种观点的学派是

A. 心理生理学派　　　　　B. 人本主义学派　　　　　C. 认知行为学派

D. 行为主义学派　　　　　E. 精神分析学派

二、行为主义学派

1. 概述 美国心理学家华生受巴甫洛夫经典的条件反射学说的启发,在1913年发表《行为主义者眼光中的心理学》,创立了行为主义的理论。

2. 行为主义 行为主义的心理治疗把着眼点放在可观察到的外在行为或可描述的心理状态,充分利用"学习"的原则来改善非功能性或非适应性的心理与行为。俄国的谢切诺夫强调反射学说,他提出:"所有动物和人类的行为实质上都是反射的"。巴甫洛夫所做的狗的实验,其发现铃声这个无关刺激可以由于食物的强化而逐渐成为食物的信号,以后单独的铃声也能引起唾液的分泌,这就是著名的经典的条件反射实验。从一个无关的刺激转换为具有某种信号属性的过程,也是一个潜在的新行为模式的形成过程。心理学家华生受俄国生理学家的影响,进一步说明人的行为,不管是正常或病态的行为,适应性或非适应性的行为,都是经过"学习"而获得的。华生于1920年曾发表他们的临床实验结果。他们让一个9个月大的男孩跟一只白老鼠接近,每当男孩看到白老鼠接近时实验者就制造不悦的噪声(如猛击铁棒),经过这样的几次结合后,每当白老鼠出现时,男孩就会哭闹,出现紊乱的表现。此后观察这男孩不但怕老鼠,而且还泛化到其他白色有毛的动物身上去了。这是经过实验制造的人为的"恐怖症",也证实了"惧怕"的行为(或非适应性的精神症状)可经过"学习"而产生。美国心理学家斯金纳进行了著名的操作性条件反射实验。在一个后来以他的名字命名的斯金纳箱中,安放有一个杠杆装置和一个食物盘。如果按压杠杆,就会有食物落入盘中。把一只饥饿的小白鼠放入箱中,它在寻找食物时可能偶尔碰了杠杆而获得了食物。如果这种偶然重复几次,小白鼠就会主动按压杠杆。也就是说它学会了按压杠杆而获得食物的行为,食物是对按压杠杆的奖励。因此也称为"奖励性学习"。

【例2】 刚入学的小学生看到别的孩子打扫卫生得到老师的表扬,也主动打扫卫生,在受到老师的表扬后,他经常自动打扫卫生。对其行为过程结果最全面合理的理论解释是
A. 经典条件反射和操作性条件反射
B. 经典条件反射和强化
C. 操作性条件反射和强化
D. 非条件反射和条件反射
E. 社会学习和操作性条件反射

三、人本主义学派

1. 概述 美国心理学家罗杰斯创建了人本主义疗法,被称为现代心理治疗中的"第三种势力"。罗杰斯的理论基础主要有:

(1) 实现的趋势 它假定人类和所有的生物与生俱来就有一种不断发展、增长和延续其机体的趋势。只要有生长发育的条件,有机体的这种自我实现趋势会克服多种障碍和痛苦。

(2) 自我概念 自我乃一个人对自己的概念。"自我形象"是通过自身与环境,特别是与其他人对他的评价相互作用后逐步建立起来的。

(3) 充分体验 它是对宏观事物和可以意识的机体内部过程的态度。"集中注意法"就是用来帮助患者,使其集中注意力,一步一步向内向下,直至产生可以觉察到的生理和内脏的感觉变化。

2. 人本主义理论的核心 人人都有其独立的价值与尊严,人人都必须自己选择自己的生活方向。

四、认知学派

1. 概述 认知学派认为外部世界的刺激并不直接引起个体的反应,它作为一种感觉信息,经过人格结构和过去经验的折射及思维过程对信息的评价后产生各种情绪。认知心理学家们认为任何情绪和行为都有认知因素参与,并由认知发动和维持。当病人出现认知的局限和歪曲时,就可引起情绪的紊乱和行为的适应不良。若要治疗这种变态的行为和情绪,就必须纠正错误的认知过程和错误的观念。

2. 主要观点 认知疗法的基本原理包括:①认知影响行为。认知是情感的中介,引起个体情绪和行为问题的原因不是事件本身,而是人们对事件的解释。认知和情感、行为互相联系,互相影响。负性认知和情感、行为障碍互相加强,形成恶性循环,是情感、行为障碍迁延不愈的重要原因。打破恶性循环是治疗的关键。②治疗的关键在于重建认知。③主要着眼点放在病人非功能性的认知问题上,通过改变病人对己、对人或对事的看法与态度来改变并改善其心理问题。情绪障碍的病人间间存在重大的认知曲解,这些不良认知是病人痛苦的真正原因,一旦认知的曲解得到识别和矫正,病人的情绪障碍就会获得快速的改善。④治疗技术在于改变病人的现实评价。

第3节 心理治疗的主要方法

一、精神分析疗法

精神分析疗法是由弗洛伊德创立。他以精神动力学理论为基础,主张通过内省的方式,以自由联想、精神

疏泄和分析解释的方法,把压抑在"无意识"中的某些幼年时期的精神创伤或痛苦的体验挖掘或暴露出来,从中发现焦虑根源,启发并帮助患者彻底领悟而重新认识它,从而改变原有的病理模式,重建自己的人格,达到治疗目的。

1. 自由联想 在进行自由联想之前,要让患者打消一切顾虑,想到什么就讲什么,医生对谈话内容保密,鼓励患者按原始的想法讲出来,不要怕难为情或怕人们感到荒谬、奇怪而有意加以修改。因为越是荒唐或不好意思讲出来的东西,却有可能最有意义并对治疗方面的价值最大。在进行自由联想时,要以患者为主,医生不要随意打断。当然在必要时,医生可以进行适当的引导。自由联想的疗程颇长,一般要进行几十次,不能只进行几次就完全解决问题。

2. 梦的分析 弗洛伊德认为"梦乃是做梦者潜意识冲突欲望的象征",精神分析学派还认为"梦并非无目的、无意义行为,而实际上是代表个人愿望的满足"。弗洛伊德认为与梦境内容有关的因素主要有以下三类:睡眠时躯体受到的刺激如房间太冷,会梦到身陷冰天雪地的山谷中;日间活动残迹的作用:即所谓"日有所思,夜有所梦"。人们可以在梦中继续完成白天的智力活动;潜意识内容的反映:这是最重要的。他把梦分为"显梦"内容与"潜意"内容两部分。前者指梦境中所显示的具体内容,后者是这些梦境内容所代表的潜意识。人们通过"梦的工作"中的那些规律或心理机制而表现为各种离奇的梦境,一般可以归纳为以下 6 类:

①象征 即用一种中性事物来替代一种忌讳的事物,可减少避免引起梦中自我的痛苦或创伤。例如用细长、尖锐、蛇虫等象征阴茎。

②移置 指在梦中将对某个对象的情感(爱或恨)转移和投向另一个对象方面去。如一位神经症男青年梦到一位穿黑色的陌生中年妇女,开始难过去拥抱她,继而对她进行了残酷的攻击。经过分析,梦中这位中年妇女实际是他的母亲,因为在其童年父亲病死后,她抛弃了他而嫁人离去。

③凝缩 指在梦中将内心所爱或恨的几个对象,凝缩成一个形象表现出来。最生动的例子是《红楼梦》中贾宝玉游幻境时梦到警幻仙子领他与其仙妹成亲。这位美女的形象是他所爱的三个女性的意象经过凝缩而构成的。

④投射 指在梦中将自己某些不好的愿望与意念,投射于他人,而减轻对自我的谴责。如一男青年梦到其未婚妻移情别恋并与人幽会。经过分析却发现他对未婚妻有所不满而萌发了追求其他女郎的意念。

⑤变形 指在梦中将潜意识的欲望或意念用其他甚至相反的形式表现出来。例如一富家子弟,在其父病重后患了焦虑性神经症。他梦见父亲病愈又能掌握家务了。经过分析,他的潜意识中盼父早死的不孝意念受到超我的严厉压抑,通过"反相形成"而产生了"父亲病愈"的"反"梦。

⑥"二次加工" 指做梦者在梦醒过程中,往往会无意识地对自己的梦进行修改加工,使它比较有次序或合乎逻辑一些;或者将梦中最有意义的东西反而置于次要或不显著地位。这时,精神分析医生在进行释梦时,就要去伪存真,抓住要点。

此外,移情技术的使用在精神分析治疗中也是十分重要的。

二、行为主义的治疗

行为疗法又称为行为矫正或学习疗法。它是根据行为学习及条件反射理论,消除和纠正异常并建立一种新的条件反射和行为的治疗方法。行为疗法认为一切心理失常现象都是习得的行为,所以这种治疗方法的理论基础是学习理论,治疗对象是外显行为。行为治疗的具体方法:

1. 系统脱敏法 又名对抗条件疗法、交互抑制法等。这一疗法是南非心理学家沃帕于 1958 年从治疗动物实验性神经症获得成功而创立的。实验是在猫吃食物时给予电击,多次进行后,猫不仅见食物就恐惧,且泛化为对猫笼与实验室环境的恐惧,形成了实验性神经症。随后将猫放入自然环境,给猫食物时不予电击,待它能正常进食后,再逐步将猫放入笼中与实验室中,只要不再重复电击,最后猫能恢复到在实验室笼中也能正常进食的状态。沃帕认为人的神经症与动物相似,也是通过条件反射形成的,也同样能够通过去条件作用而治疗。这一疗法在临床应用获得了成功,实施的程序是:

(1) 制定焦虑等级值 根据引起症状的体验与生理多导记录仪或生物反馈治疗仪的监测数据综合判断,将引起症状的相应情绪由弱到强排序。如恐蛇症者的恐惧情绪是 0~4 级,相应的情绪是安静、看到蛇字、听到谈论蛇、见到真蛇、触及真蛇。

(2) 放松训练 学会使自身保持轻松。

(3) 脱敏治疗 根据两种相反的情绪或行为不能同时并存,且可相互抵消的交互抑制论点,学习用放松的心身状态去克服恐惧、焦虑。关键是由轻到重、有顺序(系统)的进行。在门诊做完脱敏后,还要带到实地去进行脱敏。

【例3】某患者单独进入到百货商场购物时,就会感到胸闷、出冷汗,所以一直回避这些场所。心理治疗师详尽了解了患者家里的场合和回避的程度,训练患者学习放松技术,制定了一张等级表进行**分级暴露**,这种治疗方法为

　　A. 快速暴露法　　　　　　B. 厌恶疗法　　　　　　C. 示范法
　　D. 系统脱敏疗法　　　　　E. 消退法

2. 冲击疗法 又名满灌法。它与脱敏法虽都是将患者置于(暴露于)他所惧怕的情境中,但前者是采取缓和的、逐步消除恐惧的方法,而本法是治疗开始即将患者处于他最怕的情境中,如果并没有真正可怕的事情发生,那么紧张、焦虑不安便会明显减轻。如将怕水的孩子推入水中,由于他已在水中就使原来怕水的心理逐渐消退。一般说患者只要在其所怕的情境中待上2小时,症状就会明显减轻,因此要劝说甚至命令患者坚持。为防止过度强烈的心身反应对原本有心血管疾病患者的危害,应用此方法前应严格的做必要的检查,且征得患者同意。治疗时医生应在现场严密观察与适时终止。本法也可多次应用,逐渐延长暴露时间。

3. 厌恶疗法 将令患者厌恶的刺激与对患者有吸引力的不良刺激相结合形成条件反射,以消退不良刺激对患者的吸引力,使症状消退。例如在酒中加入戒酒药,使酗酒者饮用后痛苦地恶心呕吐,抵消了饮酒的欣快感,促进戒酒。常用的厌恶刺激有电击法、橡皮筋法、氨水法、阿扑吗啡法、厌恶想象法等。由于此法是给患者带来不愉快的体验,甚至是痛苦,因而应将此疗法作为其他疗法无效后的选择。应用前要征得患者同意及配合。本章开头的案例,即是采用了此方法而取得了很好的疗效。

【例4】为了**戒除烟瘾**,在每次吸烟后,应用某种引起恶心、呕吐的药物,反复几次,就再不想吸烟了。这种戒烟方法是

　　A. 系统脱敏法　　　　　　B. 条件操作法　　　　　C. 自我调整疗法
　　D. 厌恶疗法　　　　　　　E. 暴露疗法

4. 放松训练 又称松弛训练。它是按一定的练习程序,学习有意识地控制或调节自身的心理生理活动,以达到降低机体唤醒水平,调整因紧张刺激而紊乱了的功能。古今中外属于此类的方法很多,其共同特点是松、静、自然。主要的方法如下:采取舒适的坐位或卧位,按着躯体从上到下的顺序,渐次对各部位的肌肉先收缩5~10秒,同时深吸气和体验紧张的感觉;再迅速地完全松弛30~40秒,同时深呼气和体验松弛的感觉。如此反复进行,也可只进行某一部位或是全身肌肉一致的紧松练习。练习时间从几分钟到20分钟可根据训练肌群范围灵活运用。本疗法无禁忌证,老少皆宜,已广为应用。

【例5】按一定的练习程序,学习有意识地控制或调节自身的心理生理活动,以**降低机体唤醒水平**,调整因紧张刺激而紊乱的功能,这种疗法称为

　　A. 系统脱敏法　　　　　　B. 厌恶疗法　　　　　　C. 条件操作法
　　D. 模仿疗法　　　　　　　E. 放松训练法

三、以人为中心疗法

以人为中心疗法是美国的心理治疗家罗杰斯所创建的一种心理疗法,是人本主义疗法的代表。人本主义疗法是现代心理治疗中的"第三种势力"。

1. 以人为中心疗法的特点 以来访者为中心;把心理治疗看成一个转变过程;非指令性治疗的技巧。

2. 以人为中心疗法的主要技术 以人为中心的治疗中,最重要的技术是:真诚一致、无条件积极关注、同感的了解。真诚是指真诚与真实,或治疗者自身的和谐一致。治疗师在与当事人沟通时,要任随自身内部的感受和态度开诚布公地表达和流露。使当事人感受到治疗师对自己的真诚态度,不怀疑治疗师有任何保留,就能使当事人发生内在的改变,并向建设性方向转化。无条件积极关注是指不带价值判断地表达对人的基本尊重,接纳人有权产生自己的感受,对当事人的接纳与关怀是无条件的。由此创造一种有利于当事人转变自我概念的气氛,无论当事人当时的感受如何,治疗师都应予以理解,甚至是珍视。同感的了解是一种能深入主观世界了解其感受的能力。同感的了解开始于全神贯注地倾听。治疗师的倾听和日常生活中的听是不同的,有经验的治疗师能完全进入当事人的内心世界,不仅能理解当事人自己意识到的部分,甚至对当事人自己尚未察觉的潜意识层的意思也能觉察出来,并把这种理解传达给当事人本人。

第4节　心理治疗的原则与要求

一、治疗关系的建立

① 单向性心理治疗关系一旦建立,它就是单向性的,一切为了患者的利益。它不同于友谊的双向互利

关系。

② 系统性心理治疗有着明确的目的和对象。治疗者要采取一系列有计划、明确、针对性强的措施帮助患者解决问题,增进自我理解、改善行为以及更有效地适应与应对环境。

③ 正式性治疗者的目的和职责就是给患者提供帮助。这种关系既非儿戏,也不是为了寻开心。它是正式建立的关系,一切活动均不能超出这种关系约定的目标与范围。

④ 时限性治疗关系要以目标达到为终结,以后如再有问题,还可重新建立治疗关系。

二、心理治疗的原则

1. 真诚原则 这是心理治疗的一个重要条件。医生对患者要真诚。在此基础上,患者才能不断接受医生提供的各种信息,逐步建立治疗动机,并能无保留地吐露个人心理问题的细节,为医生的准确诊断及设计、修正治疗方案提供可靠的依据,同时医生向患者提出的各种治疗要求也能得到遵守和认真执行。

2. 保密原则 心理治疗往往涉及患者的各种隐私。为保证材料的真实,保证患者得到正确及时的指导,同时也为了维护心理治疗本身的声誉及权威性,必须在心理治疗工作中坚持保密原则。医生不得将患者的具体材料公布于众,即使在学术交流中不得不详细介绍患者的材料时,也应隐去其真实姓名。

【例6】为保证材料真实,也为了维护心理治疗本身的声誉及权威性,因此心理治疗要坚持
A. 真诚原则　　　　　　B. 耐心原则　　　　　　C. 保密原则
D. 中立原则　　　　　　E. 回避原则

3. "中立"原则 心理治疗的目的是要帮助患者自我成长,心理治疗师不是"救世主",因此在心理治疗过程中,不能替患者作任何选择,而应保持某种程度的"中立"。例如当遇到来访者来询问:"我该与谁结婚?""我应该离婚吗?"等问题时,要让来访者自己做决定。

【例7】心理治疗的目标是促求助者的成长和自立,不能代替患者做出任何选择与决定,这是心理治疗的
A. 真诚原则　　　　　　B. 耐心原则　　　　　　C. 保密原则
D. 中立原则　　　　　　E. 回避原则

4. 回避原则 心理治疗中往往要涉及个人的隐私,交谈是十分深入的。因此,不宜在熟人之间做此项工作。亲人与熟人均应在治疗中回避。

【例8】某心理咨询师的母亲出现了心里问题,其妹妹想让其进行心理治疗,但他却把母亲转给其他心理咨询师治疗,该心理咨询师遵循的原则是
A. 保密原则　　　　　　B. 真诚原则　　　　　　C. 中立原则
D. 回避原则　　　　　　E. 系统原则

三、心理治疗对治疗师的要求

要有一颗帮助别人的心要真诚地理解患者,做到通情或共情,平等而不是鄙视,也不是板起面孔。仅仅想自己做个好人,而不愿意伸出援助之手的人,最好不做此项工作。要有一个敏锐的观察力心理治疗师要善于"察言观色""听话听音""善解人意",这些能力的培养十分重要。要有丰富的生活经验和知识一个资深的心理治疗师,应了解社会各层各界人士的生活与工作。要有较宽的知识面,应该不仅懂得医学、心理学还应懂得社会学、人类学等,才有可能与来访者找到较多的"共同语言"。要具备乐观的生活态度来访者大多数由于生活中的问题,情绪比较低落。如果治疗师也是一个悲观观念很重的人,则难以使患者积极乐观起来,反而会起到"推波助澜"的作用。要遵守职业道德要有高尚的医德,尊重患者的隐私,尊重异性患者,要严格遵守一切心理治疗中的道德规范。

第5节　临床心理咨询

一、临床心理咨询概述

1. 概述 咨询即商量、征求意见的磋商行为。心理咨询是给来询者以心理上的指导和帮助的过程。

2. 临床心理咨询的意义 解决紧张应激压力的主要手段;防治心身疾病,促进健康长寿的有效方法;心理卫生知识传播的重要途径。

3. 心理咨询的方式 ①门诊心理咨询在综合医院、精神卫生中心和卫生保健部门均可设置心理咨询门诊,接待来访者。这种形式与来访者直接见面,能进行面对面的对话,故咨询较深入,效果较好。②信函心理咨询多为外地要求心理咨询者,或本地要求咨询者出于暂时保密或试探心理以信函开路。通过这种形式,只能初步了解情况,对咨询者进行安抚和稳定情绪,却无法面对面深入磋商,故最终还是会来门诊咨询。③电话

心理咨询多为处于急性情绪危象、濒于精神崩溃或企图自杀的人,拨专用电话向心理咨询门诊告急、诉苦和求援。④专题心理咨询针对公众关心的心理问题,在报刊、电台、电视台进行专题讨论和答疑。国内有些报刊已经开辟了心理咨询专栏,系列讨论和回答群众质疑。这种形式具有心理卫生宣传性质。⑤互联网心理咨询通过互联网心理咨询可以突破地域的限制,还可以凭借行之有效的软件程序进行心理问题的评估与测量,同时将心理咨询过程全程记录,以便深入分析求助者的问题以及进行案例讨论等。

二、心理咨询的手段与内容

1. 心理咨询的手段 ①宣泄指来询者将其郁积已久的情绪烦恼与变态行为倾诉给咨询人员的过程。②领悟指来询者在咨询人员的帮助下,全面深刻地认识其心理不适与情绪障碍的过程。③强化自我控制在心理咨询中,任何形式的"痛",都是自我控制不力的表现。强化自我控制可使来询者解除某种不良情绪状态与行为方式对自我的禁锢,协调个人与环境的关系,从而获得内心的和谐。④增强自信心是心理"通"的最高表现。它能使来询者在战胜恶劣心境、摆脱情绪不良的基础上,积极面对生活矛盾,调节自我与环境的不协调,以乐观的态度对待人生。

2. 不同对象的临床心理咨询

(1) 儿童少年 儿童少年咨询综合医院心理咨询门诊中,儿童、少年咨询所占的比例并不太高,广州铁路中心医院1994年所报告1 800个病例中,小于16岁的儿童为90例,占来询者总数的5%。在11大类咨询原因中,最多的是行为改变,其次依次为成绩下降、身体不适、幻觉与妄想、性格改变、交际困难等。其原因分析主要为学习压力过大、教育不当、环境改变、家庭矛盾等。

(2) 青年 青年咨询综合医院心理咨询门诊中,青年来询者的比例是最高的。在广州中山医科大学1 000例分析中,16~35岁的青年来询者共769例,占76.9%。在就诊的原因中,神经症占的比例最高,约占73.5%,其次为精神病、心身疾病、性问题、躯体疾病等。在就诊的青年中,以19~21岁为高峰期,这与此阶段的高中生、高考、初入大学等社会事件有关。心理社会刺激多,因而心理疾病增多。

(3) 中年人 中年人咨询在中山医科大学附属三院从1980年1月到1988年12月期间2 412名来询者中,其中36~59岁的中年来询者共451名占18.7%,且女性多于男性。中年来询者中以神经症为多,其中焦虑症多居首位,占总数的近一半。重性精神病、心身疾病、各种躯体疾病所致心理问题,性变态与性功能障碍、气功偏差等依次为相关的来访问题。

(4) 老年人 老年人咨询老年来询者在综合医院的心理咨询门诊中所占的比例是最小的。中山医科大学从1986~1988年的统计表明,老年来询者仅占1.65%。老年来询者的咨询原因可以是心理方面的,也常见有躯体方面的。心理方面的诉说主要见于情绪变化、睡眠障碍、幻觉、妄想、行为变异、智能缺损、性格改变等。

▶ **参考答案**如下,详细答案参见2019版《国家临床执业及助理医师资格考试精选真题考点精析》。

1. E	2. E	3. D	4. D	5. E	昭昭老师提示:
6. C	7. D	8. D	—		关注官方微信,获得第一手考试资料。

第7章 医患关系

▶ **2019考试大纲**

①医患关系的心理方面;②医患交往的两种形式和两个水平;③医患沟通的理论、技术及其应用;④医患关系模式的临床应用。

▶ **考纲解析**

近20年的医师考试中,本章的考试重点是医患交往的两种形式,执业医师每年考查分数为2~3分,助理医师每年考查分数为1~2分。

第1节 医患关系概述

一、医患关系的概念

医护人员与患者之间相互联系、相互影响的沟通过程,是人际关系在医疗情境中的具体化形式。医患关系的实质是医护人员以自己的专业知识和技能帮助患者摆脱病痛,预防疾病,保持健康的过程。与其他人际关系相比,医患关系有以下特征。

1. 特点 医患关系以医疗活动为中心,以维护患者健康为目的,是一种工作关系,以治疗疾病、维护健康为目的的医疗活动,是医患沟通的核心内容。

2. 医患关系是一种帮助性的人际关系 医护人员具备专业知识和技能,处于帮助者的地位,患者处于被帮助者的地位。

3. 医患关系是以患者为中心的人际关系 一切医疗过程和医患沟通过程都要作用于患者,并以解决患者健康问题为目的,因此对医患关系的评价应主要以其对患者的作用和影响为标准。

二、医患间的技术关系与非技术关系

1. 医患间的技术关系 指在诊疗技术实施过程中医务人员与患者的相互关系。如医务人员利用自己的医学专业知识和技能在病史采集、体格检查、实验室检查、临床诊断和制订治疗方案等过程中与患者建立的相互关系。一般而言,医患在技术方面的沟通,医务人员处于较主动的地位。因为相对于就医者,医务人员掌握了更多的医学知识和技能。但若医者独断专行,不经患者知情同意,就很容易导致医疗纠纷。

2. 医患间的非技术关系

① 医患间的沟通如同任何社会关系中两人彼此沟通一样,其中双方相互信任、相互悦纳的情感关系甚为重要。在医患的非技术关系方面,医患双方是平等的。患者对医院及医务人员是否满意,主要是从服务态度、医疗作风等方面进行评价的,所以要格外重视。

② 在实际的医疗活动中,技术与非技术两方面的医患沟通相互依赖、相互影响。例如,非技术方面沟通的成功会促进患者对检查和治疗的依从性,从而有利于技术方面的沟通;反之,则会阻碍技术沟通。同样,技术方面沟通的成功有利于非技术方面的沟通,而技术沟通的失败,例如医生的误诊和无效处置等,会损害非技术沟通。可见,对于建立良好的医患关系来说,技术与非技术两方面的沟通和相互作用都很重要。值得注意的是,由于长期受生物医学模式影响,非技术沟通一直没有引起医务人员的足够重视,从而妨碍了良好医患关系的建立。

三、建立良好的医患关系

医患关系的重要性早在现代医学出现之前就已为人们所认识。然而,随着医学技术革命的发生,大量技术装备投放到临床,导致很多医务人员忽视患者的陈述而依赖各种检查数据来诊断疾病,使医患关系出现裂痕,这应当引起各级医疗管理部门和医务人员的高度重视。

1. 医患关系的重要性 医患关系的重要性至少包括以下两方面:

(1) 保障医疗工作的顺利开展 医患关系的稳定和谐使医者与患者之间能保持及时的信息交流,有利于医疗工作的顺利进行。诊断方面:有充分的信息交流,医生更容易收集准确的病史资料。治疗方面:患者遵从医嘱是治疗成功的关键之一,而且疾病的防治往往涉及改变患者的生活习惯,没有患者的合作难以获得预期的效果。

(2) 营造良好的心理气氛 良好的医患关系可以增进医患理了解,使双方心情舒畅。对患者来说,可以减轻患者因为疾病所造成的心理应激,而且具有心理治疗的作用,可以消除或减轻患者的疾病。对于医生来说,良好的医患关系使医疗活动充满生气,医务人员能从中得到更多的心理满足,从而有益于保持与增进医护人员的心理健康。

2. 如何建立良好的医患关系 良好的医患关系是医患双方共同努力的结果,两者缺一不可。然而,医疗部门与医务人员在提供医疗保健服务的过程中仍起主导作用。所以应当主要着眼于对医务人员的要求。

(1) <u>树立新的医学模式下的医学观</u> 现代生物-心理-社会医学模式认为患病不仅仅是一个生物学过程,也是一种心理和社会文化体验。因此,医生在诊治患者时不能只见疾病不见患者,只注意局部忽略全身,而应该从单纯的生物学诊治转向生物、心理、社会的立体诊治。

(2) <u>具备广博的专业知识和精湛的技术</u> 医学是一门极为深奥、广博的科学,要求医者博学多才,"上知天文,下知地理,中知人事"。清代著名医学家赵晴初在《存存斋医话稿序》指出:"医非博不能通,非通不能精,非精不能专,必精而专,始能博而约。"在诊治患者的过程中,医生高超的医术、娴熟的技能容易使医患之间在技术水平上的沟通获得成功,进而有利于非技术水平上的沟通和良好医患关系的建立。

(3) <u>培养良好的道德品质和心理素质</u> 医务工作者要自觉进行道德品质的塑造,把符合社会要求的医德规范内化为自身的医德要求,如爱惜生命、尊重患者、恪尽职守、不谋私利等。医德信念的树立是一个长期积累、强化的过程。同时,医务人员应具备良好的心理素质,困难面前百折不挠,应对从容,培养对挫折的承受力,激励患者树立战胜疾病的信心。

第2节 医患关系模式

一、概述

医患关系模式是医学模式在人际关系中的具体体现。常见的医患关系模式有维奇模式、布朗斯坦模式和萨斯-荷伦德模式,其中,萨斯-荷伦德模式已为医学界广泛接受。

二、维奇模式

美国学者罗伯特·维奇提出三种医患关系模式。

1. 纯技术模式 纯技术模式又称工程模式。在这种模式中,医生充当的是纯科学家的角色,只负责技术工作。医生将那些与疾病和健康有关的事实提供给患者,让患者接受这些事实,然后医生根据这些事实,解决相应的问题。这种医患关系是一种将患者当作生物体变量的生物医学阶段的医患关系。

2. 权威模式 权威模式又称教士模式。在这种模式中,医生充当家长式的角色,具有很大的权威性,医生不仅具有医疗过程的决策权,而且还有道德决定的权利,患者却完全丧失自主权。

3. 契约模式 在这种模式中医患双方是一种非法律性的关于责任与利益的约定关系。在双方遵守共同利益的前提下,医疗中的重大决策与措施要经患者同意,患者则不期望同医生讨论所有的医疗技术细节。

三、布朗斯坦模式

布朗斯坦在其编著的《行为科学在医学中的应用》一书中,把医患关系概括为"传统模式"和"人本模式"两种类型。

	传统模式	人本模式
医生角色与作用	科学家-研究者;重点处理病理过程,情感上中立,在整个医疗活动中是主动的,负责对患者的诊治	教育者-顾问,治疗者,诊断者,社会支持的源泉;帮助患者了解疾病的性质及治疗方式,明确责任与分工,使患者重新获得对生命的控制
患者角色与作用	医嘱的被动接受者;完全合作,毫无保留地依赖医生,不问检查或治疗的理由或目的,不好奇,对疼痛有很高耐受力,对症状是一个准确、透彻的观察者,对病史是一个准确的历史学家,患有能被诊断与治愈的躯体疾病	自己医疗活动的合作者,治疗的参加者,是关于自己的情感和躯体反应的专家;与医生分担权利与责任,在整个医疗活动中是积极主动的,富有责任感
相互作用模式	依赖-响应依赖	协同"作战"
原型	长官-部属	协作者-协作者

1. 传统模式 这种模式是从传统的生物医学模式中派生出来的。在医疗活动中医生所关心的只是疾病的处理、常规技能的应用,很少考虑患者的期望和感受。医生对患者保持情感上的"中立",而患者则被动地服从医生的判断与决策。

2. 人本模式 人本模式是基于西方人本主义哲学和人本主义心理学而产生的医患关系模式。在这种模式中,共同为患者的健康负责。医生不仅关心疾病还注意患者的心理,不仅负责诊断与治疗还承担教育和情绪支持。这种模式无论在技术方面还是非技术方面,都为医患之间的相互沟通与相互作用、建立融洽的关系创造了良好的条件,与生物心理社会医学模式的基本观点具有一致性。

四、萨斯-荷伦德模式

美国学者萨斯和荷伦德根据医生与患者在医疗决策和执行中的地位、主动性将医患关系归纳为三种类型。

模式	医护人员的作用	患者的作用	临床应用	模式的原型
主动-被动	对患者做某事	接受(不能反应或无作用)	麻醉、严重外伤、昏迷、谵妄等	父母、婴儿
指导-合作	告诉患者做什么	合作者(服从)	急性感染过程等	父母-儿童
共同参与	帮助患者自助	合作关系的参加者	大多数慢性疾患	成人-成人

1. 主动-被动型 这是一种最常见的单向性的,以生物医学模式为指导思想的医患关系,在现代医学实践中仍普遍存在,其特征为"医生为患者做什么"。在这种医患关系中,医生是主动的,患者则听从医生的支配。这种模式主要适用于昏迷、休克、全麻、有严重创伤及精神患者的医疗过程,这种患者没有自由意志,就对医务人员的职业道德和临床经验要求很高,必须仔细观察、认真操作、才不致对患者造成伤害。

2. 指导-合作型 这是一种微弱单向、以生物心理社会医学模式为指导的医患关系,其特征是"医生教会患者做什么"。在这种医患关系中医生是主角,患者是配角。主要适用于急性病患者的治疗过程,因为此类患者神志清楚,但病情重、病程短,患者只听从医生的意见,配合医生的安排。

3. 共同参与型 这是一种双向性的、以生物心理社会医学模式为指导思想的医患关系,其特征是"医生协助患者自我恢复"。这种模式主要适用于慢性疾病的治疗。患者自身的经验常常为治疗提供了重要的线索,医生只起一种指导性的辅助作用,帮助患者自我治疗。医患双方在知识水平、受教育的程度和生活阅历上越接近,这种医患关系模式就越适合。

【例1】对于切除阑尾的术后患者,宜采取的医患模式是
A. 主动-被动型　　　　B. 被动-主动型　　　　C. 指导-合作型
D. 共同参与型　　　　E. 合作-指导型

【例2】对于休克昏迷的患者,宜采取的医患模式是
A. 主动-被动型　　　　B. 被动-主动型　　　　C. 指导-合作型
D. 共同参与型　　　　E. 合作-指导型

第3节　医患沟通的技巧

一、概　述

沟通是人们以交换意见、表达情感、满足需要为目的,彼此间相互了解、认识和建立联系的过程。沟通过程是一个人与人之间信息交流的过程,也是沟通双方获得心理满足的过程。一般认为,沟通过程主要是以言语沟通和非言语沟通两种方式进行的。

二、言语沟通

言语沟通是信息交流的一个重要方式。只要沟通双方对语言及语境理解一致,沟通中损失的信息最少。交谈是医患之间最主要的沟通方式,医务人员询问病情、了解病史、进行治疗及健康指导一般都是通过交谈来完成的。

1. 交谈的原则

（1）尊重患者　交谈要在平等和谐的医患关系中进行。在医患关系中,患者一方常处于弱势地位,这时患者信息往往不能很好地表达,产生沟通障碍。

（2）有针对性　医患沟通毕竟是医疗活动的一部分,交谈应该有目的、有计划地进行。在交谈之前,医护人员应做充分的准备,明确交谈的目的、步骤、方式。

（3）及时反馈　在交谈过程中可采用点头肯定、表情等手段对患者的谈话进行应答。及时的反馈有利于交谈过程顺利进行,也有利于医患间的双向信息交流。另外,对交谈中获得的信息也应及时整理分析,并将有关内容反馈给患者,如对疾病的诊断、病情的进展、治疗方案的实施、疾病的预后等。

2. 交谈技巧

（1）注意倾听　有人认为交谈应该以"说"为主,而忽视了"听"的过程。实际上,在医患交流中,"听"往往比说更重要。听的过程,既是获得患者有关信息的过程,同时又是对这些信息进行归纳、总结的过程。倾听时,也有一定的技巧和需求,比如应与患者有一定的目光接触,而不能一边做其他事一边听,而且倾听的过程,还是让患者表达自己思想感情的过程。患者向医务人员"倾诉"还可以起到消除心理紧张的作用。

（2）体会患者的感受　患者谈到的许多感受都是医务人员没有亲身经历过的,如不能很好体会,容易导致理解的偏差。因此,在交谈中医务人员应学会"心理换位",能够同感、共情,设身处地从患者的角度去理解、体会他所谈的问题。这样会促进医患双方的认识、情感交流,加强交谈的效果。

（3）善用问句、引导话题　交谈过程必须围绕交谈目的,既要充分交流,又要简单明了。运用提问引导话题有利于抓住核心问题。但在提问时切忌生硬地打断患者,而应在恰当的时机比如患者谈话的间隙,礼貌地提出问题,转移话题。

（4）及时和恰当的反应　根据谈话的内容和情景,医务人员可用点头、微笑、沉默、重复患者谈话、使用"是""好""是吗"等语言来应答患者的谈话。比如患者谈到生病后出现家庭矛盾,此时医生可以注视患者,说"家庭矛盾?"暗示患者谈出家庭矛盾的内容。交谈中的反应可以起到鼓励患者交谈的作用,是交谈顺利进行的保障。

（5）抓住主要问题　交谈中应思考患者讲了什么内容,这些内容说明什么问题,并理解患者谈话中的感情

色彩、心理倾向等弦外之音。结合交谈目的和提纲,抓住主要问题作进一步深入的了解,以节省时间,提高交谈效率。

【例3】 在医患交往过程中,医护人员**不恰当**的交往方式是
A. 重视患者的自我感受　　B. 采取封闭和开放式的提问　　C. 用专业术语进行交流
D. 关注疾病本身和相关话题　　E. 了解患者的安全需要

三、非言语沟通

非言语沟通在人际沟通中亦占有重要地位,因为人们相互沟通在许多情况下不可能全部以言语的方式来表达,但可以通过表情动作、目光接触、周围环境信息等手段表达自己的情感,从而达到沟通的目的。非言语沟通可分为动态与静态两种。动态主要包括面部表情、身段表情和人际距离等。静态包括衣着打扮、环境信息等。

1. 面部表情　　面部表情动作包括眼、嘴、颜面肌肉的变化。据研究,喜悦与颧肌、痛苦与皱眉肌、忧伤与口三角肌都有一定的关系。面部表情的变化是医生观察患者获得患者变化的一个重要信息来源,同时也是患者了解医生心灵的窗口。医生既要有善于表达情感的面部表情,也要细心体察患者的面部表情。

2. 身段表情　　身段表情是身体各部分的姿势动作,例如沉痛时肃立低头,惧怕时手足无措。此外挥手、耸肩、点头等方式都表达一定的意思。临床活动中,医生诚恳友善地点头,患者的温暖和安全感就油然而生。

3. 目光接触　　俗话说"眼睛是心灵的窗口",它既可以表达和传递情感,也可以揭示某些个性心理特征,是非言语沟通中的主要信息渠道。临床上,医务人员与患者交谈,双方往往通过目光接触判断对方的心理状态和信息接受的程度。

4. 人际距离　　两人沟通的距离取决于彼此间会见亲密的程度,它在沟通初期就显得十分重要,直接影响到双方继续沟通的程度,有人将人际距离分为4种:亲密的,约0.5米以内;朋友的,为0.5~1.2米;社交的,为1.2~3.5米;公众的,为3.5~7米。医生对孤独自怜的患者、儿童和老年患者,可以适当地缩短人际距离,促进情感间的沟通。医患之间的距离一般在0.5~1.2米。

5. 语调表情　　除面部表情、身段表情和眼神以外,言语中语音的高低、强弱、抑扬顿挫也是表达情绪,传递信息的重要手段。临床工作中,医生可通过患者的语调表情来判断对方的心理状态,同时,医生也可借助语调表情传递关注、同情患者等信息。

第4节　医患沟通中存在的问题

一、概　述

导致医患沟通不良的因素可来自于医患双方。对患者来说,主要是认为自己的获得的信息不足,听不懂医生的术语,医生同情心差,记不住医嘱等等;医生方面则认为患者的依从性差,提供信息有误等。

二、信息缺乏或不足

患者就医的动机主要是希望从医生那里了解自己患了什么病,病情严重程度如何,需要采用怎样的治疗手段,效果如何,预后怎样。这些信息本可以在医患沟通中获得。然而医生若只重视仪器的检测与观察,而忽视体验层面的叙述;漠视症状后丰富、立体的心理、社会内涵,没有故事,没有鲜活的诊断素材;最后,医患之间信息严重隔离,交流不畅,这些都是导致医患沟通障碍的原因。

三、沟通障碍

医患之间有时虽有信息往来,但是这些信息并未被对方理解,甚至造成双方误解。例如患者对医务人员经常使用的"行话"难以理解。如像"流脑"(流行性脑脊髓膜炎),"传单"(传染性单核细胞增多症),"腔梗"(腔隙性脑梗死)等缩略语令患者不知所云。对同一医学名词由于双方认识上的差异,可能产生不同的理解;医生书写病历字迹潦草,可能产生误解,甚至导致意外事故的发生。

四、回忆不良

1. 特点　　研究发现,患者离开诊所后5分钟就有约一半的信息丢失,这是因为人类的短时记忆容量有限,若要长期保存信息,则需要对所接受的信息进行编码。因此,医生在给患者医嘱时应考虑恰当的方法,以便能帮助患者记忆。

2. 医生采用以下措施有助于患者的记忆

(1) 将医嘱内容进行归纳　　所患疾病的名称;病情可能出现的变化;需要进一步作的检查;要进行的处理;生活方式应做哪些改变等。

(2) 指导力求具体　对需要患者进行配合的要求应明确、具体，不要一般而言或模糊笼统，如要求糖尿病患者"每天食量应控制在6两"，而不是笼统地说"您必须进行饮食控制"。

(3) 重要的医嘱首先提出　心理学中的首因效应提示最先认识的项目回忆最好。

(4) 语句表达通俗易懂，简洁明了。

(5) 复述可以增强记忆　在患者离开前让其将医嘱复述一遍，有利于增强记忆。

五、同情心不够

我国自古就把医学定义为"仁术"，其内涵主要包括爱人、尊生、重义、轻利等几个方面。爱人就是同情、关怀患者，所以同情心是医务人员应具备的道德素质之一。同时富有同情心也是患者对医生角色期待的重要内容。

六、依从性差

1. 概述　依从性差又称为遵医行为，指患者对医嘱的执行率。有人用如下公式来强调依从性的重要性：治疗效果=医生的临床知识与技能×患者的依从性。

2. 依从性低的常见原因

(1) 一个是患者的原因　①患者对病情的认知与医务人员不同，由于症状不明显或自以为病情已好转时，患者常不愿意执行医嘱；②医嘱的经济费用过高或对患者的工作造成不良影响时，患者往往不遵医嘱；③医嘱过于复杂，患者难以理解，导致文化水平较低的患者不遵从；④患者不遵医嘱最常见的原因是医疗措施和药物治疗给患者带来较大的痛苦和不良反应，导致患者拒绝治疗。

(2) 另一个常见原因来自于医务人员的行为　①医务人员冷漠、粗暴等态度引起患者不信任，这是患者不遵医的主要原因；②医嘱要求不易执行，如服药的种类较多，时间不一，患者难以把握。

3. 后果　患者依从性差是医患沟通中最大障碍，医务人员应及时查找原因，提高患者的依从性。

➤ 参考答案如下，详细答案参见2019版《国家临床执业及助理医师资格考试精选真题考点精析》。

| 1. C | 2. A | 3. C | — | — | 昭昭老师提示：关注官方微信。 |

第8章　患者心理问题

➤ **2019考试大纲**

①患者角色和求医行为；②患者的一般心理问题；③不同年龄阶段患者的心理活动特征；④特殊患者的心理问题。

➤ **考纲解析**

近20年的医师考试中，本章的考试重点是患者角色和求医行为，执业医师每年考查分数为1~2分，助理医师每年考查分数为0~1分。

第1节　患者角色和求医行为

一、患者角色

患者过去通常是指患有病痛的人。而在生活中几乎每一个人都会有在医学上称为疾病的现象，如足癣、近视、疣、痔等，但不能把所有的人都称为患者。到医院来体检的人和到产科来分娩的正常产妇，又常常被统称为患者。但他（她）们并非真正有病。也有一些身患疾病，但由于各种原因而不来医院就医，他们虽没有被列为患者统计，却是真正的患者。

二、患者角色的概念

患者角色又称患者身份，是一个人被疾病的痛苦所折磨，并有治疗和康复的需要和行为，通过患病和康复的过程，与家庭、社会、医务人员之间产生互动。美国社会学家帕森斯在《社会制度》一书中提到"患者角色"具有一定的权利和义务，可概括为以下4点：①患者可从常规的社会角色中解脱出来，并根据患病的性质和严重程度，相应减轻他平时承担的社会责任（工作）。②患者对其陷入疾病状态没有责任。因人对病本身无法控制，应尽可能使他早日康复。③患者有义务力求痊愈。生病不符合社会的愿望和利益，社会希望每个成员都健康，以承担应有的责任和角色。生病是暂时的非正常状态，患者应主动力图恢复常态。④患者应该寻求可靠的治疗技术帮助，必须与医生、护士等合作，共同战胜疾病。由此可见，患者角色既有从常态社会职责中解脱出来的权利,又有积极求医以早日康复的义务。

三、患者角色的转化

患者角色的适应不良大致有5种类型如下:

1. 角色行为缺如 即患者未能进入角色。虽然医生诊断为有病,但本人否认自己有病,根本没有或不愿意识到自己是患者。

2. 角色行为冲突 同一个体常常承担着多种社会角色,当患病并需要从其他角色转化为患者角色时,患者一时难以实现角色适应。

3. 角色行为减退 已进入角色的患者,由于更强烈的情感需要,不顾病情而从事力所不及的活动,表现出对病、伤的考虑不充分或不够重视,而影响到疾病的治疗。

4. 角色行为强化 由于依赖性加强和自信心减弱,患者对自己的能力表示怀疑,对承担原来的社会角色恐慌不安,安心于已适应的患者角色现状,或者自觉病情严重程度超过实际情况,小病大养。还要注意患者家人和其他照顾者。

5. 角色行为异常 患者受病痛折磨感到悲观、失望等不良心境的影响导致行为异常,如对医务人员的攻击性言行,病态固执、抑郁、厌世以致自杀等。

分型	特点	举例
角色行为缺如	未能进入角色	医生诊断为有病,但本人否认自己有病,根本没有或不愿意识到自己是患者
角色行为冲突	难以进入角色	同一个体常常承担着多种社会角色,当患病并需要从其他角色转化为患者角色时,患者一时难以实现角色适应
角色行为减退	进入角色	由于更强烈的情感需要,不顾病情而从事力所不及的活动,表现出对病、伤的考虑不充分或不够重视
角色行为强化	小病大养	对承担原来的社会角色恐慌不安,安心于已适应的患者角色现状,或者自觉病情严重程度超过实际情况,小病大养
角色行为异常	出现新症状	患者出现行为异常,如对医务人员的攻击性言行,病态固执、抑郁、厌世、以致自杀等

【例1】一位头部大面积烧伤患者在获知自己的面容没法完全恢复从前的模样后,对在场的医生和护士进行殴打,这属于
　　A. 角色行为缺如　　　B. 角色行为减退　　　C. 角色行为异常
　　D. 角色行为强化　　　E. 角色行为冲突

【例2】患者安于已适应的角色,小病大养,该出院而不愿意出院,此时患者的状态被称为角色行为
　　A. 减退　　　B. 缺如　　　C. 冲突　　　D. 强化　　　E. 异常

【例3】女,48岁,某乡镇企业负责人。5个月前被确诊为乳腺癌并接受了手术治疗。术后患者仅休息了2个月,便全身心投入了工作,同患病前一样从事日常工作,参加各种会议和活动。对于自己身体的康复情况并不重视,不按要求到医院复查,也不愿再接受任何其他的治疗。该女性角色行为改变类型属于
　　A. 角色行为冲突　　　B. 角色行为缺如　　　C. 角色行为异常
　　D. 角色行为减退　　　E. 角色行为强化

【例4】医生告知某患者患有糖尿病并且让其接受药物治疗,但该患者并不相信自己患病,未听从医生的医嘱服药而是继续上班,该患者的角色行为类型属于
　　A. 角色行为转化　　　B. 角色行为缺如　　　C. 角色行为强化
　　D. 角色行为异常　　　E. 角色行为冲突

四、求医行为

求医行为,即求助于医务人员的帮助。患者有病或有某种症状的感受后,会不会采取求医行为,受很多因素的影响。①对疾病或症状的主观感受专业人员从专业立场去理解疾病,总希望患者的观点与自己一致。而实际情况是看法常常不一致,由于人们对疾病的认识不同,导致人们决定是否进一步采取求医行为具有很大差异。②症状的质和量症状的质和量对患者的影响取决于该症状在特定人群中出现的频率,常见或罕见;该症状对一般人来说是否熟悉;该症状或该疾病的预后是否易于判断。③心理社会因求医行为与心理体验、社会文化背景、经济条件等情况有关。

第2节　患者的一般心理问题

一、对疾病的态度

人知道自己有病后,会很快把注意力由外部世界转向自身的体验和感受,由于感知觉的指向性、选择性、理解性和范围都受到情绪和性格特征的影响,所以患者往往只关心本身的功能状态,对各种症状的敏感度都会增强。

二、情绪和情感活动

1. 焦虑　①疾病会影响人的正常生活、工作或学习,而且疾病往往存在不可预见性和危险性,所以,一个人患病后最明显的情绪反应是焦虑。焦虑程度随个体对疾病的了解以及对疾病后果的担心而有不同。焦虑时患者的主要表现是交感神经系统功能亢进,如心跳加快,手掌或脚趾部出汗增多,肌肉紧张,有些人会发抖,腹肌紧张,胃痉挛,腹泻。患者常有失眠、头痛,语速快、不间断,声音提高,或讲话变得犹豫,口吃,精神难集中,注意力短暂。②适度的焦虑反应可以提高人的警觉性,使人的心智活动增强,调动机体的生理和心理防卫机制,以应付情况的变化;同时可促进患者转入患者角色、寻求医疗帮助和遵从医嘱。但过度、持续的焦虑则是有害的,可使患者过分关注自身状况、难与医护人员配合,妨碍治疗的进程。医护人员向患者提供必要信息、医学知识,给予心理支持,有利减轻患者焦虑。

2. 行为退化　患者重新使用幼稚的行为来处理当前所碰到的困难,是一种退行性行为的表现。患病后常有退化行为,其表现有下列特征:

(1) 自我中心　把一切事物及与自己有关的人,都看作是为他的利益而存在的。在治疗进程中,如果患者逐渐能关心病友,或让陪他的亲朋早点回家休息,这表示患者的自我中心减轻,标志着病情有所恢复。

(2) 兴趣狭窄　仅对当时为他发生的事有兴趣,而对其他事情不太关心,即便是病前感兴趣的事物,现在也不感兴趣。

(3) 依赖性强　患者在情绪上往往依赖于照顾他的人。此时患者情绪可能是矛盾的,它可以向医护人员要求过分的关照,也会向医护人员发泄愤怒。

(4) 全神贯注于机体功能　患者对自己身体功能有关的事情非常关心,如吃了什么,睡眠时间,什么活动对机体有利等。

(5) 认识患者行为退化时的特征与表现,有助于医护人员了解患者及其行为。有学者认为行为退化可使患者重新分配能量以促进痊愈过程,这种退化整合是一种保护性的反应对患者是有帮助的;但当病情好转时,应及时减少依赖而提高主动性,逐步恢复正常的社会功能。

3. 愤怒　①患病本身是生活中的不幸,患病后还会遇上就诊不便、医院环境差、治疗效果不满意、医患间冲突等,都可以引起患者的愤怒,患者也许因不能自理而愤怒。有时患者发的是"无名火",这些怒气常常向周围的人如亲友或医生、护士。应理解为这是患者发泄的需要。②从心理学角度看,愤怒时的攻击反应可以缓解患者内心的紧张与痛苦,但攻击同时过度的愤怒也常常伴有"应激反应"式的生理变化,这对患者身体的恢复不利。对患者的愤怒医护人员应该谅解,并向家属说明是他需要关心。对于不合理要求医护人员需冷静处理。

4. 抑郁　一定程度的抑郁在任何严重的疾病中都有。抑郁可以使患者保存能量,有自身保护意义。但持续的抑郁对病情是不利的,它会降低机体免疫功能,影响诊断和治疗。抑郁反应的强度可以从轻微失落感到极度的悲伤、失望。支持、鼓励和适当的治疗对抑郁情绪常可奏效。

5. 猜疑心加重　①有些患者患病后特别敏感、多疑,尤其有神经质倾向者。对周围人的言语妄加推断,对医务人员的低声交流尤加猜疑;对亲朋好友的安慰,半信半疑,怀疑自己的病情已很严重。他们怀疑别人欺哄自己,因而惶惶不可终日。②猜疑心重多发生于久病或病情较重者。注意掌握患者在疾病过程中的心理变化,能够更好地对他们进行心理干预与治疗。

第3节　不同年龄阶段患者的心理活动特征

一、儿童患者的心理

①童患者对疾病缺乏深刻认识,心理活动多随治疗情境而迅速变化。他们情感表露又比较直率、单纯,不善于掩饰病情,只要按其心理活动特点护理,易于引导他们适应新环境。

②儿童在不同阶段的心理发育不同,患病时的反应也不一样。在新生儿期易发生惊骇、哭叫和痉挛;幼儿

期患者人院后易产生恐惧与对立情绪。学龄前期儿童患者有依恋家庭情绪,情感较为复杂。学龄期儿童初入院时有惧怕心理,表现胆怯、悲伤、焦虑等。总之,儿童在患病期间,对父母更加依赖,更渴望父母的呵护,对门诊或住院治疗造成与父母的分离,会引起儿童的极大情绪反应,造成"分离性焦虑"情绪。

③由于儿童年幼,常表达不清自己的思想感情与心理反应,因此家属往往成为孩子不恰当的代言人。在我国现实生活中,儿童大都是独生子女,一旦生病父母格外紧张、焦虑。他们大都过分照顾,夸大病情,对医护人员提出过高要求。

④少数年龄比较大的儿童,比如12~14岁的儿童,有些个性早熟,当他们患病以后,会有类似成人的心理反应,会从大人的表现中估计到自己的病情是否会给学习、生活带来影响,给家庭带来很大的经济负担,甚至想到疾病会导致死亡,进而感到恐惧。

二、年轻患者的心理

①年轻人正是人生朝气蓬勃的时期,对于自己患病这一事实会感到很大的震惊。他们往往不相信医生的诊断,否认自己得病,直到真正感到不舒服和体力减弱时才逐渐默认。

②年轻人一旦承认有病,主观感觉异常敏锐,他们担心疾病会耽误自己的学习和工作,对自己恋爱、婚姻、生活和前途有不利的影响。

③年轻人的情绪是强烈而不稳定的,容易走极端。他们对待疾病也是这样。倘若病情稍有好转,他们就盲目乐观,往往不再认真执行医疗护理计划,不按时吃药。病程较长或有后遗症的年轻人,又易于自暴自弃、悲观失望,情感变得异常抑郁而捉摸不定。由于疾病的巨大挫折,他们会出现严重的精神紧张和焦虑,甚至导致理智失控,发生难以想象的后果。

三、老年患者的心理

老年人都希望自己尽量健康长寿。但老年人多有慢性疾病,当病重就医时,多对病情估计悲观,表现为无价值感和孤独感。有的情感变得幼稚会为不顺心的小事而哭泣,为某处照顾不周而生气。他们突出的要求是被重视、受尊敬。

第4节 特殊患者的心理问题

一、不同病期病人心理特征及干预

1. 急性期病人心理特征及干预

(1)急性期病人心理特征 急性期病人大多发病急、病情重,心理反应较为强烈,主要表现情绪反应及相应的行为反应。

(2)急性期病人心理干预 医务人员高超的专业技术水平和恰当的心理干预措施能迅速缓解急性期病人的心理反应。医护人员积极快速、有序高效、沉着镇定的抢救和治疗,可以减轻或消除病人的恐惧情绪,增强病人的安全感,因此,医务人员应理解病人的情绪和行为反应,向病人提供有关的信息,帮助病人正确对待疾病,积极配合各种检查和治疗,并及时安排家属探视,给予病人鼓励、安慰等心理支持。

2. 慢性期病人心理特征及干预

(1)慢性期病人心理特征 慢性病病因复杂,病程较长,疗效不佳,病人的心理变化极为复杂。

(2)慢性期病人心理干预 慢性病病人的综合治疗是一个长期的过程,应设计一个科学合理的心理干预计划。①支持性心理治疗;②情绪管理;③认知行为治疗。

3. 康复期病人心理特征及干预

(1)康复期病人心理特征 不良情绪、错误认知。

(2)康复期病人心理干预 纠正错误认知、培养积极情绪。

二、手术病人心理特征及干预

1. 手术病人心理特征

(1)手术前病人心理特征 病人最常见的术前心理反应是情绪焦虑,主要表现为对手术的担心和恐惧,并伴有相应的躯体症状,表现为心慌、手抖、出汗、坐立不安、食欲减退、睡眠障碍等。病人术前焦虑的产生主要源于对手术这种有创性的医疗手段缺乏了解,害怕术中疼痛,担心发生意外,甚至死亡,因而焦虑恐惧。

(2)手术后病人心理特征 术后由于手术创伤引起疼痛和不适,加之担心切口裂开或出血,躯体不能自主活动,病人会感到痛苦难熬、躁动,产生沮丧、失望、失助等悲观情绪;有些因疾病术后部分生理功能丧失或体貌严重改变的病人,如接受乳腺癌切除术、截肢术、眼球摘除术的病人,或手术效果未能达到预先期盼的病人,术后往往会产生一系列严重的心理反应,接纳和自我认同障碍,表现悲观失望、丧失生活兴趣,甚至发生自伤自杀行为。

2. 手术病人心理干预

(1) 手术前病人心理干预 首先,耐心听取病人的意见和要求,并向其阐明手术的必要性和安全性;其次,及时向病人和家属提供有关手术的信息,如手术的简略过程,手术应注意的事项,术中、术后可能使用的医疗设施及可能出现的不适感;再次,安排家属、朋友及时探视,增强病人治疗疾病的信心,减轻术前恐惧;最后,鼓励病人学习减轻术前焦虑的常用行为控制技术,如放松训练、分散注意技术及示范技术等,最大限度地减轻病人的术前焦虑。

(2) 手术后病人心理干预 麻醉清醒后,应立即向病人反馈手术的有利信息,给予鼓励和支持;了解病人疼痛情况,及时给予镇痛药减轻疼痛;通过心理疏导,帮助病人克服消极情绪。有的病人消极情绪的产生是因为评价手术疗效的方法有误,因此,医护人员应将正确评价疗效的方法传授给病人,使病人能正确认知术后康复过程。

三、危重病患者的心理问题

危重患者入院后自然受到特殊的对待,这些特殊对待对于他们的救治是必要的,但也可能向患者提示其疾病的严重程度而引起一些心理问题。国外对冠心病监护病房(CCU)及加强监护病房(ICU)的患者心理研究说明,这种病房中的患者心理问题除疾病本身的影响外,环境因素也影响治疗效果。CCU 患者在发病初期全部表现出不同程度的焦虑状态,多数因持续疼痛而产生濒死心理恐惧。焦虑的原因据分析主要是环境所致,如 24 小时昼夜不分的医护工作;监护用电视录像的连续强光照明;连接身体的各种导管造成的压迫感,活动受限制,被迫长期处于一定体位;同室患者的抢救、死亡等。

四、不治之症患者的心理问题

每个人都有求生的本能欲望,因此,当患了绝症面临死亡时总会有心理变化。当前死亡的主要原因是心血管病、肿瘤、脑血管疾病及呼吸系统疾病等,其中引起濒死感最强的疾病是癌。得知自己身患"绝症"后,患者往往引起巨大的痛苦,这些痛苦本身即可导致死亡。患者痛苦的原因有:①意识到死亡的逼近;②丧失的预感;③疾病过程的躯体后果,如呕吐、疼痛、呼吸困难、严重的不适应以及当病情进展时的绝望和失助感。

➤ 参考答案如下,详细答案参见 2019 版《国家临床执业及助理医师资格考试精选真题考点精析》。

| 1. C | 2. D | 3. D | 4. B | — | 昭昭老师提示:关注官方微信。 |

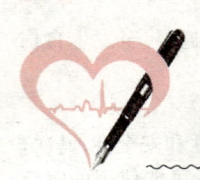

第二篇 医学伦理学

学习导图

章序	章名	内容	所占分数 执业医师	所占分数 助理医师
1	伦理学与医学伦理学	伦理学	2分	1分
		医学伦理学		
2	医学伦理学的基本原则与规范	医学伦理的指导原则	1分	0分
		医学伦理学的基本原则		
		医学伦理学的基本规范		
3	医疗人际关系伦理	医患关系伦理	1分	1分
		医务人员之间关系伦理		
4	临床诊疗伦理	临床诊疗的伦理原则	2分	1分
		临床诊断的伦理要求		
		临床治疗的伦理要求		
		临床急救的伦理要求		
		临床治疗的伦理决策		
5	临终关怀与死亡的伦理	临终关怀伦理	1分	1分
		安乐死伦理		
		死亡伦理		
6	公共卫生伦理	公共卫生伦理的含义和理论基础	1分	1分
		公共卫生伦理原则		
		公共卫生工作伦理要求		
		健康伦理		
7	医学科研伦理	医学科研伦理的含义和要求	1分	1分
		涉及人的生物医学研究伦理		
		动物实验伦理		
		医学伦理委员会及医学伦理审查		
8	医学新技术研究与应用的伦理	人类辅助生殖技术的伦理	1分	0分
		人体器官移植的伦理		
		人的胚胎干细胞与生殖性克隆的伦理		
		基因诊疗的伦理		
9	医务人员医学伦理素质的养成与行为规范	医学道德教育	1分	0分
		医学道德修养		
		医学道德评价		

复习策略

医学伦理学属于医学中的人文科学,考生对此类内容进行"死记硬背"即可。考试题目一般是针对其中的观点、原则进行考试,相对简单。

第1章　伦理学与医学伦理学

> **2019 考试大纲**

①伦理学的含义和类型、研究对象、基本概念；②医学伦理学的含义、历史发展、研究对象和内容、基本观点、学习医学伦理学的意义和方法。

> **考纲解析**

近20年的医师考试中，本章的考试重点是伦理学的研究对象、基本概念，执业医师每年考查分数为0~1分，助理医师每年考查分数为0~1分。

第1节　伦理学

一、概　念

伦理学亦称道德哲学，是哲学的一个分支，是以哲学反思的方式对人类社会生活中的道德现象进行思考。伦理学可以被大致定义为有关善恶、义务的科学，道德原则、道德评价和道德行为的科学。

1. 道德的概念

（1）概念　道德是人们在社会生活实践中形成并由经济基础决定的，用善恶作为评价标准，依靠社会舆论、内心信念和传统习俗为指导的，调节人与人、人与自然关系的行为原则和规范的总和。

（2）对道德这个概念需要把握　①道德是来调节人的行为规范体系；②社会生活实践的产物，由经济基础决定；③依靠舆论、习俗、信念指导。

2. 伦理的概念　伦理与道德都以善为追求目标，伦理是善在现实社会生活中的展现，具体化为普遍的道德规范或道德规范系统，以不同的方式规定在某些社会场景中应该如何行动或应该做什么等。

二、规范伦理学的类型

规范伦理学	①围绕道德规范进行研究，主要目的是为人们提供价值标准和行为准则，即通过制定一系列的道德行为规范，来引导和规定人们的行为规范伦理学； ②分为：一般规范伦理学和应用规范伦理学
元伦理学	又称分析伦理学，研究伦理学学科本身，即对伦理学的性质、道德概念、道德逻辑分析和道德判断的研究等，而不制定道德规范和价值标准，并且对任何道德规范、价值都采取中立的立场
描述伦理学	用描述和归纳的方法对对道德现象进行经验性描述和再现，故又称记述伦理学

三、伦理学的研究对象

伦理学就是要对道德现象进行研究与分析道德现象的本质。

四、伦理学的基本理论

1. **伦理学的基本理论**　效果论、义务论和美德论。
2. **目的论和义务论的主要区别**　判断道德行为的标准。
3. **义务论**　不考虑行为的效果，只看行为是否符合道德"应当"的行为规范的形式。
4. **效果论**　只看行为是否导致"好"的结果。
5. **美德论**　又称德性论或品德论，其主要研究作为人所应该具备的品德、品格等。

第2节　医学伦理学

一、概　念

医学伦理学是规范伦理学在医疗实践中的具体应用，即运用一般规范伦理学的理论来分析和解决医学实践、医学科学发展中的各种关系之间的道德问题而形成的一门学科；医学伦理学属于应用规范伦理学；作为应用规范伦理学，医学伦理学的主要目的是为人们在医疗实践及其相关领域中的活动提供价值标准和行为规范。

【例1】医学伦理学属于

A. 环境伦理学　　　　　B. 社会伦理学　　　　　C. 元伦理学
D. 描述伦理学　　　　　E. 规范伦理学

【例2】医学伦理学的研究对象是

A. 医学道德难题 B. 医德基本理论 C. 医学道德关系
D. 医德基本实践 E. 医德基本规范

二、历史发展

医学伦理学基本上历经了三个历史发展阶段:医德学→医学伦理学→生命伦理学。

医德学	医生应有的美德,对待患者的正当态度
医学伦理学	医患关系、医生对患者的责任
生命伦理学	生物医学对传统医学道德价值观念挑战的结果

1. 西方医学伦理学的历史发展

①希波克拉底《希波克拉底誓言》提出的不伤害原则、为患者利益原则和保密原则已成为西方医德传统的核心。

②盖伦提出:"作为医生,不可能一方面赚钱,一方面从事伟大的艺术-医学。"

③中世纪的西方,医德带有浓厚的宗教色彩,彰显着医学的利他主义要义。

④文艺复兴运动后,德国医生胡弗兰德的著作《医德十二箴》,提出了医学应秉持救死扶伤、治病救人的观点。

⑤1803年,英国爱丁堡医生托马斯·帕茨瓦尔所著《医学伦理学》出版。

⑥1847年,美国医学会为加入本会的医生制定从业伦理准则。

⑦1864年8月,法国等12个国家在瑞士首都日内瓦签署《日内瓦公约》,它是现代医学人道主义的首次规范性表述,规定了医师在行医中的中立地位,伤病军人不论国籍均应受到接待和照顾的权利。

⑧1969年,美国著名学术机构海斯廷斯中心成立,1971年6月该中心出版了《海斯廷斯报告》,成为西方医学伦理学学术界的重要期刊。

⑨1971年,美国学者范·R·波特出版《生命伦理学:通往未来的桥梁》一书,首创"生命伦理学"一词。

⑩1978年,美国肯尼迪伦理学研究所出版的《生命伦理学百科全书》提出"生命伦理学"的定义。

⑪1992年,荷兰健康理事会在鹿特丹成立了世界生命伦理学协会,并于其后每两年召开一届世界生命伦理学大会。

⑫2002年,美国内科学基金、美国医师学院基金和欧洲内科医学联盟共同发起,发表了《新世纪的医师职业精神—医师宣言》,提出了现代医师的三项基本原则及一系列明确的职业责任。

⑬1978年,美国肯尼迪伦理学研究所出版的《生命伦理学百科全书》将"生命伦理学"定义为"根据道德价值和原则对生命科学和卫生保健领域内人类行为进行系统研究"的一门科学。

⑭医学伦理学的研究范围:从医学职业角度,涉及整个卫生保健领域;从维护个体生命健康角度,维护所有生命存在。

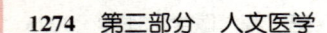

2. 我国医学伦理学的历史发展

①东汉张仲景《伤寒杂病论》中提出"精研方术""知人爱人"。

②晋代杨泉在《物理论》提出:"夫医者,非仁爱之士不可托也;非聪明理达不可任也;非廉洁淳良不可信也。"

③唐代孙思邈在《备急千金要方》提出:"人命至重,有贵千金,一方济之,德逾于此。"特别是其中的"大医精诚论"是我国古代医学伦理思想形成的重要标志。

④宋代张杲著有《医说》,其中有"医以救人为心"篇;林逋在《省心录·论医》中提出"无恒德者,不可以为医"。

⑤明代龚信《古今医鉴》、龚廷贤《万病回春·医家十要》、陈实功《外科正宗-医家五戒十要》及李梴《医学入门-习医规格》均有医学伦理学方面的表述。

⑥清代喻昌著《医门法律》、张石顽《张氏医道·医门十戒》也是医学伦理学相关古籍。

⑦1926年,中华医学会在《中国医学》刊出了学会制定的《医学伦理学法典》,吸收借鉴西方医学伦理准则。20世纪30年代末,翻译《美国医学道德主义条例》《希波克拉底誓言》。

⑧1932年宋国宾主编的《医业伦理学》,我国第一部较系统的医学伦理学专著,表明中国进入到近代医学伦理学阶段。

⑨1939年毛泽东的著作《纪念白求恩》、1941年为延安中国医科大学题写的"救死扶伤,实行革命人道主义",奠定了新中国成立后医德建设的方向。

⑩1988年,卫生部颁布《医务人员医德规范及实施办法》。
⑪1991年,中华人民共和国教育委员会、卫生部等四部委局制定了《医学生誓言》。
⑫1999年,《中华人民共和国执业医师法》颁布实施。
⑬2005年,中国医师协会发表了推行《新世纪医师职业精神——医师宣言》的倡议书,加入推行该宣言的活动。

【例3】提出"以最大多数人的最大幸福"作为道德判断标准的学者是
A. 边沁　　B. 密尔　　C. 苏格拉底　　D. 亚里士多德　　E. 康德

【例4】"大医精诚论"的作者是
A. 张仲景　　B. 华佗　　C. 扁鹊　　D. 孙思邈　　E. 希波克拉底

【例5】"夫医者,非仁爱之士不可托;非聪明理达不可任也;非廉洁淳良不可信也。"此语出自
A. 晋代杨泉　　B. 唐代孙思邈　　C. 宋代林逋
D. 明代陈实功　　E. 清代王清任

【例6】最先提出"不伤害原则"的西方医学家是
A. 希波克拉底　　B. 盖仑　　C. 维萨里
D. 白求恩　　E. 桑德斯

三、医学伦理学的研究对象和内容

1. 医学伦理学的研究对象　以医学领域中的道德现象和道德关系为自己的研究对象。医学道德现象包括:医德意识现象、医德规范现象和医德活动现象。医学道德关系包括:①医务人员与患者(包括患者的家属)的关系;②医务人员相互之间的关系医学伦理学的重要研究对象;③医务人员与社会之间的关系;④医务人员与医学科学发展之间的关系。

2. 医学伦理学的研究内容　医学道德的基本理论;医学道德的规范体系医德的原则、规范和范畴等;医学道德的基本实践医学道德教育和修养、医疗评价的标准和方法;医学伦理学的难题。

【例7】目前我国医学伦理学主要的研究方向是
A. 公民道德问题　　B. 临床医学问题　　C. 公共道德的学说和体系
D. 生命科学的发展　　E. 医学实践中的道德问题

四、医学伦理学的基本观点

1. 美德论　又被称为德性论、德行论。从伦理学意义上看,德性是指个体所具有的理解、内化与践履伦理原则和道德规范的秉性、气质和能力,德性就是化"德"为"性"达到"从心所欲不逾矩"的境界,而麦金太尔则认为"德性是一种获得性人类品质"。这些都表明,德性概念所标识的是道德主体自身完善的一种人格境界。这种理论相信:一个人只要拥有适宜的美德,自然就会做出好的道德判断,即做出合乎伦理的行为决策、评价和辩护。美德是指在一定社会的历史条件下经过长期的道德实践而逐渐形成的、受到普遍尊崇、具有普遍和永恒价值的优秀道德品质。关于美德论,中西方都有丰厚的传统伦理理论资源。

2. 后果论　又被称为效果论、效用主义或功利主义、目的论或价值论等。根据这种理论,社会确立道德的目的不是为了道德本身,而是为了社会的存在发展以及为了增进每个人的利益;道德规范的确立和完善以及伦理行为的决策、评价和辩护强调后果、效用和价值。也就是说,在"如何制定和完善道德规范"和"如何做出道德判断"这两个方面,都强调"后果"。功利主义的"最大多数人的最大幸福"是代表和反映这种伦理思想本质的核心原则。古典功利主义和现代功利主义体现了后果论理论思想的发展。

3. 道义论　又被称为义务论,或非目的论等。这种理论认为:其一,社会确立道德的目的在于道德自身,在于完善每个人的品德,是为了实现人之所以异于禽兽、人之所以为人。孟子曰:"人之有道也。饱食、暖衣、逸居而无教,则近于禽兽。"其二,行为是否道德,其终极的标准只能看它对行为者的品德、道义的效用如何,而不能看它对全社会和每个人利益的效用如何;凡是能够使行为者品德达到完善、实现人之所以为人者的行为,不论它如何减少行为者和整个社会的利益总量,因符合上述道德目的,就是应该的、道德的;相反,则是不应该的、不道德的。西汉大儒家董仲舒将这一思想概括为:"正其义不谋其利,明其道不计其功。"

五、学习伦理学的意义

1. 提高伦理意识,培养伦理分析能力,积极应对医学伦理问题　伴随着医学模式转变、人民群众健康意识和维权意识提高,广大患者和社会公众对医务人员的职业道德提出了更高要求,医学新技术研发和应用冲击着传统医德观念,引发棘手的伦理难题,诱发医务人员的道德沮丧感。面对复杂多样的医学伦理问题或难题,

医学生并非束手无策,只要具备伦理学知识和技能,培养伦理分析论证能力,识别伦理问题和困境,就能从容应对未来执业中面临的伦理问题和难题。

2. 增进职业伦理素养,实现医学道德理想,从我做起改善医患关系 医学是崇高的职业,任务艰巨,要求从事医疗卫生保健事业的人员不仅必须具备高尚的道德情操、精湛技术,还需要有一颗献身医学事业、防病治病、救死扶伤的美好心灵。道德的主要价值目标是实现人格完善,自觉认识对社会的基本人际关系及其处理原则,自觉践行价值理想,实现人生意义和人格升华;树立道德典范,塑造理想人格。如果没有充足、正当的道德理由,违背了那些被社会成员普遍接受的道德规范(如不伤害),会导致道德沮丧、良心不安。医学生应该秉承"大医精诚"的职业使命,提高自身的道德修养,完善自身的知识结构,争取早日成为合格人才,从我做起,构建和谐医患关系。

3. 坚定信念,忠诚于医疗卫生事业,积极投身于健康中国建设 医务人员可以借助医学道德判断、道德标准和道德理想等形式,正确认识和处理医疗卫生领域中的各种人际关系,正确认识自己对患者、医疗机构、社会和自然环境的道德责任和义务,自觉遵循基本的伦理规范,保持良好的医疗秩序,营造良好的社会风尚。通过身体力行和健康科普教育,肩负道德责任,推进先进的医疗观念和广泛传播伦理知识,使其深入人心。医学生要不忘初心,经过不懈的努力,培养坚实的专业知识和技能,实现医术和医德的良性互动,忠诚于医疗卫生事业,积极投身于健康中国建设,争做人民群众健康的倡导者和守护者。

六、学习伦理学的方法

1. 掌握基本的医学伦理知识和技能,培养伦理决策意识和能力 通过医学伦理学教育培训,掌握医学伦理理论、原则和规则,熟悉国内外公认的医学伦理原则;了解国际、国内的生命/医学伦理规范文件提出的基本道德要求;运用医学伦理理论与原则分析和解决医学伦理问题和难题,确定医学伦理行为方案,采取伦理行为并对自己的行为进行辩护、评价和反思。医学生要培养下列伦理技能:伦理思维能力、伦理决策能力、分析论证能力、道德评价能力等。

2. 把握医学专业知识与技能,践行"以患者为中心"的医疗实践 医疗工作具有高风险性,医学上也还有许多未知数,加上病情复杂性及个体差异,医生诊治过程可谓是"如履薄冰,如临深渊",增加了医务人员工作压力和心理压力,职业信念易受影响。医务人员要掌握扎实的专业知识技能,用高超的医学专业技能,及时、准确和有效地进行诊断和治疗,开展医学研究或提供公共卫生服务。

3. 掌握医学伦理原则和准则,自律和他律相结合 医学生要了解医疗卫生法律法规和卫生政策的内容,在此基础上正确进行医学决策。医学生要学习和践行《希波克拉底誓言》《日内瓦宣言》《医师宣言》等行为规范。2017年新修订的《日内瓦宣言》:"把我的一生奉献给人类;我将首先考虑患者的健康和幸福;我将尊重患者的自主权和尊严;我要保持对人类生命的最大尊重……"医学生要不断培养自身的职业道德素养,从容应对临床实践、医学科研、高技术应用中的棘手问题,做一名医德高尚、自觉遵循伦理原则的人。

▶ 参考答案如下,详细答案参见2019版《国家临床执业及助理医师资格考试精选真题考点精析》。

1. E	2. C	3. A	4. D	5. A	昭昭老师提示:关注官方微信。
6. A	7. E	—	—	—	

第2章 医学伦理学的基本原则与规范

▶ **2019考试大纲**
①医学伦理学的指导原则;②医学伦理学的基本原则;③医学伦理学的基本规范。

▶ **考纲解析**
近20年的医师考试中,本章的考试重点是医学伦理学的基本原则,执业医师每年考查分数为0~1分,助理医师每年考查分数为0~1分。

第1节 医学伦理学的指导原则

一、"防病治病,救死扶伤"

"防病治病,救死扶伤"是医德基本手段,"防病治病"体现了防治结合的医疗理念,从宏观层面指明了医学服务必须承担完整的医德责任,既要重视对患者的救治,也要重视疾病的预防工作。要求医务人员树立全面的健康观,正确认识和处理与患者个体、社会公众、生态环境的关系,承担多重责任,既要对个体生命负责,也要对社会公众负责,尤其要充分认识自身的社会责任。"救死扶伤"是临床医疗服务的首要道德职责,即所有临床医务人员都应把患者的生命和健康放在第一位,为患者谋利益。

二、"医学人道主义"

"医学人道主义"是医学道德的基本要求,要求医务人员应该给予患者基本的尊重、同情、关心和救助。

三、"全心全意"

"全心全意"是医学道德的最高要求,要求医务人员投入全部精力,毫无保留地救助患者。敬畏生命、珍爱身体、追求健康,维护生命的尊严、理解患者的痛苦、尊重患者的权利,对患者的身心健康要给予极大的同情和关爱。

四、"为人民健康服务"

"为人民健康服务"是医学道德的价值目标。医德基本原则的不同层次相互支撑、相互作用,是对中国古代"医乃仁术"的传统医学道德思想和现代的"白求恩精神"的一种时代性诠释。

第2节 医学伦理学的基本原则

一、尊重原则

1. 含义 对患者人格尊严和自主性的尊重。

2. 内容 尊重患者的人格;尊重患者的隐私权;尊重患者的自主决定权——知情同意、知情选择权。

(1)患者实现自主性的前提条件 ①它是建立在医护人员为患者提供适量、正确且患者能够理解的信息之上;②患者必须具有一定的自主能力,对于丧失或缺乏自主能力的患者,其自主性由家属或监护人代替;③患者做出决定时的情绪必须处于稳定状态;④患者的自主性决定必须是深思熟虑并和家属商讨过;⑤患者的自主性决定不会与他人、社会的利益发生严重冲突。

(2)尊重原则要求医务人员 ①平等尊重患者及其家属的人格与尊严。②尊重患者知情同意和选择的权利,而对于缺乏或丧失知情同意和选择能力的患者,应该尊重家属或监护人的知情同意和选择的权利。医务人员行使"家长权"的情况:在生命的危急时刻,家属或监护人不在场而又来不及赶到医院时,出于患者的利益和自身的职业责任。③要履行帮助、劝导,甚至限制患者选择的责任。

二、不伤害原则

在医学实践中,不伤害是指在诊治、护理过程中不使患者的心身等受到损害。不伤害包括不造成躯体伤害、精神伤害和经济损失三个方面。

1. 符合不伤害原则 凡是医疗、护理上必需的或者属于适应证范围,所实施的诊治、护理手段。

2. 违背不伤害原则 如果诊治、护理手段对患者是无益、不必要或是禁忌的,而有意或无意地去勉强实施从而使患者受到伤害。

不伤害原则不是绝对的即使符合适应证的诊治、护理手段也可能会给患者躯体或心理上带来一些伤害。因此,实施任何诊疗手段之前先要进行风险和收益之比的评估。依据与医务人员的主观意志的关系,伤害可划分为:有意伤害与无意伤害;可知伤害与意外伤害;可控伤害与不可控伤害;责任伤害与非责任伤害;不伤害原则对医务人员的要求。

三、有利(有益)原则

1. 狭义的有利原则 指医务人员的诊治、护理行为对患者确有助益,既能减轻痛苦或同时又能促进康复。

2. 广义的有利原则 不仅对患者有利,而且有利于医学事业和医学科学的发展,有利于促进人群、人类的健康和福利。有利原则对医务人员的要求:医务人员的行为要与解除患者的痛苦有关;医务人员的行为可能减轻或解除患者的痛苦;医务人员的行为对患者利害共存时,要使行为给患者带来最大的利益和最小的危害;医务人员的行为使患者受益而不会给他人带来太大的伤害等。

【例1】在医务人员的行为中,不符合有利原则的是

A. 与解除病人的疾苦有关 B. 使病人受益,但却给别人造成了较大的伤害
C. 使病人受益且产生副作用很小 D. 可能解除病人的疾苦
E. 在人体实验中,可能使受试者暂不得益,但却使社会、后代受益很大

四、公正原则

1、公正的形式原则 指类似的个案分配收益与负担时以同样的准则处理,不同的个案以不同的准则处

理,在我国仅限于基本的医疗和护理。

2. 公正的实质原则　是根据患者的需要、个人的能力、对社会的贡献、在家庭中的角色地位等分配收益和负担,在现阶段我国稀有贵重卫生资源的分配只有根据实质上的公正。

3. 公正原则要求医务人员　公正地分配卫生资源;态度上能够公正地对待患者,特别是老年患者、精神病患者、残疾患者、年幼患者等;在医患纠纷、医护差错事故的处理中,要坚持实事求是,站在公正的立场上。

【例2】在医疗实践活动中分配医疗收益与平衡时,类似的个案适用相同的准则,不同的个案适合不同的准则,这所体现的医学伦理基本原则是
  A. 尊重原则　　　　　　　B. 不伤害原则　　　　　　　C. 公正原则
  D. 有利原则　　　　　　　E. 公益原则

例3～5 共用选项
  A. 医师检查病人时,由于消毒观念不强,造成交叉感染
  B. 医师满足病人的一切保密要求
  C. 妊娠危及母亲生命时,医师给予引产
  D. 医生对病人的呼叫或提问置之不理
  E. 医师的行为使某个病人受益,但却损害了别的病人的利益

【例3】属于医师违背不伤害原则的是
【例4】属于医师违背有利原则的是
【例5】属于医师违背尊重原则的是

第3节　医学伦理学的基本规范

一、医学伦理学基本规范的含义

1. 概念　医学伦理学的规范是指在医学伦理学基本原则指导下协调医务人员人际关系及医务人员、医疗卫生保健机构与社会关系的行为准则或具体要求,它强调的医务人员应履行的义务为内容,"以应该做什么、不应该做什么以及如何做"的形式出现。

2. 医学道德规范的本质　医学道德规范的形成在本质上是客观因素与主观因素的统一,由此又决定了它在阶级社会中必然显现出全人类性与阶级性的统一、稳定性与变动性的统一等。

二、医学伦理学基本规范的形式和内容

1. 医学伦理学基本规范的形式　医学伦理学规范(含基本规范)一般采用条文式的语言出现。政府、医学会和世界医学会等制定的一系列守则、法规、法典、宣言等,都包含一定的医学伦理规范内容。另外,还采用"誓言"或"誓词"的特殊形式。

2. 医学道德规范的内容　①根据1988年卫生部颁布的《医务人员医德规范及其实施办法》,医学道德规范的主要内容可以概括为:救死扶伤,忠于医业;钻研医术,精益求精;一视同仁,平等待患;慎言守密,礼貌待人;廉洁奉公,遵纪守法;互学互尊,团结协作;严谨求实,奋发进取,钻研医术,精益求精。②2012年,由我国卫生部、国家食品药品监督管理局和国家中医药管理局联合发布的《医疗机构从业人员行为规范》中"医疗机构从业人员基本行为规范"的具体内容是:以人为本,践行宗旨;遵纪守法,依法执业;尊重患者,关爱生命;优质服务,医患和谐;廉洁自律,恪守医德;严谨求实,精益求精;爱岗敬业,团结协作;乐于奉献,热心公益。

▶ **参考答案**如下,详细答案参见 2019 版《国家临床执业及助理医师资格考试精选真题考点精析》。

1. B	2. C	3. A	4. E	5. B	昭昭老师提示:关注官方微信。

第3章　医疗人际关系伦理

▶ **2019 考试大纲**

①医患关系伦理:医患关系的伦理含义和特点、医患关系的伦理属性、医患关系的伦理模式、医患双方的道德权利与义务、构建和谐医患关系的伦理要求;②医务人员之间关系伦理;医务人员之间关系的含义和特点、处理好医务人员之间关系的意义、协调医务人员之间关系的伦理要求。

> **考纲解析**
> 近20年的医师考试中,本章的考试重点是医患关系,执业医师每年考查分数为1~2分,助理医师每年考查分数为0~1分。

第1节 医患关系

一、概念和特点

1. 含义 狭义的医患关系是特指医生与患者之间相互关系;广义的医患关系指以医生为中心的群体(医方)与以患者为中心的群体(患方)在诊疗或缓解患者疾病过程中所建立的相互关系。

2. 医患关系的特点 明确的目的性和目的的高度一致性(目的明确一致);利益满足和社会价值实现的统一性(个人利益社会价值实现统一);尊严权利上的平等性和医学知识上的不对称性(平等和不对等);医患冲突或纠纷的不可避免性(冲突纠纷难免)。

二、医患关系的性质

1. 从法律上说 医患关系是一种具有医疗契约性的关系。医患关系具有契约性,但并不是一种严格的契约关系。

2. 从伦理上说 医患关系是一种信托关系。医患关系是以诚信为基础的具有契约性质的信托关系。

【例1】医患之间的道德关系是
A. 主从关系　　　　　B. 商品关系　　　　　C. 信托关系
D. 陌生关系　　　　　E. 私人关系

三、医患关系的模式

1. 基本样式 医患关系模式是医患之间相互影响、相互作用的基本样式。

2. 医患关系的内容 技术方面的关系和非技术方面的关系。

3. 医患间技术方面的关系 医患间因诊疗方案、措施的制定和实施而产生的关系。

4. 医患间非技术方面的关系 医患交往过程中在社会、法律、道德、心理、经济等方面建立起来的人际关系。如医患间的道德关系、经济关系、价值关系、法律关系等。

医患关系的模式的基本类型(美国学者萨斯和荷伦德):主动—被动模式;指导—合作模式;共同参与模式。

四、医患双方的道德权利与义务

1. 道德权利与道德义务的概念
(1) 道德权利 就是道德主体依据道德所应享有的正当权利和利益。
(2) 道德义务 就是道德主体依据道德对他人、群体和社会应当负有的使命和责任。
道德权利和义务与法律权利和义务在内容、实现的形式上不同。

2. 医务人员的道德权利与道德义务

医务人员的道德权利	医务人员的道德义务
①执业权(履行职责和获取相应条件);	①遵守法律、法规、技术操作规范;
②报酬权;	②敬业,遵守职业道德,履行医师职责;
③学习、科研权;	③关爱、尊重患者,保护患者的隐私;
④尊严和人身安全权;	④钻研业务,提高专业技术水平;
⑤参与权、建议权;	⑤从事科学研究,发展医学科学;
⑥特殊干涉权(精神患者、自杀未遂者、传染患者)	⑥宣传卫生保健知识,对患者进行健康教育

3. 患者的道德权利和道德义务

患者的道德权利	患者的道德义务
①平等的医疗权;	①配合诊疗恢复;
②知情同意权;	②遵守医院规章制度;
③隐私保护权;	③给付医疗费用;
④损害索赔权;	④保持和恢复健康;
⑤医疗监督权	⑤支持医学科学发展

五、构建和谐医患关系的伦理要求

医患双方应密切地沟通与交流；医患双方应自觉维护对方的权利；医患双方应自觉履行各自的义务；医患双方应正确认识和处理权利与义务的关系；医患双方应加强道德自律并遵守共同的医学道德规范。

第2节 医务人员之间关系伦理

一、医际关系道德

医际关系是指医务人员之间及其与其他医疗活动主体之间在医疗活动中形成的业缘关系。从广义上说，它是医务人员之间以及医务人员与医院党政管理人员、后勤服务人员、工程技术人员之间的人际关系；狭义上是指医生、护士及其他卫生技术人员自身之间及相互之间的关系。

二、医际关系的特点

协作性、平等性、同一性、竞争性。

三、处理好医务人员之间关系的意义

①是当代医学发展的客观需要；②有利于发挥医疗卫生保健机构的整体效应；③有利于医务人员的成才；④有利于建立和谐的医患关系。

四、正确处理医务人员之间关系的道德原则

①共同维护患者与社会的利益；②彼此平等互相尊重；③彼此独立、互相支持和帮助；④彼此信任、互相协作与监督；⑤互相学习、共同提高。

【例2】有关医际关系与医患关系的表述，下列哪项是错误的
A. 医际关系的恶化在一定程度上将医患关系产生不良影响
B. 医患关系的恶化在一定程度上将对医际关系产生不良影响
C. 处理医际关系和与医患关系依据的伦理原则是相同的
D. 医际关系与医患关系既互相独立又相互关联
E. 良好的医际关系有助于形成良好的医患关系

▶ 参考答案如下，详细答案参见 2019 版《国家临床执业及助理医师资格考试精选真题考点精析》。

| 1. C | 2. C | — | — | — | 昭昭老师提示：关注官方微信。 |

第4章 临床诊疗伦理

▶ **2019 考试大纲**

①临床诊疗的伦理原则；②临床诊断的伦理要求；③临床治疗的伦理要求；④临床急救的伦理要求；⑤临床治疗的伦理决策。

▶ **考纲解析**

近 20 年的医师考试中，本章的考试重点是临床诊断的伦理要求，执业医师每年考查分数为 1~2 分，助理医师每年考查分数为 0~1 分。

一、临床诊疗的医学道德原则

患者至上原则；最优化原则；知情同意原则；保密守信原则。

【例1】女，50岁，因子宫肌瘤行全子宫切除术。术中医生发现患者左侧卵巢有病变应切除，在未征得患者及其家属同意的情况下，将左侧卵巢与子宫一并切除。术后患者恢复良好。该案例中，医生违背的临床诊疗伦理原则是
A. 知情同意原则　　　　　B. 患者至上原则　　　　　C. 守信原则
D. 最优化原则　　　　　　E. 保密原则

二、临床诊断的伦理要求

1. **询问病史**的伦理要求　　举止端庄，态度热情；全神贯注；语言得当；耐心倾听；正确引导。
2. **体格检查**的道德要求　　全面系统，认真细致；关心体贴，减少痛苦；尊重患者，心正无私。
3. **辅助检查**的道德要求　　目的明确，诊治需要；知情同意，尽职尽责；综合分析，切忌片面。

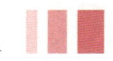

4. 医技人员应遵循的伦理要求　严谨求实,防止差错;工作敏捷,尊重患者;精心管理,保证安全;积极进取,加强协作。

5. 药物治疗中的道德要求　对症下药,剂量安全;合理配伍,细致观察;节约费用,公正分配。

6. 药学技术人员应遵循的伦理要求　审方认真,调配迅速,坚持查对;操作正规,称量准确,质量达标;忠于职守,严格管理,廉洁奉公。

7. 手术治疗中的道德要求　手术前严格掌握手术指征,动机正确,必须做到知情同意,必须认真做好术前准备;手术中要关心患者,体贴入微,态度严肃,作风严谨,精诚团结,密切协作;手术后要严密观察,勤于护理,减轻患者痛苦,加速患者康复。

8. 心理治疗中的道德要求　要掌握和运用心理治疗的知识、技巧去开导患者;要有同情、帮助患者的诚意;要以健康、稳定的心理状态去影响和帮助患者;要保守患者的秘密、隐私。

9. 康复治疗中的道德要求　理解与同情患者;关怀与帮助;联系与协作。

三、临床急救的伦理要求

1. 工作特点　随机性强;时间性强;协作性强。平时有应急准备,人员坚守岗位;工作量大、难度高和责任重;既尊重患方的自主性,又以新的生命观为指导。

2. 要求　争分夺秒;勇担风险;满腔热情,重视心理治疗;全面考虑,维护社会公益。

【例2】下列选项中符合手术治疗伦理要求的是
A. 手术方案应当经患方知情同意　　　　　　B. 患者坚决要求而无指征的手术也可实施
C. 手术对患者确实有益时,可无需患者知情同意　D. 手术方案必须经患者单位同意
E. 患者充分信任时,医生可自行决定手术方案

四、临床治疗的伦理决策

1. 临床治疗的伦理难题　医师根据不同的医学伦理价值观,可以合乎逻辑地提出两种甚至两种以上不同程度矛盾和冲突的伦理行为方案,医师对这种两难伦理行为问题的决策,称为医学伦理难题决策。医学伦理难题决策,又被称为医学道德难题决策或医德难题决策。

(1)医学伦理难题决策不仅仅是"两难"选择,有时可能是"多难"选择　一般认为,医学伦理难题决策是两难选择。但在诊疗实践中,它可能不仅仅是两难选择,有时可能是多难选择。因为医学伦理难题决策之困难并不是指在"善"与"恶"的诊疗行为方案中进行选择,而是指在人们认为的"善"与"善"的诊疗行为方案中选择。当然,这些善的行为方案当然不一定仅仅只有两种。

(2)医学伦理难题决策不同于一般难题决策,也不同于一般伦理难题决策　一方面,伦理难题决策不同于一般难题决策。这是因为伦理行为是具有利害效用的行为,人们对于伦理行为的选择,就比一般无关利害效用的行为选择就显得更加困难。另一方面,医学伦理难题决策不同于一般伦理难题决策,这是因为,医学伦理难题决策涉及的是对患者的救治行为,医师是为受到伤病折磨的人的生命和健康提供服务,与一般的伦理难题决策相比,医学伦理难题决策就需更加重视和谨慎。

2. 临床治疗的理论决策

(1)普通医学伦理问题决策的概念　普通医学伦理问题决策是指医师面对善与恶的行为选择而进行的医学伦理决策。不言而喻,此时医师应该遵循社会医德要求,择善祛恶,养成美德,完善德行。然而,个别医师经不住某些不当利益的诱惑,可能为了一己私利,而置病人利益和社会公益于不顾,选择不符合甚至违背医学道德的行为。这种不道德行为,又称"败德行为"。

(2)影响普通医学伦理决策的因素

①个体因素　个体因素是指医师个人的道德人格,即医师的医德品质。医师的医德品质如何,往往决定着医师做出的临床诊疗决策是否符合伦理,其诊疗行为是道德还是不道德的。持这种观点的理论被称为"烂苹果"理论。

②组织和环境因素　医师个人的价值观是在一定的社会组织环境中形成的,并且受到环境因素的影响,处于不断的变化过程之中。持这种观点的理论被称为"烂筐"或"染缸"理论。持这种观点的人认为,医师不道德的诊疗行为决策主要是由社会组织环境因素决定的,不能单纯从医师个体身上找原因。

③个体和组织的互动　单纯从医师个体本身,或者单纯从个体所处的社会组织环境,来阐释医师的医学伦理决策是不完整的,应该将两个方面结合起来。医师不道德的临床诊疗决策,会受到个体和情境两个方面因素的相互作用。持这种观点的理论被称为"互动"理论。

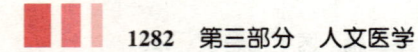

④对医学伦理问题的认知　医学伦理决策源于医师对医学伦理问题的认知,医师根据问题的特征来判断伦理问题存在与否,而且伦理问题的特征会影响其进行医学伦理判断,形成决策意图和实施决策行为。

(3) 普通医学伦理决策的顺利进行

①医师优良个体道德人格的培育　既然医师的医德品质是影响其普通医学伦理决策的重要因素,就应该尽可能消除不道德决策的个体因素源头。

②良好医学道德生态的营造　是指每个医师所处的社会和医疗机构道德大环境。医师的道德标准都是从医疗卫生组织和社会中习得的,其行为受到医院及其成员的影响和制约,并受到社会的评判。

③个体与组织互动平台和机制的构建　既然医师个体医德与医院和及社会环境两者之间的互动也是影响医师进行普通医学伦理决策的重要因素,就应该努力构建医师优良医德与良好的组织、社会道德环境之间的平台和机制,并通过这些平台和机制促使医师正确进行普通医学伦理决策。这些平台和机制包括行业组织的道德自律机制、医疗机构的行风评比机制、医学伦理委员会的伦理审查机制等。

④医师医学伦理决策能力的训练　既然医师对医学伦理问题的认知是影响其进行普通医学伦理决策的重要因素,伦理决策不能离开医学伦理问题本身,这就决定着伦理决策应该关注具体的医学伦理问题,关注在医学伦理问题的具体情境中,医师的道德直觉和经验。

➤ **参考答案**如下,详细答案参见 2019 版《国家临床执业及助理医师资格考试精选真题考点精析》。

| 1. A | 2. A | — | — | — | 昭昭老师提示:关注官方微信。 |

第 5 章　临终关怀与死亡的伦理

➤ **2019 考试大纲**

①临终关怀伦理;②安乐死伦理;③死亡伦理。

➤ **考纲解析**

近 20 年的医师考试中,本章的考试重点是<u>安乐死伦理</u>,执业医师每年考查分数为 1~2 分,助理医师每年考查分数为 0~1 分。

第 1 节　临终关怀伦理

一、概　述

临终关怀是一种"特殊的服务",向临终患者及其家属提供的包括医疗、护理、心理、伦理和社会等全方位的照护。主要目的:不是要延长患者的生存时间,而是希望提高患者的生存质量。

二、临终关怀的特点

①对象为不可逆转的临终患者;②主要目的不是治疗或治愈疾病,而是减轻患者的身心痛苦、控制症状;③特别注重患者的生命尊严与生命质量和生命价值,强调个体化治疗、心理治疗和综合性、人性化的护理;④不仅关心患者,而且也关心其家属的身心健康;⑤临终关怀的服务团队以医务人员为主,同时有家属、社会团体和各界人士等大量社会志愿者的积极参与,已成为一项社会公益事业。

三、临终关怀的道德意义

显示了人道主义精神;临终关怀体现了人的生命神圣、质量和价值的统一;临终关怀展示了人类文明的进步。

四、临终关怀的伦理要求

认识和理解临终患者;保护临终患者的权益;尊重满足临终患者的生活需求;同情和关心临终患者的家属。

第 2 节　安乐死伦理

一、安乐死的分类

1. **按照执行方式**　主动安乐死和被动安乐死。
2. **按患者同意的方式**　自愿安乐死和非自愿安乐死。
3. **可以得出四种类型**　自愿主动安乐死;自愿被动安乐死;非自愿主动安乐死;非自愿被动安乐死。

二、安乐死的伦理争议

1. **赞成**　体现了对人的尊重;有利于节约医药资源,有利于家属和社会;有利于促进社会文明的进步。

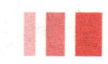

2. 反对 医学的宗旨,医生的责任;不利医学的发展;对社会道德产生不良影响;无法确认人的真正意愿;有限度的赞成安乐死的观点;严格的条件限制下接受安乐死,而主要是消极安乐死;条件包括:①患者必须是患有不治之症且进入濒死状态;②必须由患者亲自提出;③实施者只能是医生等第三方;④只能采取消极的方式实施安乐死,不积极治疗、不积极干预,不能通过打针等主动行为让患者加速死亡,而只能借助拔掉呼吸管等摘除维持患者生命条件的方式实施消极安乐死等。

三、安乐死的立法

1. 国家 荷兰是最早实施安乐死的国家。比利时是第二个同意实施安乐死的国家。

2. 要求 ①患者在意识清醒的状态下自愿接受"安乐死"并多次提出相关要求;②患者所患疾病无法治愈、所遭受的痛苦和折磨无法忍受的,医生和患者必须就每一种可能的治疗手段进行讨论;③主治医生必须与另一名医生进行磋商以获取独立的意见,另一名医生写出书面意见;④医生必须按照规定和法律程序,以医学上合适的方式对患者实施"安乐死",在"安乐死"实施后必须向当地政府报告。我国对安乐死尚未立法,也未颁布过相关的政策、条例。我国医务人员对于临终患者只能提供临终关怀,而不能是安乐死。

【例1】世界上第一个安乐死合法化的国家是
A. 德国　　　　B. 荷兰　　　　C. 立陶宛　　　　D. 英国　　　　E. 希腊

【例2】下列国家中安乐死合法化的是
A. 法国和意大利　　　　B. 荷兰和比利时　　　　C. 美国和德国
D. 英国和印度　　　　E. 巴西和希腊

第3节　死亡伦理

死亡是人的必然归宿,其最明显的特质就是死亡的必然性和不可避免性。人们对死亡的认识,经历了一个由不认识到认识,由感性认识到理性认识的发展过程。人类最早从生理学意义上认识死亡,认为一个人毫无知觉、没有动作那就是死亡。其后,则意识到一个人没有呼吸就是死亡,以心脏跳动与否来判定死亡。再后来,以全脑功能不可逆的永久性停止来界定死亡。

一、死亡的标准和历史演变

1. 传统标准　心肺死亡标准。

2. 脑死亡标准　脑死亡是指原发于脑组织严重外伤或脑的原发性疾病,导致包括脑干在内的全脑功能不可逆转和永久的丧失,是整个中枢神经系统的全部死亡。

二、实行脑死亡标准的道德意义

①更科学地判定人的死亡;②维护了死者的尊严;③有利于节约卫生资源和减轻家属的负担;④有利于器官移植。上述①和②是执行脑死亡标准的动机和直接目的,而③和④是实施脑死亡的间接效果。

▶ 参考答案如下,详细答案参见2019版《国家临床执业及助理医师资格考试精选真题考点精析》。

| 1. B | 2. B | — | — | — | 昭昭老师提示:关注官方微信。 |

第6章　公共卫生伦理

▶ **2019考试大纲**

①公共卫生伦理的含义和理论基础;②公共卫生伦理原则;③公共卫生工作伦理要求;④健康伦理。

▶ **考纲解析**

近20年的医师考试中,本章的考试重点是公共卫生伦理原则,执业医师每年考查分数为1~2分,助理医师每年考查分数为0~1分。

一、概　述

公共卫生措施、活动性质不是临床的医疗活动。目的是为了防止、控制疾病在人群中的蔓延、传播;开展的区域在社区、社会;针对的对象是社区、地区、乃至整个社会的人群;措施手段不是医疗性的而是社会性、政策制度性的;实施主体不仅仅是医务人员还包括社会工作人员、政府机构人员等各领域的人员。

二、公共卫生伦理原则框架

1. 全社会参与原则　对于公共卫生事件,全社会不同行业,不同岗位都要共同参与进来。

2. 社会公益原则 指民事主体在进行民事活动时不得违反社会公共秩序和善良风俗，不得违反社会一般道德准则和国家以及社会的一般利益。

3. 社会公正原则 为了约束效用原则的负面效应，还应坚持公正原则，以纠正追求效用最大化行动所导致的不公正现象。公正原则要求：在同一个社会，所有成员都有均等的机会获得相同的公共卫生资源，或者是按照某种相对公平次序分配资源。该原则主要是针对由于经济、阶层、种族、文化、宗教信仰等社会因素，所造成的资源、风险、负担、受益等分配不公正的社会现实。

4. 互助协同原则 互助原则是与尊重原则相对应、对公共卫生行动涉及的社会成员的原则要求。在实施公共卫生行动时，公共卫生机构和工作人员一定会多多少少地影响或侵犯个体权益。但作为社会成员的个体，则应理解公共卫生行动对个体、群体及全社会健康的重要性，以积极合作的态度参与公共卫生行动的实施。

5. 信息公开原则 对于公共卫生事件，应该及时公开。

【例1】对甲类传染病患者实施强制隔离措施时，应当遵循的公共卫生伦理原则是
A. 社会公正原则　　　　B. 全社会参与原则　　　　C. 互助协同原则
D. 以患者为中心原则　　E. 信息公开原则

三、公共卫生工作伦理要求

1. 疾病防控的伦理要求 ①严格执行隔离消毒措施和各项操作规程；②坚持预防为主的积极防疫思想；③尊重传染病患者的人格和权利；④遵守国家法律规定，及时收集与上报疫情。

2. 职业性损害防控的伦理要求 ①始终坚持"预防为主，防治结合"的工作理念；②始终坚持"深入一线，监督指导"的工作方式。

3. 健康教育和健康促进的伦理要求 ①树立新的健康观，要把人的健康与生物、心理和社会的因素联系起来，即用生物-心理-社会医学模式解决群众的健康问题；②要扩大知识面，加强人文科学如伦理学、心理学、社会学、教育学和人类行为科学等知识的学习，努力提高自身的素质和能力；③要以科学发展观为指导，运用新理论和新知识解释生命现象，坚决同迷信、巫医、一切不科学现象做斗争。

4. 应对突发公共卫生事件的伦理要求 ①预防第一、防治结合；②患者利益第一、医患利益兼顾；③集体利益第一、个人和集体兼顾；④政府责任第一、政府责任和个人责任相结合。

四、疾病防控的伦理要求

1. 传染病防控的伦理要求 积极开展传染病的防控；认真做好传染病的监测和报告；尊重科学，具有奉献精神；尊重传染病患者的人格和权利。

2. 慢性非传染性疾病防控的伦理要求 积极开展健康教育，促进人们健康行为、生活方式的转变；加强慢病的监测、筛查和普查工作，履行早发现、早诊断和早治疗的道德责任。

3. 职业性损害防控的伦理要求 依法开展卫生监督和管理，从源头控制职业性损害，对劳动者的安全和健康负责；积极开展职业健康教育、卫生监测和健康监护；职业病诊断应客观公正，既要保障劳动者的健康权益，也需维护企业和国家的利益。

4. 健康教育和健康促进的伦理要求 履行法律义务，充分利用一切机会和场合积极主动地开展健康教育；积极参与有利于健康促进的公共政策的制定、支持性环境的创建和卫生保健体系的建立；深入农村、社区，将健康教育与健康促进工作渗透在初级卫生保健工作中；不断自我完善，以科学态度和群众喜闻乐见的形式开展健康教育和健康促进活动。

5. 应对突发公共卫生事件的伦理要求 恪守职责和加强协作，发扬敬畏生命的人道主义精神；树立崇高的职业责任感和科学态度；勇于克服困难，具有献身精神。

【例2】下列不属于传染病防控工作伦理要求的是
A. 采取走访患者家庭以预防医患冲突　　B. 做好传染病的监测和报告　　C. 尊重传染病患者的人格和权利
D. 尊重科学事实　　E. 开展传染病的预防宣传教育

五、健康伦理

1. 健康与健康观 人们对健康的理解与认识在不同时期有不同的含义，也就形成了不同的健康观念。

（1）古代朴素的健康观　古代多把健康理解为一种平衡、协调状态，要么理解为机体内环境的完整统一，要么理解为机体与外界环境的和谐、平衡。这种健康观是一种朴素的唯物主义观点。

（2）近代生物医学健康观　文艺复兴之后，随着现代科学的发展，西方对健康的概念化开始受到人体机械论模型的影响，聚焦于躯体的完整性。医学科学的发展为很多疾病找到了有效的治疗方式。因此，没有疾病，

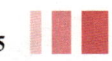

即没有躯体和精神疾病的症状,成为健康的常识性定义。

(3) 现代整体健康观　健康不仅仅是没有疾病,而且是对生活具有正面、快乐的态度,并且欣然接受生活所赋予每个人的责任。只有身体和精神处于平衡,对躯体和社会环境具有更好的适应性,才可称之为健康人。

2. 健康伦理的基本内容

(1) 健康权利　健康权是公民的一项重要的基本权利,也是公民享受其他权利的前提。

首先,作为人权的健康权。1946年通过的《世界卫生组织宪章》承认健康为基本人权。此后,《世界人权宣言》等越来越多的国际宣言和国际条约明确规定健康权,而且肯定了健康权作为人权的性质。健康权作为人权,意味着毫无例外地向所有人提供健康方面的保障,不论其购买能力、职业地位、宗教信仰、社会等级、性别、是否残疾以及任何其他可能引起歧视的因素。

其次,作为基本权利的健康权。将健康权纳入宪法之中作为基本权利,有助于避免健康权受到国家公权力的侵害,有益于确保国家承担保障公民健康权的义务。1925年的智利宪法明确提及健康权。我国《宪法》第21条规定,国家通过发展医疗卫生事业、现代医药和传统医药以及发展体育事业,保护人民的健康;第26条第1款规定国家应维护健康的环境等。

第三,作为民事权利的健康权。很多国家将健康权写进本国民法典,这一立法现象本身就向世人昭示了健康权应当属于民法保护下的民事权利。例如《德国民法典》第823条第1项规定:"因故意或过失,不法侵害他人的生命、身体、健康、所有权或其他权利的,对所生的损害应负赔偿责任。"我国《民法通则》第98条中明确规定:"公民享有生命健康权。"

(2) 健康责任　健康既是一项权利又是一项责任,包括:

①健康的个人责任　个人的健康责任意味着选择一个健康的生活方式,意味着在个人能够合理控制的范围内减少健康风险因素。当个体患病时,应充分认识到患病是不符合社会需求的一种状态,并尽可能地寻求和利用医疗服务,把康复作为己任。正如萨斯(T. Szasz)所言:"在医学领域,作为公民的每一位患者在生活方式、生活质量和生活目的方面负有更大责任。"

②健康的社会责任　社会责任是公民超越于利己行为之外的职责行为或者利他行为。就健康而言,公民的社会责任主要体现在以下几个方面。首先,积极参加与人群健康有关的社会公共活动。比如,植树造林的环保活动、戒烟的宣传教育、AIDS防治等。其次,不做危害他人健康行为的举动,不侵犯他人的健康权益。比如,不在公共场所抽烟、不乱丢垃圾、不随地吐痰等。

③健康的政府责任　19世纪后半叶,伴随着欧洲工业化进程,卫生服务的提供开始成为国家政府的基本职责。第一,政府应该把增进人民健康作为卫生工作的首要目标。第二,政府要协调各个部门,把卫生工作的目标、内容和任务变成各自目标、内容和任务的一部分,各尽其责。第三,政府应当制定公正合理的卫生法律法规及各项规章制度,保证各项卫生事业有法可依。第四,政府应组织实施健康教育,促进公民建立良好的生活习惯。

> **参考答案**如下,详细答案参见2019版《国家临床执业及助理医师资格考试精选真题考点精析》。

1.C	2.A	—	—	—	昭昭老师提示:关注官方微信。

第7章　医学科研伦理(助理医师不要求)

> **2019考试大纲**

①医学科研伦理的含义和要求;②涉及人的生物医学研究伦理;③动物实验伦理;④医学伦理委员会及医学伦理审查。

> **考纲解析**

近20年的医师考试中,本章的考试重点是**涉及人的生物医学研究伦理**,执业医师每年考查分数为1~2分,助理医师每年考查分数为0~1分。

一、医学科研伦理的含义和要求

1. 医学科研伦理的含义　医学科研就是利用人类已掌握的知识和工具,用试验研究、临床观察、社会调查分析等方法探求人类生命活动的本质和规律以及与外界环境的相互关系,揭示疾病发生发展的客观过程,探寻防病治病、增进健康的途径和方法的探索活动。医学科研的两种主要方法是动物实验和人体试验,这两种方式中均存在不同的伦理争议和伦理问题,需要明确和遵循相应的伦理原则。作为科研人员,必须遵循医学科研道德的要求,自觉加强科研诚信建设,只有这样才能在探求生命运动和疾病发生、发展规律中,寻找出保障人类健康、战胜疾病的有效方法和途径。

2. 医学科研伦理的要求 ①热爱科学；②实事求是；③献身事业；④团结协作；⑤用于创新。

二、涉及人的生物医学研究伦理

1. 涉及人的生物医学研究的含义及类型

（1）人的生物医学研究　所谓涉及人的生物医学研究，是指采用现代物理学、化学和生物学方法或利用生物医学研究形成的医疗卫生技术或产品以人体作为受试对象，进行研究或试验性应用的活动。

（2）人体试验　涉及人的生物医学研究通常又称人体试验，根据人体试验发生原因的不同，可将其分为：天然试验与人为试验两大类型。

（3）分类　根据人体试验中受试对象及其参与意愿的不同，人体试验又分为自体试验、自愿试验、欺骗试验和强迫试验。

2. 人体试验的道德原则　医学目的的原则、知情同意的原则、维护受试者利益的原则、随机对照的原则。

三、动物实验伦理

1. 动物实验的概念和特点　①具有简化、纯化的作用，并且可以对实验动物进行强化处理；②动物实验周期较短，经济、可靠，易重复且便于验证和推广。

2. 动物实验的伦理要求　①尽可能用没有知觉的实验材料代替活体动物，或使用低等动物替代高等动物实验动物。②尽可能使用最少量的动物获取同样多的试验数据或使用一定数量的动物获得更多的实验数据。③尽量减少非人道程序对动物的影响范围和程度。

四、医学伦理委员会及医学伦理学审查

1. 医学伦理委员会

2. 医学伦理委员会的职能

（1）咨询指导　医学研究和临床实践活动面临着多元道德选择和较高的道德风险，医学伦理委员会以专业的伦理思维与判断，就生物医学和生命科学领域有争议的伦理问题，为患者及其家属、临床医生和研究者提供咨询服务，为医生的具体临床决策提出专业建议，指导研究者负责任地开展医学研究。

（2）审查批准　经有关部门或机构授权，依照国际和国内相关法规和伦理准则，对授权范围内的生物医学研究及其过程、医疗新技术的临床应用进行独立的伦理审查、批准、管理和监督。确保生物医学研究、医疗新技术的应用有利于医学发展和社会整体利益，确保实验动物、受试者和患者的福利和权益得到有效保障。

（3）教育培训　对伦理委员会委员、研究者、临床医生、患者以及社会公众进行伦理教育和培训，丰富其伦理理论素养，提高其伦理实践能力。使其及时了解医学研究和诊疗实践中的相关伦理法规政策，掌握必要的伦理知识和思维方法，自觉遵循和践行医学伦理原则。

（4）政策研究　在国家和地区层面上，为医学研究、预防保健和医疗领域中的相关伦理法规和政策的制定提供专业意见和指导；对医疗机构发展中的发展战略、科研方向、利益分配原则、高新技术配比等重大问题提供专业的伦理咨询意见。

3. 涉及人的生物医学研究的伦理审查

（1）伦理审查的组织　各级伦理审查委员会（简称伦理委员会）。

（2）伦理审查的目的　保护所有实际的或可能的受试者的尊严、权利、安全和福利，保障研究结果的可信性，促进社会公正。

（3）伦理审查的依据　《纽伦堡法典》《赫尔辛基宣言》《涉及动物的生物医学研究的国际伦理准则》《药物临床试验质量管理规范》《涉及人的生物医学研究伦理审查办法（试行）》等。

（4）伦理审查的申请　伦理审查的申请是伦理审查的首要程序。提出申请要交的申请材料包括申请书、实（试）验方案和对方案的有关说明；对研究中涉及的伦理问题的说明；病历报告表、受试者日记卡和调查问卷；为招募受试者使用的文字、影视材料等；知情同意书（包括受试者或者无行为能力的监护人或代理人）；新的医疗器械等质量和安全评审证明书；有关主管部门同意进行研究的批准文件等。

（5）伦理审查的原则　①尊重和保障受试者自主决定同意或者不同意受试的权利；②受试者的安全、健康和权益；③受试者的经济负担；④尊重和保护受试者的隐私；⑤确保受试者得到及时免费治疗并得到相应的赔偿；⑥对脆弱人群予以特别保护。

（6）伦理审查的决定　伦理委员会的审查可以做出批准、不批准或者作必要修改后再审查的决定但做出的决定必须得到2/3伦理委员同意。伦理审查的决定由伦理委员会办公室或秘书向申请审查项目的负责人传

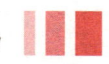

达,并说明做出决定的理由。另外,也要说明伦理审查做出决定不意味着伦理审查的结束,而随着研究项目的进展,还要跟踪检查和监督。

(7) 几种特殊伦理审查的要求　加快伦理审查;与境外的合作研究的伦理审查;多中心研究的伦理审查;弱势群体作为受试者的伦理审查;心理研究的伦理审查。

(8) 伦理审查的监督管理　卫生部实施宏观管理,建立健全伦理审查规章　制度、制定有关政策;省级的卫生行政部门负有监督管理的责任;各级卫生行政部门将伦理审查工作纳入科研管理工作范畴。监督管理的具体内容包括:①开展涉及人的生物医学研究的机构是否按要求设立伦理委员会;②单位的伦理委员会是否按照伦理审查原则实施伦理审查;③伦理审查内容和程序是否符合要求;④伦理审查结果执行情况,有无争议。

第8章　医学新技术研究与应用的伦理(助理医师不要求)

> **2019 考试大纲**

①人类辅助生殖技术的伦理;②人体器官移植的伦理;③人的胚胎干细胞与生殖性克隆的伦理;④基因诊疗的伦理。

> **考纲解析**

近20年的医师考试中,本章的考试重点是<u>人类辅助生殖技术的伦理</u>,执业医师每年考查分数为1~2分,助理医师每年考查分数为0~1分。

一、人类辅助生殖技术的伦理

1. 人类辅助生殖技术的分类

(1) 人工授精　人工授精根据精子的来源分为两类:<u>夫精人工授精(AIH)</u>和<u>供精人工授精(AID)</u>。

(2) 体外受精(试管婴儿)技术　所谓的<u>代孕技术</u>,其实是试管婴儿技术的延伸。

(3) 无性生殖(克隆技术)。

2. 人类辅助生殖技术的伦理争论

(1) 辅助生殖技术的伦理价值　治疗不孕不育;用于优生;提供"生殖保险"。

(2) 生殖技术引发的主要伦理问题　如何确定配子、合子和胚胎的道德地位;如何确定人伦关系;是否违背自然法则;错用或滥用的可能。

3. 人类辅助生殖技术和精子库的伦理原则　有利于患者的原则、知情同意的原则、保护后代的原则、社会公益原则、保密原则、严防商业化的原则、伦理监督的原则。

二、人体器官移植的伦理

1. 概念　人体器官移植是指用健康的器官或组织置换功能衰竭,甚至丧失的器官或组织,以挽救患者生命的一项高新医学技术。

2. 人体器官移植的分类　自体移植;同卵双生子之间的同质移植;同种(异体)移植;动物器官移植给人的异种移植。

3. 人体器官移植的伦理争论

(1) 人体器官移植的道德完满性质疑　①器官移植接受者人格是否具有完整性;②器官移植技术费用过于昂贵;③器官移植到底给患者带来多大好处,值得评估;④移植器官的供不应求。

(2) 器官来源的国际经验及伦理分析　自愿捐献;推定同意;器官买卖;胎儿器官和"救星同胞";异种器官。

(3) 谁优先获取可供移植的器官　①前提考虑因素:医学标准。②至上考虑因素:"捐献者意愿"。③<u>优先考虑因素</u>:"曾经的捐献者及其家属"。④通常考虑因素:登记的先后顺序。⑤辅助参考因素:人体器官移植的伦理准则:患者健康利益至上原则;唯一选择原则;<u>自愿、无偿与禁止商业化原则</u>;知情同意原则;尊重和保护供者原则;保密原则;公正原则;伦理审查原则。

【例1】一位医师在为其患者进行角膜移植手术的前一夜,发现备用的眼球已经失效,于是到太平间看是否有尸体能供角膜移植之用,恰巧有一尸体合适。考虑到征求死者家属意见很可能会遭到拒绝,而且时间也紧迫,于是便取出了死者的一侧眼球,然后用义眼代替。尸体火化前,死者家属发现此事,便把医师告上法庭。经调查,医师完全是为了患者的利益,并没有任何与治疗无关的动机,对此案例的分析正确的是

A. 此案例说明我国器官移植来源的缺乏

B. 此案例说明我国器官捐赠上观念陈旧

C. 此案例说明医师为了患者的利益而摘眼球在伦理学上是可以得到辩护的

D. 此案例说明首先征得家属的知情同意是一个最基本的伦理原则
E. 此案例说明医院对尸体的管理有问题

三、人的胚胎干细胞与生殖性克隆的伦理

1. 人的胚胎干细胞研究与应用的伦理争论 ①其研究与应用的伦理问题主要集中在来源和用途方面，即来自人的胚胎及其应用；为了干细胞的来源，胚胎或胎儿能否有意制造？能否有意地让他们存活至干细胞被获取时？从脐带血、胎儿组织及胚胎组织中获取干细胞，作为这些组织最直接来源的妇女会处于特殊的压力和危险之中。为保证孕妇的自主性。②孕妇决定捐献流产胎儿组织与结束妊娠应该分开进行，流产的决定应当先于捐献。另外还有如下伦理问题：赠者和受者之间的自由和知情同意，风险与收益评估责任，捐赠者的匿名问题，细胞库的保密和安全问题，以及获取组织的信息机密性和隐私权，当然还有商业问题和参加者报酬问题。

2. 胚胎干细胞研究中的伦理要求 ①囊胚不得超过14天；②不得将已用于研究的人囊胚植入人或任何其他动物的生殖系统；③不得将人的生殖细胞与其他物种的生殖细胞结合；④禁止生殖性克隆人研究，禁止买卖人类配子、受精卵、胚胎或胎儿组织；⑤认真贯彻知情同意与知情选择原则；⑥从事人胚胎干细胞的研究单位应成立伦理委员会。

3. 人的生殖性克隆技术的伦理争论
(1) 支持　克隆人技术可以用于弥补不育缺陷；可以用于预防性优生；有利于疾病治疗或器官移植等。
(2) 反对　克隆人技术是对人权和人的尊严的挑战；违反生物进化的自然发展规律；克隆人的身份难以认定，有悖于人类现行的伦理法则；将使社会结构受到巨大的冲击；克隆人技术不完善性和低成功率，将直接威胁克隆人的生命质量和安全；克隆人本身将承受巨大的痛苦等。目前主流价值否定人的生殖性克隆技术。我国禁止进行生殖性克隆人的任何研究。

四、基因诊疗的伦理

1. 基因诊断引发以下伦理争议 基因取舍问题；基因歧视问题；基因隐私问题。
2. 基因治疗引发以下伦理争议 疗效的不确定性问题；卫生资源分配公平性问题；基因设计问题。
3. 基因诊断与基因治疗中提出以下伦理原则供参考 坚持人类尊严与平等原则；坚持知情同意原则；坚持科学性原则　必须具备下列条件才能进行基因治疗：①具有合适的靶基因，即作为替代，恢复或调控的目标基因；②具有合适的靶细胞，即接受靶基因的细胞；③具有高效专一的基因转移方法，以使外源靶基因导入靶细胞内；④基因转移后对组织细胞无害；⑤在动物模型实验中具有安全、有效的治疗效果；⑥过渡到临床试验或应用前需向国家有关审批部门报批。
4. 坚持优后原则　所谓"优后原则"，是指得不到其他方法治疗疾病的最后阶段而采用基因疗法。
5. 坚持治病救人原则。

➤ **参考答案**如下，详细答案参见2019版《国家临床执业及助理医师资格考试精选真题考点精析》。

| 1. D | — | — | — | — | 昭昭老师提示：关注官方微信。 |

第9章　医务人员医学伦理素质的养成与行为规范

➤ **2019考试大纲**
①医学道德教育的特点、过程和方法；②医学道德修养的含义和意义、目标和境界、途径和方法；③医学道德评价的含义和意义、标准、依据及方式。

➤ **考纲解析**
近20年的医师考试中，本章的考试重点是医学道德修养，执业医师每年考查分数为1~2分，助理医师每年考查分数为0~1分。

第1节　医学道德教育

医学道德教育，是指在医学教育和医疗卫生实践中，遵循道德教育的基本规律，对医学生和医务人员系统地开展医学伦理精神传承、医学伦理文化培育、医学道德规范灌输以及如何转化为职业行为的教导和训练过程。目的是围绕业已成熟并不断创新的医学道德的文化、知识和实践体系，确立职业道德境界、有效激发职业情感、严格规范职业行为、培养良好职业习惯。

一、医学道德教育的特点

1. 医学道德社会化　道德社会化是指个体接受道德教育和社会影响，将社会道德规范逐步内化为个人道

德品质的过程。一般的道德社会化发生在一个人成长过程中,在家庭、学校、社会环境等社会化载体的运行中来实现。道德社会化的实质就是新成员接受所处社会各类道德规则并按规则行事的过程,结果表现为成为道德品质合格的社会成员。

2. 医学道德教育的规律　目前关于道德教育的一般规律是内外化机制。内外化机制是道德行为发生的最重要的心理机制,反映了道德心理形成和道德行为发生的基本规律。内外化机制具体分为内化机制与外化机制两个方面,即"内化于心,外化于行"。内化是指个体吸收外界的各类道德规则,与个体既有的内在因素相融合,进而形成主体内在的道德观念、情感、判断能力等核心道德态度的过程与规律。外化则是已形成的道德观念、情感、判断能力等核心道德态度,在具体的情境中,通过整合并表现出相应道德行为的过程与规律。内外化虽然可以分为两个阶段,但由于心理过程的流动性特征,因而两者不是截然分开的,而是相互衔接与渗透,快速地相互转换与影响。

二、医学道德教育的过程

提高医德认识;培养医德情感;锻炼医德意志;坚定医德信念;养成医德行为和习惯。

三、医学道德教育的方法

1. 课堂教学　医学道德教育的首选方式是课堂教学形式。通过经设计的教材和课堂教学,让受教育者获得系统理论与行为指导,并以考核的方式验证教学效果。

2. 模仿学习　模仿学习又称为社会学习,是指人类学习某种新行为模式,只需要通过观察另一个人的行为及其结果,而且并不需要外界的强化,就能够表现出完全相同的行为。前提是模仿者内心认同该行为及其结果是正确的、合理的和有价值的,对该类行为的情绪体验是正面的,就会通过自我肯定的促进机制再现他人的行为。

3. 角色扮演　角色扮演是医学道德教育的虚拟实践学习方式,是一种情景模拟活动。在医学道德教育过程中,要求研习者在模拟的医疗活动情景中,扮演指定的医务人员或患者角色,进行模拟的诊疗活动。在演绎指定角色的过程中,扮演过程能唤起相对真实的内心活动,体验人与人交往的实际过程,从而唤醒医学生的同情心与同理心,间接检验课堂学习的有效性,强化其良好的职业道德行为模式。同时,实施角色扮演指导的老师,其指导与点评,将引导医学生表现出正确的行为。

4. 志愿服务　医学生的志愿服务是医学道德教育的实践途径。其具体方式是要求医学生到医院为患者提供特定时长的志愿服务。其前置的方式,即要求报考医学专业的高中生,提供其为患者进行特定时长的志愿服务,作为报考医学专业的条件。志愿服务的过程,是通过医学生体验实际的医疗卫生活动,尤其是在与患者的接触与沟通中,感受自己向医的初心,是否与医学现实相吻合、是不是那么坚定不移。

第2节　医学道德修养

一、医学道德修养的含义和意义

1. 医学道德修养的含义　医学道德修养,就是医务人员自觉遵守医学道德规范,将医学道德规范要求转化为自己内在医德品质的活动,即医务人员在医学道德方面所进行的自我教育、自我锻炼和自我陶冶,它是一种重要的医学道德实践。

2. 医学道德修养的意义　它有助于医学道德教育的深化;它是形成医学道德品质的内在根据;它有助于形成良好的医德医风。

二、医学道德修养的目标和境界

1. 医学道德修养的目标　医务人员进行医学道德修养的目标是养成良好的医德品质,提升自己的医学职业精神。

(1) 医德品质　是指医务人员在长期的医学伦理行为中形成和表现出来的稳定的心理状态医德品质由医德认识、医德情感和医德意志构成。

(2) 医德品质内容　医务人员至少应该养成仁慈、诚挚、严谨、公正和节操等医德品质。

(3) 医学职业精神　所谓医学职业精神是医学职业在形成和发展过程中,逐渐积累的一种对医学职业的社会责任、行为规范的总认识;是一种适应医学职业行为需要的一种意识、价值理念和行为规范。其内容包括:医学职业的社会责任、价值目标、行为规范和科学作风四个方面。

2. 医学道德修养的境界　医学道德修养的境界是指一个医务人员经过医学道德修养所达到的不同层次的医德晶质水平,也称医学道德境界。各个医务人员的医学道德境界是不同的,大致可以分为四个层次:

最高境界	无私奉献自我牺牲
基本境界	不全部利他,而为己利他、不损人利己

续表

最低境界	不全部为损人利己、害人害己
不道德境界	全部为损人利己、害人害己

三、医学道德修养的途径和方法

1. 坚持实践是医学道德修养的根本途径　要在医学发展和临床实践中进行医学道德修养;坚持实践是医学道德修养的根本途径:①医学发展和临床实践是产生高尚医学道德的源泉;②医学发展和临床实践是医学道德修养的目的;③医学发展和临床实践是推动医学道德修养的动力;④医学发展和临床实践是检验医学道德修养效果的标准。

2. 医学道德修养的方法　贵在自觉;持之以恒;追求慎独。

学习	学习是医德修养的前提和指导
立志	立志是开端和动力
躬行	躬行是过程和途径
反省	反省是依据和终点

第3节　医学道德评价

一、医学道德评价的含义和意义

1. 概念　医学道德评价的含义医学道德评价,就是人们对医务人员的医学伦理品行的道德价值的判断。这种判断包括对医学伦理品行的"认知评价""情感评价""意志评价"。

(1) 医学道德评价的主体　即医学道德评价者。医学道德评价包括自我评价、同行评价、社会评价和他人评价;个体评价、群体评价和组织评价等。

(2) 医学道德评价的客体　即是医学道德评价的对象,包括医学伦理行为和医德品质。

(3) 医学道德评价的结果　包括"质"和"量"两种,前者是对医学伦理品行的"善恶"性质判断,后者是对其"善恶规模和程度"的判断。

2. 医学道德评价的意义　培养医务人员医学道德品质和调整其医学伦理行为的重要手段;医学道德他律转化为医学道德自律的形式;可以创造良好的医学道德氛围,调节医学职业的道德生活;可以促进精神文明和医学科学的健康发展。

二、医学道德评价的标准

是否有利于患者疾病的缓解和康复;是否有利于人类生存和环境的保护和改善;是否有利于优生和人群的健康、长寿;是否有利于医学科学的发展和社会的进步;"是否有利于患者疾病的缓解和康复"是医学道德评价的首要、至上标准。

三、医学道德评价的依据和方式

1. 医学伦理行为的三种结构

(1) 三种结构　"动机与效果"、"目的与手段"以及"行为结果与行为过程"。

(2) 医学伦理行为　主观因素(动机)和客观因素(效果),包括目的和手段。

2. 动机与效果

(1) 历史上两种典型理论　动机论、效果论。

(2) 医学伦理行为动机与效果之间的关系　既是统一的又是对立的。

3. 依据医学伦理行为的动机和效果正确进行医学道德评价　总体上,注重两者的统一性;对具体医学伦理行为进行道德评价时侧重效果;对医务人员的医德品质进行评价侧重动机;坚持长期的观点,对医务人员的医德品质进行公正评价。

4. 目的与手段

(1) 历史上两种典型理论　目的决定论、手段决定论。

(2) 医学伦理行为目的和手段之间的辩证关系　两者既是统一的又是对立的。

(3) 依据医学伦理行为目的和手段正确进行医学道德评价　总体上注意统一性;医学伦理行为目的合乎道德是其合乎道德的必要条件;正确认识医学行为手段的道德性。

(4) 医学道德评价的3个方式　社会舆论、传统习俗、内心信念。

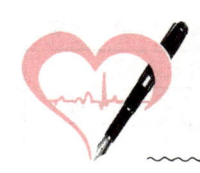

第三篇　卫生法规

学习导图

章序	章名	内容	所占分数 执业医师	所占分数 助理医师
1	卫生法	卫生法的概念、分类和作用	1分	0分
		卫生法的形式、效力和解释		
		卫生法的守法、执法和司法		
2	执业医师法	概述	2分	1分
		考试和注册		
		执业规则		
		考核和培训		
		法律责任		
3	医疗机构管理条例及其实施细则	概述	2分	1分
		医疗机构执业		
		登记和校验		
		法律责任		
4	医疗事故处理条例	概述	2分	1分
		医疗事故的预防与处置		
		医疗事故的技术鉴定		
		医疗事故的行政处理与监督		
		医疗事故的赔偿		
		法律责任		
5	母婴保健法及其实施办法	概述	0分	0分
		婚前保健		
		孕产期保健		
		技术鉴定		
		行政管理		
		法律责任		
6	传染病防治法	概述	1分	1分
		传染病预防		
		疫情报告、通报和公布		
		疫情控制		
		医疗救治		
		法律责任		
7	艾滋病防治条例	概述	1分	0分
		预防与控制		
8	突发公共卫生事件应急条例	概述	0分	0分
		报告与信息发布		
		法律责任		

续表

章序	章名	内容	所占分数 执业医师	所占分数 助理医师
9	药品管理法	概述 药品管理 药品监督 法律责任	1分	0分
10	麻醉药品和精神药品管理条例	概述 麻醉药品和精神药品的使用 法律责任	0分	0分
11	处方管理方法	概述 处方管理的一般规定 处方权的获得 处方的开具 监督管理 法律责任	1分	0分
12	献血法	概述 医疗机构的职责 血站的职责 法律责任	0分	0分
13	侵权责任法	侵权责任法 医疗机构承担赔偿责任的情形 紧急情况医疗措施的实施 病历资料 对医疗行为的限制 医疗机构及其医务人员权益保护	1分	0分
14	放射诊疗管理规定	概述 执业条件 安全防护与质量保证 法律责任	0分	0分
15	抗菌药物临床应用管理办法	概述 抗菌药物临床应用管理 抗菌药物的临床应用 监督管理 法律责任	0分	0分
16	医疗机构临床用血管理办法	概述 临床用血管理 法律责任	1分	1分
17	精神卫生法	概述 心理健康促进和精神障碍预防 精神障碍的诊断和治疗 精神障碍的康复 法律责任	0分	0分

续表

章序	章名	内容	所占分数	
			执业医师	助理医师
18	人体器官移植条例	概述	0分	0分
		人体器官的捐献		
		人体器官的移植		
		法律责任		
19	疫苗流通和预防接种管理条例	概述	0分	0分
		疫苗接种		
		预防接种异常反应的处理		
		法律责任		
20	职业病防治法	概述	0分	0分
		职业病诊断与职业病病人保障		
		法律责任		
21	药品不良反应报告和监测管理办法	概述	0分	0分
		报告与处置		
		法律责任		

复习策略

卫生法规这门课程主要是我们医疗中的法律问题，主要内容均是记忆内容。这门课程没有所谓的难点，基本都是纯记忆的内容，考生只需要去记常考的知识点即可。

第1章 卫生法

> **2019考试大纲**

①卫生法的概念、分类和作用；②卫生法的形式、效力和解释；③卫生法的守法、执法和司法。

> **考纲解析**

近20年的医师考试中，本章的考点为新增考点，执业医师每年考查分数为0~1分，助理医师每年考查分数为0~1分。

一、卫生法的概念、分类和作用

1. 卫生法的概念

（1）狭义　是指国家立法机关按照法定程序所制定的以卫生法典命名的卫生法。

（2）广义　由国家制定或认可的，并以国家强制力保证实施的，旨在保护人体健康的法律规范的总和。

2. 卫生法的分类

（1）卫生民事责任　卫生法中的民事责任主要是指医疗机构和卫生工作人员或从事与卫生事业有关的机构违反法律规定侵害公民的健康权利时，应向受害人承担损害赔偿责任。

（2）卫生行政责任　卫生行政责任是指卫生行政法律关系主体违反卫生行政法律规范，尚未构成犯罪所应承担的法律后果。

（3）卫生刑事责任的概念　卫生刑事责任是指违反卫生法的行为侵害了《刑法》所保护的社会关系，构成犯罪所应承担的法律后果。

3. 卫生法的作用

（1）通过卫生立法确保国家卫生政策的有效实施和卫生事业的发展　目前，我国已经制定了一系列的有关医疗卫生、医药、卫生检疫等方面的法律法规，保证了我国卫生事业运行、发展的需要。可以说，我国卫生的建立、健全和发展，也是首先依靠国家制定政策，在政策运行一段时间后，在实际需要和条件成熟时，才在政策的基础上制定的。实际上，是国家通过卫生立法确保了国家卫生政策的有效实施和卫生事业的健康、有序、稳定发展的。

(2) 通过卫生立法实现卫生行政管理的有序化、科学化　卫生行政立法在卫生行政管理方面的作用,主要表现在它规定了卫生行政机关管理卫生、医疗、医药、卫生检疫等方面的义务或职责,以及与其职责相适应的职权。以保证卫生行政管理坚持依法履行(义务)职责、行使职权,真正做到有序化、科学化。任何国家要想对卫生事业进行有效的服务与管理,就必须把国家的卫生行政管理置于牢固的法制化的基础上,使卫生行政机关转变职能、发挥作用。具体表现在:明确卫生行政的管理者。

二、卫生法的形式、效力和解释

1. 卫生法的形式　宪法;卫生法律、规章;技术性法规;卫生行政法规。

2. 卫生法的效力

时间效力	指卫生法生效的时间范围,包括开始生效和终止生效的时间,以及法的溯及力。我国卫生法规定的生效时间有以下三种情况:①在法律、法规和规章的条文中明确规定其颁布后的某一具体时间生效;②在法律、法规和规章的条文中明确规定自公布之日起生效;③在法律、法规和规章的条文中没有规定生效时间,则均以颁布之日为生效之时
空间效力	卫生法的空间效力是指卫生法生效的地域范围,即卫生法在哪些地方具有拘束力;①在主权管辖的全部范围内生效;②在特定的区域范围内生效
对人的效力	指卫生法律、法规、规章适用于哪些人,或者说对哪些人有效的问题

3. 卫生法的解释

(1) 正式解释　也称法定解释、有权解释。它是指特定的国家机关依据宪法和法律所赋予的职权,对卫生法有关的法律条文所进行的解释,包括立法、司法和行政解释。

(2) 学理性解释　指在教学、科研以及法制宣传活动中对法律规范所作的解释。这种解释在法律上没有任何约束力,不能作为适用法律上的根据。但是它对于正确理解和适用法律、规范,推动卫生法学发展,有着十分重要的意义。

三、卫生法的守法、执法和司法

1. 卫生法的守法　卫生行政许可是卫生行政执法主体,根据管理相对人的申请,依法准许相对人从事某种生产经营活动的行为。通过许可赋予申请人可从事某种活动的权利。

2. 卫生法的执法　卫生犯罪是指行为主体实施了犯罪行为,严重地侵犯了卫生管理秩序及公民的人身健康权而依刑法应当承担的法律后果。

3. 卫生法的司法　卫生法律责任是指卫生法所确认的违反卫生法律规范的行为主体,对其违反卫生法律规范的行为,所应承担的带有强制性、制裁性和否定性的法律后果。

第2章　执业医师法

> **2019 考试大纲**

①概述;②考试和注册;③执业规则;④考核和培训;⑤法律责任。

> **考纲解析**

近20年的医师考试中,本章的考点为**考试和注册**,执业医师每年考查分数为1~2分,助理医师每年考查分数为0~1分。

一、医师的概念

医师,包括执业医师和助理医师。指依法取得执业医师资格或者助理医师资格,经注册取得执业证书,在医疗、预防、保健机构中从事相应的医疗、预防、保健业务的专业医务人员。

二、考试和注册

1. 参加医师资格考试的条件

(1) 执业医师资格考试条件　《中华人民共和国执业医师法》(以下简称《执业医师法》)规定,具有下列条件之一的,可以参加执业医师资格考试:①具有高等学校医学专业本科以上学历,在执业医师指导下,在医疗、预防、保健机构中试用期满1年。②取得助理医师执业证书后,具有高等学校医学专业专科学历,在医疗、预防、保健机构中工作满2年;具有中等专业学校医学专业学历,在医疗、预防、保健机构中工作满5年的。

(2) 助理医师资格考试条件　①具有高等学校医学专业专科学历或者中等专业学校医学专业学历,在执业医师指导下,在医疗、预防、保健机构中试用期满1年的,可以参加助理医师资格考试。②以师承方式学习传

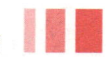

统医学满3年或者经多年实践医术确有专长的,经县级以上人民政府卫生行政部门确定的传统医学专业或者医疗、预防、保健机构考核合格并推荐,可以参加执业医师资格或助理医师资格考试。

例1~2共用选项

A. 3年　　　　　　　B. 5年　　　　　　　C. 1年
D. 4年　　　　　　　E. 2年

【例1】取得助理医师执业证书后,具有高等学校医学专科学历的,可以在医疗、预防、保健机构中工作满一定年限后报考执业医师资格考试

【例2】具有高等学校医学专业本科学历,报考执业医师资格考试的,需要在医疗、预防、保健机构中工作满一定年限,该年限是

【例3】已经取得助理医师执业证书的中专毕业生,欲参加执业医师资格考试,应取得助理医师执业证书后,在医疗机构中工作满

A. 6年　　　　　　　B. 5年　　　　　　　C. 4年
D. 3年　　　　　　　E. 2年

2. 医师资格考试类别　我国医师资格考试类别分为临床、中医(包括中医、民族医和中西医结合)、口腔、公共卫生四类。

3. 医师执业注册

(1) 取得医师资格的,可以向所在地县级以上人民政府卫生行政部门申请注册。

(2) 拟在医疗、保健机构中执业的人员,应当向批准该机构执业的卫生行政部门申请注册;拟在预防机构中执业的人员,应当向该机构的同级卫生行政部门申请注册;拟在机关、企业和事业单位的医疗机构中执业的人员,应当向核发该机构《医疗机构执业许可证》的卫生行政部门申请。

4. 准予注册、不予注册、注销注册、变更注册、重新注册的适用条件及法定要求

(1) 准予注册

①申请医师执业注册,应当提交下列材料:医师执业注册申请审核表;两寸免冠正面半身照片两张;《医师资格证书》;注册主管部门指定的医疗机构出具的申请人6个月内的健康体检表;申请人身份证明;医疗、预防、保健机构的拟聘用证明;省级以上卫生行政部门规定的其他材料。

②获得执业医师资格或助理医师资格后2年内未注册者,申请注册时,还应提交在省级以上卫生行政部门指定的机构接受3~6个月的培训,并经考核合格的证明。

③《执业医师法》规定,受理申请的卫生行政部门应当自收到申请之日起30日内,对申请人提交的申请材料进行审核,除有《执业医师法》规定的不予注册情形外,准予注册,并发给由国务院卫生行政部门统一印制的医师执业证书。

④医师经注册后,可以在医疗、预防、保健机构中按照注册的执业地点、执业类别、执业范围执业,从事相应的医疗、预防、保健业务。未经医师注册取得执业证书,不得从事医师执业活动。

(2) 不予注册

①《执业医师法》规定,有下列情形之一的,不予注册:不具有完全民事行为能力的;因受刑事处罚,自刑罚执行完毕之日起至申请注册之日止不满2年的;受吊销医师执业证书行政处罚,自处罚决定之日起至申请注册之日止不满2年的;有国务院卫生行政部门规定不宜从事医疗、预防、保健业务的其他情形的。

②受理申请的卫生行政部门对不符合条件不予注册的,应当自收到申请之日起30日内书面通知申请人,并说明理由。

【例4】黄某2001年10月因医疗事故受到吊销医师执业证书的行政处罚,2002年9月向当地卫生行政部门申请重新注册。卫生行政部门经过审查决定对黄某不予注册,理由是黄某的行政处罚决定之日起至申请注册之日止不满

A. 1年　　　B. 2年　　　C. 3年　　　D. 4年　　　E. 5年

【例5】主治医师张某被注销执业注册满1年,欲重新执业,遂向卫生行政部门递交了相关申请,但未批准。其原因是

A. 未经过医师规范化培训　　　B. 刑事处罚完毕后不满2年　　　C. 变更执业地点不满2年
D. 未到基层医疗机构锻炼　　　E. 在医疗机构的试用期不满1年

(3) 注销注册

①注销注册,收回医师执业证书　医师注册后有下列情形之一的,其所在的医疗、预防、保健机构应当在

30日内报告准予注册的卫生行政部门,卫生行政部门应当注销注册,收回医师执业证书;死亡或者被宣告失踪的;受刑事处罚的;受吊销医师执业证书行政处罚的;因考核不合格,暂停执业活动期满,经培训后再次考核仍不合格的;中止医师执业活动满2年的;有国务院卫生行政部门规定不宜从事医疗、预防、保健业务的其他情形的。

②申请个体行医　申请个体行医的执业医师,须经注册后在医疗、预防、保健机构中执业满5年,并按照国家有关规定办理审批手续,未经批准,不得行医。县级以上地方人民政府卫生行政部门对个体行医的医师,应当按照国务院卫生行政部门的规定,经常监督检查,凡发现有《执业医师法》规定的注销注册情形的,应当及时注销注册,收回医师执业证书。

(4)变更注册　《执业医师法》规定,医师变更执业地点、执业类别、执业范围等注册事项的,应当到准予注册的卫生行政部门依照规定办理变更注册手续。

①根据《医师执业注册暂行办法》规定:变更注册,应当提交医师变更执业注册申请审核表、《医师资格证书》《医师执业证书》以及省级以上卫生行政部门规定提交的其他材料。但经医疗、预防、保健机构批准的卫生支农、会诊、进修、学术交流、承担政府交办的任务和卫生行政部门批准的义诊等除外。

②变更注册的管辖、办理部门:医师申请变更执业注册事项属于原注册主管部门管辖的,申请人应到原注册主管部门申请变更手续;医师申请变更执业注册事项不属于原注册主管部门管辖的,申请人应当先到原注册主管部门申请办理变更注册事项和医师执业证书编码,然后到拟执业地点注册主管部门申请办理变更执业注册手续。

③跨省、自治区、直辖市变更执业注册事项的,除依照上述规定办理有关手续外,新的执业地点注册主管部门在办理执业注册手续时,应收回原《医师执业证书》,并发给新的《医师执业证书》。

④注册主管部门应当自收到变更注册申请之日起30日内办理变更注册手续。对因不符合变更注册条件不予变更的,应当自收到变更注册申请之日起30日内书面通知申请人,并说明理由。申请人如有异议,可以依法申请行政复议或者向人民法院提起诉讼。

⑤医师在办理变更注册手续过程中,在《医师执业证书》原注册事项已被变更,未完成新的变更事项许可前,不得从事执业活动。

(5)重新注册　中止医师执业活动2年以上以及不予注册的情形消失的,申请重新执业,应当依法重新注册。《医师执业注册暂行办法》规定,重新申请注册的人员,应当首先到县级以上卫生行政部门指定的医疗、预防、保健机构或组织,接受3~6个月的培训,并经考核合格,方可依照有关规定重新申请执业注册。

5. 对不予注册、注销注册持有异议的法律救济　《执业医师法》规定,申请人对受理申请的卫生行政部门以不符合条件不予注册的决定有异议的,可以依法申请复议或者向人民法院提起诉讼。当事人对卫生行政部门注销其注册的决定持有异议的,可以依法申请复议或者向人民法院提起诉讼。

三、执业规则
1. 医师在执业活动中的权利和义务

医师在执业活动中的权利	医师在执业活动中履行的义务
①执业权(履行职责和获取相应条件);	①遵守法律、法规、技术操作规范;
②报酬权;	②敬业尽责,遵守职业道德;
③学习、科研权;	③关爱、尊重患者,保护患者的隐私;
④尊严和人身安全权;	④钻研业务,提高专业技术水平;
⑤参与权、建议权	⑤宣传卫生保健知识,对患者进行健康教育

例6~7共用选项
A. 对急危患者不得拒绝急救处置　　B. 遵守法律、法规、技术操作规范
C. 参加专业培训　　D. 接受继续医学教育
E. 参加专业学术团体

【例6】医师应当履行的义务是
【例7】医师应当遵守的执业要求是
【例8】医师在执业活动中享有
A. 保护患者隐私　　B. 履行医师职责　　C. 从事医学研究
D. 遵守技术规范　　E. 遵守职业道德

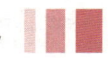

2. 医师执业要求

（1）实施医疗、预防、保健措施，签署有关医学证明文件，必须亲自检查、调查，及时填写医学文书，不得隐匿、伪造或者销毁医学文书及有关资料，不得出具与自己执业范围无关或者执业类别不相符的医学证明文件。

（2）对急危患者，医师应当采取紧急措施进行诊治；不得拒绝急救处置。

（3）医师应当使用经国家有关部门批准使用的药品、消毒药剂和医疗器械。除正当诊断治疗外，不得使用麻醉药品、医疗用毒性药品、精神药品和放射性药品。

（4）医师应当如实向患者或家属介绍病情，但应注意避免对患者产生不利后果。医师进行实验性临床医疗，应当经医院批准并征得患者本人或者家属同意。

（5）医师不得利用职务之便，索取、非法收受患者财物或者牟取其他不正当利益。

（6）遇有自然灾害、传染病流行、突发重大伤亡事故及其他严重威胁人民生命健康的紧急情况时，医师应当服从县级以上人民政府卫生行政部门的调遣。

（7）医师发生医疗事故或者发现传染病疫情时，应当按照有关规定及时向所在机构或者卫生行政部门报告。医师发现患者涉嫌伤害事件或者非正常死亡时，应当按照有关规定向有关部门报告。

（8）助理医师应当在执业医师的指导下，在医疗、预防、保健机构中按照其注册的执业类别、执业范围执业。在乡、民族乡、镇的医疗、预防、保健机构中工作的执业助理医师，可以根据医疗诊治的情况和需要，按照其注册的执业类别、执业范围独立从事一般的执业活动。

四、考核和培训

1. 医师考核内容

承担考核的机构	县级以上人民政府卫生行政部门委托的机构或者组织
考核内容	业务水平、工作成绩和职业道德状况
考核结果	考核机构应当报告准予注册的卫生行政部门备案

2. 医师考核不合格的处理

（1）考核不合格者　县级以上卫生行政部门责令暂停执业活动3至6个月，并接受培训和继续医学教育，然后再次考核，考核合格继续执业。

（2）再次考核不合格　注销注册，收回医师执业证书。

（3）表彰与奖励　医师有下列情形之一的，县级以上人民政府卫生行政部门应当给予表彰或者奖励：①在执业活动中，医德高尚，事迹突出的；②对医学专业技术有重大突破，做出显著贡献的；③遇有自然灾害、传染病流行、突发重大伤亡事故及其他严重威胁人民生命健康的紧急情况时，救死扶伤、抢救诊疗表现突出的；④长期在(老少边穷)边远贫困地区、少数民族地区条件艰苦的基层单位努力工作的；⑤国务院卫生行政部门规定应当予以表彰或者奖励的其他情形的。

五、法律责任

1. 以不正当手段取得医师执业证书者，处理办法：由发给证书的卫生行政部门予以吊销；对负有直接责任的主管人员和其他直接责任人员，依法给予行政处分。

2. 医师在执业活动中，有下列行为(12种情况)之一的，由县级以上地方人民政府卫生行政部门给予警告或者责令暂停6个月以上1年以下执业活动；情节严重的，吊销其执业证书；构成犯罪的，依法追究刑事责任：

①违反卫生行政规章制度或技术操作规范，造成严重后果的。
②由于不负责任延误急危患者的抢救和诊治，造成严重后果的。
③造成医疗责任事故的。
④未经亲自诊查、调查，签署诊断、治疗、流行病学等证明文件或有关出生、死亡等证明文件的。
⑤隐匿、伪造或者擅自销毁医学文书及有关资料的。
⑥使用未经批准使用的药品、消毒药剂和医疗器械的。
⑦不按照规定使用麻醉药品、医疗用毒性药品、精神药品和放射性药品的。
⑧未经患者或其家属同意，对患者进行实验性临床医疗的。
⑨泄露患者隐私，造成严重后果的。
⑩利用职务之便，索取非法收受患者财物或牟取其他不正当利益的。
⑪发生自然灾害、传染病流行、突发重大伤亡事故以及其他严重威胁人民生命健康的紧急情况时，不服从卫生行政部门调遣的。

⑫发生医疗事故或者发现传染病疫情,患者涉嫌伤害事件或者非正常死亡,不按照规定报告的。
⑬医师在医疗、预防、保健工作中造成事故的,依照法律或者国家有关规定处理。
⑭未经批准擅自开办医疗机构行医或者非医师行医的,由县级以上人民政府卫生行政部门予以取缔,没收其违法所得及其药品、器械,并处10万元以下的罚款;对医师吊销其执业证书;给患者造成损害的,依法承担赔偿责任;构成犯罪的,依法追究刑事责任。

例9～10 共用选项

A. 暂停执业活动3～6个月　　B. 暂停执业活动6个月～1年　　C. 给予行政处分
D. 吊销医师执业证书　　　　　E. 追究刑事责任

【例9】利用职务之便,索取、非法收受患者财物或者牟取其他不正当利益的,由卫生行政部门给予的处理是

【例10】发生自然灾害、传染病流行、突发重大伤亡事故以及其他严重威胁人民生命健康的紧急情况时,不服从卫生行政部门调遣,情节严重的,由卫生行政部门给予的处理是

【例11】医师在执业活动中,违反《执业医师法》规定,有下列行为之一的,由县级以上人民政府卫生行政部门给予警告或者责令暂停六个月以上一年以下执业活动;情节严重的,吊销其医师执业证书

A. 未经批准开办医疗机构行医的
B. 未经患者或者家属同意,对患者进行实验性临床医疗的
C. 在医疗、预防、保健工作中造成事故的
D. 不参加培训和继续教育的
E. 干扰医疗机构正常工作的

➤ **参考答案**如下,详细答案参见2019版《国家临床执业及助理医师资格考试精选真题考点精析》。

1. E	2. C	3. B	4. B	5. B	昭昭老师提示:
6. B	7. A	8. C	9. B	10. D	关注官方微信,获得第一手考试资料。
11. B	—	—	—	—	

第3章　医疗机构管理条例及其实施细则

➤ **2019考试大纲**
①概述;②医疗机构执业;③登记和校验;④法律责任。

➤ **考纲解析**
近20年的医师考试中,本章的考点为**医疗机构执业**,执业医师每年考查分数为1～2分,助理医师每年考查分数为0～1分。

一、概念和分类

1. 概念　医疗机构,是指依法定程序设立,取得《医疗机构执业许可证》从事疾病诊断、治疗活动的卫生机构的总称。

2. 分类　医疗机构按功能、任务、规模等分为:①综合医院、中医医院、中西医结合医院、民族医院、专科医院、康复医院;②妇幼保健院;③社区卫生服务中心、社区卫生服务站;④中心卫生院、乡(镇)卫生院、街道卫生院;⑤疗养院;⑥综合门诊部、专科门诊部、中医门诊部、中西医结合门诊部室、卫生保健所、卫生站;⑦村卫生室(所);⑧急救中心、急救站;⑨临床检验中心;⑩专科疾病防治院、专科疾病防治所、专科疾病防治站;⑪护理院、护理站;⑫其他诊疗机构。

二、医疗机构设置审批和登记

1. 医疗机构设置审批　设置医疗机构应当符合医疗机构设置规划和医疗机构基本标准。单位或者个人设置医疗机构,必须经县级以上地方人民政府卫生行政部门审查批准,并取得设置医疗机构批准书,方可向有关部门办理其他手续。

2. 医疗机构执业登记　①医疗机构执业,必须进行登记,领取《医疗机构执业许可证》。②床位不满100张的医疗机构,其《医疗机构执业许可证》每年校验1次;床位在100张以上的医疗机构,其《医疗机构执业许可证》每3年校验1次。

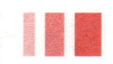

三、医疗机构执业

1. 医疗机构执业要求　任何单位或者个人,未取得《医疗机构执业许可证》,不得开展诊疗活动。医疗机构执业,必须遵守有关法律、法规和医疗技术规范。

2. 医疗机构执业规则

(1) 必须将《医疗机构执业许可证》、诊疗科目、诊疗时间和收费标准悬挂于明显处所。

(2) 必须按照核准登记的诊疗科目开展诊疗活动。

(3) 不得使用非卫生技术人员从事医疗卫生技术工作。

(4) 应当加强对医务人员的医德教育。

(5) 工作人员上岗工作,必须佩带载有本人姓名、职务或者职称的标牌。

(6) 对危重患者应当立即抢救,对限于设备或者技术条件不能诊治的患者,应当及时转诊。

(7) 未经医师(士)亲自诊查患者,医疗机构不得出具疾病诊断书、健康证明书或者死亡证明书等证明文件;未经医师(士)、助产人员亲自接产,医疗机构不得出具出生证明书或者死产报告书。

(8) 施行手术、特殊检查或者特殊治疗时,必须征得患者同意,并应当取得其家属或者关系人同意并签字;无法取得患者意见时,应当取得家属或者关系人同意并签字,无法取得患者意见又无家属或者关系人在场,或者遇到其他特殊情况时,经治医师应当提出医疗处置方案,在取得医疗机构负责人或者被授权负责人员的批准后实施。

(9) 发生医疗事故,按照国家有关规定处理。

(10) 对传染病、精神病、职业病等患者的特殊诊治和处理,应当按照国家有关法律、法规的规定办理。

(11) 必须按照有关药品管理的法律、法规,加强药品管理。

(12) 必须按照人民政府或者物价部门的有关规定收取医疗费用,详列细项,并出具收据。

(13) 必须承担相应的预防保健工作,承担县级以上人民政府卫生行政部门委托的支援农村、指导基层医疗卫生工作等任务。

(14) 发生重大灾害、事故、疾病流行或者其他意外情况时,医疗机构及其卫生技术人员必须服从县级以上人民政府卫生行政部门的调遣。

【例1】《医疗机构管理条例》规定的医疗机构执业规则是

A. 符合医疗机构的基本标准　　　　B. 按照核准登记的诊疗科目开展诊疗活动

C. 符合区域医疗机构设置规划　　　　D. 能够独立承担民事责任

E. 可进行执业登记

▶ 参考答案如下,详细答案参见 2019 版《国家临床执业及助理医师资格考试精选真题考点精析》。

| 1. B | — | — | 昭昭老师提示:关注官方微信。 |

第4章　医疗事故处理条例

▶ **2019 考试大纲**

①概述;②医疗事故的预防与处置;③医疗事故的技术鉴定;④医疗事故的行政处理与监督;⑤法律责任。

▶ **考纲解析**

近 20 年的医师考试中,本章的考点为医疗事故处理条例,执业医师每年考查分数为 1~2 分,助理医师每年考查分数为 0~1 分。

一、医疗事故的概念

1. 概念　医疗事故,是指医疗机构及其医务人员在医疗活动中,违反医疗卫生管理法律、行政法规、部门规章和诊疗护理规范、常规,过失造成患者人身损害的事故。

2. 医疗事故的构成条件　①医疗事故的责任人是医疗机构及其医务人员;②医疗事故责任人实施了违反医疗卫生管理法律、行政法规、部门规章和诊疗护理规范、常规的行为,即有"违法行为";③给患者造成生命健康权损害结果;④错误的医疗行为和损害后果之间存在因果关系;⑤责任人的主观过错形态是过失。

3. 处理医疗事故的原则和基本要求　处理医疗事故,应当遵循公开、公平、公正及时、便民的原则,坚持实事求是的科学态度,做到事实清楚、定性准确、责任明确、处理得当。

4. 医疗事故的分级和分级依据　根据给患者人身造成的损害程度,医疗事故分为四级。

一级医疗事故	是指造成患者死亡、重度残疾的医疗事故
二级医疗事故	是指造成患者中度残疾、器官组织损伤导致严重功能障碍的医疗事故
三级医疗事故	是指造成患者轻度残疾、器官组织损伤导致一般功能障碍的医疗事故
四级医疗事故	是指造成患者明显人身损害的其他后果的医疗事故

【例1】青年李某,右下腹疼痛难忍,到医院就诊。经医师检查、检验,当即诊断为急性阑尾炎,对其施行阑尾切除术。手术情况正常,但拆线时发现伤口愈合欠佳,有淡黄色液体渗出。手术医师告知,此系缝合切口的羊肠线不为李某人体组织吸收所致,在临床中少见,经过近1个月的继续治疗,李某获得痊愈。根据《医疗事故处理条例》规定,李某被拖延近1个月后才得以痊愈这一客观后果,应当属于

A. 二级医疗事故　　　　　　　B. 三级医疗事故　　　　　　　C. 四级医疗事故
D. 因患者体质特殊而发生的医疗意外　　E. 因不可抗力而造成的不择后果

二、医疗事故的预防与处置

1. 病历书写、复印或者复制

(1) 病历书写　医疗机构应当按照国务院卫生行政部门规定的要求,书写并妥善保管病历资料。因抢救急危患者,未能及时书写病历的,有关医务人员应当在抢救结束后6个小时内据实补记,并加以注明。严禁涂改、伪造、隐匿、销毁或者抢夺病历资料。

【例2】因抢救急危患者,未能及时书写病历的,有关医务人员应当在抢救结束后据实补记,并加以注明,其期限是

A. 2小时以内　　　　　　　B. 4小时以内　　　　　　　C. 6小时以内
D. 8小时以内　　　　　　　E. 12小时内

(2) 病历资料的复印或者复制　患者有权复印或者复制自己的门诊病历、住院志、体温单、医嘱单、化验单(检验报告)、医学影像检查资料、特殊检查同意书、手术同意书、手术及麻醉记录单、病理资料、护理记录以及国务院卫生行政部门规定的其他病历资料。患者依照规定要求复印或者复制上述病历资料的,医疗机构应当提供复印或者复制服务并在复印或者复制的病历资料上加盖证明印记。复印或者复制病历资料时,应当有患者在场。医疗机构应患者的要求,为其复印或者复制病历资料,可以按照规定收取工本费。

【例3】男,70岁。因腹主动脉瘤在某市级医院接受手术治疗,术中发生大出血,经抢救无效死亡。其子女要求复印患者在该院的全部病例资料,而院方只同意复印其中一部分。根据《医疗事故处理条例》规定,其子女有权利复印的该病历资料是

A. 疑难病例讨论记录　　　　B. 上级医师查房记录　　　　C. 死亡病例讨论记录
D. 会诊意见　　　　　　　　E. 手术及麻醉记录单

2. 告知和报告

(1) 告知内容与告知要求　在医疗活动中,医疗机构及其医务人员应当将患者的病情、医疗措施、医疗风险等如实告知患者,及时解答其咨询,但是,应当避免对患者产生不利后果。

(2) 报告与报告时限　①医务人员在医疗活动中发生或者发现医疗事故、可能引起医疗事故的医疗过失行为或者发生医疗事故争议的,应当立即向所在科室负责人报告,科室负责人应当及时向本医疗机构负责医疗服务质量监控的部门或者专(兼)职人员报告;负责医疗服务质量监控的部门或者专(兼)职人员接到报告后,应当立即进行调查、核实,将有关情况如实向本医疗机构的负责人报告,并向患者通报、解释。②报告流程:医务人员向所在科室负责人报告,再向本医疗机构负责医疗服务质量监控的部门或者专(兼)职人员报告,最后向本医疗机构的负责人报告。③发生医疗事故的医疗机构,应当按照规定向所在地卫生行政部门报告。发生下列重大医疗过失行为的,医疗机构应当在12小时内向所在地卫生行政部门报告:①导致患者死亡或者可能为二级以上的医疗事故;②导致3人以上人身损害后果;③国务院卫生行政部门和省、自治区、直辖市人民政府卫生行政部门规定的其他情形。

(3) 应当采取的措施　发生或者发现医疗过失行为,医疗机构及其医务人员应当立即采取有效措施,避免或者减轻对患者身体健康的损害,防止损害扩大。

【例4】医务人员在医疗活动中发生医疗事故争议,应当立即向

A. 所在科室报告　　　　　　　　　　B. 所在医院医务部门报告
C. 所在医疗机构医疗质量监控部门报告　D. 所在医疗机构的主管负责人报告
E. 当地卫生行政机关报告

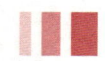

例5～6 共用选项
A. 6小时内　　　　B. 8小时内　　　　C. 12小时内　　　　D. 24小时内　　　　E. 48小时内

【例5】发生患者死亡或者可能为二级以上医疗事故的,医疗机构应当向所在地卫生行政部门报告的时限是

【例6】因抢救急危患者,未能及时书写病历的,有关医务人员应当在抢救结束后据实补记并加以注明的时限是

3. 病历资料的封存与启封　①发生医疗事故争议时,死亡病例讨论记录、疑难病例讨论记录、上级医师查房记录、会诊意见、病程记录应当在医患双方在场的情况下封存和启封。封存的病历资料可以是复印件,由医疗机构保管。②疑似输液、输血、注射、药物等引起不良后果的,医患双方应当共同对现场实物进行封存和启封,封存的现场实物由医疗机构保管;需要检验的,应当由双方共同指定的、依法具有检验资格的检验机构进行检验;双方无法共同指定时,由卫生行政部门指定。疑似输血引起不良后果,需要对血液进行封存保留的,医疗机构应当通知提供该血液的采供血机构派员到场。

4. 尸检　患者死亡,医患双方当事人不能确定死因或者对死因有异议的,应当进行尸检。

①尸检必须在患者死亡后48小时内进行,但具备尸体冻存条件的可以延长至7日。

②尸检应当经死者近亲属同意并签字,由按照国家有关规定取得相应资格的机构和病理解剖专业技术人员进行。

③医疗事故争议双方当事人可以请法医病理学人员参加尸检,也可以委派代表观察尸检过程。拒绝或者拖延尸检,超过规定时间,影响对死因判定的,由拒绝或者拖延的一方承担责任。

三、医疗事故的技术鉴定

1. 鉴定的提起

(1) 提起医疗事故技术鉴定有两种方式:一是卫生行政部门接到医疗机构关于重大医疗过失行为的报告或(1)的申请后,对需要进行医疗事故技术鉴定的,应当交由负责医疗事故技术鉴定工作的医学会组织鉴定;二是医患双方协商解决医疗事故争议,需要进行医疗事故技术鉴定的,由双方当事人共同委托负责医疗事故技术鉴定工作的医学会组织鉴定。

(2) 当事人对首次医疗事故技术鉴定结论不服,可以自收到首次鉴定结论之日起15日内向医疗机构所在地卫生行政部门提出再次鉴定的申请。

2. 鉴定组织及其分工

(1) 医学会负责组织医疗事故技术鉴定。

(2) 具体的鉴定工作由医患双方随机抽取的专家鉴定组做出。

(3) 首次医疗事故技术鉴定工作,由设区的市级地方医学会和省、自治区、直辖市直接管辖的县(市)地方医学会负责组织。

(4) 再次医疗事故技术鉴定工作,由省级地方医学会负责组织。

(5) 中华医学会在必要时可以组织疑难、复杂并在全国有重大影响的医疗事故争议的技术鉴定工作。

3. 鉴定专家组的产生和组成

(1) 负责组织医疗事故技术鉴定工作的医学会应当建立专家库。专家库由具备下列条件的医疗卫生专业技术人员组成:①有良好的业务素质和执业品德;②受聘于医疗卫生机构或者医学教学、科研机构并担任相应专业高级技术职务3年以上。有良好的业务素质和执业品德,并具备高级技术任职资格的法医可以受聘进入专家库。

(2) 医学会依照规定聘请医疗卫生专业技术人员和法医进入专家库,可以不受行政区域的限制。

(3) 符合规定条件的医疗卫生专业技术人员和法医有义务进入专家库,并承担医疗事故技术鉴定工作。

(4) 特殊情况下,医学会根据医疗事故技术鉴定工作的需要,可以组织医患双方在其他医学会建立的专家库中随机抽取相关专业的专家参加鉴定或者函件咨询。

4. 鉴定原则和依据

(1) 合议制原则　专家鉴定组进行医疗事故技术鉴定,实行合议制。专家鉴定组人数应当为单数,涉及的主要学科的专家一般不得少于鉴定组成员的二分之一;涉及死因、伤残等级鉴定的,并应当从专家库中随机抽取法医参加专家鉴定组。

(2) 回避原则　专家鉴定组成员有下列情形之一的,应当回避,当事人也可以以口头或者书面的方式申请其回避:①是医疗事故争议当事人或者当事人的近亲属;②与医疗事故争议有利害关系;③与医疗事故争议当事人有其他关系,可能影响公正鉴定的。

(3) **独立鉴定原则** 任何单位或者个人不得干扰医疗事故技术鉴定工作,不得威胁、利诱、辱骂、殴打专家鉴定组成员。专家鉴定组成员不得接受双方当事人的财物或者其他利益。

5. 鉴定程序和要求

(1) 通知双方当事人提交进行医疗事故技术鉴定所需材料

①负责组织医疗事故技术鉴定工作的医学会应当自受理医疗事故技术鉴定之日起5日内通知医疗事故争议双方当事人提交进行医疗事故技术鉴定所需的材料。当事人应当自收到医学会的通知之日起10日内提交有关医疗事故技术鉴定的材料、书面陈述及答辩。

②医疗机构应当提交下列有关医疗事故技术鉴定的材料:住院患者的病程记录、死亡病例讨论记录、疑难病例讨论记录、会诊意见、上级医师查房记录等病历资料原件;住院患者的住院日志、体温单、医嘱单、化验单(检验报告)、医学影像检查资料、特殊检查同意书、手术同意书、手术及麻醉记录单、病理资料、护理记录等病历资料原件;抢救急危患者,在规定时间内补记的病历资料原件;封存保留的输液、注射用物品和血液、药物等实物,或者依法具有检验资格的检验机构对这些实物做出的检验报告;与医疗事故技术鉴定有关的其他材料。

③在医疗机构建有病历档案的门诊、急诊患者,其病历资料由医疗机构提供;没有在医疗机构建立病历档案的,由患者提供。医患双方应当依照规定提交相关材料。

④医疗机构无正当理由未依照规定如实提供相关材料,导致医疗事故技术鉴定不能进行的,应当承担责任。

(2) 调查取证、听取陈述及答辩并进行核实 ①负责组织医疗事故技术鉴定工作的医学会应当自接到当事人提交的有关医疗事故技术鉴定的材料、书面陈述及答辩之日起45日内组织鉴定并出具医疗事故技术鉴定书。负责组织医疗事故技术鉴定工作的医学会可以向双方当事人调查取证。②双方当事人应当按照规定如实提交进行医疗事故技术鉴定所需要的材料,并积极配合调查。当事人任何一方不予配合,影响医疗事故技术鉴定的,由不予配合的一方承担责任。

(3) 做出鉴定结论 ①医疗事故技术鉴定结论是卫生行政部门处理医疗事故争议的依据,也是人民法院审理医疗事故争议案件的重要依据。②专家鉴定组应当实事求是地做出鉴定结论,并制作医疗事故技术鉴定书。鉴定结论以专家鉴定组成员的过半数通过。鉴定过程应当如实记载。③医疗事故技术鉴定书应当包括下列主要内容:双方当事人的基本情况及要求;当事人提交的材料和负责组织医疗事故技术鉴定工作的医学会的调查材料;对鉴定过程的说明;医疗行为是否违反医疗卫生管理法律、行政法规、部门规章和诊疗护理规范、常规;医疗过失行为与人身损害后果之间是否存在因果关系;医疗过失行为在医疗事故损害后果中的责任程度;医疗事故等级;对医疗事故患者的医疗护理医学建议。

6. 不属于医疗事故的情形 ①在紧急情况下为抢救垂危患者生命而采取紧急医学措施造成不良后果的。②在医疗活动中由于患者病情异常或者患者体质特殊而发生医疗意外的。③在现有医学科学技术条件下,发生无法预料或者不能防范的不良后果的。④无过错输血感染造成不良后果的。⑤因患方原因延误诊疗导致不良后果的。⑥因不可抗力造成不良后果的。

四、医疗事故的行政处理与监督

1. 卫生行政部门对重大医疗过失行为报告的处理 卫生行政部门接到医疗机构关于重大医疗过失行为的报告后:①责令医疗机构及时采取必要的医疗救治措施,防止损害后果扩大;②应当组织调查,判定是否属于医疗事故;③对不能判定是否属于医疗事故的,交由负责医疗事故技术鉴定工作的医学会组织鉴定。

2. 医疗事故争议的行政解决及要求

(1) 发生医疗事故争议,当事人申请卫生行政部门处理的,应当提出书面申请。申请书应当载明申请人的基本情况、有关事实、具体请求及理由等。当事人向卫生行政部门提出医疗事故争议处理申请的,应当自知道或者应当知道其身体健康受到损害之日起1年内。

(2) 当事人申请卫生行政部门处理的,由医疗机构所在地的县级人民政府卫生行政部门受理。医疗机构所在地是直辖市的,由医疗机构所在地的区、县人民政府卫生行政部门受理。

(3) 有下列情形之一的,县级人民政府卫生行政部门应当自接到医疗机构的报告或者当事人提出医疗事故争议处理申请之日起7日内移送上一级人民政府卫生行政部门处理:①患者死亡;②可能为二级以上的医疗事故;③国务院卫生行政部门和省、自治区、直辖市人民政府卫生行政部门规定的其他情形。

(4) 当事人既向卫生行政部门提出医疗事故争议处理申请,又向人民法院提起诉讼的,卫生行政部门不予受理;卫生行政部门已经受理的,应当终止处理。

3. 卫生行政部门的责任

（1）卫生行政部门应当自收到医疗事故争议处理申请之日起 10 日内 进行审查，做出是否受理的决定。对符合医疗事故处理条例规定的，予以受理，需要进行医疗事故技术鉴定的，应当自做出受理决定之日起 5 日内 将有关材料交由负责医疗事故技术鉴定工作的医学会组织鉴定并书面通知申请人；对不符合规定，不予受理的，应当书面通知申请人并说明理由。

（2）当事人对首次医疗事故技术鉴定结论有异议，申请再次鉴定的，卫生行政部门应当自收到申请之日起 7 日内交由省、自治区、直辖市地方医学会组织再次鉴定。

（3）卫生行政部门收到负责组织医疗事故技术鉴定工作的医学会出具的医疗事故技术鉴定书后，应当对参加鉴定的人员资格和专业类别、鉴定程序进行审核；必要时，可以组织调查，听取医疗事故争议双方当事人的意见。卫生行政部门经审核，对符合规定做出的医疗事故技术鉴定结论，应当作为对发生医疗事故的医疗机构和医务人员做出行政处理以及进行医疗事故赔偿调解的依据；经审核，发现医疗事故技术鉴定不符合规定的，应当要求重新鉴定。

（4）卫生行政部门应当依照有关规定，对发生医疗事故的医疗机构和医务人员做出行政处理。

（5）县级以上地方人民政府卫生行政部门应当按照规定逐级将当地发生的医疗事故以及依法对发生医疗事故的医疗机构和医务人员做出行政处理的情况，上报国务院卫生行政部门。

五、医疗事故的赔偿

1. 医疗事故赔偿争议的解决途径及要求

（1）协商解决　发生医疗事故的赔偿等民事责任争议，医患双方可以协商解决。双方当事人协商解决医疗事故的赔偿等民事责任争议的，应当制作协议书。协议书应当载明双方当事人的基本情况和医疗事故的原因、双方当事人共同认定的医疗事故等级以及协商确定的赔偿数额等，并由双方当事人在协议书上签名。

（2）调解解决　已确定为医疗事故的，卫生行政部门应医疗事故争议双方当事人请求，可以进行医疗事故赔偿调解。调解时，应当遵循当事人双方自愿原则，并应当依据本条例的规定计算赔偿数额。经调解，双方当事人就赔偿数额达成协议的，制作调解书，双方当事人应当履行；调解不成或者经调解达成协议后一方反悔的，卫生行政部门不再调解。

（3）诉讼解决　发生医疗事故的赔偿等民事责任争议，医患双方不愿意协商或者协商不成的，当事人可以直接向人民法院提起民事诉讼。

2. 医疗事故赔偿应当考虑的因素　医疗事故等级；医疗过失行为在医疗事故损害后果中的责任程度；医疗事故损害后果与患者原有疾病状况之间的关系。不属于医疗事故的，医疗机构不承担赔偿责任。

3. 医疗事故赔偿的项目

（1）医疗事故赔偿，按照下列项目计算：①医疗费；②误工费；③住院伙食补助费；④陪护费；⑤残疾生活补助费；⑥残疾用具费；⑦丧葬费；⑧被扶养人生活费；⑨交通费；⑩住宿费；⑪精神损害抚慰金。

（2）参加医疗事故处理的患者近亲属所需交通费、误工费、住宿费，计算费用的人数不超过 2 人。医疗事故造成患者死亡的，参加丧葬活动的患者的配偶和直系亲属所需交通费、误工费、住宿费，计算费用的人数不超过 2 人。

4. 医疗事故赔偿费用的结算和支付人　医疗事故赔偿费用实行一次性结算，由承担医疗事故责任的医疗机构支付。

六、法律责任

1. 卫生行政部门的法律责任　卫生行政部门有下列情形之一的，给予警告并责令限期改正、依法给予行政处分：①接到医疗机构关于重大医疗过失行为的报告后，未及时组织调查的；②接到医疗事故争议处理申请后，未在规定时间内审查或者移送上一级人民政府卫生行政部门处理的；③未将应当进行医疗事故技术鉴定的重大医疗过失行为或者医疗事故争议移交医学会组织鉴定的；④未按照规定逐级将当地发生的医疗事故以及依法对发生医疗事故的医疗机构和医务人员的处理情况上报的；⑤未按照本条例规定审核医疗事故技术鉴定书的。

2. 医疗机构的法律责任

（1）医疗机构发生医疗事故的，由卫生行政部门根据医疗事故等级和情节，给予警告；情节严重的，对负有责任的主管人员和其他直接责任人员依法给予行政处分或者纪律处分：

①未如实告知患者病情、医疗措施和医疗风险的。

②没有正当理由,拒绝为患者提供复印或者复制病历资料服务的。
③未按照国务院卫生行政部门规定的要求书写和妥善保管病历资料服务的。
④未在规定时间内补记抢救工作病历内容的。
⑤未按照规定封存、保管和启封病历资料和实物的。
⑥未设置医疗服务质量监控部门或者配备专(兼)职人员的。
⑦未制定有关医疗事故防范和处理预案的。
⑧未在规定时间内向卫生行政部门报告重大医疗过失行为。
⑨未按照本条例的规定向卫生行政部门报告医疗事故的。
⑩未按照规定进行尸检和保存、处理尸体的。

(2) 医疗机构违反《医疗事故处理条例》的规定,有下列情形之一的,由卫生行政部门责令改正,给予警告;对负有责任的主管人员和其他直接责任人员依法给予行政处分或者纪律处分;情节严重的,由原发证部门吊销其执业证书或者资格证书:①承担尸检任务的机构没有正当理由,拒绝进行尸检的;②涂改、伪造、隐匿、销毁病历资料的。

例7～8 共用选项

　　A. 警告　　　　　　　　B. 给予纪律处分　　　　　　C. 责令限期整顿
　　D. 吊销执业证书　　　　E. 责令改正

【例7】医务人员发生医疗事故,情节严重,尚不够刑事处罚的,卫生行政部门可以给予的行政处罚是

【例8】医疗机构没有正当理由,拒绝为患者提供复印或者复制病历资料服务的,卫生行政部门可以采取的措施是

【例9】某患者凌晨因心脏病发作被送入医院抢救,但不幸于当天上午8点死亡。下午3时,患者家属要求查阅病历,院方以抢救时间紧急,尚未补记病历为由未予提供,引起家属不满,投诉至卫生局,根据《卫生事故处理条例》规定,卫生局应给予医院的处理是

　　A. 限期整顿　　　　　　B. 责令整改　　　　　　　　C. 罚款
　　D. 吊销执业许可证　　　E. 警告

3. 医务人员的法律责任　医疗机构发生医疗事故的,对负有责任的医务人员依照刑法关于医疗事故罪的规定,依法追究刑事责任;尚不够刑事处罚的,依法给予行政处分或者纪律处分。对发生医疗事故的有关医务人员,除依照上述处罚外,卫生行政部门并可以责令暂停6个月以上1年以下执业活动;情节严重的,吊销其执业许可证。

4. 非法行医造成患者人身损害的法律责任　因非法行医造成患者人身损害的,不适用《医疗事故处理条例》。触犯刑律的,依法追究刑事责任;有关民事赔偿,由受害人直接向人民法院提起诉讼。

▶ **参考答案**如下,详细答案参见2019版《国家临床执业及助理医师资格考试精选真题考点精析》。

| 1. D | 2. C | 3. E | 4. A | 5. C | 昭昭老师提示: |
| 6. A | 7. B | 8. E | 9. B | — | 关注官方微信,获得第一手考试资料。 |

第5章　母婴保健法及其实施办法

▶ **2019 考试大纲**
　　①概述;②婚前保健;③孕产期保健;④技术鉴定;⑤行政管理;⑥法律责任。

▶ **考纲解析**
　　近20年的医师考试中,本章的考点为母婴保健法中的法律责任,执业医师每年考查分数为1～2分,助理医师每年考查分数为0～1分。

一、概述及母婴保健技术服务内容

1. 概念　为了保障母亲和婴儿健康,提高出生人口素质,根据《宪法》,制定本法。国务院卫生行政部门主管全国母婴保健工作,分级分类指导,实施监督管理。

2. 母婴保健技术服务内容　宣传咨询;婚前检查;产前和遗传病诊断;助产技术;节育手术;新生儿疾病筛查;其他生殖保健。

二、婚前保健

1. 婚前保健服务包括下列内容
（1）婚前卫生指导　关于性卫生知识、生育知识和遗传病知识的教育。
（2）婚前卫生咨询　对有关婚配、生育保健等问题提供医学意见。
（3）婚前医学检查　对准备结婚的男女双方可能患影响结婚和生育进行医学检查。
2. 婚前医学检查包括对下列疾病的检查　严重遗传性疾病；指定传染病；有关精神病。
3. 暂缓结婚　经婚前医学检查，对患指定传染病在传染期内或者有关精神病期内的，医师应当提出医学意见；准备结婚的男女双方应当暂缓结婚。
4. 接受婚前医学检查的人员对检查结果持有异议的，可以申请医学技术鉴定，取得医学鉴定证明。重点内容：①严重遗传性疾病：痴呆、肝豆、苯丙酮尿症PKU等；指定传染病；②艾滋病、淋病、梅毒、麻风病等；③有关精神病：精神分裂、躁狂抑郁性精神病等。

【例1】婚前医学检查服务的内容是指
A. 进行性卫生知识、生育知识的教育　　B. 进行遗传病知识的教育
C. 对有关婚配问题提供医学意见　　D. 对有关生育健康问题提供医学意见
E. 对严重遗传疾病、指定传染病和有关精神病的检查

【例2】对感染艾滋病病毒的孕产妇无偿提供预防艾滋病母婴传播的服务是
A. 无偿用血　　B. 家庭接生　　C. 终止妊娠
D. 产前指导　　E. 基因诊断

三、孕产期保健

1. 孕产期保健服务包括下列内容
（1）母婴保健指导　对孕育健康后代以及严重遗传性疾病和碘缺乏病等地方的发病原因、治疗和预防方法提供医学意见。
（2）孕妇、产妇保健　为孕妇、产妇提供卫生、营养、心理等方面咨询和指导以及产前定期检查等理疗保健服务。
（3）胎儿保健　为新生儿生长发育进行监护，提供咨询和医学指导。
（4）新生儿保健　为新生儿生长发育进行监护，哺乳和护理提供医疗保健服务。
2. 产前诊断　医师发现或者怀疑严重遗传性疾病的育龄夫妻，应当提出医学意见。育龄夫妻应当根据医师的医学意见采取相应的措施。经产前检查，医师发现或者怀疑胎儿异常的，应对孕妇进行产前诊断。
3. 终止妊娠　经产前诊断，有下列情形之一的，医师应当向夫妻双方说明情况，并提出终止妊娠的医学意见：胎儿患有严重遗传性疾病；胎儿患有严重缺陷的；因患严重疾病，继续妊娠可能危及孕妇生命安全或者严重危害孕妇健康的。

四、技术鉴定、许可

①县级以上人民政府可以设立医学技术鉴定组织，负责对婚前医学检查、遗传病诊断和产前诊断结果有异议的进行医学技术鉴定；②医疗保健机构实行许可制度，县级以上地方人民政府卫生行政部门许可；③从事本法规定的遗传病诊断、产前诊断的人员，必须经过省、自治区、直辖市人民政府卫生行政部门的考核，并取得相应的合格证书；④从事本法规定的婚前医学检查、实行结扎手术和终止妊娠手术的人员以及从事家庭接生的人员，必须经过县级以上地方人民政府卫生行政部门的考核并取得相应的合格证书。

【例3】某县医院妇产科医师欲开展结扎手术业务，按照规定参加了相关培训。培训结束后，有关单位负责对其进行了考核并颁发给相应的合格证书有关单位是指
A. 地方医师协会　　B. 地方卫生行政部门　　C. 卫生部
D. 地方医学会　　E. 所在医疗保健机构

五、行政管理和法律责任

医疗保健机构和从事家庭接生的人员按照国务院卫生行政部门的规定，出具统一制发的新生儿出生医学证明；有产妇和婴儿死亡以及新生儿出生缺陷情况的，应当向卫生行政部门报告。
1. 规定　①制止出具虚假医学证明。禁止伪造、倒卖、转让、出借、私自涂改、非法印制出生医学证明。②严禁非法胎儿性别鉴定，但医学上确有需要的除外，盈利为目的的处罚较重可吊销执业证书；③禁止出具虚假医学证明文件，造成严重后果的可吊销医师执业证书。

2. 人员的许可 省级考核范围,县级考核范围有区别。

3. 处罚主体 县级以上卫生行政部门(法定处罚权限):警告、责令停止、没收、罚款、吊销证书。

【例4】某孕妇在家里分娩一死胎,为向生育管理部门申请生育指标,其家属要求卫生院出具死亡证明,乡卫生院拒绝出具,理由是
A. 产妇本人没有提出申请 B. 产妇户口不在卫生院所在地 C. 需向卫生部门报告
D. 未经医护人员接产 E. 未接公安部门通知

【例5】某女怀孕后,非常想知道胎儿的性别,遂请其好友某妇产科医师为其做胎儿性别测定。该医师实施了胎儿性别鉴定。根据《母婴保护法》的规定。当地卫生计生行政部门应对该医师做出的处理是
A. 处以罚款 B. 给予行政处分 C. 扣发年度奖金
D. 调离工作岗位 E. 离岗接受培训

▶ **参考答案**如下,详细答案参见2019版《国家临床执业及助理医师资格考试精选真题考点精析》。

| 1. E | 2. D | 3. B | 4. D | 5. B | 昭昭老师提示:关注官方微信。 |

第6章 传染病防治法

▶ **2019考试大纲**
①概述;②传染病预防;③疫情报告、通报和公布;④疫情控制;⑤医疗救治;⑥法律责任。

▶ **考纲解析**
近20年的医师考试中,本章的考点为传染病的疫情报告、通报和公布,执业医师每年考查分数为0~1分,助理医师每年考查分数为0~1分。

一、概 述

1. 传染病防治方针和原则 国家对传染病防治实行预防为主的方针,防治结合、分类管理、依靠科学、依靠群众的原则。

2. 传染病的分类 ①我国将37种急性和慢性传染病列为法定管理的传染病,并分为甲、乙、丙3类。甲类传染病,鼠疫、霍乱2种;乙类,25种;丙类,10种。②规定以外的其他传染病,需要列入乙类、丙类传染病的,由国务院卫生行政部门决定并予以公布。2008年卫生部决定将手足口病列为丙类传染病进行管理。

3. 甲类传染病预防控制措施的适用范围
(1)《传染病防治法》规定,对乙类传染病中传染性非典型肺炎、炭疽中的肺炭疽和人感染高致病性禽流感,采取传染病防治法所称甲类传染病的预防、控制措施(乙类甲管)。
(2) 2009年5月,卫生部经国务院批准,将甲型H1N1流感纳入乙类传染病,并采取甲类传染病的预防、控制措施。

4. 疾病预防控制机构、医疗机构在传染病防治工作中的职责
(1) 疾病预防控制机构在传染病防治工作中的职责 各级疾病预防控制机构承担传染病监测、预测、流行病学调查、疫情报告以及其他预防、控制工作。
(2) 医疗机构在传染病防治工作中的职责 医疗机构承担与医疗救治有关的传染病防治工作和责任区域内的传染病预防工作。城市社区和农村基层医疗机构在疾病预防控制机构的指导下,承担城市社区、农村基层相应的传染病防治工作。

二、传染病预防

1. 预防接种 为有效预防和控制传染病的传播,国家实行有计划的预防接种制度,并根据经济发展情况逐步扩大计划免疫的范围。国家对儿童实行预防接种证制度。
(1) 疫苗 疫苗分为两类。①第一类疫苗,是指政府免费向公民提供,公民应当依照政府的规定受种的疫苗,包括国家免疫规划确定的疫苗,省、自治区、直辖市人民政府在执行国家免疫规划时增加的疫苗,以及县级以上人民政府或者其卫生主管部门组织的应急接种或者群体性预防接种所使用的疫苗;②第二类疫苗,是指由公民自费并且自愿受种的其他疫苗。
(2) 预防接种规划 国务院卫生行政部门和省、自治区、直辖市人民政府卫生行政部门,根据传染病预防、控制的需要,制定传染病预防接种规划并组织实施。
(3) 预防接种的管理 各级疾病预防控制机构依照各自职责,根据国家免疫规划或者接种方案,开展与预

防接种相关的宣传、培训、技术指导、监测、评价、流行病学调查、应急处置等工作,并依照国务院卫生主管部门的规定做好记录。

①群体性预防接种的管理　县级以上卫生主管部门,为了预防、控制传染病的暴发、流行,需要在本行政区域内部分地区进行群体性预防接种的,应当报经本级人民政府决定,并向省卫生主管部门备案;需要在省、自治区、直辖市行政区域全部范围内进行群体性预防接种的,由省人民政府卫生主管部门报经本级人民政府决定,并向国务院卫生主管部门备案。需要在全国范围或者跨省进行群体性预防接种的,应当由国务院卫生主管部门决定。任何单位或者个人不得擅自进行群体性预防接种。

②儿童预防接种的管理　国家对儿童实行预防接种证制度。儿童出生后1个月内,其监护人应当到儿童居住地承担预防接种工作的接种单位为其办理预防接种证。接种单位实施接种时,应当查验预防接种证,并做好记录。儿童入托、入学时,托幼机构、学校应当查验预防接种证,发现未依照国家免疫规划受种的儿童,应当向所在地的县级疾病预防控制机构或者儿童居住地承担预防接种工作的接种单位报告,并配合疾病预防控制机构或者接种单位督促其监护人在儿童入托、入学后及时到接种单位补种。

2. 预防接种单位的条件　①具有医疗机构执业许可证件;②具有经过县级人民政府卫生主管部门组织的预防接种专业培训并考核合格的执业医师、执业助理医师、护士或者乡村医生;③具有符合疫苗储存、运输管理规范的冷藏设施、设备和冷藏保管制度。承担预防接种工作的城镇医疗卫生机构,应当设立预防接种门诊。

3. 遵守预防接种工作规范　①医疗卫生人员在实施接种前,应当告知所接种疫苗的品种、作用、禁忌、不良反应以及注意事项,询问受种者的健康状况以及是否有接种禁忌等情况,并如实记录告知和询问情况。受种者或者其监护人应当了解预防接种的相关知识,并如实提供受种者的健康状况和接种禁忌等情况。②医疗卫生人员应当对符合接种条件的受种者实施接种,并填写并保存接种记录;对于因有接种禁忌而不能接种的受种者,医疗卫生人员应当对受种者或者其监护人提出医学建议。

4. 预防接种异常反应　预防接种异常反应,是指合格的疫苗在实施规范接种过程中或者实施规范接种后造成受种者机体组织器官、功能损害,相关各方均无过错的药品不良反应。

(1) 不属于预防接种异常反应的情形　①因疫苗本身特性引起的接种后一般反应;②因疫苗质量不合格给受种者造成的损害;③因接种单位违反预防接种工作规范、免疫程序、疫苗使用指导原则、接种方案给受种者造成的损害;④受种者在接种时正处于某种疾病的潜伏期或者前驱期,接种后偶合发病;⑤受种者有疫苗说明书规定的接种禁忌,在接种前受种者或者其监护人未如实提供受种者的健康状况和接种禁忌等情况,接种后受种者原有疾病急性复发或者病情加重;⑥因心理因素发生的个体或者群体的心因性反应。

(2) 预防接种异常反应的报告　疾病预防控制机构和接种单位及其医疗卫生人员发现预防接种异常反应、疑似预防接种异常反应或者接到相关报告的,应当依照预防接种工作规范及时处理,并立即报告所在地的县级人民政府卫生主管部门、药品监督管理部门。接到报告的卫生主管部门、药品监督管理部门应当立即组织调查处理。

(3) 预防接种异常反应争议的处理　预防接种异常反应争议发生后,接种单位或者受种方可以请求接种单位所在地的县级人民政府卫生主管部门处理。

因预防接种导致受种者死亡、严重残疾或者群体性疑似预防接种异常反应,接种单位或者受种方请求县级人民政府卫生主管部门处理的,接到处理请求的卫生主管部门应当采取必要的应急处置措施,及时向本级人民政府报告,并移送上一级人民政府卫生主管部门处理。

(4) 预防接种异常反应的鉴定与赔偿　预防接种异常反应的鉴定参照医疗事故处理条例执行。因预防接种异常反应造成受种者死亡、严重残疾或者器官组织损伤的,应当给予一次性补偿。接种第一类疫苗引起预防接种异常反应,补偿费用由省级人民政府财政部门在预防接种工作经费中安排;接种第二类疫苗需要对受种者予以补偿的,补偿费用由相关的疫苗生产企业承担;因疫苗质量不合格给受种者造成损害的,依照药品管理法的有关规定处理;因接种单位违反预防接种工作规范、免疫程序、疫苗使用指导原则、接种方案的,依照医疗事故处理条例的有关规定处理。

5. 传染病监测　传染病监测,是指持续、系统地收集、分析、解释同传染病预防控制有关的资料,并将解释结果分送给负责疾病预防控制工作的部门、机构或人员。国家建立传染病监测制度。①国务院卫生行政部门制定国家传染病监测规划和方案。省级人民政府卫生行政部门制定本行政区域的传染病监测计划和工作方案。②各级疾病预防控制机构实施具体监测。③监测内容:传染病的发生、流行以及影响其发生、流行的因素,国外发生、国内尚未发生的传染病或者国内新发生的传染病。

6. 传染病预警　①国家建立传染病预警制度。②国务院卫生行政部门和省、自治区、直辖市人民政府根据传染病发生、流行趋势的预测,及时发出传染病预警,根据情况予以公布。③传染病预警信息应当及时、科学、准确。

7. 传染病菌种、毒种管理 国家建立传染病菌种、毒种库。①对传染病菌种、毒种和传染病检测样本的采集、保藏、携带、运输和使用实行分类管理,建立健全严格的管理制度;②对可能导致甲类传染病传播的以及国务院卫生行政部门规定的菌种、毒种和传染病检测样本,确需采集、保藏、携带、运输和使用的,须经省级以上人民政府卫生行政部门批准。

8. 疾病预防控制机构的职责

(1) 各级疾病预防控制机构在传染病预防控制中的职责 ①实施传染病预防控制规划、计划和方案;②收集、分析和报告传染病监测信息,预测传染病的发生、流行趋势;③开展对传染病疫情和突发公共卫生事件的流行病学调查、现场处理及其效果评价;④开展传染病实验室检测、诊断、病原学鉴定;⑤实施免疫规划,负责预防性生物制品的使用管理;⑥开展健康教育、咨询,普及传染病防治知识;⑦指导、培训下级疾病预防控制机构及其工作人员开展传染病监测工作;⑧开展传染病防治应用性研究和卫生评价,提供技术咨询。

(2) 传染病发生、流行监测和预测 ①国家、省级疾病预防控制机构负责对传染病发生、流行以及分布进行监测,对重大传染病流行趋势进行预测,提出预防控制对策,参与并指导对暴发的疫情进行调查处理,开展传染病病原学鉴定,建立检测质量控制体系,开展应用性研究和卫生评价。②设区的市和县级疾病预防控制机构负责传染病预防控制规划、方案的落实,组织实施免疫、消毒,控制病媒生物的危害,普及传染病防治知识,负责本地区疫情和突发公共卫生事件监测、报告,开展流行病学调查和常见病原微生物检测。

(3) 传染病疫情信息的调查和核实 疾病预防控制机构应当主动收集、分析、调查、核实传染病疫情信息;应当设立或者指定专门的部门、人员负责传染病疫情信息管理工作,及时对疫情报告进行核实、分析。接到甲类、乙类传染病疫情报告或者发现传染病暴发、流行时,应当立即报告当地卫生行政部门,由当地卫生行政部门立即报告当地人民政府,同时报告上级卫生行政部门和国务院卫生行政部门。

(4) 自然疫源地施工环境的卫生调查 省级以上疾病预防控制机构对在国家确认的自然疫源地,计划兴建水利、交通、旅游、能源等大型建设项目的施工环境,应当事先进行卫生调查。建设单位应当根据疾病预防控制机构的意见,采取必要的传染病预防、控制措施。施工期间,建设单位应当设专人负责工地上的卫生防疫工作。工程竣工后,疾病预防控制机构应当对可能发生的传染病进行监测。

9. 医疗机构的职责

(1) 防止传染病的医源性感染和医院感染 医源性感染,是指在医学服务中,造成病原体传播引起的感染。医院感染,是指住院患者在医院内获得的感染,包括在住院期间发生的感染和在医院内获得出院后发生的感染,但不包括入院前已开始或者入院时已处于潜伏期的感染。医院工作人员在医院内获得的感染也属医院感染。

(2) 承担责任区域内传染病预防工作 ①医疗机构应当确定专门的部门或者人员负责病疫情报告、本单位的传染病预防、控制以及责任区域内的传染病预防工作;承担医疗活动中与医院感染有关的危险因素监测、安全防护、消毒、隔离和医疗废物处置工作。②疾病预防控制机构应当指定专门人员负责对医疗机构内传染病预防工作进行指导、考核,开展流行病学调查。③城市社区和农村基层医疗机构在疾病预防控制机构的指导下,承担城市社区、农村基层相应的传染病防治工作。

10. 保护传染病患者、病原携带者和疑似传染病患者合法权益 国家和社会关心、帮助传染病患者、病原携带者和疑似传染病患者,使其得到及时救治。任何单位和个人不得歧视传染病患者、病原携带者和疑似传染病患者。疾病预防控制机构、医疗机构不得泄露涉及个人隐私的有关信息、资料。

三、疫情报告、通报和公布

1. 传染病疫情的报告 疫情报告人:传染病疫情报告人分为责任疫情报告人和义务疫情报告人,其中,责任疫情报告人包括疾病预防控制机构、医疗机构和采供血机构及其执行职务的人员。除上述机构和人员以外的任何单位和个人。

2. 疫情报告的管理 疫情报告遵循属地管理原则。

(1) 责任报告人发现传染病疫情,按照国务院规定的或者国务院卫生行政部门规定的内容、程序、方式和时限报告。军队医疗机构发现传染病疫情时,应当按照国务院卫生行政部门的规定报告。港口、机场、铁路疾病预防控制机构以及国境卫生检疫机关发现甲类传染病患者、病原携带者、疑似传染病患者时,立即向国境口岸所在地的疾病预防控制机构或者所在地县级以上地方人民政府卫生行政部门报告并互相通报。

(2) 任何单位和个人发现传染病患者或者疑似传染病患者时,应当及时向附近的疾病预防控制机构或者医疗机构报告。

3. 疫情报告的内容 法定的传染病疫情,其他传染病暴发、流行情况,突发原因不明的传染病以及传染病菌种、毒种丢失情况。

4. 疫情报告的要求 依法负有传染病疫情报告职责的人民政府有关部门、疾病预防控制机构、医疗机构、采供血机构及其工作人员,不得隐瞒、谎报、缓报传染病疫情。

5. 疫情报告的程序、方式及时限

(1) 报告程序与方式 传染病报告卡由首诊医生或其他执行职务的人员负责填写。现场调查时发现的传染病病例,由属地疾病预防控制机构的现场调查人员填写报告卡;采供血机构发现艾滋病病毒(HIV)两次初筛阳性检测结果也应填写报告卡。

(2) 报告时限 责任报告单位和责任疫情报告人发现甲类传染病和乙类传染病中的肺炭疽、传染性非典型肺炎、脊髓灰质炎、人感染高致病性禽流感的患者或疑似患者时,或发现其他传染病和不明原因疾病暴发时,应于 2 小时内将传染病报告卡通过网络报告;未实行网络直报的责任报告单位应于 2 小时内以最快的通讯方式(电话、传真)向当地县级疾病预防控制机构报告,并于 2 小时内寄送出传染病报告卡。对其他乙、丙类传染病患者、疑似患者和规定报告的传染病病原携带者在诊断后,实行网络直报的责任报告单位应于 24 小时内进行网络报告;未实行网络直报的责任报告单位应于 24 小时内寄送出传染病报告卡。县级疾病预防控制机构收到无网络直报条件责任报告单位报送的传染病报告卡后,应于 2 小时内通过网络直报。

【例 1】某县医院收治了数名高热伴头痛、鼻塞、流涕、全身酸痛等症状的患者,后被确诊为 H7N9 流感。为了防止疾病传播,该医院严格按照有关规定立即对患者予以隔离和治疗,同时在规定的时限内向当地卫生计生行政部门进行了报告。该规定时限是

  A. 3 小时   B. 5 小时   C. 4 小时   D. 1 小时   E. 2 小时

(3) 传染病疫情的通报 ①国务院卫生行政部门→国务院其他有关部门和各省、自治区、直辖市人民政府卫生行政部门;②毗邻的以及相关的地方人民政府卫生行政部门之间;③县级以上人民政府有关部门→同级人民政府卫生行政部门;④县级以上地方人民政府卫生行政部门→本行政区域内的疾病预防控制机构、医疗机构;接到通报的疾病预防控制机构和医疗机构应当及时告知本单位的有关人员。

(4) 传染病疫情信息的公布 国家建立传染病疫情信息公布制度。公布传染病疫情信息应当及时、准确。

四、疫情控制

1. 传染病控制

(1) 医疗机构采取的控制措施 ①医疗机构发现甲类传染病时,应采取下列措施:对患者、病原携带者,予以隔离治疗,隔离期限根据医学检查结果确定;对疑似患者,确诊前在指定场所单独隔离治疗;对医疗机构内的患者、病原携带者、疑似患者的密切接触者,在指定场所进行医学观察和采取其他必要的预防措施;对于拒绝隔离治疗或者隔离期未满擅自脱离隔离治疗的,可以由公安机关协助医疗机构采取强制隔离治疗措施。②医疗机构发现乙类或者丙类传染病患者,应当根据病情采取必要的治疗和控制传播措施。医疗机构对本单位内被传染病病原体污染的场所、物品以及医疗废物,必须依照法律、法规的规定实施消毒和无害化处置。

(2) 疾病预防控制机构采取的控制措施 疾病预防控制机构发现传染病疫情或者接到传染病疫情报告时:①对传染病疫情进行流行病学调查,提出划定疫点、疫区的建议,对被污染的场所进行卫生处理,对密切接触者,在指定场所进行医学观察和采取其他必要的预防措施,并向卫生行政部门提出疫情控制方案;②对疫点、疫区进行卫生处理,提出疫情控制方案,按照卫生行政部门的要求采取措施;③指导下级疾病预防控制机构实施传染病预防、控制措施,组织、指导有关单位对传染病疫情的处理。

2. 紧急措施

(1) 对发生甲类传染病病例场所及特定区域人员的紧急措施 ①实施与报告机构:所在地县级以上地方人民政府。②批准机构:上一级人民政府。③上级人民政府接到报告应当即时做出决定。上级人民政府做出不予批准决定的,实施隔离措施的人民政府应当立即解除隔离措施。对被隔离人员提供生活保障;单位不得停止支付其隔离期间的工作报酬。④当疫情得到控制要解除紧急措施由原决定机关决定并宣布。

(2) 传染病暴发、流行时的紧急措施 传染病暴发是指在局部地区短期内突然发生多例同一种传染病患者;传染病流行是指一个地区某种传染病发病率显著超过该病历年的一般发病率水平。①限制或者停止集市、影剧院演出或者其他人群聚集的活动;②停工、停业、停课;③封闭或者封存被传染病病原体污染的公共饮用水源、食品以及相关物品;④控制或者扑杀染疫野生动物、家畜家禽;⑤封闭可能造成传染病扩散的场所。

3. 疫区封锁 ①甲类、乙类传染病暴发、流行时,县级以上地方人民政府报经上一级人民政府决定,可以宣布本行政区域部分或者全部为疫区;国务院可以决定并宣布跨省、自治区、直辖市的疫区。县级以上地方人

民政府可以在疫区内采取相应的紧急措施,并可以对出入疫区的人员、物资和交通工具实施卫生检疫。②省、自治区、直辖市人民政府可以决定对本行政区域内的甲类传染病疫区实施封锁。③封锁大、中城市的疫区或者封锁跨省、自治区、直辖市的疫区,以及封锁疫区导致中断干线交通或者封锁国境的,由国务院决定。疫区封锁的解除,由原决定机关决定并宣布。

4. 国内交通卫生检疫 交通卫生检疫,是指列车、船舶、航空器和其他车辆等交通工具出入检疫传染病疫区和在非检疫传染病疫区的交通工具上发现检疫传染病疫情时,依法对交通工具及其乘运的人员、物资实施的卫生检疫活动。

(1) 检疫传染病疫区交通卫生检疫措施 对出入检疫传染病疫区的交通工具及其乘运的人员、物资,县级以上地方人民政府卫生行政部门或者铁路、交通、民用航空行政主管部门的卫生主管机关有权采取下列相应的交通卫生检疫措施:①对出入检疫传染病疫区的人员、交通工具及其承运的物资进行查验;②对检疫传染病患者、病原携带者、疑似检疫传染病患者和与其密切接触者,实施临时隔离、医学检查及其他应急医学措施;③对被检疫传染病病原体污染或者可能被污染的物品,实施控制和卫生处理;④对通过该疫区的交通工具及其停靠场所,实施紧急卫生处理;⑤需要采取的其他卫生检疫措施。采取上述所列交通卫生检疫措施的期间自决定实施时起至决定解除时止。

(2) 非检疫传染病疫区的交通卫生检疫措施 非检疫传染病疫区的交通工具上发现下列情形之一时,县级以上地方人民政府卫生行政部门或者铁路、交通、民用航空行政主管部门的卫生主管机构根据各自的职责,有权对交通工具及其乘运的人员、物资实施交通卫生检疫:①发现有感染鼠疫的啮齿类动物或者啮齿类动物反常死亡,并且死因不明;②发现鼠疫、霍乱患者、病原携带者和疑似鼠疫、霍乱患者;③发现国务院确定并公布的需要实施国内交通卫生检疫的其他传染病。

(3) 临时措施 在非检疫传染病疫区的交通工具上,发现检疫传染病患者、病原携带者、疑似检疫传染病患者时,交通工具负责人应当组织有关人员采取下列临时措施:①以最快的方式通知前方停靠点,并向交通工具营运单位的主管部门报告;②对检疫传染病患者、病原携带者、疑似检疫传染病患者和与其密切接触者实施隔离;③封锁已经污染或者可能污染的区域,采取禁止向外排放污物等卫生处理措施;④在指定的停靠点将检疫传染病患者、病原携带者、疑似检疫传染病患者和与其密切接触者以及其他需要跟踪观察的旅客名单,移交当地县级以上地方人民政府卫生行政部门;⑤对承运过检疫传染病患者、病原携带者、疑似检疫传染病患者的交通工具和可能被污染的环境实施卫生处理。

5. 尸体卫生处理 ①患甲类传染病、炭疽死亡的,应当将尸体立即进行卫生处理,就近火化。患其他传染病死亡的必要时,应当将尸体进行卫生处理后火化或者按照规定深埋。为了查找传染病病因,医疗机构在必要时可以按照国务院卫生行政部门的规定,对传染病患者尸体或者疑似传染病患者尸体进行解剖查验,并应当告知死者家属。②采集高致病性病原微生物样本的工作人员在采集过程中应当防止病原微生物扩散和感染,并对样本的来源、采集过程和方法等作详细记录。

五、医疗救治

1. 医疗救治服务网络建设 ①县级以上人民政府应当加强和完善传染病医疗救治服务网络的建设,指定具备传染病救治条件和能力的医疗机构承担传染病救治任务,或者根据传染病救治需要设置传染病医院。②医疗救治服务网络由医疗救治机构、医疗救治信息网络和医疗救治专业技术人员组成。

2. 提高传染病医疗救治能力 医疗机构应当按照国务院卫生行政部门规定的传染病诊断标准和治疗要求,采取相应措施,提高传染病医疗救治能力。

3. 医疗机构开展医疗救治的管理性规定

(1) 医疗救治的方式 医疗机构应当对传染病患者或者疑似传染病患者提供医疗救护、现场救援和接诊治疗,书写病历记录以及其他有关资料,并妥善保管。

(2) 实行传染病预检、分诊制度 医疗机构应当实行传染病预检、分诊制度。传染病预检、分诊是指医疗机构安排有一定临床经验的、经过传染病尤其是甲类传染病和经国务院批准采取甲类传染病控制措施的其他传染病知识培训的高年资内科(尽可能是传染科)医师,在相对隔离的诊室对传染病患者或者疑似传染病患者进行初诊,根据检查结果,引导其至相应的诊室做进一步诊断的就医程序。

(3) 转院 医疗机构不具备相应救治能力的,应当将患者及其病历记录复印件一并转至具备相应救治能力的医疗机构。

六、监督管理

1. 县级以上人民政府卫生行政部门对哪些情况进行监督检查 ①对下级人民政府卫生行政部门履行本

法规定的传染病防治职责；②对疾病预防控制机构、医疗机构的传染病防治工作；③对采供血机构的采供血活动进行监督检查；④对用于传染病防治的消毒产品及其生产单位，并对饮用水供水单位从事生产或者供应活动以及涉及饮用水卫生安全的产品；⑤对传染病菌种、毒种和传染病检测样本的采集、保藏、携带、运输、使用；⑥对公共场所和有关单位的卫生条件和传染病预防、控制措施。

2. 省级以上人民政府卫生行政部门负责组织 对传染病防治重大事项的处理。

七、法律责任

1. 疾病预防控制机构的法律责任 疾病预防控制机构违反规定，有下列情形之一的，由县级以上人民政府卫生行政部门责令限期改正，通报批评，给予警告；对负有责任的主管人员和其他直接责任人员，依法给予降级、撤职、开除的处分，并可以依法吊销有关责任人员的执业证书；构成犯罪的，依法追究刑事责任：①未依法履行传染病监测职责的；②未依法履行传染病疫情报告、通报职责，或者隐瞒、谎报、缓报传染病疫情的；③未主动收集传染病疫情信息，或者对传染病疫情信息和疫情报告未及时进行分析、调查、核实的；④发现传染病疫情时，未依据职责及时采取《传染病防治法》规定的措施的；⑤故意泄露传染病患者、病原携带者、疑似传染病患者、密切接触者涉及个人隐私的有关信息、资料的。

2. 医疗机构违反规定
(1) 惩罚部门　县级以上人民政府卫生行政部门。
(2) 处罚措施　①对医疗机构：责令改正，通报批评，给予警告；②对责任人：造成传染病传播、流行或者其他严重后果的，对负有责任的主管人员和其他直接责任人员，依法给予降级、撤职、开除的处分，并可以依法吊销有关责任人员的执业证书；③刑事责任：构成犯罪的，依法追究刑事责任。

3. 出现以下情况需要承担法律责任 ①未按规定承担本单位的传染病防治工作、医院感染控制任务和责任区域内的传染病预防工作；②未按照规定报告传染病疫情，或者隐瞒、谎报、缓报传染病疫情的；③发现传染病疫情时，未按照规定对传染病患者、疑似传染病患者提供医疗救护、现场救援、接诊、转诊的，或者拒绝接受转诊的；④未按照规定对本单位内被传染病病原体污染的场所、物品以及医疗废物实施消毒或者无害化处置的；⑤未按照规定对医疗器械进行消毒，或者对按照规定一次使用的医疗器具未予销毁，再次使用的；⑥在医疗救治过程中未按照规定保管医学记录资料的；⑦故意泄露传染病患者、病原携带者、疑似传染病患者、密切接触者涉及个人隐私的有关信息、资料的。

➤ **参考答案**如下，详细答案参见 2019 版《国家临床执业及助理医师资格考试精选真题考点精析》。

1. E	—	—	—	—	昭昭老师提示：关注官方微信

第7章　艾滋病防治条例

➤ **2019 考试大纲**
①概述；②预防与控制；③治疗与救助；④法律责任。

➤ **考纲解析**
近 20 年的医师考试中，本章的考点为艾滋病的预防与控制，执业医师每年考查分数为 0～1 分，助理医师每年考查分数为 0～1 分。

一、概　述

1. 艾滋病防治原则、机制、措施 坚持预防为主、防治结合的方针，建立政府组织领导、部门各负其责、全社会共同参与的机制，加强宣传教育，采取行为干预和关怀救助等措施，实行综合防治。

2. 不歧视和合法权益保护的规定 任何单位和个人不得歧视艾滋病病毒感染者、艾滋病病患者及其家属。艾滋病病毒感染者、艾滋病病患者及其家属享有的婚姻、就业、就医、入学等合法权益受法律保护。

二、预防与控制

1. 艾滋病监测 国家建立健全艾滋病监测网络。艾滋病监测，是指连续、系统地收集各类人群中艾滋病（或者艾滋病病毒感染）及其相关因素的分布资料，对这些资料综合分析，为有关部门制定预防控制策略和措施提供及时可靠的信息和依据，并对预防控制措施进行效果评价。

2. 艾滋病自愿咨询和自愿检测制度 国家实行艾滋病自愿咨询和自愿检测制度。县级以上地方人民政府卫生主管部门指定的医疗卫生机构，应当按照国务院卫生主管部门会同国务院其他有关部门制定的艾滋病自愿咨询和检测办法，为自愿接受艾滋病咨询、检测的人员免费提供咨询和初筛检测。

【例1】国家规定与艾滋病检测相关的制度是
A. 义务检测　　　　　B. 强制检测　　　　　C. 有关检测
D. 自愿检测　　　　　E. 定期检测

3. 采集或使用人体血液、血浆、组织的管理

(1) 采集或使用人体血液、血浆管理血站、单采血浆站应当对采集的人体血液、血浆进行艾滋病检测；不得向医疗机构和血液制品生产单位供应未经艾滋病检测或者艾滋病检测阳性的人体血液、血浆。血液制品生产单位应当在原料血浆投料生产前对每一份血浆进行艾滋病检测；未经艾滋病检测或者艾滋病检测阳性的血浆，不得作为原料血浆投料生产。

(2) 临时采集血液管理　医疗机构应当对因应急用血而临时采集的血液进行艾滋病检测，对临床用血艾滋病检测结果进行核查；对未经艾滋病检测、核查或者艾滋病检测阳性的血液，不得采集或者使用。

(3) 采集或者使用人体组织等管理　采集或者使用人体组织、器官、细胞、骨髓等的，应当进行艾滋病检测；未经艾滋病检测或者艾滋病检测阳性的，不得采集或者使用。但是，用于艾滋病防治科研、教学的除外。

4. 艾滋病患者隐私权的保护　①未经本人或者其监护人同意，任何单位或者个人不得公开艾滋病病毒感染者、艾滋病患者及其家属的姓名、住址、工作单位、肖像、病史资料以及其他可能推断出其具体身份的信息。②艾滋病病毒感染者和艾滋病患者的义务：接受疾病预防控制机构或者出入境检验检疫机构的流行病学调查和指导；将感染或者发病的事实及时告知与其有性关系者；就医时，将感染或者发病的事实如实告知接诊医生；采取必要的防护措施，防止感染他人。③艾滋病病毒感染者和艾滋病患者不得以任何方式故意传播艾滋病。

三、治疗与救助

医疗卫生机构在艾滋病治疗与救助中的责任：①应当为艾滋病病毒感染者和艾滋病患者提供艾滋病防治咨询、诊断和治疗服务。对就诊者进行艾滋病防治的宣传教育。医疗机构不得因就诊的患者是艾滋病病毒感染者或者艾滋病患者，推诿或者拒绝对其进行其他疾病治疗。②对确诊的艾滋病病毒感染者和艾滋病患者，医疗卫生机构的工作人员应当将其感染或者发病的事实告知本人，本人为无行为能力人或者限制行为能力人的，应当告知其监护人。③应当按照国务院卫生主管部门制定的预防艾滋病母婴传播技术指导方案的规定，对孕产妇提供艾滋病防治咨询和检测，对感染艾滋病病毒的孕产妇及其婴儿，提供预防艾滋病母婴传播的咨询、产前指导、阻断、治疗、产后访视、婴儿随访和检测等服务。医疗卫生机构工作人员在治疗与救助中，应当遵守标准防护原则；严格执行操作规程和消毒管理制度，防止发生艾滋病医院感染和医源性感染。

四、法律责任

1. 概念　医疗卫生机构未依照规定履行职责，有下列情形之一的，由县级以上人民政府卫生主管部门责令限期改正，通报批评，给予警告；造成艾滋病传播、流行或者其他严重后果的，对负有责任的主管人员和其他直接责任人员依法给予降级、撤职、开除的处分，并可以依法吊销有关机构或者责任人员的执业许可证件；构成犯罪的，依法追究刑事责任。

2. 处罚情形　①未履行艾滋病监测职责的；②未按照规定免费提供咨询和初筛检测的；③对临时应急采集的血液未进行艾滋病检测，对临床用血艾滋病检测结果未进行核查，或者将艾滋病检测阳性的血液用于临床的；④未遵守标准防护原则，或者未执行操作规程和消毒管理制度，发生艾滋病医院感染或者医源性感染的；⑤未采取有效的卫生防护措施和医疗保健措施的；⑥推诿、拒绝治疗艾滋病病毒感染者或者艾滋病患者的其他疾病，或者对艾滋病病毒感染者、艾滋病患者未提供咨询、诊断和治疗服务的；⑦未对艾滋病病毒感染者或者艾滋病患者进行医学随访的；⑧未按照规定对感染艾滋病病毒的孕产妇及其婴儿提供预防艾滋病母婴传播技指的。

3. 处罚方式　医疗卫生机构违反规定，公开艾滋病病毒感染者、艾滋病患者或者其家属的信息的，依照传染病防治法的规定予以处罚。

> 参考答案如下，详细答案参见2019版《国家临床执业及助理医师资格考试精选真题考点精析》。

| 1. D | — | — | — | — | 昭昭老师提示：关注官方微信。 |

第8章　突发公共卫生事件应急条例

> **2019 考试大纲**

①概述；②报告与信息发布；③法律责任。

> **考纲解析**
> 近20年的医师考试中,本章的考点为<u>突发公共卫生事件的报告与信息发布</u>,执业医师每年考查分数为1~2分,助理医师每年考查分数为0~1分。

一、概　念

突发公共卫生事件,是指突然发生,造成或者可能造成社会公众健康严重损害的重大传染病疫情、群体性不明原因疾病、重大食物和职业中毒以及其他严重影响公众健康的事件。

1. 重大传染病疫情　是指某种传染病在短时间内发生、波及范围广泛、出现大量的患者或死亡病例,其发病率远远超过常年的发病率水平的情况。

2. 群体性不明原因疾病　是指在短时间内,某个相对集中的区域内同时或者相继出现具有共同临床表现患者,且病例不断增加,范围不断扩大,又暂时不能明确诊断的疾病。这种疾病可能是传染病,可能是群体性癔症,也可能是某种中毒。

3. 重大食物和职业中毒事件　是指由于食品污染和职业危害的原因而造成的人数众多或者伤亡较重的中毒事件。

4. 其他严重影响公众健康事件　指针对不特定的社会群体,造成或可能造成社会公众健康严重损害,影响正常社会秩序的重大事件。

二、预防与应急准备

1. 应急预案的主要内容　全国突发事件应急预案应当包括以下内容:①突发事件应急处理指挥部的组成和相关部门的职责;②突发事件的监测与预警;③突发事件信息的收集、分析、报告、通报制度;④突发事件应急处理技术和监测机构及其任务;⑤突发事件的分级和应急处理工作方案;⑥突发事件预防、现场控制,应急设施、设备、救治药品和医疗器械以及其他物资和技术的储备与调度;⑦突发事件应急处理专业队伍的建设和培训。

2. 急救医疗服务网络建设　①县级以上各级人民政府应当加强急救医疗服务网络的建设,配备相应的医疗救治药物、技术、设备和人员,提高医疗卫生机构应对各类突发事件的救治能力。②设区的市级以上地方人民政府应当设置与传染病防治工作需要相适应的传染病专科医院,或者指定具备传染病防治条件和能力的医疗机构承担传染病防治任务。③县级以上地方人民政府卫生行政主管部门,应当定期对医疗卫生机构和人员开展突发事件应急处理相关知识、技能的培训,定期组织医疗卫生机构进行突发事件应急演练,推广最新知识和先进技术。

三、报告与信息发布

《突发公共卫生事件应急条例》规定,国家建立突发公共卫生事件应急报告制度。国务院卫生行政主管部门制定突发事件应急报告规范,建立重大、紧急疫情信息报告系统。

1. 突发公共卫生事件的报告　①有下列情形之一的,省、自治区、直辖市人民政府应当在接到报告<u>1小时内</u>,向国务院卫生行政主管部门报告:发生或者可能发生传染病暴发、流行;发生或者发现不明原因的群体性疾病;发生传染病菌种、毒种丢失;发生或者可能发生重大食物和职业中毒事件。②国务院卫生行政主管部门对可能造成重大社会影响的突发事件,立即向国务院报告。③突发事件监测机构、医疗卫生机构和有关单位发现上述规定报告情形之一的,应当在<u>2小时内</u>向所在地县级人民政府卫生行政主管部门报告;接到报告的卫生行政主管部门应当在2小时内向本级人民政府报告,并同时向上级人民政府卫生行政主管部门和国务院卫生行政主管部门报告。④县级人民政府应当在接到报告后2小时内向设区的市级人民政府或者上一级人民政府报告;设区的市级人民政府应当在接到报告后2小时内向省、自治区、直辖市人民政府报告。任何单位和个人对突发事件,不得隐瞒、缓报、谎报或者授意他人隐瞒、缓报、谎报。

2. 突发公共卫生事件的信息发布　①国家建立突发事件的信息发布制度。②国务院卫生行政主管部门负责向社会发布突发事件的信息。必要时,可以授权省、自治区、直辖市人民政府卫生行政主管部门向社会发布本行政区域内突发事件的信息。信息发布应当及时、准确、全面。

四、法律责任

医疗卫生机构有下列行为之一的,由卫生行政主管部门责令改正、通报批评、给予警告;情节严重的,吊销《医疗机构执业许可证》;对主要负责人、负有责任的主管人员和其他直接责任人员依法给予降级或者撤职的纪律处分;造成传染病传播、流行或者对社会公众健康造成其他严重危害后果,构成犯罪的,依法追究刑事责任:①未依照本条例的规定履行报告职责,隐瞒、缓报或者谎报的;②未依照本条例的规定及时采取控制措施的;③未依照本条例的规定履行突发事件监测职责的;④拒绝接诊患者的;⑤拒不服从突发事件应急处理指挥部调度的。

第9章 药品管理法

> **2019考试大纲**
> ①概述;②药品管理和监督;③法律责任。

> **考纲解析**
> 近20年的医师考试中,本章的考点为**药品管理法的法律责任**,执业医师每年考查分数为0~1分,助理医师每年考查分数为0~1分。

一、概述

药品指用于预防、治疗、诊断人的疾病,有目的地调节人的生理功能并规定有适应证、用法和用量的物质。包括中药材、中药饮片、中成药、化学原料及其制剂、抗生素、生化药品、放射性药品、血清疫苗、血液制品和诊断药品等。

二、药品管理和监督

1. 药品标准 ①药品标准,是指国家对药品质量规格及检验方法所做的技术性规范,由一系列反映药品特征的参数和技术指标组成,是药品生产、经营、供应、使用、检验和管理部门必须共同遵循的法定依据。②药品必须符合国家药品标准。只有符合国家药品标准的药品才是合格药品,方可销售、使用。③《中华人民共和国药典》和药品标准为国家药品标准。国务院药品监督管理部门的药品检验机构负责标定国家药品标准品、对照品。④列入国家药品标准的药品名称为药品通用名称。已经作为药品通用名称的,该名称不得作为药品商标使用。

2. 药品注册 指国务院药品监督管理部门根据药品注册申请人的申请,依照法定程序,对拟上市销售的药品的安全性、有效性、质量可控性等进行系统评价,并决定是否同意其申请的审批过程。

3. 新药 ①新药指未曾在我国境内上市销售的药品,已上市销售的药品改变剂型、改变给药途径、增加新的适应证或制成新的复方制剂亦按新药管理。②研制新药,必须按规定报送有关资料和样品,经国务院药品监督管理部门批准后,方可进行临床试验。完成临床试验并通过审批的新药,由国务院药品监督管理部门批准,发给新药证书。③新药注册申报与审批分为临床试验申报审批和生产上市申报审批两个阶段。两次申报与审批均由省级药品监督管理部门受理,最终由国务院药品监督管理部门审批。

4. 药品审评 包括通过临床用药评定新药,对老药再评价,淘汰危害严重、疗效不确切或不合理的组方是药品管理的重要内容。①国务院药品监督管理部门组织,对新药进行审评,对已经批准生产的药品进行再评价。②通过新药评定和药品再评价,对于疗效肯定、临床应用广泛的药品或者疗效较好或有一定疗效而临床需要的药品应当积极组织生产和科研改进;对于疗效不确切、不良反应大或者其他原因危害人民健康的药品,应当撤销其批准文号,已被撤销批准文号的药品,不得继续生产和销售;已经生产的,由当地药品监督管理部门监督销毁或者处理。

5. 处方药与非处方药 国家对药品实行处方药与非处方药分类管理制度。

(1) 处方药 是指必须凭具有处方资格的医师开具的处方方可调配、购买和使用,必须在医务人员指导和监控下使用的药物。处方药可以在国务院卫生行政部门和国务院药品监督管理部门共同指定的医学、药学专业刊物上介绍,但不得在大众传播媒介发布广告或者以其他方式进行以公众为对象的广告宣传。

(2) 非处方药 是指不需要凭执业医师或执业助理医师处方,消费者可以自行判断、购买和使用的药品。非处方药经审批可以在大众传播媒介进行广告宣传。非处方药分为甲、乙两类:经营处方药、非处方药的批发企业和经营处方药、甲类非处方药的零售企业必须具有《药品经营企业许可证》。经省级药品监督管理部门或其授权的药品监督管理部门批准的其他商业企业可以零售乙类非处方药。

6. 医疗机构制剂 指医疗机构根据本单位临床需要经批准而配制、自用的固定处方制剂。医疗机构配制的制剂,应当是市场上没有供应的品种。

(1) 医疗机构配制制剂的条件 ①必须配备依法经过资格认定的药学技术人员;②必须具有能够保证制剂质量的设施、管理制度、检验仪器和卫生条件。医疗机构配制制剂应当遵守《医疗机构制剂配制质量管理规范》;不得与其他单位共用配制场所、配制设备及检验设施等。

(2) 医疗机构配制制剂的审批 医疗机构配制制剂,须经所在地省级卫生行政部门审核同意,由省、自治

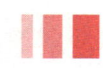

区、直辖市人民政府药品监督管理部门批准,发给《医疗机构制剂许可证》。无《医疗机构制剂许可证》的,不得配制制剂。《医疗机构制剂许可证》应当标明有效期,到期重新审查发证。

(3) 医疗机构配制制剂的使用　医疗机构配制的制剂,必须按照规定进行质量检验;合格的,凭医师处方在本医疗机构使用。特殊情况下,经国务院或者省、自治区、直辖市人民政府的药品监督管理部门批准,医疗机构配制的制剂可以在指定的医疗机构之间调剂使用。医疗机构配制的制剂,不得在市场销售。

7. 禁止生产、销售假药与劣药

(1) 禁止生产、销售假药　假药是指药品所含成分与国家药品标准规定的成分不符,以及以非药品冒充药品或者以他种药品冒充此种药品的。有下列情形之一的药品,按假药论处:①国务院药品监督管理部门规定禁止使用的;②依照本法必须批准而未经批准生产、进口,或者依照本法必须检验而未经检验即销售的;③变质的;④被污染的;⑤使用依照本法必须取得批准文号而未取得批准文号的原料药生产的;⑥所标明的适应证或者功能主治超出规定范围的。

(2) 禁止生产、销售劣药　劣药是指药品成分含量不符合国家药品标准规定的药品。有下列情形之一的药品,按劣药论处:①未标明有效期或者更改有效期的;②不注明或者更改生产批号的;③超过有效期的;④直接接触药品的包装材料和容器未经批准的;⑤擅自添加着色剂、防腐剂、香料、矫味剂及辅料的;⑥其他不符合药品标准规定的。

8. 药品广告管理

(1) 药品广告的概念　药品广告须经省级药品监督管理部门批准,并发给药品广告批准文号,未取得药品广告批准文号的,不得发布。

(2) 药品广告的内容　药品广告的内容必须真实、合法,以国务院药品监督管理部门批准的说明书为准,不得含有虚假的内容。药品广告不得含有不科学的表示功效的断言或者保证;不得利用国家机关、医药科研单位、学术机构或者专家、学者、医师、患者的名义和形象作证明。非药品广告不得有涉及药品的宣传。

三、法律责任

1. 药品购销中违法暗中给予、收受回扣的法律责任　药品的生产企业、经营企业或者其代理人,由工商行政管理部门处 1 万元以上 20 万元以下的罚款,有违法所得的,予以没收;情节严重的,由工商行政管理部门吊销药品生产企业、药品经营企业的营业执照,并通知药品监督管理部门,由药品监督管理部门吊销其《药品生产许可证》《药品经营许可证》;构成犯罪的,依法追究刑事责任。

2. 药品购销中违法收受财物或者其他利益的法律责任　医疗机构的负责人、药品采购人员、医师等有关人员收受财物或者其他利益的,由卫生行政部门或者本单位给予处分,没收违法所得;对违法行为情节严重的执业医师,由卫生行政部门吊销其执业证书;构成犯罪的,依法追究刑事责任。

3. 医疗机构非法生产、经营药品的法律责任　医疗机构未取得《医疗机构制剂许可证》生产、经营药品的,依法予以取缔,没收违法生产、销售的药品和违法所得,并处违法生产、销售的药品货值金额 2 倍以上 5 倍以下的罚款,构成犯罪的,依法追究刑事责任。

第 10 章　麻醉药品和精神药品管理条例

> **2019 考试大纲**
>
> ①概述;②麻醉药品和精神药品的使用;③法律责任。

> **考纲解析**
>
> 近 20 年的医师考试中,本章的考点为麻醉药品和精神药品的使用,执业医师每年考查分数为 0~1 分,助理医师每年考查分数为 0~1 分。

一、概　述

特殊管理药品是指麻醉药品、精神药品、医疗用毒性药品和放射性药品。国家对麻醉药品、精神药品、医疗用毒性药品、放射性药品,实行特殊管理,保证合法、安全、合理使用,防止流入非法渠道,构成对人体健康、公共卫生和社会的危害。

二、麻醉药品和精神药品管理

1. 麻醉药品和精神药品的概念　麻醉药品、精神药品,是指列入麻醉药品目录、精神药品目录的药品和其他物质。精神药品分为第一类精神药品和第二类精神药品。

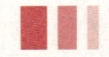

2. 麻醉药品和精神药品的临床使用原则

(1) 取得麻醉药品、第一类精神药品购用印鉴卡

1) 医疗机构需要使用麻醉药品和第一类精神药品的,应当经所在地设区的市级人民政府卫生主管部门批准,取得麻醉药品、第一类精神药品购用印鉴卡。医疗机构应当凭印鉴卡向本省、自治区、直辖市行政区域内的定点批发企业购买麻醉药品和第一类精神药品。

2) 设区的市级人民政府卫生主管部门发给医疗机构印鉴卡时,应当将取得印鉴卡的医疗机构情况抄送所在地设区的市级药品监督管理部门,并报省、自治区、直辖市人民政府卫生主管部门备案。省、自治区、直辖市人民政府卫生主管部门应当将取得印鉴卡的医疗机构名单向本行政区域内的定点批发企业通报。

3) 医疗机构取得印鉴卡应当具备下列条件:①有专职的麻醉药品和第一类精神药品管理人员;②有获得麻醉药品和第一类精神药品处方资格的执业医师;③有保证麻醉药品和第一类精神药品安全储存的设施和管理制度。

(2) 麻醉药品和精神药品使用知识的培训和考核 医疗机构应当按照国务院卫生主管部门的规定,对本单位执业医师进行有关麻醉药品和精神药品使用知识的培训、考核,经考核合格的,授予麻醉药品和第一类精神药品处方资格。

(3) 急需麻醉药品和第一类精神药品的借用 医疗机构抢救患者急需麻醉药品和第一类精神药品而本医疗机构无法提供时,可以从其他医疗机构或者定点批发企业紧急借用;抢救工作结束后,应当及时将借用情况报所在地设区的市级药品监督管理部门和卫生主管部门备案。

(4) 麻醉药品和精神药品制剂的配制 对临床需要而市场无供应的麻醉药品和精神药品,持有医疗机构制剂许可证和印鉴卡的医疗机构需要配制制剂的,应当经所在地省级药品监督管理部门批准。医疗机构配制的麻醉药品和精神药品制剂只能在本医疗机构使用,不得对外销售。

(5) 麻醉药品和精神药品处方的保存 医疗机构应当对麻醉药品和精神药品处方进行专册登记,加强管理。麻醉药品处方至少保存3年,精神药品处方至少保存2年。

(6) 用于戒毒治疗的麻醉药品和精神药品的使用 医疗机构、戒毒机构以开展戒毒治疗为目的,可以使用美沙酮或者国家规定的其他用于戒毒治疗的麻醉药品和精神药品。

【例1】麻醉药品处方的保存时间至少是
A. 5年　　　B. 1年　　　C. 3年　　　D. 4年　　　E. 2年

3. 麻醉药品和精神药品处方权

(1) 取得麻醉药品和第一类精神药品的处方资格 执业医师取得麻醉药品和第一类精神药品的处方资格后,方可在本医疗机构开具麻醉药品和第一类精神药品处方,但不得为自己开具该种处方。

(2) 遵守麻醉药品和精神药品临床应用指导原则 ①具有麻醉药品和第一类精神药品处方资格的执业医师,根据临床应用指导原则,对确需使用麻醉药品或者第一类精神药品的患者,应当满足其合理用药需求。②在医疗机构就诊的癌症疼痛患者和其他危重患者得不到麻醉药品或者第一类精神药品时,患者或者其亲属可以向执业医师提出申请。具有处方资格的执业医师认为要求合理的,应当及时为患者提供所需麻醉药品或者第一类精神药品。

(3) 麻醉药品和精神药品的处方 ①应当使用专用处方开具麻醉药品和精神药品。②单张处方的最大用量应当符合国务院卫生主管部门的规定。③对麻醉药品和第一类精神药品处方,处方的调配人、核对人应当仔细核对,签署姓名,并予以登记;对不符合本条例规定的,处方的调配人、核对人应当拒绝发药。

(4) 携带麻醉药品和精神药品出入境的放行 ①因治疗疾病需要,个人凭医疗机构出具的医疗诊断书、本人身份证明,可以携带单张处方最大用量以内的麻醉药品和第一类精神药品;携带麻醉药品和第一类精神药品出入境的,由海关根据自用、合理的原则放行。②医务人员为了医疗需要携带少量麻醉药品和精神药品出入境的,应当持有省级以上人民政府药品监督管理部门发放的携带麻醉药品和精神药品证明。海关凭携带麻醉药品和精神药品证明放行。

三、医疗用毒性药品管理

1. 概念 医疗用毒性药品,是指毒性剧烈、治疗剂量与中毒剂量相近,使用不当会致人中毒或死亡的药品。

2. 要求 医疗单位供应和调配毒性药品,凭医生签名的正式处方。国营药店供应和调配毒性药品,凭盖有医生所在的医疗单位公章的正式处方。每次处方剂量不得超过2日剂量。

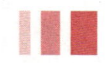

四、放射性药品管理

1. 概念 放射性药品,是指凡用于诊断、治疗、缓解疾病或身体失常的恢复,改正和变更人体有机功能并能提示出入体解剖形态的含有放射性核素或标记化合物的物质,亦指在分子内或制剂内含有放射性核素的药品。

2. 要求 医疗机构将放射性药品用于患者前,应对其品种和用量进行严格的核对,特别是在同一时间给几个患者服药时,应仔细核对患者姓名及给药剂量。

➢ 参考答案如下,详细答案参见 2019 版《国家临床执业及助理医师资格考试精选真题考点精析》。

| 1. C | — | — | — | — | 昭昭老师提示:关注官方微信。 |

第 11 章 处方管理方法

➢ **2019 考试大纲**
①概述;②处方管理的一般规定;③处方权的获得;④处方的开具;⑤监督管理;⑥法律责任。

➢ **考纲解析**
近 20 年的医师考试中,本章的考点为<u>麻醉药品和精神药品的使用</u>,执业医师每年考查分数为 0~1 分,助理医师每年考查分数为 0~1 分。

一、概 述

医师开具处方和要是调剂处方应当遵循安全、有效、经济的原则。

二、处方权的获得

(1) 经注册的执业医师在执业地点取得相应的处方权。经注册的执业助理医师在医疗机构开具的处方,应当经所在执业地点执业医师签名或加盖专用签章后方有效。

(2) 经注册的执业助理医师在乡、民族乡、镇、村的医疗机构独立从事一般的执业活动,可以在<u>注册的执业地点取得相应的处方权</u>。

(3) 医师应当在注册的医疗机构签名留样或者专用签章备案后,方可开具处方。

(4) 医疗机构应当按照有关规定,对本机构执业医师和药师进行麻醉药品和精神药品使用知识和规范化管理的培训。执业医师经考核合格后取得麻醉药品和第一类精神药品的处方权,药师经考核合格后取得麻醉药品和第一类精神药品调剂资格。医师取得麻醉药品和第一类精神药品处方权后,方可在本机构开具麻醉药品和第一类精神药品处方,但不得为自己开具该类药品处方。药师取得麻醉药品和第一类精神药品调剂资格后,方可在本机构调剂麻醉药品和第一类精神药品。

(5) 试用期人员开具处方,应当经所在医疗机构有处方权的<u>执业医师审核、并签名或加盖专用签章后方有效</u>。

(6) 进修医师由接收进修的医疗机构对其胜任本专业工作的实际情况进行认定后授予相应的处方权。

【例1】 执业医师<u>处方权</u>的取得方式是
A. 被医疗机构聘用后取得   B. 在注册的执业地点取得   C. 在上级医院进修后取得
D. 医师资格考试合格后取得   E. 参加卫生行政部门培训后取得

三、处方的开具

(1) 每次开处方,每张处方所包含的药品种类<u>上限为 5 种</u>。处方开具当日有效,特殊情况下需延长有效期的,由开具处方的医师注明有效期限,但有效期限最长<u>不得超过 3 天</u>。

【例2】 每次开处方,每张处方所包含的药品种类<u>上限</u>为
A. 5 种   B. 3 种   C. 6 种   D. 4 种   E. 7 种

【例3】 医师张某给一患者开具了处方,患者取药时,药剂不符合相关规定<u>不予调配</u>。其理由是
A. 该处方使用了药品通用名称   B. 该处方同时开具了中成药和西药
C. 该处方开具了 5 种药物   D. 该处方注明了 5 天有效
E. 该处方开具了 7 天药物用量

(2) <u>处方</u>一般不得超过 <u>7 日用量</u>;<u>急诊处方</u>一般不得超过 <u>3 日用量</u>;对于某些慢性病、老年病或特殊情况,处方用量可适当延长,但医师应当注明理由。

(3) 门(急)诊癌症疼痛患者和中、重度慢性疼痛患者需长期使用麻醉药品和第一类精神药品的,首诊医师应当亲自诊查患者,建立相应的病历,要求其签署《知情同意书》。病例中应当留存下列材料复印件:二级以上医院开具的诊断证明;患者户籍簿、身份证或者其他相关有效身份证明文件;为患者代办人员身份证明文件。

(4) 为门(急)诊患者开具的麻醉药品注射剂,每张处方为一次常用量;控缓释制剂,每张处方不得超过7日常用量。

① 第一类精神药品注射剂,每张处方为一次常用量;控缓释制剂,每张处方不得超过7日常用量;其他剂型,每张处方不得超过3日常用量。哌醋甲酯(利他林)用于治疗儿童多动症时,每张处方不得超过15日常用量。

② 第二类精神药品一般处方不得超过7日常用量。

(5) 为门(急)诊癌症疼痛患者和中、重度慢性疼痛患者开具的麻醉药品、第一类精神药品注射剂,每张处方不得超过3日常用量;控缓释制剂,每张处方不得超过15日常用量;其他剂型,每张处方不得超过7日常用量。

(6) 为住院患者开具的麻醉药品和第一类精神药品处方应当逐日开具,每张处方为1日常用量。

(7) 盐酸二氢埃托啡处方为一次常用量。仅限于二级以上医院内使用;盐酸哌替啶处方为一次常用量,仅限于医疗机构内部使用。

四、监督管理及法律责任

医疗机构应当对出现超常处方3次以上且无正当理由的医师提出警告,限制其处方权;限制处方权后,仍连续2次以上出现超常处方且无正当理由,取消其处方权。

【例4】医疗机构应对无正当理由开具抗菌药物超常处方达到一定次数的医师提出警告。应当予以警告的最低次数是

　A. 2次　　　　　B. 6次　　　　　C. 3次　　　　　D. 4次　　　　　E. 5次

▶ **参考答案**如下,详细答案参见 2019 版《国家临床执业及助理医师资格考试精选真题考点精析》。

| 1. B | 2. A | 3. D | 4. C | — | 昭昭老师提示:关注官方微信。 |

第12章　献血法

▶ **2019考试大纲**
①概述;②医疗机构的职责;③血站的职责;④法律责任。

▶ **考纲解析**
近20年的医师考试中,本章的考点为医疗机构的职责,执业医师每年考查分数为0~1分,助理医师每年考查分数为0~1分。

一、概　述

国家实行无偿献血制度,国家提倡18周岁至55周岁的健康公民自愿献血。无偿献血的血液必须用于临床,不得买卖。血站、医疗机构不得将无偿献血的血液出售给单采血浆站或者血液制品生产单位。

二、血站的职责

(1) **血站的概念**:血站是采集、提供临床用血的机构,是不以营利为目的的公益性组织。设立血站向公民采集血液,必须经国务院卫生行政部门或者省、自治区、直辖市人民政府卫生行政部门批准。

(2) **采集血液**:①血站对献血者必须免费进行必要的健康检查;身体状况不符合献血条件的,不得采集血液。②献血者每次采集血液量一般为200 mL,最多不得超过400 mL,两次采集间隔期不少于6个月。严格禁止血站超量、频繁采集血液。

(3) 血站采集血液必须严格遵守有关操作规程和制度,采血必须由具有采血资格的医务人员进行,一次性采血器材用后必须销毁。

三、医疗机构的职责

1. 临床用血的概念　①医疗机构临床用血,是指用于临床的全血、成分血,不得使用原料血浆,除批准的科研项目外,不得直接使用脐带血。②医疗机构临床用血应当遵循合理、科学的原则制定用血计划,不得浪费和滥用血液。③医疗机构应当根据自己的规模,床位以及平均每天的用血量严格掌握输血指征,定期向当地

血站提出用血计划,同时做好输血记录。④医疗机构应当设立由医院领导、业务主管部门及相关科室负责人组成的临床输血管理委员会,负责临床用血的规范管理和技术指导,开展临床合理用血、科学用血的教育和培训。二级以上医疗机构设立输血科(血库),在本院临床输血管理委员会领导下,负责本单位临床用血的计划申报、储存血液,对本单位临床用血制度执行情况进行检查,并参与临床有关疾病的诊断、治疗与科研,负责临床用血的技术指导和技术实施,确保贮血、配血和其他科学、合理用血措施的执行。

2. 临床用血要求

(1) 血液核查　临床用血的包装、储存、运输,必须符合国家规定的卫生标准和要求;医疗机构对临床用血必须进行核查,不得将不符合国家规定标准的血液用于临床。核查内容包括血液的包装是否完整,血液的物理外观是否正常,血液是否在有效期内等。

(2) 应急用血　为保证应急用血,医疗机构可以临时采集血液,但应当依照《献血法》规定,确保采血用血安全。

3. 患者自身储血　为保障公民临床急救用血的需要,国家提倡并指导择期手术的患者自身储血,动员家庭、亲友、所在单位以及社会互助献血。

4. 临床用血的费用　公民临床用血时只交付用于血液的采集、储存、分离、检验等费用。无偿献血者临床需要用血时,免交费用;无偿献血者的配偶和直系亲属临床需要用血时,可以按照省、自治区、直辖市人民政府的规定免交或者减交相关费用。

四、法律责任

1. 血站的法律责任

(1) 一般处置　违规采集血液的法律责任血站违反有关操作规程和制度采集血液,由县级以上地方人民政府卫生行政部门责令改正,给献血者健康造成损害的,应当依法赔偿,对直接负责的主管人员和其他直接责任人员,依法给予行政处分;构成犯罪的,依法追究刑事责任。

(2) 临床用血的包装等不符合国家规定的法律责任　临床用血的包装、储存、运输,不符合国家规定的卫生标准和要求的,由县级以上地方人民政府卫生行政部门责令改正,给予警告,可以并处1万元以下的罚款。

(3) 提供不符合国家规定标准血液的法律责任　血站违反规定向医疗机构提供不符合国家规定标准的血液的,由县级以上人民政府卫生行政部门责令改正;情节严重,造成经血液途径传播的疾病传播或者有传播严重危险的,限期整顿,对直接负责的主管人员和其他直接责任人员,依法给予行政处分;构成犯罪的,依法追究刑事责任。

(4) 出售无偿献血血液的法律责任　血站出售无偿献血的血液的,由县级以上地方人民政府予以取缔,没收违法所得,可以并处10万元以下的罚款;构成犯罪的,依法追究刑事责任。

2. 医疗机构的法律责任

(1) 将不符合标准的血液用于患者的法律责任　由县级以上地方人民政府卫生行政部门责令改正;给患者健康造成损害的,应当依法赔偿,对直接负责的主管人员和其他直接责任人员,依法给予行政处分;构成犯罪的,依法追究刑事责任。

(2) 出售无偿献血血液的法律责任　由县级以上人民政府予以取缔,没收违法所得,可以并处10万元以下的罚款;构成犯罪的,依法追究刑事责任。

【例1】某村发生一起民居坍塌事故,重伤者9人,急送乡卫生院市中心血站根据该院用血要求,急送一批无偿献血的血液到该院。抢救结束后,尚余900 mL血液,该院却将它出售给另一医疗机构。根据《献血法》规定,对于乡卫生院的这一违法行为,县卫生局除了应当没收其违法所得外,还可以对其处以罚款

A. 10万元以下　　　　　　B. 5万元以下　　　　　　C. 3万元以下
D. 1万元以下　　　　　　E. 5千元以下

▶ 参考答案如下,详细答案参见2019版《国家临床执业及助理医师资格考试精选真题考点精析》。

| 1. A | — | — | — | — | 昭昭老师提示:关注官方微信。 |

第13章　侵权责任法

▶ **2019 考试大纲**

①概述;②医疗机构承担赔偿责任的情形;③紧急情况医疗措施的实施;④病历资料;⑤对医疗行为的限

制;⑥医疗机构及其医务人员权益保护。

> 考纲解析

近20年的医师考试中,本章的考点为医疗机构承担赔偿责任的情形,执业医师每年考查分数为0～1分,助理医师每年考查分数为0～1分。

一、概　述

1. 医疗损害责任的赔偿主体　患者在诊疗活动中受到损害,医疗机构及其医务人员有过错的,由医疗机构承担赔偿责任。因药品、消毒药剂、医疗器械的缺陷,或者输入不合格的血液造成患者损害的,患者可以向生产者或者血液提供机构请求赔偿,也可以向医疗机构请求赔偿。患者向医疗机构请求赔偿的,医疗机构赔偿后,有权向负有责任的生产者或者血液提供机构追偿。

2. 推定医疗机构有过错的情形　患者有损害,因下列情形之一的,推定医疗机构有过错:①违反法律、行政法规、规章以及其他有关诊疗规范的规定;②隐匿或者拒绝提供与纠纷有关的病历资料;③伪造、篡改或者销毁病历资料。

3. 医疗机构不承担赔偿责任的情形　下列情形之一的,医疗机构不承担赔偿责任:①患者或者其近亲属不配合医疗机构进行符合诊疗规范的诊疗;②医务人员在抢救生命垂危的患者等紧急情况下已经尽到合理诊疗义务;③限于当时的医疗水平难以诊疗。但是在患者或者其近亲属不配合医疗机构进行符合诊疗规范的诊疗情形中,医疗机构及其医务人员也有过错的,应当承担相应的赔偿责任。

二、医疗机构承担赔偿责任的情形

1. 未尽到说明义务　医务人员在诊疗活动中应当向患者说明病情和医疗措施。需要实施手术、特殊检查、特殊治疗的,医务人员应当及时向患者说明医疗风险、替代医疗方案等情况,并取得其书面同意;不宜向患者说明的,应当向患者的近亲属说明,并取得其书面同意。医务人员未尽到前述义务,造成患者损害的,医疗机构应当承担赔偿责任。

2. 未尽到与当时医疗水平相应的诊疗义务　医务人员在诊疗活动中未尽到与当时的医疗水平相应的诊疗义务,造成患者损害的,医疗机构应当承担赔偿责任。

3. 泄露患者隐私　医疗机构及其医务人员应当对患者的隐私保密。泄露患者隐私或者未经患者同意公开其病历资料,造成患者损害的,应当承担侵权责任。

三、紧急情况医疗措施的实施

因抢救生命垂危的患者等紧急情况,不能取得患者或者其近亲属意见的,经医疗机构负责人或者授权的负责人批准,可以立即实施相应的医疗措施。

四、病历资料

1. 病历资料的填写与保管　医疗机构及其医务人员应当按照规定填写并妥善保管住院志、医嘱单、检验报告、手术及麻醉记录、病理资料、护理记录、医疗费用等病历资料。

2. 病历资料的查阅与复制　患者要求查阅、复制住院志、医嘱单、检验报告、手术及麻醉记录、病理资料、护理记录、医疗费用等病历资料的,医疗机构应当提供。

五、对医疗行为的限制

医疗机构及其医务人员不得违反诊疗规范实施不必要的检查。

六、医疗机构及其医务人员权益保护

医疗机构及其医务人员的合法权益受法律保护。干扰医疗秩序,妨害医务人员工作、生活的,应当依法承担法律责任。

第14章　放射诊疗管理规定

> 2019考试大纲

①概述;②执业条件;③安全防护与质量保证;④法律责任。

> 考纲解析

近20年的医师考试中,本章的考点为放射诊疗管理规定的法律责任,执业医师每年考查分数为1～2分,助理医师每年考查分数为0～1分。

一、概　述

放射诊疗工作按照风险和技术难易程度分为四类管理:放射治疗;核医学;介入放射学;X线影像诊断。

二、执业条件

1. 开展放射诊疗的基本条件　医疗机构开展放射诊疗工作,应当具备与其开展的放射诊疗工作相适应的条件,经所在地县级以上地方卫生行政部门的放射诊疗技术和医用辐射机构许可。医疗机构开展放射诊疗工作,应当具备以下基本条件:①具有经核准登记的医学影像科诊疗科目;②具有符合国家相关标准和规定的放射诊疗场所和配套设施;③具有质量控制与安全防护专(兼)职管理人员和管理制度,并配备必要的防护用品和监测仪器;④产生放射性废气、废液、固体废物的,具有确保放射性废气、废液、固体废物达标排放的处理能力或者可行的处理方案;⑤具有放射事件应急处理预案。

2. 医疗机构要按照要求配备并使用安全防护装置、辐射检测仪器和个人防护用品。

3. 设备和场所警示标志的设置　装有放射性同位素和放射性废物的设备、容器,放射性同位素和放射性废物储存场所,放射诊疗工作场所的入口处设有电离辐射标志;放射诊疗工作场所按照要求分为控制区、监督区,在控制区进出口及其他适当位置,设有电离辐射警告标志和工作指示灯。

【例1】医疗机构应当设置电离辐射醒目警示标志的场所是
A. 放射性工作人员办公室　　B. 放射性检查报告单发放处　　C. 接受放射诊疗患者的病房
D. 医学影像科候诊区　　E. 放射性废物储存场所

三、安全防护与质量保证

1. 放射诊疗设备和检测仪表的要求　①新安装、维修或更换重要部件后的设备,应当经省级以上卫生行政部门资质认证的检测机构对其进行检测,合格后方可启用。②定期进行稳定性检测、校正和维护保养,由省级以上卫生行政部门资质认证的检测机构每年至少进行一次状态检测;不合格或国家有关部门规定淘汰的放射诊疗设备不得购置、使用、转让和出租。

2. 放射诊疗场所防护要求　①医疗机构应当定期对放射诊疗工作场所、放射性同位素储存场所和防护设施进行放射防护检测,保证辐射水平符合有关规定或者标准。②放射性同位素不得与易燃、易爆、腐蚀性物品同库储存;储存场所有防泄漏等措施,安装有报警装置。③放射性同位素储存场所应当有专人负责,有完善的存入、领取、归还登记和检查制度。

3. 放射诊疗工作人员防护要求　①工作人员按规定配戴个人剂量计。②医疗机构对放射诊疗工作人员进行上岗前、在岗期间和离岗时的健康检查。③定期进行专业及防护知识培训。④分别建立个人剂量、职业健康管理和教育培训档案。

4. 对患者和受检者的防护要求　①遵守医疗照射正当化和放射防护最优化的原则。②有明确的医疗目的,严格控制受照剂量。③对邻近照射野的敏感器官和组织进行屏蔽防护。④事先告知患者和受检者辐射对健康的影响。

5. 放射诊断检查的原则和实施　实施放射诊断检查前应当对不同检查方法进行利弊分析,优先采用对人体健康影响较小的诊断技术。实施检查应当遵守下列规定:①严格执行检查资料的登记、保存、提取和借阅制度,不得因资料管理、受检者转诊等原因使受检者接受不必要的重复照射;②不得将核素显像检查和X线胸部检查列入对婴幼儿及少年儿童体检的常规检查项目;③对育龄妇女腹部或骨盆进行核素显像检查或X线检查前,应问明是否怀孕;非特殊需要,对受孕后8至15周的育龄妇女,不得进行下腹部放射影像检查;④应当尽量以胸部X线摄影代替胸部荧光透视检查;⑤实施放射性药物给药和X线照射操作时,应当禁止非受检者进入操作现场;因患者病情需要其他人员陪检时,应当对陪检者采取防护措施⑥根据放射治疗的原则,在实施放射治疗前,应当进行影像学、病理学及其他相关检查,严格掌握放射治疗的适应证。对确需进行放射治疗的,应当制定科学的治疗计划,并按照下列要求实施:对体外远距离放射治疗,放射诊疗工作人员在进入治疗室前,应首先检查操作控制台的源位显示,确认放射线束或放射源处于关闭位时,方可进入;对近距离放射治疗,放射诊疗工作人员应当使用专用工具拿取放射源,不得徒手操作;对接受敷贴治疗的患者采取安全护理,防止放射源被患者带走或丢失;在实施永久性籽粒插植治疗时,放射诊疗工作人员应随时清点所使用的放射性籽粒,防止在操作过程中遗失;放射性籽粒植入后,必须进行医学影像学检查,确认植入部位和放射性籽粒的数量;治疗现场至少应有2名放射诊疗工作人员,并密切注视治疗装置的显示及患者情况,及时解决治疗中出现的问题;严禁其他无关人员进入治疗场所;严格按照放射治疗操作规范、规程实施照射;不得擅自修改治疗计划;放射诊疗工作人员应当验证治疗计划的执行情况,发现偏离计划现象时,应当及时采取补救措施并向本科室负责人或者本机构负责医疗质量控制的部门报告。

6. 放射事件的处理　医疗机构发生下列放射事件情形之一的,应当及时进行调查处理,如实记录,并按照有关规定及时报告卫生行政部门和有关部门:①诊断放射性药物实际用量偏离处方剂量50%以上的;②放射治疗实际照射剂量偏离处方剂量25%以上的;③人员误照或误用放射性药物的;④放射性同位素丢失、被盗和污染的;⑤设备故障或人为失误引起的其他放射事件。

四、法律责任

1. 医疗机构有下列情形之一的,由县级以上卫生行政部门给予警告、责令限期改正,并可以根据情节处以3 000元以下的罚款;情节严重的,吊销其《医疗机构执业许可证》:①未取得放射诊疗许可从事放射诊疗工作的;②未办理诊疗科目登记或者未按照规定进行校验的;③未经批准擅自变更放射诊疗项目或者超出批准范围从事放射诊疗工作的。

2. 医疗机构使用不具备相应资质的人员从事放射诊疗工作的,由县级以上卫生行政部门责令限期改正,并可以处以5 000元以下的罚款;情节严重的,吊销其《医疗机构执业许可证》。

3. 医疗机构违反放射诊疗管理规定,有下列行为之一的,由县级以上卫生行政部门给予警告、责令限期改正;并可处一万元以下的罚款:①购置、使用不合格或国家有关部门规定淘汰的放射诊疗设备的;②未按照规定使用安全防护装置和个人防护用品的;③未按照规定对放射诊疗设备、工作场所及防护设施进行检测和检查的;④未按照规定对放射诊疗工作人员进行个人剂量监测、健康检查、建立个人剂量和健康档案的;⑤发生放射事件并造成人员健康严重损害的;⑥发生放射事件未立即采取应急救援和控制措施或者未按照规定及时报告的;⑦违反放射诊疗管理规定的其他情形。

➤ **参考答案**如下,详细答案参见2019版《国家临床执业及助理医师资格考试精选真题考点精析》。

| 1. E | — | — | — | — | — | 昭昭老师提示:关注官方微信。 |

第15章 抗菌药物临床应用管理办法

➤ **2019考试大纲**
①概述;②抗菌药物临床应用管理;③抗菌药物的临床应用;④监督管理;⑤法律责任。

➤ **考纲解析**
近20年的医师考试中,本章的考点为抗菌药物的监督管理,执业医师每年考查分数为0~1分,助理医师每年考查分数为0~1分。

一、概　述

1. **抗菌药物临床应用原则**　应当遵循安全、有效、经济的原则。

2. **抗菌药物临床应用实习分级管理**　根据安全性、疗效、细菌耐药性、价格因素等,将抗菌药物分为三级:非限制使用级(安全有效、耐药性影响小、价格低廉);限制使用级(安全有效、耐药性影响大、价格较高);特殊使用级(不良反应明显、严格控制、价格昂贵)。

二、抗菌药物临床应用管理

1. **抗菌药物分级管理目录**　由各省级卫生行政部门制定,报卫生部备案。
2. **医疗机构主要负责人**　是本机构抗菌药物临床应用管理的第一责任人。
3. **抗菌药物供应目录品种结构**　医疗机构应当定期调整抗菌药物供应目录品种结构,并于每次调整后15个工作日内向核发其《医疗机构执业许可证》的卫生行政部门备案。调整周期原则上为2年,最短不得少于1年。

三、监督管理和法律责任

(1) 医疗机构和医务人员应当严格掌握使用抗菌药物预防感染的指证。预防感染、治疗轻度或者局部感染应当首选非限制使用级抗菌药物。

(2) 严格控制特殊使用级抗菌药物使用。特殊使用级抗菌药物不得在门诊使用。

(3) 因抢救生命垂危的患者等紧急情况,医师可以越级使用抗菌药物。越级使用抗菌药物应当详细记录用药指证,并应当于24小时内补办越级使用抗菌药物的必要手续。

(4) 医疗机构应当制定并严格控制门诊患者静脉输注使用抗菌药物比例。村卫生室、诊所和社区卫生服务站使用抗菌药物开展静脉输注活动,应当经县级卫生行政部门核准。

(5) 医疗机构应当开展细菌耐药检测工作,建立细菌耐药预警机制,并采取下列相应措施:主要目标细菌耐药率超过30%的抗菌药物,应当及时将预警信息通报本机构医务人员;主要目标细菌耐药率超过40%的抗菌药物,应当慎重经验用药;主要目标细菌耐药率超过50%的抗菌药物,应当参照药物=敏试验结果选用;主要目标细菌耐药率超过75%的抗菌药物,应当暂停针对此目标细菌的临床应用,根据追踪细菌耐药监测结果,再决定是否恢复临床应用。

第16章 医疗机构临床用血管理办法

> **2019考试大纲**
> ①概述;②临床用血管理;③法律责任。
> **考纲解析**
> 近20年的医师考试中,本章的考点为临床用血管理,执业医师每年考查分数为0~1分,助理医师每年考查分数为0~1分。

一、概　述

1. 加强医疗机构临床用血管理的目的　①临床用血,是指用于临床的全血、成分血。②医疗机构不得使用原料血浆,除批准的科研项目外,不得直接使用脐带血。

2. 医疗机构临床用血管理职责　①医疗机构临床用血应当遵照合理、科学的原则,制定用血计划。②定期向当地血站提出自己的用血计划,同时做好输血记录。避免不必要的输血,严禁无输血适应证的输血。

二、临床用血管理

1. 临床用血计划　①医疗机构应当设立由医院领导、业务主管部门及相关科室负责人组成的临床输血管理委员会,负责规范管理和技术指导,开展临床合理用血、科学用血的教育和培训。②二级以上医疗机构设立输血科(血库),在本院临床输血管理委员会领导下,负责本单位临床用血的计划申报、储存血液,对本单位临床用血制度执行情况进行检查,并参与临床有关疾病的诊断、治疗与科研,负责临床用血的技术指导和技术实施,确保贮血、配血和其他科学、合理用血措施的执行。③医疗机构应指定医务人员负责血液的收领、发放工作,认真核查血袋包装。

2. 医务人员职责　①确定输血后,医护人员持输血申请单和贴好标签的试管,当面核对患者姓名、性别、年龄、病案号、病室/门诊、床号、血型和诊断,采集血样;并由医护人员或专门人员将受血者血样与输血申请单送交输血科(血库),双方进行逐项核对。②输血前应由两名医护人员核对交叉配血报告单及血袋标签各项内容,检查血袋有无破损渗漏,血液颜色是否正常,准确无误方可输血。③输血时,由两名医护人员带病历共同到患者床旁核对患者姓名等,确认与配血报告相符,再次核对血液后,用符合标准的输血器进行输血。

3. 临床用血申请人　临床输血申请应由经治医师提出,并由主治医师核准签字。

4. 签署临床输血治疗知情同意书　决定输血治疗前,主治医师应向患者或其家属说明输同种异体血的不良反应和经血传播疾病的可能性,征得患者或家属的同意,并在《输血治疗同意书》上签字。

5. 临时采集血液必须同时符合的条件　①医疗机构因应急用血需要临时采集血液的,必须符合以下情况:边远地区的医疗机构和所在地无血站(或中心血库);危及患者生命,急需输血,而其他医疗措施所不能替代;具备交叉配血及快速诊断方法检验乙型肝炎病毒表面抗原、丙型肝炎病毒抗体、艾滋病病毒抗体的条件。②医疗机构应当在临时采集血液后10日内将情况报告当地县级以上人民政府卫生行政主管部门。以上条件必须同时具备,否则属于违法采血,将承担相应的法律责任。

6. 临床用血医学文书管理　①《临床用血申请单》《配血单卡》《合血单》《输血不良反应报告单》等由输血科血库保存10年。②《输血治疗知情同意书》《输血交叉配血报告单》《输血记录单》以及输血前检查报告单随住院病历保存。门急诊输血患者需建立门急诊病历由医院保管,不能使用通用门诊病历。③输血科血库要认真做好血液出入库、核对、颁发的登记有关资料需保存10年。

三、法律责任

1. 非法采集、出售、出卖血液的法律责任　①《中华人民共和国献血法》(以下简称《献血法》)规定,有下列行为之一的,由县级以上地方人民政府予以取缔,没收违法所得;可以并处10万元以下的罚款;构成犯罪的,依法追究刑事责任:非法采集血液的;血站、医疗机构出售无偿献血的血液的;非法组织他人出卖血液的。②《中华人民共和国刑法》(以下简称《刑法》)规定,非法采集、供应血液或者制作、供应血液制品,不符合国家规定的标准,足以危害人体健康的,处5年以下有期徒刑或者拘役,并处罚金;对人体健康造成严重危害的,处5年以上10年以下有期徒刑,并处罚金;造成特别严重后果的,处10年以上有期徒刑或者无期徒刑,并处罚金或者没收财产。③《刑法》规定,非法组织他人出卖血液的,处5年以下有期徒刑,并处罚金;以暴力、威胁方法强迫他人出卖血液的,处5年以上1年以下有期徒刑,并处罚金。有上述行为对他人造成伤害的,依照《刑法》第234条定罪处罚。④《刑法》第234条规定,故意伤害他人身体的,处3年以下有期徒刑、拘役或者管制;致人重伤的,处3年以上10年以下有期徒刑;致人死亡或者以特别残忍手段致人重伤造成严重残疾的,处10年以上有期徒刑、无期徒刑或者死刑。刑法另有规定的,依照规定。

2. 违规采集血液的法律责任 ①《中华人民共和国传染病防治法》规定,采供血机构未执行国家有关规定,导致因输入血液引起经血液传播疾病发生的,由县级以上人民政府卫生行政部门责令改正,通报批评,给予警告;造成传染病传播、流行或者其他严重后果的,对负有责任的主管人员和其他直接责任人员,依法给予降级、撤职、开除的处分,并可以依法吊销采供血机构的执业许可证。②《献血法》规定,血站违反有关操作规程和制度采集血液,由县级以上地方人民政府卫生行政部门责令改正,给献血者健康造成损害的,应当依法赔偿,对直接负责的主管人员和其他直接责任人员,依法给予行政处分;构成犯罪的,依法追究刑事责任。③《刑法》规定,经国家主管部门批准采集、供应血液或者制作、供应血液制品的部门,不依照规定进行检测或者违背其他操作规定,造成危害他人身体健康后果的,对单位判处罚金,并对其直接负责的主管人员和其他直接责任人员,处5年以下有期徒刑或者拘役。

3. 临床用血的包装、储存、运输不符合规定的法律责任 临床用血的包装、储存、运输,不符合国家规定的卫生标准和要求的,责令改正,给予警告,可以并处1万元以下的罚款。

4. 提供不符合国家规定标准血液的法律责任 血站违反规定向医疗机构提供不符合国家规定标准的血液的,由县级以上人民政府卫生行政部门责令改正;情节严重,造成经血液途径传播的疾病传播或者有传播严重危险的,限期整顿,对直接负责的主管人员和其他直接责任人员,依法给予行政处分;构成犯罪的,依法追究刑事责任。

5. 将不符合标准的血液用于患者的法律责任 ①医疗机构的医务人员违反规定,将不符合国家规定标准的血液用于患者的,由县级以上地方人民政府卫生行政部门责令改正;给患者健康造成损害的,应当依法赔偿,对直接负责的主管人员和其他直接责任人员,依法给予行政处分;构成犯罪的,依法追究刑事责任。②《刑法》规定,医务人员由于严重不负责任,造成就诊人死亡或者严重损害就诊人身体健康的,处3年以下有期徒刑或者拘役。

第17章 精神卫生法

> **2019考试大纲**

①概述;②心理健康促进和精神障碍预防;③精神障碍的诊断和治疗;④精神障碍的康复;⑤法律责任。

> **考纲解析**

近20年的医师考试中,本章的考点为精神障碍的诊断和治疗,执业医师每年考查分数为0~1分,助理医师每年考查分数为0~1分。

一、概 述

(1) 精神卫生工作实行预防为主的方针,坚持预防、治疗和康复相结合的原则。

(2) 精神障碍患者的人格尊严、人身和财产安全不受侵犯。精神障碍患者的教育、劳动、医疗以及从国家和社会获得物质帮助等方面的合法权益受法律保护。有关单位和个人应当对精神障碍患者的姓名、肖像、住址、工作单位、病历资料以及其他可能推断出其身份的信息予以保密;但是,依法履行职责需要公开的除外。

(3) 全社会应当尊重、理解、关爱精神障碍患者。任何组织或者个人不得歧视、侮辱、虐待精神障碍患者,不得非法限制精神障碍患者的人身自由。新闻报道和文学艺术作品等不得含有歧视、侮辱精神障碍患者的内容。

(4) 精神卫生工作实行政府组织领导、部门各负其责、家庭和单位尽力尽责、全社会共同参与的综合管理机制。

(5) 县级以上人民政府领导精神卫生工作,将其纳入国民经济和社会发展规划,建设和完善精神障碍的预防、治疗和康复服务体系,建立健全精神卫生工作协调机制和工作责任制,对有关部门承担的精神卫生工作进行考核、监督。乡镇人民政府和街道办事处根据本地区的实际情况,组织开展预防精神障碍发生、促进精神障碍患者康复等工作。

(6) 国务院卫生行政部门主管全国的精神卫生工作。县级以上地方人民政府卫生行政部门主管本行政区域的精神卫生工作。县级以上人民政府司法行政、民政、公安、教育、人力资源社会保障等部门在各自职责范围内负责有关的精神卫生工作。

(7) 精神障碍患者的监护人应当履行监护职责,维护精神障碍患者的合法权益。禁止对精神障碍患者实施家庭暴力,禁止遗弃精神障碍患者。

(8) 中国残疾人联合会及其地方组织依照法律、法规或者接受政府委托,动员社会力量,开展精神卫生工作。村民委员会、居民委员会依照本法的规定开展精神卫生工作,并对所在地人民政府开展的精神卫生工作予以协助。国家鼓励和支持工会、共产主义青年团、妇女联合会、红十字会、科学技术协会等团体依法开展精神卫生工作。

(9) 国家鼓励和支持开展精神卫生专门人才的培养,维护精神卫生工作人员的合法权益,加强精神卫生专业队伍建设。国家鼓励和支持开展精神卫生科学技术研究,发展现代医学、我国传统医学、心理学,提高精神障碍预防、诊断、治疗、康复的科学技术水平。国家鼓励和支持开展精神卫生领域的国际交流与合作。

(10) 各级人民政府和县级以上人民政府有关部门应当采取措施,鼓励和支持组织、个人提供精神卫生志愿服务,捐助精神卫生事业,兴建精神卫生公益设施。对在精神卫生工作中做出突出贡献的组织、个人,按照国家有关规定给予表彰、奖励。

二、心理健康促进和精神障碍预防

(1) 医务人员开展疾病诊疗服务,应当按照诊断标准和治疗规范的要求,对就诊者进行心理健康指导;发现就诊者可能患有精神障碍的,应当建议其到符合本法规定的医疗机构就诊。

(2) 监狱、看守所、拘留所、强制隔离戒毒所等场所,应当对服刑人员、被依法拘留、逮捕、强制隔离戒毒的人员等,开展精神卫生知识宣传,关注其心理健康状况,必要时提供心理咨询和心理辅导。

(3) 县级以上地方人民政府人力资源社会保障、教育、卫生、司法行政、公安等部门应当在各自职责范围内分别对本法第十五条至第十八条规定的单位履行精神障碍预防义务的情况进行督促和指导。

(4) 遵守执业规范,为社会公众提供专业化的心理咨询服务。心理咨询人员不得从事心理治疗或者精神障碍的诊断、治疗。心理咨询人员发现接受咨询的人员可能患有精神障碍的,应当建议其到符合本法规定的医疗机构就诊。心理咨询人员应当尊重接受咨询人员的隐私,并为其保守秘密。

(5) 国务院卫生行政部门建立精神卫生监测网络,实行严重精神障碍发病报告制度,组织开展精神障碍发生状况、发展趋势等的监测和专题调查工作。精神卫生监测和严重精神障碍发病报告管理办法,由国务院卫生行政部门制定。

三、精神障碍的诊断和治疗

(1) 开展精神障碍诊断、治疗活动,应当具备下列条件,并依照医疗机构的管理规定办理有关手续:①有与从事的精神障碍诊断、治疗相适应的精神科执业医师、护士。②有满足开展精神障碍诊断、治疗需要的设施和设备。③有完善的精神障碍诊断、治疗管理制度和质量监控制度。④从事精神障碍诊断、治疗的专科医疗机构还应当配备从事心理治疗的人员。

(2) 精神障碍的诊断、治疗,应当遵循维护患者合法权益、尊重患者人格尊严的原则,保障患者在现有条件下获得良好的精神卫生服务。精神障碍分类、诊断标准和治疗规范,由国务院卫生行政部门组织制定。

(3) 精神障碍的诊断应当以精神健康状况为依据。除法律另有规定外,不得违背本人意志进行确定其是否患有精神障碍的医学检查。

(4) 除个人自行到医疗机构进行精神障碍诊断外,疑似精神障碍患者的近亲属可以将其送往医疗机构进行精神障碍诊断。对查找不到近亲属的流浪乞讨疑似精神障碍患者,由当地民政等有关部门按照职责分工,帮助送往医疗机构进行精神障碍诊断。疑似精神障碍患者发生伤害自身、危害他人安全的行为,或者有伤害自身、危害他人安全的危险的,其近亲属、所在单位、当地公安机关应当立即采取措施予以制止,并将其送往医疗机构进行精神障碍诊断。医疗机构接到送诊的疑似精神障碍患者,不得拒绝为其做出诊断。

(5) 精神障碍的诊断应当由精神科执业医师做出。医疗机构接到依照本法第二十八条第二款规定送诊的疑似精神障碍患者,应当将其留院,立即指派精神科执业医师进行诊断,并及时出具诊断结论。

(6) 精神障碍的住院治疗实行自愿原则。诊断结论、病情评估表明,就诊者为严重精神障碍患者并有下列情形之一的,应当对其实施住院治疗:
①已经发生伤害自身的行为,或者有伤害自身的危险的;
②已经发生危害他人安全的行为,或者有危害他人安全的危险的。

(7) 精神障碍患者有本法第三十条第二款第一项情形的,经其监护人同意,医疗机构应当对患者实施住院治疗;监护人不同意的,医疗机构不得对患者实施住院治疗。监护人应当对在家居住的患者做好看护管理。

(8) 精神障碍患者有本法第三十条第二款第二项情形,患者或者其监护人对需要住院治疗的诊断结论有异议,不同意对患者实施住院治疗的,可以要求再次诊断和鉴定。

①依照前款规定要求再次诊断的,应当自收到诊断结论之日起三日内向原医疗机构或者其他具有合法资质的医疗机构提出。承担再次诊断的医疗机构应当在接到再次诊断要求后指派二名初次诊断医师以外的精神科执业医师进行再次诊断,并及时出具再次诊断结论。承担再次诊断的执业医师应当到收治患者的医疗机构面见、询问患者,该医疗机构应当予以配合。

②对再次诊断结论有异议的,可以自主委托依法取得执业资质的鉴定机构进行精神障碍医学鉴定;医疗机构应当公示经公告的鉴定机构名单和联系方式。接受委托的鉴定机构应当指定本机构具有该鉴定事项执业资格的两名以上鉴定人共同进行鉴定,并及时出具鉴定报告。

(9) 鉴定人应当到收治精神障碍患者的医疗机构面见、询问患者,该医疗机构应当予以配合。鉴定人本人或者其近亲属与鉴定事项有利害关系,可能影响其独立、客观、公正进行鉴定的,应当回避。

(10) 鉴定机构、鉴定人应当遵守有关法律、法规、规章的规定,尊重科学,恪守职业道德,按照精神障碍鉴定的实施程序、技术方法和操作规范,依法独立进行鉴定,出具客观、公正的鉴定报告。鉴定人应当对鉴定过程进行实时记录并签名。记录的内容应当真实、客观、准确、完整,记录的文本或者声像载体应当妥善保存。

(11) 再次诊断结论或者鉴定报告表明,不能确定就诊者为严重精神障碍患者,或者患者不需要住院治疗的,医疗机构不得对其实施住院治疗。

①再次诊断结论或者鉴定报告表明,精神障碍患者有本法第三十条第二款第二项情形的,其监护人应当同意对患者实施住院治疗。监护人阻碍实施住院治疗或者患者擅自脱离住院治疗的,可以由公安机关协助医疗机构采取措施对患者实施住院治疗。

②在相关机构出具再次诊断结论、鉴定报告前,收治精神障碍患者的医疗机构应当按照诊疗规范的要求对患者实施住院治疗。

(12) 诊断结论表明需要住院治疗的精神障碍患者,本人没有能力办理住院手续的,由其监护人办理住院手续;患者属于查找不到监护人的流浪乞讨人员的,由送诊的有关部门办理住院手续。精神障碍患者有本法第三十条第二款第二项情形,其监护人不办理住院手续的,由患者所在单位、村民委员会或者居民委员会办理住院手续,并由医疗机构在患者病历中予以记录。

(13) 医疗机构及其医务人员应当将精神障碍患者在诊断、治疗过程中享有的权利,告知患者或者其监护人。

(14) 医疗机构应当配备适宜的设施、设备,保护就诊和住院治疗的精神障碍患者的人身安全,防止其受到伤害,并为住院患者创造尽可能接近正常生活的环境和条件。

(15) 医疗机构及其医务人员应当遵循精神障碍诊断标准和治疗规范,制定治疗方案,并向精神障碍患者或者其监护人告知治疗方案和治疗方法、目的以及可能产生的后果。

(16) 精神障碍患者在医疗机构内发生或者将要发生伤害自身、危害他人安全、扰乱医疗秩序的行为,医疗机构及其医务人员在没有其他可替代措施的情况下,可以实施约束、隔离等保护性医疗措施。实施保护性医疗措施应当遵循诊断标准和治疗规范,并在实施后告知患者的监护人。禁止利用约束、隔离等保护性医疗措施惩罚精神障碍患者。

(17) 对精神障碍患者使用药物,应当以诊断和治疗为目的,使用安全、有效的药物,不得为诊断或者治疗以外的目的使用药物。医疗机构不得强迫精神障碍患者从事生产劳动。

(18) 禁止对依照本法第三十条第二款规定实施住院治疗的精神障碍患者实施以治疗精神障碍为目的的外科手术。

(19) 医疗机构对精神障碍患者实施下列治疗措施,应当向患者或者其监护人告知医疗风险、替代医疗方案等情况,并取得患者的书面同意;无法取得患者意见的,应当取得其监护人的书面同意,并经本医疗机构伦理委员会批准:①导致人体器官丧失功能的外科手术。②与精神障碍治疗有关的实验性临床医疗。③实施前款第一项治疗措施,因情况紧急查找不到监护人的,应当取得本医疗机构负责人和伦理委员会批准。④禁止对精神障碍患者实施与治疗其精神障碍无关的实验性临床医疗。

(20) 自愿住院治疗的精神障碍患者可以随时要求出院,医疗机构应当同意。

①对有本法第三十条第二款第一项情形的精神障碍患者实施住院治疗的,监护人可以随时要求患者出

院,医疗机构应当同意。

②医疗机构认为前两款规定的精神障碍患者不宜出院的,应当告知不宜出院的理由;患者或者其监护人仍要求出院的,执业医师应当在病历资料中详细记录告知的过程,同时提出出院后的医学建议,患者或者其监护人应当签字确认。

③对有本法第三十条第二款第二项情形的精神障碍患者实施住院治疗,医疗机构认为患者可以出院的,应当立即告知患者及其监护人。

④医疗机构应当根据精神障碍患者病情,及时组织精神科执业医师对依照本法第三十条第二款规定实施住院治疗的患者进行检查评估。评估结果表明患者不需要继续住院治疗的,医疗机构应当立即通知患者及其监护人。

(21) 精神障碍患者出院,本人没有能力办理出院手续的,监护人应当为其办理出院手续。

(22) 医疗机构及其医务人员应当尊重住院精神障碍患者的通讯和会见探访者等权利。除在急性发病期或者为了避免妨碍治疗可以暂时性限制外,不得限制患者的通讯和会见探访者等权利。

(23) 医疗机构及其医务人员应当在病历资料中如实记录精神障碍患者的病情、治疗措施、用药情况、实施约束、隔离措施等内容,并如实告知患者或者其监护人。患者及其监护人可以查阅、复制病历资料;但是,患者查阅、复制病历资料可能对其治疗产生不利影响的除外。病历资料保存期限**不得少于三十年**。

(24) 医疗机构不得因就诊者是精神障碍患者,推诿或者拒绝为其治疗属于本医疗机构诊疗范围的其他疾病。

(25) 精神障碍患者的监护人应当妥善看护未住院治疗的患者,按照医嘱督促其按时服药、接受随访或者治疗。村民委员会、居民委员会、患者所在单位等应当依患者或者其监护人的请求,对监护人看护患者提供必要的帮助。

(26) 县级以上地方人民政府卫生行政部门应当定期就下列事项对本行政区域内从事精神障碍诊断、治疗的医疗机构进行检查:①相关人员、设施、设备是否符合本法要求。②诊疗行为是否符合本法以及诊断标准、治疗规范的规定。③对精神障碍患者实施住院治疗的程序是否符合本法规定。④是否依法维护精神障碍患者的合法权益。

(27) 心理治疗活动应当在医疗机构内开展。专门从事心理治疗的人员不得从事精神障碍的诊断,不得为精神障碍患者开具处方或者提供外科治疗。心理治疗的技术规范由国务院卫生行政部门制定。

(28) 监狱、强制隔离戒毒所等场所应当采取措施,保证患有精神障碍的服刑人员、强制隔离戒毒人员等获得治疗。

(29) 精神障碍患者违反治安管理处罚法或者触犯刑法的,依照有关法律的规定处理。

四、精神障碍的康复

(1) 社区康复机构应当为需要康复的精神障碍患者提供场所和条件,对患者进行生活自理能力和社会适应能力等方面的康复训练。

(2) 医疗机构应当为在家居住的严重精神障碍患者提供精神科基本药物维持治疗,并为社区康复机构提供有关精神障碍康复的技术指导和支持。社区卫生服务机构、乡镇卫生院、村卫生室应当建立严重精神障碍患者的健康档案,对在家居住的严重精神障碍患者进行定期随访,指导患者服药和开展康复训练,并对患者的监护人进行精神卫生知识和看护知识的培训。县级人民政府卫生行政部门应当为社区卫生服务机构、乡镇卫生院、村卫生室开展上述工作给予指导和培训。

(3) 村民委员会、居民委员会应当为生活困难的精神障碍患者家庭提供帮助,并向所在地乡镇人民政府或者街道办事处以及县级人民政府有关部门反映患者及其家庭的情况和要求,帮助其解决实际困难,为患者融入社会创造条件。

(4) 残疾人组织或者残疾人康复机构应当根据精神障碍患者康复的需要,组织患者参加康复活动。

(5) 用人单位应当根据精神障碍患者的实际情况,安排患者从事力所能及的工作,保障患者享有同等待遇,安排患者参加必要的职业技能培训,提高患者的就业能力,为患者创造适宜的工作环境,对患者在工作中取得的成绩予以鼓励。

(6) 精神障碍患者的监护人应当协助患者进行生活自理能力和社会适应能力等方面的康复训练。精神障碍患者的监护人在看护患者过程中需要技术指导的,社区卫生服务机构或者乡镇卫生院、村卫生室、社区康复机构应当提供。

五、法律责任

(1) 县级以上人民政府卫生行政部门和其他有关部门未依照本法规定履行精神卫生工作职责,或者滥用职权、玩忽职守、徇私舞弊的,由本级人民政府或者上一级人民政府有关部门责令改正,通报批评,对直接负责的主管人员和其他直接责任人员依法给予警告、记过或者记大过的处分;造成严重后果的,给予降级、撤职或者开除的处分。

(2) 不符合本法规定条件的医疗机构擅自从事精神障碍诊断、治疗的,由县级以上人民政府卫生行政部门责令停止相关诊疗活动,给予警告,并处五千元以上一万元以下罚款,有违法所得的,没收违法所得;对直接负责的主管人员和其他直接责任人员依法给予或者责令给予降低岗位等级或者撤职、开除的处分;对有关医务人员,吊销其执业证书。

(3) 医疗机构及其工作人员有下列行为之一的,由县级以上人民政府卫生行政部门责令改正,给予警告;情节严重的,对直接负责的主管人员和其他直接责任人员依法给予或者责令给予降低岗位等级或者撤职、开除的处分,并可以责令有关医务人员暂停一个月以上六个月以下执业活动:①拒绝对送诊的疑似精神障碍患者做出诊断的。②对依照本法第三十条第二款规定实施住院治疗的患者未及时进行检查评估或者未根据评估结果做出处理的。

(4) 医疗机构及其工作人员有下列行为之一的,由县级以上人民政府卫生行政部门责令改正,对直接负责的主管人员和其他直接责任人员依法给予或者责令给予降低岗位等级或者撤职的处分;对有关医务人员,暂停六个月以上一年以下执业活动;情节严重的,给予或者责令给予开除的处分,并吊销有关医务人员的执业证书:①违反本法规定实施约束、隔离等保护性医疗措施的。②违反本法规定,强迫精神障碍患者劳动的。③违反本法规定对精神障碍患者实施外科手术或者实验性临床医疗的。④违反本法规定,侵害精神障碍患者的通讯和会见探访者等权利的。⑤违反精神障碍诊断标准,将非精神障碍患者诊断为精神障碍患者的。

(5) 有下列情形之一的,由县级以上人民政府卫生行政部门、工商行政管理部门依据各自职责责令改正,给予警告,并处5 000元以上1万元以下罚款,有违法所得的,没收违法所得;造成严重后果的,责令暂停六个月以上一年以下执业活动,直至吊销执业证书或者营业执照:①心理咨询人员从事心理治疗或者精神障碍的诊断、治疗的。②从事心理治疗的人员在医疗机构以外开展心理治疗活动的。③专门从事心理治疗的人员从事精神障碍的诊断的。④专门从事心理治疗的人员为精神障碍患者开具处方或者提供外科治疗的。心理咨询人员、专门从事心理治疗的人员在心理咨询、心理治疗活动中造成他人人身、财产或者其他损害的,依法承担民事责任。

(6) 有关单位和个人违反本法第四条第三款规定,给精神障碍患者造成损害的,依法承担赔偿责任;对单位直接负责的主管人员和其他直接责任人员,还应当依法给予处分。

(7) 违反本法规定,有下列情形之一,给精神障碍患者或者其他公民造成人身、财产或者其他损害的,依法承担赔偿责任:①将非精神障碍患者故意作为精神障碍患者送入医疗机构治疗的。②精神障碍患者的监护人遗弃患者,或者有不履行监护职责的其他情形的。③歧视、侮辱、虐待精神障碍患者,侵害患者的人格尊严、人身安全的。④非法限制精神障碍患者人身自由的。⑤其他侵害精神障碍患者合法权益的情形。

(8) 医疗机构出具的诊断结论表明精神障碍患者应当住院治疗而其监护人拒绝,致使患者造成他人人身、财产损害的,或者患者有其他造成他人人身、财产损害情形的,其监护人依法承担民事责任。

(9) 在精神障碍的诊断、治疗、鉴定过程中,寻衅滋事,阻挠有关工作人员依照本法的规定履行职责,扰乱医疗机构、鉴定机构工作秩序的,依法给予治安管理处罚。

(10) 精神障碍患者或者其监护人、近亲属认为行政机关、医疗机构或者其他有关单位和个人违反本法规定侵害患者合法权益的,可以依法提起诉讼。

第18章 人体器官移植条例

▶ 2019 考试大纲

①概述;②人体器官的捐献;③人体器官的移植;④法律责任。

▶ 考纲解析

近20年的医师考试中,本章的考点为人体器官移植的**法律责任**,执业医师每年考查分数为0~1分,助理医师每年考查分数为0~1分。

一、概 述

(1) 人体器官移植,是指摘取人体器官捐献人具有特定功能的心脏、肺、肝、肾或者胰腺等器官的全部或者部分,将其植入接受人身体以代替其病损器官的过程。

(2) 国务院卫生主管部门负责全国人体器官移植的监督管理工作。县级以上地方人民政府卫生主管部门负责本行政区域人体器官移植的监督管理工作。各级红十字会依法参与人体器官捐献的宣传等工作。

(3) 申请人体器官移植手术患者的排序,应当符合医疗需要,遵循公平、公正和公开的原则。

(4) 任何组织或者个人不得以任何形式买卖人体器官,不得从事与买卖人体器官有关的活动。

二、人体器官的捐献

1. 人体器官捐献的原则　①人体器官捐献应当遵循自愿、无偿的原则。②公民享有捐献或者不捐献其人体器官的权利;任何组织或者个人不得强迫、欺骗或者利诱他人捐献人体器官。

2. 捐献人体器官公民的条件　捐献人体器官的公民应当具有完全民事行为能力。公民生前表示不同意捐献其人体器官的,任何组织或者个人不得捐献、摘取该公民的人体器官;公民生前未表示不同意捐献其人体器官的,该公民死亡后,其配偶、成年子女、父母可以以书面形式共同表示同意捐献该公民人体器官的意愿。

3. 一般要求　①公民捐献其人体器官应当有书面形式的捐献意愿,对已经表示捐献其人体器官的意愿,有权予以撤销。②任何组织或者个人不得摘取未满18周岁公民的活器官用于移植。

4. 活体器官接受人的条件　活体器官的接受人限于活体器官捐献人的配偶、直系血亲或者三代以内旁系血亲,或者有证据证明与活体器官捐献人存在因帮扶等形成亲情关系的人员。

三、人体器官的移植

1. 人体器官移植诊疗科目登记和条件

(1) 登记　医疗机构从事人体器官移植,应当依照《医疗机构管理条例》的规定,向所在地省、自治区、直辖市人民政府卫生主管部门申请办理人体器官移植诊疗科目登记。

(2) 医疗机构从事人体器官移植,应当具备下列条件　①有与从事人体器官移植相适应的执业医师和其他医务人员;②有满足人体器官移植所需要的设备、设施;③有由医学、法学、伦理学等方面专家组成的人体器官移植技术临床应用与伦理委员会,该委员会中从事人体器官移植的医学专家不超过委员人数的1/4;④有完善的人体器官移植质量监控等管理制度。

2. 人体器官移植诊疗科目的注销　已经办理人体器官移植诊疗科目登记的医疗机构不再具备人体器官移植条例规定条件的,应当停止从事人体器官移植,并向原登记部门报告。原登记部门应当自收到报告之日起2日内注销该医疗机构的人体器官移植诊疗科目登记,并予以公布。

3. 人体器官移植临床应用能力评估　省级以上人民政府卫生主管部门应当定期组织专家根据人体器官移植手术成功率、植入的人体器官和术后患者的长期存活率,对医疗机构的人体器官移植临床应用能力进行评估,并及时公布评估结果;对评估不合格的,由原登记部门撤销人体器官移植诊疗科目登记。

4. 对人体器官捐献人的医学检查和接受人的风险评估　实施人体器官移植手术的医疗机构及其医务人员应当对人体器官捐献人进行医学检查,对接受人因人体器官移植感染疾病的风险进行评估,并采取措施,降低风险。

5. 人体器官移植的伦理审查　①摘取活体器官前或者尸体器官捐献人死亡前,负责器官移植的执业医师应当向伦理委员会提出摘取人体器官审查申请。伦理委员会不同意摘取人体器官的,医疗机构不得做出摘取人体器官的决定,医务人员不得摘取人体器官。②人体器官移植技术临床应用与伦理委员会收到摘取人体器官审查申请后,应当对下列事项进行审查,并出具同意或者不同意的书面意见:人体器官捐献人的捐献意愿是否真实;有无买卖或者变相买卖人体器官的情形;人体器官的配型和接受人的适应证是否符合伦理原则和人体器官移植技术管理规范。经2/3以上委员同意,伦理委员会方可出具同意的书面意见。

6. 摘取活体器官应当履行的义务　从事人体器官移植的医疗机构及其医务人员摘取活体器官前,应当履行下列义务:①向活体器官捐献人说明器官摘取手术的风险、术后注意事项、可能发生的并发症及其预防措施等,并与活体器官捐献人签署知情同意书;②查验活体器官捐献人同意捐献其器官的书面意愿、活体器官捐献人与接受人存在人体器官移植条例规定关系的证明材料;③确认除摘取器官产生的直接后果外不会损害活体器官捐献人其他正常的生理功能。从事人体器官移植的医疗机构应当保存活体器官捐献人的医学资料,并进行随访。

7. 摘取尸体器官的要求　①摘取尸体器官,应当在依法判定尸体器官捐献人死亡后进行;②从事人体官移植的医务人员不得参与捐献人的死亡判定。

8. 人体器官移植的费用 医疗机构实施人体器官移植手术,不得收取或者变相收取所移植人体器官的费用:①摘取和植入人体器官的手术费;②保存和运送人体器官的费用;③摘取、植入人体器官所发生的药费、检验费、医用耗材费。

9. 医务人员应当对个人资料保密。

四、法律责任

1. 买卖人体器官及相关活动的法律责任 ①买卖人体器官或者从事与买卖人体器官有关活动的,由设区的市级以上卫生主管部门,没收违法所得,处交易额8倍以上10倍以下罚款;医疗机构,撤销该医疗机构人体器官移植诊疗科目登记,3年内不得再申请人体器官移植诊疗科目登记;医务人员,吊销其执业证书。②国家工作人员参与买卖人体器官或者从事与买卖人体器官有关活动的,由有关国家机关依据职权依法给予撤职、开除的处分。

2. 医疗机构未办理人体器官移植诊疗科目登记 擅自从事人体器官移植的,依照《医疗机构管理条例》的规定予以处罚。

3. 未对人体器官捐献人进行医学检查的法律责任 医疗机构及其医务人员,未对人体器官捐献人进行医学检查或者未采取措施,导致接受人因人体器官移植手术感染疾病的,依照《医疗事故处理条例》的规定予以处罚。给他人造成损害的,应当依法承担民事责任。

4. 泄露个人资料的法律责任 医务人员泄露人体器官捐献人、接受人或者申请人体器官移植手术患者个人资料的,依照《执业医师法》或者国家有关护士管理的规定予以处罚。给他人造成损害的,应当依法承担民事责任。

5. 从事人体器官移植的医务人员参与死亡判定的法律责任 从事人体器官移植的医务人员参与尸体器官捐献人的死亡判定的,由县级以上卫生主管部门依照职责分工暂停其6个月以上1年以下执业活动;情节严重的,吊销其执业证书。

6. 医疗机构的法律责任 ①下列情形,对负有责任的主管人员和其他直接责任人员依法给予处分;情节严重的,由原登记部门撤销该医疗机构人体器官移植诊疗科目登记,该医疗机构3年内不得再申请人体器官移植诊疗科目登记:不再具备人体器官移植条例规定条件,仍从事人体器官移植的;未经人体器官移植技术临床应用与伦理委员会审查同意,做出摘取人体器官的决定,或者胁迫医务人员违反人体器官移植条例规定摘取人体器官的;摘取活体器官前未履行说明、查验、确认义务的;对摘取器官完毕的尸体未进行符合伦理原则的医学处理,恢复尸体原貌的。②医疗机构未定期将实施人体器官移植的情况向所在地省、自治区、直辖市人民政府卫生主管部门报告的,由所在地省、自治区、直辖市人民政府卫生主管部门责令限期改正;逾期不改正的,对负有责任的主管人员和其他直接责任人员依法给予处分。

7. 医务人员的法律责任 有下列情形的(同医疗机构的后3条),依法给予处分;暂停其6个月以上1年以下执业活动,吊销其执业证书:①未经人体器官移植技术临床应用与伦理委员会审查同意摘取人体器官的;②摘取活体器官前未依照人体器官移植条例规定履行说明、查验、确认义务的;③对摘取器官完毕的尸体未进行符合伦理原则的医学处理,恢复尸体原貌的。国家机关工作人员在人体器官移植监督管理工作中滥用职权、玩忽职守、徇私舞弊,构成犯罪的,依法追究刑事责任;尚不构成犯罪的,依法给予处分。

第19章 疫苗流通和预防接种管理条例

➢ 2019考试大纲
①概述;②疫苗的接种;③预防接种异常反应的处理;④法律责任。

➢ 考纲解析
近20年的医师考试中,本章的考点为预防接种异常反应的处理,执业医师每年考查分数为0~1分,助理医师每年考查分数为0~1分。

一、概 述

疫苗分为两类:第一类疫苗,是指政府免费向公民提供,公民应当依照政府的规定受种的疫苗,包括国家免疫规划确定的疫苗,省、自治区、直辖市人民政府在执行国家免疫规划时增加的疫苗,以及县级以上人民政府或者其卫生主管部门组织的应急接种或者群体性预防接种所使用的疫苗;第二类疫苗,是指由公民自费并且自愿受种的其他疫苗。

二、疫苗接种

1. 疾病预防控制机构的职责　各级疾病预防控制机构根据国家免疫规划或者接种方案,开展与预防接种相关的宣传、培训、技术指导、监测、评价、流行病学调查、应急处置等工作,并依照国务院卫生主管部门的规定做好记录。

2. 群体性预防接种的管理　①县级以上卫生主管部门根据传染病监测和预警信息,需要在本行政区域内部分地区进行群体性预防接种的,应当报经本级人民政府决定,并向省级卫生主管部门备案;省区域全部范围,应由省级卫生主管部门报经本级人民政府决定,并向国务院卫生主管部门备案;②全国范围或者跨省范围,应当由国务院卫生主管部门决定;③任何单位或者个人不得擅自进行群体性预防接种。

3. 儿童预防接种的管理　①国家对儿童实行预防接种证制度;②医疗机构、疾病预防控制机构与儿童的监护人应当相互配合,保证儿童及时接受预防接种;③儿童出生后4个月内,其监护人应当与儿童居住地承担预防接种工作的接种单位为其办理预防接种证。接种单位对儿童实施接种时,应当查验预防接种证,并做好记录。儿童入托、入学时,托幼机构、学校应当查验预防接种证,发现未依照国家免疫规划受种的儿童,应当向所在地的县级疾病预防控制机构或者儿童居住地承担预防接种工作的接种单位报告,并配合疾病预防控制机构或者接种单位督促其监护人在儿童入托、入学后及时到接种单位补种。

4. 疫苗接种单位的管理　①预防接种单位的条件:具有医疗机构执业许可证件;具有经过县级卫生主管部门组织的预防接种专业培训并考核合格的执业医师、执业助理医师、护士或者乡村医生;具有符合疫苗储存、运输管理规范的冷藏设施、设备和冷藏保管制度。承担预防接种工作的城镇医疗卫生机构,应当设立预防接种门诊。②遵守预防接种工作规范:遵守预防接种工作规范、免疫程序、疫苗使用指导原则和接种方案,并在其接种场所的显著位置公示第一类疫苗的品种和接种方法。

5. 医疗卫生人员的责任　①实施接种前,应当告知受种者或者其监护人所接种疫苗的品种、作用、禁忌、不良反应及注意事项,询问受种者的健康状况以及是否有接种禁忌等情况,并如实记录告知和询问情况。②医疗卫生人员依照规定填写并保存接种记录;对于因有接种禁忌而不能接种的受种者,医疗卫生人员应当对受种者或者其监护人提出医学建议。

三、预防接种异常反应的处理

1. 不属于预防接种异常反应的情形　①因疫苗本身特性引起的接种后一般反应;②因疫苗质量不合格给受种者造成的损害;③因接种单位违反预防接种工作规范、免疫程序、疫苗使用指导原则、接种方案给受种者造成的损害;④受种者在接种时正处于某种疾病的潜伏期或者前驱期,接种后偶合发病;⑤受种者有疫苗说明书规定的接种禁忌,在接种前受种者或者其监护人未如实提供受种者的健康状况和接种禁忌等情况,接种后受种者原有疾病急性复发或者病情加重;⑥因心理因素发生的个体或者群体的心因性反应。

2. 预防接种异常反应的处理

(1) 预防接种异常反应的报告　①疾病预防控制机构和接种单位及其医疗卫生人员发现预防接种异常反应、疑似预防接种异常反应或者接到相关报告的,应当依照预防接种工作规范及时处理,并立即报告所在地的县级人民政府卫生主管部门、药品监督管理部门。②接到报告的卫生主管部门、药品监督管理部门应当立即组织调查处理。

(2) 预防接种异常反应争议的处理　①争议发生后,接种单位或者受种方可以请求接种单位所在地的县级人民政府卫生主管部门处理。②因预防接种导致受种者死亡、严重残疾或者群体性疑似预防接种异常反应,接种单位或者受种方请求县级人民政府卫生主管部门处理的,接到处理请求的卫生主管部门应当采取必要的应急处置措施,及时向本级人民政府报告,并移送上一级卫生主管部门处理。

3. 预防接种异常反应的鉴定与赔偿　①预防接种异常反应的鉴定参照医疗事故处理条例执行。因预防接种异常反应造成受种者死亡、严重残疾或者器官组织损伤的,应当给予一次性补偿。②接种第一类疫苗引起预防接种异常反应需要对受种者予以补偿的,补偿费用由省级人民政府财政部门在预防接种工作经费中安排。③接种第二类疫苗引起预防接种异常反应需要对受种者予以补偿的,补偿费用出相关的疫苗生产企业承担。④因疫苗质量不合格给受种者造成损害的,依照药品管理法的有关规定处理;因接种单位违反预防接种工作规范、免疫程序、疫苗使用指导原则、接种方案给受种者造成损害的,依照《医疗事故处理条例》的有关规定处理。

四、法律责任

1. 疾病预防控制机构的法律责任

(1) 疾病预防控制机构有下列情形之一的,由县级以上人民政府卫生主管部门责令改正,通报批评,给予警告;有违法所得的,没收违法所得;拒不改正的,对主要负责人、直接负责的主管人员和其他直接责任人员依法给予警告、降级的处分:①未按照使用计划将第一类疫苗分发到下级疾病预防控制机构、接种单位、乡级医疗卫生机构的;②设区的市级以上疾病预防控制机构违反本条例规定,直接向接种单位供应第二类疫苗的;③未依照规定建立并保存疫苗购进、分发、供应记录的。

(2) 疾病预防控制机构有下列情形之一的,由县级以上地方人民政府卫生主管部门责令改正,给予警告;有违法所得的,没收违法所得;拒不改正的,对主要负责人、直接负责的主管人员和其他直接责任人员依法给予警告、降级的处分;造成受种者人身损害或者其他严重后果的,对象要负责人、直接负责的主管人员依法给予撤职、开除的处分,并由原发证部门吊销负有责任的医疗卫生人员的执业证书:①从不具有疫苗经营资格的单位或者个人购进第二类疫苗的;②接种疫苗未遵守预防接种工作规范、免疫程序、疫苗使用指导原则、接种方案的;③发现预防接种异常反应或者疑似预防接种异常反应,未依照规定及时处理或者报告的;④擅自进行群体性预防接种的。

2. 接种单位的法律责任

(1) 接种单位有下列情形之一的,由所在地的县级人民政府卫生主管部门责令改正,给予警告;拒不改正的,对主要负责人、直接负责的主管人员依法给予警告、降级的处分,对负有责任的医疗卫生人员责令暂停3个月以上6个月以下的执业活动:①未依照规定建立并保存真实、完整的疫苗接收或者购进记录的;②未在其接种场所的显著位置公示第一类疫苗的品种和接种方法的;③医疗卫生人员在接种前,未依照本条例规定告知、询问受种者或者其监护人有关情况的;④实施预防接种的医疗卫生人员未依照规定填写并保存接种记录的;⑤未依照规定对接种疫苗的情况进行登记并报告的。

(2) 接种单位有下列情形之一的,由县级以上地方人民政府卫生主管部门责令改正,给予警告;有违法所得的,没收违法所得;拒不改正的,对主要负责人、直接负责的主管人员和其他直接责任人员依法给予警告、降级的处分;造成受种者人身损害或者其他严重后果的,对主要负责人、直接负责的主管人员依法给予撤职、开除的处分,并由原发证部门吊销负有责任的医疗卫生人员的执业证书:①从不具有疫苗经营资格的单位或者个人购进第二类疫苗的;②接种疫苗未遵守预防接种工作规范、免疫程序、疫苗使用指导原则、接种方案的;③发现预防接种异常反应或者疑似预防接种异常反应,未依照规定及时处理或者报告的;④擅自进行群体性预防接种的。

第20章 职业病防治法

> **2019考试大纲**

①概述;②职业病诊断与职业病病人保障;③法律责任。

> **考纲解析**

近20年的医师考试中,本章的考点为 2019新增考点,执业医师每年考查分数为1~2分,助理医师每年考查分数为0~1分。

一、概 述

1. 职业病的概念 职业病是指企业、事业单位和个体经济组织(简称用人单位)的劳动者在职业活动中,因接触粉尘、放射性物质和其他有毒、有害物质等因素而引起的疾病。

2. 职业病分类和目录制定 职业病是指国家法定职业病,即国家公布的职业病分类和目录所列职业病。目前国家法定职业病有10类115种:①粉尘类;②放射性物质类(电离辐射);③化学物质类;④物理因素;⑤生物因素;⑥导致职业性皮肤病的危害因素;⑦导致职业性眼病的危害因素;⑧导致职业性耳鼻喉口腔病的危害因素;⑨职业性肿瘤的职业病危害因素;⑩其他职业病危害因素。除此之外的任何疾病即使与职业有关也不能诊断为职业病。

3. 国家职业卫生标准的制定 有关防治职业病的国家职业卫生标准,由国务院卫生行政部门组织制定并公布。国务院卫生行政部门应当组织开展重点职业病监测和专项调查,对职业健康风险进行评估,为制定职业卫生标准和职业病防治政策提供科学依据。县级以上地方人民政府卫生行政部门应当定期对本行政区域的职业病防治情况进行统计和调查分析。

二、职业病诊断与职业病病人保障

1. 职业病诊断机构的设立及其条件

(1) 诊断机构 ①有执业许可的医疗卫生机构,事业法人资格;②经省级以上卫生行政部门批准具有职业病诊断资格。

（2）诊断人员　①执业医师,取得职业病诊断资格者;②三人以上集体诊断方式。

2. 职业病诊断应当综合分析的因素　①职业病危害接触史;②病人的职业史;③临床表现以及辅助检查结果。

3. 职业病诊断、鉴定的现场调查　①用人单位应当如实提供职业病诊断、鉴定所需的劳动者职业史和职业病危害接触史、工作场所职业病危害因素检测结果等资料;安全生产监督管理部门应当监督检查和督促用人单位提供上述资料;劳动者和有关机构也应当提供与职业病诊断、鉴定有关的资料。②职业病诊断、鉴定机构需要了解工作场所职业病危害因素情况时,可以对工作场所进行现场调查,也可以向安全生产监督管理部门提出,安全生产监督管理部门应当在十日内组织现场调查。用人单位不得拒绝、阻挠。

4. 发现职业病病人或者疑似职业病病人的报告　①医疗卫生机构发现疑似职业病病人时,应当告知劳动者本人并及时通知用人单位。②用人单位应当及时安排对疑似职业病病人进行诊断;在疑似职业病病人诊断或者医学观察期间,不得解除或者终止与其订立的劳动合同。③疑似职业病病人在诊断、医学观察期间的费用,由用人单位承担。

5. 职业病诊断异议的处理　①由当事人（劳动者或用人单位）提出;②诊断所在地卫生行政部门受理;③选取省级卫生行政部门设立的职业病诊断专家库专家组成职业病诊断争议鉴定委员会;④其人员应遵守职业道德,客观公正地进行诊断鉴定并承担相应的责任,不得私下接触当事人,不得收受当事人的财务或者其他好处;⑤与当事人有利害关系者应当回避;⑥两级（省、市）鉴定,省级鉴定终结。

6. 职业病诊断鉴定委员会的组成　①职业病诊断鉴定委员会由相关专业的专家组成。②省、自治区、直辖市人民政府卫生行政部门应当设立相关的专家库,需要对职业病争议作出诊断鉴定时,由当事人或者当事人委托有关卫生行政部门从专家库中以随机抽取的方式确定参加诊断鉴定委员会的专家。

7. 职业病诊断鉴定委员会组成人员的责任　职业病诊断鉴定委员会应当按照国务院卫生行政部门颁布的职业病诊断标准和职业病诊断、鉴定办法进行职业病诊断鉴定,向当事人出具职业病诊断鉴定书。职业病诊断、鉴定费用由用人单位承担。

8. 劳动者职业病诊断地点的选择　劳动者可以在用人单位所在地、本人户籍所在地或者经常居住地依法承担职业病诊断的医疗卫生机构,进行职业病诊断。规定劳动者可以选择用人单位所在地的职业病诊断机构进行职业病诊断。

9. 职业病病人保障　①对疑似职业病病人,应告知劳动者本人,并通知用人单位;②用人单位应及时安排疑似职业病病人进行诊断,此间不得解除或终止与其订立的劳动合同;③用人单位应对职业病病人给予治疗、康复和定期复查,以及调岗等妥善安置;④用人单位对从事职业病危害作业的劳动者给予适当岗位津贴;⑤职业病病人依法享有工伤社会保险待遇,以及获得民事赔偿的权利;⑥职业病病人变动工作岗位时,其依法享有的待遇不变。

三、法律责任

1. 未按规定报告职业病的医疗卫生机构的法律责任　卫生行政部门、安全生产监督管理部门不按照规定报告职业病和职业病危害事故的,由上一级行政部门责令改正,通报批评,给予警告;虚报、瞒报的,对单位负责人、直接负责的主管人员和其他直接责任人员依法给予降级、撤职或者开除的处分。

2. 擅自从事职业病诊断的医疗卫生机构的法律责任　未取得职业卫生技术服务资质认可擅自从事职业卫生技术服务的,或者医疗卫生机构未经批准擅自从事职业病诊断的,由安全生产监督管理部门和卫生行政部门依据职责分工责令立即停止违法行为,没收违法所得;违法所得5 000元以上的,并处违法所得二倍以上十倍以下的罚款;没有违法所得或者违法所得不足5 000元的,并处5 000元以上5万元以下的罚款;情节严重的,对直接负责的主管人员和其他直接责任人员,依法给予降级、撤职或者开除的处分。

3. 承担职业病诊断的医疗卫生机构的法律责任　从事职业卫生技术服务的机构和承担职业病诊断的医疗卫生机构违反本法规定,有下列行为之一的,由安全生产监督管理部门和卫生行政部门依据职责分工责令立即停止违法行为,给予警告,没收违法所得;违法所得5 000元以上的,并处违法所得二倍以上五倍以下的罚款;没有违法所得或者违法所得不足5 000元的,并处5 000元以上2万元以下的罚款;情节严重的,由原认可或者批准机关取消其相应的资格;对直接负责的主管人员和其他直接责任人员,依法给予降级、撤职或者开除的处分;构成犯罪的,依法追究刑事责任:①超出资质认可或者批准范围从事职业卫生技术服务或者职业病诊断的;②不按照本法规定履行法定职责的;③出具虚假证明文件的。

4. 职业病诊断鉴定委员会组成人的法律责任　职业病诊断鉴定委员会组成人员收受职业病诊断争议当事人的财物或者其他好处的,给予警告,没收收受的财物,可以并处3 000元以上5万元以下的罚款,取消其担任职业病诊断鉴定委员会组成人员的资格,并从省、自治区、直辖市人民政府卫生行政部门设立的专家库中予以除名。

第21章 药品不良反应报告和监测管理办法

> **2019考试大纲**
> ①概述；②报告与处置；③法律责任。

> **考纲解析**
> 近20年的医师考试中,本章的考点为 **2019新增考点**,执业医师每年考查分数为0~1分,助理医师每年考查分数为0~1分。

一、概 念

药品的不良反应(ADR),主要是指合格药品在正常用法用量情况下,出现与用药目的无关的或意外的有害反应。药品不良反应报告制度,是指药品生产企业(包括进口药品的境外制药厂商)、药品经营企业、医疗机构应当按照规定及时向国家食品药品监督管理局及各级卫生行政部门报告所发现的药品不良反应的制度。

二、报告与处置

1. 报告程序 药品不良反应实行逐级、定期报告制度,必要时可越级报告。

2. 具体要求 ①药品生产、经营企业和医疗机构获知或者发现可能与用药有关的不良反应,应当通过国家药品不良反应监测信息网络报告;或通过纸质报表由所在地监测机构代为在线报告。报告内容应当真实、完整、准确;②各级药品不良反应监测机构应当对本行政区域内的药品不良反应报告和监测资料进行评价和管理;③药品生产、经营企业和医疗机构应当配合调查,并提供调查所需的资料;④药品生产、经营企业和医疗机构应当建立并保存药品不良反应报告和监测档案。

3. 评价与控制 药品的生产、经营企业和医疗机构对收集到的药品不良反应报告和监测资料进行分析、评价,并主动开展药品安全性研究。国家食品药品监督管理局根据药品分析评价结果,可以要求企业开展药品安全性、有效性相关研究;对已确认发生严重不良反应的药品,应当通过各种有效途径将药品不良反应、合理用药信息及时告知医务人员、病人和公众;采取责令修改药品说明书,暂停生产、销售、使用和召回药品等措施,对不良反应大的药品,应当撤销药品批准证明文件,并将有关措施及时通报国务院卫生行政部门。

三、法律责任

1. 药品生产企业有下列情形之一的,由所在地药品监督管理部门给予警告,责令限期改正,可以并处5 000元以上3万元以下的罚款 ①未按照规定建立药品不良反应报告和监测管理制度,或者无专门机构、专职人员负责本单位药品不良反应报告和监测工作的;②未建立和保存药品不良反应监测档案的;③未按照要求开展药品不良反应或者群体不良事件报告、调查、评价和处理的;④未按照要求提交定期安全性更新报告的;⑤未按照要求开展重点监测的;⑥不配合严重药品不良反应或者群体不良事件相关调查工作的;⑦其他违反本办法规定的。药品生产企业有前款规定第④项、第⑤项情形之一的,按照《药品注册管理办法》的规定对相应药品不予再注册。

2. 药品经营企业有下列情形之一的,由所在地药品监督管理部门给予警告,责令限期改正;逾期不改的,处3万元以下的罚款 ①无专职或者兼职人员负责本单位药品不良反应监测工作的;②未按照要求开展药品不良反应或者群体不良事件报告、调查、评价和处理的;③不配合严重药品不良反应或者群体不良事件相关调查工作的。

3. 医疗机构有下列情形之一的,由所在地卫生行政部门给予警告,责令限期改正;逾期不改的,处3万元以下的罚款。情节严重并造成严重后果的,由所在地卫生行政部门对相关责任人给予行政处分 ①无专职或者兼职人员负责本单位药品不良反应监测工作的;②未按照要求开展药品不良反应或者群体不良事件报告、调查、评价和处理的;③不配合严重药品不良反应和群体不良事件相关调查工作的。药品监督管理部门发现医疗机构有前款规定行为之一的,应当移交同级卫生行政部门处理。卫生行政部门对医疗机构作出行政处罚决定的,应当及时通报同级药品监督管理部门。

4. 其他 ①各级药品监督管理部门、卫生行政部门和药品不良反应监测机构及其有关工作人员在药品不良反应报告和监测管理工作中违反本办法,造成严重后果的,依照有关规定给予行政处分。②药品生产、经营企业和医疗机构违反相关规定,给药品使用者造成损害的,依法承担赔偿责任。

第四部分 预防医学

第四部分 预防医学

学习导图

章 序	章 名	内 容	所占分数 执业医师	所占分数 助理医师
1	绪论	绪论	1分	1分
2	医学统计学方法	基本概念和基本步骤	5分	3分
		定量资料的统计描述		
		定量资料的统计推断		
		分类资料的统计描述		
		分类资料的统计推断		
		秩和检验		
		直线回归和相关		
		Logistic 回归分析		
		生存分析		
		统计表和统计图		
3	流行病学原理和方法	流行病学概论	6分	2分
		流行病学资料的来源与疾病分布		
		常用流行病学研究方法		
		偏倚控制及病因推断		
		诊断试验和筛检试验		
		公共卫生监测与疾病暴发的调查		
		循证医学		
4	临床预防服务	临床预防服务概述	5分	2分
		健康相关行为干预		
		烟草使用的控制		
		合理营养指导		
		身体活动促进		
		疾病的早期发现和处理		
5	社区公共卫生	传染病的预防与控制	6分	3分
		慢性非传染性疾病的预防与管理		
		环境卫生		
		职业卫生服务与职业病管理		
		食品安全与食品中毒		
		医疗场所健康安全管理		
		突发公共卫生事件及其应急策略		
6	卫生服务体系与卫生管理	卫生系统及其功能	5分	2分
		医疗保险		
		全球卫生保健策略与我国卫生改革		

复习策略

预防医学是考试的中等科目,每年执业医师的考试分数为 30 分左右,助理医师为 15 分左右。总体来说,考试的第 1、4、5、6 章属于较为简单的预防医学内容,考生需要识记;第 2、3 章内容属于统计学知识,广大考生认为较难,同时也是我们日常工作中不太接触的内容,广大考生只需要理解记忆基础的考点即可。

第1章 绪 论

> **2019 考试大纲**

①预防医学的概述:定义、内容、特点、意义。②健康及其影响因素:当代健康观、影响健康的主要因素、健康决定因素生态学模型。③三级预防策略:疾病自然史与预防机会;三级预防策略:第一级预防、第二级预防、第三级预防。

> **考纲解析**

近 20 年的医师考试中,本章的考试重点是疾病的三级预防,执业医师每年考查分数为 1~2 分,助理医师每年考查分数为 0~1 分。

一、预防医学概念

1. 预防医学的定义 预防医学是医学的一门应用学科,它以个体和确定的群体为对象,目的是保护、促进和维护健康,预防疾病、失能和早逝。其工作模式是"环境-人群-健康"。这是一个"健康生态模型",它强调环境与人群的相互依赖、相互作用和协调发展,并以人群健康为目的。

2. 预防医学的内容 医学统计学、流行病学、环境医学、社会医学、行为科学与健康促进、卫生管理学(包括卫生系统功能、卫生决策和资源配置、筹集资金和健康措施评价等),以及在临床医学中运用三级预防措施。要求所有医生应树立预防为主的思想,学会如何了解健康和疾病问题在人群的分布情况,分析物质与社会环境和人的行为及生物遗传因素对人群健康和疾病作用的规律,找出对人群健康的影响的主要致病因素,以制定防制对策;并通过临床预防服务和社区预防服务,达到促进个体和群体健康、预防疾病、防制伤残和早逝的目的。

3. 特点 ①预防医学与临床医学的区别在于预防医学的工作对象包括个体及确定的群体,主要着眼于健康和无症状患者;②研究方法上注重微观和宏观相结合,但更侧重于影响;③健康的因素与人群健康的关系;④采取的对策更具积极的预防作用,具有较临床医学更大的人群健康效益。

【例1】预防医学是研究

A. 人体健康与环境的关系　　B. 个体与群体的健康　　C. 人群的健康

D. 社会环境与健康的关系　　E. 健康和无症状患者

【例2】预防医学的特点不包括

A. 着重于疾病预防　　B. 研究对象包括个体和群体　　C. 着重于个体治疗

D. 以环境、人群为研究重点　　E. 研究方法上注重微观和宏观相结合

二、健康及其影响因素

1. 传统的健康观 在 1948 年世界卫生组织提出健康的定义:"健康是身体、心理和社会幸福的完好状态,而不仅是没有疾病和虚弱。"1986 年,世界卫生组织在《渥太华宪章》中对健康的定义进一步延伸,指出:"健康是日常生活的资源,而不是生活的目标。健康是一个积极的概念,它不仅是个人身体素质的体现,也是社会和个人的资源。

2. 影响健康的主要因素 社会经济环境、物质环境、个人因素、卫生服务。

3. 健康决定因素的生态学模型 健康生态学模型。

三、三级预防策略

根据疾病发生发展过程以及健康决定因素的特点,把预防策略按等级分类,称为三级预防策略。

1. 第一级预防 是针对病因所采取的预防措施。它既包括针对健康个体的措施也包括针对整个公众的社会措施。在第一级预防中,如果在疾病的因子还没有进入环境之前就采取预防性措施,则称为根本性预防。

2. 第二级预防 在疾病的临床前期做好早期发现、早期诊断、早期治疗的"三早"外预防工作,以控制疾病的发展和恶化。对于传染病,除了"三早"外,尚需做到疫情早报告及患者早隔离,即"五早"。

3. 第三级预防 对已患某些病者,采取及时的、有效的治疗和康复措施,使患者尽量恢复生活和劳动能力,能参加社会活动并延长寿命。

三级预防措施的落实,可根据干预对象是群体或个体,分为社区预防服务和临床预防服务。社区预防服务是以社区为范围,以群体为对象开展的预防工作。临床预防服务是在临床场所,以个体为对象实施个体的预防干预措施。

【例3】下列疾病的预防以第一级预防为主要控制策略的是

A. 结肠直肠癌 B. 类风湿关节炎 C. 乳腺癌
D. 胰腺癌 E. 碘缺乏病

【例4】下列职业病防护措施中,属于第一级预防的措施是
A. 以低毒原料代替高毒原料以减少职业病发生 B. 建立家庭病床,促进职业病患者康复
C. 将轻症患者调离原岗位进行治疗 D. 在高危人群中定期开展健康检查
E. 对于发生心理问题的职工进行心理咨询和指导

例5~6 共用选项
A. 孕期妇女补充叶酸 B. 高血压患者的早期诊断 C. 糖尿病患者的筛检
D. 乳腺癌的筛检 E. COPD 患者的康复护理指导

【例5】属于第一级预防的是
【例6】属于第三级预防的是

➢ **参考答案**如下,详细答案参见 2019 版《国家临床执业及助理医师资格考试精选真题考点精析》。

| 1. A | 2. C | 3. E | 4. A | 5. A | 昭昭老师提示:关注官方微信,获得第一手考试资料。 |
| 6. E | — | — | — | — | |

第2章 医学统计学方法

➢ **2019 考试大纲**
①基本概念和基本步骤;②定量资料的统计描述;③定量资料的统计推断;④分类资料的统计描述;⑤分类资料的统计推断;⑥秩和检验;⑦直线回归和相关;⑧Logistic 回归分析;⑨生存分析;⑩统计表和统计图。

➢ **考纲解析**
近 20 年的医师考试中,本章的考试重点是疾病的定量资料的统计描述及统计表和统计图,执业医师每年考查分数为 4~5 分,助理医师每年考查分数为 2~3 分。

第1节 基本概念和基本步骤

一、基本概念

1. 总体与样本

| 总体 | 根据研究目的确定的同质观察单位的全体,更确切地说,它是根据研究目的确定的同质观察单位某种变量值的集合 |
| 样本 | 由总体中随机抽取部分观察单位的变量值组成,样本是总体中有代表性的一部分 |

2. 同质与变异 统计研究中,有观察单位规定一些相同的因素情况,成为同质,比如研究儿童的生长发育规定的同性别、同年龄、同民族、同地区、健康的儿童为同质儿童;但即使是同质儿童,其研究因素也存在着差异,称之为变异。

3. 三变量的类型
(1) 观测的个体只能归属于几种互不相容类别中的一种时,一般是用非数字来表达其类别,这样的观测数据称为定性变量。
(2) 定量变量是通常所说的连续量,如长度、重量、产量、人口、速度和温度等,它们是由测量或计数、统计所得到的量,这些变量具有数值特征,称为定量变量。

4. 参数与统计量 统计学中把总体的指标统称为参数。而由样本算得的相应的总体指标称为统计量。如研究某地成年男子的平均脉搏数(次/分),并从该地抽取 1 000 名成年男子进行测量,所得的样本平均数即称为统计量。

5. 误差

| 系统误差 | ①系统误差又叫作规律误差;
②它是在一定的测量条件下,对同一个被测尺寸进行多次重复测量时,误差值的大小和符号(正值或负值)保持不变;或者在条件变化时,按一定规律变化的误差,前者为定值系统误差,后者称为变值系统误差 |

过失误差	是由过程中的非随机事件如工艺泄漏、测量仪表失灵、设备故障等引发的测量数据严重失真现象,致使测量数据的真实值与测量值之间出现显著差异的误差
抽样误差	样本指标与总体指标间的差别;只要是抽样研究,抽样误差就**不可避免**

【例1】从一个计量资料的总体中抽样,**产生抽样误差**的原因是
A. 样本均数不等于零 B. 总体中的个体存在差别
C. 样本均数大于总体均数 D. 总体均数不等于零
E. 样本是从总体中有意识抽取的一部分

【例2】根据一项包括50例病例和50例对照组的调查结果,两组关于可能病因因素分布的差异**没有统计学意义**,可以据此得出结论
A. 这个差异可能是抽样误差所致 B. 病例和对照组的可比性已被证实
C. 观察者或调查者的偏性已被消除 D. 该因素与疾病可能有联系
E. 这个差异临床上可能是显著的

6. 概率及 P 值

(1) 概率 是对随机事件发生的可能性的度量,一般以一个在 0 到 1 之间的实数表示一个事件发生的可能性大小。越接近1,该事件更可能发生;越接近0,则该事件更不可能发生。

(2) P 值 从研究总体中抽取一个随机样本计算检验统计量的值计算概率 P 值或者说观测的显著水平,即在假设为真时的前提下,检验统计量大于或等于实际观测值的概率。

$P<0.01$	说明是较强的判定结果,拒绝假定的参数取值
$0.01<P<0.05$	说明较弱的判定结果,拒绝假定的参数取值
$P>0.05$	说明结果更倾向于接受假定的参数取值

二、基本步骤

1. 设计 统计设计就是根据研究目的确定研究因素、研究对象和观察指标,并在现有的客观条件下决定用什么方式和方法获取原始资料,并对原始资料如何进行整理,以及整理后的资料应该计算什么统计指标和统计分析的预期结果如何等进行计划安排,力争以较少的人力、物力和时间取得较好的效果。

2. 搜集资料 收集资料是根据设计的要求,获取准确可靠的原始资料,是统计分析结果可靠的重要保证。

3. 整理资料 整理资料就是将收集到的原始资料进行反复核对和认真检查,纠正错误,分类汇总,使其系统化、条理化,便于进一步的计算和分析。资料整理的过程包括审核、分组、汇总。

4. 分析资料 分析资料是根据设计的要求,对整理后的数据进行统计学分析,结合专业知识,做出科学合理的解释。统计分析包括统计描述和统计推断。

第2节 定量资料的统计描述

一、集中趋势指标

1. 算术均数 主要用于未分组的原始数据。设一组数据为 $X_1, X_2, \cdots, X_n$,简单的算术平均数的计算公式为:

(1) 直接法

$$X = \frac{X_1 + X_2 + \cdots + X_n}{n} = \frac{\sum_{i=1}^{n} X_i}{n}$$

(2) 频数表法

$$X = \frac{f_1 X_1 + f_2 X_2 + \cdots + f_n X_n}{f_1 + f_2 + \cdots + f_n} = \frac{\sum_{i=1}^{n} f_i X_i}{\sum_{i=1}^{n} f_i}$$

2. 几何均数 指 n 个观察值连乘积的 n 次方根。根据资料的条件不同,几何平均数有加权和不加权之分。

(1) 直接法

$$G = \sqrt[n]{X_1 X_2 \cdots X_n} = \lg^{-1}\left(\frac{\sum_{i=1}^{n}\lg X_i}{n}\right)$$

(2) 加权法

$$G = \lg^{-1}\left(\frac{\sum_{i=1}^{n}f_i \lg X_i}{\sum_{i=1}^{n}f_i}\right)$$

【例3】某幼儿园大班11名6岁儿童接受百白破疫苗注射后,其抗体滴度分别是1:20,1:20,1:20,1:40, 1:40,1:80,1:80,1:160,1:160,1:320,1:640,描述其抗体滴度的集中趋势的指标应选用:
A. 标准差 B. 极差 C. 算术平均数
D. 几何平均数 E. 四分位间距

3. 中位数　可以通过把所有观察值高低排序后找出正中间的一个作为中位数。如果观察值有偶数个,通常取最中间的两个数值的平均数作为中位数。

(1) n 为奇数时

$$M = X_{\left(\frac{n+1}{2}\right)}$$

(2) n 为偶数时

$$M = \frac{1}{2}\left[X_{\left(\frac{n}{2}\right)} + X_{\left(\frac{n}{2}+1\right)}\right]$$

频数表法

$$M = L + \frac{i}{f_m}\left[\frac{n}{2} - \sum f_L\right]$$

4. 百分位数　如果将一组数据从小到大排序,并计算相应的累计百分位,则某一百分位所对应数据的值就称为这一百分位的百分位数。可表示为:一组 n 个观测值按数值大小排列。如,处于 $p\%$ 位置的值称第 p 百分位数。

$$P_X = L + \frac{i}{f_X}(n \times X\% - \sum f_L)$$

二、离散趋势指标

1. 极差　极差是指一组测量值内最大值与最小值之差,又称范围误差或全距,以 R 表示。它是标志值变动的最大范围,它是测定标志变动的最简单的指标。

2. 四分位数间距　由 P25、P50、P75 将一组变量值等分为四部分,P25 称下四分位数,P75 称上四分位数,将 P75 与 P25 之差定义为四分位数间距。是上四分位数与下四分位数之差,用四分位数间距可反映变异程度的大小。

3. 方差和标准差　方差是各个数据分别与其平均数之差的平方的和的平均数。方差反映了随机变量的取值对于其数学期望的离散程度。标准差是方差的算术平方根。标准差能反映一个数据集的离散程度。平均数相同的,标准差未必相同。

4. 变异系数　变异系数(CV):变异系数的计算公式为:变异系数 CV =[标准偏差(SD)/平均值(Mean)]× 100%。当需要比较两组数据离散程度大小的时候,如果两组数据的测量尺度相差太大,或者数据量纲的不同,直接使用标准差来进行比较不合适,此时就应当消除测量尺度和量纲的影响,而变异系数可以做到这一点,它是标准差与其平均数的比。

【例4】均数为0,标准差为1的分布是
A. 正态分布 B. 标准正态分布 C. 正偏态分布
D. 负偏态分布 E. 非正态分布

【例5】可以全面描述正态分布资料特征的两个指标是
A. 均数和中位数 B. 均数和标准差 C. 均数和极差
D. 中位数和方差 E. 几何均数和标准差

【例6】为了解某地区铅污染的情况,抽样收集了130人的尿铅值进行描述,应选择集中趋势和离散程度的指标为

A. 中位数和标准差 B. 中位数和极差 C. 中位数和四分位间距
D. 算术均数和标准差 E. 算术均数和四分位间距

【例7】比较身高和体重两组数据变异度的大小宜用
A. 变异系数 B. 方差 C. 极差
D. 标准差 E. 四分位数间距

【例8】变异系数主要用于
A. 比较不同计量指标的变异程度 B. 衡量正态分布的变异程度 C. 衡量测量的准确度
D. 衡量偏态分布的变异程度 E. 衡量样本抽样误差的大小

第3节 定量资料的统计推断

一、均数的抽样误差和标准误

标准误差＝标准差$/\sqrt{n}$。

$$\sigma_{\bar{X}} = \frac{\sigma}{\sqrt{n}} \quad S_{\bar{X}} = \frac{S}{\sqrt{n}}$$

二、总体均数可信区间及其估计方法

1. t 分布

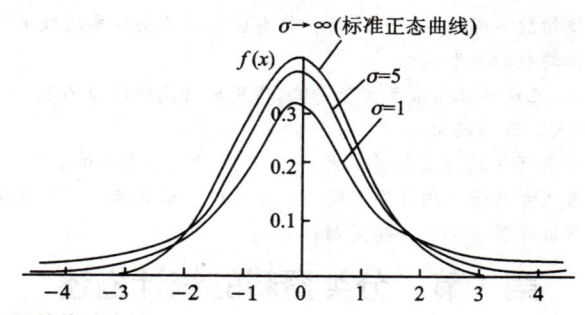

2. 总体均数可信区间及其估计方法

(1) σ 已知时，按 Z 分布的原理估计总体均数 μ 的可信区间。

95%的总体均数可信区间：$(\bar{X}-1.96\sigma_{\bar{X}}, \bar{X}+1.96\sigma_{\bar{X}})$。

99%的总体均数可信区间：$(\bar{X}-2.58\sigma_{\bar{X}}, \bar{X}+2.58\sigma_{\bar{X}})$。

(2) σ 未知，但 n 足够大时，t 分布逼近 Z 分布，用 Z 分布原理估计可信区间。

95%的总体均数可信区间：$(\bar{X}-1.96S_{\bar{X}}, \bar{X}+1.96S_{\bar{X}})$。

99%的总体均数可信区间：$(\bar{X}-2.58S_{\bar{X}}, \bar{X}+2.58S_{\bar{X}})$。

(3) σ 未知，且 n 小时（$n \leq 50$）按 t 分布的原理估计总体均数 μ 的可信区间。

95%的总体均数可信区间：$(\bar{X}-t_{0.05/2,v}S_{\bar{X}}, \bar{X}+t_{0.05/2,v}S_{\bar{X}})$。

99%的总体均数可信区间：$(\bar{X}-t_{0.01/2,v}S_{\bar{X}}, \bar{X}+t_{0.01/2,v}S_{\bar{X}})$。

3. 假设检验的基本步骤

(1) 建立检验假设，确定检验水准

$\mu = \mu_0$	即检验假设，常称无效假设或零/原假设，用 H_0 表示
$\mu > \mu_0$ 或 $\mu < \mu_0$ 或 $\mu \neq \mu_0$	即备择假设，常称对立假设，用 H_1 表示

(2) 计算检验统计量

$$t = \frac{\bar{X}-\mu}{S_{\bar{X}}} = \frac{\bar{X}-\mu}{S/\sqrt{n}}$$

(3) 确定 P 值，做出推断结论。

4. Z 检验与 t 检验

(1) 样本均数与总体均数比较（Z 检验、t 检验）。

(2) 配对设计的两样本均数比较。

(3) 成组设计的两样本均数的比较（Z检验、t检验）。

5. 假设检验的两类错误及注意事项

(1) 两类错误 α、β。

(2) 假设检验中的注意事项 检验方法与适用条件；样本含量一定时 α 与 β 的关系；结论不能绝对化。

6. 方差分析

(1) 单因素方差分析 $SS_{总}=SS_{组间}+SS_{组内}$；$MS_{组间}=SS_{组间}/\upsilon_{组间}$；$MS_{组内}=SS_{组内}/\upsilon_{组内}$；$F=MS_{组间}/MS_{组内}$。

(2) 多个样本均数间两两比较的 q 检验

$$q=\frac{|\bar{x}_A-\bar{x}_B|}{S_{\bar{x}_A-\bar{x}_B}}$$

$$S_{\bar{x}_A-\bar{x}_B}=\sqrt{\frac{MS_{误差}}{2}\left(\frac{1}{n_A}+\frac{1}{n_B}\right)}$$

【例9】两样本均数比较的 t 检验，其目的是检验

A. 两样本均数是否相等　　　　　　B. 两样本所属的总体均数是否相等

C. 两样本所属总体的均数相差有多大　D. 两样本所属总体的均数为多大

E. 两样本均数相差有多大

【例10】两样本均数比较的 t 检验，差别有统计学意义时，P 越小，说明

A. 两总体均数的差别不大　　　　　B. 两总体均数的差别越大

C. 越有理由认为两总体均数不同　　D. 越有理由认为两样本均数不同

E. 越有理由认为两总体均数的差别很大

【例11】随机抽样调查甲、乙两地正常成年男子身高，得甲地身高的均值为 175 cm，乙地为 179 cm，经 t 检验得 $P<\alpha$，差别有统计学意义。其结论为

A. 可认为两地正常成年男子平均身高相差不大　B. 甲、乙两地正常成年男子身高均值相差较大

C. 两地接受调查的正常成年男子平均身高不同　D. 可认为两地正常成年男子平均身高不同

E. 两地接受调查的正常成年男子平均身高差别较大

第4节　分类资料的统计描述

一、相对数常用指标及其意义

1. 率 率表示在一定范围内<u>某现象的发生数与可能发生的总数之比</u>，说明某现象出现的强度或频度。

$$率=\frac{发生某现象的观察单位数}{可能发生某现象的观察单位总线}\times K$$

2. 构成比

$$构成比=\frac{某一组成部分的观察单位数}{同一事物各组成部分的观察单位总线}\times 100\%$$

3. 相对比

$$相对比=\frac{甲指标}{乙指标}\times 100\%$$

【例12】描述<u>某种事物或疾病发生严重程度</u>的指标是

A. 率　　　B. 构成比　　　C. 相对比　　　D. 均数　　　E. 标准差

二、相对数应用注意事项

计算相对数应有足够数量；分析时不能以构成比代替率；正确计算合计率；注意资料的可比性；对样本率（或构成比）的比较要作假设检验。

【例13】已知甲地老年人比例大于乙地，经普查甲地冠心病死亡率为 5%，乙地冠心病死亡率为，若希望<u>比较甲、乙两地冠心病死亡率的高低</u>，则

A. 计算标化率后再比较　　　　　B. 应做秩和检验

C. 应做两个率比较的 x^2 检验　　D. 应做率的 Z 检验

E. 可用两地的死亡率直接进行比较

第5节 分类资料的统计推断

一、率的抽样误差、总体率的可信区间及其估计方法

1. 率的抽样误差与标准误

$$\sigma_p = \sqrt{\frac{\pi(1-\pi)}{n}} \quad S_p = \sqrt{\frac{p(1-p)}{n}}$$

2. 总体率的可信区间及其估计方法

(1) 正态近似法　　当 n 较大，p 和 $1-p$ 均不太小时，如 np 与 $n(1-p)$ 均大于 5 时 $p \pm Z_{\alpha/2} S_p$。

(2) 查表法　　在样本例数较小（$n \leqslant 50$），特别是样本率接近 1 或 0 时，即阳性事件发生率很高或很低时。

二、Z 检验和 χ^2 检验

1. 率的 Z 检验

(1) 样本率与总体率的比较

$$Z = \frac{|p-\pi|}{\sigma_p} = \frac{|p-\pi|}{\sqrt{\frac{\pi(1-\pi)}{n}}}$$

(2) 两样本率的比较　　两组流感发病率比较。

$$Z = \frac{|p_1-p_2|}{S_{p_1-p_2}} = \frac{|p_1-p_2|}{\sqrt{p_c(1-p_c)\left(\frac{1}{n_1}+\frac{1}{n_2}\right)}}$$

2. χ^2 检验

(1) χ^2 检验的基本思想。

(2) 四格表资料的 χ^2 检验。

$$\chi^2 = \frac{(ad-bc)^2 n}{(a+b)(c+d)(a+c)(b+d)}$$

3. 配对四格表资料 χ^2 检验

$$\chi^2 = \sum \frac{(|A-T|-0.5)^2}{T}$$

$$\chi^2 = \frac{\left(|ad-bc|-\frac{n}{2}\right)^2 n}{(a+b)(c+d)(a+c)(b+d)}$$

4. 行×列表资料 χ^2 检验

(1) 计算公式

$$\chi^2 = n\left(\sum \frac{A^2}{n_R n_C} - 1\right)$$

(2) 行×列表资料 χ^2 检验的注意事项　　一般认为，行×列表资料中各格的理论频数不应小于1，并且 $1 \leqslant T < 5$ 的格子数不宜超过格子总数的 1/5；多个样本率比较，若所得统计推断为拒绝 H0，接受 H1 时，只能认为各总体率之间总的来说有差别，但不能说明任两个总体率之间均有差别。

第6节 秩和检验

一、配对资料的符号秩和检验

1. 特点　　首先按差值的绝对值从小到大编秩次，再让秩次保持原差值正负号（即符号秩）。

2. 注意事项　　编秩时，舍去差值为 0 的对子数，同时样本例数相应减少；遇绝对值相等差值符号不同则取平均秩次，符号相同可顺序编秩，也可计算平均秩次。

二、两样本比较秩和检验与多样本比较秩和检验

(1) 两组连续性变量资料的秩和检验→两组有序分类变量资料的秩和检验。

(2) 多组连续变量资料的秩和检验→多组有序变量资料的秩和检验。

【例14】欲比较两种药物的治疗效果是否有差别，若疗效评定为"很有效、较有效、效果一般、基本无效"，宜采用的统计分析方法是

A. χ^2 检验　　　　B. t 检验　　　　C. 方差分析　　　　D. 回归分析　　　　E. 秩和检验

第7节 直线回归和相关

一、直线回归分析的作用，回归系数及其意义
(1) 直线回归分析的作用。
(2) 直线回归方程、回归系数及其计算。

$$\hat{Y} = a + bX$$

$$b = \frac{\sum(X-\bar{X})(Y-\bar{Y})}{\sum(X-\bar{X})^2} = \frac{l_{XY}}{l_{XX}}$$

$$a = \bar{Y} - b\bar{X}$$

$$l_{XX} = \sum(X-\bar{X})^2 = \sum X^2 - \left(\frac{\sum X}{n}\right)^2$$

$$l_{YY} = \sum(Y-\bar{Y})^2 = \sum Y^2 - \frac{(\sum Y)^2}{n}$$

$$l_{XY} = \sum(X-\bar{X})(Y-\bar{Y}) \sum XY - \frac{(\sum X)(\sum Y)}{n}$$

二、直线回归分析的步骤
根据原始数据绘制散点图→计算基本数据→求回归系数 b 和截距 a→列出回归方程→绘出回归直线→样本回归系数的假设检验。

三、回归方程的应用
描述两个变量之间的数量依存关系→利用回归方程进行预测→利用回归方程进行控制。

四、直线相关分析的用途，线性相关系数及其意义
直线相关分析的用途→线性相关系数及其意义。

五、直线回归与相关应用的注意事项
进行直线相关与回归分析之前绘制散点图；相关分析的应用条件：随机、二元正态分布；出现异常值时慎用相关；相关关系不一定是因果关系。

【例15】在直线回归分析中，如果算得回归系数 $b > 0$，则
A. 不需要进行假设检验确定 β 是否等于零　　B. 还需进行假设检验确定 β 是否等于零
C. β 大于 0　　D. β 等于 0　　E. β 小于 0

第8节 Logistic 回归分析

一、基本概念
二分类因变量或多分类因变量与一组自变量的关系，多重线性回归分析方法。

二、适用条件
1. Logistic 回归用途　校正混杂因素；筛选危险因素；预测与判别。
2. Logistic 回归应用中应注意的问题　个体间的独立性；应有足够的样本量；变量的赋值；模型的评价；标准化的回归系数。

第9节 生存分析

一、基本概念
将终点事件的出现与否和到达终点所经历的时间结合起来分析的一种统计分析方法。

二、生存分析的适用条件
生存曲线估计用寿命表法、Kaplan-Meier 法；生存曲线比较用 Log-rank 检验；影响因素分析和生存预测用 Cox 模型。

第10节　统计表和统计图

一、统计表的基本结构和要求
表号及标题、标目、线条、数字、备注。

二、统计图形的类型、选择及制图通则

1. 常用的统计图　直方图、累计频率分布图、厢式图、直条图、百分条图、圆图、线图、半对数线图、散点图和统计地图等。

2. 图形选择

图　形	对应情况
线图	表示连续性资料的发展变化或一事物随另一事物变迁的情况
半对数图	比较事物动态变化的速度
直方图	表示连续性资料的频数分布
直条图	表示相互独立的各指标的大小
百分直条图或圆形图	表示全体中各部分的比重
散点图	表示两事物的相关关系
统计地图	表示某现象的数量在地域上的分布

【例16】为对比不同职业人群的冠心病患病率的高低，应绘制
　A. 普通线图　　　B. 直方图　　　C. 直条图　　　D. 圆图　　　E. 散点图

例17~19共用选项
　A. 散点图　　　B. 圆图　　　C. 直条图　　　D. 直方图　　　E. 线图

【例17】用于描述连续型变量资料频率分布的统计图是

【例18】可用于描述两连续型变量之间相关关系的统计图是

【例19】描述事物内部各组成部分所占比重宜使用

3. 制图通则

（1）标题和图号　简练、确切地说明图的内容，必要时注明时间、地点，一般置于图的下方，左侧加图形的编号。

（2）标目　有纵轴和横轴为坐标的图形，纵轴的左侧和横轴的下方分别置放纵标目和横标目，并指明指标和单位。

（3）尺度　纵横两轴应有刻度，常用算术尺度和对数尺度，刻度值一般置于纵轴的外侧和横轴的上侧。纵轴尺度自下而上，横轴尺度自左而右，数量由小到大，等距标ण。直方图、累计频率分布图和直条图纵坐标要从0开始，而横轴刻度只需表示出观测值的实际范围。纵横坐标长度的比例一般为7:10。

（4）图例　对较复杂的统计图，在同一图内比较几个不同的事物时，常用图例来说明图中不同线条和颜色所表达的内容。图例一般放在横标目的下方，也可放在图域中、图内或图形的下方，位置要与图体协调。

> 参考答案如下，详细答案参见2019版《国家临床执业及助理医师资格考试精选真题考点精析》。

1. B	2. A	3. D	4. B	5. B	
6. C	7. A	8. A	9. D	10. C	昭昭老师提示：
11. D	12. A	13. A	14. E	15. B	关注官方微信，获得第一手考试资料。
16. C	17. D	18. A	19. B	—	

第3章　流行病学原理和方法

> **2019考试大纲**

①流行病学概论；②流行病学资料的来源与疾病分布；③常用流行病学研究方法；④偏倚控制及病因推断；⑤诊断试验和筛检试验；⑥公共卫生监测与疾病暴发的调查；⑦循证医学。

> **考纲解析**

近20年的医师考试中，本章的考试重点是疾病的流行病学资料的来源与疾病分布及常用流行病学研究方

法，执业医师每年考查分数为5~6分，助理医师每年考查分数为2~3分。

第1节 流行病学概论

一、流行病学定义

流行病学是研究人群中疾病与健康状况的分布及其影响因素，并研究防治疾病及促进健康的策略和措施的科学。概括起来有以下四层意思：研究对象是人群；关注的事件包括疾病与健康状况；主要研究内容包括揭示现象、找出原因、提供措施、评价效果；目的是防治疾病、促进健康。

二、流行病学的原理、基本原则和研究方法

1. 流行病学基本原理
（1）分布论 分析疾病或健康状况在人群中的分布。
（2）病因论 探讨人群中疾病的发生发展的各种原因。
（3）健康-疾病连续带理论 机体由健康到疾病是一个连续的过程，在这个过程中受多种因素的影响。
（4）预防控制理论 根据疾病发生、发展和健康状况的变化规律，疾病预防控制可以采取三级预防措施。
（5）数理模型。

2. 流行病学的基本原则 群体原则、现场原则、对比原则、代表性原则。

3. 流行病学研究方法

描述流行病学	主要是揭示人群中疾病或健康状况的分布现象
分析流行病学	主要是找出影响分布的决定因素
实验流行病学	主要是研究并评价疾病防治和健康促进中的预防干预措施及其效果
理论流行病学	是通过对疾病或健康状况的分布与影响因素之间内在关系的深入研究，建立数学模型以描述疾病流行规律、预测疾病流行趋势、检验疾病防治效果

三、流行病学的用途

描述疾病及健康状况的分布；探讨疾病的病因；研究疾病自然史；疾病的预防控制及其效果评价。

第2节 流行病学资料来源与疾病的分布

一、健康相关资料的来源

常规的工作记录；各种统计报表；专题科学研究工作所获得的现场调查资料或实验研究资料。

二、疾病分布常用的测量指标

1. 发病率 指在一定期间内（一般为1年）、特定人群中某病新病例出现的频率。分子是一定期间内的某病新发生的病例数。分母是暴露人口，指有可能发生该病的人群，对那些不可能患该病的人，如传染病的非易感者（曾患某病的人）、有效接种疫苗者，不能算作暴露人口。

2. 罹患率 与发病率一样，也是测量人群新病例发生频率的指标；与发病率相比，罹患率适用于小范围、短时间内疾病频率的测量。

3. 患病率 指某特定时间内，总人口中现患某病者（包括新、旧病例）所占的比例。患病率的分子包括调查期间被观察人群中所有的病例，分母为被观察人群的总人数或该人群的平均人口数。

4. 续发率 又称二代发病率，指某传染病易感接触者中，在最短潜伏期与最长潜伏期之间发病的人数占所有易感接触者总数的百分率。

5. 感染率 指在某个时间内被检查的人群中，某病现有感染者人数所占的比例。

6. 病残率 指在一定的期间内，某人群中实际存在病残人数的比例。

7. 死亡率 指在一定期间（通常为1年）内，某人群中死于某病（或死于所有原因）的频率。其分子为死亡人数，分母为可能发生死亡事件的总人口数（通常为年中人口数）。

8. 病死率 表示一定时期内，患某病的全部患者中因该病死亡者所占的比例。

9. 存活率 又称生存率，指随访期终止时仍存活的病例数与随访期满的全部病例数之比。

【例1】某地区在1个月内对居民进行了是否有糖尿病的普查，可计算当地居民糖尿病的

　A. 发病率　　　　B. 罹患率　　　　C. 死亡率　　　　D. 患病率　　　　E. 二代发病率

三、疾病流行强度

疾病的流行强度是指某疾病在某地区、某人群中，一定时期内发病数量的变化及各病例间联系的程度。

1. 散发 某病发病率维持历年的一般水平，各病例间无明显的时、空联系和相互传播关系，表现为散在发生，数量不多，这样的流行强度称为散发。

2. 流行 指某病在某地区的发病率显著超过历年（散发）的发病率水平。疾病流行时，各病例间有明显的时空联系，发病率高于当地散发发病水平的 3~10 倍。

3. 大流行 当疾病迅速蔓延，涉及地域广，短时间内可跨越省界、国界或洲界，发病率超过该地一定历史条件下的流行水平，称为大流行。

4. 暴发 指在一个局部地区或集体单位中，短时间内，突然出现大量相同患者的现象。

【例2】我国发生的严重急性呼吸综合征（SARS），很快波及到许多省市，这种发病情况称为

A. 暴发　　　　　　　B. 大流行　　　　　　　C. 季节性升高
D. 周期性爆发　　　　E. 长期变异

四、疾病三间分布的特征

1. 地区分布 疾病地方性的种类有自然疫源性、自然地方性、统计地方性。判断疾病地方性的依据是：该病在当地居住的各人群组中发病率均高，并随年龄增长而上升；在其他地区居住的相似的人群组中，该病的发病率均低，甚至不发病；外来的健康人，到达当地一定时间后发病，其发病率逐渐与当地居民接近；迁出该地区的居民，该病的发病率下降，患者症状减轻或呈自愈趋向；当地对该病易感的动物也可能发生类似的疾病。

2. 时间分布 疾病分布随着时间的变化不断变化，这种变化是一个动态过程，不同时间疾病分布的不同，不仅反映了致病因素的动态变化，也反映了人群特征的变化。疾病的时间分布特征有：短期波动、季节性、周期性、长期变异。

3. 人群分布 人群分布的特征有年龄、性别、职业、家庭、民族、行为、收入等。

五、疾病三间分布的综合描述

移民流行病学是利用移民人群综合描述疾病的三间分布，从而找出病因的一种研究方法。通过观察某种疾病在移民人群、移居地当地人群及原居住地人群中疾病的发病率或死亡率差别，区分遗传因素与环境因素在疾病发生中的作用，从而发现病因线索。

第3节　常用流行病学的研究方法

一、流行病学方法分类

1. 流行病学研究方法总体分类

观察法	包括描述流行病学和分析流行病学
实验法	也称实验流行病学
数理法	也称理论流行病学

2. 流行病学研究设计的基本内容 ①查阅有关文献提出研究目的；②根据研究目的确定研究内容；③结合具体条件选择研究方法；④按照研究方法确定研究对象（要区别目标人群、源人群、研究对象之间的关系）；⑤根据研究内容设计调查表格；⑥控制研究过程，保证研究质量；⑦理顺分析思路得出正确结论。

二、描述流行病学

1. 描述流行病学概念 描述流行病学又称描述性研究，它是将专门调查或常规记录所获得的资料，按照不同地区、不同时间和不同人群特征分组，以展示该人群中疾病或健康状况分布特点的一种观察性研究。专门调查有：现况研究、生态学研究、个案调查以及暴发调查；常规记录有：死亡报告、出生登记、出生缺陷监测、药物不良反应监测和疾病监测等。描述流行病学可以：①为病因研究提供线索；②掌握疾病和病因的分布状况，为疾病防治工作提供依据；③用来评价防制策略和措施的效果。

2. 现况研究 现况研究又称横断面研究或患病率研究，是描述性研究中应用最为广泛的一种方法。它是在某一人群中，应用普查或抽样调查的方法收集特定时间内、特定人群中疾病、健康状况及有关因素的资料，并对资料的分布状况、疾病与因素的关系加以描述。根据研究目的，现况研究可以采用普查也可以采用抽样调查。

(1) 普查　在特定时间对特定范围内人群中的每一成员进行的调查。普查分为以了解人群中某病的患病率、健康状况等为目的的普查和以早期发现患者为目的的筛检。

(2) 抽样调查抽样方法和样本含量的估计

①抽样调查　按一定的比例从总体中随机抽取有代表性的一部分人(样本)进行调查，以样本统计量估计总体参数，称为抽样调查。样本代表性是抽样调查能否成功的关键所在，而随机抽样和样本含量适当是保证样本代表性的两个基本原则。

②抽样方法　有单纯随机抽样、系统抽样、分层抽样、整群抽样、多级抽样等。

抽　样	特点	昭昭老师速记
简单随机抽样	从总体N中,利用抽签、随机数字等方法抽取n个对象组成一个样本	随机抽取所以叫随机取样
系统抽样	先按照一定的顺序把总体分成均衡的几部分,然后按照预先定的规则,从每一个部分中抽取一些个体	先编号(如按名字首字母排序),再按照一定次序抽取一定的个体
分层抽样	将调查的总体按照某种特征分布若干层,然后在每层中进行随机抽样	先分类、分组、分群,再从每个层里面抽取
整群抽样	将总体按分成不同的若干群,以群作为抽样单位进行随机抽样	先分组,在抽取几个整组进行检查

③样本含量的估计　抽样研究中,样本所包含的研究对象的数量称为样本含量。样本含量适当是抽样调查的基本原则。样本含量适当是指将样本的随机误差控制在允许范围之内时所需的最小样本含量。样本含量计算方法包括分类变量资料样本含量的估计方法和数值变量资料样本含量的估计方法。

例3~4 共用选项
A．分层抽样　　　　　　　　　B．系统抽样　　　　　　　　　C．整群抽样
D．单纯随机抽样　　　　　　　E．普查

【例3】在调查研究中，从总体中按照相同的间隔抽取调查单位进行调查的方法为

【例4】在调查研究中，先将总体按照某种特征分成若干组群，然后在每组群中进行随机抽样的方法为

【例5】某研究者在社区进行糖尿病患病率调查时,首先将全区的人群按经济条件分为好、较好、差三类,然后每一类各随机抽取1/100的人做调查。该研究者使用的抽样方法分别是
A．整群抽样,机械抽样　　　　B．系统抽样,单纯随机抽样　　C．机械抽样,分层抽样
D．分层抽样,单纯随机抽样　　E．单纯随机抽样、系统抽样

三、分析流行病学

1. 分析流行病学概念与分类　分析流行病学也称分析性研究,它是进一步在有选择的人群中观察可疑病因与疾病和健康状况之间关联的一种研究方法。分析流行病学主要有病例对照研究和队列研究两种方法,目的都是检验病因假设,估计危险因素的作用程度。

2. 病例对照研究

(1) 病例对照研究概念　病例对照研究是选择患有和未患有某特定疾病的人群分别作为病例组和对照组,调查各组人群过去暴露于某种或某些可疑危险因素的比例或水平,通过比较各组之间暴露比例或水平的差异,判断暴露因素是否与研究的疾病有关联及其关联程度大小的一种观察性研究方法。

①病例对照研究的特点　该研究只是客观地收集研究对象的暴露情况,而不给予任何干预措施,属于观察性研究；病例对照研究可追溯研究对象既往可疑危险因素暴露史,其研究方向是回顾性的,是由"果"至"因"的；病例对照研究按有无疾病分组,研究因素可根据需要任意设定,因而可以观察一种疾病与多种因素之间的关联。

②病例对照研究可用作　初步检验病因假设；提出病因线索；评价防制策略和措施的效果。

(2) 研究对象的选择　由于该类研究一般皆为抽样调查,所以要求无论病例还是对照均应为其总体的随机样本。

病例的选择需要考虑	①疾病的诊断标准； ②病例的确诊时间； ③病例的代表性； ④对病例某些特征的限制
对照的选择	①对照是病例所来源的人群中未患所研究疾病的人。②选择对照时应考虑：确认对照的标准；对照的代表性；对照与病例的可比性；对照不应患有与所研究因素有关的其他疾病；有时可同时选择两种以上对照
对照的来源	同一或多个医疗机构中诊断的其他疾病病例；社区人口中未患该病的人；病例的邻居中未患该病的人；病例的配偶、同胞、亲属；病例的同事

(3) 病例对照研究样本含量的估计　分别有非匹配病例对照研究分类变量资料样本含量的估计和匹配病例对照研究分类变量资料样本含量的估计。

(4) 病例对照研究资料的统计分析　病例对照研究采用比值比(Odds Ratio, OR，也称比数比、优势比或交叉乘积比)来估计暴露与疾病之间的关联强度。比值(odds)是指某事物发生的可能性与不发生的可能性之比。比值比是病例组的暴露比值与对照组的暴露比值之比。

(5) 病例对照研究的优点和局限性

优点	局限性
①该方法收集病例更方便，更适用于罕见病的研究；②该方法所需研究对象的数量较少，节省人力、物力，容易组织；③一次调查可同时研究一种疾病与多个因素的关系，既可检验危险因素的假设，又可经广泛探索提出病因假设；④收集资料后可在短时间内得到结果	①不适于研究暴露比例很低的因素，因为需要很大的样本含量；②暴露与疾病的时间先后常难以判断；③选择研究对象时易发生选择偏倚；④获取既往信息时易发生回忆偏倚；⑤易发生混杂偏倚；⑥不能计算发病率、死亡率等，因而不能直接分析相对危险度

3. 队列研究

(1) 队列研究概念　队列研究是将一个范围明确的人群按是否暴露于某可疑因素或暴露程度分为不同的亚组，追踪各组的结局并比较其差异，从而判定暴露因素与结局之间有无关联及关联程度大小的一种观察性研究方法。

(2) 队列研究的用途　检验病因假设和描述疾病的自然史。

(3) 研究对象的选择

暴露组的选择	要求暴露组的研究对象应暴露于研究因素并可提供可靠的暴露和结局的信息。如可根据情况选择特殊暴露人群、一般人群或有组织的团体。若研究需要，暴露组还可分成不同暴露水平的亚组
对照组的选择	①队列研究的对照组应是暴露组来源的人群中非暴露者的全部或其随机样本。②除研究因素之外，其他与结局有关的因素在暴露组与非暴露组间皆应均衡可比。可有内对照、外对照、总人口对照和多重对照等形式

(4) 样本含量的估计　队列研究与病例对照研究使用的样本含量估计公式一样，但队列研究比较的是结局的发生率，因而 P_0 和 P_1 分别为非暴露组和暴露组结局的发生率。

(5) 队列研究资料的统计分析　队列研究中，最受关注的是暴露因素导致疾病的强度——发病率，包括累积发病率和发病密度。估计暴露与发病的关联强度一般用相对危险度、归因危险度、归因危险度百分比、人群归因危险度以及人群归因危险度百分比等。另外，当用全人口发病(死亡)率作比较时，可计算标准化发病(死亡)比。

(6) 队列研究时的优点和局限性

优点	局限性
①研究结局是亲自观察获得，一般较可靠；②论证因果关系的能力较强；③可计算暴露组和非暴露组的发病率，能直接估计暴露因素与发病的关联强度；④一次调查可观察多种结局	①不宜用于研究发病率很低的疾病；②观察时间长，易发生失访偏倚；③耗费的人力、物力和时间较多；④设计的要求高，实施复杂；⑤在随访过程中，未知变量引入人群，或人群中已知变量的变化等，都可使结局受到影响，使分析复杂化

【例6】选定暴露和未暴露于某种因素的两种人群,追踪其各自的发病结局,比较二者发病结局的差异,从而判断暴露因素与发病有无因果关系及关联程度,该研究为
A. 队列研究　　　　　　B. 病例对照研究　　　　　C. 现况调查研究
D. 临床试验研究　　　　E. 现场干预试验

【例7】选定有特定疾病的人群组与未患这种疾病的对照组,比较两组人群过去暴露于某种可能危险因素的比例,分析暴露于该因素是否与疾病有关,该研究为
A. 现况调查研究　　　　B. 病例对照研究　　　　　C. 队列研究
D. 实验性研究　　　　　E. 理论性研究

例8~10 共用题干
某研究者为探讨脂肪摄入量与男性前列腺癌的关系,在社区内选择高脂肪和低脂肪摄入者各200名,从50岁开始对他们进行随访10年。在随访期间,高脂肪摄入组中有20人,低脂肪摄入者中有10人被诊断为前列腺癌。

【例8】这种研究方法为
A. 现况调查　　　　　　B. 实验研究　　　　　　　C. 生态学研究
D. 队列研究　　　　　　E. 病例对照研究

【例9】与低脂肪摄入组相比,高脂肪摄入组的前列腺癌的相对危险度(RR)是
A. 1.5　　　B. 0.75　　　C. 1.0　　　D. 2.0　　　E. 0.05

【例10】高脂肪摄入者所致前列腺癌的特异危险度为
A. 30/100　　　B. 10/100　　　C. 15/100　　　D. 无法计算　　　E. 5/100

【例11】在流行病学研究中,由因到果的研究为
A. 生态学研究　　　　　B. 筛检　　　　　　　　　C. 队列研究
D. 现状研究　　　　　　E. 病例对照研究

四、实验流行病学

1. 实验流行病学概念　是将来自同一总体的研究对象随机分为实验组和对照组,实验组给予实验因素,对照组不给予该因素,然后前瞻性地随访各组的结局并比较其差别的程度,从而判断实验因素的效果。

2. 实验流行病学的基本特征　①要施加干预措施;②是前瞻性观察;③必须有平行对照;④随机分组。

3. 实验流行病学分类　分为现场试验和临床试验两类。现场试验还分为社区试验和个体试验。当一项实验研究缺少前瞻性观察、平行对照、随机分组三个特征中的一个或更多时就称为类实验或准实验。

4. 临床试验的概念及设计

(1)临床试验定义　是将临床患者随机分为试验组与对照组,试验组给予某临床干预措施,对照组不给该措施,通过比较各组效应的差别判断临床干预措施效果的一种前瞻性研究。

(2)临床试验类型　可分为随机对照临床试验、同期非随机对照临床试验、历史对照临床试验、自身对照临床试验、交叉设计对照。

(3)研究对象的确定需考虑　研究对象的诊断标准;研究对象的代表性;研究对象的入选和排除条件;医学伦理学问题;样本含量的估计。

(4)研究对象的随机分组　随机分组的目的是将研究对象随机分配到试验组和对照组,以使比较组间具有相似的临床特征和预后因素,即两组具备充分的可比性。常用的随机化分组的方法有:简单随机分组、区组随机化、分层随机分组。

(5)对照组　有空白对照、安慰剂对照、标准疗法对照,以及不同给药剂量、不同疗程、不同给药途径相互对照。

(6)资料收集过程的要求　盲法观察[单盲(研究对象)、双盲(研究对象和研究者)、三盲(研究对象、资料收集整理人员、研究者)],规范观察方法,提高研究对象的依从性。

(7)常用的分析指标　有效率、治愈率、生存率。

【例12】某研究者采用随机单盲临床试验比较两种降压药(波依定与洛汀新)对轻、中度原发性高血压患者的降压疗效。其单盲设计中不了解试验分组情况的人是
A. 测量血压的护士　　　B. 实施治疗的医生　　　　C. 负责设计的研究者
D. 统计分析人员　　　　E. 接受治疗的患者

第4节 偏倚控制及病因推断

一、流行病学研究的偏倚

1. 偏倚的概念

（1）概念 偏倚是指在研究或推论过程中所获得的结果系统地偏离真实值。偏倚属于系统误差，可以由研究设计的失误、资料获取的失真或分析推断不当所引起，从而错误地估计暴露与疾病之间的联系。

（2）偏倚的控制 偏倚的控制是流行病学研究质量控制的一个重要环节。大多数的偏倚可以在研究设计和实施这两个阶段得以控制，有些偏倚，像混杂偏倚也可以在资料分析阶段进行控制。在流行病学研究中易出现且对观察结果有较大影响的偏倚可以分为选择性偏倚、信息偏倚和混杂偏倚三类。

2. 选择性偏倚 选择性偏倚是指由于研究对象的确定、诊断、选择等方法不正确，使被选入的研究对象与目标人群的重要特征具有系统的差异，使得从样本得到的结果推及总体时出现了系统的偏离。常见的选择性偏倚有：①入院率偏倚；②检出症候偏倚；③现患病例-新发病例偏倚，又称奈曼偏倚；④无应答偏倚；⑤易感性偏倚；⑥时间效应偏倚；⑦领先时间偏倚。

例 13～14 共用选项

A. 入院率偏倚　　　　　　B. 不依从偏倚　　　　　　C. 回忆偏倚
D. 失访偏倚　　　　　　　E. 现患病例-新发病例偏倚

【例 13】开展膳食与糖尿病关系的病例对照研究，若选用确诊一年以上的糖尿病患者作为病例组，则最常见的偏倚是

【例 14】开展以医院为基础的病例对照研究，最常见的偏倚是

3. 信息偏倚 信息偏倚又称观察偏倚、测量偏倚，是指研究过程中进行信息收集时产生的系统误差。测量方法的缺陷、诊断标准不明确或资料的缺失遗漏等都是信息偏倚的来源。常见的信息偏倚有：①诊断怀疑偏倚；②暴露怀疑偏倚；③回忆偏倚；④报告偏倚；⑤测量偏倚；⑥错误分类偏倚。

4. 混杂偏倚 混杂偏倚是指在流行病学研究中，由于一个或多个既与疾病有关联，又与研究因素有联系的其他因素的存在，掩盖或夸大了研究因素与疾病的联系，从而部分或全部地歪曲了两者间真实联系的现象。引起混杂的因素称为混杂因子。混杂因子必须满足下列三个条件：①它必须与所研究的疾病的发生有关，是该疾病的危险因素之一；②必须与所研究的因素有关；③必须不是研究因素与疾病病因链上的中间环节或中间步骤。对混杂偏倚的识别可以根据混杂偏倚产生的机制，结合专业知识，并运用定量分析的方法进行判断。

5. 偏倚的控制方法

（1）研究设计阶段的偏倚控制措施 ①通过周密、严谨的科研设计，保证研究对象的代表性，同时要严格掌握好研究对象的纳入标准和排除标准。对于实验研究，要严格采用随机分组的方法，把可能发生的各种偏倚降低到最低限度。选择偏倚只有在设计阶段才能控制，而且一旦发生就无法消除，因此设计阶段应当充分收集资料了解研究中可能存在的选择偏倚的来源，并加以避免。②设计阶段信息偏倚主要来自于制定调查表时，因此在研究设计阶段应对各种暴露因素做出严格、客观、可操作的定义，并力求指标的定量化。对于疾病要有统一明确的诊断标准。对各种检测仪器和试剂要有统一的标准。在研究设计时，为了控制潜在的混杂偏倚，可以通过限制、配比、随机化、分层抽样等方法来选择研究对象。

（2）研究实施阶段的偏倚控制方法 研究实施阶段发生的偏倚主要是信息偏倚。由于信息偏倚的来源渠道很多，因此应该有针对性地进行控制。如向研究对象解释研究的目的、意义和要求；对收集资料的人员统一培训和考核；定期检查资料的质量，并设立资料质量控制程序等。

（3）资料分析阶段的偏倚控制措施 在资料分析阶段主要是控制混杂，可采用分层分析、标化、多因素分析方法等。

二、病因及其推断

1. 病因的概念 一个疾病的病因是指在疾病的发生中起重要作用的一个事件、条件、特征或者是这些要素的综合。疾病是由来自环境和宿主本身多方面的因素综合作用所致。

（1）来自环境的因素主要包括三个方面 生态环境，包括各种病原微生物、寄生虫、动物传染源、传播媒介以及生物群落；理化环境，指气象因素、地理环境、自然条件以及热、空气、水等各种物理和化学因素；社会环境，主要包括社会经济水平、政治、文化教育、人口、居住条件、工作环境、生活习惯、社会交往、精神压力等方面。

（2）宿主因素 肉体和精神两个方面。

2. 病因的类型
(1) 必需的而且是充分的(充分＝只要……就会；必需＝只有……才)；
(2) 必需,但不充分；
(3) 充分,但不是必需；
(4) 既不充分,也不是必需。

3. 病因研究的基本方法 有实验医学、临床医学和流行病学。应用流行病学方法研究病因,可分为四个阶段:总结现象、建立假设、检验假设和病因推导。因素与疾病关联的形式有:虚假的关联、间接的关联、因果联系。因果关系的判断标准:关联的强度；关联的重复性；关联的特异性；关联的时间性；剂量反应关系；关联的合理性；实验证据；相似性。

第5节 筛检试验和诊断试验

一、筛检试验和诊断试验概念、目的与应用原则

1. 筛检与筛检试验概念、目的与应用原则
(1) 概念 筛检是运用快速、简便的检验、检查或其他措施,在健康的人群中,发现那些表面健康,但可疑有病或有缺陷的人。筛检所用的各种手段和方法称为筛检试验。
(2) 目的 早期发现可疑患者,做到早诊断、早治疗。提高治愈率,实现疾病的二级预防；发现高危人群,以便实施相应的干预,降低人群的发病率,实现疾病的第一级预防；了解疾病自然史；进行疾病监测。
(3) 应用原则 ①被筛检的疾病或缺陷是当地重大的卫生问题；②对被筛检的疾病或缺陷有进一步确诊的方法与条件；③对发现并确诊的患者及高危人群有条件进行有效的治疗和干预,且标准应该统一规定；④被筛检的疾病或缺陷或某种危险因素有可供识别的早期症状和体征或测量的标志；⑤了解被筛检疾病的自然史,包括从潜伏期发展到临床期的全部过程；⑥筛检试验必须要快速、简便、经济、可靠、安全、有效及易为群众接受；⑦有保证筛检计划顺利完成的人力、物力、财力和良好的社会环境条件；⑧有连续而完整的筛检计划,能按计划定期进行；⑨要考虑整个筛检、诊断和治疗的成本和收益问题；⑩筛检计划应能为目标人群接受,有益无害,尊重个人的隐私权,制定保密措施；公正、公平、合理地对待每一个社会成员。

2. 诊断与诊断试验的概念、目的与应用原则
(1) 概念 诊断是指在临床上医务人员通过详尽的检查及调查等方法收集信息、资料,经过整理加工后对患者病情的基本认识和判断。用于诊断的各种检查及调查的方法称诊断试验。
(2) 目的 ①对患者病情做出及时、正确的判断,以便采取相应有效的治疗措施。②可应用诊断试验进行病例随访,确定疾病的转归、判断疗效和估计预后以及监测治疗的副作用等。
(3) 应用原则 ①灵敏度、特异度要高；②快速、简单、价廉、容易进行；③安全、可靠、尽量减少损伤和痛苦。

3. 筛检试验和诊断试验的区别
(1) 目的不同 筛检试验足用以区别可疑患者与可能无病者,诊断试验是用来区别患者与可疑有病但实际无病的人。
(2) 观察对象不同 筛检是以健康或表面健康的人为观察对象,诊断试验是以患者或可疑患者为观察对象。
(3) 试验的要求不同 筛检试验要求快速、简便、灵敏度高,最好能检出所有患者；诊断试验要求科学、准确,特异度高,最好能排除所有非患者。
(4) 所需费用不同 诊断试验常常使用医疗器械或实验室方法,一般花费较高；筛检试验则应使用简单、价廉的方法。
(5) 结果的处理不同 筛检试验阳性者须作进一步的诊断或干预,而诊断试验阳性者要给予治疗。

二、筛检试验和诊断试验的评价方法和评价指标

1. 评价的方法 筛检试验和诊断试验的评价方法基本相同,除考虑安全可靠、简便快速及经济可行外,还要考虑其科学性,即该方法对疾病进行诊断的真实性和价值,具体与标准诊断方法即"金标准"进行比较。

2. 评价的步骤 ①确定金标准(目前被公认的最可靠、最权威的、可以反映有病或无病实际情况的诊断方法称为金标准)；②选择研究对象；③确定样本含量；④盲法同步测试；⑤整理分析资料；⑥质量控制。

3. 评价的指标 评价主要从真实性、可靠性和收益三方面进行。

(1) 真实性 也称效度或准确性,是指测量值与实际值(金标准的测量值)符合的程度.即正确地判定受试者有病与无病的能力。评价试验真实性的指标有灵敏度、特异度、假阳性率、假阴性率、约登指数和粗一致性。

灵敏度	指金标准确诊的病例中被评试验也判断为阳性者所占的百分比
特异度	指金标准确诊的非病例中被评试验也判断为阴性者所占的百分比
假阳性率	指金标准确诊的非病例中被评试验错判为阳性者所占的百分比
假阴性率	指金标准确诊的病例中被评试验错判为阴性者所占的百分比
约登指数	是灵敏度和特异度之和减1
粗一致性	是试验所检出的真阳性和真阴性例数之和占受试人数的百分比

【例15】某病早期治疗效果好,若漏诊后病情加重,对此病的诊断试验应特别注重
　A. 提高阴性预测值　　　　B. 提高阳性预测值　　　　C. 降低假阳性率
　D. 提高特异度　　　　　　E. 提高灵敏度

例16~18 共用题干
对已确诊患有乳腺癌的1 000名妇女和未患乳腺癌的1 000名妇女,用乳腺癌筛选的试验检查,结果发现前者有900名为阳性结果,后者有100名为阳性结果。
【例16】该试验的灵敏度是
　A. 90%　　　　B. 30%　　　　C. 25%　　　　D. 12%　　　　E. 10%
【例17】该试验的假阳性率是
　A. 90%　　　　B. 30%　　　　C. 25%　　　　D. 20%　　　　E. 10%
【例18】该试验的特异度是
　A. 90%　　　　B. 30%　　　　C. 25%　　　　D. 12%　　　　E. 10%

(2) 可靠性 亦称信度或重复性、精确性,是指一项试验在相同条件下重复检测获得相同结果的稳定程度。影响试验可靠性的因素有:受试对象自身生物学差异;观察者差异;试验方法的差异。评价试验可靠性的指标有:

变异系数	该指标适用于作定量测定试验的可靠性分析
符合率	适用于作定性测定试验的可靠性的分析。它是两次检测结果相同的人数占受试者总数的百分比
Kappa值	适用于定性资料的可靠性分析,该值表示不同观察者对同一批结果的判定和同一观察者在不同情况下对同一批结果的判定的一致程度

(3) 评价试验的收益 试验收益的评价可从个体效益和社会效益的生物学、社会经济学效益等方面进行评价。间接反映试验收益的主要指标有:

预测值	表示试验结果判断正确的概率。它表明试验结果的实际临床意义。包括:①阳性预测值指试验结果阳性人数中真阳性人数所占的比例;②阴性预测值指试验结果阴性人数中真阴性人数所占的比例
似然比	①指患者中某种试验结果出现的概率与非患者中该试验结果出现的概率之比。②似然比包括:阳性似然比是试验结果真阳性率与假阳性率之比,说明患者中出现某种试验结果阳性的概率是非患者的多少倍;阴性似然比是试验结果假阴性率与真阴性率之比,说明患者中出现某种试验结果阴性的概率是非患者的多少倍

4. 确定试验判断标准 判断标准即截断值,是判定试验阳性与阴性的界值.即确定某项指标的正常值,以区分正常与异常。确定截断值的方法在常规情况下,即灵敏度、特异度均很重要的情况下,最常用的是受试者工作特征曲线法。受试者工作特征曲线是以真阳性率(灵敏度)为纵坐标,假阳性率(1-特异度)为横坐标所做的曲线.以表示灵敏度与特异度之间相互关系的一种方法。

三、提高试验效率的方法

在实际工作中,一般可通过优化试验方法、联合试验的应用和选择患病率高的人群作为受试对象来提高试验的效率。

第6节 公共卫生监测

一、公共卫生监测概述

1. 概念 连续、系统地收集疾病或其他卫生事件的资料,经过分析、解释后及时将信息反馈给所有应该知道的人(如决策者、卫生部门工作者和公众等),并且利用监测信息的过程。公共卫生监测是制订、实施、评价疾病和公共卫生事件预防控制策略与措施的重要信息来源。

2. 目的 ①确定主要的公共卫生问题,掌握其分布和趋势;②查明原因,采取干预措施;③评价干预措施效果;④预测疾病流行;⑤制定公共卫生策略和措施。

3. 公共卫生监测的分类

(1) 疾病监测 ①传染病监测:我国规定报告的传染病有37种,其中甲类2种、乙类25种、丙类10种;②非传染病监测:我国部分地区开展了对恶性肿瘤、心血管疾病、出生缺陷、伤害等非传染病的监测。

(2) 与健康相关问题的监测 包括行为危险因素监测、出生缺陷监测、环境监测、药物不良反应监测、营养和食品安全监测、突发公共卫生事件监测和计划生育监测等。

4. 公共卫生监测的程序

(1) 建立监测组织和监测系统 国家及全国各级疾病预防控制中心是负责管理全国公共卫生监测系统的机构。负责全球公共卫生监测机构的世界卫生组织。

(2) 公共卫生监测的基本过程 包括资料收集、资料分析和解释、信息反馈和信息利用四个基本过程。

5. 公共卫生监测系统的评价

(1) 敏感性 是指监测系统识别公共卫生问题的能力。它主要包括两个方面:①监测系统报告的病例占实际病例的比例;②监测系统判断疾病或其他卫生事件暴发或流行的能力。

(2) 及时性 是指监测系统发现公共卫生问题到将信息反馈给有关部门的时间。它反映了监测系统的信息反馈速度。

(3) 代表性 是指监测系统发现的公共卫生问题在多大程度上能够代表目标人群的实际情况。缺乏代表性的监测资料可能导致决策失误和卫生资源的浪费。

(4) 阳性预测值 是指监测系统报告的病例中真正的病例所占的比例。

(5) 简便性 是指监测系统的收集资料、监测方法和运作简便易行。

(6) 灵活性 是指监测系统能针对新的公共卫生问题进行及时的改变或调整。

(7) 可接受性 是指监测系统各个环节的工作人员对监测工作的参与意愿,反映在工作人员能否提供有效的信息。

二、疾病监测

1. 疾病监测的概念 疾病监测是指连续地、系统地收集疾病的资料,经过分析、解释后及时将信息反馈给所有应该知道的人,并且利用监测信息的过程。

2. 我国主要的疾病监测方法

被动监测	下级监测单位按照常规上报监测资料,而上级监测单位被动接受,称为被动监测。我国法定传染病报告属于此类监测
主动监测	上级监测单位专门组织调查或者要求下级监测单位严格按照规定收集资料,称为主动监测。传染病漏报调查以及对性病门诊就诊者、暗娼、吸毒者等艾滋病高危行为人群的监测属于主动监测
常规报告	国家法定传染病报告系统,由法定报告人上报传染病病例,属于常规报告
哨点监测	对能够反映总人群中某种疾病流行状况的有代表性特定人群(哨点人群)进行监测,了解疾病的流行趋势,属于哨点监测

3. 我国疾病监测体系

(1) 疾病监测信息报告管理系统 主要对法定报告的37种传染病进行监测。

(2) 重点传染病监测系统 全国建立了国家级监测点782个,省级监测点1 693个,对20种传染病进行重点监测。监测内容包括:①常规病例报告及暴发调查;②相关因素监测。

(3) 症状监测系统 是长期系统地连续收集并分析包括临床症状群在内的各种健康相关数据,常以非特异性的症状或现象为基础,提高对疾病或卫生事件反应的及时性。

(4) 死因监测系统　在31个省市160个监测点,对7 300万监测人口(总人口6%)开展居民死亡原因监测、健康相关因素监测/调查、其他基本公共卫生数据监测。

(5) 病媒生物监测系统　在全国17个省份40个监测点,对老鼠、蚊子、苍蝇、蟑螂和钉螺的密度进行动态监测,并观察这些病媒生物的带毒、带菌情况。

(6) 健康相关危险因素监测系统　包括了营养与食品安全监测和环境与健康监测。前者通过监测,评估营养与食品安全的危险性;后者是对水质、环境污染及其健康危害和健康相关产品进行监测、评价和预警。

三、药物不良反应监测

1. 药物不良反应的概念

(1) 概念　药品不良反应是指合格药品在正常用法用量下出现的与用药目的无关的或意外的有害反应。一般可以分为A型反应和B型反应。A型反应与剂量有关,可以预测,包括过度作用、副作用、毒性反应、首剂反应、继发反应和停药综合征;B型反应与常规的药理作用和剂量无关,可能涉及遗传易感性和变态反应等机制,因此难以预测。当不良反应致使机体某个器官或局部组织产生功能性或器质性损害而出现一系列临床症状和体征时,就成为药源性疾病(DID)。

(2) 药品严重不良反应是指因服用药品引起以下损害情形之一的反应　引起死亡;致癌、致畸、致出生缺陷;对生命有危险并能够导致人体永久的或显著的伤残;对器官功能产生永久损伤;导致住院或住院时间延长。

2. 药物不良反应监测的概念和方法

(1) 药品不良反应监测是指药品不良反应的发现、报告、评价和控制的过程。

(2) 常用的药物不良反应监测方法:自愿报告系统;义务性监测;重点医院监测;重点药物监测;速报制度。

3. 药物不良反应因果关系评价

(1) 药物不良反应评价的目的　①该药品是否会发生这种不良反应;②该药品是否已经在特定患者身上发生了不良反应。

(2) 评价方法　分为个例评价与集中评价两个步骤进行。目前,我国采用WHO国际药品不良反应监测合作中心建议使用的方法,将药物不良反应因果判断关联程度分为肯定、很可能、可能、可能无关、待评价和无法评价六个等级。

(3) 评价内容　①开始用药的时间与不良反应出现的时间有无合理的先后关系;②所怀疑的不良反应是否符合该药品已知不良反应的类型;③停药或减量后,反应是否减轻或消失;④再次接触可疑药品是否再次出现同样的反应;⑤所怀疑的不良反应是否可用并用药的作用、患者的临床状态或其他疗法的影响来解释。

四、疾病暴发的调查与分析

1. 疾病暴发　疾病暴发是指在局部地区或集体单位中,短时间内突然出现异常多的、性质相同的病例,在采取有效控制措施后,病例会迅速的减少。如果发生的是传染病暴发,这些病例多有相同的传染源或传播途径,大多数患者出现在该病的最长潜伏期内;还有一些未知原因造成的大量患者和众多死亡,这其中一部分是由细菌、病毒的变异引起的,或以往寄生于动物身上的病原传播到人类而造成的疾病暴发;还有一些暴发的疾病属于非传染性疾病。

2. 疾病暴发的暴发调查　暴发调查是整个工作的关键,是突发公共卫生事件调查的基本形式之一,其基本工作程序如下:①暴发的核实:核实诊断,确认暴发;②准备和组织:包括人员的安排和组织的安排;③现场调查:是暴发调查的核心,包括安全预防(到现场应有充分的防护措施)、病例发现、采集标本、个案调查、疾病三间分布的调查、环境和物种的变化调查等;④资料的整理:及时的整理分析临床、现场和实验室资料,进行资料分析;⑤确认暴发终止;⑥文字的总结。

3. 暴发调查时应该注意的问题　暴发调查应与暴发的控制同步进行,因为暴发的有效控制是研究的目的;暴发调查既应得到法律的保障,也要自觉在法律的规范下开展;争取多部门的合作,并获得群众的支持;及时把信息上报给上级卫生行政和业务部门。

第7节　循证医学

一、概　述

循证医学是指任何临床的诊治决策,必须建立在当前最好的研究证据与临床专业知识和患者的价值相结合的基础上。它是把最佳研究证据与临床专业技能和患者的价值整合在一起的医学。其核心思想是:任何医疗决策的确定都应基于客观的临床科学研究依据。

二、循证医学的实施步骤

从患者存在的问题提出临床面临的要解决的问题;收集有关问题的资料;评价这些资料的真实性和有用性;在临床上实施这些有用的结果;进行后效评价。

三、证据的主要类型

自己和同事的经验;教科书和杂志;学术会议的信息;文献综述;系统评价;定期更新的电子系统评价。其中系统评价是循证医学的重要组成部分,也是寻求证据的最常用最有效的一种方法。当系统评价采用了定量合成的方法对资料进行统计学处理时称为 Meta 分析,故 Meta 分析只是系统评价中的一种重要的统计方法。

四、系统评价

1. 系统评价的概念　系统评价是以某一具体临床问题为基础,系统、全面地收集全世界所有已发表或未发表的临床研究结果,采用临床流行病学严格评价文献的原则和方法,筛选出符合质量标准的文献,进行定性或定量合成,得出综合可靠的结论。并随着新的临床研究的出现及时更新。

2. 系统评价的过程与步骤　确立题目;收集文献;选择文献;评价文献;收集数据;分析数据;解释结果;更新系统评价。

3. Meta 分析

(1) Meta 分析概念　当系统评价采用了定量合成的方法对资料进行统计学处理时称为 Meta 分析。所以,Meta 分析是运用定量统计学方法汇总多个研究结果的系统评价。

(2) Meta 分析方法　多个成组设计的两组分类变量(OR、RR、RD)、均数(SMD、WMD)的比较的定量综合;Meta 回归分析,诊断性试验的 Meta 分析(ROC 曲线)。

(3) Meta 分析中异质性识别与处理　由于纳入同一个 Meta 分析的所有研究都存在差异,在 Meta 分析中不同研究间的各种变异称为异质性。可通过异质性检验来识别异质性。当异质性检验发现存在异质性时,处理的方法:①采用随机效应模型可对异质性进行部分纠正;②亚组分析;③多元回归模型;④Meta 回归;⑤混合效应模型来解释异质性的来源;⑥若异质性过大,特别在效应方向上极其不一致,不宜做 Meta 分析。

(4) Meta 分析中敏感性分析　敏感性分析用于评价结果的稳定性,如果敏感性分析结果与原结果没有冲突,那么该结果加强了原结果的可信度。如果敏感性分析结果得出不同结论,这提示存在与干预措施有关的潜在重要因素,应进行进一步研究以明确干预效果存在争议的来源。

(5) 发表性偏倚的识别与控制　漏斗图是最常用的用于判断是否有发表性偏倚的方法。其他方法还有线性回归法、秩相关检验、剪补法、失安全数等。Meta 分析时尽可能将所有的研究搜集齐全,包括未发表的阴性研究报告、会议论文摘要、各种研究简报、学位论文等,以控制发表性偏倚。

▶ **参考答案**如下,详细答案参见 2019 版《国家临床执业及助理医师资格考试精选真题考点精析》。

1. D	2. B	3. B	4. A	5. D	
6. A	7. B	8. D	9. D	10. B	昭昭老师提示:
11. C	12. E	13. E	14. A	15. E	关注官方微信,获得第一手考试资料。
16. A	17. E	18. A	—	—	

第4章　临床预防服务

▶ **2019 考试大纲**

①临床预防服务概述;②健康相关行为干预;③烟草使用的控制;④合理营养指导;⑤身体活动促进;⑥疾病的早期发现和处理。

▶ **考纲解析**

近 20 年的医师考试中,本章的考试重点是疾病的烟草使用的控制及合理营养指导,执业医师每年考查分数为 3~5 分,助理医师每年考查分数为 2~3 分。

一、临床预防服务的概述

1. 临床预防服务概念

(1) 临床预防服务定义　指由医务人员在临床场所(包括社区卫生服务工作者在家庭和社区场所)对健康者和无症状"患者"的健康危险因素进行评价,实施个性化的预防干预措施来预防疾病和促进健康。临床预防服务主要针对个体的健康者和无症状"患者";服务提供者是临床医生。

(2) 健康管理定义　指对服务对象的健康危险因素进行全面、系统和针对性地评估并对整个生命全程进行干预,减少健康危险因素的威胁、早期发现并及时治疗疾病、对所患的疾病进行有效的治疗和预防并发症的发生,从而经济有效地避免早亡和提高生活质量的过程。健康管理既针对个体,也针对群体;服务提供者主要是健康管理师。

2. 临床预防服务的内容　求医者的健康咨询、健康筛检、免疫接种、化学预防、预防性治疗。

【例1】下列不属于临床预防服务内容的是
A. 慢性病的自我管理　　B. 健康筛检　　　　　C. 化学预防
D. 健康教育　　　　　　E. 免疫接种

【例2】临床预防服务的内容不包括
A. 健康咨询　　　　　　B. 健康筛查　　　　　C. 免疫接种
D. 疾病监测　　　　　　E. 化学预防

3. 临床预防服务的意义　①医务人员以其特殊的方式与"患者"直接接触,通过实现个体健康危险性的量化评估;②获得控制疾病危险因素的健康干预策略;③能有效地调动个人改善不良行为与生活方式的积极性和主动性,患者对医务人员的建议也有较大的依从性;④医务人员可通过随访了解患者的健康状况和行为改变的情况,及时有针对性地提出预防保健的建议,有利于管理个人的健康状况,纠正不良的健康行为、早期发现疾病并及时治疗,有利于改善患者生活质量并延长寿命。

4. 实施临床预防服务的原则　重视危险因素的收集,医患双方共同决策,以健康咨询与教育为先导,合理选择健康筛检的内容,根据不同年龄阶段的特点开展针对性的临床预防服务。

5. 健康危险因素评估

(1) 健康危险因素评估的概念　健康危险因素评估是指从个体或群体健康信息咨询或调查、体检和实验室检查等过程中收集各种与健康相关的危险因素信息,为进一步开展有针对性的干预措施提供依据。

(2) 健康危险因素收集　应根据下面的原则来确定收集危险因素的优先次序:危险因素导致的特定疾病的严重性;危险因素是否有普遍性;危险因素的危险程度;某危险因素能否被准确地检测;有无证据表明采取干预措施后可促进健康;上述诸方面与其他优先的健康问题相比如何。

(3) 危险度评估　危险度评估是根据所收集到健康危险因素时个人健康状况及未来患病和(或)死亡危险性可能性的量化估计。危险因素评估是阐明一系列健康问题必不可少的起点。在临床预防服务中,大多数被服务对象还没有发生特定的疾病,要求医务人员具备将患者的危险因素与未来可能发生的主要健康问题联系起来的思维模式。

6. 健康维护计划的制订与实施

(1) 健康维护计划概念　健康维护计划是指在特定的时期内,依据患者的年龄、性别以及具体的危险因素等而计划进行的一系列干预措施。具体包括:做什么、间隔多久、何时做等。

(2) 健康维护计划制订的原则　健康为导向的原则;个性化的原则;综合性利用的原则;动态性原则;个人积极参与的原则。

(3) 健康维护计划的实施　首先是建立健康维护流程表,在此基础上,为了有效地纠正某些高危人群的行为危险因素,还需与"患者"共同制订另外一份某项健康危险因素干预行动计划。在实施的过程中还有为患者提供健康教育资料。在实施过程中,需要加强健康维护的随访,跟踪"患者"执行计划的情况以及感受和要求,以便及时发现曾被忽视的问题。

二、健康相关行为干预

1. 健康行为、健康教育、健康促进的概念

(1) 健康行为　是指与促进、维护或恢复健康相关的个体心理、情感状态和外显的行为模式。

(2) 健康教育　是旨在促使人们自愿采纳有益于健康的行为和生活方式,从而预防疾病、促进健康、提高生活质量的社会活动。

(3) 健康促进　是指促使人们维护和提高他们自身健康的过程。

(4) 健康促进的五大活动领域　建立促进健康的公共政策;创造健康支持环境;加强社区行动;发展个人技能;调整卫生服务方向。

(5) 健康促进的三项基本策略　①倡导:是捍卫或形成一个理由的过程;②促成:是指健康促进工作者以增权的方式与服务对象个体或群组一起共同采取行动的过程;③协调:是指让利益冲突各方围绕促进和保护

健康而妥协的过程。

2. 影响健康行为的因素及健康行为改变的理论

(1) 影响健康行为的因素

倾向因素	指为行为改变提供理由或动机的先行因素
促成因素	指允许行为动机或愿望得以实现的先行因素,即实现或达到某行为所必需的技术和资源,包括干预项目、服务、行为和环境改变的必需资源、行为改变所需的新技能等
强化因素	指对象实施某行为后所得到的加强或减弱该行为的因素

【例3】高血压患者遵从医嘱服药的**强化因素**是
A. 对治疗高血压采取积极态度　　B. 在按医嘱服药后血压得到有效控制
C. 能方便地就医、取药　　　　　D. 经济条件足以支付较高的医药费
E. 知晓服药能有效控制血压

(2) 健康信念模式　健康信念模式认为人们要接受医生的建议而采取某种有益健康的行为或放弃某种危害健康的行为,需要具有以下几方面的认识。①知觉到某种疾病或危险因素的威胁,并进一步认识到问题的严重性。包括对疾病严重性的认识和对疾病易感性的认识。②对采取某种行为或放弃某种行为的结果的估计,包括:对行为有效性的认识和对实施或放弃行为的障碍的认识。③效能期待指对自己实施和放弃某行为的能力的自信,也称为自我效能。自我效能指一个人对自己的行为能力有正确的评价和判断,相信自己一定能通过努力成功地采取一个导致期望结果(如戒烟)的行动。

(3) 行为改变阶段模式　包括行为变化阶段和变化过程两部分内容。
①行为变化阶段　有5个阶段:无转变打算阶段;打算转变阶段;转变准备阶段;行动阶段;行为维持阶段。
②变化过程　该模式认为行为改变中的心理活动包括认知层面及行为层面。认知层面:提高认识;情感唤起;自我再评价;环境再评价;"自我解放";"社会解放";行为层面:反思习惯;强化管理;控制刺激;求助关系。

(4) 社会认知理论　社会认知理论的主要观点认为:个体在特定的社会情境中,并不是简单地接受刺激,而是把外界刺激组织成简要的、有意义的形式,并把已有经验运用于要加以解释的对象,在此基础上决定行为方式。社会认知理论的主要内容。

交互作用	包括环境和个人特性的双向作用与环境和人的行为之间的双向交互作用
观察学习	个体通过观察来学习、了解社会环境,进而形成行为
自我效能	自我效能是一种信念,即相信自己能在特定环境中恰当而有效地实施行为
情感	情感的控制也是行为形成和转变的重要因素。在行为形成和改变的过程中会出现一些情感性问题。这种情感干扰因不同的人,在不同的文化环境中有很大不同

(5) 环境　环境要通过人的主观意识(情境)起作用。当人们意识到环境提供了采取某类行为的机会时,人们可能克服障碍而形成该行为。

(6) 强化　强化理论认为行为发生(或再发生)与否及其频度同"行为前件"和"行为后件"有关。行为前件指能引发某行为的提示性事件。行为后件指紧接着某行为的结果而发生的能对该行为再发生与否和发生频度、强度产生影响的事件。强化可分外部强化和内部强化。

3. 健康促进

(1) 健康促进的定义　是促使人们或社区提高他们控制健康危险因素,从而维护和提高他们自身健康的过程。

(2) 健康促进的十个活动领域　建立促进健康的公共政策;创造健康支持环境;加强社区行动;发展个人技能;调整卫生服务方向;促进对健康的社会责任;增加健康投资来解决健康和社会的不公平;巩固和拓展健康的伙伴关系;增强社区能力;建立健康促进的有力保障。

(3) 健康促进的三项基本策略

倡导	是形成或捍卫一个理由的过程。健康促进中主要是要倡导政策支持、社会各界对健康措施的认同和卫生部门调整服务方向,激发社会关注和群众参与,从而创造有利健康的社会经济、文化与环境条件
增权	是帮助群众具备正确的观念、科学的知识、可行的技能,激发其朝向完全健康的潜力,使群众获得控制那些影响自身健康的决策和行动的能力的过程
协调	是指让利益冲突各方围绕促进和保护健康而妥协的过程

(4) 健康教育

①健康教育的概念　健康教育是有计划有组织地帮助个体、群组或社区自觉采纳有利于健康行为的社会活动和学习过程的结合。它的直接目的(工作目标)是促使个体和群体采纳有利于健康行为；长期的目的是通过改善健康相关行为，预防疾病，促进健康和提高生活质量。

②临床健康咨询的基本模式及原则　健康咨询；健康咨询的基本模式("5A 模式")是由医务人员在临床场所为患者提供健康咨询的五个基本的步骤：评估(Ask/Assess,以病情、知识、技能、自信心为主)→劝告(Advise,指提供有关健康危害的相关信息，行为改变的益处等)→达成共识(Agree,指根据患者的兴趣、能力共同设定一个改善健康行为的目标)→协助(Assist,为患者找出行动可能遇到的障碍，帮助确定正确的策略、解决问题的技巧及获得社会支持)→安排随访(Arrange,指明确随访的时间、方式与行动计划)，最终通过患者自己的行动计划，达到既定的目标。健康咨询的原则：建立友好关系；鉴定需求；移情；调动参与；保守秘密；尽量提供信息和资源。

三、烟草使用的控制

1. 烟草使用与二手烟流行状况及其定义

①流行病学　烟草危害是当今世界上最严重的公共卫生问题之一。在我国，有 7.4 亿不吸烟人群暴露于环境烟草烟雾中。2003 年，据估计全世界 12.5 亿人都是现在吸烟者，其中 10 亿男性，2.5 亿女性。在很多工业化国家烟草使用呈现下降趋势时，发展中国家人群的吸烟率呈上升趋势，越来越多的吸烟者生活在中低收入国家。我国吸烟者超过 3 亿，15 岁以上人群的吸烟率达到 28.1%。其中成年男性的吸烟率更是高达 52.9%。不仅如此，环境烟草暴露在很多国家都是一个十分常见的问题。

②烟草的定义　烟草使用主要包括两大类型，有烟烟草和无烟烟草。有烟烟草使用是指通过点燃产生烟气的烟草植物干叶或烟熏叶子。其中，机制卷烟是在全球烟草制品中占据最大份额。无烟烟草则是不用点燃而直接用口或鼻子吸用的烟草产品。无烟烟草产品多种多样，其中最常见的为鼻烟和咀嚼烟草。不存在无害的烟草制品，所有形式的烟草制品都会危害健康。"二手烟"又称"被动吸烟"和"环境烟草烟雾暴露"，是指不吸烟者吸入吸烟者呼出的烟雾及卷烟燃烧产生的烟雾。二手烟暴露的定义为非吸烟状态，每周至少 1 天以上，每天至少 15 分钟暴露于烟草烟雾，不到一天者不计入二手烟暴露。

2. 烟草使用与二手烟流行对健康的主要危害及机制

(1) 烟草烟雾成分　烟草烟雾含有 7 000 余种化学成分，如一氧化碳、一氧化氮、氨、硫化氢、氰化氢等，已明确至少有 69 种化学物是致癌物。尼古丁是烟草成瘾的主要物质。促进交感神经和肾上腺释放儿茶酚胺，导致心率增快，血压升高。这也是烟草使用导致心脑血管疾病的重要原因之一。

(2) 烟草使用危害　已经有充分的证据表明，吸烟可以导致肺癌、口腔癌、鼻咽部恶性肿瘤、喉癌、食管癌、胃癌、肝癌、胰腺癌、肾癌、膀胱癌和宫颈癌。还有证据提示吸烟可以导致结肠直肠癌、乳腺癌和急性白血病。吸烟对于呼吸道免疫功能、肺功能均会产生不良影响，引起多种呼吸系统疾病。有充分证据证明吸烟可以导致慢性阻塞性肺病和青少年哮喘，增加肺结核和其他呼吸道感染的发病风险。而戒烟后可以明显降低上述疾病的风险，并改善预后。

(3) 二手烟危害　二手烟暴露能使非吸烟者的冠心病风险增加 25%～30%，肺癌风险提高 20%～30%。由于二手烟包含多种能够迅速刺激和伤害呼吸道内膜的化合物，因此即使短暂的暴露，也会导致上呼吸道损伤，激发哮喘频繁发作，增加血液黏稠度，伤害血管内膜，引起冠状动脉供血不足，增加心脏病发作的危险等。二手烟可导致新生儿猝死综合征，中耳炎，低出生体重等。

3. 烟草成瘾干预

(1) 烟草依赖疾病的概念　使用烟草一定时间后，就可以成瘾，即所谓的烟草依赖疾病。它是一种慢性高复发性疾病，其本质是尼古丁依赖。

(2) 临床戒烟指导

①临床干预可以使用 5A 方案进行简短干预　5A 戒烟法是由 5 种活动所组成，每一个都由字母"A"开始，即：Ask 询问所有患者关于吸烟的问题；Advise 建议吸烟者戒烟；Assess 评估吸烟者的戒烟意愿；Assist 提供戒烟药物或者行为咨询治疗等；Arrange 安排随访。

②提高戒烟动机的干预措施　5"R"法，即相关性(Relevance)使患者认识到戒烟与他们密切相关，越个体化越好；危险性(Risk)使患者认识到吸烟的潜在危险，强调那些与他们最密切相关的健康危害；益处(Reward)使患者认识到戒烟的益处，突出说明那些和吸烟者最可能相关的益处；障碍(Roadblock)医师应使患者认识到在戒烟过程中可能遇到的障碍以及可以为他们提供的治疗手段。典型的障碍有：戒断症状、对戒烟失败的恐

惧、体重增加、周围吸烟者的影响等等；反复(Repetition)反复加强戒烟动机的干预,不断鼓励吸烟者积极戒烟。

(3) 常用戒烟药物　在戒烟治疗的过程中,尼古丁替代疗法类药物、盐酸安非他酮和伐尼克兰是常用的戒烟药物。联合使用一线药物已被证实是一种有效的戒烟治疗方法,可提高戒断率。有效的联合药物治疗包括：长程尼古丁贴片(>14周)+其他NRT类药物(如咀嚼胶和鼻喷剂)；尼古丁贴片+尼古丁吸入剂；尼古丁贴片+盐酸安非他酮。

(4) 人群烟草控制策略　①《烟草控制框架公约》：世界卫生组织主持制定的《烟草控制框架公约》(FCTC)是世界上第一个限制烟草的全球性公约,也是联合国第一部具有法律约束力的医药卫生多边条约。它标志着烟草控制已经由国内立法控制扩大到国际法上的共识。2006年1月9日,FCTC在我国正式生效。②MPOWER战略：世界卫生组织结合FCTC条款的要求,从减少烟草需求的角度提出了6项十分重要且有效的烟草控制政策,即MPOWER战略,其中字母M代表监测烟草使用与预防政策；P代表保护人们不接触烟草烟雾；O代表提供戒烟帮助；W代表警示烟草危害；E代表执行禁止烟草广告、促销和赞助的规定；R代表提高烟草税。

例4~6共用题干

男,45岁。因反复咳嗽1个月到社区卫生服务中心就诊。医生与其交谈中得知该患者已经吸烟20多年,3年前曾经尝试戒烟一个月并得到家人的支持和鼓励。但后来患者由于听说戒烟会生病等传闻而不再考虑戒烟。

【例4】家人对其的戒烟督促属于影响行为的
　A. 倾向因素　　　　　　　　B. 促成因素　　　　　　　　C. 强化因素
　D. 内在因素　　　　　　　　E. 诱导因素

【例5】根据行为改变的阶段模式,目前该患者处于
　A. 维持阶段　　　　　　　　B. 行动阶段　　　　　　　　C. 无打算阶段
　D. 打算阶段　　　　　　　　E. 准备阶段

【例6】针对该患者的情况,根据提高患者戒烟动机的干预措施的"5R"法,此时医生应侧重于采用下列哪项措施进行干预？
　A. 建议改吸低焦油卷烟　　　　　　　B. 使患者认识到戒烟可能的障碍
　C. 强调吸烟与其家人健康的相关性　　D. 指出二手烟暴露的健康危害
　E. 说明戒烟的益处

四、合理营养

1. 营养的基本概念　指人体摄取、消化、吸收、利用食物中的营养物质以满足机体生理需要的生物学过程。

2. 营养素　食物中所含的营养成分。食物的营养物质其化学性质或生理功能可分为6大类：蛋白质、脂肪、碳水化合物、维生素、矿物质和水。营养素的生理功能主要表现以下三个方面：提供能量；构成细胞组织；供给生长、发育和自我更新所需的材料；调节机体生理活动。

3. 膳食营养素参考摄入量　是在每日膳食中营养素供给量基础上发展起来的一组每日平均膳食营养素摄入量的参考值,包括：

平均需要量	指某一特定性别、年龄及生理状况群体中个体对某营养素需要量的平均值
推荐摄入量(RNI)	指可满足某一特定性别、年龄及生理状况群中97%~98%个体需要量的摄入水平,相当于传统的每日膳食中营养素供给量RDA
适宜摄入量	指通过观察或实验获得的健康人群某种营养素的摄入量
可耐受最高摄入量	指平均每日摄入营养素的最高限量

例7~8共用选项
　A. 适宜摄入量(AI)　　　　　B. 平均需要量(EAR)　　　　C. 推荐摄入量(RNI)
　D. 参考摄入量(DRIs)　　　　E. 可耐受最高摄入量(UL)

【例7】纯母乳喂养的足月产1月龄健康婴儿,母乳中的营养素含量就是婴儿各种营养素的

【例8】可以满足某一特定性别、年龄及生理状况群体中绝大多数个体(97%~98%)需要量的某种营养素摄入水平是

4. 人体必需的营养素及能量

(1) 蛋白质　衡量蛋白质利用率常用的评价指标有

生物价(BV)	即蛋白质利用率,指食物蛋白质被消化吸收后在体内利用的程度
氨基酸评分(AAS)	指被测食物蛋白质的必需氨基酸评分模式与推荐的理想模式或参考蛋白模式比较来反映蛋白质构成和利用率的关系
蛋白质净利用率(NPU)	反映食物中蛋白质被利用程度的指标,即机体利用的蛋白质占食物中蛋白质的百分比,包含了食物蛋白质的消化和利用两个方面

我国规定轻体力活动成年男子蛋白质推荐摄入量为 75 g/d,女子为 65 g/d;正常成人蛋白质的 RNI 为 1.16 g/(kg·d);按能量计算,成人蛋白质摄入占膳食总能量的 10%～12%,儿童及青少年为 12%～14%。

(2) **脂类** 包括脂肪和类脂。脂类参考摄入量规定成年人脂肪 AI 占每日总能量的 20%～30%。胆固醇摄入量不宜超过 300 mg/d。

(3) **碳水化合物** 正常成人膳食碳水化合物的 AI 占膳食总能量的 55%～65%。膳食碳水化合物的膳食纤维是指不能被人体利用的多糖。膳食纤维具有增强胃肠功能、控制体重和减肥、可降低血糖和血胆固醇、预防结肠癌等生理功能。建议健康成年人每天摄入膳食纤维 20～25g 比较适宜。

(4) **能量** 人体对能量的需要与消耗是一致的。成人的能量消耗主要包括基础代谢、体力活动和食物的热效应(TEF)3 方面。居民膳食营养素参考摄入量(DRIs)成年人膳食能量的 RNI 为轻体力劳动男性 10.04 MJ(2400 kcal)/d,女性 8.80 MJ(2 100 kcal)/d。

(5) **矿物质** 包括无机盐(常量元素、宏量元素)与微量元素。必需微量元素是指元素在组织中浓度不超过 250 μg/g,若该元素的摄入量减少到低于某一限位,总会导致一种重要生理功能的损伤。其中,正常成人膳食钙的 AI 为 800 mg/d;膳食铁的 AI 男性为 15 mg/d,女性为 20 mg/d;成年男子锌 RNI 为 15 mg/d,成年女子为 11.5 mg/d。

(6) **维生素** 指维持机体正常代谢和生理功能所必需的一类低分子有机化合物。成年人膳食维生素 A 的 RNI 男性为 800 μgRE/d。女性为 700 μgRE/d。UL 为 3 000 μgRE/d。维生素 D 的 RNI 为 5 μg/d。1 μg 维生素 D=40IU。维生素 C 的 RNI 为 100 mg/d。维生素 B1 的 RNI 男性为 1.4 mg/d,女性为 1.3 mg/d。维生素 B2 的 RNI 男性为 1.4 mg/d,女性为 1.2 mg/d。叶酸的推荐摄入量(RNI):RNI 以膳食叶酸当量(DFE)表示,成年人为 400 μgDFE/d,孕妇为 600 μgDFE/d,乳母为 500 μgDFE/d。

五、临床营养

1. 基本膳食 一般健康人日常所用的膳食基本相同,膳食结构、能量与各种营养素和残次均应遵守平衡膳食的原则,使能量及营养素数量和质量达到合理营养的要求。基础膳食是包括普通膳食、软食、半流质膳食和流质膳食。

2. 治疗膳食 指根据不同的病理与生理情况,调整患者膳食的营养成分和性状,治疗或辅助治疗疾病、促进患者康复的膳食。治疗膳食的基本原则是在平衡膳食的前提下,考虑到患者的消化、吸收和耐受力以及饮食习惯,进行治疗膳食的制备。包括低蛋白、低盐、低嘌呤膳食等。

(1) 体质指数(Body Mass Index,BMI) 是评价 18 岁以上成人群体营养状况的常用指标。计算公式为:BMI=体重(kg)/[身高(m)]²。中国成人判断超重和肥胖程度的界限值,BMI 小于 18.5 是体重过低。18.5～23.9 为体重正常,24.0～27.9 为超重,≥28 为肥胖。

(2) 皮褶厚度与上臂围

皮褶厚度	是通过皮下脂肪组织反映身体脂肪含量
上臂围	是上臂中点周长,反映肌肉及脂肪的情况
腰围	①临床上估计患者腹部脂肪过多的最简单的和实用的指标 ②男性腰围≥85 cm,女性≥80 cm 患肥胖相关疾病的危险性增加

【例9】判断成人肥胖最常用、简便、敏感的指标是
A. 理想体重　　　　　　B. BMI　　　　　　C. 皮褶厚度
D. 体脂含量　　　　　　E. 体重

3. 合理膳食指导

(1) **合理营养** 指平衡而全面的营养。合理营养包括两方面内容:一方面为满足机体对各种营养素及能量的需要;另一方面为各营养素之间比例要适宜。

(2) **合理膳食** 也称为平衡膳食,指膳食所提供的能量及营养素在数量不能满足不同生理条件、不同劳动条件下用膳者的要求。并且膳食中各种营养素之间比例适宜的膳食。合理营养是通过合理膳食来实现的。

(3) 平衡膳食的基本要求　选择食物要多样，合理配餐；满足能量和营养素供给量及合理比例；合理的烹调加工方法，减少营养素的损失；合理的膳食制度和良好的进食环境；食物应感官性状良好，多样化，并能满足饱腹感。

(4) 膳食指南　是根据营养学原则，结合国情制定的，是教育人民群众采用平衡膳食，以摄取合理营养促进健康的指导性意见。《中国居民膳食指南》基本原则共有十条：①食物多样，谷类为主，粗细搭配；②多吃蔬菜、水果和薯类；③每天吃奶类、大豆或其制品；④吃适量鱼、禽、蛋、瘦肉；⑤减少烹调油；⑥食不过量，天天运动，保持健康体重；⑦三餐分配要合理，零食要适当；⑧每天足量饮水，合理选择饮料；⑨如饮酒应限量；⑩吃新鲜卫生的食物。

(5) 中国居民平衡膳食宝塔

粮谷类、豆类	成人每天摄入粮谷类 300~500 g，豆类食品 50 g；多种谷类混合食用营养价值更高
蔬菜、水果类	每天分别摄入 400~500 g 和 100~200 g。红、绿、黄 3 色较深的蔬菜和深黄色水果富含营养素
奶及其制品	每天应喝鲜奶 200 g 或奶粉 28 g
肉、鱼、蛋	每天应摄入 125~200 g，其中畜禽肉 50~100 g、鱼虾类 50 g、蛋类 25~50 g
油脂类	每人摄入不应超过 25 g

【例10】"平衡膳食宝塔"提示，每日每人大豆类摄入量相当于干豆 50 g，其目的主要是
  A. 保证水和糖的摄入　　　　B. 提高膳食蛋白质质量　　　　C. 保证膳食纤维素摄入
  D. 补充人体必要氮损失　　　E. 提高必需脂肪酸摄入水平

【例11】某山区一妇女育有 3 个子女，生活贫困，长期从事重体力劳动。近期感觉头昏、乏力、腿部水肿。去医院检查：血清白蛋白 28 g/L。在下列食品中，建议该妇女应多吃的是
  A. 白面　　　　　　　　　　B. 红薯　　　　　　　　　　C. 绿叶菜
  D. 大米　　　　　　　　　　E. 大豆及其制品

【例12】对于铁的摄入，最好的食物来源是
  A. 豆类　　　　　　　　　　B. 粮谷类　　　　　　　　　C. 蔬菜、水果
  D. 动物肝脏　　　　　　　　E. 牛奶及奶制品

(6) 特殊人群营养指导
①孕妇的膳食原则

孕早期膳食要点	①妊娠早期的膳食应以清淡、易消化、口感好为主要原则；②建议每日服用适量叶酸，以预防神经管畸形的发生；③为防止酮体对胎儿早期脑发育的不良影响；④孕妇完全不能进食时，也应静脉补充葡萄糖
孕中期膳食要点	①补充充足的能量；②注意铁的补充；③保证充足的鱼、禽、蛋、瘦肉和奶的供给
孕末期膳食要点	①注意增加钙的补充，保证适宜的体重增长；②保证充足的鱼、禽、蛋、瘦肉和奶的供给；③孕后期还要注意增加液体及富含膳食纤维的水果、蔬菜；④谷类食物的摄入以防便秘及痔疮的发生；⑤妊娠后半期若出现水肿，应限制含盐分多的食物

②哺乳期的膳食原则

产褥期膳食	①正常分娩后产妇可进食适量、易消化的半流质食物；②分娩时若会阴撕伤Ⅲ度缝合，应给无渣膳食 1 周左右；③做剖宫手术的产妇术后 24 小时给予流食 1 天，但忌用牛奶、豆浆、大量蔗糖等胀气食品，以后再转为普通膳食；④母体在分娩过程中失血很多，需要补充造血的重要物质，如蛋白质和铁等
哺乳期的膳食	①食物种类齐全多样化；②供给充足的优质蛋白质；③多食含钙丰富的食品；④多食含铁丰富的食品；⑤摄入足够的新鲜蔬菜、水果和海产品，乳母还要多选用绿叶蔬菜；⑥注意烹调方法

③婴幼儿的喂养原则　婴儿喂养方法分为母乳喂养、人工喂养和混合喂养，其中以母乳喂养为最佳。
④老年人膳食原则　饮食多样化，食物搭配合理，宜吃软食；少食多餐，忌暴饮暴食；主食中包括一定量的粗粮、杂粮；每天饮用牛奶或食用奶制品；吃大豆或其制品；适量食用动物性食品；多吃蔬菜、水果；饮食清淡、少盐。

⑤人群营养干预策略

心血管疾病的营养预防原则	①控制总能量摄入,保持理想体重;②限制脂肪和胆固醇摄入;③适量摄入蛋白质,少吃甜食;④保证充足的膳食纤维摄入;⑤供给充足的维生素和无机盐;⑥故应多食用新鲜蔬菜和水果,多选用富含钙、镁的食品,适当增加钾的摄入量;⑦饮食清淡,少盐和限酒;⑧适当多吃保护性食品
糖尿病的营养防治原则	①控制总能量是糖尿病饮食治疗的首要原则;②供给充足的碳水化合物;③供给充足的膳食纤维;④供给充足的蛋白质;⑤控制脂肪摄入量;⑥多食蔬菜;⑦糖尿病患者不宜饮酒;⑧糖尿病患者应合理安排每日三餐,每餐都应含有碳水化合物、脂肪和蛋白质
肥胖的营养防治原则	①控制总能量;②限制脂肪摄入量;③碳水化合物的供给要适量;④限制辛辣及刺激性食物及调味品;⑤膳食中必须有足够量的新鲜蔬菜;⑥避免油煎、油炸和爆炒等方法;⑦早餐一定要吃好,晚餐一定要少
骨质疏松症的营养防治原则	①儿童期开始注意补充足够的钙量,青春期应摄入 1 000 mg/d 以上的钙;②适度身体活动,户外活动接受日光照射;③避免吸烟、过量饮酒、咖啡;④绝经后妇女加强钙的补充,可选用加钙食品的钙补充剂;⑤补充维生素 D;⑥吃大豆或其他制品
癌症的营养防止原则	①食用营养丰富的、植物性食物为主的多样化膳食;②维持适宜体重;③坚持身体活动;④鼓励全年多吃蔬菜和水果;⑤选用富含淀粉和蛋白质的植物性主食,尽量食用粗加工的食物;⑥不要饮酒,尤其反对过度饮酒;⑦每天红肉摄入量在 80 g 以下,尽可能选择禽、鱼肉;⑧总脂肪和油提供的能量在总摄入能量的 15%～30%;⑨限制食盐,成人每日从各种来源摄入的食盐不要超过 6 g;⑩尽力减少真菌对食品的污染,应避免食用受真菌毒素污染或在室温下长期储藏的食物;食品保藏适当方法;不要食用烧焦的肉和鱼

六、身体活动促进

1. 身体活动的概念

(1) 身体活动(PA) 又称作体力活动,是指骨骼肌收缩导致机体能量消耗明显增加的各种活动。

(2) 适能 指人们拥有或获得的、与完成身体活动的能力相关的一组要素或特征。

(3) 有氧运动 指躯干、四肢等大肌肉群参与为主的、有节律、时间较长、能够维持在一个稳定状态的身体活动。

(4) 身体活动分类

①根据人们的日常生活安排以及身体活动特点和内容,身体活动可以分为四类:

职业性身体活动	指工作中的各种身体活动
交通往来身体活动	指从家中前往工作、购物、游玩地点等往来途中的身体活动
家务性身体活动	指在院子里或者室内进行的各种家务劳动
闲暇时间身体活动	指职业、家务活动之余有计划、有目的进行的运动锻炼

②按生理功能分类

有氧运动	有氧运动是促进心血管健康不可或缺的运动形式,是身体活动中最主要的类型之一
阻力活动	也称强壮肌肉活动,指肌肉对抗阻力的重复运动,具有保持或增强肌肉力量、体积和耐力的作用
关节柔韧性活动	指通过躯体或四肢的伸展、屈曲和旋转,锻炼关节的柔韧性和灵活性的活动,也称作拉伸
身体平衡和协调性练习	指改善人体平衡和协调性的组合活动,可以改善人体运动能力

【例 13】以躯干、四肢等大腿肌肉群参与为主的有节律、时间较长,能够维持在一个稳定状态的身体活动称为

A. 阻力活动　　　　　　　　　B. 体适能　　　　　　　　　C. 协调性活动
D. 无氧运动　　　　　　　　　E. 有氧运动

(5) 身体活动的强度及其衡量

①身体活动的强度 是指单位时间内身体活动的能耗水平或对人体生理刺激的程度。

②身体活动强度衡量方法 身体活动强度可以根据身体活动者的生理反应或活动的绝对物理负荷量来衡量,常用的衡量指标包括最大心率百分比、最大耗氧量百分比、自我感知运动强度和代谢当量。

最大心率百分比	以最大心率百分比来衡量身体活动强度在身体活动促进项目中得到了广泛应用,身体活动中应达到的适宜心率即靶心率(THR)与最大心率的百分比值即为最大心率百分比

续表

最大耗氧量百分比	是机体在进行有大肌肉群参与的肌肉动力性收缩活动(如跑步或骑自行车运动)中,达到本人极限水平时的耗氧量。身体活动的实际耗氧量与最大耗氧量之比即为最大耗氧量百分比
自我感知运动强度(RPE)	是以受试者自我感觉来评价运动负荷的心理学指标,它以个体主观用力和疲劳感的程度来判断身体活动的强度
代谢当量(MET)	是指身体活动时的能量消耗与安静坐姿时的能量消耗之比,即相当于安静休息时身体活动的能量代谢水平

(6) 身体活动总量 是个体活动强度、频度和每次活动持续时间的综合度量,其数值上等于身体活动强度、频度和每次活动持续时间这三个变量的乘积。国际上常采用梅脱·分钟(MET-min)或梅脱·小时(MET-h)来度量一定时间内身体活动总量。

2. 身体活动与健康

(1) 身体活动的健康益处 现有证据显示,①平常缺乏身体活动的人,如果能够经常(如每周3次以上)参加中等强度的身体活动,其健康状况和生活质量都可以得到改善;②强度较小的身体活动也有促进健康的作用,但产生的效益相对有限;③适度增加身体活动量可以获得更大的健康效益;④不同的身体活动类型、时间、强度、频度和总量促进健康的作用不同。

(2) 身体活动伤害 指身体活动中或活动后发生的疾病,最常见的是外伤和急性心血管事件。由于从事某种动力模式的职业活动发生的特定部位的损伤,则可以归因于过度使用该器官所造成的。

(3) 有益健康的身体活动推荐量 ①5~17岁年龄组:对于该年龄组的儿童和青少年,体力活动包括在家庭、学校和社区中的玩耍、游戏、体育运动、交通往来、家务劳动、娱乐、体育课或有计划的锻炼等。②18~64岁年龄组:18~64岁成年人的体力活动包括在日常生活、家庭和社区中的休闲时间活动、交通往来(如步行或骑自行车)、职业活动(如工作)、家务劳动、玩耍、游戏、体育运动或有计划的锻炼等。③65岁及以上年龄组:对于65岁及以上的成人,体力活动包括在日常生活、家庭和社区中的休闲时间活动、交通往来(如步行或骑车)、职业活动(如果仍然从事工作的话)、家务劳动、玩耍、游戏、体育运动或有计划的锻炼。

(4) 临床场所身体活动指导

运动处方	指对从事运动锻炼者或患者,根据医学检查资料,按其健康、体适能及心血管功能状况,结合生活环境条件和运动爱好等个体特点,用处方的方式规定适当的运动类型、强度、时间及频度,并指出运动中的注意事项,以便有计划的经常性锻炼,达到健身或治疗的目的
制定个体化运动处方的原则	①制定运动处方要个体化,具有针对性;制定运动处方要循序渐进; ②制定运动处方要具有有效性和安全性; ③制定运动处方要具有全面性和长期性; ④在制定运动处方时要考虑机体的全面锻炼,应兼顾局部和全身的关系
制定个体化运动处方的步骤	①运动前风险评估; ②确定身体活动目标量; ③确定活动进度; ④预防意外情况和不适的处理

(5) 单纯性肥胖运动处方 ①以增加能量消耗、减控体重,保持和增加瘦体重,改变身体成分分布、减少腹部脂肪,改善循环、呼吸、代谢调节功能为目标。为增加能量消耗,提倡进行多种形式和强度的身体活动,运动形式以大肌肉群参与的有氧运动为主,辅助平衡训练和抗阻训练。并充分利用日常生活、工作、出行和家务劳动等机会增加运动。在减低体重过程中,应强调肌肉力量锻炼,以避免或减少肌肉和骨骼等瘦体重成分丢失。②单纯肥胖患者的活动量至少要达到一般成年人的推荐量。运动频率至少每周5次,若要使能量消耗最大化,最好每天运动。建议中等至高强度运动;起始运动训练强度应保持在中等强度,强调延长运动时间及增加运动频度的作用,最后增加到高强度运动,这样效果更佳。此外为了减少体重期间瘦体重丢失,每周应进行2~3次肌肉力量训练,每次1~3组,每组10~15次重复。

(6) 2型糖尿病患者运动处方 ①糖尿病患者的身体活动,可选择大肌肉群参与的有氧耐力运动和肌肉力量练习。在没有运动禁忌,即运动能力没有受到特殊限制的情况下,糖尿病患者身体活动的推荐量与普通人相同。日常活动较少或风险较高的患者宜选择适宜强度来制定身体活动目标。总活动量的设定应以个人病情和体质为基础。②病患者的身体活动一般应达到中等强度,50%~70%最大心率。最好能做到每天运动,至少也要达到每周四次,每次20~60分钟中等强度的有氧运动。为了保持和增强肌肉代谢血糖的功能,鼓励糖尿病患者从事各种肌肉力量训练。由于心血管病等并发症造成运动能力受损时,应根据具体情况制定相应的运动处方。针对患者血糖调节、脏器损害、体液平衡、用药等情况的变化,处方中需要采取相应的措施保证身体活动的安全。③需要首先关注的问题是防止心血管意外的发生,相关注意事项包括:增加运动量和强度时应合理安排进度,适时监测,运动时的足部保护。

(7) 原发性高血压患者运动处方　①运动形式以大肌肉群参与的有氧耐力运动为主。提倡高血压患者进行有氧、中低强度,持续10分钟以上的活动。肌肉力量练习仅限于病情较轻和运动伤害风险较低者。太极拳、瑜伽等运动,强调运动、意念和心态调整相结合,也是适合原发性高血压患者的运动形式。②高血压患者如没有运动禁忌,运动能力也没有特殊限制,其目标活动量可参考一般健康人的推荐量。发生运动伤害风险较高的患者,则应根据个人健康和体质来确定。高血压患者的身体活动一般应达到中等强度,最大心率的60%~70%。③高血压患者由于心血管病等并发症造成运动能力受损时,应根据具体情况制定相应的运动处方。高血压患者的病情不同,发生运动意外伤害的风险也不同,需要采取不同的医学监督和预防措施,其中首要关注的问题是心脑血管意外。

(8) 运动安全指导　避免进行禁忌的运动项目;每次锻炼前后都要进行充分的准备活动和整理活动;每次运动后应注意自我监测,根据情况对运动方案进行相应调整。为了减少伤害的风险,在进行各类可能有伤害风险的身体活动时,都鼓励使用防护器具,如头盔、护膝等。

3. 人群身体活动促进

(1) 人群身体活动评价量表及分级　国际身体活动量表(IPAQ)和全球身体活动量表(GPAQ)是常用的人群身体活动评价量表。其中IPAQ的信度和效度评价研究已经在12个国家完成,提示该量表具有较理想的信度和效度;GPAQ的信度效度评价目前正在各国进行当中。IPAQ是适用于18~65岁成年人的身体活动量表。根据IPAQ专家组的建议,对是否达到身体活动推荐量进行评价,将身体活动量分成三个等级:

①身体活动不足　未达到后两者标准的身体活动水平。

②身体活动中度活跃　每周5次,每天30分钟中等强度有氧运动与每周3次,每天20分钟的高强度有氧运动,以及中等强度和高强度相结合身体活动是达到该身体活动水平的最小推荐标准。

③身体活动高度活跃　每周5次,每天60分钟中等强度有氧运动与每周3次,每天50分钟的高强度有氧运动,以及中等强度和高强度相结合身体活动是达到该身体活动水平的最小推荐标准。

此外,越来越多研究证明静态行为方式与身体活动是独立存在的,并非此消彼长的关系。因此,即使身体活动达到活跃水平,也应该尽量减少静态行为,以产生更多的健康效益。

(2) 人群身体活动影响因素　身体活动的参与情况受多种因素的影响,主要有5个方面:

环境因素	包括天气情况、气候因素、空气质量和锻炼器材等
社会因素	包括家庭及朋友的支持、大众传媒的影响等
认知因素	包括信念、自觉效能和动机等
生理特征	包括年龄、性别、体型、运动损伤和健康状况等
其他个人因素	如体育锻炼经验、饮食习惯、教育程度、收入和吸烟等其他行为因素等

(3) 人群体力活动促进策略　①进行人群的身体活动促进,必须将干预措施从个体水平拓展到多层次、多水平的结合,将在医院中医生对就诊患者的干预扩大到对公共卫生领域所有身体活动不足的人群进行干预;从而干预目标也从个体的行为改变转为使整个社会网络、组织规范和环境朝着能加强目标人群的长期依从性的方向改变。②参与干预计划的不仅有卫生保健人员,还包括其他相关人员和组织机构,以使干预对象可以得到更便利的锻炼设施,得到技术指导,得到家人和朋友的支持;干预的场所也从固定的地点扩展到广泛的环境中,不仅可以进行特定的训练项目,并可通过增加常规活动量如改乘电梯为爬楼梯、改乘公共汽车为骑自行车等。只有将身体活动促进整合到干预对象的整个外部环境中,才能取得良好的干预效果。

七、疾病的早期发现和处理

1. 疾病早期发现的方法

(1) 疾病普查方法　是对人群中所有健康个体如学生、工人、老年人,进行某一疾病的检查称为普查,以早期发现患者。

(2) 机会性筛查　利用人们就医的机会进行某些针对性的检查,以早期发现可疑疾病。

2. 临床场所疾病筛检的方法与原则　临床场所疾病筛检的方法　在具体开展筛检项目时,医生应该制定具体的实施方案,以规范体检的各个步骤,保证体检质量。

（1）遵循筛检原则　根据实际情况,严格挑选合理的疾病筛检项目和筛检频率。

（2）检查前准备　知道医生要严格核对所要开展检查的各个环节是否符合要求,同时要告知受检者配合检查的注意事项。

（3）检查方法　遵循规范,掌握该项检查技术的实施方法和要点。

（4）提供健康咨询　为受检者提供第一级和第二级预防健康咨询。

（5）筛检异常处理　发现异常受检者,医师应提出随访和治疗意见。

（6）筛检的不良作用　了解并向受检者介绍可能带来的不良后果。

（7）筛检方法的正确性和可靠性　严格掌握筛检方法的判断依据,并向受检者解释和介绍。

（8）注意事项　向受检者简介筛检过程中应注意的问题,以消除受检者产生的顾虑。

3. 疾病筛检结果的判读及处理原则

（1）筛检结果判读　不能遗漏重要的异常筛检结果;受检者对结果的判读产生误解和延误时,应在受检之前告知其检查项目结果的重要性,详细介绍项目的流程及注意事项,避免由患者因素导致的结果误读。

（2）处理原则　对疑似案例需进一步检查;在患者的参与下制定初步治疗方案;疑难病例需转诊、专家会诊;随访;健康教育。

【例14】利用健康高危人群的就医机会进行的针对性检查称为
　　A. 特殊性体检　　　　　B. 健康体检　　　　　C. 社会性体检
　　D. 医疗性体检　　　　　E. 机会性筛检

【例15】某公司员工42岁,因感冒去医院看病,医生帮他测量血压。这是
　　A. 医疗性体检　　　　　B. 社会性体检　　　　　C. 机会性筛检
　　D. 定期健康体检　　　　E. 随机性筛检

▶ 参考答案如下,详细答案参见2019版《国家临床执业及助理医师资格考试精选真题考点精析》。

1. A	2. D	3. B	4. B	5. C	昭昭老师提示：
6. C	7. A	8. C	9. B	10. B	关注官方微信,获得第一手考试资料。
11. E	12. D	13. E	14. E	15. A	

第5章　社区公共卫生

▶ **2019考试大纲**

①传染病的预防与控制;②慢性非传染性疾病的预防与管理;③环境卫生;④职业卫生服务与职业病管理;⑤食品安全与食物中毒;⑥医疗场所健康安全管理;⑦突发公共卫生事件及其应急策略。

▶ **考纲解析**

近20年的医师考试中,本章的考试重点是疾病的环境卫生及合理营养指导,执业医师每年考查分数为3～6分,助理医师每年考查分数为2～3分。

第1节　传染病的预防与控制

一、传染病预防控制的策略与措施

1. 传染病预防控制策略　传染病的预防就是在疫情尚未出现,针对可能暴露于病原体并发生传染病的易感人群或传播途径采取措施。包括:加强人群免疫;改善卫生条件;加强健康教育;加强传染病监测;建立传染病预警制度;加强传染病预防控制管理;传染病的全球化控制。

2. 传染病预防控制措施　传染病的预防措施包括传染病报告和针对传染源、传播途径和易感人群的多种预防措施。

（1）传染病报告　任何人发现传染病患者或者疑似传染病患者时,都应当及时向附近的医疗保健机构或者卫生防疫机构报告。各级各类医疗机构、疾病预防控制机构、采供血机构均为责任报告单位;其执行职务的人员和乡村医生、个体开业医生均为责任疫情报告人。凡执行职务的医疗保健人员、卫生防疫人员包括个体开业医生皆为疫情责任报告人。责任报告单位和责任疫情报告人发现甲类传染病和乙类传染病中的肺炭疽、传染性非典型肺炎、脊髓灰质炎、人感染高致病性禽流感的患者或疑似患者时,或发现其他传染病和不明原因疾病暴发时,应于2小时内向当地县级疾病预防控制机构报告。对其他乙、丙类传染病患者、疑似患者和规定

报告的传染病病原携带者在诊断后,应于24小时内报告。

(2) 针对传染源的措施　①患者,针对患者的措施应做到早发现、早诊断、早报告、早隔离、早治疗。②病原携带者,对病原携带者应做好登记、管理和随访至其病原体检查2~3次阴性后。③接触者,凡与传染源有过接触并有可能受感染者都应接受检疫。具体措施包括:留验、医学观察、应急接种和药物预防。④动物传染源,对危害大且经济价值不大的动物传染源应予彻底消灭。对危害大的病畜或野生动物应予捕杀、焚烧或深埋。对危害不大且有经济价值的病畜可予以隔离治疗。此外还要做好家畜和宠物的预防接种和检疫。

(3) 针对传播途径的措施　对传染源污染的环境,必须采取有效的措施,去除和杀灭病原体。消毒是用化学、物理、生物的方法杀灭或消除环境中致病性微生物的一种措施,包括预防性消毒和疫源地消毒两大类。疫源地消毒分为随时消毒和终末消毒。

(4) 对易感者的措施　免疫预防;药物预防;个人防护。

二、计划免疫

1. 计划免疫概念　是指根据疫情监测和人群免疫状况分析,按照规定的免疫程序,有计划地进行预防接种,以提高人群免疫水平,达到控制乃至最终消灭相应传染病的目的。预防接种是指将抗原或抗体注入机体,使人体获得对某些疾病的特异性抵抗力,从而保护易感人群,预防传染病发生。用于预防接种的生物制品通称为免疫制剂。

2. 预防接种的种类

(1) 人工自动免疫　通过人工免疫方法,使宿主对相应传染病产生特异免疫抵抗力的方法,称为人工自动免疫或人工主动免疫。

(2) 人工被动免疫　将含有抗体的血清或其制剂直接注入机体,使机体立即获得抵抗某种传染病的能力的方法,称为人工被动免疫。

(3) 被动自动免疫　在实施被动免疫的同时,进行疫苗接种,使机体迅速获得自身特异性抗体,产生持久的免疫力。

3. 计划免疫方案

(1) 扩大免疫规划　要求坚持免疫方法与流行病学监督相结合,防治白喉、百日咳、破伤风、麻疹、脊髓灰质炎、结核病等传染病,重点放在提高免疫覆盖率,使每一个儿童在出生后都能按计划获得免疫接种。

(2) 我国的计划免疫工作的主要内容　儿童基础免疫,即对7周岁及7周岁以下儿童进行卡介苗、脊髓灰质炎三价疫苗、百白破混合制剂和麻疹疫苗免疫接种,以及以后的适时加强免疫,使儿童获得对结核、脊髓灰质炎、百日咳、白喉、破伤风和麻疹的免疫力,概括为"接种四苗,预防六病"。最新的计划免疫还要求添加乙型肝炎疫苗免疫,并在部分地区增加对乙型脑炎、流行性脑脊髓膜炎等的免疫接种工作。

4. 疫苗的效果评价　是通过测定接种后人群抗体阳转率、抗体平均滴度和抗体持续时间来评价疫苗的效果。还可用随机对照双盲的现场试验结果来计算疫苗保护率和效果指数。计划免疫工作考核指标为:建卡率、接种率、四苗覆盖率、冷链设备完好率。

第2节　慢性非传染性疾病的预防与管理

一、主要非传染性疾病流行现状与防治策略

1. 慢性非传染病的概念　时间长、缺乏明确病因证据、一旦发病即病情迁延不愈的非传染性疾病的总称。

2. 在我国特点　①高发病率、死亡率;②危险因素的暴露水平不断提高;③疾病谱发生变化;④负担不堪重负。

3. 慢性病防治的原则　①强调在社区及家庭水平上降低最常见慢性非传染性疾病的4种共同的危险因素(吸烟、饮酒、不健康饮食、静坐生活方式),进行生命全程预防;②三级预防并重,采取以健康教育、健康促进为主要手段的综合措施,把慢性病作为一类疾病来进行共同的防治;③全人群策略和高危人群策略并重;④传统卫生保健服务内容、方式向包括鼓励患者共同参与,促进和支持患者自我管理,加强患者定期随访,加强与社区、家庭合作等内容的创新性慢性病保健模式发展;⑤加强社区慢性病防治的行动;⑥改变行为危险因素预防慢性病时,应以生态健康促进模式及科学的行为改变理论为指导,建立以政策及环境改变为主要策略的综合性社区行为危险因素干预项目。

【例1】慢性病防治的基本原则不包括

A. 高危人群为主　　　　　　B. 三级预防并重　　　　　　C. 生命全程预

D. 以社区和家庭为基础　　　　E. 以健康教育和健康促进为主要手段

二、慢性病的管理

1. 疾病管理　是一种通过整合性医疗资源的介入与沟通来调高患者自我管理效果的管理系统。它针对疾病发生发展的各个阶段采取不同的措施，提供不同的服务，也就是对疾病采取"全程的管理"，从根本上控制医疗保健成本，节约有限的卫生资源。

2. 慢性非传染性疾病管理原则

（1）慢性病管理　以生物-心理-社会医学模式为指导，组织慢性病专业医生及护理人员，通过为健康人群、慢性病风险人群、慢性病患者提供全面、连续、主动管理，以促进健康、延缓慢性病进程、减少并发症等为目的的一种科学健康管理模式。

（2）慢性病管理的支持体系　①卫生部门的投入；②建立双向转诊制度；③建立卫生信息系统平台。

（3）慢性病管理的要素　①团队协作；②完善团队；③各部门协作；④建立信息系统平台；⑤医生培训；⑥患者健康教育和自我管理。

3. 慢性病自我管理

（1）慢性病自我管理的定义　是指在卫生保健专业人员的协助下，个人承担一些预防性或治疗性的卫生保健活动。

（2）慢性病自我管理的任务　所患疾病的医疗和行为管理（如按时服药、加强锻炼、就诊、改变不良饮食习惯）；角色管理（维持日常角色，做家务、工作、社会交往）；情绪的管理（愤怒、对未来担心、挫折感和偶尔的情绪低落）。

（3）慢性病自我管理的基本技能　解决问题的技能；决策技能；寻找和利用社区资源的能力；建立良好医患关系的技能；目标设定与采取行动的技能。

【例2】慢性病自我管理的<u>三大特征</u>是
A. 医疗和行为管理、情绪管理、时间管理　　B. 情绪管理、角色管理、时间管理
C. 医疗和行为管理、情绪管理、角色管理　　D. 费用管理、情绪管理、时间管理
E. 医疗和行为管理、情绪管理、费用管理

第3节　环境卫生

一、环境与环境卫生的概念

1. 环境　是指在特定时刻由物理、化学、生物及社会各种因素构成的整体状态，由各种物质因素和非物质因素所组成。

（1）自然环境　指人类出现之前就已客观存在的各种自然因素的总和，它由各种物质因素所组成。自然环境又分为原生环境和次生环境。原生环境：是指天然形成的，未被人为活动影响的自然环境条件。原生环境中某种元素含量异常，也会对当地居民身体健康产生不良的影响，如某地氟的含量过高就会导致氟中毒，即生物地球化学性疾病，这类疾病的发病特点具有明显的地区性，故又称地方病。次生环境：是指由于人类生产、生活以及社会交往等活动使天然形成的环境条件发生了改变的自然环境，如生活环境与生产环境。

（2）社会环境　指人类在生产、生活和社会交往等活动过程中建立起来的上层建筑体系，它由各种非物质因素组成，包括生产关系、阶级关系与社会人际关系等。

2. 环境卫生　是以人类及其周围的环境为对象，阐明环境因素对人群健康影响的发生与发展规律，并通过识别、评价、利用或控制与人群健康有关的各种环境因素，达到保护和促进人群健康的目的。

二、环境污染及其来源

1. 环境污染　由于人为的或自然的原因，各种污染物进入环境，使环境的组成与性质发生改变，扰乱了生态平衡，对人类健康造成了直接的或间接的或潜在的有害影响，称为环境污染。严重的环境污染危害称为公害。由环境严重污染引起的地区性疾病称公害病。

（1）污染源　指向环境排放有害物质或对环境产生有害影响的场所或设备与装置，即污染因素的发生源。污染源有生产性污染源；生活性污染源；交通运输性污染源；其他污染源等。

（2）污染物　指进入环境并引起环境污染的有害物质。污染物有化学性污染物；物理性污染物；生物性污染物。

一次污染物	是指从污染源直接进入环境,其理化性质未发生改变的污染物
二次污染物	是指排放到环境中的一次污染物在环境物理、化学、生物因作用下本身发生变化,或在环境中与其他化学物质发生化学反应,形成理化性质与一次污染物不同的新污染物

【例3】在环境污染物质,一次污染物指
A. 从污染物排入环境后,理化性质发生了改变的污染物
B. 从污染物直接排入环境后,理化性质未发生改变的污染物
C. 从污染物排入环境后,其毒性增大的污染物
D. 多个污染源同时排出的同一类污染物
E. 多种环境介质中都存在同一类污染物

2. 环境有害物质的来源

(1) 空气污染　指由于人为或自然原因,使一种或多种污染物混入大气中,并达到一定浓度,超过大气的自净能力,对动植物产生不良影响的空气状况。其来源有:生活环境产生的有害物质;职业环境产生的有害物质;交通运输产生的有害物质。光化学烟雾是大气中存在的碳氢化物和氮氧化物等在强烈日光紫外线作用下,经过一系列光化学反应而生成的浅蓝色烟雾。

(2) 水污染　指由于人为或自然原因,使一种或多种污染物进入水体,并达到一定浓度,对动植物产生不良影响的水体状况。水中有害物质的来源主要是工业废水、农业污水和生活污水;此外自然因素也可引起水质某些成分的改变,如水中含氟量过高而引起的氟中毒。

(3) 土壤污染　指在人类生产和生活活动中排出的有害物质进入土壤中,直接或间接危害人畜健康的现象。土壤污染的来源有:工业污染;生活污染;农业污染。各种污染物污染土壤的方式有:气型污染;水型污染;固体废弃物型污染。

【例4】属于环境中的二次污染物是
A. 二手烟　　　　　　　B. 光化学烟雾　　　　　　　C. 镉
D. 二氧化碳　　　　　　E. 汞

【例5】光化学烟雾是下列哪些环境污染物在强烈的太阳紫外线作用下,发生光化学反应而形成的一种浅蓝色烟雾
A. H_2S、CO　　　　　B. CO_2、NO_x　　　　　C. NO_x、烃类
D. 烃类、醛类　　　　　E. 醛类、酮类

三、环境有害因素对健康的危害

1. 环境有害物质对健康影响的因素　污染物对人体健康损害的性质与程度主要受三个因素的影响:污染物因素、机体因素和环境有害因素的联合效应。

(1) 污染物因素　污染物的理化性质;污染物的作用剂量(暴露浓度或强度);污染物的作用时间;

剂量-效应关系	是对个体而言,指化学物质的摄入量与摄入该化学物质的生物机体呈现某种生物学效应程度之间的关系
剂量-反应关系	是对群体而言,指一定剂量的化学物质与在接触其有害的群体中呈现某一生物学效应并达到一定程度的个体在群体中所占比例的关系

当不能获得剂量时,常用暴露水平-反应关系来代表剂量-反应关系。

(2) 机体因素　影响污染物健康危害的机体因素(又称机体易感性)主要有:健康状况、生理状况、遗传因素、营养条件。

(3) 多种环境有害因素的联合效应　多种环境有害物质(主要是化学物)的联合作用一般有:相加作用、协同作用、拮抗作用、单独作用。

2. 环境有害因素对健康的危害

(1) 大气污染对人体健康的危害

大气污染对人体健康的直接危害	大气污染对人体健康的间接危害
①急性中毒;②慢性炎症; ③变态反应;④非特异性疾病多发; ⑤致癌作用	①温室效应; ②形成酸雨; ③破坏平流层的臭氧层

(2) 常见室内空气污染物对健康的影响

一氧化碳(CO)	一种最常见的窒息性气体,可与 Hb 结合成碳氧血红蛋白(HbCO),减少了血细胞的携带氧能力,抑制、减缓 HbO$_2$ 的解析与氧的释放,导致机体组织缺氧。室内长期低浓度 CO 还可损害心肌与中枢神经系统
甲醛(HCHO)	具有刺激作用与致敏作用
香烟烟雾	含有多种有害物质,进入机体后对许多组织器官的生理、生化和代谢产生影响,降低机体抵抗力,诱发肿瘤,使人的期望寿命缩短

(3) 水体污染对人体健康的危害　水体污染是指人类活动排放的污染物进入水体后,其数量超过了水体的自净能力,使水质和水体底质的理化特性和水环境中的生物特性、组成等发生改变,从而影响水的使用价值,造成水质恶化,引起介水传染病的暴发和流行,或化学急慢性中毒。受磷、氮污染的富营养化水体中的藻类及其毒素,不仅破坏水的生态环境,也可通过食物链引起中毒或死亡。若水体受到化学物质污染可导致接触者发生慢性中毒,甚至引发公害病,有的可诱发癌症。

(4) 土壤污染对人体健康的危害　常见生物性污染的危害有引起肠道传染病和寄生虫病、引起钩端螺旋体和炭疽病、引起破伤风和肉毒中毒;常见化学性污染的危害有重金属污染、农药污染等。

四、环境有害因素的控制

1. 环境污染物的危险度评价　是对暴露于某一特定环境条件下,该环境有毒、有害物质或因素可能引起的健康效应及其危害程度进行定性和定量评价,并预测环境有害物质对暴露人群可能产生的有害效应的概率。

2. 环境有害因素的预防与控制　制定并完善环境保护法律和法规;强化环境管理,依法进行监督;加强环境科学技术研究,采用先进的污染防治技术;开展环境教育,提高全民环境意识。

第4节　食品安全与食物中毒

一、食品安全

1. 食品安全概念　是指在规定的使用方式和用量的条件下长期食用,对食用者不产生不良反应的实际担保。这里的不良反应包括由于偶然摄入所导致的急性毒性和长期少量摄入所导致的慢性毒性。

2. 食源性疾病　因食用不安全食品,从而使食品中的各种致病因子通过摄食方式进入人体内引起具有感染或中毒性质的一类疾病。

3. 食源性疾病的特征　在食源性疾病暴发流行过程中,食物本身只是起了携带和传播病原物质的媒介作用;导致人体罹患食源性疾病的病原物质是食物中所含有的各种致病因子;人体摄入食物中所含有的致病因子可以引起以急性中毒或急性感染两种病理变化为主要发病特点的各类临床综合征。

二、食品污染

1. 食品污染概念　是指非食品本身的有害物质在食品种植、养殖到生产、加工、贮存、运输、销售、烹调直至餐桌的整个过程的各个环节进入食品的状态。

2. 食品污染种类和来源

食品的生物性污染	主要来自于患者(畜)粪便通过人体或环境间接污染食品或直接污染食品
食品的化学性污染	主要来自于生产、生活和环境中的污染物,如农药、兽药、有毒金属、多环芳烃化合物等,食品容器、包装材料、运输工具等接触食品时溶入食品中的有害物质或滥用食品添加剂
食品的物理性污染	主要来自于食品产、储、运、销时落入的杂物,以及具有放射性的废物不合理排放或意外泄漏导致食品污染

3. 食品中常见污染物及其危害

(1) 黄曲霉毒素　引起人的中毒主要是损害肝,引发肝炎、肝硬化、肝坏死等。黄曲霉毒素是目前发现的最强的致癌物质,动物实验主要诱发肝癌,也能诱发胃癌、肾癌、直肠癌及乳腺、卵巢、小肠等部位的癌症。

(2) 农药　污染农药的食品,可通过消化道进入人体。其中有机磷农药、有机氯农药污染是造成人体急性或慢性中毒的主要污染物。有机磷农药是一种神经毒剂;有机氯农药慢性中毒表现为肝病变、血液和神经系统损害,还可以对人体和动物造成内分泌系统、免疫功能、生殖功能等广泛影响。此外,经动物试验证明它们还具有致突变、致畸和致癌作用。

(3) 有毒重金属　主要包括汞、镉、铅、砷、铬等,主要来自未经处理或处理不彻底的工业废水和生活污水对农田、菜地的灌溉。食用了含重金属的蔬菜后,重金属会在人体内蓄积,引发多种疾病。如日本因食用含镉稻米所致的痛痛病(骨痛病)和食用含甲基汞的鱼所致的水俣病。

(4) N-亚硝基化合物　作为 N-亚硝基化合物前体物的硝酸盐、亚硝酸盐和胺类物质,广泛存在于环境和食品中,在适宜的条件下,这些前体物质可通过化学或生物学途径合成各种各样的 N-亚硝基化合物。人类许多的肿瘤都与 N-亚硝基化合物有关,如胃癌、食管癌、结直肠癌、膀胱癌、肝癌。

(5) 多环芳烃化合物　人类在工农业生产,交通运输和日常生活中大量使用的煤炭、石油、汽油、木柴等燃料,可产生多环芳烃的污染,并可通过大气、土壤和水中进入食品。多环芳烃[苯并(a)芘]是一种较强的致癌物,主要导致上皮组织产生肿瘤,如皮肤癌、肺癌、胃癌和消化道癌。

三、食物中毒

1. 食物中毒的定义、分类及特点

(1) 定义　指摄入含有生物性、化学性有毒有害物质的食品或把有毒有害物质当作食品摄入后所出现的非传染性的急性、亚急性疾病。

(2) 分类　一般按病原分为:细菌性食物中毒,真菌及其毒素食物中毒,动物性食物中毒,有毒植物中毒。

(3) 特点　①季节性;②暴发性;③相似性;④非传染性。

2. 细菌性食物中毒

(1) 流行病学特点　发病季节性明显,以 5~10 月较多;常见的细菌性食物中毒病程短、恢复快、病死率低。但李斯特菌、小肠结肠炎耶尔森菌、肉毒梭菌、椰毒假单胞菌引起的食物中毒病程长、病情重、恢复慢;引起细菌性食物中毒的主要食品为肉及肉制品,禽、鱼、乳、蛋也占一定比例。

(2) 临床表现　细菌性食物中毒发病机制可分为感染型、毒素型和混合型三种。临床表现一般有不同程度的胃肠道症状,感染型食物中毒通常伴有发热,而毒素型食物中毒很少有发热,中毒潜伏期的长短与毒素类型有关。

(3) 预防与急救措施　加强对食品的卫生监督、食品加工过程的规范化管理、食品行业相关人员的定期体检、个人的良好卫生习惯;及时抢救患者,包括催吐、洗胃及时排出毒素。暴发流行时应将患者分类,轻者在原单位集中观察治疗,重者就近送往医院。同时应收集资料,进行流行病学调查及细菌学的检验。

(4) 常见细菌性食物中毒

沙门菌 食物中毒	①食用沙门菌污染食品所致; ②季节:全年皆可发生,多见于夏秋季,5~10 月发病数可达全年发病总数的 80%; ③食品种类:引起沙门菌食物中毒的食品主要为动物性食品,特别是畜肉类及其制品,其次为禽肉、蛋类、乳类,由植物性食物引起者很少; ④临床表现特点:腹泻一日可数次至十余次,主要为水样便,少数带有黏液或血
副溶血性弧菌 食物中毒	①食用副溶血性弧菌污染的食品所致; ②地区分布:沿海地区为副溶血性弧菌食物中毒的高发地区,随着海产品的市场流通,内地也有副溶血性弧菌食物中毒的发生; ③季节及易感性:7~9 月为副溶血性弧菌食物中毒的高发季节。男女老幼皆可发病,以青壮年为主; ④食品种类:主要是海产品,其中以墨鱼、带鱼、虾、蟹最为多见; ⑤临床表现特点:粪便为水样、血水样、黏液或脓血便,里急后重不明显
葡萄球菌肠毒素食物中毒	①食用有金黄色葡萄球菌肠毒素的食品所致; ②季节:全年皆可发生,多见于夏秋季; ③食品种类:主要是乳及乳制品,肉类、剩饭等; ④金黄色葡萄球菌广泛分布于自然界、人和动物的鼻腔、咽、消化道,只有摄入达到中毒剂量的金黄色葡萄球菌肠毒素才会中毒; ⑤临床表现特点:起病急骤,呕吐物可呈胆汁性或含血黏液
变形杆菌 食物中毒	①食用有变形杆菌污染食品所致; ②季节:大多发生在 5~10 月; ③食品种类:引起中毒的食品主要是动物性食品,特别是熟肉以及内脏的熟制品; ④临床表现特点:脐周阵发性剧烈绞痛,腹泻为水样便,伴有黏液,恶臭,一日数次

例6~8 共用题干

某年夏季,某县中心小学47名学生相继出现剧烈呕吐、上腹部剧烈疼痛、腹泻等症状,少数患者有低热。调查得知发病学生在当天上午均吃过学校供应的课间餐(外购的奶油蛋糕),未吃者不发病。患者发病的潜伏期最短为1小时,最长为6小时。

【例6】引起此次食物中毒最可能的细菌(或毒素)是
A. 副溶血性弧菌 B. 沙门菌属 C. 肉毒梭菌毒素
D. 蜡样芽孢杆菌 E. 金黄色葡萄球菌肠毒素

【例7】引起此类中毒的食物除了奶制品、含奶糕点外,主要还有
A. 海产品 B. 蔬菜 C. 水果
D. 罐头制品 E. 肉类、剩饭

【例8】针对这起食物中毒事件,主要的治疗措施为
A. 应用多价抗毒素血清 B. 服用改变肠道菌群的制剂 C. 应用止痛剂
D. 彻底洗胃、灌肠 E. 静脉补充水、电解质,静脉输注抗生素

例9~10 共用选项

A. 剩米饭 B. 动物性食品 C. 海产品
D. 鱼虾 E. 豆制品

【例9】易引起葡萄球菌食物中毒的食品是

【例10】易引起沙门菌食物中毒的食品是

3. 真菌毒素和霉变食品中毒　真菌在谷物或其他食品中生长繁殖,产生有毒的代谢产物,人或动物食用了此类食物引起中毒。常见的有赤霉病麦中毒、霉玉米中毒、霉甘蔗中毒等。

4. 有毒动植物食物中毒　是指一些动植物本身含有某种天然有毒成分,或由于贮存条件不当形成某种有毒物质被人食用后引起的中毒。常见的有河豚中毒、含高组胺鱼类中毒、毒蕈中毒、含氰苷植物中毒、发芽马铃薯中毒、四季豆中毒、生豆浆中毒等。

(1) 河豚中毒　河豚主要含河豚毒素,是一种神经毒素,进入人体后作用于周围神经及脑干中枢致神经呈麻痹状态。早期症状是口唇、舌、指尖发麻,眼睑下垂,不久即出现消化道症状,进而出现口唇、舌尖及肢端麻木、四肢无力或肌肉麻痹、共济失调等神经系统症状。重症者出现瘫痪、言语不清、发绀、呼吸困难、神志不清、休克,最后因呼吸、循环衰竭而死亡。

(2) 常见的毒蕈中毒　胃肠炎型、神经精神型、溶血型、中毒性肝炎型毒蕈中毒。

5. 化学性食物中毒　是指食用了被有毒有害化学物质污染的食品,或被误认为是食品及食品添加剂或营养强化剂的有毒有害化学物质。常见的有亚硝酸盐中毒、砷中毒、有机磷中毒等。

第5节　职业卫生服务与职业病管理

一、概　念

职业卫生是以职业人群和作业环境为对象,通过识别、评价、预测和控制不良职业环境中有害因素对职业人群健康的影响,早期检测、诊断、治疗和康复处理职业性有害因素所致健康损害或潜在健康危险,创造安全、卫生和高效的作业环境,从而达到保护和促进职业人群的健康,提高职业生命质量的目的。

二、职业性有害因素

职业性有害因素指生产劳动过程及其环境中产生和(或)存在的,对职业人群的健康、安全和作业能力可能造成不良影响的一切要素或条件的总称。可分为四类:物理性有害因素、化学性有害因素、生物性有害因素,及不良生理、心理性因素。

1. 物理性有害因素及其对健康的危害

(1) 高温作业　指工作场所内存在生产性热源,其散热量大于23 W/(m³·h)或84 kJ/(m³·h)的车间;或当室外实际出现本地区夏季通风室外计算温度时,工作场所的气温高于室外2℃或2℃以上的作业。按其气象条件的特点可分为高温强热辐射作业、高温高湿作业和夏季露天作业三类型。中暑是高温环境下由于热平衡和(或)水盐代谢紊乱等而引起的一种以中枢神经系统和(或)心血管系统障碍为主要表现的急性热致疾病。中暑按发病机制可分为三种类型:即热射病(含日射病)、热痉挛和热衰竭。

(2) 噪声　指使人感到厌烦或不需要声音的统称。噪声所致健康损害有听觉外系统损害和听觉系统损

害,后者还包括暂时性听阈位移和永久性听阈位移。

(3) 非电离辐射 指量子能量<12 eV的电磁辐射不足以引起生物体电离的电磁辐射。非电离辐射的职业接触有射频辐射；红外辐射；紫外辐射；激光。高频和微波对人体健康的作用是类神经症和自主神经功能紊乱。微波还可引起眼睛和血液系统等改变。红外、紫外辐射和激光均主要是对皮肤和眼睛有损伤作用。

2. 化学性有害因素及其对健康的危害

(1) 毒物 在一定条件下,以较小剂量引起机体功能性或器质性损害,甚至危及生命的化学物质称为毒物。生产过程中产生的,存在于工作环境中的毒物称为生产性毒物。职业人群在生产劳动过程中过量接触生产性毒物可引起职业中毒。一般将生产性毒物按其综合性分为：

金属及类金属毒物	铅、汞、铬、砷等
刺激性气体	硫酸、乙酸等无机酸和有机酸；一氧化氮、二氧化氮等氮的氧化物；氯及其他化合物等
窒息性气体	一氧化碳、氢氰酸、硫化氢和甲烷等
有机溶剂	苯、正己烷、二氯乙烯等
苯的氨基和硝基化合物	苯胺、联苯胺、三硝基甲苯等
高分子化合物生产中的毒物	氯乙烯、丙烯腈等单体；磷酸三甲苯醋、偶氮二异丁腈等助剂
农药	有机磷、氨基甲酸酯和拟除虫菊酯等

生产性毒物所致健康损害可因毒物本身毒性及其毒作用特点、接触剂量等各异,所引起的职业中毒可累及全身各个系统,出现多脏器损害;同一毒物可累及不同的靶器官;不同毒物也可损害同一靶器官造成损害。

(2) 粉尘 生产性粉尘是指在生产中过程形成的,并能长时间漂浮在空气中的固体微粒。空气动力学直径小于15 μm的尘粒可进入呼吸道,称为可吸入性粉尘；5 μm以下的粒子可到达呼吸道深部和肺泡区,称之为呼吸性粉尘。生产性粉尘主要来源为：矿石开采和冶炼、隧道开凿、筑路、耐火材料、玻璃、水泥、陶瓷等工业原料的加工；铸造工艺；粮谷脱粒等过程。生产性粉尘根据其理化特性和作用特点不同,对机体的损害也不同,引起不同疾病。其中尘肺最为常见。

3. 生物性有害因素及其对健康的危害 存在于生产工作环境中危害职业人群健康的致病微生物、寄生虫及动植物、昆虫等及其所产生的生物活性物质统称为生物性有害因素。

炭疽病、布氏杆菌病	从事畜牧业、兽医、屠宰、牲畜检疫、毛纺及皮革等职业人群感染炭疽所致炭疽病,或布氏杆菌所致布氏杆菌病
森林脑炎病毒	森林脑炎病毒在疫区从事林业、勘探、采药的职业人群,以及进驻森林区的部队人员有机会接触或感染森林脑炎病毒所致森林脑炎
细菌、病毒性感染	医护人员接触患者引起细菌、病毒性感染等
钩虫病	农民、井下矿工、下水道清理工以及海边娱乐场的工作人员等有较多机会感染钩虫病等

4. 不良生理、心理性有害因素及其对健康的危害

(1) 不良职业性生理因素 指在劳动过程中由于人体工程问题而出现的个别器官或系统紧张、长时间处于不良体位、姿势或使用不合理的工具等。所致的健康损害有强制体位所致疾患,个别器官紧张所致疾患和压迫及摩擦所致疾患等。

(2) 不良心理性心理因素 当职业或工作的需要与作业者的完成能力、适应能力和认识之间出现可察觉的不平衡时,作业者可因此产生不适应的心理和生理反应,此时的社会心理因素成为一种工作中的社会心理不良刺激,称之为不良职业性心理因素。由于工作或工作有关的社会心理因素刺激所引发的紧张称为职业紧张,它是在工作要求与工人的能力、资源不平衡或个体需求不满足时出现,并产生的有害的生理与心理反应。

三、职业卫生服务

1. 职业卫生服务的概念 职业卫生服务是以保护和促进职工的安全与健康为目的的全部活动。它要求有关的部门、雇主、职工及其代表,创造和维持一个安全与健康的工作环境,使工作适合于职工的生理特点,从而促进职工的躯体与心理健康。

2. 实施职业卫生服务的原则 保护职工健康,预防工作中的危害(保护和预防原则)；使工作和环境适应于人的能力(适应原则)；增进职工的躯体和心理健康以及社会适应能力(健康促进原则)；使职业危害、事故损伤、职业病和工作有关疾病的影响减少到最小程度(治疗与康复原则)；为职工和家属提供全面的卫生保健服务(全面的初级卫生保健原则)。

3. 职业卫生服务的核心内容 工作场所的健康需求评估；职业人群健康监护；健康危险度评估；危害告知、健康教育和健康促进；职业病和工伤的诊断、治疗和康复服务；实施与作业者健康有关的其他初级卫生保健服务；职业场所突发公共卫生事件的应急救援。

四、职业人群健康监护

1. 职业人群健康监护的概念 职业人群健康监护是以预防为目的，通过对职业人群健康状况的各种检查以及系统、定期地收集、整理、分析和评价有关健康资料，掌握职业人群健康状况，及时发现健康损害征象，并连续性地监控职业病、工作有关疾病等的分布和发展趋势，以便适时地采取相应的预防措施，防止有害因素所致疾患的发生和发展。内容包括接触控制（职业性有害因素的环境监测、接触评定）、医学监护和信息管理。

【例11】下列**不属于**职业卫生服务原则的是
A. 保护和预防原则　　B. 全面的初级卫生保健原则　　C. 适应原则
D. 健康促进原则　　E. 治疗优先原则

2. 医学监护 对职业人群进行医学检查和医学实验以确定其处在职业危害中是否出现职业性疾患，称为医学监护。包括：就业前健康检查；定期健康检查；离岗或转岗时体格检查；职业病的健康筛检。

3. 职业环境监测 是对作业者作业环境进行有计划、系统的检测，分析作业环境中有毒有害因素的性质、强度及其在时间、空间的分布及消长规律。

五、职业病管理

1. 职业病的概念

（1）职业病　职业病是指与工作有关并直接与职业性有害因素有因果关系的疾病。即当职业性有害因素作用于人体的强度与时间超过机体所能代偿的限度时，其所造成的功能性或器质性病理改变，并出现相应的临床征象，影响劳动能力，这类疾病通称职业病。"法定职业病"是用法令的形式所确定的职业病名单。我国目前的职业病分为10大类115个病种。

（2）工作有关疾病　如果职业因素不是疾病发生和发展的唯一直接因素，而是诸多因素之一；并且职业因素影响了健康，促使潜在的疾病显露或加重已有疾病的病情；然而，通过控制有关职业因素，改善生产劳动环境，可使所患疾病得到控制或缓解，这类疾病称为工作有关疾病。

（3）职业病特点　病因明确；病因与疾病之间一般存在接触水平（剂量）-效应（反应）关系，所接触的病因大多是可检测和识别的；群体发病，在接触同种职业性有害因素的人群中常有一定的发病率，很少只出现个别患者；早期诊断及时合理处理，预后康复效果较好。大多数职业病目前尚无特殊治疗方法，发病愈晚，疗效也愈差；重在预防，除职业性传染病外，治疗个体无助于控制人群发病。

2. 职业病管理 包括职业病诊断管理、职业病报告管理及职业病患者的治疗与康复、处理办法等。

（1）职业病诊断管理　职业病诊断须由各级政府卫生行政主管部门认定的专门医疗卫生机构进行。采取（诊断小组）集体讨论、诊断的方式。进行诊断时，劳动者本人或用人单位必须提供详细的职业接触史和现场劳动卫生学资料，诊断小组应遵循职业病诊断原则进行诊断。职业病诊断程序有：劳动者或用人单位提出诊断申请、受理、现场调查取证、诊断。

（2）职业病报告管理　按照"职业病法"的要求，用人单位和医疗卫生机构发现职业病患者或者疑似职业病患者时，应当及时向所在地卫生行政部门报告。要求：急性职业病报告：任何医疗卫生机构接诊的急性职业病均应在12～24小时之内向患者所在地卫生行政部门报告。非急性职业病报告：任何医疗卫生机构和用人单位在发现或怀疑为非急性职业病或急性职业病紧急救治后的患者时，及时转诊到取得职业病诊断资质的医疗卫生机构明确诊断，并按规定向卫生行政主管部门报告。对确诊的非急性职业病患者如尘肺病、慢性职业中毒和其他慢性职业病，应在十五日内报告，分别填写《尘肺病报告卡》和《职业病报告卡》，按卫生行政主管部门规定的程序逐级上报。

（3）职业病患者治疗、处理管理　职业病患者享受国家规定的职业病待遇。职业病患者的诊疗、康复费用，伤残以及丧失劳动能力的职业病患者的社会保障，依法享有工伤社会保险和获得民事赔偿的权利。

（4）职业病预防管理　职业病是一类人为的疾病，应遵循三级预防原则。职业病防治管理包括：有害作业单位职业病防治管理；卫生行政部门职业病防治监督管理；医疗卫生机构职业病防治。

【例12】职业病的特点**不包括**
A. 控制病因可控制发病　　B. 都有特效治疗方法　　C. 一般有剂量-反应关系
D. 病因多可识别　　E. 病因明确，可以预防

第6节 医疗场所健康安全管理

一、医院安全管理的概念

医院安全管理:是指通过对医院有效和科学的管理,保证医务人员在提供医疗服务和患者及其家属在接受卫生服务的过程中,不受医院内在不良因素的影响和伤害。

二、医院常见的有害因素及其来源

1. 医院专业因素 也称为医源性因素,主要是指医务人员在专业操作过程中的不当或过失行为,给患者造成的不安全感或者不安全结果。有技术性有害因素和药物性有害因素。

2. 医院环境因素 是医院建筑卫生、卫生工程、消毒隔离、环境卫生、营养卫生、作业劳动卫生等诸多环境卫生学因素对患者和医务人员健康和安全的潜在威胁。

3. 医院管理因素 是指由于医院的各项组织管理措施不到位或不落实、运行机制不顺畅等原因造成患者或医务人员安全受到威胁的因素。

4. 医院社会因素 是指可能引发患者和医务人员健康危害的医院相关的外界社会因素。

三、患者安全及其防范措施

1. 患者安全 是在医疗过程中对于可能引起患者不良结果或损害所采取的避免、预防与改善措施。医疗不良事件是指伤害并非来源于原有的疾病本身,而是由于医疗行为本身造成患者治疗时间延长或在离院时仍带有某种程度的残障或死亡。患者安全管理是指在医疗过程中为避免或预防患者不良的结果或伤害所采取的一系列必要措施,包括预防偏差、预防错误和意外的发生。

2. 患者安全的防范措施 ①建立医疗质量保障体系;②制定并严格执行各种安全相关制度,其中包括提高医务人员对患者识别的准确性、建立临床实验室"危急值"报告制度。"危急值"是指当临床上出现这种检测结果时,说明患者可能正处于有生命危险的边缘状态,此时如能给予及时、有效的处理,患者生命可以得到挽救;否则也可能会出现不良后果,所以这是一个表示危及生命的检测结果;以及严格遵循手部卫生与手术后废弃物管理规范。

3. 采取措施预防错误的发生。

4. 建立报告制度。

5. 提高患者接受医疗服务过程的安全性。

四、医务人员安全及其防范措施

1. 医务人员安全S问题往往与在诊疗过程中受到的医源性安全事件和医院工作场所暴力有关

(1)医源性安全事件 物理伤害;化学伤害;生物伤害。

(2)医院工作场所暴力 指卫生从业人员在其工作场所受到辱骂、威胁或袭击,从而造成对其安全、幸福和健康明确或含蓄的挑战。医院工作场所暴力分为心理暴力和身体暴力,心理暴力包括口头辱骂、威胁和言语性骚扰;身体暴力包括打、踢、拍、扎、推、咬、枪击等暴力行为。

2. 医务人员安全防范措施

(1)医源性安全事件的防范措施 要加强医务人员职业安全教育;要强化个人标准预防;要做好医务人员职业安全管理。

(2)医院工作场所暴力事件的防范措施 要改善医患关系;要改善卫生场所的环境设计;开展"医院场所暴力的预防训练项目",使所有的医疗场所工作人员都有机会接受培训,以便医务人员正确地识别和解决此类问题;强化政府的职能和媒体的公正宣传是解决医院工作场所暴力事件的重要外部措施。

第7节 突发公共卫生事件及其应急策略

一、突发公共卫生事件概念、分类和分级

1. 突发公共卫生事件

突发公共卫生事件 指突然发生,造成或者可能造成社会公众健康严重损害的重大传染病疫情、群体性不明原因疾病、重大食物和职业中毒以及其他严重影响公众健康的事件。其特点有:①突发性;②普遍性;③非常规性。突发公共卫生事件的危害包括:人群健康和生命严重受损;造成心理伤害;造成严重经济损失;国家或地区形象受损及政治影响

2. 分类 重大传染病疫情;群体性不明原因疾病;重大食物中毒和职业中毒;其他严重影响公众健康的

事件。

3. 分级 根据突发公共事件导致人员伤亡和健康危害情况将医疗卫生救援事件分为特别重大（Ⅰ级）、重大（Ⅱ级）、较大（Ⅲ级）和一般（Ⅳ级）四级。

二、群体性不明原因疾病应急处理

1. 群体性不明原因疾病具有临床表现相似性、发患者群聚集性、流行病学关联性、健康损害严重性的特点，可分为Ⅰ级、Ⅱ级和Ⅲ级。

2. 应急处理工作原则 统一领导、分级响应的原则；及时报告的原则；调查与控制并举的原则；分工合作、联防联控原则；信息互通及时发布原则。在应急处置的组织及职责中，医疗机构主要负责病例（疫情）的诊断和报告，并开展临床救治。临床救治中，如果是疑似传染病，在感染性疾病尚未明确是否具有传染性之前，应按传染病进行救治。疑似非传染性疾病可根据疑似食物中毒或疑似职业中毒进行相应的处置。

三、急性化学中毒的应急处理

1. 急性化学中毒事故 是指一种或多种化学物释放的意外事件，短时间内损害人体健康或污染环境，使机体引起中毒病变，化学损伤、残疾或死亡。

2. 急性化学中毒特点 发生突然，防救困难；病变特异，演变迅速，可大规模杀伤人、畜；扩散迅速，受害广泛；污染环境，不易洗消；影响巨大，危害久远。

3. 急性化学中毒的现场处理要点 尽快脱离事故现场，疏散受害人员；立即采取控制，阻断毒源；初步判断病因，为正确施治提供依据；分类管理；通知医疗机构做好接诊准备；通报上级有关部门，成立抢救指挥部。

四、电离辐射损伤的应急处理

1. 电离辐射事故 是电离辐射源失控引起的异常事件，直接或间接产生对生命、健康或财产的危害。人体一次或一定时间（数日）内遭受体外大剂量强透力射线或比较均匀地全身照射仪器的损伤称为急性电离辐射损伤。引起急性电离辐射损伤的下限辐射剂量一般为 1Gy（Gray,戈瑞）。

2. 对电离辐射事故受照人员的医学处理的一般原则

（1）首先应尽快消除有害因素的来源，同时将事故受照人员撤离现场。检查受照人员受危害的程度。并积极采取救护措施，同时向上级部门报告。

（2）根据电离辐射事故的性质、受照的不同剂量水平、不同病程，迅速采取相应对策和治疗措施。在抢救中应首先处理危及生命的外伤、出血和休克等，对估计受照剂量较大者应选用抗放射药物。

（3）对疑有体表污染的人员，首先应进行体表污染的监测，并迅速进行去污染处理，防止污染的扩散。

（4）对电离辐射事故受照人员逐个登记并建立档案，除进行及时诊断和治疗外，尚应根据其受照情况和损伤程度进行相应的随访观察，以便及时发现可能出现的远期效应，达到早期诊断和治疗的目的。

另外，还要根据外照射事故、内照射事故或放射性核素进入人体内等对受照人员采取相应的医学处理。

3. 电离辐射事故应急对策 个人防护方法、隐蔽、撤离、搬迁、控制食物和水，使用储存的粮食和饲料。

▶ **参考答案**如下，详细答案参见 2019 版《国家临床执业及助理医师资格考试精选真题考点精析》。

1. A	2. C	3. B	4. B	5. E	昭昭老师提示：
6. E	7. E	8E	9A	10. B	关注官方微信，获得第一手考试资料。
11. E	12. B	—	—	—	

第6章 卫生服务体系与卫生管理（助理医师不要求）

▶ **2019 考试大纲**

①卫生系统及其功能；②医疗保险；③全球卫生保健策略与我国卫生改革。

▶ **考纲解析**

近 20 年的医师考试中，本章的考试重点是医疗保险及我国卫生改革，执业医师每年考查分数为 3~5 分，助理医师每年考查分数为 2~3 分。

第1节 卫生系统及其功能

一、卫生系统概述

1. 卫生系统 是在一定的法律和规章制度所规定的范围内，提供以促进、恢复和维护健康为基本目标的活动的总体。狭义的卫生系统也可看作是在一定法律和政策的框架内的组织网络,旨在组织、分配和利用现有的社会资源为全社会提供卫生保健服务,通过保证公平、效益和效果平衡,卫生机构与服务人群的互动,实现维护人民的健康和提高生活质量的目的。

2. 卫生体系　是国家为维护公民健康,保障国民基本健康权益而建立的国家基本制度。我国的卫生事业的性质是政府实行一定福利政策的社会公益事业。我国基本医疗卫生制度包括公共卫生服务体系、医疗服务体系、医疗保障体系和药品供应保障体系。

3. 卫生系统的功能和目标
（1）卫生系统的功能
1）卫生服务提供　在服务的提供中,需要了解卫生服务的需要、卫生服务的需求以及卫生服务的利用,以确定如何有效地提供卫生服务。①卫生服务需要:是依据人们的实际健康状况与"理想健康状态"之间存在差距而提出的对预防、保健、医疗、康复等服务的客观要求。②卫生服务需求:是从经济和价值观念出发,在一定时期内、一定价格水平上人们愿意而且有能力消费的卫生服务量。③卫生服务利用:是需求者实际利用卫生服务的数量(即有效需求量)。

2）公平对待所有人　卫生领域中的公平性是指生存机会的分配应以需要为导向,而不是取决于社会特权或者收入差异。卫生保健公平性和健康公平性要求努力降低社会各类人群之间在健康和卫生服务利用上的不公正和不应有的社会差距,力求使每个社会成员能够达到基本生存标准。要达到卫生服务公平性,就是要在卫生服务资源的分布、卫生服务的利用以及卫生费用的筹资方面实现公平,最终追求健康水平的公平分布。

3）满足人群非卫生服务的期望　即卫生系统的反应性。它是指卫生系统在多大的程度上满足了人们对卫生系统中改善非健康方面的普遍的、合理的期望。反应性测量分为"对人的尊重"和"以卫生服务对象为中心"两个部分,共7个领域。对"人的尊重"包括尊严、自主性、保密性、交流;"以服务对象为中心"包括及时、基础设施质量、选择卫生机构和人员、社会支持网络。

（2）卫生系统目标　①提高所服务人群的健康水平;②对人们的某些期望予以满足,即反应性;③能够保障就医者的经济开支不至于过高,即筹资的公平性。

【例1】卫生系统的功能是
A. 卫生服务提供　　　　　　B. 医疗保障　　　　　　　　C. 卫生执法监督
D. 卫生服务提高和医疗保障　E. 卫生服务提高、公平待人、满足人群非卫生服务的期望

【例2】公共卫生的功能不包括
A. 提供公平有效的公共服务　B. 预防疾病的发生和传播　　C. 预防意外伤害
D. 研究具体的临床治疗措施　E. 促进和鼓励健康行为

【例3】下列关于卫生服务需求的说法,不正确的是
A. 需求与需要的实质是一致的　B. 需求可以由需要转化而来
C. 需求与消费者的支付能力相关　D. 需求与消费者的购买意愿十目关
E. 有些需求不是必要的

二、公共卫生体系

1. 公共卫生　指通过组织社会力量,高效率地预防疾病、延长寿命、促进心理和身体的健康的科学和艺术。

2. 公共卫生的使命　通过全社会的努力,为公众提供适合本国本地实际情况的良好条件,来保护和促进全人群(公众)的健康。

3. 公共卫生体系　为实现公共卫生使命所组成的政府机构和社会组织。主要包括:各级政府的公共卫生机构、医疗保健服务提供系统、社区、企事业单位、大众媒体和学术研究机构。

4. 公共卫生功能　预防疾病的发生和传播;保护环境免受破坏;预防意外伤害;促进和鼓励健康行为;对灾难做出应急反应,并帮助社会从灾难中恢复;保证卫生服务的有效性和可及性。

5. 政府公共卫生机构的三大公共卫生职能
（1）评价　公共卫生部门要定期系统地收集、整理、分析社区的健康信息,包括反映健康状况的统计学资料,社区健康需求以及有关健康问题的流行病学和其他研究的资料。

（2）制定政策　公共卫生部门要发挥其为公众利益服务的职责,根据公共卫生的科学知识,研制综合的公共卫生政策,以保障公众的健康。

（3）保障　公共卫生部门通过鼓励和协调本机构以外的其他部门,或本部门提供有效的服务,落实和实施

促进入群健康和预防疾病的措施,以保障公众健康。

(4) **公共卫生组织机构** 我国从国家到地方分别建立于卫生行政部门级别相对应的疫病预防控制中心、卫生监督所、食品与药品监督局、质量监督检验检疫局、安全生产监督管理局,以及爱国卫生运动委员会。

第2节 医疗保健体系

一、概 述

1. 医疗保健体系 是由向居民提供医疗保健和康复服务的医疗机构和有关保健的机构组成的系统。医疗机构是从事疾病诊断、治疗的卫生专业组织。保健机构常指各级的妇幼保健机构,负责优生优育、儿童保健、妇女保健、计划生育指导等医疗和预防保健的工作。

2. 医疗保健的功能及基本要求

(1) **医疗保健的功能** 通过为居民提供医疗、保健和康复服务,达到如下的目的:延长寿命;增进个体的功能;缓解患者及其家庭因健康问题带来的心理压力;解释患者及其家庭有关的健康和医学问题;为患者提供有关预后的咨询;为患者及其家庭提供相关的支持和照料。

(2) **良好医疗保健的基本要求** 可供性、适量性、可及胜、可接受性、适宜性、可评估性、责任性、综合性、完整性和连续性。又简称为"7A3C",它也是评价医疗保健服务质量的重要指标。

3. 医疗保健的组织机构 我国医疗机构实行登记管理,共分三级。一级医院是直接为社区提供医疗、预防、康复、保健综合服务的基层医院,包括社区卫生服务中心和乡镇卫生院等初级卫生保健机构。二级医院是为多个社区提供医疗卫生服务的地区性医院,是地区性医疗预防的技术中心。三级医院是跨地区、省、市以及向全国范围提供医疗卫生服务的医院,是具有全面医疗、教学、科研能力的医疗预防技术中心。

4. 双向转诊 是根据病情需要而进行的上下级医院间、专科医院间或综合医院与专科医院间的转院诊治的过程。它有纵向转诊、横向转诊两种形式。

5. 家庭医生制度 是以全科医生为主体、以社区为范围、以家庭为单位、以全面健康管理为目标,通过契约服务的形式,为家庭及其每个成员提供连续、安全、有效、适宜的综合医疗卫生服务和健康管理的服务模式。家庭医生的服务对象为签约对象个体,还包括其家庭成员。

二、医疗保险

1. 医疗保险概述

(1) **概念** 医疗保险是将多种渠道筹集的经费(保险费)集中起来形成基金(医疗保险基金),用于补偿个人(被保险人)因病或其他损伤所造成的经济损失的一种制度。

(2) **医疗保险的特点** ①保障对象的广泛性;②补偿形式的特殊性;③运行机制的复杂性;④保险风险的难控制性。

(3) **主要医疗保险模式**

国家医疗保险	①指医疗保险基金由国家财政预算支出,通过各级政府将医疗保险基金有计划地拨给有关部门或直接拨给医疗服务提供方,医疗卫生机构以公有制为主,医务人员为国家公职人员; ②提供的医疗服务基本上是免费的,其保险对象为全体公民
社会医疗保险	①指国家通过立法强制建立实施的一种社会保险制度; ②医疗保险基金的来源主要是由雇主和雇员按一定比例缴纳,政府适当补贴; ③当参保者因疾病需要医疗服务,由社会医疗保险机构支付一定医疗费用
商业型医疗保险	①指由商业保险公司承办、以盈利为目的的一种医疗保险形式,主要通过市场机制来筹集费用和提供服务; ②医疗保险的资金主要来源于参保者个人或雇主通过自愿购买医疗保险项目或险种来筹集,不带有强制性
储蓄医疗保险	是一种通过立法,强制劳方或劳资双方缴费,以雇员或家庭的名义建立保健储蓄账户,并逐步积累,用以支付个人及家庭成员日后患病所需的医疗费用的一种医疗保险制度,是强制储蓄保险的一种形式

【例4】医疗保险基金主要由雇主和雇员按一定比例缴纳,政府适当补贴,这种模式属于
A. 国家医疗保险　　　　　　B. 储蓄医疗保险　　　　　　C. 商业医疗保险
D. 补充医疗保险　　　　　　E. 社会医疗保险

2. 我国医疗保障体系 主要包括基本医疗保险、补充医疗保险、商业医疗保险、社会医疗救助以及特殊人群医疗保障的多层次医疗保障体系,以满足不同人群对医疗消费的需求。我国城乡居民的基本医疗保障体系包括:

（1）城镇**职工**基本医疗保险　参保范围涵盖城镇所有用人单位和职工。基本医疗保险费由用人单位和职工个人双方共同缴纳。基本医疗保险的资金使用管理实行社会统筹和个人账户相结合的管理模式。保障范围是基本医疗，根据"以收定支，收支平衡"的原则，确定基本医疗保险可以支付的医疗服务范围和支付标准。

（2）城镇**居民**基本医疗保险　参保范围涵盖不属于城镇职工基本医疗保险制度覆盖范围的中小学阶段的学生（包括职业高中、中专、技校学生）、少年儿童和其他非从业城镇居民。资金筹集原则是自愿参加，保险费以家庭交费为主，政府给予适当补助；政府也鼓励有条件的用人单位对职工家属参保交费给予补助。保障范围是重点用于参保居民住院和门诊大病医疗支出。

【例5】以强制参保为原则，参保范围涵盖城镇所有用人单位和职工的保险为
A. 城镇职工基本医疗保险　　B. 补充医疗保险　　C. 城镇居民基本医疗保险
D. 社会医疗救助　　E. 商业医疗保险

【例6】以**强制参保为原则，参保范围涵盖城镇所有用人单位和职工**的保险为
A. 城镇职工基本医疗保险　　B. 补充医疗保险　　C. 城镇居民基本医疗保险
D. 社会医疗救助　　E. 商业医疗保险

（3）新型农村合作医疗　由政府组织、引导、支持，农民自愿参加，个人、集体和政府多方筹资，以大病统筹为主的农民医疗互助共济制度。新型农村合作医疗的覆盖对象为所有农村居民，乡镇企业职工（不含以农民家庭为单位参加新型农村合作医疗的人员）是否参加新型农村合作医疗由县级人民政府确定。新型农村合作医疗制度实行个人缴费、集体扶持和政府资助相结合的筹资机制。

（4）补充医疗保险　由单位、企业或特定人群，根据自己的经济承担能力，在基本医疗保险之多基础上自愿参加的各种辅助性医疗保险，其主要解决参保人员基本医疗保险支付范围以外的医疗费用，是对基本医疗保险制度的补充。

（5）商业医疗保险　由保险公司开班，以盈利为目的，参保人员自愿参加的一种保险制度。

（6）社会医疗救助　在政府支持下，依靠社会力量建立的针对困难群体的医疗费用实施补助的制度。

3. 医疗费用控制措施　医疗保险的费用控制措施包括控制医疗服务供方的措施、医疗服务需方的措施和第三方（医疗保险管理方）的管理措施。

（1）控制医疗服务供方的措施　主要在改变费用支付方式，包括：

按病种给付方式	按病种给付方式，又称疾病诊断相关组定额预付制，是根据疾病的分类方法，将住院疾病按诊断分为若干组，每组又根据疾病的轻重程度及有无并发症、并发症分为几级，对每一组不同级别的病种分别制定不同的定额支付标准，并向医院一次性支付
总额预付制	又称总额预算，是由政府或医疗保险机构与医疗机构协商，根据医院的实际确定医疗保险支付每个医疗机构医疗费用年度总预算额
按人头预付方式	是指医疗保险机构按月、季、年或其他规定的时间，根据医生服务的参保人数和每个人的支付定额标准，预先支付费用的付费方式

（2）控制医疗服务需方的措施　主要是通过费用分担的方式，促使需方增加费用意识，主动控制医疗费用的不合理利用。主要的共付措施包括起付线、共付比例以及封顶线。

起付线	又称扣除保险。是指医疗保险开始支付医疗费用的最低标准，低于起付线的医疗费用由被保险人自负，超过起付线以上的医疗费用由医疗保险按规定支付
共付比例	又称按比例分担，是指医疗保险机构按照合同或政府的规定对被保险人的医疗费用按一定的比例进行补偿，剩余比例的费用由个人自己负担
封顶线	也叫最高支付限额，低于封顶线的医疗费用由医疗保险支付，超出封顶线的医疗费用由被保险人自己负担

（3）第三方（医疗保险管理方）的管理措施　主要通过开展医疗保险监督来规范单位和个人的参保就医行为，医疗机构和药店的服务行为。以及医疗保险管理和经办机构的保险服务行为。

医疗保险需方监督	①医疗保险费征缴；②医疗保险费使用
医疗服务机构监督常用的方法	①审批支付监督；②抽查住院费用；③设置医疗费用预警监控系统；④重点调查；⑤定点医疗机构考核
定点零售药店监督的内容	①提供购药服务监督和药品费用监督；②常用监督方法包括审核支付、抽查、暗访、重点调查、定点药店考核等

【例7】某企业职工因为冠心病在某三甲医院住院6天，发生医药费用9 000元。出院结算时，医院先扣除自费项目1 200元，在剩下的7 800元中，扣除起付标准800元后，对剩余部分医疗费用的7 000元，由统筹基金按90%的比例给予报销，其余的10%由该职工本人支付。这7 000元的支付方式属于

A. 封顶线 B. 共同付费 C. 起付比 D. 自费线 E. 起付线

【例8】医疗保险设置开始支付医疗费用的最低标准，低于该标准的医疗费用由患者自付，该标准被称为

A. 自付线 B. 共付线 C. 封顶线 D. 起付线 E. 封底线

第3节 全球卫生保健策略

一、人人享有卫生保健的策略与初级卫生保健

1. 人人享有卫生保健 是指世界全体人民都达到在社会和经济两方面生活得富有成效的那种健康水平。其含义是全球所有人民都能享有基本的卫生保健服务。并且通过消除和控制影响健康的各种有害因素，使人们都能享有在社会和经济生活方面而都富有成效的那种健康水平，达到身体、精神和社会幸福的完好状态。

（1）人人享有卫生保健的社会准则 承认享有最高可能的健康水平是一项基本人权，公平，伦理观，性别观。

（2）21世纪人人享有卫生保健的全球总目标 使全体人民增加期望寿命和提高生活质量；在国家之间和国家内部促进卫生公平；使全体人民得到可持续发展的卫生系统提供的服务。其基本实施策略是：将与贫困作斗争作为工作重点；全方位促进健康；动员各部门合作。

2. 初级卫生保健 又称基层卫生保健，它是最基本的、人人都能得到的、体现社会平等权利的、人民群众和政府都能负担得起的基本卫生保健服务。核心是人人公平享有。手段是适宜技术和基本药物。筹资是以公共财政为主，受益对象是社会全体成员。

（1）实施初级卫生保健的基本原则 合理分配资源；社区参与；预防为主；适宜技术；综合利用；合理转诊。

（2）初级卫生保健的基本内容 健康促进；疾病预防；合理诊疗；康复防残。

【例9】实现"人人享有卫生保健"目标的关键是

A. 推行合作医疗保险 B. 加强医德医风建设 C. 开展初级卫生保健
D. 深化医药卫生体制改革 E. 健进妇幼卫生保健

【例10】实现"人人享有卫生保健"目标的关键是

A. 推行合作医疗保险 B. 加强医德医风建设 C. 开展初级卫生保健
D. 深化医药卫生体制改革 E. 健进妇幼卫生保健

【例11】不符合"人人享有卫生保健"内涵的是

A. 卫生资源公平分配 B. 不发达地区的人们也能享受到基本的卫生保健服务
C. 为人们治愈所有疾病 D. 尽可能控制影响健康的危险因素
E. 力争使人们的生理、心理和社会适应都达到完好的状态

【例12】初级卫生保健的基本原则不包括

A. 社区参与 B. 预防为主 C. 推广医学尖端技术
D. 合理分配资源 E. 合理转诊

【例13】不属于初级卫生保健服务的是

A. 社区康复 B. 疾病预防和保健服务 C. 基本医疗
D. 专科治疗 E. 健康教育

二、全球卫生面对的挑战与应对策略

1. 全球卫生面临的挑战 儿童健康问题；传染病的流行；慢性非传染病负担加重；伤害增加；卫生人力危机。

2. 千年发展目标 包括消灭极端贫穷和饥饿；普及小学教育；促进两性平等；降低儿童死亡率；改善孕妇保健；对抗AIDS及其他疾病；确保环境的可持续发展；全球合作促进发展。

三、我国卫生面对的挑战和卫生改革

1. 我国卫生面对的挑战 慢性非传染性疾病负担加重；人口老龄化；医疗卫生服务体系存在弊端，包括卫生资源配置不合理；公立医疗机构运行机制不健全；药品生产和流通秩序混乱；卫生保障体系上待健全。

2. 我国医疗改革新目标　2020年建立健全覆盖城乡居民的基本医疗卫生制度,为居民提供安全、有效、方便、价廉的医疗卫生服务。

▶ 参考答案如下,详细答案参见2019版《国家临床执业及助理医师资格考试精选真题考点精析》。

1. E	2. D	3. A	4. E	5. A	昭昭老师提示:
6. A	7. B	8. D	9. C	10. C	关注官方微信,获得第一手考试资料。
11. C	12. C	13. D	—	—	